立体定向和
功能神经外科手术学

Stereotactic and Functional Neurosurgery

（第2版）

主　　审　吴承远

主　　编　凌至培　汪业汉

副 主 编　凌士营　潘隆盛

主编助理　毛之奇　崔志强　徐　欣

人民卫生出版社

图书在版编目（CIP）数据

立体定向和功能神经外科手术学/凌至培,汪业汉主编.—2版.
—北京:人民卫生出版社,2018

ISBN 978-7-117-26499-0

Ⅰ.①立… Ⅱ.①凌…②汪… Ⅲ.①神经外科手术 Ⅳ.①R651

中国版本图书馆 CIP 数据核字（2018）第 081807 号

人卫智网　**www.ipmph.com**	医学教育、学术、考试、健康,	
	购书智慧智能综合服务平台	
人卫官网　**www.pmph.com**	人卫官方资讯发布平台	

立体定向和功能神经外科手术学
（第 2 版）

主　　编：凌至培　汪业汉
出版发行：人民卫生出版社（中继线 010-59780011）
地　　址：北京市朝阳区潘家园南里 19 号
邮　　编：100021
E - mail：pmph @ pmph. com
购书热线：010-59787592　010-59787584　010-65264830
印　　刷：北京盛通印刷股份有限公司
经　　销：新华书店
开　　本：889×1194　1/16　印张：36
字　　数：1140 千字
版　　次：2005 年 9 月第 1 版　2018 年 9 月第 2 版
　　　　　2018 年 9 月第 2 版第 1 次印刷（总第 2 次印刷）
标准书号：ISBN 978-7-117-26499-0
定　　价：298.00 元

打击盗版举报电话：010-59787491　E-mail：WQ @ pmph. com
（凡属印装质量问题请与本社市场营销中心联系退换）

编 者（以姓氏拼音为序）

程传东（安徽省立医院）

陈海宁（安徽省立医院）

陈晓雷（中国人民解放军总医院）

晁迎九（安徽省立医院）

崔志强（中国人民解放军总医院）

丁宛海（安徽省立医院）

傅先明（安徽省立医院）

高国栋（第四军医大学唐都医院）

顾永昊（安徽省立医院）

何江弘（中国人民解放军陆军总医院）

侯晓燕（安徽省立医院）

胡永生（首都医科大学附属宣武医院）

胡泽勇（中国人民解放军火箭军总医院）

姜晓峰（安徽省立医院）

计 颖（安徽省立医院）

李殿友（上海交通大学附属瑞金医院）

梁树立（中国人民解放军总医院第一附属医院）

凌士营（安徽省立医院）

李 勇（上海武警医院）

刘玉光（山东大学齐鲁医院）

李勇杰（首都医科大学附属宣武医院）

李云林（首都儿科研究所附属儿童医院）

林志国（哈尔滨医科大学第一附属医院）

凌至培（中国人民解放军总医院）

孟凡刚（首都医科大学附属天坛医院）

毛之奇（中国人民解放军总医院）

牛朝诗（安徽省立医院）

那 猛（哈尔滨医科大学第一附属医院）

潘建辉（安徽省立医院）

潘隆盛（中国人民解放军总医院）

潘绵顺（上海武警医院）

钱若兵（安徽省立医院）

孙伯民（上海交通大学附属瑞金医院）

孙 辉（上海交通大学附属新华医院）

孙家强（安徽省立医院）

孙敬武（安徽省立医院）

邵显军（上海武警医院）

陶 蔚（首都医科大学附属宣武医院）

田增民（中国人民解放军海军总医院）

吴承远（山东大学齐鲁医院）

王 林（中国医科大学航空总医院）

王 鹏（安徽省立医院）

汪 鑫（第四军医大学唐都医院）

汪 洋（上海武警医院）

王学廉（第四军医大学唐都医院）

魏祥品（安徽省立医院）

汪业汉（安徽省立医院）

肖 峻（安徽省立医院）

徐 欣（中国人民解放军总医院）

夏小雨（中国人民解放军陆军总医院）

袁 季（安徽省立医院）

易林华（首都儿科研究所附属儿童医院）

杨 艺（中国人民解放军陆军总医院）

于炎冰（中日友好医院）

赵兵国（中国人民解放军总医院）

朱宏伟（首都医科大学附属宣武医院）

朱君明（浙江大学附属第二医院）

张 凯（首都医科大学附属天坛医院）

张 黎（中日友好医院）

张 丽（上海武警医院）

张文川（上海交通大学附属新华医院）

钟文翔（上海交通大学附属新华医院）

郑 志（上海交通大学附属第一人民医院）

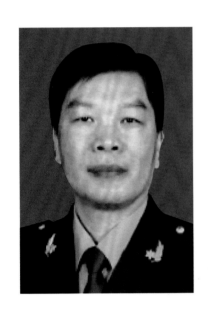

凌至培，主任医师、硕士研究生导师。现任中国人民解放军总医院神经外科功能神经外科专业负责人、主诊医师。曾任安徽省立医院功能神经外科主任、神经外科副主任、主任医师，安徽医科大学副教授、硕士研究生导师，北京三博脑科医院功能神经外科病区主任，清华大学第二附属医院功能神经外科主任。现兼任世界疼痛协会中国分会常委、中国医师协会神经调控委员会常委、中国老年认知协会常委；中华医学会神经外科分会功能学组、医师协会神经外科分会功能神经外科专业委员会、医师协会神经外科分会神经电生理监测专家委员会委员。多本杂志编委及审稿人。

1996年10月至1997年11月留学法国巴黎十二大学，学习DBS技术，并于1998年8月与汪业汉教授一起在国内率先开展DBS（脑起搏器）手术治疗帕金森病。2010年，在国内首先应用多通道微电极记录与微刺激技术进行电生理靶点定位，提高了DBS手术的疗效。2011年7月在国内最早应用Leksell-G头架进行SEEG电极植入，针对难治性癫痫开展立体定向脑电图的监测与评估。2012年在国内较早开癫痫丘脑前核DBS治疗。与清华大学洪波团队合作开展的基于脑电-视觉-意念打字的脑机接口的研究，取得了阶段性成果。2014年与清华大学合作成功研发和应用DBS植入后的远程"程控技术"，并于2014年12月17日实现了世界第一例帕金森病DBS植入术后远程（位于北京和吉林市两地）调控治疗。2015年5月开展了我国第1例老年痴呆的脑起搏器植入治疗研究。

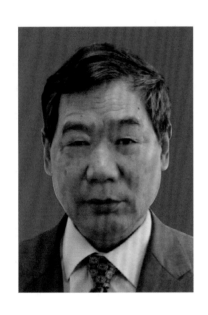

汪业汉，教授、主任医师。 现任安徽省脑立体定向神经外科研究所名誉所长。 曾任安徽省立医院神经外科主任，主任医师、教授；安徽省脑立体定向神经外科研究所所长；中华医学会神经外科学分会委员和功能神经外科专业委员会主任委员；安徽省医学会神经外科分会副主任委员等。

现兼任《立体定向和功能性神经外科杂志》主编，《中国现代神经疾病杂志》《中国微侵袭神经外科杂志》《临床神经外科杂志》等 10 余本杂志编委和审稿人。 主编有《立体定向神经外科手术学》《现代功能性神经外科学》。 副主编有《临床神经外科学》《实用立体定向及功能性神经外科学》。 参与编著《王忠诚神经外科学》《神经外科手术学》等 15 本专科书籍，发表论文百余篇。 曾获卫生部科技甲等成果奖，国家科技进步三等奖、安徽省科技进步二、三、四等奖五项。 享受国务院特殊津贴。 1983 年获"全国卫生先进工作者"称号，2000 年获"全国百名优秀医生"称号，2003 年获"全国优秀科技工作者"称号。

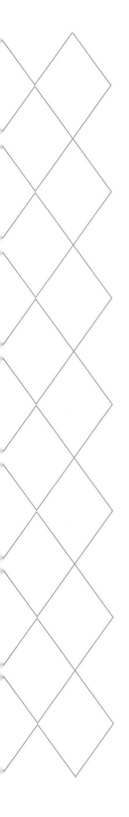

序

　　立体定向技术与功能神经外科密不可分，是神经外科的重要组成部分，也是目前发展最迅速、最具有前景的分支学科之一。

　　进入 21 世纪，科学技术的发展突飞猛进，功能影像的问世、术中磁共振的应用及计算机技术地不断更新，促使我国立体定向和功能神经外科步入快速发展的轨道。以往功能性疾病的单纯损毁治疗模式已被深部电刺激所取代，计算机和多模态影像融合技术的应用使治疗愈加精准，神经调控技术通过刺激神经、保护神经、诱导缺失神经生长，使患者生活质量得到明显改善。机器人辅助神经外科手术，脑网络探讨功能性疾病发生、发展和转归机制的研究以及神经功能缺失的人工重建技术等，为我们展示了立体定向和功能神经外科的美好发展前景。

　　在知识不断更新的情况下，解放军总医院神经外科凌至培教授和安徽省立医院神经外科汪业汉教授，在原有的《立体定向神经外科手术学》基础上，组织全国各地共 63 名具有丰富临床经验的专家和教授，大幅度修改和扩充，编写了本专著。该书分成基础篇、手术篇、技术篇和发展篇，共四部分 21 章，从不同角度阐述立体定向和功能神经外科的新知识和新动向。内容新颖，条理清楚，图文并茂，易读易懂，是一本内容全新的功能神经外科参考书。

相信此书对神经外科、神经内科、精神科以及相关专业的医师、教学和科研人员均有指导意义，对我国立体定向和功能神经外科发展将起到重要推动作用。

中华医学会神经外科学分会前任主任委员

解放军总医院神经外科前主任，一级教授

全军神经外科研究所所长

2018 年 2 月于北京

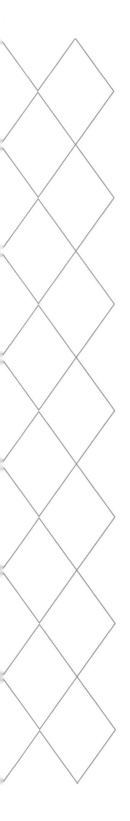

第2版前言

开展立体定向和功能神经外科首推 Hoysley 和 Clarke（1908 年），真正将其应用于临床的是 1947 年 Spiegel 和 Wycis 两位学者，他们为立体定向技术的临床应用奠定了基础，是立体定向技术的先驱者。

从 1947 年开始至今，立体定向和功能神经外科共经历了三个时代（五个阶段）：①有框架立体定向技术之初期（1947 年至 1972 年）；②有框架立体定向技术之计算机时代（1973 年至 20 世纪末）；③无框架立体定向技术之神经外科导航时代（1987 年至今）。此后又催生了智能化的无框架立体定向技术之功能神经外科导航系统、立体定向技术与机器人时代的开始。

我国立体定向和功能神经外科发展稍滞后，并经过了一段曲折的道路。1957 年，王忠诚教授首先使用苍白球切开器徒手定向穿刺治疗帕金森综合征；20 世纪 80 年代初期，先后在蒋大介、王茂山、许建平等先辈们不懈地努力和指引下，涌现出了一批中青年优秀神经外科医师，他们勤奋学习国内外先进的经验和技术，结合中国实际情况，不断进行改革与创新，经过 30 年的努力，使我国立体定向和功能神经外科进入世界先进行列。特别是在神经调控技术上，开创了我国自主生产的脑深部刺激器（DBS），使我国很多功能性疾病患者（如帕金森病及其他运动障碍疾病、癫痫、精神障碍、疼痛以及消化科、心血管内科、泌尿科等疾病）获益于神经调控技术。

本书这次编写以 10 年前出版的《立体定向神经外科手术学》为蓝本，由解放军总医院、安徽省立医院、安徽省脑立体定向神经外科研究所以及合肥、北京、上海、西安等地长期从事立体定向和功能神经外科的专家、教授，结合各自丰富的临床实践经验，综合国内外最新文献和有关资料，进行大幅度修改和扩充，编写了第 2 版《立体定向和功能神经外科手术学》。全书分基础篇、手术篇、技术篇和发展篇，共四篇 21 章，阐述了立体定向和功能神经外科各个方面的基本知识和前沿的学科理念，并对计算机和多模态影像融合技术、神经调控技术在神经外科上的应用、机器人辅助神经外科手术、立体定向放射外科的未来、脑网络对神经外科发展的作用以及神经修复外科和 21 世纪功能神经外科新时代等内容，也一一做了叙述。此书内容新颖，相关功能神经外科的知识全面，图文并茂，全书约 70 万字，插图 497 幅，是一本解决当前临床实际问题的参考书。

在编书过程中得到解放军总医院余新光教授、安徽省立医院傅先明教授的热情鼓励和悉心指导，得到山东大学齐鲁医院吴承远教授的大力支持。特别是解放军总医院、中华医学会神经外科分会前任主任委员周定标教授，在百忙中给予亲切关怀并为此书作序。

我们还得到 18 个单位 63 位作者的鼎力相助，得到人民卫生出版社给予地大力支持和指导，安徽省立医院神经外科曾明慧医师为编写此书做了大量资料搜集工作，在此表示衷心感谢。

本书还得到了科技部"十三五"国家重点研发计划项目（项目编号 2016YFC0105900、2017YFC0114005）的支持。

由于在编写过程中涉及很多边缘学科，书中难免存在疏漏和错误。敬请各位同道批评指正，不胜感谢。

2018 年 2 月于北京

获取图书配套增值内容步骤说明

1. IOS 系统在 App Store 中，安卓系统在应用商店中搜索"人卫图书增值"下载客户端，或扫描下方二维码，下载客户端。
2. 打开客户端，注册并登录。
3. 使用客户端"扫码"功能，扫描参考书中二维码即可直接浏览相应资源。

客服热线：4006-300-567（服务时间：8:00-21:30）

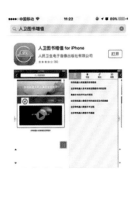 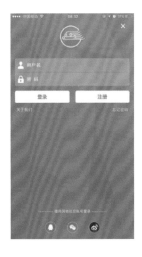 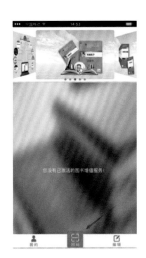

"人卫图书增值"客户端
下载二维码

IOS 系统操作步骤示意图

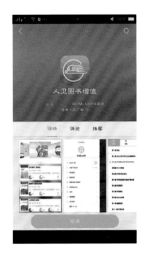 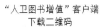 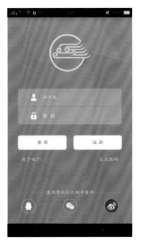 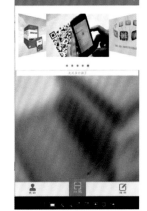

"人卫图书增值"客户端
下载二维码

安卓系统操作步骤示意图

目　录

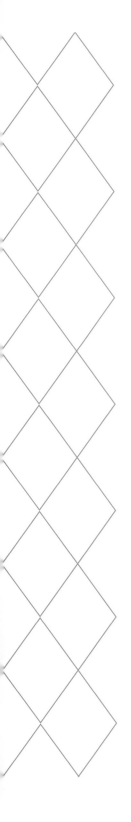

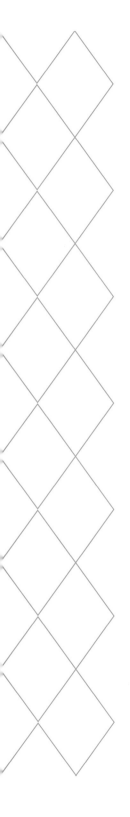

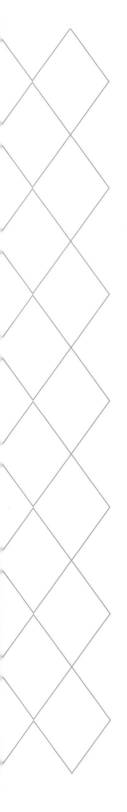

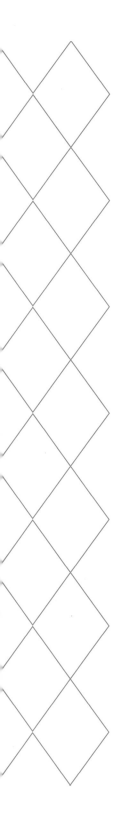

视频目录

网络增值服务

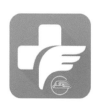

人卫临床助手

中国临床决策辅助系统

Chinese Clinical Decision Assistant System

扫描二维码，
免费下载

1

第一篇　基础篇

第一章

立体定向技术和功能神经外科发展史

　　立体定向技术自构思产生至广泛应用于临床已有500余年历史，近70年来，计算机技术应用飞速发展，该项技术已从有框架立体定向逐步发展到无框架神经外科导航系统，近年又开展机器人无框架立体定向手术辅助系统（ROSA），施行脑深部病变手术是功能神经外科的大胆创新。适用于人类的立体定向技术发展与临床应用是从1947年开始的，至今共经历了三个时代（5个阶段）：①有框架立体定向技术之初期（1947—1972年）；②有框架立体定向技术之计算机时代（1973年至20世纪末）；③无框架立体定向技术之神经外科导航时代（1987年至今）。此后，又催生了更加智能化的无框架立体定向技术之功能神经外科导航系统（20世纪末至今）和立体定向技术与机器人时代（2000年至今）。如今，立体定向技术已从神经外科范围走向其他临床医学领域。

一、有框架立体定向技术之初期（1947—1972年）

　　早在15世纪末，意大利科学家和画家Leonardo Da Vinci（1452—1519年）即首次描绘了人类头骨形态及脑部不同交叉截面图，并提出立体定向构思草案。由于当时科学技术水平不发达，难以变成现实。直到19世纪70年代初（约1873年），德国神经生理学家Dittmar才系统地介绍了有框架立体定向构造原理并付诸动物实验。十余年后（1889年），俄国外科医师Zernov根据Dittmar的原理，首次研制出一个极坐标形式的定向装置，并利用颅骨表面解剖学标记对颅内结构进行定位。但是，立体定向技术和装置制备仍首推英国伦敦皇家医院Robert H. Clarke医生（1850—1926年）和Victor Horsley医生（1857—1916年）的贡献最为突出，他们根据几何学原理，于1908年设计出笛卡尔（cratension）三维坐标系统，并在同事机械师James Swift的协助下，制备出一个由黄铜制成的定位框架和几根调节杆共同组成的，并可用螺钉固定于颅骨的首台立体定向仪。此后，出现的各种类型定位仪，均是在此基础上不断更新而成（图 1-1）。

Clarke 和 Horsley 创造了雏形定向仪，以猴和猫作为实验对象，将框架固定于动物两耳孔和眼窝下缘使头部固定，以连接这些固定点的平面作为基准面，再与基准面相互垂直的平面和头骨矢状面规定为另外二个基准面，用这三个基准面作为坐标面，就可逐一标注脑皮质下所有解剖结构位置。由于第一次世界大战的爆发使他们的工作处于停顿状态，随着战争结束，此项研究重新受到重视。1947 年奥地利神经病理学家 Ernest A. Spiegel（1895—1985 年）和美国神经外科医师 Henry T. Wycis（1911—1972 年）共同推出了适用于人类的立体定向仪

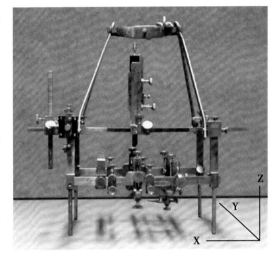

图 1-1 Clarke/Horsley 定向仪

（图 1-2），成功地为人类进行了首例立体定向手术，此例疾病是亨廷顿舞蹈病（Huntington chorea, HD），论文发表在 1947 年《科学》杂志上，并提出了"立体定向技术"的概念。1952 年他们再一次合作，出版了《人脑立体定向图谱和方法学》一书，为临床应用立体定向技术奠定了基础，从而确定了 Spiegel 和 wycis 是立体定向技术的先驱者的地位（图 1-3）。

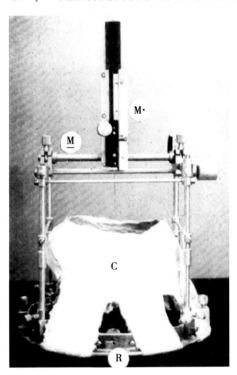

图 1-2 Spiegel/wycis 定向仪

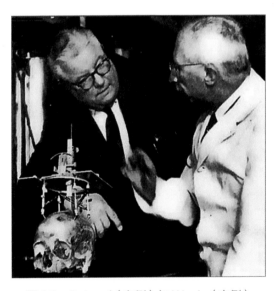

图 1-3 Spiegel（左侧）与 Wycis（右侧）

20 世纪 40 年代末至 70 年代初（1947—1972 年），CT（Computed tomography）还没有应用临床以前，世界各地学者为了开展立体定向技术治疗功能性疾病，主要从以下三方面探索与改进：①立体定向仪；②毁损灶方法制作；③X 线影像靶点定位，开展立体定向微侵袭技术。

1. 立体定向仪 在 1947—1972 年之间出现各种有框架立体定向仪，均是在笛卡尔坐标原理基础上纷纷研制造出，如 Spiegel-wycis、Talairach、Schaltenbrand-Bailey 直角坐标定向仪；Kandel、Riechert 球形坐标定向仪；Guiot-Gallingham、Asenjo-Imbernon 圆柱形坐标定向仪。上述定向仪安装在头颅上，操作

范围明显受限，且 X、Y、Z 坐标值不能作任意方向转动，先后被淘汰。但是，另外一些学者创造了混合坐标定向仪，大多数采用直角坐标与球坐标联合而成，此类定向仪灵活，操作方便，如 Todd-wells 定向仪、Cooper 定向仪、Leksell（A、B、D、G）多种改进的定向仪、Riechert-Mundinger 定向仪、Z-D 定向仪、BRW/CRW 定向仪等。上述定向仪当时只能采用 X 线影像定位法，运用气脑造影或脑室空气造影方法，开展运动障碍性疾病或精神障碍性疾病定向毁损手术治疗。

2. 脑室造影 X 线定位法　X 线影像定位是通过 X 线透过物体，把具有三维立体解剖结构，构成二维平面图像。由于人体各个不同组织 X 线吸收差别小，则不能形成对比而构成图像。特别是软组织构成器官不能显影。为了开展立体定向技术，寻找颅内脑结构准确位置，当时人们选择过滤空气脑室造影术，即以过滤空气或氧气为对比剂，经腰穿或前额钻孔注入蛛网膜下腔或侧脑室内，借助气体的低密度影显示椎管或脑室系统之形态。由于空气造影清晰度欠佳，故逐渐改换 Conray、Amipaque 等碘水造影剂行脑室造影。碘剂脑室造影法对比度明显，可清晰显示脑室大小、前联合、后联合。手术医师可通过 X 线透射并结合丘脑基底核（团）解剖图谱，如德国 Schaltenbrand-Wahren 编著的《人脑立体定向图谱》和我国姚家庆等编著的《脑内一些灰质结构的立体定位解剖学》，给出的颅内各核（团）中心解剖参考坐标 X、Y、Z 数值，推导出颅内不可见脑结构目标，处在当前定向仪上 X、Y、Z 投影位置（数值），此时将定向仪上导向装置按所求到 X、Y、Z 数值移动，再计算出不可见脑结构投影到定向仪上三维坐标 X、Y、Z 轴上（刻度）数值，使二者吻合，就可进行立体定向手术。这种 X 线造影图像，颅内靶点依靠推论来确定位置，因而误差大，术后并发症多，常常达不到有效治疗目的。

3. 毁损灶制作方法　毁损灶的制作方法复杂多样，因此手术效果也不尽一致。具体制作方法包括 Cooper、Bravo（1958 年）采用球囊扩张法；Cooper（1959 年）使用无水乙醇；Narabayashi（1959 年）使用油、蜡混合物等方法毁损靶点；Obraclor、Bertrand（1956—1961 年）使用白质切割器；Leksell（1960 年）使用高频电凝法。其他毁损灶的制作方还有冷冻法、同位素法、超声聚焦法，这些方法制成毁损灶均达不到理想程度。所谓理想毁损灶要求：①毁损方法确切有效；②制作毁损灶大小，形态可人工控制；③能使神经组织或病变组织达到灭活，对血管损伤极小，毁损灶与正常组织界线清；④毁损具有可逆性，发现正常神经功能失调，立刻停止，神经功能可恢复；⑤操作简便。直到 1983 年，美国麻省理工学院的 Eric R. Cosman 教授对高频电凝技术的研究发现脑内靶点毁损灶形成、大小范围，神经功能丧失否，与毁损电极植入、输入的功率（W、mA）大小、产生温度高、低密切相关；毁损电极针粗、细、裸露长、短、电极插入靶点停留时间也密切相关，只要上述参数"组合"适当，就能形成理想的毁损灶。从此，应用立体定向对功能神经疾病进行毁损治疗，就有了一定保障，疗效也进一步提高。至今国内外仍有部分治疗中心，仍采用温控射频热凝治疗仪毁损法治疗某些功能神经疾病。

二、有框架立体定向技术之计算机时代（1973 年至 20 世纪末）

1. CT 与立体定向技术相结合　经过近 30 多年不懈努力，使用脑室造影 X 线定位的立体定向技术结束，迎来了计算机时代。1972 年 CT 问世，开创了临床医学诊断新纪元。

计算机发明于 1947 年，1951 年进入商业化。1969 年英国电子工程师 Godfrey N. Hounsfield（1919—2004 年）发明了计算机断层摄影装置又称 CT（Computed Tomography）。它是通过计算机图像处理，调节图像密度和灰阶度，对人体正常组织和病变组织鉴别。此成果 1972 年在英国放射学术会议上报告，1973 年在英国放射性杂志（Br J Radiol）上发表。因此，Hounsfield 于 1979 年获得诺贝尔医学生物奖。随着 CT 的出现，医学上疾病诊断出现了"新理念"变迁，使很多疾病获得及时诊断和有效治疗。

1976 年，Bergstrion 和 Greitz 首先报告了 CT 与定向仪结合用于临床并获得成功。1978 年，Backlund 利用 CT 进行颅内血肿定向排空术。1979 年，Brown 设计出与 CT 相匹配的适配器，使立体定向术跨入了与 CT 相结合的新时代。1979 年，Piskum 利用立体定向仪在 CT 协助下完成了立体定向活检。1982 年，Kelly 设计出一套计算机辅助立体定向肿瘤切除手术系统（Computer assisted stereotactic system，CASS），并应用于功能神经外科。从此，世界各地采用 CT 辅助下立体定向手术论文发表越来越多。CT 引导下立体定向活检还为一些特殊性疾病，如炎症、脱髓鞘疾病、AIDS 病等，通过活检为临床提供了可靠诊断依据，为早期治疗赢得了宝贵时间。由于 CT 的普及，辅助功能性疾病范围扩大，CT 除了辅助治疗帕金森等运动障碍性疾病外，还可对抑郁症、强迫症等精神疾病、癫痫、恶痛以及颅内胶质瘤等体积切除术，发挥了立体定向技术优势。

2. MRI 与立体定向技术相结合　经过 X 线、CT 辅助立体定向技术定位，开展多项功能神经疾病的治疗都取得了巨大成就。此时，人们也在寻找更佳的定位方法，即 MRI 扫描仪获取影像。1946 年美国斯坦福大学 Felix Blooh 教授（1905—1983 年）和美国哈佛大学 Edward M. Purcell 教授（1905—1997 年）发现磁共振成像，1978 年英国阿伯丁大学生物医学物理与工程系 John R. Mallard 教授、Jennifer M. Hutchison 教授及美国 Paul Lauterbur 教授（1929—2007 年）通过用 MRI 装置扫描获得人头、胸、腹的图像，1980 年 MRI 进入商业化，2003 年美国 Paul Lauterbur 和英国 Peter Mansfield 两位科学家获得诺贝尔生理学或医学奖。

1985 年，Kelly 报道在 MRI 导向下行脑肿瘤等体积切除术；1987 年，Bradford、Thomas 报道了 MRI 导向术行脑干肿瘤活检；1987 年，先后有 Mercier 报道了用 MRI 定位进行了颅内肿瘤切除术。MRI 是一种全新的医学影像检查技术，协助立体定向和功能神经外科手术定位。由于 MRI 扫描序列多、组合灵活，不仅能显示器官和组织形态学特征，还可以反映细胞分子构成、活动状态、分子代谢信息，已被临床广泛接受，特别是为立体定向技术定位方面拓宽了思路，对疾病诊断、辅助手术，均达到安全、便捷、图像清晰、定位准确，促使 X 线和 CT "定位"的淘汰。目前临床利用 MRI 导向定位术，几乎能开展神经外科范畴各种疾病的辅助手术治疗。

三、无框架立体定向技术之神经外科导航时代（1987 年至今）

1. 无框架立体定向技术之神经外科导航系统　计算机断层扫描（CT）及磁共振成像（MRI）技术进步，催生了神经外科智能化神经导航系统（neuronavigation）又称无框架立体定向外科（frameless stereotaxy）或影像导向神经外科（image-guided neurosurgery）的问世，它将现代神经影像技术、立体定向技术和显微外科技术通过计算机有机结合起来，在虚拟的数字化影像与实际神经系统解剖结构之间建立启动态的联系，准确地显示颅内病灶的三维空间位置及其邻近重要神经血管结构，术前设计虚拟手术规划，术中实时、客观地指导手术操作，保证手术的精确定位和最小损伤，较科学地判断病灶切除的程度。因此，成为微侵袭神经外科的一个重要组成部分。

我国王忠诚院士于 1998 年对神经外科导航系统做出完整评价：神经外科导航系统是一个经典的立体定向技术与计算机医学影像学技术、人工智能技术、微侵袭手术相结合的产物，在虚拟数字化影像学技术与实际神经系统解剖结构之间建立动态联系，达到术前虚拟手术规划、术中实时客观指导手术操作，保证手术精确定位和最小化损伤，配合手术医师的丰富经验和娴熟技术，使神经外科禁区得到突破，产生巨大社会和经济效益。他还预言，在不久的将来，借助遥控技术，神经外科专家于千里之外遥控机器人即可完成复杂的精细手术操作。

第一代神经外科导航系统由美国斯坦福大学医学院的 David W. Roberts 医师设计和制造，于 1987 年应用于临床，以后十余年间，此项技术在世界范围内得到迅速地推广。1987 年，Schlondroff（德国）和 1991 年 Watanabe（日本）相继设计了关节臂的神经导航系统。接着出现 Brain-LAB 公司生产的 Vector vision 光学数字化导航仪；Medtronic 公司生产的 Stealth-Station 电磁数字化导航仪；Carl Zeiss 公司生产的 SMN 导航仪。1998 年，深圳安科高技术股份有限公司生产了 ASA-610 神经外科导航仪，接着上海复旦数字医疗科技有限公司生产了 Excelim-04 神经外科导航仪。国内生产的神经外科导航仪占领的市场份额有限，主要是由于影像学融合处理技术尚不成熟。目前，全世界大多数以光学数字化导航仪为主。

2. 无框架立体定向技术之功能神经外科导航系统　随着计算机技术日新月异的发展，神经导航不再是单纯引导病变切除的工具，而是在手术中如何保护神经功能又能达到最小损害，避免术后出现认知障碍等神经功能缺失，并逐渐形成"功能神经外科导航系统"。所谓"功能神经导航系统"，它要具备三个要素：①计算机图像处理及融合技术；②持续追踪系统；③神经导航工具和手术器械。综合应用提供多角度动态图像代替立体定向框架，手术医师利用术中磁共振成像或其他设备在术中进行虚拟实时互动,完成手术操作。当然,完成此项任务,首先需要有多模态影像融合技术软件,将医学人体形态信息的解剖图像(如 X 线、CT、MRI、MRA、MRV、DSA、CTA 等影像)和人体代谢功能信息图像(如PET、SPECT、fMRI、DT1、MEG 等影像),借助于计算机将不同来源的医学影像,经过对位和配准,相同脏器多种信息科学地融合在一起,起到信息互补的作用。并于术前将上述的原始多种检查解剖图像和代谢信息功能图像数据传入到神经导航计算机工作站。通过对点融合,制定虚拟手术计划。手术前再运用注册、配准技术将影像坐标系统与患者颅内病灶位置(实际解剖位置)动态链接起来,提供术中实时持续定位。此时神经导航系统与手术显微镜结合,实现显微镜下导航。若同时应用术中磁共振成像(iMRI)技术,可纠正神经外科导航系统偏差,进行及时更新(图 1-4)。

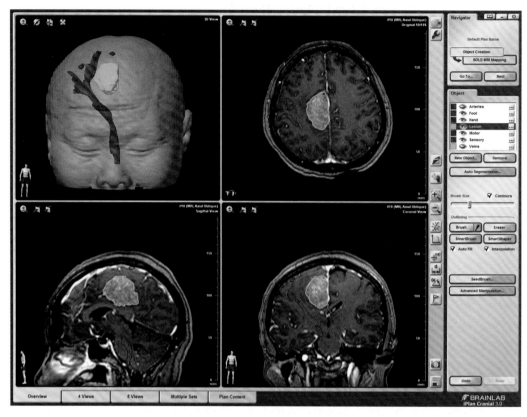

图 1-4 多模态影像融合技术

1987 年,法国科学院院士 Alim Louis Benabid 完成首例 MRI 导航下立体定向活检;1998 年,美国哈佛大学医学院神经外科医师 Claudia Martin 报告首例 MRI 导航下胶质瘤切除术病例。我国最早开展术中磁共振成像(iMRI)导航外科手术是复旦大学附属华山医院神经外科周良辅和吴劲松教授,于 2006 年在低磁场 iMRI 导航下实施颅内肿瘤切除术;2009 年,解放军总医院许百男教授完成颅内肿瘤患者高磁场下多模态影像融合技术神经导航系统手术。对于高场强 iMRI 导航下功能神经外科手术,需手术医师、神经放射科医师、工程技术人员、麻醉师和护士的共同配合。随着神经外科导航系统手术的推广应用,位于脑深部或脑重要功能区的病变,可采用神经外科导航系统,通过多模态影像融合技术,配合高场强iMRI 切除病灶,避免神经功能缺损。迄今为止,仅美国、欧洲、日本、中国等较多国家和地区的大型医院已将功能性神经外科导航系统真正地应用于临床,此项技术将不断扩大和普及。

3. 无框架立体定向技术与机器人 近年来,医用机器人的发展与应用越来越受到人们关注。机器人(Robot)一词源于 1923 年捷克语"强制劳动"。赋予机器人严格准确的定义是很难的,机器人是一种自动的、位置可以控制的定向装置,具有编程能力的多功能机械手,能够借助于编程程序和特定的神经外科导航仪来执行各种任务。因此,机器人完全依赖于计算机技术,而立体定向技术进步与计算机发展息息相关,由于计算机技术和三维成像技术发展,多模态影像融合,才能使计算机技术与手术直接整合，才能对医疗外科手术进行规范化和虚拟化操作，最终实现传感机器人的辅助定位和手术操作。

20世纪80年代就有学者开始研究计算机与机器人辅助外科手术，并对动物模型进行了大量实验研究，积累了相应的经验。其开创者之一的Kuoh等人，于1985年率先研究了PUMA-260机器人与有框架定向仪框架联合一起使用于定向活检术，术中一旦PUMA-260产生障碍时，可以重新安装立体定向仪，由人工继续完成手术，确保手术成功。1994年，美国FDA就批准在手术室内可使用AESOP手术机器人（美国Computer Motion公司研制），2000年又批准达芬奇（Da Vinci）手术机器人（美国Intuitive Surgical公司研制）开始用于泌尿科、腹腔镜、肝胆外科手术。以后，各种类型机器人与定向仪框架相结合应用于神经外科。例如，加拿大Calgary大学与多家公司生产Neuro-Arm神经外科机器人、美国Accuray公司生产的Cyberknife机器人被用于立体定向放射外科领域；德国Physik Instrumente公司生产的Hexapod机器人开展脑、脊髓手术等辅助完成无框架脑立体定向手术。我国北京航空航天大学和海军总医院神经外科田增民教授共同研发的计算机辅助外科机器人CAS-R-2系统已于2000年应用于临床，施行立体定向毁损术治疗帕金森病、颅咽管瘤机器人穿刺术等来辅助治疗多种神经系统疾病。在上述类型中，以ROSA机器人颇受临床青睐（图1-5）。早在1987年，Benabid就使用ROSA机器人对帕金森病患者施行脑深部电极刺激（DBS）植入，1992年报道了140例经验。ROSA机器人还可对脑内癫痫病灶进行立体定向检测定位（SEEG）。首都医科大学三博脑科医院、广州三九脑科医院、解放军总医院均引进ROSA机器人，成功地进行了功能性疾病立体定向脑深部电极植入术。不久将有更多医疗单位使用机器人辅助临床医师，开展颅内手术。

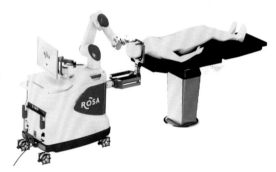

图1-5　ROSA机器人

机器人的临床应用范围较为广泛，我们必须遵循机器人临床应用手术准则，凡可以应用立体定向手术治疗的患者，均适合采用ROSA机器人辅助无框架定位系统实施手术。迄今为止仅适用于以下情况：①脑深部血肿定向排空术；②脑脓肿引流；③颅内异物（包括颅内弹片）摘除术；④脑深部病变活检术；⑤脑内病变药物注射；⑥脑内核（团）毁损术/电极植入术；⑦脑内癫痫病灶检测等。禁忌证相对较少，主要包括：①后颅窝、脑干含血管丰富的病变；②有严重出血倾向患者；③有严重心、肝、肾、肺、高血压疾病患者；④拒绝接受机器人的患者和家属。

我们要正确理解当前立体定向技术与机器人的关系。机器人辅助神经外科手术研究刚刚起步，当前机器人辅助外科手术的研究目标并非是外科手术的自动化或试图替代外科医师，而是充分利用机器人高技术开发出一种外科辅助装置或一种有效的工具，以帮助外科医生进行精确定位或完成部分手术操作，从而提高外科手术的医疗水平。另外，通过这方面的临床试验，人们发现并非在所有场合下都需要主动式（active）机器人辅助操作系统。事实上，有很多场合，被动式（passive）机器人辅助操作系统由于简单、安全、易于操作，而被医生乐意接受，将它作为一种空间定位或测量设备；作为一种手术操作的引导装置；作为一种连接的辅助设备用于二维图像某点在三维图像中的识别。机器人辅助立体定向手术的研究及应用前景十分广阔，完全可以相信，随着这项技术的不断发展，越来越多的脑深部禁区将被打破，越来越多的脑内疾病将得到有效地治疗。

为了立体定向和功能神经外科的发展，为了各国之间相互交流、相互促进，1961年，国际立体定向脑手术研究会（International Society for Research in Stereo-encephalotomy）在美国费城成立，同年同地召开首次国际学术会议。该研究会于1973年在日本东京召开会议，重新命名为世界立体定向及功能神经外科学会（WSSFN，图1-6），还发行《立体定向和功能性神经外科杂志》（图1-7）。1991年，亚洲-澳洲立体定向与功能神经外科学会（AASSFN）成立；2001年，第四届AASSFN学术会议在中国北京召开。上述学术团体的建立及学术的交流，对立体定向技术和功能神经外科发展起了巨大的推动作用。

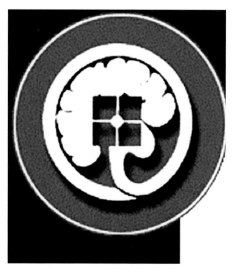

图1-6　WSSFN会标

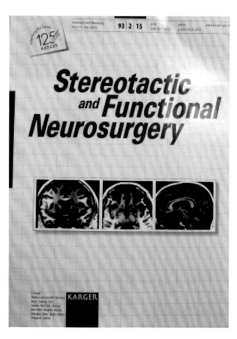

图1-7　《立体定向和功能性神经外科杂志》

第二节　中国立体定向技术和功能神经外科发展史

一、引言

最近，我国考古学家在山东省泰安市城南30公里的大汶口土著人居住区挖掘中，发现出土头颅骨中有环钻术的痕迹，推测在5000年以上。另一个著名传说，在公元前280—前222年，在中国三国时期，一位华佗医师拟为曹操脑内病变引起的头痛做手术。中国古书籍《黄帝内经》《千金要方》等记载了中医药治疗精神病、癫痫，取得了可靠的效果。但是，立体定向和功能性神经外科真正起步很迟，在1949年以前，我国所有医院内无神经外科，也无专职医师，遇到这类疾病很难应用手术方法治疗。大约在20世纪30年代，北京的关松涛和沈阳的杨查理成为我国实施神经外科手术的最早医生。在20世纪40年代，西安的臧同和和北京的冯传宜在上述两位先驱者以后，也作了一些神经外科的工作。

20世纪40年代，我国神经外科一位尊敬的先驱者赵以成教授，留学加拿大蒙特利尔神经病学研究所，在Penfield教授的指导下从事神经外科工作；1952年4月，在天津总医院建立了第一个独立的神经外科（脑系科）。1953年，培训我国各地神经外科医生共23位，他们是戈治理、侯金镐、蒋先惠、曹美鸿、易声禹、翟允昌、李秉权、尹昭炎、韩哲生、郭增璠、丘褆光、曾广义、李明权、赵仰勝、李通、吴乐白、左铁镛、张政威、孙文海、刘敏、榻湘荣、熊德佐、王忠诚。1954年，前苏联基辅神经外科研究所的主任阿鲁丘诺夫来到中国与赵以成教授合作，在北京举办了一个短期培训班，培训中国又一批神经外科医生，在他的帮助下我国蒋大介、白广明、杨德泰、柴万兴、臧人和、陈炳桓、俞少华、詹名抒、蔡振通、王宝华、赵雅度等接受了培训。同时期，沈克非、史玉泉教授在上海，段国升教授在沈阳也实施了神经外科手术。1956年，涂通今教授留苏学成回国，在第四军医大学附属西京医院组建神经外科。总的来说，这些外科先辈们奠定了我国神经外科的基础。

二、我国早期立体定向和功能性神经外科

1949—1973年间，我国只有几所医院、个别医师零星开展一些立体定向和功能性神经外科工作。

王忠诚教授于1957年利用苍白球切开器徒手穿刺，开展外科手术治疗帕金森综合征，题目为"治疗帕金森综合征新方法"；接着出现了王茂山教授的"帕金森综合征的外科治疗"，蒋大介教授的"脑部定向手术研究：一种定向器的设计及其应用""锥体外系疾病的定向手术治疗"，许建平教授的"立体导向在神经外科上的应用"（图1-8、图1-9）。有关功能性疾病——癫痫的外科治疗有段国升教授的"外伤性癫痫"，史玉泉教授的"大脑半球切除术治疗婴儿性偏瘫症"及赵雅度教授的"癫痫的外科治疗"，此类论文相继发表在我国医学期刊上，引起国内同仁的高度重视。1965—1983年期间，由于受到种种条件因素限制，立体定向和功能性神经外科处于停顿状态。

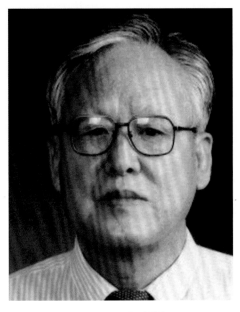

图1-8 王忠诚教授

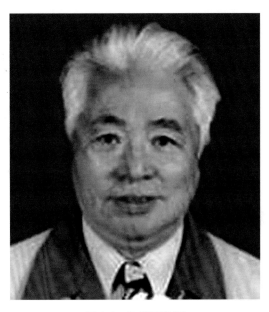

图1-9 许建平教授

三、我国立体定向和功能神经外科目前状况

随着改革开放，先进的神经外科设备和技术引进我国，中国与北美、欧洲、日本文化交流进一步扩大，很多医师到这些国家学习和培训。因此，立体定向和功能神经外科手术在近30年进展迅速，为神经外科病人提供有效的诊治新方法。

1. 功能神经外科疾病 对于帕金森病选择性毁损法是早在20世纪60年代，王忠诚、王茂山、蒋大介等学者使用简单的立体定向设备，注入普鲁卡因、酚甘油丸、乙醇或机械性毁损等方法治疗。几十年过去了，仪器设备、导向方法较以前更加准确，疗效更好。其中许建平、汪业汉、吴声伶等医师在1986年、1995年先后报道了千余例以上帕金森病毁损的治疗方法和效果，他们使用XZ Ⅲ-Ⅴ型定向仪、Todd-wells定向仪、Leksell-D和G型定向仪、Fy80-Ⅲ型、Fy85-Ⅱ型、仿Leksell-G定向仪，不同类型温控射频热凝仪，在X线、CT引导下进行手术，取得了显著效果。

1984年，汪业汉医师还用"计算机辅助立体定向手术治疗帕金森病"。2001年，李勇杰医师报道，应用CT引导立体定向毁损法治疗运动障碍性疾病1135例；2002年，高国栋医师报道同样方法治疗帕金森病1478例，它包括1178例单侧苍白球毁损术，127例双侧苍白球毁损术，107例苍白球毁损术加Vim核毁损术，65例Vim核毁损术和脑深部电刺激术，还阐述了不同手术方式的适应证。这类论文分别发表在《中华神经外科杂志》《立体定向和功能性神经外科杂志》《中国微侵袭神经外科杂志》上。

对于癫痫的外科治疗，我国20世纪中期只有个别医院能够开展；到20世纪80年代以后，在我国很多医院均能开展癫痫手术各种式式的治疗，如颞叶前部切除术、胼胝体切开术、多处软脑膜下横纤维切断术、立体定向毁损术及小脑慢性电刺激术等。如谭启富、刘宗惠、陈炳桓、蒋万书、李龄、栾国明等学者，他们均作了大宗病例报告。朱丹教授应用脑磁图定位行顽固性癫痫切除术；徐如祥、马德选等学者采用偶极子定位在癫痫外科手术中应用。2006 年，谭启富、吴承远、李龄教授编写的巨著《癫痫外科学》问世，总结了我国癫痫外科经历过程，使我国癫痫外科治疗走上一个新阶段。2013 年，ROSA机器人引入我国并应用于临床，它是对脑内癫痫病灶检测（SEEG）的新方法。我国三博脑科医院、三九脑科医院、解放军总医院又利用 ROSA 机器人优点进行立体定向脑深部电极埋藏（SEEG），在癫痫病灶定位上取得显著优势。

精神障碍外科手术方面我国起步更晚，20 世纪 70 年代末，许建平医师试用立体定向毁损法治疗数例精神分裂症和精神运动性癫痫。1985 年以后，我国陕西省宝鸡、江苏省南京、山东省东营、黑龙江省北安等城市相继开展此项工作。在这方面做得出色的医务工作者有李栓德、常义、孙思文、裴柏枫、王连仲等。在 21 世纪初，由于开展精神外科的一些医疗单位在选择手术病例适应证上不够严谨，容易产生偏差。2008 年，我国重新制定精神外科诊治指南，严格按照"诊治指南"从事精神外科工作，为患者解除病痛。同样，药物成瘾戒断手术治疗也存在选择手术病例适应证上不够严谨的情况，2004—2005 年，经王忠诚、韩济生等院士牵头，多方面讨论和论证，获得我国"十一五"支撑计划的支持进行研究。经实地考察和研究，只有在严格掌握手术适应证和禁忌证下，有步骤、有目的地进行药物成瘾戒断手术治疗，对患者是很有利的一种有效治疗措施。随着科技进步，我国引进的 Leksell-伽玛刀以及国产旋转式伽玛刀的问世，很多医院又开展了伽玛刀治疗精神障碍性疾病、三叉神经痛。同时，我国一些医院还开展其他功能性疾病治疗，均取得可喜成绩。

2. 脑深部电刺激发展过程及我国目前现状　脑深部电刺激（DBS）是近 30 年来兴起的、用来治疗中枢神经系统疾病的一种神经调控技术（neuro-modulation）。通过立体定向精确定位，将刺激电极植入到脑内特定的核（团），运用体外"程控"方法，给予核（团）的一定刺激（电流、脉宽、频率），从而改变核（团）兴奋性，患者相应地出现临床症状和体征改善。1987 年，法国 Benabid 等学者首次应用DBS 治疗帕金森病患者，开始应用 CT 导向法，以后用 MRI 导向，目前又用 ROSA 神经外科机器人协助电极颅内植入，达到安全、快捷、定位准确。1997 年，美国 FDA 批准 DBS 应用于治疗特发性震颤；相隔 5 年，批准用于治疗帕金森病；2003 年，批准用于治疗原发性肌张力障碍；2009 年，批准用于治疗强迫症等精神障碍性疾病。

我国在 1994 年和 1996 年，安徽省立医院先后派傅先明、凌至培两位主任赴法国进修学习功能神经外科，深入了解"DBS"植入技术。1998 年 8 月凌至培、汪业汉在安徽省立医院开展了我国第一例 DBS植入治疗帕金森病手术。2005 年 5 月在福州召开第一次全国 DBS 学术研讨会；2010 年 10 月正式成立了中国医师协会下神经调控专业委员会，栾国明教授任该学会主任委员。据不完全统计，2005 年 5 月前我国就有 500 例患者接受 DBS 治疗；2007 年约 1100 例；2011 年 9 月达 3200 例；2014 年底就有 6500 例帕金森病患者及其他运动障碍性疾病、药物成瘾、强迫性精神障碍性疾病等患者接受了 DBS 治疗。目前，我国已有百余所医院可开展此项技术。当前，北京的凌至培、张建国、李勇杰；上海的孙伯民、周晓平、胡小吾；合肥的汪业汉、牛朝诗；广州的张世忠以及西安的高国栋、王学廉等教授，都在进行 DBS植入治疗。还有很多医疗单位开展迷走神经刺激（VNS）治疗顽固性癫痫。

目前，我国自主研发的国产 DBS 植入材料正一步一步走来。2004 年，清华大学开始研发 DBS 装置；2006 年，进行动物实验；2009 年，进行临床验证，王忠诚院士亲临现场指导，天坛医院张建国教授为患者成功施行手术。2012 年，双通道可充电 DBS 系统临床验证；2013 年，国产 DBS 系统通过 CFDA 批准单通道 DBS 临床应用；2014 年，CPDA 又批准了双通道可充电 DBS 系统应用于临床；确立了我国DBS 系统在世界上的地位，标志着我国 DBS 系统跨进了世界先进行列。此外，清华大学与天坛医院成立了"神经调控技术国家工程实验室"。另外，我国景昱医疗有限公司也在进行 DBS 系统开发研究，已通过了 CFDA 批准，进入临床应用阶段。我们期待我国上述科研机构在下列方面做出更大贡献：①MRI相兼容神经刺激器研发；②远程控制技术；③闭环反馈式神经刺激的研究与发展：闭环反馈式神经刺激（responsive neurostimulation，RNS）；④新的刺激模式的发展（变频、多极点同时刺激），使神经调控技术不断地完善和创新。

3. CT/MRI 导引下的立体定向神经外科 在 CT 和 MRI 没有出现之前，定向活检和大脑疾病的治疗已经开始实施，那时立体定向技术应用很局限，确诊率低。随着 CT 和 MRI 在我国的应用，由 CT 和 MRI 导引下的立体定向神经外科迅速普及，CT、MRI 和立体定向技术的结合，促使了神经外科的发展。它包括两种技术，一种是诊断性手术，另外一种是治疗性手术。1987 年，我国安徽省立医院、武汉同济医院、上海华山医院、天津医学院总医院（现称天津医科大学总医院）等数所医院先后开展 CT 或 MRI 立体定位导向术。1997 年，田增民教授总结了他们的神经外科中心实施的 1300 例 CT 引导立体定向颅内疾病手术，手术中使用了仿 Leksell-G 立体定向仪，手术包括 804 例肿瘤组织中的间质内放射和化疗，196 例血肿或脓肿排空术，155 例脑组织活检，101 例神经核（团）损毁术，11 例肿瘤的射频热凝术，4 例神经组织脑内移植术等。2012 年田增民教授又编著《立体定向脑组织活检技术》一书出版。

近来，很多学者通过 CT 和 MRI 导向手段，开展了神经外科其他疾病微侵袭治疗。如囊性颅咽管瘤病人术中实施了 CT 导引的立体定向 ^{32}P 腔隙内放射；用 CT 导引的立体定向 ^{32}P 间质放疗和 MTX 的化疗结合起来治疗深部脑胶质瘤；用铱-192 间质近距离放疗治疗了脑胶质瘤。

在 1992 年，利用立体定向技术治疗癌性疼痛先后有几篇论文作了报道。他们利用立体定向毁损术和 X 刀治疗恶痛，病例数较少，疗效还不令人满意。刘宗惠医师在 50 例病人中用 CT 导引的立体定向术，行高血压血肿排空并得到了满意的结果。1995 年以后，随着 MRI 的普及，在我国应用 MRI 导向立体定位技术越来越普遍，由于它对病灶显示清晰，定位准，很多学者利用 MRI 行脑胶质瘤等体积切除、脑膜瘤切除，开展 MRI 引导下功能性疾病靶点定位、定向活检。现在我国很多神经外科中心，在神经外科疾病的诊断和治疗上实施了 CT 和 MRI 引导的立体定向手术，已作为常规治疗措施。从 1987 年以来，安徽省脑立体定向神经外科研究所、海军总医院、北京天坛医院、上海华山医院以及广州、山东、哈尔滨等地学者，在立体定向神经外科的发展中都做出了很大贡献。

4. 立体定向放射外科（伽玛刀、X 刀、射波刀） 立体定向放射外科在中国是一个新的课题。1993 年，第一台 Leksell-伽玛刀被引进到山东省万杰医院，接着上海华山医院、洛阳 150 医院也引进了伽玛刀，进行立体定向放射外科治疗。由于计算机进一步发展，使伽玛刀更加自动化，自动更换头盔，自动完成各等中心照射点的调节和验证工作。到 2004 年 6 月底，我国共有 Leksell-B 和 C 型伽玛刀 16 台，目前有 20 余台，分布在全国各地。旋转式伽玛刀（OUR-XGD）于 1996 年被中国深圳奥沃国际科技有限公司设计出来，放射源仅为 30 个 ^{60} 钴针。我国科技工作者进一步对伽玛刀研究，又创造出体部伽玛刀、头/体联合使用伽玛刀，至 2014 年底共生产出约 150 台头、体伽玛刀供临床使用。我国应用伽玛刀为患者治疗做出贡献者有潘力、刘阿力、袁树斌、刘宗惠、潘绵顺、赵洪洋、郑立高、吴声伶、吴鸿勋等学者。利用 Linac（X 刀）、射波刀（Cyberknife）立体定向放射外科系统是治疗颅内疾病的又一个强有力的工具，到目前为止，我国很多医院普遍使用直线加速器进行调强适形放射治疗，临床使用射波刀约 10 所医院。

5. 脑立体定向内镜和脑立体定向技术辅助内镜 使立体定向穿刺的过程从盲目到可视性，在没有特殊的暴露情况下，加宽了手术的视野，增加了手术的安全性。田增民、刘宗惠医师在 1998 年报道 CT 引导的立体定向内镜手术，对 50 例脑内疾病进行诊治，这些病灶均在脑深部组织或主要功能区，手术包括脑肿瘤的切除、异物的取出、大脑囊性或脓肿的吸除、脑猪囊尾蚴的取出、活检、颅内血肿的清除以及脉络丛的烧灼术。在内镜应用于神经外科疾病治疗中，临床工作有卓成效者是张亚卓、邸虓、詹升全、李昭杰、兰青、洪涛等，他们不但用内镜治疗梗阻性脑积水，还用在垂体瘤、颅咽管瘤、脑猪囊尾蚴猪囊尾蚴病、动脉瘤夹闭、胆脂瘤等方面，扩大了立体定向神经外科手术范围。同时先后出版了《内镜神经外科学》《脑内窥镜技术》等专著。

6. 神经外科导航系统和机器人辅助立体定向神经外科 无框架立体定向系统（Neuro-navigation）对于脑和脊髓手术，尤其是深部脑病灶切除有很大的帮助，它的准确定位对于保护正常脑组织不受严重损伤十分重要。神经外科导航系统正在改变着传统神经外科手术的模式，也在确保着微创神经外科的安全。

我国从 1998 年以来，只达石、李建国、赵立元、赵继宗、杜固宏、周良辅、傅先明等教授先后在各杂志上报道神经外科导航系统（neuro-navigation）在神经系统各种疾病中应用，神经外科导航系统已成为神经外科手术重要辅助设备。机器人辅助的系统主要包括导航、电子、机械硬件平台，图像融合引导软件，立体定向神经外科的机器人的应用是一个新的阶段。它可以在微损伤、无定位框架的情况下定位，目前已在神经外科中应用。

此后，对位于脑深部或脑重要功能区的病变，应采用功能神经外科导航系统，利用多模态影像融合技术，配合高磁场的术中 MRI，切除病灶，避免患者神经功能缺失及死亡，这是我们医师的主要职责。到目前为止，真正将功能神经外科导航系统逐步应用于临床，尚局限在美国、欧洲、日本、中国等很多国家的大型医疗中心。

7. 神经细胞移植术　1985 年，Backlund 等在美国 *J Neurosurgery* 报道了 Transplantation of adrenal medullar tissue to striatum in Parkinsonism，first clinical trials。立体定向技术被用于我国的神经细胞移植是在 1985—1989 年。当时，吴若秋、张瓦城、唐镇生、黄山等学者先后报道了肾上腺髓质细胞移植到纹状体治疗帕金森病。吴承远医师在英国神经外科杂志上报道胎儿黑质移植和立体定向丘脑毁损术结合的方法，治疗 5 例帕金森病人，移植后两周起病人症状有了改善；另外，还将通过酪氨酸脱氢酶基因修饰的神经母细胞，注入帕金森病模型的两只猴子的尾状核内，手术后 5~7 天猴子的症状（肌张力、震颤、扭转）改善，6 个月以后移植区域通过组织学和免疫组织化学检测到在猴子的脑微囊中有用酪氨酸脱氢酸修饰的细胞，认为在受体组织中转基因 TH 细胞可以存活，且有能力形成新的细胞，进而提高中枢神经系统的功能。

1987 年，曹家康、丁育基、唐镇生等医师采用移植肾上腺和胎脑黑质组织植入到大脑内，以治疗中枢神经系统疾病；1989 年，王孟忱、朱炎昌等教授医师也做了类似的工作。张庆林教授采用立体定向法将胎脑尾状核头部神经元细胞移植到患者尾状核治疗治疗扭转痉挛；1991 年，刘承基医师进行了第一例垂体移植实验。在脑组织移植的研究工作中还有辽宁、河南、黑龙江和甘肃等省的任本、赵彬、苏芳忠、裘明德、许海东、暴连喜、薛德麟、马以骝等学者。应用立体定向技术将神经干细胞移植用来治疗创伤性脑损伤，近年来由实验阶段向临床过渡。还有很多学者在神经干细胞培养、定向分化等方面做出有意义的实验工作，他们是朱剑虹、刘相名、安沂华、惠国桢、杨树源、刘辉、李林松等教授。我们期待神经干细胞逐步被人们掌握，广泛应用于神经外科临床，治疗难治性功能神经外科疾病。

8. 立体定向和功能神经外科其他方面　许建平、王忠诚、孟广远三位教授是中国最早采用经皮温控射频热凝术治疗三叉神经痛的神经外科医师。他们的治疗经验分别发表在《中华神经精神科杂志》（1974 年）、《北京第二医学院学报》（1993 年）、《立体定向和功能性神经外科杂志》（1991 年）。有关三叉神经痛微血管减压术（MVD），首先是左焕宗教授。目前，我国应用 MVD 治疗三叉神经痛、面肌痉挛、舌咽神经痛诊治技术已经成熟，三甲医院神经外科基本都具备开展此项工作能力。个别医院还开展 MVD 治疗原性发高血压、痉挛性斜颈、第八颅神经综合征等。当时，很多的三叉神经定位的立体定向仪被设计出来，通过简单的三叉神经立体定向仪的基础框架，能使经皮穿刺针简单而准确达到半月神经节内。

蒋大介在 1964 年介绍一种立体定向仪，他在 1962 年前就使用这套定向仪来治疗锥体外系疾病，包括帕金森病、扭转痉挛、舞蹈病等，以后是改进的 PJ-4 型定向仪。接下来的几十年中，多种类型立体定向仪在我国被研制出来，1964—1997 年由安徽省立医院设计的 XZ-Ⅰ至 XZ-Ⅴ型定向仪；1985 年在西安第四军医大学附属西京医院研制的 FY85-Ⅱ型定向仪；1985 年南京铁道医学院附属医院研制的 DZY-A 型立体定向仪；还有仿制生产的 SXFY-Ⅰ型定向义；ASA-601、602 型定向仪；HB-1 型定向仪；CJF-N 定向仪；武汉陈信康教授设计的激光引导的立体定向仪。这些定向仪均在其他定向仪基础上作了一定修改，成为适合我国使用的新型定向仪，为推动我国立体定向开展做出了贡献。

四、学术活动、杂志、书籍和培训

我国的立体定向和功能性神经外科专业委员会是中华神经外科学会的一个专业学组，成立于 1997 年 7 月，汪业汉医师被选为本学会的主任委员。谭启富、刘宗惠、胡威夷、常义、张剑宁为副主任委员。第一届我国立体定向和功能性神经外科会议于 1987 年 6 月 8—15 日在安徽省合肥市举行，来自 27 个省市的 158 位代表参加了会议，学术交流了 83 篇文章（图 1-10）；第二届立体定向和功能性神经外科会议于 1990 年 5 月 16—20 日在四川省成都市举行，310 位代表参加会议，提交 234 篇文章；第三届会议于 1993 年 5 月 9—13 日在辽宁省大连市召开；第四届会议于 1997 年 5 月 12—16 日在北京市香山召开；第五届会议于 2001 年 8 月 1—4 日在哈尔滨市举行；2004 年 6 月 6—9 日在宁夏回族自治区银川市，召开全国第六届立体定向和功能性神经外科会议。2006 年 6 月 26—28 日在安徽省黄山市，召开全国第七届立体定向和功能性神经外科会议。2009 年 4 月 24—26 日在广西壮族自治区南宁市，召开全国第八届立体定向和功能性神经外科会议。2011 年 9 月 16—18 日在北京市，召开全国第九届立体定向和功能性神经外科会议。2014 年 9 月 19—21 日在辽宁省大连市，召开全国第十届立体定向和功能性神经外科会议。中国医师协会功能性神经外科专家委员会，从 2007 年 11 月至 2016 年 5 月先后召开了七届全国功能神经外科学术会议。

1998 年 11 月 11—16 日，在南京市召开我国首届精神外科研讨会，并成立全国精神外科协作组，许建平、翟书涛为组长，牛德福、常义等 12 位为副组长。1991 年 10 月 16—19 日在山东曲阜市召开全国第二届精神外科研讨会和全国第一届癫痫外科研讨会。第一届脑组织和神经细胞移植全国会议于 1990 年 1 月在昆明市举行。华东地区首届脑移植学术研讨会于 1991 年 5 月 5—8 日在青岛市举行；1990 年全国癫痫外科协作会成立，谭启富医师被选为协会理事长，杨炯达、吴若秋、常义、吴承远、吴致勋、刘宗惠、李龄等被选为该协会的副理事长，许建平是本协会的名誉理事长。第一届中、日、法立体定向神经外科会议由汪业汉教授组织，于 1995 年 6 月 25—28 日在安徽省合肥市举行，Keravel Y、Nguyen JP、Rougier A、Lemaire JJ、Peragut JC、氏原一、曾我部、王忠诚、刘宗惠、易声禹、谭启富、吴承远等教授应邀请参加了本会。1998 年 9 月 6—8 日又在合肥召开第二次中、日、法立体定向神经学术研讨会。自此后，在全国范围内围绕立体定向和功能性神经外科内容举办很多形式研讨会。人员均在 50～200 位。如帕金森病和癫痫外科研讨会、癫痫外科国际研讨会、神经调控、疼痛专题研讨会或论坛等多种形式，促进我国立体定向和功能性神经外科飞跃发展。

1986 年中国《立体定向和功能性神经外科杂志》开始编辑出版、发行，它是中国科技统计源期刊（医学核心期刊）、季刊，至 2016 年已出版 29 卷。2004 年改为双月刊，汪业汉教授是该刊的主编，该杂志介绍有关立体定向和功能性神经外科基础知识和临床经验等前沿领域知识。1992 年，《癫痫外科动向》开始编辑出版、发行，谭启富是主编，吴承远等是副主编，这个杂志在中国不定期出版。立体定向和功能性神经外科相关的一些论文也在《中华神经外科杂志》《中国微侵袭神经外科杂志》和其他的杂志上发表。

在过去的 30 多年中，大量优秀的有关立体定向神经外科书籍先后在我国出版。1983 年姚家庆和戴衡茹所著的《脑内一些灰质结构的立体定位解剖学》；1987 年陈玉敏、彭长平著《人脑内主要核团立体定向图谱》；1988 年陈炳桓主编的《功能性及立体定向神经外科学》；1993 年易声禹和吴承远所著的《脑组织移植》；1993 年吴承远所著的《脑内移植》；1994 年陈炳桓主编的《立体定向放射神经外科》；1995 年谭启富所著的《癫痫外科学》，2006 年又再版；1997 年田增民所著的《现代立体定向神经外科》；1998 年邢诒刚、陶恩祥所著的《帕金森氏病》。2000—2004 年间又有一批优秀书籍出版，例如傅先明、牛朝诗主编的《立体定向和功能性神经外科学》；江澄川、汪业汉、张可成主编的《现代功能性神经外科学》，体现了我国立体定向和功能性神经外科进入世界行列。近几年，具有阅读和参考价值的书籍很多。例如，林志国、付宜利、刘鹏飞主编的《中国人脑立体定向 MRI 应用解剖图谱》；栾国民、王保国主译的《神经调控手术学（上、下）》；刘宗惠主编的《伽玛刀治疗学》；章翔、王守森主编的《计算机辅助神经外科手术学》；许百男主编《精准神经外科：术中磁共振和功能神经导航》；李世亭、于炎冰主编的《微血管减压术治疗三叉神经痛》；孙伯民、De Salles 主编的《精神疾病神经外科治疗学》（Neurosurgical Treatments for Psychiatric Disorders，英文版）等等，不一一列举。

关于我国立体定向技术培训，从 1983 年起安徽省立体定向神经外科研究所着手进行立体定向神经外科医生培训工作，至 2016 年先后举办了 29 期立体定向技术推广培训班，全国大约有千名神经外科医师生参加，现分布全国各地开展此项工作。1986年4月，在天津由瑞典"卡尔林斯卡"医院举办了Leksell立体定向系统研讨班；1984年，在安徽举办了"计算机辅助立体定向神经外科讲习班"。同期，我国的神经外科医生也分别在美国、瑞典、法国接受培训。如今，在北京、上海、哈尔滨、广州、西安等城市的立体定向医学中心，每年都在接受立体定向和功能性神经外科技术的培训和访问学者。另外，刘宗惠、田增民、孙伯民教授先后为亚洲立体定向、功能性、计算机辅助组委会成员。目前孙伯民教授又是世界立体定向和功能性神经外科学会组委会成员。

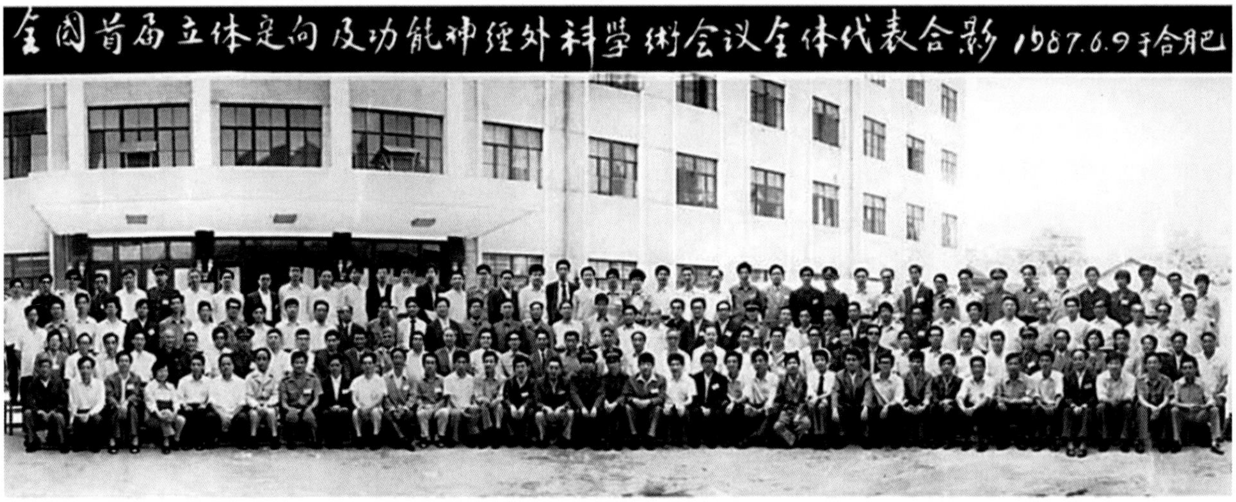

图1-10　中国首届立体定向及功能性神经外科会议全体代表

五、我国立体定向和功能性神经外科的未来

我国立体定向和功能性神经外科近年来确实取得了瞩目的进步与成绩，学术水平得到世界同行们的认可。这些成绩的取得与老一辈神经外科医师的奋斗是分不开的，他们具有精湛的医术、高尚的医德、渊博的知识和良好的学风。而我国年青的神经外科医师普遍有研究生学历，许多人在国外工作或学习过，有扎实基础知识和临床实践经验，外语水平又高，充分体现了我国年青神经外科医师思想活跃、知识面广、求新上进、勇于进取的精神，促进了我国立体定向和功能性神经外科事业的发展。

另外，为了使我国立体定向和功能性神经外科达到世界水平，专业人员要进行培养，专科的建立和专科业务的指导是个不可忽视的问题。在当今科技突飞猛进的时代，新技术、新方法在神经外科临床应用，要学会它，正确使用它，需要自觉接受新知识。立体定向和功能性神经外科在工作中要尽快建立规范，因为规范是保证病人恢复正常的神经功能和独立生活能力的措施，通过规范能发现更多有价值的诊疗技术，形成正规立体定向和功能性神经外科体系。

让我们继承和发挥老一辈的敬业精神，优良的医德医风，鼓励和支持年青神经外科医师拼搏和创新，通力合作，团结奋斗，为我国立体定向和功能性神经外科事业发展贡献力量。

（汪业汉　吴承远　凌至培　刘玉光　孟凡刚）

参 考 文 献

1. Dittmar C. Ueber die Lage des sogenannten Gefaesszentrums in der Medulla oblongata. Berl Saechs Ges Wiss（Leipzig），1873，25：449-469.

2. Zernov DN. Encephalometer：device for estimation of parts of brain in human. Proc Soc Physicomed Moscow Univ, 1889, 2：70-80.

3. Clarke RH，Horsley V. On a method of investigating the deep ganglia and tracts of the central nervous system（cerebellum）. Br Med J, 1906, 2：1799-1800.

4. Horsley V, Clark RH. The structure and function of the cerebellum examined by a new method. Brain, 1908, 31: 45-125.

5. Spiegel EA, Wycis HT, Marks M, et al. Stereotactic apparatus for operations on the human brain. Science, 1947, 106: 349-350.

6. Lozano AM, Gildenberg PL, Tasker RR. Text book of stereotactic and functional neurosurgery. 2nd ed. Berlin: McGram Hill, 2009, 26.

7. 汪业汉, 吴承远, 刘玉光, 等. 中国立体定向和功能性神经外科. 立体定向和功能性神经外科杂志, 2004, 17: 1-8.

8. Schaltenbrand G, Wahren W. Atlas for stereotaxy of the human brain. 2nd ed. Stuttgart: Thieme, 1977: 25-54.

9. 姚家庆, 戴蘅茹, 张作楷, 等. 脑内一些灰质结构的立体定位解剖学. 北京: 科学出版社, 1983: 91-93.

10. Spiegel EA, Wycis HT. Pallidothalamotomy in chorea. Arch Neurol Psychiatry, 1950, 64: 495-496.

11. Cosman ER, Nashold BS, Bedenbaugh P. Stereotactic radiofrequency lesion marking. Appl Neurophysiol, 1983, 46 (1-4): 160-166.

12. Hounsfield GN. Computerized transverse axial scanning (tomography). Description of system. Br J Radiol, 1973, 46: 1016-1022.

13. Bergstrom M, Greite T. Stereotaxic computed tomography. AJR Am J Roentgenol, 1976, 127: 167-170.

14. Backlund EO, Vonholst H. Controlled subtotal evacuation of intracerebral hematomas by stereotactic technique. Surg Neurol, 1978, 9: 99-101.

15. Piskun WS, Stevens EA, Lamorgese JR, et al. A simplified method of CT assisted localization and biopsy of intracranial lesions. Surg Neurol, 1979, 11: 413-417.

16. Brown RA, Roberts TS, Osborn AG. Stereotaxic frame and computer software for CT - directed neurosurgical localization. Invest Radiol, 1980, 15: 308-312.

17. Kelly PJ, Kall BA, Goerss S, et al. Computer-assisted stereotaxic laser resection of intra axial brain neoplasms. J Neurosurg, 1986, 64: 427-439.

18. 汪业汉, 许建平, 董以健, 等. CT 导向下脑肿瘤活检 (附 38 例报告). 立体定向及功能性神经外科杂志, 1990, 3: 11-13.

19. 李新钢, 顾跃捷, 张成. CT-脑立体定向仪及其临床应用进展. 立体定向及功能性神经外科杂志, 1990, 3: 35-41.

20. 赵元立, 王忠诚, 赵继宗, 等. 导航系统在神经外科显微手术中的应用. 中华神经外科杂志, 1998, 14: 198-201.

21. 高元桂, 蔡幼铨, 蔡祖龙. 磁共振成像诊断学. 北京: 人民军医出版社, 1992: 3.

22. Kelly PJ, Kall BA, Goerss S, et al. Present and future Developments of stereotactic technology. Appl Neurophysiol, 1985, 48 (1-6): 1-6.

23. Mercier C, Le Bas JF, Benabid AL, et al. MRI contribution to the stereotactic management of cerebral tumors. Appl Neurophysiol, 1987, 50 (1-6): 155-158.

24. Bradford R, Thomas DG, Bydder GM. MRI-directed stereotactic biopsy of cerebral lesions. Acta Neurochir Suppl (Wien), 1987, 39: 25-27.

25. 王忠诚. 神经导航系统的应用现状与发展前景. 中华神经外科杂志, 1998, 14: 197.

26. Roberts DW, Strohbehn JW, Hatch JF, et al. A frameless stereotaxic integration of computerized tomography imaging and the operating microscope. J Neurosurg, 1986, 65: 545-549.

27. Watanabe E, Watanabe T, Manaka S, et al. Three-dimensional digitizer (Neuronavigator): New equipment for computed tomography guided stereotactic surgery. Surg Neurol, 1987, 27: 543-547.

28. 章翔, 王守森. 计算机辅助神经外科手术学. 北京: 人民卫生出版社, 2013: 12.

29. Martin C, Alexander EI, Wong T, et al. Surgical treatment of low-grade gliomas in the intraoperative magnetic resonance imager. Neurosurg Focus, 1998, 4: E8.

30. 吴劲松, 毛颖, 姚成军, 等. 术中磁共振影像神经导航治疗脑胶质瘤的临床初步应用 (附 61 例分析). 中国微侵袭神经外科杂志, 2007, 12: 105-109.

31. 许百男. 精准神经外科: 术中磁共振和功能神经导航. 北京: 人民卫生出版社, 2013: 3-15.

32. Mikuni N, Okada T, Enatsu R, et al. Clinical significance of preoperative fiber-tracking to preserve the affected pyramidal tracts during resection of brain tumors in patients with preoperative motor weakness. J Neurol Neurosurg Psychiatry, 2007, 78: 716-721.

33. Abhinav K, Yeh FC, Pathak S, et al. Advanced diffusion MRI fiber tracking in neurosurgical and neurodegenerative disorders

and neuroanatomical studies：a review. Biochim Biophys Acta，2014，1842：2286-2297.

34. Krieg SM，Buchmann NH，Gempt J，et al. Diffusion tensor imaging fiber tracking using navigated brain stimulation：a feasibility study. Acta Neurochir（Wien），2012，154：555-563.

35. Coenen VA，Kieselbach K，Mader I，et al. Diffusion tensor magnetic resonance imaging（DTI）tractography - guided deep brain stimulation in neuropathic pain. Acta Neurochir（Wien），2015，157：739-741.

36. Rossler K，Sommer B，Grummich P，et al. Risk reduction in dominant temporal lobe epilepsy surgery combining fMRI/DTI maps，neuro- navigation and intraoperative 1.5 - Tesla MRI. Stereotact Funct Neurosurg，2015，93：168-177.

37. 田增民，卢旺盛，尹丰. 医用机器人在神经外科的应用//章翔，王守森. 计算机辅助神经外科手术学. 北京：人民卫生出版社，2013：51-56.

38. Benabid AL，Cinquin P，Lavalle S，et al. Computer driven robot for stereotactic surgery connected to CT scan and magnetic resonance imaging：technological design and preliminary results. Appl Neurophysiol，1987，50（1-6）：153-154.

39. Benabid AL，Pollak P，Gervason C，et al. Long-term suppression of tremor by chronic stimulation of the ventral intermediate thalamic nucleus. Lancet，1991，337：403-406.

40. 田增民，赵全军，杜吉祥，等. 机器人辅助无框架脑立体定向手术. 中国微侵袭神经外科杂志，2002，5：129-130.

41. 郭强，朱丹，陈俊喜，等. 机器人立体定向辅助系统在癫痫外科深部电极植入中的应用价值. 立体定向和功能性神经外科杂志，2013，26：257-260.

42. Young RF. Application of robotics to stereotactic neurosurgery. Neurol Res，1987，9：123-128.

43. Drake JM，Joy M，Goldenberg A，et al. Computer and robot assisted resection of thalamic astrocytomas in children. Neurosurgery，1991，29：27-33.

44. Boctor EM，Webster RJ，Mathieu H，et al. Virtual remote center of motion control for needle placement robots. Comput Aided Surg，2004，9：175-183.

45. 汪业汉，吴承远. 主编. 立体定向神经外科手术学. 北京：人民卫生出版社，2005：332-339.

46. Zhao YD，Zhao YL. Neurosurgery in the People'republic of China：A Century's review. Neurosurgery，2002，51：468-477.

47. Sun B，Lang LQ，Cong PY，et al. History of Chinese stereotactic and functional neurosurgery. Stereotactic functional Neurosurgery，2001，77：17-19.

48. 王忠诚主编. 神经外科手术学. 北京：科学出版社，2000，619-661.

49. 许建平. 二十五年来我国立体定向及功能性神经外科的兴起和发展. 立体定向和功能性神经外科杂志，1990，3（1）：3-5.

50. 王忠诚. 治疗帕金森氏综合征的新方法. 中华神经精神科杂志，1960，6（2）：80-83.

51. 王茂山. 帕金森综合征的外科治疗. 中华外科杂志，1960，9（7）：524-526.

52. 蒋大介. 脑部定向手术研究. 中华神经精神科杂志，1964，8（3）：238-243.

53. 蒋大介. 锥体外系疾病的定向手术治疗. 中华神经精神科杂志，1964，8（4）：370-373.

54. 许建平. 立体定向在神经外科上的应用. 安医学报，1964，8（4）：228-231.

55. 段国升. 外伤性癫痫. 人民军医，1955，9、10（1）：17-19.

56. 史玉泉. 大脑半球切除术治疗婴儿性偏瘫症. 中华神经精神科杂志，1959，5（1）：48-51.

57. 赵雅度，杨焴林，谭郁玲. 癫痫的外科治疗. 中华神经精神科杂志，1965，9（4）：325-329.

58. 许建平，汪业汉. 480次脑立体定向手术的临床总结. 安徽医科大学学报，1986，21（4）：267-269.

59. 吴声伶. 立体定向手术治疗507例震颤麻痹的经验. 立体定向和功能性神经外科杂志，1995，8（2）：7-9.

60. 汪业汉，董以健，许建平，等. 电子计算机辅助脑立体定向手术的临床报告. 立体定向和功能性神经外科杂志，1986，1（1）：5-8.

61. 李勇杰. 运动障碍病1135例手术治疗报告. 中华神经外科杂志，2001，17（6）：350-353.

62. 高国栋，张华，王学廉，等. 帕金森病的定向手术适应证. 中华神经外科杂志，2002，18（1）：12-14.

63. 凌至培，汪业汉，凌士营，等. 慢性丘脑刺激治疗帕金森病. 立体定向和功能性神经外科杂志，2000，13（1）：27-29.

64. 张建国，王忠诚，张小英，等. 丘脑底核电刺激治疗帕金森病. 中华神经外科杂志，2002，18（1）：4-7.

65. 孙伯民，刘康利，郎黎琴，等. 双侧丘脑底核脑深部电刺激治疗帕金森. 中华神经外科杂志，2002，18（1）：8-11.

66. 谭启富、刘承基、李文智，等. 胼胝体前部切开术治疗难治性癫痫初步报告. 中华神经外科杂志，1985，1（1）：23-25.

67. 刘宗惠，康桂泉，田增民，等. 颞叶癫痫灶切除的临床应用研究（附 30 例临床与病理分析）. 立体定向和功能性神经外科杂志，1990，3（3）：2-5.

68. 陈炳桓，谭郁玲，杨炯达，等. 选择性胼胝体切开术治疗顽固性全身癫痫. 中华神经外科杂志，1986，2（3）：197-201.

69. 蒋万书，陈石金，李明伟，等. 选择性杏仁海马切除治疗颞叶癫痫. 中国神经精神疾病杂志，1989，15（6）：330-332.

70. 朱丹，王焕明，李龄. 脑磁图定位顽固性癫痫手术治疗 51 例临床分析. 中华神经外科杂志，2002，18（4）：228-230.

71. 马德选，徐如祥，张新伟，等. 偶极可在癫痫外科中对癫痫灶定位价值. 立体定向和功能性神经外科杂志，2000，13（4）：191-193.

72. 李栓德，孙建功，屈鸿，等. 脑立体定向手术治疗慢性精神病 60 例临床分析. 立体定向和功能性神经外科杂志，1990，3（2）：10-12.

73. 常义，黄兰绮，赵铁成，等. 精神病的外科治疗（附 34 例报告）. 立体定向和功能性神经外科杂志，1990，3（2）：30-32.

74. 孙思文，秦玉臻，王培正，等. 脑立体定向手术治疗精神分裂症（附 100 例报告）. 立体定向和功能性神经外科杂志，1990，3（2）：13-17.

75. 裴柏枫，刘振亚，杨洪波，等. 杏仁核和扣带回破坏术治疗癫痫性精神障碍的临床随访. 立体定向和功能性神经杂志，1990，3（2）：35-36.

76. 朱炎昌，蒋先惠，柳学国，等. CT 脑立体定向术的初步临床应用. 中国神经精神疾病杂志，1989，15（1）：23-25.

77. 潘力，蒋大介. 介绍一种用 CT 定位的定向仪. 中华神经外科杂志，1989，5（4）：230-233.

78. 郑立高，廉宗，王民生. 核磁共振脑立体定向术. 立体定向和功能性神经外科杂志，1991，4（1）：22-23.

79. 田增民，刘宗惠，李士月，等. CT 引导脑立体定向手术 1300 例分析. 中华医学杂志，1997，77（1）：67-68.

80. 朱风清，李爱民，徐峰，等. CT 立体定向囊腔内放疗治疗囊性颅咽管瘤. 中华神经外科杂志，1998，14（3）：142-144.

81. 林岩崇，陈伟健，诸葛启钏，等. 立体定向^{32}P 内放疗和甲氨蝶呤内化疗联合治疗脑深部神经胶质瘤. 中华神经外科杂志，1996，12（4）：216-218.

82. 刘宗惠，于新，郭阳等. 铱 192 核素行脑胶质瘤间质内放疗的动物实验与临床初步应用. 中华神经外科杂志，1998，14（3）：134-138.

83. 姜德福. 立体定向丘脑中央中核破坏术治疗癌性顽痛. 中华神经外科杂志，1992，8（1）：32-34.

84. 赵彬，杨富明，杨世春，等. 脑中风后丘脑性疼痛的定向治疗. 立体定向和功能性神经外科杂志，1990，3（1）：65-66.

85. 刘海鹏，张可成，杨勇，等. 癌性恶痛的 X 刀治疗. 立体定向和功能性神经外科杂志，1996，9（3）：16-17.

86. 李元光，马廉亭，曹家义，等. 恶痛的立体定向术治疗. 立体定向和功能性神经外科杂志，1991，4（2）：26-27.

87. 刘宗惠，田增民，康桂泉，等. CT 导向立体定向血肿排空术. 中华外科杂志，1991，29（6）：443-446.

88. 凌士营，汪业汉，傅先明，等. 等体积脑质瘤切除术. 立体定向和功能性神经外科杂志，1999，12（1）：16-18.

89. 计颖，汪业汉. 锁孔手术理念在切除脑膜瘤手术中应用. 立体定向和功能性神经外科杂志，2003，16（3）：135-137.

90. 凌至培，汪业汉，傅先明，等. MRI 导向丘脑苍白球毁损术治疗锥体外系疾病. 立体定向和功能性神经外科杂志，1996，9（3）：18-21.

91. 刘宗惠，于新，李士月，等. 微侵袭立体定向活检手术方法的研究. 现代神经疾病杂志，2002，2（1）：8-13.

92. 王学锋，陈鹏，隋邦森，等. 2600 例 γ 刀临床应用技术经验. 立体定向和功能性神经外科杂志，1996，9（1）：25-27.

93. 梁学潮，吴鸿勋，覃子衡，等. 伽玛刀治疗颅内疾病 3094 例临床报告. 立体定向和功能性神经外科杂志，1999，12（4）：15-17.

94. 袁树斌，雷进，唐轶，等. 旋转式伽玛刀治疗颅内病变 1431 例初步报告. 立体定向和功能性神经外科杂志，2001，14（4）：209-212.

95. 王立根，郭艳，章翔. X 刀立体定向放射外科治疗（附 510 例报告）. 第四军医大学学报，2000，21（9）：1121-1123.

96. 万金海，江澄川. 脑立体定向内窥镜进展和临床应用. 中华外科杂志，1998，36（9）：536-538.

97. 田增民，刘宗惠，徐永革，等. 立体定向脑内窥镜手术 50 例临床分析. 中华神经外科杂志，1998，14（3）：139-141.

98. 张亚卓，王忠诚，高鲜红，等. 神经内窥镜技术的临床应用. 中华神经外科杂志，2000，16（1）：3-7.

99. 詹升全，李昭杰，林志俊，等. 神经内窥镜治疗脑积水. 中华神经外科杂志，2001，17（4）：205-207.

100. 李建国，只达石，杨玉山，等. 应用立体定向和神经外科导航系统治疗症状性癫痫. 立体定向和功能性神经外科杂志，1998，11（3）：7-9.

101. 杜固宏，周良辅，吴劲松. 神经导航在颅内肿瘤手术中应用. 中华神经外科杂志，2001，17（5）290-293.

102. 傅先明，汪业汉，姜晓峰，等. 神经外科导航系统临床应用. 立体定向和功能性神经外科杂志，2000，13（1）：1-3.

103. 赵继宗，曹勇，陆铮，等. 无框架脑立体定向手术在微创神经外科中的应用. 中华医学杂志，2001，81（17）：1042-1045.

104. 田增民，赵全军，杜吉祥，等. 机器人辅助无框架立体定向手术. 中国微侵袭神经外科杂志，2000，5（3）：129-130.

105. 吴若秋. 自体肾上腺髓质脑内移植的实验研究. 中华医学杂志，1985，65（2）：95-97.

106. 张瓦城，焦守恕，曹家康，等. 脑内肾上腺髓质移植治疗帕金森病综合征. 中华外科杂志，1987，25（11）650-652.

107. 黄山，裴更，康福安，等. 胎儿黑质组织尾状核内移植治疗帕金森氏病初步报告. 中华神经外科杂志，1989，5（3）：210-213.

108. 刘辉，杨树源，张建宁，等. 神经干细胞移植对颅脑外伤神经组织的替代和修复作用. 中华神经外科杂志，2002，18（5）：282-285.

109. 刘相名，杨立业，惠国桢，等. 神经干细胞移植治疗缺氧缺血性脑损伤的实验研究. 中华神经外科杂志，2002，18（5）：294-297.

110. 安沂华，万虹，王红兵，等. 大脑雪旺氏细胞支持人胚胎神经干细胞的生长并诱导其分化. 中华神经外科杂志，2002，18（5）：279-281.

111. 许建平，江明海. 经皮选择性半月神经有射频热凝术治疗三叉神经痛. 中华神经精神外科杂志，1974，17（1）：5-7.

112. 王忠诚，黄山. 经皮穿刺射频温控热凝术治疗200例三叉神经痛. 北京第二医学院学报，1993，（1）：20-23.

113. 孟广远，邹方田，孟庆海，等. 经皮半月神经节射频热凝术治疗三叉神经痛602例疗效观察. 立体定向和功能性神经外科杂志，1991，4（2）：5-7.

114. 左焕宗，姜节良，郑丰仁，等. 后颅凹显微血管减压手术治疗三叉神经痛初步报告. 中华神经外科杂志，1986，2（4）：233-236.

115. 吴承远，刘玉光，徐淑军，等. 选择性射频热凝治疗三叉神经痛1109例报告. 立体定向和功能性神经外科杂志，2000，23（4）：218-219.

116. 李立，宋家仁. 中国神经外科50年发展简史. 中华神经外科杂志，2004，20（2）：176-185.

117. 刘玉玺，李正中，鲍民生. 迷走神经刺激术治疗五例顽固性癫痫及其随访研究. 中华神经科杂志，1997，30（2）：106-109.

118. 孟凡刚，张建国. 迷走神经刺激与癫痫的治疗. 立体定向和功能性神经外科杂志，2009，22（3）：188-192.

119. 于炎冰. 显微血管减压术治疗脑神经疾病的现状与发展. 中华神经外科杂志，2007，23（7）：721-723.

120. 张宇清，李勇杰，李建宇，等. 脑深部电刺激治疗运动障碍性疾病276例临床分析. 中华神经外科杂志，2009，25（7）：604-607.

121. 李建宇，张宇清，李勇杰. 221脑深部电刺激术后和硬件相关并发症分析. 中华神经外科杂志，2009，25（7）：608-610.

122. 钱若兵，傅先明，魏祥品，等. 同步脑电图-功能磁共振成像技术在癫痫灶定位中应用研究. 中华神经外科杂志，2009，26（5）：387-390.

123. 陈晓雷，许百男，孟祥辉，等. 移动磁体双室高场强术中磁共振成像系统在神经外科的初步应用. 中华神经外科杂志，2010，26（4）：306-309.

124. 朱凤平，吴劲松，姚成军. 磁共振弥散成像与术中电刺激运动诱发电位锥体束的初步对照研究. 中华神经外科杂志，2010，26（8）：795-799.

125. 许百男. 术中磁共振成像和精准神经外科. 中华神经外科杂志，2010，26（4）：306-309.

126. 卢云鹤，吴劲松，姚成军，等. 术中磁共振实时影像导航下穿刺活检术的初步应用. 中华神经外科杂志，2010，26（4）：295-298.

127. 梁思泉，Antonio De Selles. VPL/VPM联合PAG/PVG脑深部电刺激治疗神经性疼痛的疗效分析. 中华神经外科杂志，2012，28（8）：802-805.

128. 李文玲，郭韬，董长征，等. 立体脑电图在药物难治癫痫术前评估中的应用（附九例报告）. 中华神经外科杂志，

2014，30（1）：3-8.

129. 张建国. 功能神经外科发展十年. 中国现代神经疾病杂志，2010，10：117-122.

130. 张建国. 神经调控技术的发展现状与未来. 中国现代神经疾病杂志，2015，15（10）：765-768.

131. 凌至培，崔志强. 如何正确开展脑深部电刺激术的临床应用. 中国现代神经疾病杂志，2015，15（9）：689-691.

第二章

立体定向基础

目前有很多类型定向仪，除了 Spiegel-Wycis 定向仪、Talairach 定向仪、Riechert-Mundinger 定向仪外，还有 Leksell-（A、B、D、G）多种改进定向仪、Todd-Wells 定向仪、CRW/BRW 定向仪、Z-D 型定向仪、Patil 定向仪、杉田定向仪等。我国研制的定向仪有 XZ Ⅱ~Ⅴ型定向仪，PJ Ⅰ~Ⅳ型定向仪，ASA-601、602 型定向仪。目前，国内市场上几种类型定向仪，均为仿制 Leksell-G 型或 Z-D 型定向仪产品。

立体定向仪种类虽然颇多，其基本结构均是由固定系统和导向系统两大部分组成。立体定向仪目前一般分成两大类：简单型和复杂型。简单型定向仪结构简便，体积小，只能在一侧大脑半球小范围内移动和角度调整，它是固定在头颅上，精度较差，需要辅助设备少，能在一般医院开展工作。复杂型定向仪结构复杂，体积大，头颅固定在定向仪内，同时可进行两半球或后颅窝手术，活动度大，调整角度大，精度高，一般误差在±1mm。有些定向仪利用特殊支架 X 线机、定向仪、头颅、X 线片联成一体，应用更精确，这类定向仪需要专门设备来配合。根据坐标种类不同，大致分为直角坐标系、球坐标系、圆柱坐标系以及两种坐标混合的定向仪。目前临床应用的定向仪基本结构组成部分如下。

一、定向仪基本结构

1. 定位器（固定系统）　定位器包括定位框架、定位板（尺）、固定螺钉。定位框架一般为金属支架，通常为两种形式，一种呈立方形，框架上有刻度，分别代表定向仪 X、Y、Z 坐标，这些刻度可在 X 线摄片中显影或不显影，若不显影，需附加定位板（尺）。另一种呈环形，此环上有若干个立柱标志结构，表示 X、Y、Z 坐标，可与 X 线、DSA、CT、MRI 定位板（尺）相关结构，借以推算出 X、Y、Z 坐标值和放大系数。少数定位仪框架是呈方形金属板，其中心有一圆孔，孔内装有 2~3 个小脚作固定用，利用旋转或弹性张力把定位仪框架固定在颅骨钻孔处，再用 3~4 个能自由升降垂直支柱加强固定作用。此板上安装导向装置，可左右或前后调整进入颅内操作器械角度。固定部分所用螺钉，将定位框架固定在患者头颅骨上，借以螺钉把定位仪框架直接与患者颅骨固定结合（图 2-1）。

2. 导向器（导向系统） 导向器包括半弧形弓和载物器（夹）。将载物器安装在半弧形弓上用以握持各种器械。导向器是将载物器和弧形弓都安装在定位框架上，导向器是将操作器械送到颅内靶点上的主要结构（图 2-1）。

3. 脑内操作器械 器械种类按手术目的而异，如温控射频热凝仪、毁损电极、刺激电极、探测电极、螺旋活检针、侧方开口活检针、活检钳、异物钳、钐钴磁棒、血肿排空器、定向水流冲击吸引器、激光器、脑室内镜、超声吸引器等。

4. 定位用的辅助设备 除了 X 线机、CT 机、MRI 装置、便携式计算机外，若采用手工计算，需要结合各定向仪种类，准备计算比例尺或螺旋计算盘、看片灯、计算器、画线笔、普通直尺、分规等。但是，目前已被信息计算机系统的（术前手术计划系统、术中导航系统和相关附件系统）各种图像融合软件所替代（图 2-1）。

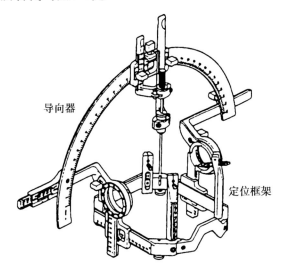
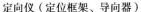

定向仪（定位框架、导向器）

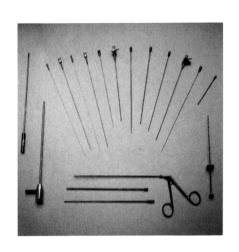

脑内操作器械

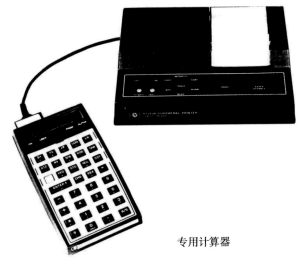

专用计算器

图 2-1 定向仪基本结构

二、定向仪类型

1. 直角坐标系定向仪　是根据笛卡尔直角坐标系统设计，基本结构是立方形定位框架，它调节简易。但是，不能任意调节导向方位，临床应用受到很大限制。如 Schaltenbrand-Bailey、Talairach 定向仪（图 2-2）。

2. 圆柱坐标系定向仪　是一种特定的混合坐标系，由直角坐标和极坐标组成。固定器多为一弓形架与装在横向架上结构来调节导向方位，可以左右、上下调节方向和深度，比直角坐标系定向仪稍方便。但是，定位准确性比较差。如 Guiot-Gallingham、Asenjo-Imbernon 的定向仪（图 2-3）。

3. 球坐标系定向仪　是在特定直角坐标基础上以定向仪中心"0"点作为球心，把定向仪直接固定在颅骨骨孔上，而目标点就恰好位于"0"点至目标点实际距离为半球的球面上，只要明确目标点投影前、后、左、右角度，就可将操作器械送到目标点。但是，这种夹角往往有一定误差，临床应用有一定困难性。如 Kandel、Riechert 定向仪（图 2-4）。

4. 混合性坐标系定向仪　目前世界上多数定向仪由直角坐标与球坐标相结合的复合性坐标系定向仪，这种定向仪多为硬质轻合金材料制作，导向与操作灵巧，调节角度大，精密度高，既可与 X 线、CT、MRI 相匹配进行辅助定位使用，又可与伽玛刀、X 刀、激光器等配合，适合各种手术要求，临床应用广泛。如 Todd-Wells 定向仪、Leksell-G 定向仪、CRW 定向仪、Z-D 型定向仪（图 2-5）。

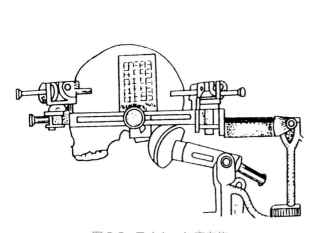

图 2-2　Talairach 定向仪

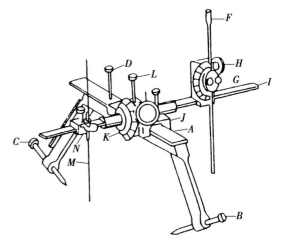

图 2-3　Asenjo-Imbernon 定向仪

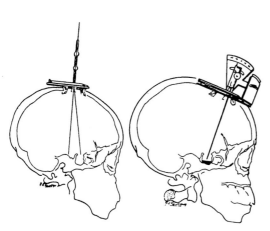

图 2-4　Kandel 定向仪

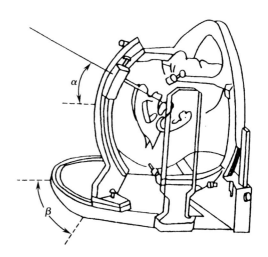

图 2-5　Todd-well 定向仪

第二节　脑立体定向术基本原理

颅腔好比一个有限的空间，脑内任何一结构的位置与颅脑的空间存在着一种关系，可运用解析几何坐标系原理测定。其基本原理和方法是在颅腔内设置三个相互垂直的平面。

一、水平面（X平面、轴位）

水平面（X平面）即通过脑结构前连合（AC），后连合（PC）之间连线（AC-PC线）的脑水平切面。

二、矢状面（Y平面）

矢状面（Y平面）即通过大脑两半球中线（非颅骨中线）与AC-PC线重叠，且与水平面（X）垂直的矢状切面。

三、冠状面（Z平面）

冠状面（Z平面）即通过AC-PC线中点（大脑0点），并与上述X、Y两平面垂直的冠状切面。

这三个平面交点为坐标的大脑原点（0点），以它为基准，可推测出脑内某一目标点（靶点）在X、Y、Z三条线轴上坐标位置数据（图2-6）。

关于三维坐标X、Y、Z轴方向，至今各学者意见不一，从1906年Clarke开始到20世纪80年代三维坐标方向，前后为X轴，上下为Y轴，左右为Z轴。有些学者如日本铃木、中国姚家庆，确定左右方向为X轴，上下为Y轴，前后为Z轴。自CT、MRI、DSA辅助立体定向术在神经外科临床广泛的应用，并日渐完善。目前一般规定坐标方位：左右为X轴、前后为Y轴、上下为Z轴（图2-6）。

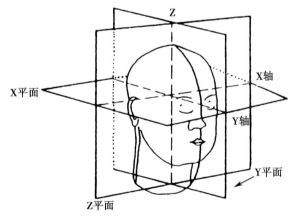

图2-6　三维坐标平面和X、Y、Z轴方向图

第三节　大脑原点确定

一、大脑原点（0点）

大脑原点它是个不可见目标，在立体定向手术中是一个重要标志点，只有找到大脑原点才能推算出坐标空间任何一点X、Y、Z正、负坐标数值。大脑原点确定，手术目标点（靶点）才可能确定。

按规定，前连合（AC点）、后连合（PC点），把AC点与PC点连成一线，此间距为AC-PC间径

（相当于 Z 轴），在 AC-PC 间径中点作上下垂直线为 Z 轴，这一交点为幕上 0 点即为大脑原点，通过此点作左右垂直线为 X 轴。

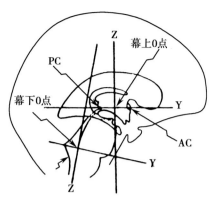

图 2-7 脑幕上、下原点确定图

二、幕下"0"点

幕下"0"点即将四脑室底作一切线为幕下 Z 轴，通过四脑室顶作 Z 轴垂直线为幕下 Y 轴，此二线交点为幕下"0"点即幕下原点。通过此点作左右垂直线为 X 轴。

在"0点"前为正值，后为负值，上为正值，下为负值，左为正值，右为负值（左右也可不计正负），得到的数值通常以毫米计算（图 2-7）。

第四节　立体定位方法学

所谓定位就是把颅内目标结构的位置识别出来。根据目前科技水平、影像学显示方式，对脑组织目标结构一般可分为可见目标与不可见目标。可见目标如颅内金属异物、钙化点、骨性结构等，通过 X 线摄片、CT、MRI 扫描直接显示出来。不可见目标包括如颅内苍白球、丘脑腹外侧核等结构，在 1972 年前必须通过脑室造影或脑血管造影方法，目前应用 CT、MRI 扫描影像显示出脑内参考结构，（如前连合、后连合、室间孔等），然后依据解剖参考数值和形态结构位置，推导出颅内各目标结构位置。由于计算机发展，不久的将来，利用高场强 MRI（7.0~14.0T）装置或 MRI 其他序列扫描，可以使以前认为不可见的脑组织形态结构变成可见结构，便利临床工作。

一般，我们从带有定位框架的影像片上推算寻找出来目标点，此点再投影到定向仪上的三维坐标刻度上，求出它的坐标读数（或左右、前后旋转角度）。依据这些读数（即 X、Y、Z 坐标值），调整定向仪上与之相应数值，就可使患者脑内目标点坐标数值与定向仪上坐标数值吻合（重叠）。此时用定向仪上导向器就能准确地把手术器械送到颅内目标点，完成定向手术，这一过程称立体定位（向）术。

根据定向仪各坐标结构形式不同，求出定向仪上实际坐标值，可运用数学计算法、图解法、目标点模拟法、原点任意法等方法之一求出。另外，采用神经影像导向方法不同，计算方法学也不同。目前临床应用有两种：①采用人工计算方法；②立体定向手术治疗计划系统（即软件）。下面分别介绍 X 线定位法、CT 定位法、MRI 定位法。

一、X 线定位法

X 线球管发出的 X 射线的投影形状，是呈圆锥形散开的，在这些散开的 X 射线中，对被照射的平面来说，有一根射线与该平面是垂直的，这一根射线称中心射线，而那些不同角度的倾斜线称周围射线。

中心射线可通过两个平行平面中的坐标相同点，周围射线则通过这两个平面坐标不相同点。由于 X 射线呈圆锥状散开，物体在 X 线片上投影要比原物体放大，离 X 线片较近者物体放大较小，远离 X 线片放大要大些。另外，各部位与射线中心的放大比例也不等，物体离中心射线越远，变形越明显，放大系数越大（图 2-8）。

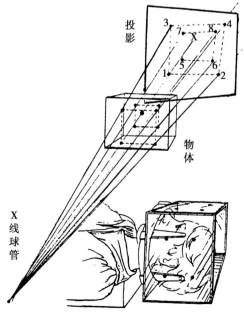

图 2-8 物体在 X 线定位片上投影图

一般 X 轴坐标值从正位片上获得，Y 轴、Z 轴坐标值从侧位片上计算。计算步骤，若为不可见靶点，先在 X 线片上找到大脑 AC 和 PC 点，求出大脑中心 0 点，根据脑立体定位图谱上所给各靶点坐标值，在 X 片上找出靶点位置。此靶点位置在框架上有一相对应的 X、Y、Z 坐标值，立刻可寻求出。

各种不同定向仪，X 线片具体求的方法不一。下面介绍几种常见定向仪 X 线计算方法，即可全面了解世界上各种定向仪利用 X 线定位计算原则。

（一）杉田氏定向仪（仿杉田定向仪国产有 FY85-II 型定向仪、DNY-A 型定向仪、SBD-02 型定向仪）

1. 病人取平卧位，头置入定向仪框架内，在消毒、铺巾、局麻下（少数患者用全麻），将头颅固定，使头颅矢状面（正中线）恰好在框架正中，头颅不要有明显旋转，左右倾斜及过俯过伸位。然后按手术要求选择钻孔点钻孔（举例来说，帕金森病钻孔点在眉间后 11~12cm，中线旁有 2.5cm），侧脑室前角穿刺造影，使用 Amipaque、Ommipaque、Isovisl 等阳性造影剂。一般用量在 8~10ml，必要时可重复上述剂量。摄头颅正、侧位片。首先在头颅正、侧位 X 线片上找到定向仪中心点，即一侧上（下）大锥与对侧下（上）小锥连线，其交叉点为定向仪中心点，再求放大系数。放大系数=a+b/200（图 2-9）。

2. 从侧位片上根据三脑室显示确定 AC 点与 PC 点，划出 AC-PC 连线，标出大脑原点，根据立体定位图谱给予靶点 X、Y、Z 坐标数值，利用大脑原点，推算出此患者 X 线片上脑内靶点位置。从此靶点出发，分别划出垂直定向仪中心点上下、前后垂直平行线，其间距分别代表 Y 坐标数值和 Z 坐标数值（图 2-10）。

3. 从造影的正位片上找到定向仪中心点，通过此中心点划出上下垂直平行线，再划出三脑室中线，根据脑立体定位图谱给予靶点 X、Y、Z 坐标数值，就可推算出此患者 X 线片上脑内靶点位置 X 坐标值。若三脑室正中线与定向仪中心点上下垂直线重叠，此 X 数值就是靶点距离定向仪中心点 X 坐标值。若三脑室中线与定向仪中心点上下垂直线不重叠，有侧移，用比例尺来测出侧移距离，即用上述两条线间距离。通过简单加或减予以纠正 X 坐标值（图 2-11）。

4. X 线片（造影片）上 X、Y、Z 坐标值求出后，按此数值在定向仪 X、Y、Z 轴上调整到相应数值，使之吻合，应用定向仪上导向器与载物夹，把手术器械送到颅内靶点，进行靶点毁损、活检、抽取囊液或其他操作，达到临床治疗或诊断目的。

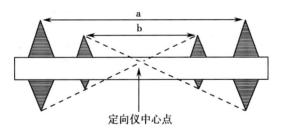

图 2-9 杉田氏定向仪中心点求法示意图

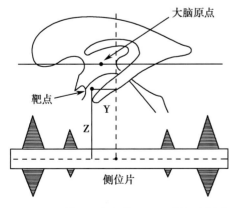

图 2-10 杉田氏定向仪 Y、Z 求法示意图

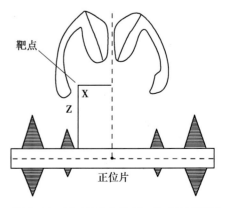

图 2-11 杉田氏定向仪 X、Z 求法示意图

（二）Leksell-B/D 定向仪（螺旋形计算法）

1. 病人入手术室取坐位（不合作者或小儿用全麻取半卧位），将头置入定位框架中，不要有明显旋转角、倾斜角、仰俯角。消毒、铺巾、局麻下将框架牢固地固定在头颅骨上。然后，把病人放在半坐位或平卧位"特定的手术床"上，选择钻孔点钻孔，脑室造影（造影方法同上）摄头颅正、侧位片。利用造影 X 侧位片，按常规推算出侧位片上大脑原点（根据三脑室显示确定 AC 点与 PC 点，划出 AC-PC 连线，标出大脑原点），利用大脑原点，根据脑立体定位图谱给予靶点 X、Y、Z 坐标数值，寻出靶点位置。然后在左、右侧柱上，即每侧远坐标柱与近坐标柱上选择相同刻度的任意两点连成一线，左、右两线相交即为中心射线 C 点（图 2-12）。

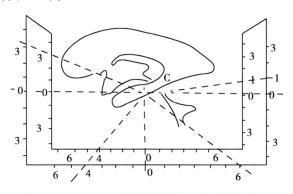

图 2-12　Leksell 定向仪放射线 C 点求法示意图

2. 将侧位 X 线片放在等螺旋线计算盘上（图 2-13），使 X 线片放射中心 C 点与该盘中心点相重叠然后进行旋转，使侧位片上标志出的靶点，恰好落在计算盘上一虚线与辐射线交点上。那么，真实靶点应在此辐射线与内侧粗线（近坐标柱）交点或外侧粗线（远坐标柱）交点上，从上述两个交点分别划出垂直定向仪框架上 Y 轴、Z 轴的远、近坐标柱直线，并交于一点，这一点数值就分别代表靶点 Y 和 Z 轴上的所求坐标数值（图 2-14）。

3. X 坐标数值是通过正位片求得。根据脑立体定位图谱给予靶点 X 坐标数值（手术靶点离中线的距离），在定向仪 X 坐标轴上寻找即可，如果脑中线（即三脑室中线）与定向仪 X 坐标中线不重叠，有侧移，可用坐标测量尺量出侧移数值，通过简单加或减予以纠正（图 2-15）。当 X、Y、Z 坐标数值求出后，在 Leksell-B/D 定向仪框架上找出相应数，把定向仪导向器固定在此数据上，这样颅内靶点与定向仪上数值就吻合。此时，只要通过定向仪导向器上的载物夹，就可准确地把需要操作器械送到颅内靶点，进行靶点毁损、活检、抽取囊液或其他操作，达到临床治疗或诊断目的（图 2-16）。

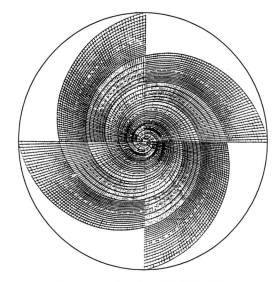

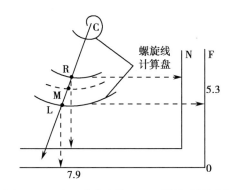

图 2-13　Leksell 定向仪螺旋计算盘　　　　图 2-14　Leksell 定向仪 X、Z 数值求法示意图

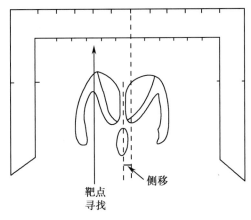

靶点
寻找

侧移

图 2-15 Leksell 定向仪 X 数值求法示意图

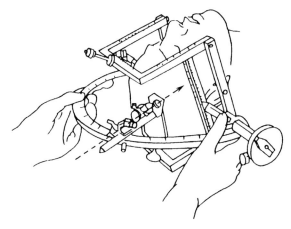

图 2-16 Leksell 定向仪操作示意图

（三）Todd-Wells 定向仪

1. 首先在病人未进入手术室（或放射科）前，校正定向仪正、侧位中心线，特别是侧位，使 X 线球管中心射线恰好通过定向仪两侧"+"字屏中心，此后定向仪固定住，不能移动。摄片距离通常为 2 米，每次摄片的距离要固定不变（图 2-17）。

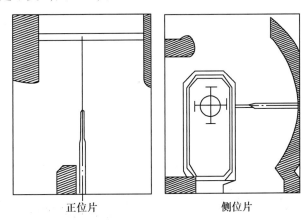

正位片   侧位片

图 2-17 Todd-Wells 定向仪术前校正示意图

2. 病人入手术室，平卧在手术床上，头置入已固定的定向仪框架中，消毒、铺巾、钻孔、脑室造影，摄头颅正、侧位片（脑室造影方法同上）。在 X 线造影侧位片中找出 AC 点和 PC 点，划出 AC-PC连线，标出大脑原点，根据脑立体定位图谱给予靶点 X 坐标数值靶点所在处。用"侧位比例尺"量出"+"字屏中心与靶点前后与上下距离。按此距离数移动定向仪 Y、Z 坐标，使"+"字屏中心与靶点重叠，再摄侧位片，了解是否重叠，若重叠不再摄侧位片。不重叠再纠正直至重叠为止（图 2-18）。

摄正位片时，使球管中心正好指在定向仪的中心，通过正位片了解三脑室中心点与定向仪中心点是否重叠。若不重叠，侧移多少，用"比例尺"量出侧移值，通过简单加或减法予以纠正 X 坐标数值。

3. 上述程序完毕，定向仪上导向器就固定在 X、Y、Z 坐标数值上，通过该定向仪上弧形弓向左或向右移动，再通过定向仪导向器上的载物夹，把操作器械送到颅内靶点，进行靶点毁损、活检、抽取囊液或其他操作，达到临床治疗或诊断目的（图 2-19）。

（四）XZ-V 型多功能定向仪

1. 病人取坐位或平卧位，消毒后，在局麻下安装定位框架固定于头颅骨上。根据颅内靶点大概位置在其附近部位选择钻孔点。消毒、铺巾、钻孔、脑室造影（脑室造影方法同上）。通过脑室造影片，在侧位 X 片上标出 AC-PC 线，大脑原点，定向仪中心点，再求放大系数。放大系数=两远铅点间距（mm）+两近铅点间距（mm）/200，根据脑立体定位图谱给予靶点 Y、Z 坐标数值，利用此 Y、Z 坐标数值，在侧位片上标出所需靶点位置，从定向仪中心点引一垂直框架延长线，再从靶点引一线与延长线垂直相交于一点，此长度为 b，定向仪中心点到此点距离为 a，连接靶点与定向仪中心点之后，此夹角为定向仪中心线向靶点移动的前后角（图 2-20）。

2. 在正位片上求放大系数（方法同侧位片），划出三脑室中心线。通过定向仪中心点引一垂直框架延长线，利用侧位片上 a 线长度，根据脑立体定位图谱上给予靶点 X 坐标数值，在正位片上就可顺利找出在本病例靶点处。从靶点引一线与延长线垂直，其间距离为 c。靶点与定向仪中心点连线，此夹角为定向中心线向靶点移动的左右角度。而深度则为正侧位片上的 a、b、c 数值的平方之和进行开方的数，即 S（深度）= $\sqrt{a^2+b^2+c^2}$（图 2-21）。

3. 当左右角度、前后角度获得、深度求出后，在 XZ-V（X、CT）型定向仪上，按上述旋转角度及深度调整，通过定向仪导向器上的载物夹，把操作器械送到颅内靶点，进行靶点毁损、活检、抽取囊液或其他操作，达到临床治疗或诊断目的。

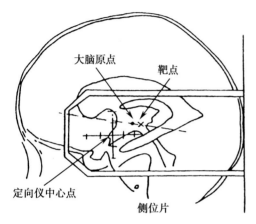

图 2-18 Todd-Wells 定向仪 Y、Z 数值求法示意图

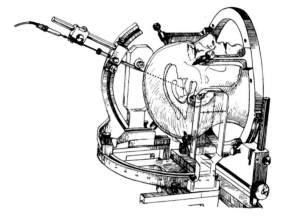

图 2-19 Todd-Wells 定向仪手术示意图

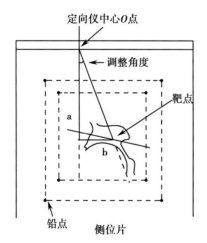

图 2-20 XZ-V型多功能定向仪前后角度、
深度求出示意图
a. 代表定向仪中心至靶点垂直距离；
b. 代表靶点至定向仪中心延长线垂直距离

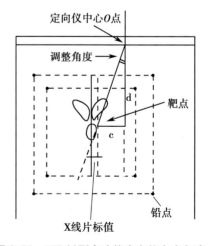

图 2-21 XZ-V型多功能定向仪左右角度、
深度求出示意图
c. 代表定向仪中心至靶点垂直距离；
d. 代表靶点至定向仪中心延长线垂直距离

（五）CRW/BRW 定向仪

1. 在使用定向仪前，先校正靶点，只要将导杆装到底圈上，插入校正导针，针尖调整到校正器圆心即可，目前一般不校正（图 2-22）。

2. 病人取坐位或仰卧位，局部皮肤消毒，在局麻下将定向仪颅底圈套在头部适当位置，用 4 枚固定钉将底圈牢固地固定在头颅上，再将 X 线定位框（AGL-angiogrid，localizer）装到底圈上，呈标准位置。消毒、铺巾、钻孔、脑室造影（脑室造影方法同上）。脑室造影后，X 线球管中心线对准定位框架环上"+"字中心投照，摄头颅正、侧位片。在投照过程中要求 X 线源距定向仪约 5m，使左、右侧定位框架上"+"字重叠，由于正、侧位 X 线片上有一长方形可见等距离尺，每两点间为 1mm，投照距离有 5m 左右，X 线放大系数几乎等于 1∶1。根据脑立体定位图谱给予靶点 X、Y、Z 坐标数值，在 X 线造影正、侧片上，将靶点确定，这样靶点在框架上 X、Y、Z 坐标数值可直接读出。再根据上述数值，调整导向器并固定在定向仪上。此时，只要通过定向仪导向器上的载物夹，就可准确地把需要操作器械送到颅内靶点，进行靶点毁损、活检、抽取囊液或其他操作，达到临床治疗或诊断目的（图 2-23、图 2-24）。

其他类型定向仪如 Patil 定向仪、Z-D 定向仪、PJ-4 型定向仪等，它们的使用方法大致如上所述。我们只要对 1~2 种定向仪的使用熟练掌握，其他定向仪的使用就可迎刃而解。[目前立体定位（向）术、X 线计算法已淘汰，但是，它仍然是立体定向技术基本知识，是每个从事立体定向和功能神经外科医师必须了解的定向术之源。]

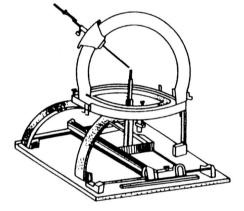

图 2-22 CRW/BRW 定向仪术前校正示意图

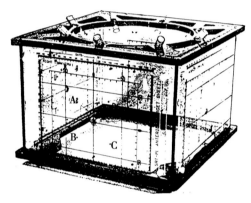

图 2-23 CRW/BRW 定向仪 X 线定位框

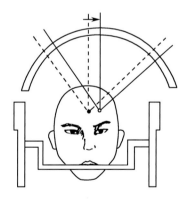

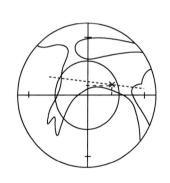

图 2-24 CRW/BRW 定向仪 X、Y、Z 数值求法示意图

二、CT 定位法

（一）概述

自从 CT 扫描于 1973 年应用临床，医学诊断得到迅速发展。1976 年 Bergstrom 和 Greitz 首先报告了将 CT 与定向仪结合用于临床并获得成功。由于 CT 具有高分辨率和定位特性，使定向手术更为简捷、定位准确，不论 CT 还是 MRI 引导立体定向术，关键在于如何将 CT 或 MRI 影像片上靶点坐标数值转换到定向仪框架坐标上，使数值一致，实现临床上 CT、MRI 引导的立体定向术。目前常用 CT、MRI 定位方法有以下三种：①间接法；②直接法；③先后法。

1. 间接法　即在定位框架两侧安置 CT 定位板（使用 MRI 成像，在 5 个方位均安置 MRI 定位板），多数定向仪定位板内有一 N 形金属条，为正方形，扫描时保持定位框架 X、Y 轴平面与 CT 扫描窗平面平行。这样，靶点的三维坐标数值可直接从图像上测得，不需要再行矫正（即坐标转换）。扫描后在每一层 CT 片平面上，左、右侧各有三个椭圆形或长方形极小断面点，把每侧上下两点进行上下和左右点连一线就呈长方形。此时只要在所需 CT 层面上找到靶点，以此点作上下、左右平行线，与上述边相交，即可求出 X、Y 坐标数值。而 Z 坐标数值，只要把两侧中间断面点连成一线，此线与上、下线间距离，即代表 Z 值（图 2-25）。（如果头颅安装定位框架后，定位框架与 CT 机不保持特定位置，在任意方位下进行扫描，通过靶点坐标转换由计算机来完成，靶点 X、Y、Z 坐标数值也可迅速求出。）

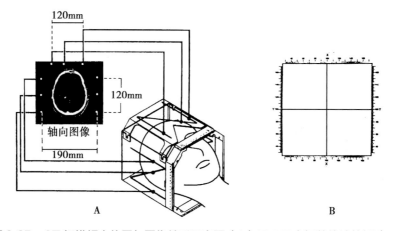

图 2-25　CT 扫描颅内位置与图像关系示意图（A）及 CT 坐标数值计算板（B）

2. 直接法　即定位框架坐标系与 CT 坐标系完全吻合，这是将 CT 机改装为专用定向手术设备，定向仪安装在 CT 机上。定向仪的中心"0"位与 CT 机坐标"0"位完全重合。通过机械装置，定向仪可按刻度沿 Z 轴方向移动，以获得不同层面的 CT 扫描图像。这样靶点 X、Y 坐标值可直接由 CT 机上读出，Z 坐标值根据 CT 床从基础"0"平面移动至靶点平面的 CT 像距离得出（图 2-26）。

3. 先后法　是根据 CT 层面上获得的肿瘤、脑室或其他结构的形态，标绘在一块透明的薄板上，然后利用计算机自动完成在 X 片上显示出相应的结构，计算出靶点的 X、Y、Z 坐标值（目前临床上多使用间接法，由于先后法使用不便和欠准确，直接法占有专用 CT 机时间太长，临床均不采用）。

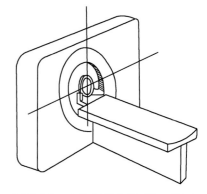

图 2-26　定位框架坐标系与 CT 坐标系完全吻合，靶点 X、Y、Z 坐标值直接由 CT 机上求出

（二）AC-PC 线在颅外投影显示法

方法一：在病人眼外眦上 20mm 取一点，外耳孔上 35mm 取一点，这两点连线为扫描基线，若扫描层距为 5mm，真实的 AC-PC 水平面一般在此线上 10～15mm 的一层，为临床安装定向仪参考（图 2-27）。

方法二：以 G-I 线为基线，扫描层距为 5mm，通过 AC-PC 水平面一般在此线上 20mm 处。若见到侧脑室 CT 影像，其下一层为临床所需 AC-PC 水平面，作为临床安装定向仪参考（G 额点，I 枕点，FO 颅腔矢径。AC 前连合，PC 后连合，M 大脑原点，TI 鞍结节至枕内粗隆连线）（图 2-28）。

方法三：利用 MRI 来进行定位，因 MRI 能清晰显示解剖结构，在扫描过程中首先获取正中矢状面图像来确定 AC-PC 平面，为临床安装定向仪参考（图 2-29）。

方法四：根据安徽省立体定向神经外科研究的经千余例 CT 和 MRI 引导下立体定向手术经验，认为，从鼻翼下缘至耳郭软骨下缘连线，相当于颅内 AC-PC 投影平行线，为临床安装定向仪参考（图 2-30）。

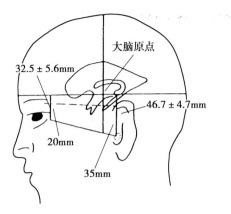

图 2-27 利用颅表结构进行 CT 扫描，进行定位

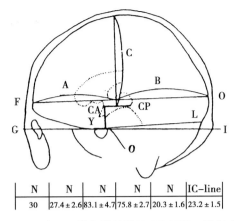

图 2-28 以 G-I 线为基线进行 CT 扫描，进行定位

N	N	N	N	N	IC-line
30	27.4±2.6	83.1±4.7	75.8±2.7	20.3±1.6	23.2±1.5

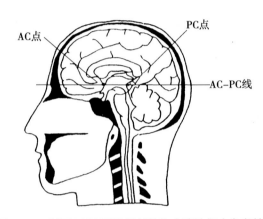

图 2-29 利用 MRI 图像解剖结构来确认颅内参考结构

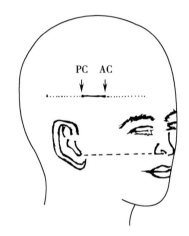

图 2-30 AC-PC 线在颅外投影线示意图

(三) 介绍几种常用定向仪 CT 定位计算法

1. Leksell-G 定向仪（国产 ASA-602 型定向仪）

（1）安装定向仪：采用坐位或仰卧位，在消毒、局麻下将病人头置于定位框架中，利用吊袋或双耳塞插入外耳道上，使 Leksell 定位框架不要有明显左右倾斜、旋转，前后仰屈，定位框架正中面与头颅矢状位吻合。安装完毕送病人入 CT 室扫描台上，将定位框架与 CT 接合器接合，定位框架两侧安装 CT 定位尺（板），使定位框架 X、Y 轴平面与 CT 扫描机平面平行，按照需要的层距和层厚进行扫描。

（2）X、Y、Z 坐标数值求法：在 CT 片上两侧可清晰见到三个极小椭圆形或长方形横断面，在所需 CT 层面片，每侧上下或左右两点间中点连一线，这样左右线与上下线十字垂直相交，然后再找靶点，从靶点分别划出垂直线，与上下线、左右线平行并相交，此间距分别代表 X、Y 坐标值。从两侧找到中间小横断面点，联一直线与左右线相交，此点代表 Z 坐标数值（图 2-31）。

（3）根据求出 X、Y、Z 坐标数值，确定钻孔点钻孔，常规消毒、铺巾、钻孔、切开硬膜，通过导向器上的载物夹把操作器械通过此孔送到颅内目标点进行诊断和治疗操作。

2. Patil 定向仪

（1）将 Patil 定向仪定位框架适配板安装在 CT 扫描床上，再将立体定位架基板牢固地固定在适配板上，此时病人头皮消毒，

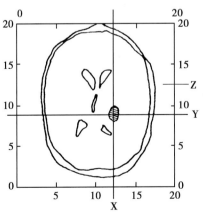

图 2-31 Leksell-G 定向仪，CT 片上求 X、Y、Z 数值示意图

在局麻下安装 Patil 定向仪头圈，然后送往 CT 室扫描台上并与 Patil 定向仪基板上固定。通过调整扫描床高度使基板上缘水平线恰好与 CT 扫描系统坐标系的最下一根水平线（假想的 CT 坐标系的 X 轴）相重叠。通过调整适配板使基板的中央线与 CT 扫描系统的坐标系中心垂直线（假想的 CT 坐标系的 Y 轴）完全重叠，将立体定向系统的其余部件安装就位（注意：在 CT 扫描前，用甲紫标出颅内病灶在头表面投影区，使头颅固定器、Patil 定向仪双侧龙门架立柱避开此操作区，防止 CT 扫描伪形）。

（2）从 Patil 定向仪立柱架边缘为"0"CT 扫描层次开始，按需要层距或层厚扫描，找出手术所需 CT 扫描图像，计算出靶点 X、Y、Z 坐标值。

（3）X、Y、Z 坐标值求法：X 轴坐标值为靶点至 CT 扫描系统 Y 轴的水平距离。Y 轴坐标值为靶点至 CT 扫描系统 X 轴垂直高度。Z 轴坐标值为靶点在 CT 扫描图像的显示层面（图 2-32）。

（4）根据测得 X、Y、Z 坐标数值调整，移动两侧龙门架（Y 坐标数值），基板左右移动（X 坐标数值），导向器并将各螺钉拧紧固定，在头颅非功能区确定钻孔点。常规消毒、铺巾、钻孔、切开硬膜，通过导向器上载物夹把操作器械通过此孔送到颅内目标点进行诊断和治疗操作。

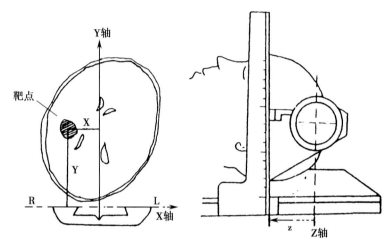

图 2-32　Patil 定向仪求 X、Y、Z 数值示意图

3. CRW 定向仪

（1）在使用定向仪前，先模拟校正靶点，将导向杆装在底圈上，插入校正导针，将针尖调到校正器圆心上即可，目前临床很少采用。

（2）安装上颅底圈，此时病人仰位或坐位，在消毒和局麻下，套上底圈，并给予固定，使其平面与听眦线平行，再将 CRW 定位框架装在底圈上，送入 CT 室。底圈固定在固定板上（即适配器上）。扫描时先显示头颅侧位 TOP 图像，以底圈为"0"按层宽、层距进行扫描。

（3）求出 X、Y、Z 坐标值，取所需病灶平面 CT 片，找出病灶中心点，再从此层面 CT 片上找出 CRW 定向板上标记，使此层面 CT 片上各定位标记点与 CRW 专用计算盘各标记点重叠。通过靶点划出左右、上下垂直线，即可测出 X、Y 坐标值。Z 坐标值也在 CT 片上定位标记上寻找，从每组三个标记点关系上来确定，即中间标记点落何处就是 Z 坐标数值（图 2-33）。

（4）按照求出 X、Y、Z 坐标数值，在定向仪上调整导向器使之吻合后固定，在头颅非功能区确定钻孔点。常规消毒、铺巾、钻孔、切开硬膜，通过导向器上载物夹把操作器械通过此孔送到颅内目标点进行诊断和治疗操作。

4. ZD 定向仪

（1）在做好头皮清洁准备工作后，病人入手术室，一般取坐位。皮肤消毒局部麻醉下，安装 ZD 定向仪定位框架。框架位置根据颅内病灶部位偏上或偏下，一般在耳垂下。

（2）安装完毕，送病人至 CT 室行定位扫描，首先将 ZD 定向仪 CT 扫描板放在 CT 床上，并与病人定位框架适配固定，框架四边再安装 CT 定位板。

（3）在水平位扫描过程中，框架基线与 CT 扫描机平行。根据病灶性质，设置扫描层厚、层间距，是否增强扫描由医生决定。

（4）求出 X、Y、Z 坐标值，将需要病灶水平面 CT 片取出，首先确定病灶中心靶区和 CT 扫描片上定位板标记点。靶点 X、Y 坐标值分别是靶点向 X、Y 轴引一垂直线，测量其间距，根据放大或缩小系数换算，即为求出 X、Y 坐标数值。Z 坐标数值为每边两点间距 Z_1、Z_2、Z_3、Z_4 相加除 4，即 Z 坐标数值 $=（Z_1+Z_2+Z_3+Z_4）/4$（图 2-34）。

（5）上述计算完毕，按照求出的 X、Y、Z 坐标数值，在定位框架左侧或右侧，安装导向器并固定，在头颅非功能区确定钻孔点。常规消毒、铺巾、钻孔、切开硬膜，通过导向器上的载物夹把操作器械通过此孔送到颅内目标点进行诊断和治疗操作。

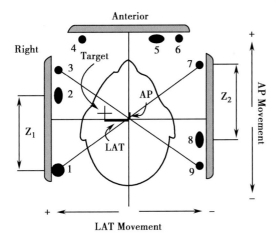

图 2-33　CRW 定向仪，在 CT 片上
求 X、Y、Z 数值计算板示意图

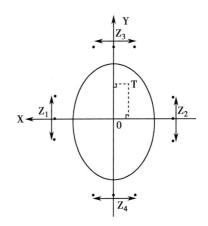

图 2-34　ZD 定向仪，在影像片上
求 X、Y、Z 数值示意图

T 靶点三维坐标:X、Y、Z 分别为自 T 点向 Y、X 轴
测量所得数值;$Z=（Z_1+Z_2+Z_3+Z_4）/4$

三、MRI 定位法

利用 MRI 定位与 CT 定位原理一致，MRI 定位术要求水平面（轴位）、冠状面、矢状面三个剖面扫描，在定位框架左右、前后和顶部均安装有定位板（尺），可以在 MRI 三个剖面上分别获得靶点的坐标值。

另外，每侧定位板（尺）刻有 N 形槽或 V 形槽，槽内嵌有显影管，管内装有顺磁性物质，如水溶性碘造影剂 Conray、Gd-DTPA、硫酸铜等，在扫描中显示，又不产生伪影。

（一）Leksell-G 定向仪 MRI 定位法

1. 在消毒、局麻下定向仪安装、扫描、计算　方法同 Leksell-G 定向仪 CT 定位法步骤，病人头部安装好定位框架到 MRI 室行 MRI 扫描，框架上安放 MRI 定位板（尺），平卧在操作台上，将病人头与框架放在 MRI 接合器内，然后按要求层距、层宽扫描，同时，依据病变性质给予不同 MRI 序列扫描，一般用 SE 序列为主，FOV 一般为 250~280。

2. X、Y、Z 坐标数值求法　若病灶为可见靶点，求 X、Y、Z 坐标数值选择所需一层病灶靶点矢状位或轴位或冠状位来计算（图 2-35）。

若为不可见目标靶点，求 Y、Z 坐标值，首先选 T_1 加权像，正中矢状位，确定 AC、PC 点和大脑原点。接着寻找靶点，根据脑立体定位解剖图谱上靶点坐标数值，很容易确定靶点位置和此靶点在框架上 Y、Z 坐标数值。

求 X 坐标数值一般在水平位 T_1 加权像上获得，首先根据扫描找到我们需要的层面，利用脑立体定向图谱所知靶点 X 坐标数值，再寻找靶点，那么此靶点 X 坐标数值就能在框架上确认。然后，在头颅非功能区确定钻孔点。常规消毒、铺巾、钻孔、切开硬膜，通过导向器上的载物夹把操作器械通过此孔送到颅内目标点进行诊断和治疗操作。

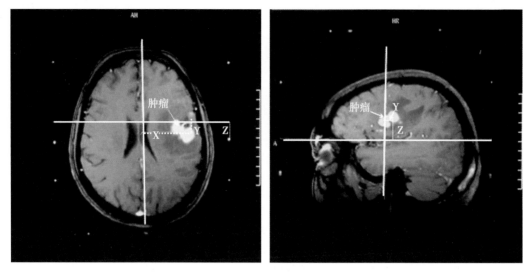

图 2-35　Leksell-G 定向仪在 MRI 影像上求 X、Y、Z 数值示意图

（二）CRW 定向仪 MRI 定位法

1. CRW 定向仪有一个 MRIA 定位框（板），只适用于 CT 和 MRI 扫描定位用。MRIA 定位框架可直接与 MRIA 头环或改良的 CRW 头环相衔接，然后进行 MRI 扫描。由于头顶部和四边均有 N 型结构，可以对矢状位、冠状位和任意倾斜扫描中的靶点进行计算。

2. 使用 CRW 定向仪 MRI 定位法与 CT 定位法的方法、步骤一致。扫描结束后，选水平位或矢状位或冠状位病变靶点一层，来确定靶点 X、Y、Z 坐标数值。计算方法一般用绘图法或计算机辅助治疗计划系统完成。

3. 若为可见靶点，直接确定病灶目标点（靶点），根据水平位或矢状位或冠状位头颅两侧或顶部定位板截点位置，采用平行移位（即靶点与上下面、左右面定位板垂直交点），就求出靶点 X、Y 坐标数值。Z 坐标数值利用截面点的位置来获得。

4. 若为不可见靶点，在 T_1W 加权像矢状位正中面，找到 AC 点-PC 点和大脑原点，然后根据脑立体定位解剖图谱提供靶点 X、Y、Z 坐标数值，如在矢状位片确定了靶点，此点与定位板上下、左右垂直交点，即为 Z、Y 坐标数值。求 X 坐标值，从水平位图像上确定靶点，此片上两侧定位板上截点位置数值就是 Z 坐标数值。

5. 根据求出的 X、Y、Z 坐标数值，在定向仪上调节导向器并固定。然后，在头颅非功能区确定钻孔点。常规消毒、铺巾、钻孔、切开硬膜，通过导向器上的载物夹把操作器械通过此孔送到颅内目标点进行诊断和治疗操作。

（三）其他定向仪 MRI 定位法

只要知道该定向仪 MRI 定位板（尺）采用什么方式结合，进行 MRI 扫描即可。另外，定位板中心点在何处，很易推算出颅内靶点与框架上坐标值关系，也就知道靶点在定位板上 X、Y、Z 坐标数值。根据此值，在定向仪框上寻出相应数值处，将操作器械置入导向器上，通过头颅常规手术规范，消毒、钻孔、手术操作，就可完成手术任务。

四、计算机整合技术（多模态影像融合技术）

医学影像是临床决策过程中正确的疾病诊断和制定合理治疗计划的重要前提，已经成为现代医疗不可缺少的一部分，贯穿在整个临床工作中。医学影像可以分为人体形态信息的解剖图像（如 X 线、CT、MRI、DSA、MRA、CTA 等）和人体代谢信息的功能图像（如 PET、SPECT、fMRI、EEG、MEG 等）两个部分。对于相同的脏器，不同的医学图像设备将会提供更为全面的相关而又不同的信息。例如，CT和 MRI 以较高的空间分辨率，提供了脏器的解剖结构信息；PET 和 SPECT 以较差的空间分辨率，提供了脏器的代谢功能信息，这些信息是相互补充有时又是相互矛盾。20 世纪 90 年代，伴随仪器仪表工程和计算机技术的进步，医学成像设备有了飞速的发展。因此，出现了计算机整合（融合）技术，借助于计算机将不同来源的医学影像，经过对位和配准，将相同脏器的多种信息科学准确融合在一起，起到信息互补的作用。

计算机整合技术是通过将多种成像模式，提供具有互补性信息进行整合，从而获得某结构更全面的多种信息。一个完整的医学计算机整合系统应该由一种或多种医学成像设备、计算机处理设备以及相关的整合软件组成。

（一）根据影像来源分类

根据成像模式的性质不同，所选择配准图像来源不同，整合技术可以分为同类多源整合与异类多源整合。同类多源整合是指待配准的多幅图像是用同一种设备获取的，如 SPECT 图像融合系统、MRI 图像融合系统，多用于治疗前后的对比。癫痫发作期与发作间期对比，肿瘤或骨骼的生长监视以跟踪病情发展，确定该检查对该疾病的诊断特异性，判断病灶的来源是新生的转移灶，还是放射治疗后纤维化组织，并确定治疗过程；异类多源整合是指待配准的多幅图像来源于不同的成像设备，例如 SPECT 与 MRI 图像整合、SPECT 与 CT 图像整合，它主要是应用于神经外科的诊断、手术定位及放疗计划设计等。还可以把 MRI、CT 等解剖图像与 SPECT、PET 和 EEG 等功能图像整合，进行功能区、癫痫灶的综合手术定位等。

（二）根据计算机整合方法分类

无论是同类多源整合还是异类多源整合，整合的关键是完成相关图像的对位，将多幅图像在空间进行配准，达到几何位置的完全对应，接着将配准后图像进行信息的融合显示。理想情况下图像融合是实现图像精确的点对点配准，然而实际应用中，图像分辨率越高，图像细节越多，实现点到点对位也就越困难。因此，在进行两幅高分辨率图像（如 CT 图像和 MRI 图像）的对位时，可以借助基于外部特征的外标记配准法（定向仪框架、头颅标志点）。而在进行结构图像和功能图像（如 CT 图像和 fMRI 图像）的对位时，由于功能图像往往分辨率较低，通常为 cm 级，结构图像分辨率较高，通常为 mm 级，点和点的对应关系很难找到，这时可以利用基于明显的解剖特征的内标志配准法（体位标志）完成图像对位。

精确对位实现配准后，就要将配准后的图像进行信息的融合显示，从而使临床医生可以快速获取感兴趣的互补信息。因此，根据临床工作的目的和习惯的不同，融合方法可以分为基于层面的二维融合方法和三维融合方法。二维融合法包括：①邻近显示法即把多个配准了的图像在不同窗口中按层面显示，层与层之间是对应的，窗口中图像可调整亮度和对比度，在各个窗口中，鼠标指示的点在三维坐标上是相同的。因此，可以观察到准确的对位；②直接融合法是将融合图像对应像素直接作加、减、加权或者采样运算，所得结果即为融合图像，也可利用"颜色冲洗"技术，把功能图像中的颜色映射到解剖图像中对应位置；③特征选择融合是把一幅或多幅图像中的特征提取出来，集成到其他图像中去的融合方法。三维融合技术目前尚在进一步研究中，临床应用得较少。应该指出，以上的分类不是绝对的、孤立的，在实际应用中，一个整合系统的设计过程往往综合了几种分类的概念。配准与融合的发展，精度和速度将会有非常大的提高，能够将各种医学图像的信息有机地结合起来，给现代医学临床诊断与治疗带来新的思维、新的标准。

（三）计算机整合技术（多模态影像融合技术）在神经外科的应用

在神经外科手术中，使用计算机整合技术能够将患者术前的多种影像（CT、MRI、DSA、PET、fMRI、MEG 等）输入神经导航系统或手术计划系统中，进行有目的性多源整合，使医生能够看到用单一成像无法看到的解剖细节与生理功能指导手术。可以精确控制手术工具的入路，避免损害脑重要功能，做到以最小侵入手术，实现最大限度地切除病灶，较少损伤周围正常组织。在此介绍两种手术计划系统：

1. **Leksell 立体定向手术计划系统**　是瑞典医科达公司开发的立体定向手术计划软件，由立体定向手术计划软件（Surgiplan）和立体定向电子脑图谱（AtlasSpace）组成，代表了影像导向神经外科和立体定向技术的最新进展，体现了神经影像技术、神经电生理和计算机网络技术的综合发展应用，也是微侵袭神经外科的重要组成部分。主要包括 Leksell 立体定向头架、MRI 或 CT（带有与头架相匹配的扫描适配器和特定的扫描程序）、立体定向手术计划系统工作站、影像处理工作站相连接的局域网。它的操作程序如下：①将病人安装定位框架进行 MRI 或 CT 扫描，影像资料通过局域网传输至立体定向手术计划系统工作站；②在立体定向手术计划系统工作站上打开 Surgiplan 软件，调整色饱和度及反差，基准点配准，自动检验误差，进行影像学三维重建。对于颅内病变，除可直接从某一层面上标出可视靶点及穿刺最佳路径，得到其准确的三维坐标数据和入路角度之外，还可同时输入 CT 和 MRI 图像进行交互融合，使靶点显示更加清晰。同时，还可将血管造影上的血管、MRI 纤维束成像的纤维束、fMRI 显示特殊功能区一一勾画、投射到 CT 和 MRI 图像上；或将 CT 和 MRI 靶区信息投射到血管造影上，使靶点定位功能大大增强。调整立体定向仪框架三维坐标及入路角度，协助手术者完成立体定向颅内手术（图 2-36）。

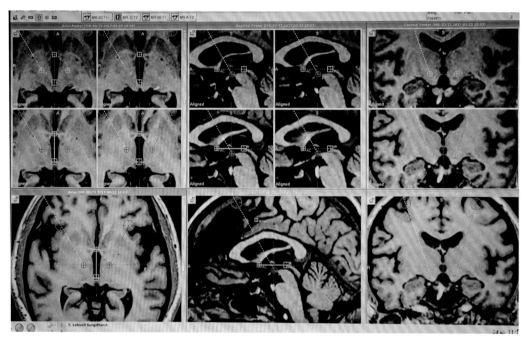

图 2-36　Leksell 立体定向手术计划系统

2. **ASA-620 立体定向手术计划系统**　是深圳安科公司开发的立体定向手术计划系统，分为颅内病灶可见靶点的计算和不可见靶点的计算两大功能。该系统包括 Leksell-G、ASA-601 或 602 型定向仪、MRI 或 CT（带有与头架相匹配的扫描适配器和特定的扫描程序）、"图像资料装库"与"ASA-620 立体定向手术计划"软件、影像处理工作站相连接的局域网。它的操作程序如下：①首先将病人戴上定向仪框架，行 CT 或 MRI 扫描，将图像数据资料通过网络传输或保存于光盘，影像学资料装载入便携式计算机中。启动"立体定向手术计划系统"，调出装载的图像资料进行三维重建后，调整窗宽、窗位值，选用本病人使用的定向仪后，选择两幅不同轴位的图像，通过半自动及微调方式，在每幅图像上依次有序的标定六个标志点的位置，计算出图像坐标与定向仪坐标的相互关系；②可视靶点计算：在"靶点选择"中，点击"可视靶点"，直接从某一层面上标出可视靶点及穿刺最佳路径，即可得到其准确的三维坐标数据和入路角度；③不可见靶点坐标计算：在"靶点选择"中，点击"脑坐标"，依次从三脑室层面的轴位图像上选择正中线上任意两点作为第一点、第二点，在较高位置的任一层面上选择正中线上一点作为第三点，点击"应用"得到正中矢状面。在该正中矢状面上分别点击确认前、后联合点。点击"确定"后，通过输入解剖坐标即可得到该核团的框架坐标数值；根据入路轨迹与脑室、内囊、视束等脑内解剖结构关系，通过调整弓形架偏转角、拖板偏转角，在二维/三维立体图像上选择确定恰当的入颅角度。调整立体定向头架靶点三维坐标值及入路角度，协助手术者完成相应的手术操作（图2-37）。

临床上通过计算机整合（融合）技术，把多源影像在空间或时间上多个或互补的数据根据需要进行处理，将影像数据协同应用，弥补影像信息不完整、部分信息不精确或不确定造成的缺陷，获得多源影像有机组合所含的新信息，使立体定向手术变成直观可视。

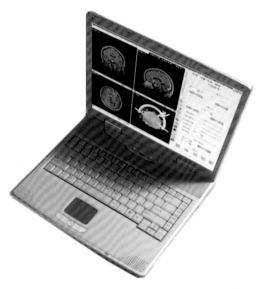

图2-37 ASA-620 立体定向手术计划系统

（汪业汉 姜晓峰）

参 考 文 献

1. Gildenberg PL, Tasker RR. Textbook of stereotactic and functional neurosurgery. New York：Mcgraw-Hill, 1996. 21-173.

2. Heilbrun MP. Stereotactic Neurosurgery. Hong Kong：Willams and Wilkins. 1998，16-72.

3. Spiegel EA. Guided brain operation. New York：S karger. 1982，6-35.

4. Starr PA, Barbaro NM, Larson PS. Neurosurgical operative atlas：Functional Neurosurgery. Second Edition, New York, Thime, 2008. 226-240.

5. Acar F, Miller JP. Safety of anterior-commissure Posterior- commissure based target calculation of the subthalamic nucleus in functional stereotactic procedures, Stereotact Funct Neurosrug. 2007, 85（6）：287-291.

6. 汪业汉. 第35章立体定向术. 见王忠诚主编. 神经外科手术学. 北京：科学出版社，2000，619-661.

7. 陈炳桓. 功能性及立体定向神经外科学. 呼和浩特：内蒙古人民出版社，1998，1-9.

8. 田增民. 现代立体定向神经外科学. 北京：中国科学出版社，1997，9-32.

9. Wurm G, Wies W, Schnizer M, et al. Advanced Surgical approach for selective amygdalohippocampectomy through Neuro-navigation. Neurosurgery, 2000, 46（6）：1377-1383.

10. 姜晓峰，汪业汉，傅先明，等. ASA-610V 导航系统在微侵袭神经外科手术中的应用. 现代神经疾病杂志，2002，2（1）：17-20.

11. Takavazu K, Hiroshi I, Tomokatsu H. Navigation systems for Neurosurgery, at present and in the future. Neurological surgery, 2003, 31（6）：609-618.

12. Schulder M, Maldjian JA, Liu WC, et al. Functional image guided surgery of intracranial tumors Located in or near the sensorimotor cortex. J Neurosurgery, 1998, 89：412-418.

13. Spicer MA, Apuzzo MLJ. Virtual reality surgery：Neurosurgery and the contemporary Landscape. Neurosurgery, 2003, 52（3）：489-497.

14. Bernardo A, Preul MC, Zabramski JM, et al. A three-dimensional interactive virtual dissection model to Simulate transpetrous surgical avenues. Neurosurgery, 2003, 52（3）：499-505.

15. Goradia TM，Taylor R，Auer LM. Robot-Assisted Minimal invasive Neurosurgical Procedures：First experimental experience. Lecture Notes in computer. Science，1997，1205：319-329.

16. 潘隆盛，凌至培，徐强，等. 皮层电极监测、图像融合和术中磁共振精确镜下导航技术在切除功能区癫痫灶的应用. 军医进修学院学报，2012，33（8）：819-821.

17. 赵岩，孙健，杨学军. 多模态影像融合技术在神经外科的应用及进展. 中国现代神经疾病杂志，2012，12（6）：645-650.

18. 刘凤强，高连升，陈鹏，等. 介绍一种卧位安装立体定向框架的方法，中华神经外科杂志，2014，30（12）. 1238.

19. 赵晨杰，徐纪文，译. 多模态影像学和机器人时代的 Talarach 方法学，见秦兵，徐纪文，姚一，主译. 立体定向与癫痫外科，北京：人民卫生出版社，2015，229-256.

20. 考长青. 新型立体定向头架. 见. 张建国，孟凡刚，主编. 神经调控技术与应用，北京：人民卫生出版社，2016，317-320.

21. Hashizume A，Akimitsu T，Iida K，et al. Novel Software for Performing Leksell Stereotactic Surgery without the Use of Printing Films：Technical Note，Neurol Med Chir（Tokyo）2016，56，193-197.

第三章

立体定向和功能神经外科应用设备

一、Leksell 定向仪

（一）基本结构

Leksell 立体定向仪是一种将直角坐标系和球坐标系相结合的混合性定向仪。直角坐标系是基于笛卡尔坐标原则，在颅腔内设置三个相互垂直的平面，通过水平面、冠状面和矢状面的 X、Y、Z 轴相交于一点，颅内的任何一点都可以凭借 X、Y、Z 轴的坐标确立。球坐标系又称极坐标系，它是将定向仪的中心作为球心，球表面的任何一点，通过球的半径均可到达球心。Leksell 定向仪由定位框架（直角坐标系）和相连的半弧形弓架（球坐标系）组成。只要半弧形弓的中心与定位框架上 X、Y、Z 坐标数值确立并距离相吻合，就可完成立体定向手术。

Leksell（1949 年）研制出第一代立体定向系统以来，随着影像技术的不断发展，形成了能与 X 线、CT、MRI、DSA 等适配的 A、B、D、G 型定向系统。但是，上述各型定向系统的基本原理相同，全世界应用最多的是 Leksell-G 型定向系统。

Leksell-G 型立体定向系统主要由定向框架、导向器（半弧形弓架）、定位板（尺）以及各种脑内操作器械和辅助设备组成。定位框架是由特殊合金铝材料制成的八边形基环，左右径为190mm，前后径为210mm，为了麻醉插管方便和经鼻腔手术的需要，其前方的横柱可以更换成为弧形的横柱。定位框架通过螺钉固定在颅骨外板上，当用 CT 定位时，使用的螺钉为合金铝金属制成。用 MRI 定位时，使用的螺钉为铝金属制成，且其尖端为不锈钢材料。定位框架可以通过四根立柱调节上下高度。导向器是利用定位框架上前后或左右两个带有 Z 坐标，可上下调节，又可在 Y 轴上滑动的圆形固定环与半弧形弓架的导向器连接。

Leksell-G 型定向仪的半弧形弓架，它的半径为190mm，通过固定环可以前后转动以调节前倾角或后仰角（α角），在弧形弓架上还固定有一个载物器，载物器主要夹持各种电极针、活检针及血肿排空针等脑内操作器械。另外，通过载物器沿弧形弓架在左右方向上的移动，可以调节侧偏角度（β角），同时载物器上的标尺可以帮助手术者调节穿刺的深度。固定环和载物器上都有固定旋钮用于固定半弧形弓架和载物器。Leksell-G 型定向系统使用的定位器，由 3~5 组 N 形有机玻璃板组成，CT 定位时使用的 N 形有机玻璃板内嵌入的为金属丝；MRI 定位时使用的罩形有机玻璃板内嵌有 N 形管状槽，灌入能在 MRI 扫描时显影的植物油、硫酸铜或 MRI 增强剂 GD-DTPA。Leksell-G 型定向系统的辅助设备包括将定向仪与 CT、MRI 机器相连接的结合器、活检针、血肿排空针、电极针、X 线螺旋线计算盘等（图 3-1）。

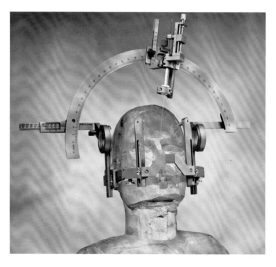

图 3-1　Leksell 定向仪

注：Leksell 研制定向系统时，人为地规定定向仪中心点即 X、Y、Z 三轴交点坐标值均为 100mm。定向仪的零点位于右后上方，在轴位片上，X 轴自右向左的数值逐渐增大，Y 轴从后向前的数值逐渐增大，Z 轴从后向下的数值逐渐增大；Z 轴在矢状位由上向下的数值逐渐增大（图 3-2）。

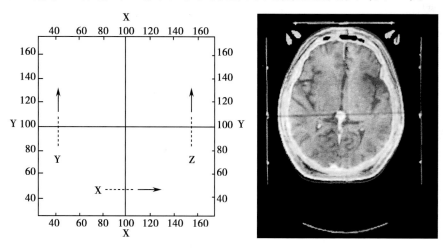

图 3-2　Leksell 定向仪 X、Y、Z 数值变化方向示意图

（二）临床应用方法

1. X 线定位法　Leksell-G 型定向仪没有此功能，用 X 线定位只能用 Leksell-B/D 型定向仪，计算出靶点与框架两者 X、Y、Z 坐标值。因为 Leksell-B/D 型定向仪的定向框架的四边所有柱面都标有刻度，可以在 X 线摄片上显影，从而构成前、后、左、右 4 个坐标屏。在 X 线定向手术摄片时，需将 X 线球管、定向框架及 X 线胶片固定起来，使中心射线通过定向框架坐标屏的中心（图 3-3）。离 X 线摄片较

远的坐标屏（远屏处）的放大率是离摄片较近的坐标屏（近屏处）的 1.5 倍，定向框架中心的放大率是近处屏的 1.2 倍。

计算时首先在造影的 X 线侧位片上确定 X 线的中心点，方法是在左、右侧柱上选择近屏处和远屏处坐标值相同的两点各划一条连线，左右的两条连线相交于一点即为中心点。Leksell 定向系统计算靶点坐标使用的是螺旋线计算盘，计算盘的曲线呈螺旋形逐渐散开且保持相同的比例。计算时将 X 线的中心点与螺旋线计算盘的中心点重叠，然后旋转螺旋线计算盘使 X 线摄片上的靶点恰好落在一虚线与辐射线的相交点上，而真实的靶点坐标应该是此辐射线与内侧实线（远侧坐标柱）的相交点或辐射线与外侧实线（近侧坐标柱）的相交点，通过上述相交点分别作垂直线与 Y 轴、Z 轴的远侧坐标柱和近侧坐标柱相交，所得的数值即为靶点的 Y、Z 坐标值。X 坐标值通过正位片计算，依据"人脑立体定向图谱"上给予的 X 坐标数值，从三脑室中线开始，向框架左或右 X 轴上寻出相同数值的一点，即为 X 轴靶点的距离。如果三脑室中线与定向仪的中线不重合，只要计算出侧移的距离，通过简单的加减就能得出 X 坐标值。X、Y、Z 坐标值确定后，再在 Leksell 定向仪上调整上述数值，通过球心导向系统（弧形弓和弓上导向载物夹），就能准确地将脑内操作器械送达靶点处（X 线定位法目前已淘汰）。

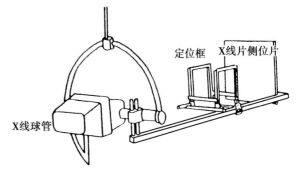

图 3-3　Leksell 定向仪 X 线摄片法

2. CT 定位法

（1）病人一般剃去头发，取坐位，消毒、局麻下安装 Leksell-G 型定向仪框架。病人入 CT 室扫描，框架与 CT 结合器结合，左右侧安上 CT 定位板（尺），使框架 X、Y 平面与 CT 床垂直，即与 CT 扫描机窗平行。

（2）按照疾病要求，确定扫描参数后，获取所需 CT 层面图像片，利用计算机治疗计划系统的软件，求出靶点 X、Y、Z 坐标值。也可用手工计算。

（3）将导向器的半弧形弓固定在框架上 Y、Z 坐标数值处，X 坐标值在半弧形弓右侧方寻出并给予固定，这时导向器上载物器中心，直指靶点中心。Leksell-G 型半弧形弓半径为 190mm，所以任何操作器械到达弧形弓中心，就是到达靶点（请阅第二章　CT 定位法）。

3. MRI 定位法　MRI 图像引导定位使用 Leksell-G 型定向仪，临床应用方法基本同 CT 应用方法步骤，只是定位板（尺）不同，MRI 定位板由前、后、左、右、上方 5 组 N 形有机玻璃板固定。MRI 扫描参数：一般采用无间距、层厚 2～3mm，FOV 260～280mm。扫描序列根据疾病要求而不同，一般为 SE 序列或 FSE、GRE 序列。可见靶点一般用增强扫描；不可见靶点求 Y、Z 坐标值用 T_1W，求 X 坐标数值用 T_2W 或质子像。计算方法分用手工计算或计算机治疗计划系统专用软件来计算两种。计算机计算靶点优于手工计算法。

使用 Leksell-G 型立体定向系统的注意事项：①为了手术操作方便，尽可能避免在手术切口处固定螺钉，必要时在靠近手术区的一根立柱可以拆除；②定向仪框架螺钉扭紧的力量应适度，既要牢固，又要避免力量过大使框架变形或螺钉穿透颅骨内板引起出血；③根据病灶的部位和手术时的体位安装半弧形弓架，此时应注意 X、Y 轴坐标的转换；④手术时应仔细核对靶点的坐标值；⑤手术中操作轻柔，当靶点坐标和穿刺角度确定后应将固定旋钮旋紧，以免半弧形弓架脱落或移位；⑥手术中为了精确到达靶点，应减少脑脊液的丢失和脑组织的移位，同时进针应缓慢和轻柔，以免操作损伤血管引起出血；⑦手术结束后，清洗定向仪并按照无菌术消毒，备用（请阅第二章　MRI 定位法）。

二、CRW/BRW 定向仪

（一）基本结构

CRW/BRW 是混合型坐标定向仪（球坐标和直角坐标系），CRW 定向仪是在 BRW 定向仪基础上进行改造，临床应用更简单。BRW 弧度系统的设计原理是以非靶点为中心，即靶点的位置不在圆形的中心。目前临床以 CRW 定向仪应用为主，CRW 立体定向系统构成包括头环、定位框、弧形导向臂和模拟验证系统（模拟基座）以及其他手术辅助设备组成。

头环是镍铝合金制成，此环前部可以旋转、向上转，便于气插管或向下旋转便可手术操作。头环通过支撑杆、头螺钉与头颅骨外固定。定位框是根据不同用途设计出 CRW-LF、BRW-LR、MRIA 定位框，适用于 CT、MRI 等扫描。MRIA 定位框适用 MRI 扫描，因为他的顶部和四边都有 N 型结构，在扫描后可通过计算机或手工进行计算。如果 X 线定位用 AGL 定位框，脑血管造影定位可使用 SGV-AL 定位框（图 3-4）。

CRW 弧形导向臂是通过三处附着点与支架相连，弧形导向臂中心即是靶点中心。弧形导向臂的半径为 160mm。弧形导向臂的三个附着点，中间是滑槽，两侧环标使弧形导向臂与支架相连。弧形导向臂可左右安装，也可前后安装。

在 CRW 系统治疗中，模拟基座并不是必须应用的，在实际操作中，它的二重检验性却是十分重要的。模拟底座的三维坐标调整后即指示出脑内模拟病灶的靶点，CRW 弧形臂系统放在此模拟底座上，即可检验在头架弧上所调的 AP、LAT 和 VERT 坐标是否正确以及各方向手术入路的模拟显示（图 3-5）。CRW 系统还配备有手术器械，如侧方开口旋切式活检针、GBF 型活检针、血肿排空器和 Radionics 的应用软件等。

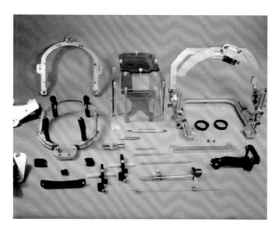

图 3-4　CRW 定向仪及定位框架

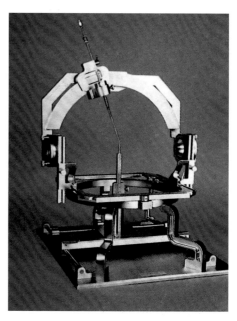

图 3-5　CRW 定向仪

（二）临床应用方法

目前均使用 CRW 定向仪，其方法有 X 线定位法、CT 定位法、MRI 定位法。使用 CRW 定向仪步骤：病人取坐位或卧位，常规消毒下，局麻，安装 CRW 定向框架。若 X 线定位应用 XGC 定位框架，DSA 定位应用 XGV-AC 定位框架，CT 定位应用 CRW-LF 定位框架，MRI 定位应用 MRIA 定位框架。

1. X 线定位法　首先在右额钻孔，向脑室内注入阳性造影剂，如 Omnipaque、Isovue、Conray 5～8ml，摄头颅正侧位片。因为在 X 片上有脑室造影像，又有定位框架标志线的靶点，通过脑室造影来确定靶点位置，推算出靶点位置与框架标志线关系，手工计算，获取 X、Y、Z 坐标值（目前临床已淘汰）。

2. CT 定位法　病人带上头环，安装 CRW-LF 定位框进行 CT 扫描。根据病情选择层厚和层距，然后选择最佳层面，找出靶点 X、Y、Z 坐标值，这时每一层都有定位框标志点，通过标志点和靶点关系，很容易找出靶点 X、Y、Z 坐标值在框架上的位置。

3. MRI 定位法　MRI 定位法与 CT 法一样，更换 MRIA 定位框行 MRI 扫描，扫描参数根据病情，选择层厚、层距、扫描序列等。然后选最佳病灶层面，计算出靶点 X、Y、Z 坐标值，求出靶点在框架上的位置。最后 X、Y、Z 数值确定，使弧形导向臂固定在 X、Y、Z 定向仪数值上，导向器将手术操作器械送达靶点进行诊断和治疗定向手术，直至手术结束（请阅第二章 CRW/BRW，X 线、CT、MRI 定位法）。

三、Riechert-Mundinger 定向仪

（一）基本结构

Riechert-Mundinger 立体定向仪是根据球坐标系统原理设计用于临床，以后又进行了改进可用于 CT、MRI 进行定位。它主要有固定基环、半弧形弓架、靶点弓架组成。半弧形弓架固定在基环上，而靶点弓架固定在半弧形弓架上。然后进行 X 线脑室造影、头颅摄片。若进行 CT 或 MRI 扫描，还要在定向仪上安装 SDC（Satellite Display Console）定位板，以便计算，确定钻孔位置进入颅内导针 4 个角度计算（图 3-6）。

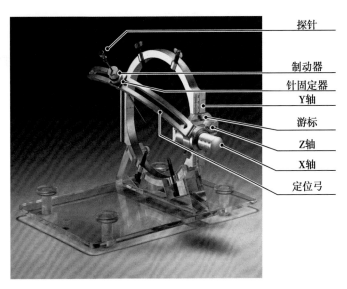

探针
制动器
针固定器
Y 轴
游标
Z 轴
X 轴
定位弓

图 3-6　Riechert-Mundinger 定向仪

（二）临床应用方法

1. 由于 Riechert-Mundinger 立体定向系统基于球坐标形式，在计算上必然产生一定误差，所以，X 线法目前临床基本不应用。

2. Riechert-Mundinger 定向仪目前用 CT 和 MRI 定位，采用直接法。在安装定向仪时，定向仪中心点与 CT 机中心点吻合。

3. Riechert-Mundinger 定向仪 Z 坐标值是按 CT 床进入深度来计算。另外，定向仪基环处于"0"，定向仪 X 轴及 Y 轴与 CT 机 X、Y 激光指示器一致，靶点 X、Y、Z 坐标值求出，由 CT 机操作台上计算机来完成。

4. 当您确定靶点后，计算机屏幕左上角是 Z 坐标值，右下角显示 X、Y 坐标值。定向仪中心为"0"。

5. 扫描片上可显示 SDC 标志，以便钻孔进入靶点时，计算机计算出进针 B、C、D、E 角度。另外，钻孔点与靶点间距离值也可在显示屏上提供（目前临床已淘汰）。

四、杉田定向仪（Sagita-Apparatus）

（一）基本结构

杉田定向仪也是一种混合型定向仪（国内类似有 FY-85-Ⅱ定向仪、DNY-A 型定向仪、SBD-02 定向仪，同属一类），利用直角坐标系统来确定靶点。采用球坐标系进行导向，使手术操作器械准确到达靶点。

基本结构：底座、固定器、定位器、导向器。其他辅助器械有穿刺针、活检针、磁棒、电极针、温控射频热凝仪等。

固定器和定位架都是一卵形环，可互相耦合。固定器用四个螺钉固定到患者头颅后，耦合到定位架上。两者可稍作相对活动，使头颅中线与定位架中线重合。定位架安装在金属台上，固定不动。它的左、右、前、后各有一个小孔，用以核定中心射线。另有 8 个锥形尖突，前、后、左、右各两个，两者间的直线距离为100mm，用以计算定位架中线的放大倍数。导向术用球心导向法，导向器用十字固定轴与定位架耦合，可按靶点位置作前后、左右、上下移动。手术时，固定器垂直安装在台架上（图3-7）。

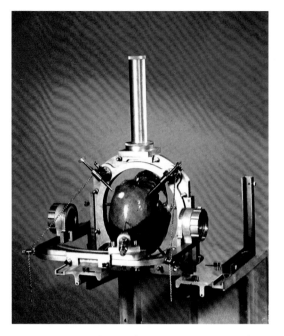

图 3-7 杉田定向仪（Sagita-Apparatus）

（二）临床应用方法

1. X 线定位法

（1）先将 X 线中心射线对准固定器左右或前后的小孔，使三点成一直线，患者的头部固定在固定架内，特别要使脑中线平面与固定架中线相重合，头部尽量不要向任何方向扭转。然后，消毒、钻孔作脑室造影。按照对中心射线的要求，摄头颅正、侧位 X 线摄片。测量小锥间与大锥间的距离。

（2）计算脑中线平面的放大系数。放大系数=小锥间距离（mm）+大锥间距离（mm）/200。

（3）以 X 线中心射线线为坐标原点，计算靶点坐标值。侧位片原点到靶点的前后或上下分别为 Y、Z 坐标值，正位片原点到靶点的左右或上下距离，分别为 X、Z 坐标值。若头颅中线与固定架中线不重叠，测出偏差的距离，然后用放大系数纠正，适当加或减即可。只要坐标数值确定，就可通过导向器，把操作器械送入病灶中心，进行目的性诊断和治疗。（目前临床已淘汰）。

2. 杉田定向仪 CT 和 MRI 定位法　由于本定向仪比较大而笨重，目前不能在 CT 或 MRI 导向下使用。为了使该定向仪能适用 CT 和 MRI 导向，必须改进，特别是定向仪材料不适宜 MRI 定向手术。目前杉田定向仪有 CT 导向，在头环上安装一 CT 定位框，类似于 Leksell-G 定位框。由于它的中心点不在头环上，它的定位板（尺）以扫描深度及层次来计算 Z 坐标值，所以，给临床带来不便，临床很少应用（请阅第二章杉田定向仪，X 线、CT 定位法，目前临床已淘汰）。

五、Patil 定向仪

（一）基本结构

Patil 立体定向仪是一种通过直角坐标系统确定靶点的位置，然后使用球心导向法进行定向手术的混合型定向仪。它由万能适配板、基板、固定头架（两块半圆形板）、两个转轴、两根垂直杆（立柱）、弧形弓架及握持器组成。

万能适配板放在 CT 扫描床上，连接 Patil 定向仪基板用，以后定向仪上其他部件再固定在基板上。固定头颅通过 4 个螺钉将病人头部固定，使基板与头能成一整体。Patil 定向仪只适用于 CT 导向，不能进行 X 线定位。目前进行改进，定位框架改变椭圆形，又增加 4 块 MRI 定位标志板，可进行 MRI 定位，不太灵巧（图 3-8）。

（二）临床应用方法

1. 在头颅未正式定位扫描前，先作常规 CT 扫描，用甲紫标记出检查病灶靶点在颅表投影大概位置。头颅固定后，Patil 定向仪两侧立柱（垂直杆），应避开病灶层面的位置。

2. 首先将 Patil 定向仪的万能适配板安装在 CT 扫描床上，再将基板牢固地固定在适配板上。

调节扫描床高度，使基板上缘水平线恰好与 CT 扫描坐标系的最下一根水平线（假想 CT 坐标系的 X 轴）相重叠。通过细调使基板中心线与 CT 扫描坐标系中心垂直线完全重叠（假想 CT 坐标系的 Y 轴）。

3. 将 Patil 定向仪其余部件安装就位，头颅固定架与垂直杆（立柱），安在基板两侧。病人头颅进入定向仪框架中并用头架固定。操作者这时应注意扫描靶点不要与定向仪立柱（垂直杆）重叠，立柱远离靶点。另外，靶点放在立柱两个转轴（Yoke Pivot Block）中心上方。然后进行 CT 扫描，扫描"O"平面与转轴中心一致。

4. Z 坐标值求法　CT 扫描间距，即从"O"平面（转轴中心）到确认靶点扫描间距。例如扫描方向从面部到头颅，每 5mm 扫一层，第三层就是靶点，那么 Z 坐标为 5mm×3＝15mm。Y 坐标值求法：靶点到基板间距。X 坐标求法：靶点到基板中心线间距。

5. 一切就绪，消毒、铺巾，根据已测得的 X 轴坐标值，将针固定器沿弧形弓架水平轨道上调整到与 X 坐标值相应的位置，予以螺钉拧紧固定。依据 Y 轴坐标值，将针固定器沿弧形弓架双侧立柱调整到与 Y 轴坐标值相应的位置。依据 Z 坐标值，移动两侧立柱，使转轴中心与 Z 坐标值一致。

6. 根据坐标值与靶点选择钻孔点，消毒、局麻，钻孔，适当调整进入颅内角度，就可将操作器械进入颅内病灶中心，进行诊断或治疗。术毕，缝合头皮，拆除固定框架，手术结束（目前临床已淘汰）。

六、Todd-wells 定向仪

（一）基本结构

Todd-wells 立体定向系统是由直角坐标系和球坐标系组成一种混合型坐标系统。它主要由基座、圆形固定环、中心 X 线十字屏和导向弧组成。固定环上有 4 个螺钉固定患者的头颅，固定环可在坐标上作左右、上下移动。导向弧与十字屏可在基座上前、后移动。定位器为左、右两个十字刻度屏，刻度能在 X 线摄片上显示，用以标志中心射线。靶点定位术用 X 线中心射线法。导向器为半圆弧，球心位于两个十字刻度屏的中点，并在中心射线上。导向器又耦合在定位器的两个十字刻度屏上。定位器耦合在基座上，可作前后、上下移动。基座则安装在一个金属台架上。该定向仪只适用于 X 线定位（目前临床已淘汰）（图 3-9）。

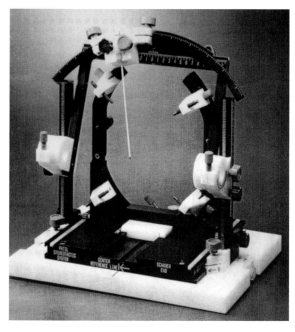

图 3-8　Patil 定向仪

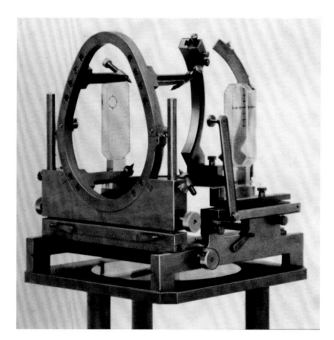

图 3-9　Todd-wells 定向仪

（二）临床应用方法

1. 在没有定位手术前，做好X线球管与定向仪准备工作。首先摄侧位片，使X线球管中心射线刚好通过定向仪两侧十字屏的中心，摄一X线片，显示出两屏上的十字刻度，必须完全重合。再摄正位片，使X线球管中心射线正好指在定向仪的中心线上。摄正侧片距离4~5m。每次摄片的距离固定不变，使放大倍数固定不变。

2. 上述准备工作完毕，此时患者头部固定在定向仪框架内，位置尽可能放正。摄正位X线片，观察头部位置是否放正。如果不正，可移动固定环纠正。再摄侧位X片，X中心射线位置对准十字刻度屏。

3. 一般在眉间后11~12cm，旁开2.5~3cm处颅骨钻孔，作脑室造影，显示三脑室前、后联合，摄头颅正、侧位片。在侧位X线片上找出前、后联合，在片上画了AC-PC线。求靶点Y、Z坐标值，用"侧位比例尺"量出中心射线与靶点的前后与上下距离即为靶点Y、Z坐标值。求X坐标值用"正位比例尺"量脑中线到靶点间距离即是所求X值。移动两侧固定环，使导向器中心落到靶点上。即可对靶点进行导向，把操作器械经导向器送入靶区，进行诊断和治疗（目前临床已淘汰）。

七、ASA-602 型定向仪

（一）基本结构

由我国深圳安科公司生产的ASA-602型立体定向系统，它能与CT或MRI相结合进行立体定向手术，定位精确、使用方便，已经在我国许多医院的神经外科得到应用。ASA-602型立体定向系统类似于Leksell-G型定向仪，是直角坐标系统和球坐标系统相结合的混合型立体导向系统。ASA-602型立体定向系统主要由定位框架、侧环、半弧形弓架、CT/MRI定位板（尺）及其配套设备组成。ASA-602型立体定向系统的配套器械主要包括：血肿排空针、活检针、射频仪、射频毁损电极针、穿刺针等（图3-10）。

（二）临床应用方法

1. 基本同Leksell-G定向仪手术操作步骤。

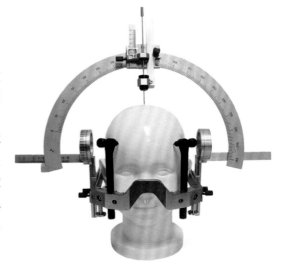

图 3-10　ASA-602 型定向仪

2. ASA-602型与Leksell-G的区别在于：

（1）为了方便气管插管麻醉，Leksell-G型立体定向系统框架前方的横柱可以更换为带有弧度的横柱，而ASA-602型立体定向系统不用横柱而为弧形。

（2）Leksell-G型立体定向系统框架的X轴的中心点为100mm，而ASA-602型立体定向系统框架的X轴的中心点为135mm。现已改为100mm。

（3）Leksell-G型立体定向系统半弧形弓架的右侧有一X和Y轴坐标值转换的刻度表，从而可以将半弧形弓架在前、后、左、右四个方向安装，而ASA-602型立体定向系统不具有此项功能。当病人取侧卧位时，ASA-602型立体定向系统没有前后方向变更功能。

虽然ASA-602型立体定向系统与Leksell-G型立体定向系统相比具有上述的不足之处。但是，该定向仪应用范围与Leksell-G定向仪一致，它的精确度与Leksell-G型立体定向系统基本一致。因此，在我国的许多医院尤其是基层医院的神经外科得到了广泛地应用。同时，随着计算机技术的发展，深圳安科公司还研制开发了能与ASA-602型立体定向系统相结合的计算机手术治疗计划软件，对靶点的X、Y、Z轴的坐标值、前倾或后仰角度及左右侧偏角度的计算更加方便，并且能在手术前选择最佳穿刺轨迹，以避开重要功能区和血管。

八、Z-D 型定向仪

（一）基本结构

Z-D 立体定向仪把 Riechect-Mundinger 立体定向框架的特点与 Kemai 和 Hitchcook 系统的瞄准弓相结合，是直角坐标与球坐标相结合的混合型坐标系统。该系统既可在 CT 或 MR 引导下，又可在 X 线引导下进行定位。Z-D 立体定向系统是由头环、定位板（尺）、连接装置、瞄准弓和导向器等组成。

Z-D 立体定向仪的头环目前是由碳素纤维材料制成的，依靠四根碳纤维柱和螺钉固定于病人的颅骨。另一端按一定的范围固定于头环上。Z-D 立体定向仪配备有四块 CT、MRI 定位板，呈 V 形，其上有三根呈一定分叉角度的金属线。X 线的四块定位板则呈方形，定位板分别固定于头环的前、后、左、右。当进行垂直于 V 形定位板的水平位扫描时，在每层影像的四周留下 12 个标志点（定位标志），据此可计算出靶点的 X、Y、Z 坐标值（图 3-11）。

对脑血管造影或 X 线摄片时，将四块方形透明定位板固定于头部基环上，每块板上有 4 个不透 X 线的标志，可根据前后位和侧位影像的成角和定位板上的标志点来确定靶点的

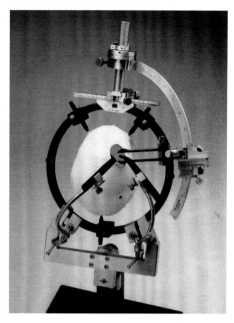

图 3-11 Z-D 型定向仪

空间位置。Z-D 连接装置是一个连接头环与瞄准弓的特殊装置，由钛合金材料制成，可安放在头环的前、后、左、右四个位置中的任何一处。连接上瞄准弓后，它有 A、B、C 三个坐标轴可供调节瞄准弓的位置，从 CT、MRI 或 X 线片上推算出的 X、Y、Z 坐标值可直接用于 A、B、C 轴而无需再转换。瞄准弓为 1/4 圆弧，上有刻度显示进针的角度，调整好 A、B、C 坐标值后，弧的圆心即为靶点，瞄准弓可绕 D 轴自由移动。

Z-D 导向器安装在瞄准弓的弧形臂上，附有两个探针支架，使其连成一条直线，作为器械进入的方向，并可调节控制器械进入的深度。支架上的器械孔有不同的直径，也可调节，从而允许导入不同粗细的手术器械如穿刺针、活切钳、内窥器。Z-D 辅助器械有窥器牵开器系统、四叶牵开器系统、筒状（圆柱形）牵开器系统和激光导航器，其作用是辅助瞄准弓去创造一个自由、开阔的术野，协助显微镜和各种手术器械的使用。

（二）临床应用方法

1. 在手术室取坐位、消毒、局麻下安装定向仪底圈，四块定位板（定位板分 X 线、CT、MRI 三型）分别安装在底圈的 0°、90°、180° 及 270° 处。

2. 若使用 CT 及 MRI 扫描定位，将定向仪安装在 CT 或 MRI 检查台上，用激光定位线调整底板位置。常规扫描，图像显示出靶点及每块定位板上标志点，在所需层面的图像上，连接相对应每块定位板中十字坐标，利用 CT 或 MRI 机上的测距功能，测量靶点到十字坐标的垂直距离，即为 X、Y 坐标值。测量任意一侧上下两点标志点之间的距离，则得到 Z 坐标值。

3. X 线及 DSA 定位 将底圈固定在标准位置，胶片盒固定在底圈一侧或下方与定位板平行，拍正、侧位片。在 X 线片上显示靶点及带刻度的十字标志，从靶点到十字标记作垂直线，分别测量出前后及上下定位板上放大后的 X、Y、Z 坐标值。由于定位框尺边长与四块定位板标志物间所形成的正方体边长相等，利用 X 线投照原理，我们只需将所得 X_1X_3、Y_1Y_3 在框尺上下左右标出并连线，两条线的交点必为靶点。测量靶点到十字坐标的垂直距离，则得到真正的 X、Y 坐标值。Z 坐标值也可通过已知 X、Y 坐标值及 Z_1、Z_3 值在定位框尺上测量获得。

4. 求出 X、Y、Z 坐标值，计算定位完毕，拆除定位板，根据病情选择麻醉和体位，消毒手术头皮，铺巾。局麻下开颅或钻孔，安装定位"标尺"及导向弧，校准坐标值后锁紧标尺，即可进行各种手术

操作。术毕，拆除定向仪，缝合头皮，手术结束。

九、Laitinen 型定向仪

（一）基本结构

Laitinen 定向仪包括无创性立体定位器和导向系统两部分，它根据混合性坐标系统的原理设计而成，并且通过球心导向法将手术器械送达靶点处。属于直角坐标系定向仪。此定位器不用螺钉固定在颅骨上，通过两侧外耳孔的耳塞和弧形支架上一个鼻夹来固定。两侧的塑料三角形支架上有四根相互平行的横柱，利用 X 线或 CT 扫描时，通过侧方支架显影来定位，进行定向活检、血肿排空等手术。由于它具有无创性的优点，适用于在手术前对病灶进行简易定位，以确定手术切口位置。

导向系统部分在 Laitien 立体定位器的基础上，还有一个半圆形固定框架、一个与固定框架结合的固定管以及弧形弓。手术时用四根螺钉将定向仪的半圆形框架固定在颅骨外板上，侧方的固定管可以前后、上下移动以调节 Y 轴和 Z 轴的坐标，弧形弓固定在侧方的固定管上，弧形弓在固定管上左右移动，以调节 X 轴的坐标并且弧形弓可以在固定管上前后转动，弧形弓上可以固定穿刺针等器械。Laitinen 立体定向系统可以与 X 线、CT、MRI 等相结合进行定位，定位的精度误差偏大，它仍然符合临床要求的简易定位仪（图 3-12）。

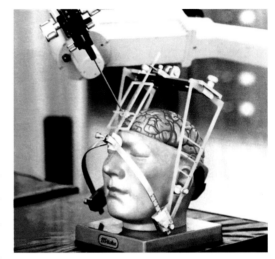

图 3-12　Laitinen 型定向仪

（二）临床应用方法

1. 使用 Laitinen 定向仪于临床，定位器和导向系统必须具备两套，一套用作 X、CT 或 MRI 定位用；一套用作计算出 X、Y、Z 坐标后，作为模拟靶点用。使用 Laitinen 定向仪以 CT 定位为例。

2. 病人首先戴上 Laitinen 定向仪定位器，使两侧三角型斜架，紧贴病人面颊部，间距恰当；鼻夹也紧贴鼻梁凹陷处；耳塞对准双侧外耳孔，松紧适中。

3. 使病人颅内病灶，放在两侧三角架 1~3 横柱间或其附近，然后用宽头带使头颅与该定位器相对固定，不移动。将病人带至 CT 室进行扫描，找出靶点两侧三角架投影点关系。

4. 靶点 X、Y、Z 坐标值求出　X 坐标值为右侧两截点内侧连线，靶点到此线垂直间距；Y 坐标值为靶点到头颅扫描两侧后方连线垂直间距；Z 坐标值根据图像一侧两截上间距。

5. 当 X、Y、Z 坐标值求出，在另一消毒 Laitinen 定向仪上进行模拟靶点试验。即将操作器械置入导向载物器上，如何到达靶点，找出左右、前后旋转角度、方向、深度及头颅钻孔最佳位置等。

6. 模拟手术步骤完成，根据模拟试验步骤，将导向部分与定位器连接、消毒、铺巾、局麻，按步骤在病人特定点部分钻孔或开颅，将操作器械置入靶点，进行手术操作。

7. 手术完成后，拆除定向仪，缝合头颅，手术结束（是一种简易定位仪，目前临床已淘汰）。

十、其他类型定向仪

世界各国生产出很多种类定向仪，比较有名的定向仪有：①Spiegel and wycis 定向仪（图 3-13）；②Guiot-Gillingham 定向仪（图 3-14）；③Riechert 定向仪（图 3-15）；④Narabaya 定向仪（图 3-16）；⑤Cooper's 定向仪（图 3-17）；⑥Horsley-clark 定向仪（图 3-18）；⑦Aubrey-mulsen's 定向仪（图 3-19）；⑧PJ-4 型定向仪（图 3-20）；⑨Gildenerg-Laitinen-adaptor 定向仪（图 3-21）；⑩XZ-5 型定向仪（图 3-22）。

科技在发展，技术不断更新，只有了解原理，更安全、方便、快捷的仪器才可推陈出新，才能为病人带来更大利益。

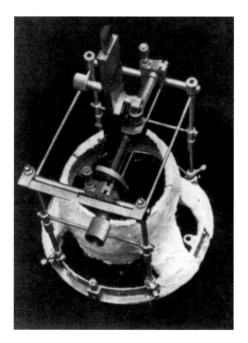

图 3-13　Spiegel and wycis 定向仪

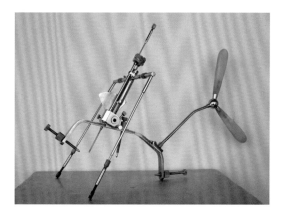

图 3-14　Guiot-Gillingham 定向仪

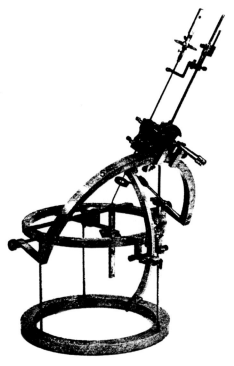

图 3-15　Riechert 定向仪

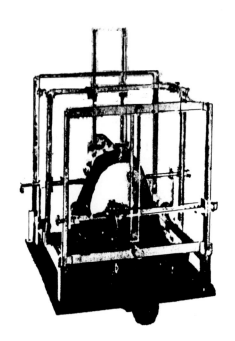

图 3-16　Narabaya 定向仪

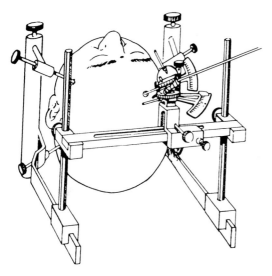

图 3-17 Cooper's 定向仪

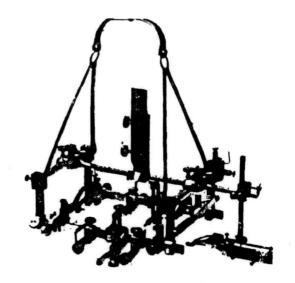

图 3-18 Horsley-clark 定向仪

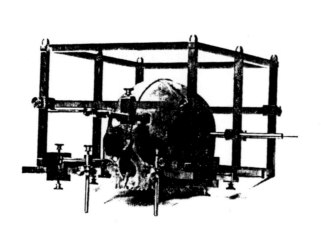

图 3-19 Aubrey-mulsen's 定向仪

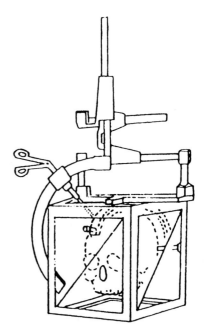

图 3-20 PJ-4 型定向仪

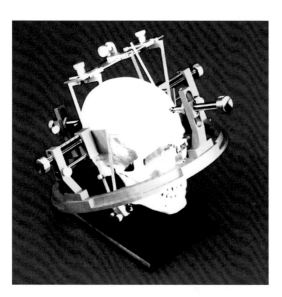

图 3-21　Gildenerg-Laitinen-adaptor 定向仪

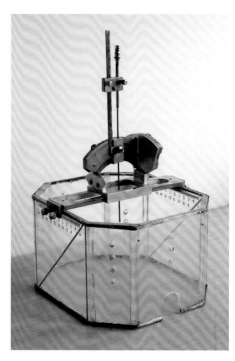

图 3-22　XZ-5 型定向仪

（汪业汉　程传东）

第二节　无框架立体定向系统（神经外科导航系统）

一、概述

现代神经外科虽然有先进的影像学诊断（如 CT、MRI 等）、手术显微镜和显微外科器械。但是，外科手术方案的设计，如皮肤切口、骨窗位置、皮层切口设计、颅内病灶的定位和寻找、病灶切除范围等，还是依靠外科医生的经验，缺少科学的判断和检测指标。

20 世纪 70 年代以后，计算机断层扫描（CT）及磁共振成像（MRI）技术相继问世，计算机等相关学科迅猛发展，出现了神经外科智能化立体定向系统——神经外科导航系统（neuronavigation），又称无框架立体定向外科（frameless stereotaxy）或影像导向神经外科（image guide neurosurgery）。它将现代神经影像技术、立体定向外科和显微外科，通过计算机有机结合起来，在虚拟的数字化影像与实际神经系统解剖结构之间建立启动态的联系，准确地显示颅内病灶的三维空间位置及其邻近重要神经血管结构，术前设计虚拟手术规划，术中实时、客观地指导手术操作，保证手术的精确定位和最小损伤，科学地判断病灶切除的程度，成为微侵袭神经外科的一个重要组成部分。

第一代神经外科导航系统是在 1986 年应用于临床，由美国 Roberts 医师设计和制造，此后 20 余年间，此项技术在世界范围内得到迅速地推广。1991 年，Watanabe（日本）和 Schlondroff（德国）相继设计了关节臂的神经外科导航系统。目前，出现的光学的及电磁的神经外科导航系统，它们通常都是由计算机图像处理和图形显示系统、定位装置和信号传递系统三个核心部分组成。工作原理是在术前和术中获取病人的 CT 或 MRI 等图像，并对其进行图像滤波、图像增强等处理，再通过定位系统（光学定位器、机械定位器、超声波定位器等）测定手术目标上标志点的空间位置，并进行标志点配准，图像进行三维立体显示，用于手术时的导航。

目前比较先进的导航系统定位精确度能够达到 3mm 以内，不仅有三维空间定位系统，而且有实时导航功能即引导外科医生寻找颅内病灶。因此，适用于神经系统各种病变的辅助治疗，包括颅内占位病变（肿瘤、囊肿、脓肿等）、脑血管畸形、癫痫、颅底肿瘤、畸形（软组织或骨性）、鼻窦手术、脊柱或脊髓手术、脑内镜手术等，尤其是一些颅脑深部、体积较小病变（如脑干、丘脑及其他中线附近的海绵状血管瘤、胶质瘤、转移瘤等），具有良好的可操作性和安全性，应用中需注意以下可能影响导航系统准确性的因素：

1. 临床应用第一代神经外科导航系统时，建立导航仪与患者之间的匹配，选择 7~8 个以上的标志物（Mark），贴在头皮上，以便提高注册精度，安放位置应避开患者头部或头皮易移动的部位。目前，利用鼻、眼、耳郭等外形，采用激光注册，准确、方便、快捷。

2. CT、MRI 扫描时，病人保持安静，头部适当制动，导航系统准确性很大程度取决于图像质量和图像层厚。因此，扫描要选择成像清晰的序列，层厚 2~3 mm，扫描时间短，扫描范围包括整个头颅。

3. 手术时头架固定头部，注册后进行精度验证，如误差过大，重新注册配准。

4. 术中应检查注册的准确性，在开骨瓣前，为纠正头颅移位，应安装好消毒的参考架，并进行校准定位。

5. 手术入路尽量置于高位，这样可以减少因重力作用引起的脑移位。

6. 颅骨切口以小骨瓣为宜，切开硬膜、行囊性病灶及脑室内肿瘤切除之前，务必明确病灶位置。

7. 术时脑组织移位纠正　由于脱水剂应用、脑脊液引流或瘤组织切除可引起颅内解剖结构移位或变形，注册时采用的图像资料为脑组织移位前所获得的，这样必然影响导航系统失准。纠正方法：在大脑皮层上作标记进行跟踪，可部分补偿此移动；效果不理想时应用术中 CT 或 MRI 扫描来发现和纠正偏差。

最新技术一是利用激光扫描定位仪来跟踪大脑皮层表面，测量神经外科手术过程中大脑组织移动的程度，修正图像引导手术技术；另一个办法是利用术中超声技术，用三维超声成像与术前 MRI 结合，修正神经外科手术过程中脑组织移动的影响，这两种办法优于专门的术中 CT 或术中 MR 扫描技术。

随着计算机快速处理技术的发展，将会出现高度自动化和智能化的导航系统，不仅可以自动注册和校正偏差，而且向其他学科应用方向发展，给临床工作带来极大的便利。

二、神经外科导航系统的组成

（一）定位系统（三维数字转换器、数字化仪）

数字化仪的作用是能连续、实时的对外科医生手持的定位观察棒或其他定位工具进行跟踪显示，能随时确定探头尖的位置和弧形轨迹。它分为以下类型：

1. 声波数字化仪　1986 年，Roberts 首先应用声波数字化仪来跟踪显微镜或手术器械的方位。在显微镜上连接有一列阵三个声波发生器，产生声源脉冲。在手术野上方安装有三个传声器来接收这些超声脉冲信号，并把声频信号通过数字化仪变换成数字信号，从而测出传声器和声波之间的距离，手术显微镜每移动一次，声波发生器发出超声脉冲，计算机根据脉冲产生到接受之间的延迟时间重新计算显微镜在图像上的实时位置，通过终端显示出来。1993 年，Barnett 报道的声波数字化仪导航系统直线平均误差为 3.1mm±1.5mm，由于声波数字化仪对空气温度、湿度、气流很敏感，需要长探头、大接收器，后者必须放在术野1m 范围内，而且声波发生器与接收器之间有严格方向性，需设瞄准线，使用不方便，临床几乎不应用。

2. 关节臂系统　日本的 Watanabe1991 年设计，由 6 根相连的机械关节臂组成，每一个链杆的长度是已知的，每个关节设有一个位置传感器，探头的位置和角度可做 6 种自由活动，并能确定其空间位置。操作时计算机工作站随时记录各个关节的角度，通过应用三角学原理，经计算机算出每个关节的角度位置，从而算出臂末端探头尖的位置和角度，结合术前头皮基准点的储存，探头便能与术前图像联系起来，可以在头皮上勾画出颅内肿瘤的界限，也可将肿瘤投影在脑皮层上，能测量肿瘤离皮层的深度，提供手术入路的选择，避开脑重要功能区。平均误差为 2.35mm±1.18mm，由于机械臂影响手术操作，欠准确，临床很少应用。

3. 光学数字化仪　主要部件是发射红外线的二极管（Light-emitting diodes，LED）和红外线接收器。LED 附着在定位工具上（手术显微镜、镊子、内镜和参考头架等），发射红外线，用在手术空间内作为手术器械跟踪和定位。红外线接收器由 2~3 个摄像机组成，每个摄像机有圆柱形透镜和电荷耦合器（CCDS）组成，透镜能将线形聚焦在 2048 个元素的线性 CCD 上，并能够探测到 LED 发射出来的红外线，将这些信息聚焦传到计算机工作站中去，因此，探头在空间的位置即可被计算机确定。

红外线接收器通过接收安装在标准外科手术器械及头颅参考架上的 LED 发射的红外线，跟踪和定位手术器械，称为主动定位接收装置。

红外线接收器在每一个摄像机镜头周围也可安装 LED，可以自己发射红外线，照在定位工具多个小球上（它能反射红外线），红外线即被反射回接收器，接收器把信息传送，经计算机工作站处理，在监视屏上显示出定位工具的空间位置，称为被动定位接收装置。由于此反射小球小而轻，可安装在任何外科器械上，而且不需连接电线，较主动红外线定位接收装置在使用上更灵活、方便。但是，光学数字化仪的缺点是：①LED 装置与接收器之间不能有障碍物；②LED 发出的红外线需有一定角度方能被接收。因此，定位工具限定在一定的角度内使用；③如果 LED 部分被阻挡或失灵，仅有 2~3 个 LED 被接收，定位系统将不能测得定位工具的所有方位。

4. 电磁数字化仪　1991 年由日本 Kato 介绍，电磁导航系统由计算机、三维数字化仪、三维磁场源和磁场探测器组成。术前在病人头皮上安放 4 个以上标志物，行 CT 或 MRI 扫描，手术器械上都安装磁场探测器，手术时由一台发射机产生电磁场，病人头部和磁源的相对位置不变，由磁场探测器测出空间任一点相对于磁源的方向和角度，所得数据经三维数字化仪转换后，由计算机按数学模型计算出该点的空间坐标，手术医生可在监视器上看到那些器械投影在术前图像上，帮助手术时导航，定位精度误差为 4mm。这种系统的优点是磁场探测器可以任意安置，定位工具与接收器之间无需直视，使用简便。缺点是在手术室环境内有很多设施是金属的，往往会干扰电磁场。

（二）定位工具

1. 观察棒　根据不同类型的神经外科导航仪，观察棒有 LED 发光体、红外线反射小球、磁场探测器、声波发射器、关节臂感受器等。

2. 器械夹　装有 LED 发光体、红外线反射小球等器械夹，可以夹在电凝镊子、吸引器棒、内镜和参考头架等常用手术器械上，经过注册，即可以做导航观察棒使用，又可发挥手术器械的作用。

3. 导航显微镜　把 LED 发光体、红外线反射小球或磁场探测器、声波发射器、关节臂感觉器等安装在手术显微镜上，显微镜镜头与 LED 发光体之间位置固定，构成"导航观察棒"关系。导航计算机工作站通过读取显微镜焦距数值，将镜片焦距的长度作为"导航观察棒"的探针长度，手术显微镜的聚焦点中心（镜下以大十字星指示）即为"导航棒"的棒尖点，从而在导航监视屏上实时显示显微镜焦点在术前影像上的相关位置，称为"镜下导航"。另外一种"镜内导航"是根据特殊装置把相应术前 CT 和 MRI 片影像投射到显微镜目镜内，叠加在手术显微镜所看到的术野上，将术前规划的肿瘤部位、大小及重要功能区的边界范围以绿色规划出界线、方向指示线及距离标尺的形式显示，动态重叠到实物影像上，相当于增加了透视眼的功能，这样外科医生不必为了看计算机工作站监视屏上的 CT 和 MRI 图像而中断手术。

（三）计算机工作站

1. 硬件　需处理和显示大量的图像资料和数据，神经外科导航系统要求工作站一般内存记忆>64 兆字节，硬盘空间足够大，运转速度快，具有高分辨监视屏。

2. 软件　每个导航系统均有自己特有的软件，他们的基本功能相似。当图像资料输入计算机时，软件可通过三维图像重建形成病人局部解剖的图像模型，还可以运用多模态影像融合技术。当注册完毕，用探头尖在病人头部移动时，监视屏上可同步，连续显示探头尖在相应的 CT 和 MRI 图像上的位置，根据需要可显示手术入路所遇到的神经血管结构，进行图像旋转，表面结构变成透明而显示术者感兴趣的结构图像。图像可静止或连续活动，并备有标尺，可准确测量任何两点之间的距离等。

（四）附件

1. 标志物　包括贴在头皮上的头皮标志物，固定在牙床上的固定标志物，固定在颅骨上的颅骨标志物。精度分别为：颅骨标志物>固定标志物>头皮标志物，除了机器人-神经外科导航外，目前基本上不采用标志物。

2. 参考架　固定在头架上，用于追踪手术过程中头颅的位置改变。也分为主动和被动两种，大多数是被动式。

三、临床应用

（一）关节臂导航系统

1. 组成　关节臂导航系统由计算机工作站、遥感关节臂和观察棒组成。关节臂导航系统的优点是观察棒在手术过程中始终起着定位作用，帮助医生避开重要结构，防止了不必要的损伤，提高手术操作的精确性，缩短了手术时间，提高了肿瘤切除率。缺点是应用笨拙，仍需手术医生的参与，不能独立的工作，只能进行简单的手术操作。

2. 应用方法　手术前在头皮上或颅骨上安置 6 个以上标志物，进行 CT 或 MRI 扫描，扫描范围包括整个头颅；将影像资料输入计算机工作站，作图像的三维重建。

手术当天，患者均要气管插管全麻，头部用头架固定。安装关节臂，注意其前端能自由抵达手术部位。用观察棒抵触头皮上各个标志物进行注册、配准。即把工作站内标有标志物的图像和病人此时头部标志物相吻合，图像内每一点与脑解剖上每一点精确融合。关节臂套上消毒袖套，将已重新消毒的观察棒衔接上。移动关节臂和观察棒时，观察棒在头皮上及颅内的位置会通过两条经过"针端"的十字交叉线投影在监视器的术前三维图像上，实时显示肿瘤的位置，观察棒端与周围解剖结构关系，可以勾画肿瘤的轮廓，设计入路轨迹、骨瓣的大小、皮层切口等。术中利用观察棒了解术者手术进程，即目前手术探针位置与病灶间关系，按常规病灶清除直至手术结束（图 3-23）。

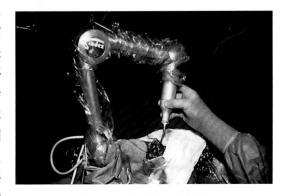

图 3-23　关节臂导航系统

（二）数字化仪导航系统

1. Brain-LAB 导航系统

（1）基本结构：由计算机工作站（此计算机工作站具有颅脑及脊柱外科导航软件、功能神经外科的立体定向软件系统、多模态影像融合软件、激光注册等功能）、光学数字化仪、定位工具（观察棒、多种器械注册盒、手术器械万能适配器、Mayfield 头架、导航显微镜接口、Z-Touch 激光定位红外注册仪，也可用 Softouch 接触式定位注册）。该系统还具有主动与被动跟踪系统，全触摸屏人机对话界面，能同时显示跟踪多个手术器械，并实时显示手术器械长度及直径。

（2）临床应用方法：手术前一天，患者进行 CT 或 MRI 导航序列扫描，通过网络或光盘输送到导航计算机工作站，进行手术计划制定，确定靶点，勾画病灶、重要结构，确定手术入路。手术当天，全身麻醉，Mayfield 头架固定，此时从计算机工作站调出该病人影像资料，进行标志物注册配准。如进行激光定位红外注册，则手术前一天扫描时可不安装标志物，图像资料输入计算机工作站，制订计划。手术时，用 Z-Touch 激光定位红外注册仪扫描病人头部，避免皮肤过度移动。计算机将扫描获得眶颅影像和原头颅三维重建图自动融合，迅速准确完成注册，也可用 Softouch 接触式定位注册。按手术计划路径进行手术，术中可用带有导向功能的手术器械，直接指导手术进程，并可通过连接导航显微镜进行显微镜内导航手术，直到手术结束（图 3-24）。

2. SurgeiScope 导航系统

（1）基本结构：计算机工作站、智能机械臂及与之相连的手术显微镜 LED 发射与接收系统三部分由同轴电缆相连成为一个整体。具有自动定位功能和定位点可存入记忆系统。手术显微镜上配有 LED 发出红外线，由悬挂在空间的位置传感系统 CCD 摄像机摄像，通过接收红外线信号，对显微镜进行跟踪，使其焦点始终保持在一个恒定的轨迹上。此外，病人的体位和手术床也受到跟踪，在手术过程中任何移动对原来的配准毫无影响，并且在操作时出现微小晃动，系统会感知这些变化并可自行校正。

（2）临床应用方法：SurgeiScope 导航系统在 20 世纪末至 21 世纪初很受欢迎。当时是利用手术前一天头皮表面粘贴 4~6 个标志物，进行薄层 CT 或 MR 扫描，图像传输入计算机工作站，进行图像分析处理，三维重建和校正，制定手术计划。它包括确定病变靶点和设计开颅方案，找到最佳手术入路，避开重要解剖结构，确定病变准确位置和边界，自动分析病变直径和体积等。手术当天，病人入手术室，气管插管全麻后，头架固定头部，安装调整 LED 发射和接收装置启动导航系统，校正该系统误差，建立头颅与手术显微镜操作系统一体化的三维坐标系，头皮标志物注册标记，确定开颅点及最佳手术入路。常

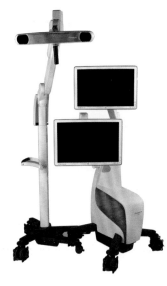

图 3-24 Brain-LAB 导航系统

规消毒、铺巾后定位确定入颅点，显微镜操作系统将光轴与手术入路自动重合，迅速指引病变区域位置。术中可以使用专用观察棒，结合计算机重建影像，动态反馈术中到达位置和病变切除情况，进行显微外科手术，直至手术结束。该产品以后由于未再改进而被临床弃用（图 3-25）。

3. Stealth Station 导航系统

（1）基本结构：由定位工具（导航棒、器械夹、Fazer 激光注册器等）、定位系统（光学数字化仪）、计算机工作站、附件组成。它具有功能神经外科手术软件、多源图像同时显示及相互融合功能、术中超声实时成像、显微镜内导航、三维透视功能性等。

（2）临床应用方法：患者术前 1 天行 CT 或 MRI 导航序列扫描，影像资料通过网络或光盘输入计算机工作站，重建三维图像，并以此设计手术入路及手术计划。手术当天，根据颅内病灶位置安置体位，头架固定，安装参考头架，观察棒进行标志物注册配准，也可术前不用标志物进行扫描，手术时用 Fazer 激光注册器扫描病人头面部，进行激光注册配准，然后使用观察棒定出病灶在颅表投影，由此设计皮肤切口。手术时，该系统实时跟踪手术器械位置，并以虚拟观察棒的形式将手术器械的位置同时在多幅图像上实时更新显示，如连接导航显微镜，可以进行显微镜镜内导航，直至手术结束（图 3-26）。

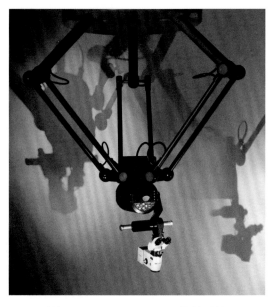

图 3-25 SurgeiScope 导航系统

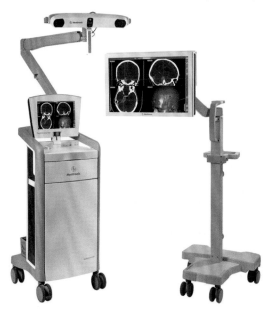

图 3-26 S7 导航系统

由于 Stealth Station 导航系统近几年改进，出现 Stealth Station-S7™、Stealth Station-i7™ 导航系统，使神经外科导航应用更普遍。该系统拥有良好的接口功能，与 Medtronic 公司的多功能 3D 成像和 2D 透视的 O 形臂机兼容，同时也兼容其他术中 MRI、CT 和 C 形臂机影像系统，从而扩大了应用范围。还可应用于脊柱外科、耳鼻喉科、矫形外科辅助手术。

4. ASA-610 导航系统

（1）基本结构：由空间定位系统（光学数字化仪）、计算机存储媒介或局域网、观察棒、图像处理工作站等组成。

（2）临床应用方法：在病人头部不易移动的部位贴上 6 个以上标志物进行 CT 或 MRI 影像扫描。将扫描图像输入光盘或通过局域网直接将图像传到计算机导航系统重建出三维图像，制定手术计划。病人入手术室，气管插管全麻，头架固定头部，用观察棒在病人头部的标志物上进行注册配准，也可利用激光注册。然后进行手术，术中可进行病灶定位，确定手术入路，多角度、多模式观察手术路径，计算病灶深度、面积及体积等，实施病灶等体积切除，直至手术结束（图 3-27）。

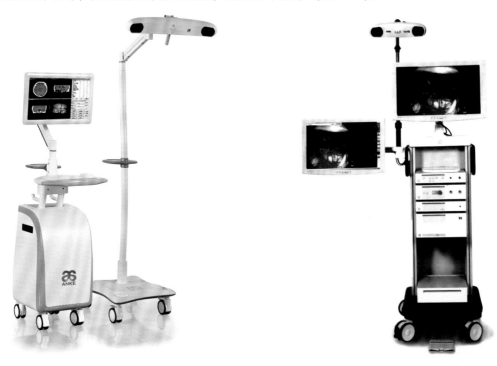

图 3-27　ASA-610 导航系统　　　　　　图 3-28　XION 光学导航系统

5. 目前，临床上还出现了其他类型手术导航系统，如 XION 光学导航系统，该系统主要配合内镜手术。如果在 ILS 或 AR 技术协助下，与相关型号显微镜组合，可实现显微镜下导航（图 3-28）。

（汪业汉　程传东）

第三节　立体定向手术辅助设备

一、术中 CT

（一）基本结构

移动 CT（mobile CT）具有可移动性，适用一般电源，功率只有 3kW，附件适合扫描机内径，具有 X 线防护、图像优质等优点。它的基本结构为扫描架、扫描床和计算机工作站三部分（图 3-29）。

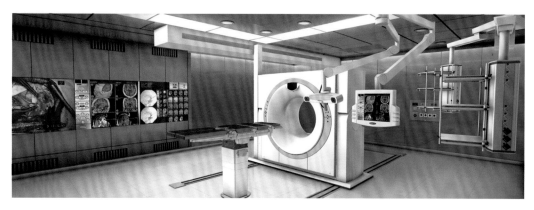

图3-29 术中CT

（二）临床应用方法

1. 神经外科开颅手术 在手术室常规进行，如果术中需要CT扫描协助，只要将CT扫描架移动到手术床手术端，头移到扫描架窗口即可，或头移到消毒碳素纤维头架上，再进入扫描架窗口进行常规CT扫描。

2. 移动CT与一般CT的区别 一般CT是用扫描床的移动来逐层扫描的；移动CT是利用扫描圈的移动来进行逐层扫描的，CT扫描环可在扫描架上移动35cm，可脱离扫描床单独在手术中使用。

3. 扫描结束，将移动CT扫描架远离手术工作区。

二、术中MRI

（一）基本结构

1. 手术中的MRI成像设备一般都是扫描功能先进、漏磁区域小、机架开放程度高的机型。目前有日本日立公司AIRIS-0.3T MRI机、GE公司生产的双柱汉堡式MRI机、Simens公司生产马蹄形垂直式MRI机以及可移动式术中MRI机（目前均为高场强磁体1.5~3.0TMRI机）。它的主要组成为磁体和冷却系统、射频脉冲发生器、梯度线圈、扫描床、计算机工作站和操作台。

2. MRI手术室的分布安排 既要考虑到能进行MRI成像，又要便于外科手术的操作和人员移动。目前MRI手术室有两种设置：一种是放置在手术室内的专用MRI手术室；另一种是将影像科的常规MRI室改建成能符合手术要求的MRI手术室，平时仍做日常MRI扫描诊断工作。前者MRI手术室往往在隔壁是大型专业外科手术室，二室间是相通的，这样根据病情需要，手术可完全在MRI手术室进行，也可在专业手术室进行，然后快速的转移到MRI手术室，术中扫描后完成进一步的修正手术。但是，MRI手术室同样要作MRI特殊要求的屏蔽处理，手术室自动门是采用磁悬浮技术设计的，在MRI手术室的周围区域其他手术正常进行（包括心脏起搏器安装手术等），并无特殊禁忌、限制和要求。

MRI手术室对手术设备及监控设备有无影响？一般的术中MRI机采用永磁0.3T以下，如果远离MRI机两米时，磁场在5高斯（5G）以下。要完成标准程序的手术过程，手术室内配有的麻醉机、吸引器、心电监控仪和供氧设备等，由于这些设备摆放的位置固定，在术中移动机会小，需要磁兼容；而手术刀、血管钳等外科手术器械则在MRI扫描时移出5高斯线以外即可。MRI专用手术显微镜（MR-compatible operative microscope）因在5高斯磁场内放置，需要MRI兼容性器材制成。MRI手术显微镜是通过氮驱动马达（nitrogen-driven motor）工作的。MRI兼容性手术台（MR-compatible surgical table）是集外科手术台与MRI检查台功能为一体的，可通过简单操作而完成各种复杂的多方位、多角度的运动变动，而且台面的移动还可根据图像中的信息来实现X-Y平面方向的微调。

MRI监视器（monitors）是悬臂式双屏，是MRI专用的（可兼容20高斯磁场强度），也可在室内装配大屏幕液晶或等离子监视器，监视器图像可来自于MRI系统、显微镜、内镜和PCs网络（network，PCs），可随时根据手术需要挑选显示图像和切换图像（图3-30）。

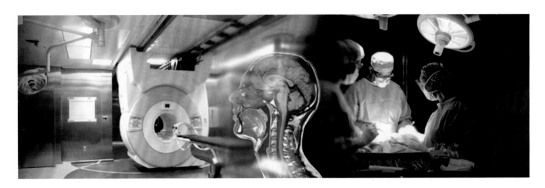

图 3-30　术中 MRI

（二）临床应用方法

目前国内外越来越多的医疗中心都是应用术中 MRI 和多模态影像融合技术协助手术。临床应用价值主要是两方面：纠正脑组织位移，提高导航精确度，减少病灶残存，提高手术病灶全切除率；另外，保护脑功能，减少脑功能缺失。

1. 病人可在 MRI 手术室进行，根据病情选择体位，麻醉等一切步骤同常规开颅术。

2. 若术中需要 MRI 配合，手术暂停，病人连同兼容 MRI 手术床一同进入磁场梯度线圈进行扫描，手术区域应用消毒巾。

3. 术中 MRI 成像序列和成像参数则是为手术而特别设定的，根据需要也可进行术中 MRI 增强扫描和术中 MRI 血管造影（MRA）、术中 MRI 功能成像分析（fMRI）等。

4. 如果术中进行 MRI 神经外科导航，术中 MRI 提供了手术现场真正实时的脑组织图像，这种图像反馈到导航系统及时地将它们作为最新的导航基础图像来引导手术，就能真正地解决术中脑组织移位漂移问题，克服了以往用术前图像来进行导航而发生的导航误差。这种实时图像进行的实时导航大大地提高了影像导航的精确性，实现神经外科手术的微侵袭。

术中 MRI 引导的神经外科手术目前还是处于临床探索阶段，适合于 MRI 手术室使用的 MRI 兼容性手术器械还在进一步研制。MRI 手术室的机构分布及配置也在不断改进，而配合手术进行的术中 MRI 成像技术也在不断开发完善。这种利用无 X 线损伤的开放式 MRI 提供术中实时动态靶器官的监视图像、配合导航技术的神经外科手术，大大提高了导航精确性和病灶手术切除率，具有广泛的临床实用推广前景，相信今后也会在我国逐步得到发展和广泛运用。

三、术中神经电生理监测仪

术中神经电生理监测（neurophysiologic intraoperative monitoring，NIOM）就是将电刺激、脑电、肌电及诱发电位技术应用于神经外科手术中，在实施病灶切除前确定功能区的位置或在手术操作过程中，实时监测神经功能的完整性指导手术进程，以便在最大程度地切除病灶的同时，最小程度地损伤脑及神经的功能，减少或避免术后病人的神经功能缺失，以提高手术的精度和质量。目前用于功能神经外科的术中神经电生理监测设备主要有 16 通道和 32 通道两种。在一定程度上，通道数越多，临床应用就越方便（图 3-31）。

（一）术中神经监测硬件基本结构

硬件主要由三部分组成：信号采集放大系统、刺激器系统、计算机信号分析/显示/存储系统。

1. 信号采集放大系统　人体自发的脑电信号的电压幅值很小，一般为 $5\sim100\mu V$，而诱发电位的幅值更小为 $0.1\sim5\mu V$，肌电信号则在毫伏范围。因此，这就要求"NIOM"设备的放大器不仅对微弱的信号足够敏感，还必须有足以宽泛的能力去处理各种不同类型的神经生理信号。混杂在电和生物噪音中的神经生理信号被放大后，就要经过一系列的模拟滤波器进行信号处理。低切和高切滤波器就是想要保留神经生理信号所在的频率范围而去除无关的噪音频率。理想是低切滤波器（也叫高通滤波器）将去除原始信号中那些低于设定点的频率；高切滤波器（也叫低通滤波器）将消除在原始采集的信号中高于设定点的那些频率。那么，不同的神经生理信号类型就会有不同的滤波带宽。通常头皮记录的 EEG 带宽为 1~70Hz；SEP 为 30~3000 Hz；BAEP 为 10~3000Hz；EMG 的高切滤波则可达 32kHz。50Hz 的工频陷波、滤波是想进一步滤除来自电源的 50Hz 工频干扰。实际信号的低切、高切及陷波、滤波处理要比理想的情况复杂得多。滤波后的信号将进行模数转换（A/D 转换器）进行数字化采样，然后传送至计算机进行分析、显示和存储。微弱的神经生理信号是从强大的噪声背景中提取并进行高增益放大而显示出来的，如果想要采集到真实清晰准确的神经生理信号，放大器必须具备有高输入阻抗、高共模抑制比、低噪声等特性（图 3-32、图 3-33）。

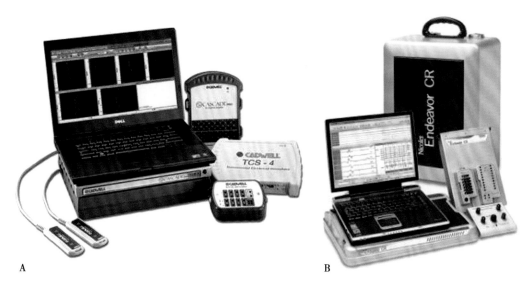

图 3-31　神经电生理监测设备
A. 16 通道；B. 32 通道

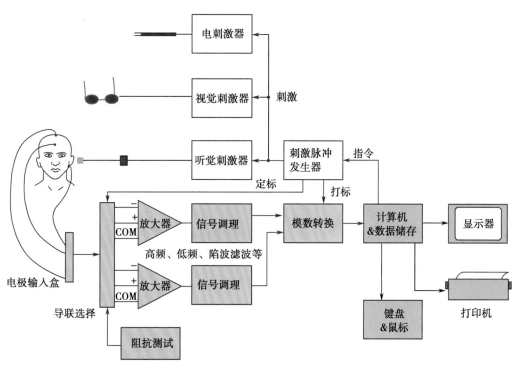

图 3-32　术中神经监测设备结构示意图
图中蓝色部分为放大器部分、白色部分为刺激器部分、灰色部分为计算机显示存储部分

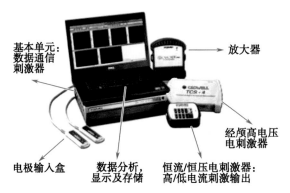

基本单元：
数据通信
刺激器

放大器

经颅高电压
电刺激器

电极输入盒　　数据分析，　　恒流/恒压电刺激器：
　　　　　　　　显示及存储　　高/低电流刺激输出

图 3-33　实物图

2. 刺激器系统　通常"NIOM"的刺激器包含有电刺激器、听觉刺激器及视觉刺激器三部分。电刺激器类型丰富，有用于体感诱发电位（SEP）的高水平输出的恒流恒压刺激器、用于经颅电刺激运动诱发电位（TCeMEP）的高电压刺激器、直接刺激神经诱发肌电反应和直接刺激皮层确定功能区的具有低水平输出的恒流恒压刺激器，刺激的发放是由计算机"NIOM"应用软件来调节并控制的。为了应用方便性，SEP 需要至少有四个高功率输出电刺激器。直接神经刺激的低功率刺激器最大电流限定在 5 毫安、最高电压限定在 5 伏特；直接皮层刺激的低功率刺激输出最大电流则限定在 20 毫安；TCeMEP 需要高电压刺激器，最大电压可达 1000V，刺激功率为刺激强度与刺激间期的乘积。发放到神经的刺激功率，可以由高的刺激强度和短的刺激脉宽或是低的刺激强度和宽的刺激脉宽来完成。每台"IONM"都需有最大刺激功率限制，以避免高功率引起的灼伤（图 3-34、图 3-35）。

"NIOM"设备必须能发放恒流与恒压刺激。动作电位的产生是由于跨膜电位的变化而引起的。通过给神经元细胞膜外层一个负电流，细胞内则成为相对更正的电位，直到达到阈值水平而产生动作电位引起电信号沿着神经元细胞的传导。为了保证在重复刺激过程中的每一次刺激的神经激活是一致的，每次发放的电流应该是恒定的。因此，恒流刺激是首选的电刺激方法。根据欧姆定律 $V = IR$，电压和电流通过刺激电路中的电阻密切相关。在"NIOM"中，不论皮肤阻抗如何变化，恒流刺激通过改变刺激电压保证所需电流的发放。然而，在某些特别情况下，恒压刺激被作为首选刺激方法的。如在肿瘤切除中的颅神经的刺激和经颅电刺激运动诱发电位（TCeMEP），当被刺激的神经浸在充满液体的术野时，电流会选择通过低阻抗的液体。那么，有多少电流会通过被刺激的神经却无法得知。而且，电流的分流量依据术野的干湿环境而变化，此时恒压刺激会克服恒流刺激所遇到的电流分流问题，因而恒压刺激被作为首选的刺激方法。恒压刺激可以保证刺激神经所在的环境，不论干湿程度如何，都会有适当的电流通过神经。

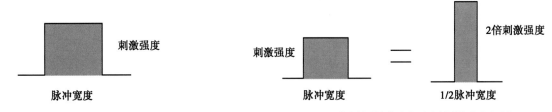

刺激强度

脉冲宽度

刺激强度

脉冲宽度

2倍刺激强度

1/2脉冲宽度

图 3-34　刺激功率等于刺激强度与　　　　　　　图 3-35　左侧刺激功率与右侧刺激功率相等
　　　　　脉冲宽度的乘积　　　　　　　　　　　虽然右侧刺激强度为左侧刺激强度 2 倍，
　　　　　　　　　　　　　　　　　　　但其刺激脉宽只有左侧的一半，所以二者刺激功率相同

3. 计算机系统　随着计算机技术的日益提高，NIOM 设备的信号分析、显示及存储功能也越来也强大。由于多模监测需要同屏显示不同的测试项目或同一测试项目需要以不同的方式显示。因此，显示器必须足够大，分辨率必须足够高才可以清晰显示及辨认波形。目前的计算机的硬盘存储空间已达上千G。病人数据还可以导出存储在移动硬盘上或是存放在服务器上。同时，网络化的术中监测已经越来越

广泛地被临床应用。

（二）术中神经生理监测仪的软件功能

NIOM 设备软件设计应为多模监测，即具有诱发电位、脑电、肌电同步多模监测及专为术中监测而设计的肌松监测（TOF）和定量分析功能。软件应用要求灵活方便，测试协议编辑即可预编辑也可在监测中进行修改、编辑、存储及应用。波形显示方式丰富，容易对照，可选自动标记或手动标记。数据结果能便捷地在表格中显示出来；报告生成灵活快捷，模板可自定义，可任意选出所需报告中的波形及数据结果。具体的测试项目如下：

1. 躯体感觉神经诱发电位（SEP） 包括上、下肢及皮节 SEP、脊髓 SEP 和中央沟定位的皮层 SEP。

2. 运动诱发电位 经颅电刺激运动诱发电位（TCeMEP）、脊髓运动诱发电位、皮层运动诱发电位。

3. 听觉诱发电位（AEP）。

4. 视觉诱发电位（VEP）。

5. 自由肌电及电刺激肌电（free run EMG，triggered EMG）。

6. 肌松监测软件（TOF） 波形及直方图、数据显示。

7. EEG 头皮脑电及皮层脑电（ECOG）、定量脑电（QEEG）。

（三）术中监测常用电极及探针

术中监测常用的电极有圆盘电极、皮下针电极、螺旋电极、表面粘贴电极和皮层电极，这些电极既可以作为记录电极又可以作为刺激电极。圆盘电极常用于脑电、诱发电位的记录。皮下针电极常用于脑电、诱发电位和肌电的记录。螺旋电极即可作为经颅运动诱发电位的刺激电极，也可用于头皮脑电及诱发电位的记录电极。皮层电极可直接放置在大脑表面记录大脑皮层的脑电活动、诱发电位，又可以作为功能区定位时的刺激电极直接刺激脑组织。表面粘贴、盘状电极及皮下针电极又是记录 SEP 时外周神经常用的刺激电极，以下是术中监测常用电极（图 3-36）。

术中监测刺激探针种类繁多，有些设计为既可以刺激神经又可以记录神经动作电位，有的只适合刺激用。一般来说，双极球头探头适合直接刺激大脑皮层和皮层下组织，同芯圆刺激探头适合刺激细小的神经，双极刺激探针适合中等大小的神经，单极刺激探针则适合刺激被肿瘤包裹神经。

（四）术中神经电生理监测的应用

颅脑手术常用的神经电生理监测方法有躯体感觉神经诱发电位（上、下肢 SEP 及用于中央沟定位的皮层 SEP）、皮层运动诱发电位（直接刺激大脑皮层）、脑干听觉诱发电位、自由肌电及电刺激诱发肌电、EEG（头皮脑电及皮层脑电）。其目的是识别皮层功能、神经传导通路及颅神经，提供神经功能完整性及早期可能出现的神经受损的信息，提高颅神经和脑功能保护的成功率，降低脑及颅神经损伤的发生率。

1. 体感诱发电位定位中央沟 中央沟是划分皮层运动区和感觉区的解剖分界线。脑表面解剖结构的标记通常会有一定的变化，临床上常见脑胶质瘤及癫痫等病灶会引起中央沟的移位，使解剖的中央沟和功能中央沟二者不一致，若手术易造成不必要的脑功能损伤。通过电生理的方法，可以在全麻状态下刺激上肢外周神经（正中神经）在中央区皮层表面来记录 SEP，利用感觉区和运动区 SEP 位相倒置的方法，来确定功能性中央沟、感觉皮层和运动皮层的位置（图 3-37）。

2. 微血管面神经减压（MVD）的神经监测 MVD 治疗半侧面肌痉挛（HFS）的有效率可达 85%～95%，而且复发率低。术中神经监测可指导外科医生识别责任血管的解剖位置，指导手术进程，提高手术疗效。不正常的肌肉反应（abnormal muscle response，AMR）也称为侧方扩散（Lateral spread response，LSR），即电刺激面神经的一个外周分支，在面神经其他分支的肌肉上同样可以记录到肌电反应。这种不正常的肌电反应意味着责任血管远离面神经根，异肌电反应消失、AMR 波幅消失程度与术后疗效呈正相关（图 3-38）。

当然，ZLR、EMG 等其他电生理监测技术也可以联合应用于 MVD 治疗面肌痉挛手术，能够提高手术后效果，降低减压的盲目性以及由此产生的并发症。

3. 术中皮层脑电图（ECOG） 是指手术中在硬脑膜剪开后，在硬膜下放置皮层电极或深部电极，记录患者的间歇期放电，主要用于病灶明确及位置远离功能区的继发性癫痫的患者，在麻醉药使用适当的情况下，可以精确地确定癫痫放电的范围，为病灶的切除范围起很好的指导作用。由于麻醉药的影响，只能记录间歇期放电，此种方式有一定的局限性（图 3-39）。

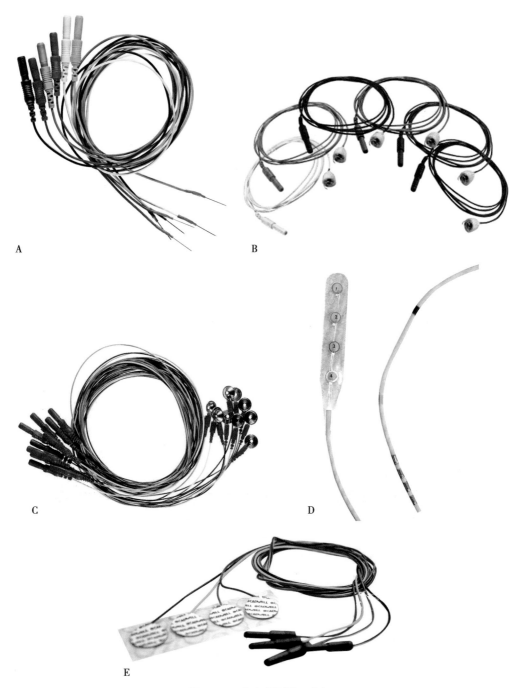

图 3-36　术中监测常用电极
A. 皮下针电极；B. 螺旋电极；C. 盘状电极；D. 皮层电极；E. 表面粘贴电极

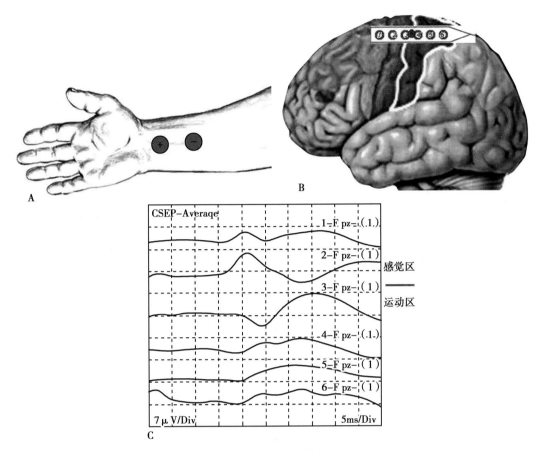

图 3-37 体感诱发电位定位示意图

A. 刺激正中神经;B. 皮层电极横跨解剖中央沟,记录 SEP;C. 刺激对侧正中神经,用6点皮层电极记录皮层 SEP 第二点及第三点发生位相倒置,第二点(N20)为皮层感觉区,第三点(P22)为皮层运动区,实践证明,利用 SEP 在中央区位相倒置的特性,在手术中识别感觉和运动区皮层边界是一个简单、安全、有效、可靠的方法

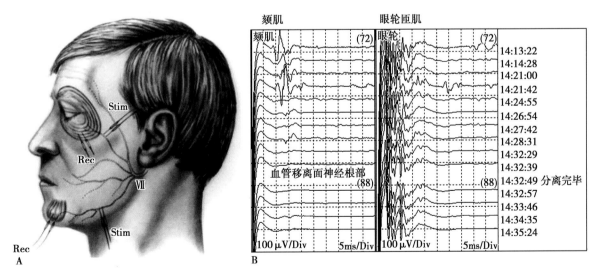

图 3-38 微血管面神经减压,体感诱发电位定位示意图

A. 侧方扩散示意图;B. 刺激面神经的颧支

记录其直接支配的眼轮匝肌肌电反应和未被其支配的颏肌肌电反应。左侧上方的颏肌肌电反应,为不正常肌电反应(AMR),在血管移离面神经根后,反应消失(左侧下方)。右侧的眼轮匝肌反应为正常的刺激诱发肌电反应,面神经减压前后均存在

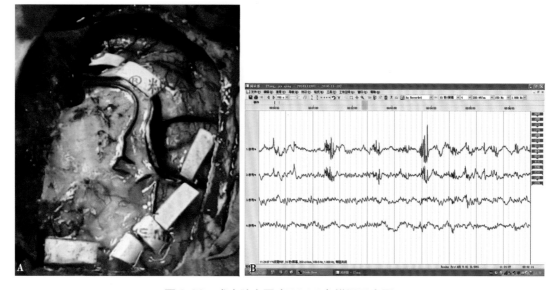

图 3-39　术中脑电图（ECOG）描记示意图
A. 术中病灶,黄色纸片为放电范围;B. 癫痫样放电

（赵兵国　徐　欣）

四、微电极记录系统

（一）基本结构

微电极记录系统（micro-electrode recording system，MER）是通过记录脑深部神经细胞核团的电信号，实现脑内神经细胞的电生理学定位，在脑深部刺激（deep brain stimulation，DBS）的过程中，从神经电生理的角度实现电生理学植入靶点的精准定位。其结构包括微电极推进装置、微电极针及微电极套管针、信号采集器及计算机分析系统组成。目前临床上常用的有美国 Leadpoint 微电极记录系统和以色列 Alpha Omega 微电极记录系统。常用的方法包括微电极记录、微电极或宏电极刺激、场电位记录。

1. 微电极　用金属钨或铂-铱制成，包括记录的内芯及套管，外涂绝缘聚对二甲苯镀层，仅尖端裸露，电阻为 1~2MΩ，微电极越细越好。但是，太细就不能保持其挺直不弯曲状态，因而一般用直径为 12~40μm，尖端裸露 0.5mm。微电极套管针与微电极配套使用，目的是保证微电极在推进的过程中保持不弯曲，其长度根据不同的微电极记录系统不同而长短不一，一般套管针比微电极要短 10~30mm。

2. 微电极推进装置　包括载持装置与推进装置，后者有手动或马达控制的电动推进方式两种，其步进一次约 0.1mm（指电动）；手动 0.1mm 看标尺。

3. 微电极记录系统　主机是通过微电极进入脑组织经采集器采集到电信号后，送入计算机分析系统，在计算机显示屏上实时显示，其软件系统对采集到的电信号的放电方式、频率、波幅及背景噪声结合解剖图谱进行分析。

（二）Leadpoint 微电极记录系统及优点

1. 信号记录质量可靠，抗电磁干扰能力强。

2. 体积小巧，移动方便。

3. 微推进器适用于多种定向仪头架。

4. BenGun-5 孔设计，可行单通道/多通道记录，手动或电动推进。

5. 特有 DBS 植入电极和微电极共用的固定支架和套管针。

6. 其软件具有显示电极位置状态及持续记录功能和刺激功能，回放功能包括图像回放与声音回放（图 3-40）。

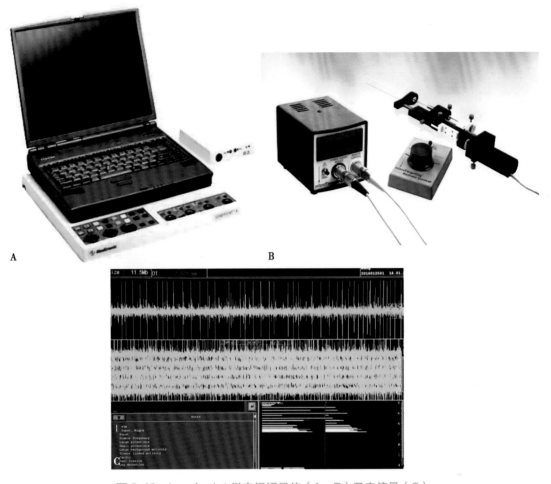

图 3-40　Leadpoint 微电极记录仪（A、B）及电信号（C）

（三）Alpha Omega 微电极记录系统

Alpha Omega 微电极记录系统有两种类型：NeuroNav 临床型和 Neuro Omega 临床和研究合用型微电极记录系统。

1. NeuroNav 临床型微电极记录系统　是应用于神经和精神疾病脑深部电刺激（DBS）电极植入或靶点毁损的精准定位系统。NeuroNav 能准确地记录神经电生理活动（图 3-41）。其临床特点：①体积小巧，携带方便；②具有良好的用户界面；③手持遥控器可以术中在无菌状态下独立操作；④软件界面直观，简单；⑤单一消毒的输出电缆用于微电极的定位、记录和刺激，最大限度地减少污染；⑥BenGun-5孔设计，X-Y 纵横移动，可以不调整框架坐标就可调整穿刺通道；⑦不用回退推进器和移除套管，直接将 DBS 电极通过管道植入；⑧微推进器可以精确推进的电子驱动或手动推进。

2. Neuro Omega 临床和研究合用型微电极记录系统　是新型的多功能一体机。Neuro Omega 除了具备 NeuroNav 所有的功能外，还具有其他的功能，包括最大可以容纳 122 个记录通道，具备微电极及宏电极记录和刺激功能，还可以同时记录场电位（LFP）、脑电图（EEG）、肌电图（EMG）和皮层脑电图（ECOG）等（图 3-42）。

（四）临床应用方法

脑深部电刺激（DBS）已经成为帕金森病和其他肌张力障碍疾病的主要治疗手段，丘脑、苍白球以及丘脑底核是其主要的治疗靶点。目前常用的定位方法是影像解剖学（MRI）的方法确定电极的植入位置。随着研究的进一步深入，逐渐认识到在上述的脑深部核团中，还存在着不同的亚功能分区，如苍白球的 Gpi 和 Gpe 其功能不一样，丘脑底核（STN）内存在功能节段分区即感觉运动区、联络区和边缘系统区等。不同的功能亚分区，其功能反应也不同，电刺激后存在不同的反应、效果和副作用。目前的影像包括 3.0T 的磁共振仍无法做到其核团的亚功能分区的影像解剖。另外，有框架或无框架的导航系统精准定位，由于术中患者体位变更、脑脊液流失，导致的脑移位，此时仅仅依靠影像解剖来定位无法满足临床精准定位的要求，微侵入神经电生理定位是有效功能定位的方法之一。最终，DBS 的空间定位应该基于组织的电生理特性，即潜在的神经活动，而不是定义上的解剖位置（图 3-43、图 3-44）。有关微电极记录系统临床应用的具体方法与步骤：

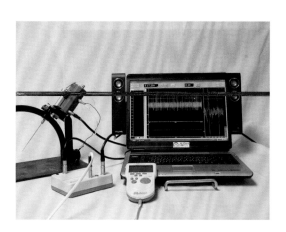

图 3-41　NeuroNav 微电极记录系统

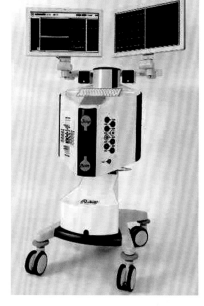

图 3-42　Neuro Omega 微电极记录多功能机

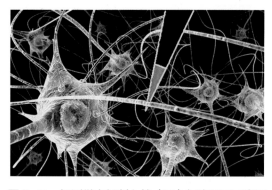

图 3-43　探测微电极刺入核（团）细胞周围示意图

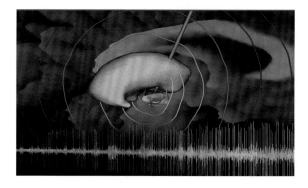

图 3-44　微电极示电生理信号出现

1. 病人入手术室后，在立体定向手术治疗计划完成后，常规消毒、铺巾，颅骨钻孔后，调整定向仪框架及弓架上的坐标，安装定向仪弓架，将已消毒的微电极推进器，安置在定向仪弧形弓架上。

2. 在微推进器上调整微电极记录电极拟进入的起始位置，一般设计在靶点上 8~10mm 开始记录。

3. 根据手术要求选择单通道或多通道微电极记录模式，将套管针经 BenGun-5 孔针道的中间通道（单通道）或所需要的通道（多通道）推进至硬脑膜，用单极电刀灼开硬脑膜，将套管针徐徐沿着设定的路径进入脑内并固定，并拔出针芯。

4. 将微电极记录电极通过置入脑内套管针，将连接导线连接微电极及计算机主机。

5. 输入患者的基本信息，测试微电极的阻抗，检查各种电线路，将外界的各种干扰波减小至最低程度。

6. 开始记录电生理信号（靶点上 8~10mm 开始记录），应用电动马达或手动推进微电极进入，规定每次步进深度为 0.5mm，每一步前进，微电极针滞留 30 秒并记录，直到靶点中心，根据信号情况及解剖位置决定是否需要进一步记录至靶点下方。

7. 分析电生理信号是否出现典型病变信号以及信号的长度与强度，决定是否将刺激电极植入该通道，如未出现明显的电生理信号，调整位置后再次记录直至满意的电生理信号出现。

8. 根据电生理信号，确定电极放置的最终靶点，并进行搜索微电极刺激，观察病人的效果与副作用。

9. 在微电极记录信号与微刺激效果满意时，拔出探测微电极，将 DBS 颅内端电极植入脑内靶区，连接导线进行场电位的记录与分析。

10. StimLock 锁住电极，退出套管针，卸下微电极推进器。按步骤关闭微电极记录系统和相关电源。清洗微电极，消毒处理微电极及微电极推进装置，以备下次使用。

（五）常用核团微电极记录图谱

目前使用微电极记录，对脑内的很多核团有了一定的认识。下列常用脑内核（团）神经元放电示意图（图 3-45、图 3-46、图 3-47、图 3-48、图 3-49、图 3-50）。

1. 丘脑底核（STN）神经元（帕金森病）　在 STN-DBS 手术时，微电极记录是从靶点上 8~10mm 开始记录，进入 STN 和黑质，各部位的神经元放电特征。

（1）STN：高频、不规则、伴有震颤和强直的神经元放电。

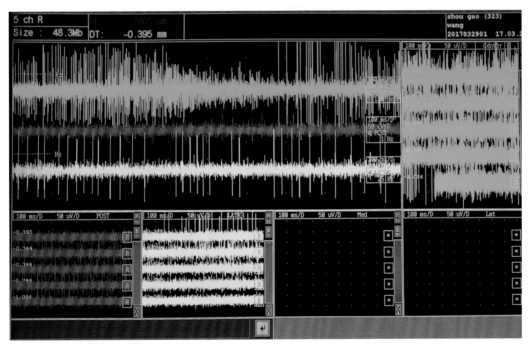

图 3-45　STN 神经元放电

（2）黑质：高频、规律的神经元放电。

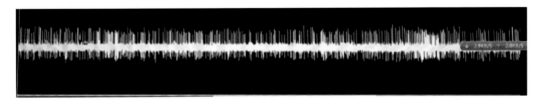

图 3-46　黑质神经元放电

2. 苍白球内侧部（Gpi）（肌张力障碍）　在 Gpi-DBS 手术时，微电极记录是从靶点上 8~10mm 开机记录，途经苍白球外侧部（Gpe）、苍白球内侧部，这些部位的神经元放电特征。

（1）Gpe：低频爆发性神经元放电或低频伴有间断神经元放电。

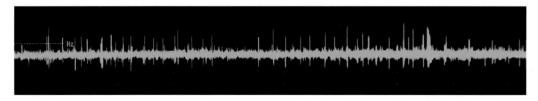

图 3-47　Gpe 神经元放电

（2）Gpi：爆发性、不规则的、高频、类似曲线性的点燃频率。

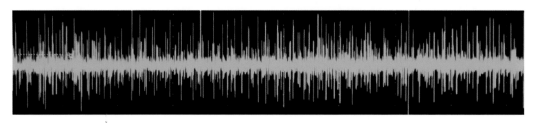

图 3-48　Gpi 神经元放电

3. 丘脑腹中间内侧核 VIM（特发性震颤患者）　爆发性、簇性神经元放电。

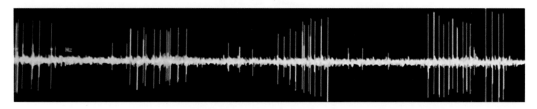

图 3-49　Vim 神经元放电

4. 丘脑前核 ANT（癫痫患者）　神经元特点为短暂、高频的暴发性节律。

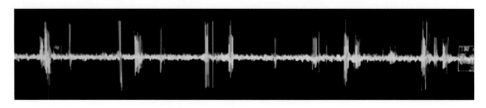

图 3-50　ANT 神经元放电

（徐　欣　凌至培）

五、温控射频热凝仪

（一）基本结构

温控射频热凝仪是目前神经外科临床应用治疗某些疾病的一种仪器。射频热凝仪的基本结构包括三个部分：射频发生器、射频电极和连接导线。

（二）常用仪器名称

目前，市场应用的射频仪有很多品牌，具有代表性的有美国 Cosman 公司生产的 Cosman RFG-1A/1B 和 Radionics-3C 温控射频仪（图 3-51），瑞典 Elekta 公司生产的 Leksell 温控射频仪（表 3-1、图 3-52），国产安科公司生产的 ASA-601T 温控射频仪（图 3-53）。

CosmanA1 射频仪是由 Cosman 公司的前身 Radionics 公司发展而来，经历了数代的发展有了目前最新一代的射频仪是单通道 RFG-1A/1B 射频仪和 4 通道的 G4 射频仪。我国市场上应用的射频仪还包括加拿大的 OWL 射频仪和我国北琪公司生产的 R-2000B 系列温控射频仪（图 3-54）。

R-2000B 射频仪的主要特点如下：①两个手术电极输出通道，可同时进行同一患者两个独立靶点的治疗；②具有单极应用、双极应用和双路单极应用三种电极治疗模式；③电刺激定位具有恒电流和恒电压两种模式；④连续射频具有正常和阶跃两种模式；⑤脉冲射频具有电压控制、温度控制和脉宽控制三种模式；⑥采用 8 寸触控液晶屏；⑦采用全数字化技术，全部参数设置均实现数字输入；⑧治疗数据自动记录保存，可导出进行分析和打印。

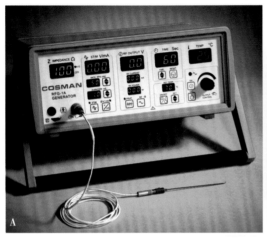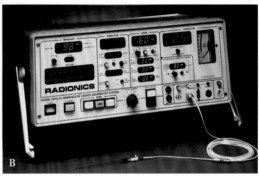

图 3-51　Cosman RFG-1A/1B 温控射频仪（A）及 Radionics-3C 温控射频仪（B）

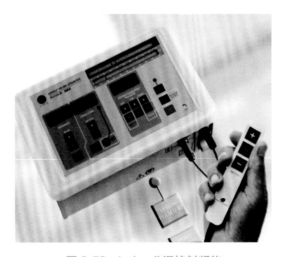

图 3-52　Leksell 温控射频仪

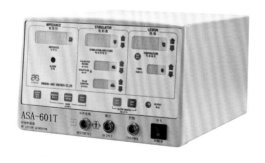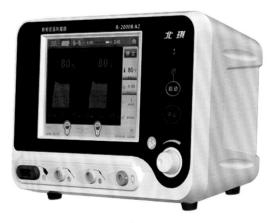

图 3-53　ASA-601T 温控射频仪　　　　　　　图 3-54　北琪 R-2000B 温控射频仪

表 3-1　Leksell 立体定向仪配套使用的温控热凝射频仪技术参数

毁损	
功率	最大 30W，毁损过程中温度自动控制
射频频率（kHz）	512
时程（秒）	0～100 秒
温度范围（℃）	0～100
刺激	
电流	直流电 0.03～15.00mA，刺激过程中手动或自动增益
频率（Hz）	3～200
电压	限于 35V 以下（自动控制）
脉冲过程	0.05～2.5 毫秒　　3～10Hz 0.05～1.25 毫秒　　20～200Hz
脉冲射频	
射频频率（kHz）	512
电压（V）	0～55
比率（Hz）	1、2、3、4、5、6、7、8
脉冲时程（毫秒）	20，32
时间范围（秒）	0～200
温度范围（℃）	40～64
阻抗监测	
阻抗（Ω）	20～1000
阻抗判读	数字及声调
电凝单位	
双极电凝	电凝时最大 30W，用镊子，脚踏开关控制
物理特征	
主机	230V、115V、110V
体积	320mm（宽）×205mm（长）×130mm（高）
重量（kg）	5
遥控	手遥控神经刺激
附件	
电极	脑毁损电极，单极、双极和并行电极（两根平行的单极电极），疼痛毁损电极，随弃式套管
脚控开关	脚控开关控制电凝

（三）临床应用方法

1. 毁损电极针选择　毁损电极针有裸露长度 2～10mm、直径 0.7～2.1mm 等不同的规格。根据患者毁损靶点解剖位置和毁损灶大小，选择不同毁损电极。如 Vim 核毁损术应选择电极针裸露长度 2～4mm、直径 1.2～1.6mm 的较适宜；脊丘束毁损术应选择电极针裸露长度 2mm、直径 0.7mm；扣带回毁损术应选择电极针裸露长度 8～10mm、直径 1.8～2.1mm。

2. 温控射频热凝仪连接　以颅内脑组织 Vim 核（团）为例，先完成疾病靶点定位、消毒、铺巾、局麻、手术钻孔，调整定向仪框架及弓架的坐标，安装弧形弓，打开温控射频热凝仪总开关，连接导线，一端连接射频仪输出口，一端连接毁损电极。同时，将负极板妥善与患者皮肤接触，接触面积应超过 15cm²，以防灼伤。

3. 靶点验证　在毁损电极置入前，再次核对靶点数据。验证和确定影像靶点定位是否正确，有无个体差异，保证手术达到预期效果而不出现明显的副作用。

4. 参数调试　再次确认射频热凝仪各项功能处于良好状态，打开阻抗、频率、脉宽、电压、时间、温度等开关，了解各物理参数是否正确，并调试好参数。根据靶点的解剖位置，选择不同的物理参数。如帕金森病（PD）Vim 核毁损为例，要求阻抗在 400~500Ω，运动刺激频率 2~5Hz，脉宽 0.5~1.0 毫秒，电压 1.0~2.0V；感觉刺激频率 50~100Hz，脉宽 0.2~0.5 毫秒，电压 0.3~1.0V。

5. 组织毁损　对于毁损治疗，在置入射频电极后，先用 45℃ 进行靶点可逆性毁损，检查确定无功能障碍时，再逐渐升高温度至 65~80℃，时间 60~100 秒（设定有效的毁损时间为 60 秒，各种射频仪升温计时的方式不同，一种为逐渐升温，到了预先设定的温度才开始"毁损"、计时；另一种为升温过程即计时，要注意区别）。对于阻抗先导的射频热凝仪，根据阻抗曲线由高到低的变化，进行能量控制的毁损。

6. 毁损术毕　拔出射频电极针，观察和检查病人的临床症状和体征 3~5 分钟。如果患者的临床症状和体征改善达到目的，手术结束。如果原来的症状体征无改善。检查核对坐标值，必要时调整坐标予以纠正，重复毁损，直至达到预期效果。也可以用 CT、MRI 扫描复查。

（毛之奇）

六、神经外科 ROSA 和 Remebot 机器人系统

（一）ROSA 机器人系统

随着计算机及软件程控技术、导航技术、多模态影像及融合技术等多学科的迅速发展，神经外科机器人的应用给临床的治疗方式及理念等方面带来了深刻的转变。神经外科是手术精准和微创为主，为防止过度神经功能缺失，目前相关机器人技术出现就克服了传统手术上的局限性，不断突破手术禁区。全球已经有多款神经外科机器人应用到临床。其中具有代表意义的是 Medtech S. AS. 公司研发的 ROSA 神经外科机器人系统。

1. ROSA 机器人的诞生　ROSA 机器人是由 Medtech S. A. S 公司研发、用于神经外科立体定向的机器人系统。Medtech S. A. S 公司最初研发骨科机器人 Bright™，是由 Bertin Nahum 先生于 2002 年所创建。自 2007 年开始 Medtech S. A. S 公司开始投入研发神经外科机器人系统，型号命名为"ROSA"。该产品于 2008 年获得欧盟 CE 认证，2009 年获得美国 FDA 认证。2014 年 10 月"ROSA"神经外科机器人系统获得中国 CFDA 认证。

2. ROSA 机器人的基本结构和组件　ROSA 机器人基本构成包括机械臂、触摸显示屏、导向器械适配器和固定器、主机、液压制动装置、紧急制动装置（图 3-55）。同时配备有一个手术计划工作站，用于制定手术计划使用（图 3-56）。ROSA 机器人常用的配件有器械引导固定器、DBS 微推进器、无菌和非无菌指示探针、电源适配器、主机电源线、脚踏开关。

ROSA 机器人软件包括手术计划和引导模块，其中分别包括图形界面、术中导航软件、影像融合软件、功能神经外科手术计划软件、脑室镜应用模块、经鼻内镜应用模块。

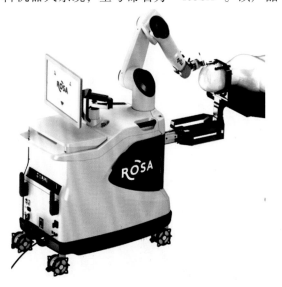

图 3-55　ROSA 机器人术中主机

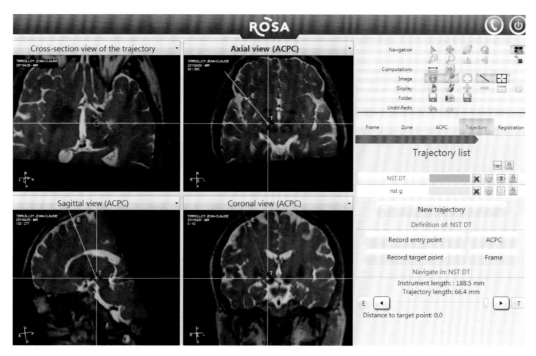

图 3-56 ROSA 机器人手术计划系统

3. ROSA 机器人的工作原理 神经外科医生术前根据患者情况给予 ROSA 机器人一定的指令（术前计划），机器人则严格执行指令，稳定握持各种手术器械，并精确定位、指向靶点，协助神经外科医生完成手术。

ROSA 机器人工作的原理包括如下流程：①患者颅骨标记点的确立（根据不同的注册方法，确定不同的颅骨标记点）；②获取术前影像；③术前图形融合和计划；④安装 ROSA 设备，并连接好机器人和头架；⑤将术前数据、手术中头架及颅骨标记点等进行注册；⑥根据术前计划，进行手术操作。

4. ROSA 机器人的功能与应用范围 ROSA 机器人是一应用软件控制技术与六度自由机械臂传感技术相结合的机器臂导航。具备独有的四种注册和配准方式的设备（体表 Marker 点注册、颅骨植入标记点注册、框架标记点注册、无标记点的激光自动注册），其中无标记点的激光自动注册是世界上首次独家专利技术。同时 ROSA 机器人技术保持了多功能、多系统整合的技术优势，适用于 DBS（脑起搏器）植入疗法（如帕金森病、特发性震颤、肌张力障碍、抽动症、阿尔茨海默病）和干细胞疗法的机器人系统；将电子脑图谱、PET、DTI 数据源兼容性整合到手术计划软件实现了术中激光定向定位功能；适用于神经内窥镜手术，具有术中实时导航功能。它也是目前神经外科定位精准度、可重复性精准度、术中导航精度最高的设备。

ROSA 机器人目前在神经外科手术中应用范围：功能神经外科手术，如帕金森病（特发性震颤、肌张力障碍、抽动症、阿尔茨海默病等）脑 DBS 植入术；立体定向脑电图电极植入（SEEG）手术；大脑皮层刺激术或射频温控热凝毁损术；神经干细胞脑内植入治疗；脑组织活检手术等。还有协助内镜辅助手术，如错构瘤、垂体瘤、脑囊肿、颅咽管瘤的切除或抽吸术等；开放性颅脑手术如肿瘤切除、皮层功能区等术中实时激光定位等。

（二）Remebot 神经外科医疗机器人

1. Remebot 医疗机器人 是另一种应用于神经外科立体定向手术的导航定位系统，借助多模态影像融合、三维手术规划、实时导航、机械臂精准定位，辅助手术者实现微创、精准、高效的无框架立体定向手术。适用于立体定向活检，脑出血、脑囊肿抽吸排空，癫痫、帕金森病等神经外科疾病立体定位。该医疗机器人是北京柏惠维康科技有限公司研发、生产（图 3-57）。

2. Remebot 机器人的工作原理与步骤

（1）首先患者术前行头颅影像学扫描，患者在术前贴上 Remebot 专用标志物进行 CT/MRI 等医学影像扫描。

（2）通过三维可视化和多模态影像融合技术，系统重建出患者头颅三维图像，准确地观察病灶位置、了解周边重要脑组织功能关系和血管分布。

（3）手术规划：选择靶点位置，规划最佳手术路径。

（4）医生按指定模式给患者头颅和机械臂分别进行激光注册，从而将计算机三维模型与现实手术场景建立空间对应关系。

（5）定位注册完成后，医生确认规划路径，机械臂在跟踪系统监控下自动、准确地运动到医生规划的位置。

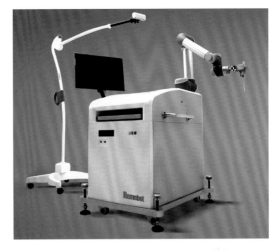

图 3-57　Remebot 神经外科导航定位机器人

（6）手术实施：在导向器协助下，协助完成颅骨钻孔，实施定向活检、囊腔或血肿抽吸，也可完成颅内靶点毁损、DBS 植入等手术实施。机械臂作为一个操作平台，保证各种手术器械的稳定性。

（毛之奇）

七、经颅磁刺激系统

经颅磁刺激（transcranial magnetic stimulation，TMS）技术是利用脉冲磁场作用于中枢神经系统，使皮层神经细胞的膜电位改变，并产生感应电流，从而影响脑内代谢和神经电活动，以达到治疗疾病的目的。

（一）TMS 的基本原理

TMS 的作用原理在于通过时变磁场诱发出感应电场，即法拉第磁效应，在头颅附近放置一导电线圈，并在数毫秒内通过快速变化的电流进而产生可以穿透头皮及颅骨的变化的磁场，而这一场强不断变化的磁场就可以使线圈下方的局部大脑皮质（面积约 $3cm^2$，深度约 $2cm$）产生持续数百微秒的电流，并激活相应区域皮质及皮质下神经元轴突。

TMS 主要有单脉冲（sTMS）、双脉冲（pTMS）和重复经颅磁刺激（rTMS）3 种刺激模式，不同的刺激模式会产生不同的效应。单脉冲是指每次只能发出一个刺激脉冲，多用于常规电生理检查，获取 MEP、运动皮质阈值（motor threshold，MT）和皮质静息期（cortical silent period，CSP），进而反映整个皮质脊髓系统的兴奋性。

双脉冲以极短的时间间隔在同一个刺激部位连续给予两个不同强度的刺激，或者在两个不同的部位应用两个刺激仪。双脉冲的特点是脉冲间隔可以调整，最短间隔时间可以到 1 毫秒，多用于研究神经的易化和抑制作用，以获得皮质兴奋抑制恢复曲线。

重复经颅磁刺激是在同一个刺激部位反复给出慢节律低频或快节律高频刺激，最高频率可达 100Hz，且在神经元不应期也进行刺激，兴奋水平走向的连接神经元，产生兴奋性突触后电位总和，使皮层之间的兴奋-抑制联系失去平衡，从而改变大脑皮层的兴奋度。一般来说，低频 TMS（频率≤1Hz）刺激可以抑制大脑皮质兴奋性，而高频 TMS（频率≥5Hz）刺激用以增加大脑皮质的兴奋性。

刺激线圈也称磁头或探头，同一台机器连接不同规格的线圈能输出完全不同的信号，如刺激强度、深度和面积等。线圈的不同规格主要区别于尺寸和形状。常用线圈的尺寸有小线圈（Small 50mm Coil）、中线圈（Medium 70mm Coil）、高能线圈（High Power 90mm Coil）和双线圈（Double 70mm Coil）。线圈形状主要有两类：单线圈和双线圈。单线圈所形成的磁场很像一个火山，火山口（顶部）也是一个如线圈大小的圆形，为磁场强度最大的区域，距离线圈表面 2~3cm。一般选择将顶部作用在皮质上。双线圈也称 8 字形线圈，是由一条导线按 8 字形缠绕而成。双线圈的磁场最强处为聚焦后的一个点，这完全不同于单线圈。其顶部为磁场最强处，距离线圈表面 2~3cm，适合精确的皮层定位刺激，如脑功能成像等（图 3-58）。

常用的线圈为圆形线圈和双线圈。特殊线圈包括风冷降温线圈、伪线圈（安慰剂）、超小线圈（可用于大鼠）以及特殊定制的线圈等。线圈在连续工作一段时间后都会由于发热而达到一定温度，若线圈的温度高于 42℃ 则大部分机器会自动停机以防止过热烫伤受试者。为了避免这种现象，很多产品设计了带降温系统的风冷双线圈（如 Magstim Double 70mm Cooled Coil System），可以保证长时间连续刺激而不会过热。伪线圈的外观和形状与真线圈完全一致，工作的时候同样会发出刺激声音，只是不释放刺激信号，一般用来做对比试验。

使用磁刺激的时候需要调整的参数主要有三个：刺激位置、刺激频率和刺激强度。其中刺激频率的选择取决于机器本身所允许的范围，比如 100Hz 磁刺激器允许选择从 1~100Hz 不同的刺激频率。不同的频率适合不同的临床疾病应用，采用高频刺激可促进皮质兴奋的正常化，低频刺激可降低运动皮质兴奋使其正常化。刺激强度的概念有两个：一是仪器所能达到的输出强度，最大磁场强度一般为 2~3T；另外，一个是施加给病人的刺激强度。刺激部位的确定很关键，一般是基于标准解剖图谱或根据经验来确定，而 TMS 联合神经导航系统的开发，经颅磁刺激导航系统（nTMSN），大大增加了刺激的精准性。

（二）导航经颅磁刺激技术（Navigation transcranial magnetic stimulation，nTMS）

由于头颅的不规则形状，在经颅磁刺激时很难精确地定位刺激部位。最初，刺激的部位只能做大致的定位，刺激深度和刺激角度缺乏精确性。随着现代科学技术的快速发展，基于神经导航的定位系统被整合到 TMS 技术上，通过与 MRI/CT 等影像学结合，实现了 TMS 的可视化。在导航系统的指引下，操作者可以清楚地看到手中的线圈与被试者头部及脑部相对位置的变化（如 Visor-2 经颅磁刺激导航系统，图 3-59）。导航系统的应用使得磁刺激的临床和研究工作有了质的飞跃。也正是由于该技术的飞速发展和不断完善，才使得其在临床和科研方面得到广泛应用。

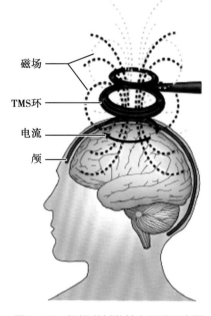

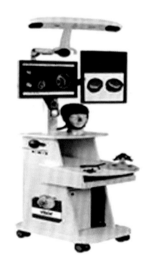

图 3-58　经颅磁刺激基本原理示意图　　　　图 3-59　Visor-2 经颅磁刺激导航系统

（三）TMS 的临床应用

通过 TMS 可以检测运动诱发电位（MEP）、中枢运动传导时间（central motor conduction time，CM-CT）、皮质静息期、运动皮质兴奋性等，从而提供疾病病理生理机制方面的重要信息。重复 TMS 可以调节病变区皮质兴奋性等，使其在癫痫、帕金森病、抑郁症、卒中、脊髓损伤等疾病的实验性和临床应用方面具有巨大的潜在价值。目前，TMS 已经在神经病学、神经康复学和精神心理学等领域应用。

1. 癫痫的 TMS 治疗　癫痫是一种慢性的脑部疾患，以脑部神经元异常放电所致的反复和短暂的中枢神经系统功能失常为特征。一组大脑神经元一过性电生理改变，产生异常的过度性同步放电。TMS 可以调节大脑皮质的兴奋性，频率≥5Hz 的高频 TMS 可以增加大脑皮质的兴奋性，频率≤1Hz 的低频 TMS 则可以抑制大脑皮质兴奋，从而抑制癫痫的发生。因此，对不适合切除性手术的药物难治性癫痫，可以考虑应用 TMS 治疗。高频 TMS 还可以有诱发癫痫发作，从而在癫痫灶的定位方面有一定应用价值。

2. 帕金森病的 TMS 治疗　帕金森病（PD）是一种常见的神经系统变性疾病，老年人多见，其主要的病理改变是中脑黑质多巴胺（dopamine，DA）能神经元细胞的变性和凋亡，由此而引起纹状体 DA 含量显著性减少而致病。临床上主要表现为静止性震颤、运动迟缓、肌强直和姿势步态障碍，同时患者可伴有抑郁、便秘和睡眠障碍等非运动症状。研究发现，高频 rTMS 刺激初级皮质运动区可以改善帕金森患者的运动症状，并且这种疗效随疗程的增加而逐渐显著，也有少量研究报道低频 rTMS 可以改善帕金森病患者症状。TMS 治疗帕金森病的机制可能与调节皮层的兴奋性、神经营养因子的分泌以及通过调节儿茶酚胺的代谢而发挥作用。TMS 不仅可以暂时缓解帕金森病患者的临床症状，在 TMS 治疗完成后的相当一段时间内仍然可以起到保护作用。目前 TMS 治疗帕金森病的有效性、刺激频率、刺激部位尚存在争论，仍需更多的临床试验进行验证。

3. 其他方面的应用　TMS 还用于研究和治疗其他中枢及外周神经系统的疾病，如脑卒中后遗症、肌萎缩侧索硬化、多发性硬化、痉挛性截瘫、神经根炎、海绵性肌病、耳鸣、慢性疼痛和外周神经疾病。在精神和认知功能改变方面，对抑郁症、老年痴呆、语言、记忆改善等神经功能缺失中发挥一定治疗作用。

（四）rTMS 的安全性

TMS 治疗后的副作用可表现为头痛、失眠、诱发癫痫等。有学者研究数千例经 TMS 治疗病例，结果只有 6 例出现一过性癫痫发作，故认为 TMS 是一种安全的技术。美国国立卫生研究院于 1998 年发布的 TMS 操作指南，认为 TMS 对癫痫患者为相对禁忌证，只要在操作中严格控制刺激参数、规范操作也是安全的。只有掌握好适应证，选择合理的刺激频率、刺激强度及刺激时间，TMS 是一种安全的治疗手段。

（崔志强）

第四节　颅内植入装置及临床应用

一、DBS 体内植入与临床应用范围

目前，在临床上应用的脑深部电刺激系统（DBS）有美国 Medtronic 公司生产的脑深部电刺激系统和我国清华品驰公司生产的脑深部电刺激系统。

（一）Medtronic 脑深部电刺激系统

Medtronic（美敦力）脑深部电刺激系统（DBS）从 1987 年开始应用临床，已经近 30 年。从 1998 年 8 月我国安徽省立医院开始第一例帕金森病 DBS 治疗以来，已应用 19 年。目前，全国已有百家医院开展和应用 Medtronic DBS 植入系统。DBS 体内植入部分包括植入式神经刺激器、延伸导线、电极和适配器，DBS 体外配套部分包括患者控制器、充电系统、外部刺激器连接电缆、体外神经刺激器、医用程控仪。

1. 植入式神经刺激器　植入式神经刺激器发放弱电脉冲，可在脑部靶区内抑制异常神经活动，使运动神经环路恢复至相对正常的功能状态，以缓解病人的症状，可行 1.5T MRI 检查。Activa 系列 DBS 均可以设置恒流/恒压两种刺激模式，每根电极可以设置两种不同的程序（交叉电脉冲），优化刺激区域，在最大疗效和最小副反应之间寻找完美的平衡。同时，还可以设置多个程序组合，满足不同病情症状的治疗需求。

（1）单通道神经刺激器（37603 Activa® SC 型）：重量为 44g，体积 27cm³，厚度仅为 11mm。预计使用寿命 3~5 年（图 3-60）。

（2）双通道神经刺激器（37601 Activa® PC 型）：重量为 67g，体积 39cm³，厚度仅为 15mm 预计使用寿命 5~6 年（图 3-61）。

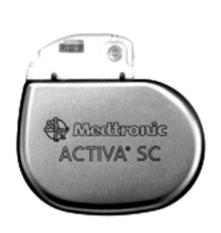 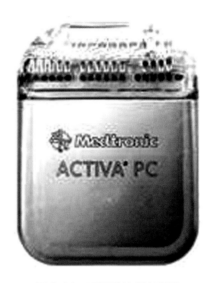

图 3-60　单通道神经刺激器　　　　　　图 3-61　双通道神经刺激器

（3）双通道可充电神经刺激器（37612 Activa® RC 型）：使用可充电电池。在同类双通道可充电脉冲发生器产品中最薄，厚度仅为 9mm 重量为 40g，体积 22cm³，最新的实验数据验证 Activa RC 型电池寿命可长达 12~15 年，带有过量放电保护功能，并允许 2 次过量放电。建议患者在最后的两个月内合理安排时间，进行更换电池手术（图 3-62）。

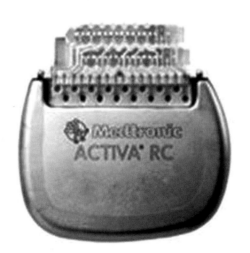

图 3-62　双通道可充电神经刺激器

Activa PC、Activa SC 两型电池电量耗尽前 3 个月左右时间，患者控制器收到更换电池警报（ERI），Acitva RC 的 ERI 时间为最后一年，既要避免过早的更换电池，浪费电池寿命；又要避免过晚的更换电池，治疗突然停止，症状重新出现。在神经刺激器放在皮下囊袋时，须注意有标识的一面朝体表，远离肌肉组织，确保没有剧烈弯曲延伸线，神经刺激器埋在皮肤下深度不超过 1cm（0.4in）的地方并与皮肤平行。如果埋植深度太深或者与皮肤不平行，可能导致充电不足或失败。

2. 延伸导线　DBS 延伸导线 37085 型，最高 15% 的延展性，提高患者活动灵活度与舒适度，让患者活动无约束，方便皮下埋植（表 3-2）。延伸导线的外观如图所示（图 3-63）。延伸导线在远端配有 4

个连接器，在近端配有 8 个连接器。内置远端与"美敦力"电极导线连接。近端则与"美敦力"神经刺激器连接（图 3-64）。

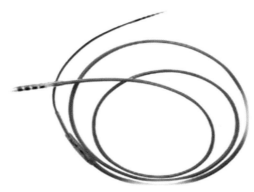

图 3-63 延伸导线

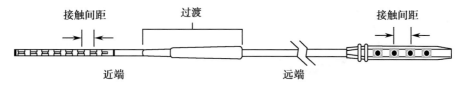

图 3-64 37085 型延伸导线结构图

表 3-2 延伸导线的参数规格

阻抗[a,b,c]	所有长度的最大电阻均为 38.0 欧姆
长度	10~110cm
远端（导线）	
连接器	四极，内置
接触间距	4.3mm
导线入口直径	1.5mm
外径	3.8mm
近端（神经刺激器）	
连接器	8 极，内置
接触间距	2.8mm
直径	1.3mm
隧道工具	
套管长度	38cm

a. 所有测量均为大概数据；b. 仅指本器械的电阻；c. 电阻与长度成正比（长度越大，电阻越高，电阻可能限制振幅）

3. 电极 美敦力脑深部电刺激电极有以下规格（表 3-3）。

表 3-3 美敦力脑深部电刺激电极：3387、3389 和 3391 三种型号

	3387（s）	3389（s）	3391（s）
触点长度（mm）	1.5	1.5	3
触点间距（mm）	0.5	1.5	5
触点范围（mm）	7.5	10.5	25.5

下图所示为不同型号电极外观（图3-65、图3-66）。电极的结构如下图所示：

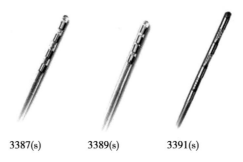

3387(s)　　　3389(s)　　　3391(s)

图3-65　脑深部电刺激电极不同规格

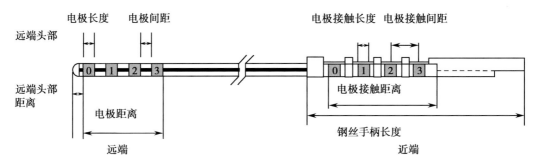

图3-66　脑深部电刺激电极结构图

4. Stimlock 锁定帽　适用于在开颅手术后用作颅骨的可植入的 14mm 锁定帽。它也可用于固定电极导线。Stimlock 锁定帽与 CT 和磁共振成像兼容（图3-67）。

（二）清华品驰脑深部电刺激系统

国产清华品驰的 DBS 植入装置自 2000 年开始研发，2013 年 5 月第一个单通道可植入神经刺激系统（G101）通过国家食品药品监督管理局批准上市用于临床，近两年又有单通道加强型（G101A）、双通道非充电（G102）型以及双通道可充电型（G102R）的可植入神经刺激系统产品通过国家的批准应用于临床。

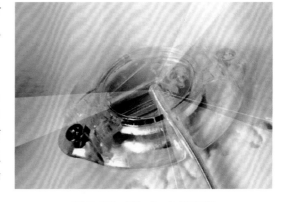

图3-67　Stimlock 锁定帽

清华品驰体内植入产品包括脉冲发生器、延长导线、电极和适配器，体外配套产品包括程控仪、患者控制器、体外充电器、测试刺激器。

1. 脉冲发生器　脉冲发生器释放高频电信号，通过延长导线和电极到达脑内特定靶点核团。各型号的脉冲发生器均可提供恒压、恒流两种刺激模式，双通道脉冲发生器的每个通道均可设定独立的参数，脉冲发生器的所有参数均可通过程控仪进行设定，同时，通过程控仪对体内的脉冲发生器进行系统软件升级。

（1）G101A 型单通道脉冲发生器：使用一次性电池，重量仅为 40g，厚度仅为 12mm，流线型外观，降低植入后皮肤磨损和感染风险。此单通道脉冲发生器中电池容量达到 5Ah，预期使用寿命 5~9 年（图3-68）。

（2）G102 型双通道脉冲发生器：使用一次性电池，重量仅为 56g，厚度仅为 12mm，流线型外观，降低植入后皮肤磨损和感染风险。此双通道脉冲发生器中电池容量最大达到 7.5Ah，预期使用寿命 4~6 年（图3-69）。

（3）G102R 型双通道可充电脉冲发生器：使用可充电电池，在同类双通道可充电脉冲发生器产品中质量最轻，仅为 37g，厚度仅为 11mm，外形类似圆形，降低植入后皮肤磨损和感染风险。无线充电简单方便，使用特有的温控技术，让充电过程更安全，更舒适。使用寿命 10 年以上（图 3-70）。

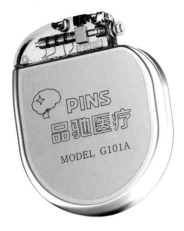

图 3-68　品驰单通道脉冲
发生器 G101A 型

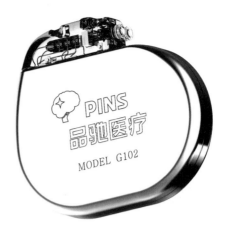

图 3-69　品驰双通道脉冲
发生器 G102 型

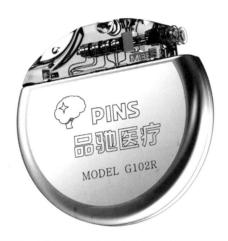

图 3-70　品驰双通道可充电脉冲发生器 G102R 型

目前一次电池使用寿命取决于刺激参数（幅度、频率、脉宽、模式）和电极阻抗，每一个患者在使用时刺激参数都有所不同。对于临床应用中的高刺激参数（3.5V、150Hz、90μs、连续刺激）和典型 1000 欧姆电极阻抗，测算的使用寿命大约是 4 年（G102）或 5.5 年（G101A）；临床应用中的常规参数（2.5V、150Hz、90μs、连续刺激）和典型 1000 欧姆电极阻抗，测算的使用寿命大约是 6 年（G102）或 9 年（G101A）。

可充电脉冲发生器的初次设定使用寿命是 10 年，患者控制器和充电器均会在最后一年进行提示。脉冲发生器在使用 10 年之后需停机，若再使用此电池时，需要专业技术人员应用体外程控仪的特殊软件读取脉冲发生器的历次充电数据，评估脉冲发生器电池性能，如仍然良好，则重新启动脉冲发生器，并再次设定使用寿命，从而兼顾安全性和经济性。

脉冲发生器的钛金属壳的外表面具有绝缘涂层，在脉冲发生器正面蚀刻有制造商、型号及序列号标识，此面具有一定面积的导电区域，在单极刺激模式中作为正极，此面必须朝向体外植入（如下图所示），并尽量远离肌肉组织。脉冲发生器在 X 射线照射下，会显示相应的标识，用于医生在特殊情况下识别脉冲发生器的型号。此外，脉冲发生器顶盖具有在皮下囊袋固定脉冲发生器的缝合孔。

2. 延长导线　延长导线连接电极与脉冲发生器，具有良好的延展性和弯曲疲劳特性，可稳定传输刺激脉冲（表 3-4）。延长导线型号为 E202 型，可以与各种型号的脉冲发生器和电极配合使用，互换性好，方便了手术操作（图 3-71）。

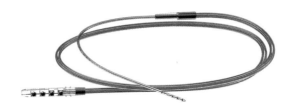

图 3-71 E202 型延长导线

延长导线结构如下图所示，其插头（连接脉冲发生器）直径为 1.3mm，采用高密度连接，从而大大缩小了脉冲发生器与延长导线连接部位的尺寸，密封性能优良，只需拧一个紧固螺钉即可连接一根延长导线和脉冲发生器（图 3-72）。

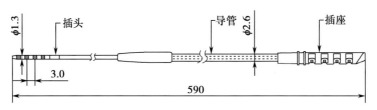

图 3-72 E202 型延长导线结构图（单位：mm）

表 3-4 延长导线规格

参数	数值
插头（脉冲发生器端）连接触点数量	4 个
插头（脉冲发生器端）紧固螺钉数量	1 个
插头（脉冲发生器端）连接触点长度	1.5（mm）
插头（脉冲发生器端）连接触点间距	1.5（mm）
插头（脉冲发生器端）直径	1.3（mm）
插座（电极端）连接触点数量	4 个
插座（电极端）紧固螺钉数量	4 个
延长导线长度	590（mm）
导管直径	2.6（mm）
导体电阻值	不大于 20（Ω）

对于可充电脉冲发生器，延长导线在手术中可以盘绕在脉冲发生器四周或者下面，不能放在脉冲发生器上面，否则相当于增大了充电距离，会影响充电效率。对于非充电型脉冲发生器，以手术需要为准，没有严格要求。

3. 电极 电极与延长导线连接，将电脉冲信号传送至脑深部靶点核团，实现电刺激治疗。不同型号的电极，具有不同的刺激触点间距，满足临床的不同需求（表 3-5）。电极刺激触点材料为铂铱合金，是电化学性能最稳定的植入级金属材料。电极绝缘层为聚碳酸酯型聚氨酯，目前是生物稳定性最好的植入级聚氨酯材料。不同型号电极刺激端的外观如下图（图 3-73、图 3-74）。

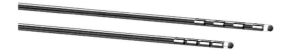

图 3-73 两种规格电极的刺激端电极的结构
上为 L302 型，下为 L301 型

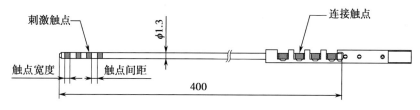

图 3-74　电极结构图（单位：mm）

表 3-5　两种型号电极的参数规格

参数	数值	
	L301	L302
电极长度（mm）	400	
电极直径（mm）	1.3	
刺激触点数量	4	
刺激触点长度（mm）	1.5	
刺激触点直径（mm）	1.3	
刺激触点间距（mm）	0.5	1.5

4. 电极固定装置　用于将电极牢固、方便地固定在颅骨上，具有良好的颅骨弧度贴合、方便医生术中精细操作、稳定的电极锁定、操作方便等特点。电极固定装置植入部分组成如下图所示，包括底座、垫圈和骨孔盖（图 3-75）。还有设计有独特的放置工具——垫圈手柄，手术过程中更方便地将垫圈安装到底座内（图 3-76）。电极固定装置各部分及电极安装固定后状态（图 3-77）。

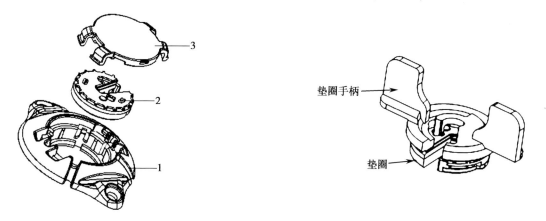

图 3-75　电极固定装置示意图
1. 底座 2. 垫圈 3. 骨孔盖

图 3-76　垫圈组件

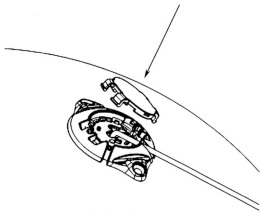

图 3-77　电极固定装置及其使用示意图

上述脉冲发生器、延长导线、电极和电极固定装置均植入人体使用，与人体接触的材料包括铂铱合金、钛合金、聚氨酯、硅橡胶等，已经在心脏起搏器上成功应用几十年，具有非常好的生物相容性和生物稳定性。

（三）DBS 的临床应用范围

自 1987 年法国的 Benabid 最早应用脑深部电刺激（DBS）治疗帕金森病以来，由于 DBS 对脑组织具有不破坏、可逆性、可控性等特点的优势，此疗法逐渐被接受，并尝试应用到一些常规方法无法治疗的一些神经系统疾病，取得可靠的疗效。脑深部电刺激疗法已被美国 FDA 批准应用于临床的疾病包括原发性帕金森病、特发性震颤、肌张力障碍、强迫症、抑郁症等；目前在临床应用的还包括癫痫的 DBS 治疗，抽动症的 DBS 治疗，神经病理性疼痛的 DBS 治疗，以及正在实验性治疗的阿尔茨海默病的 DBS 治疗。其 DBS 植入的具体步骤参看各章节。

（凌至培）

二、颅内埋藏电极及临床应用

癫痫外科主要目的是完全的切除或离断经过精确定位为产生癫痫临床症状的区域。为了准确确定癫痫灶区域，需要通过颅内电极埋藏的方法来进一步明确癫痫灶的起源及范围。目前常用的方法有硬膜下电极埋藏和脑深部的立体定向电极（SEEG）埋藏。

（一）硬膜下电极

硬膜下电极有磁场兼容的铂金和非磁场兼容的不锈钢电极两种，形状有条状和栅格状两种类型，包括 4 触点、6 触点、8 触点、16 触点、24 触点、32 触点及 64 触点等多种规格。其触点的直径有 2mm、3.0mm 和 4.5mm，两触点的间距为 5mm 或 10mm（触点中心到另一触点中心间距）。临床主要应用于大脑表面的电极埋藏以及术中的实时脑电监测（图 3-78）。

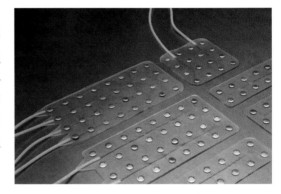

图 3-78　硬膜下电极

（二）立体定向脑电图电极（SEEG）

1. 立体定向脑电图电极　又称深部电极，采用铂铱合金材料或不锈钢材料焊接，直径 0.8～1.0mm，电极尖端"子弹头式"设计，触点与导丝的焊接部位光滑平整，对患者的侵入性小。有多种规格和型号，包括 4 触点、6 触点、8 触点、10 触点、12 触点、14 触点、16 触点和 18 触点的深部电极，也有 5 触点和 15 触点的电极，根据临床需求进行不同选择，其触点的长度为 2 mm，间距 1.5mm，铂铱电极为磁场兼容电极可应用于 MRI 扫描。目前临床常用的有"华科恒生"的不锈钢电极和磁场兼容立体定向脑电图描记电极、法国 ALCIS 脑深部电极。ALCIS 电极有一型号为 Macro-Micro 深部电极，可以临床、科研两用，可实现 LFP 和单细胞高频的电信号采集，脑深部电信号记录功能之用，也适用于电刺激和选择性温控射频毁损治疗（图 3-79、图 3-80）。

2. 立体定向脑电图电极的配件　包括：①导向螺丝，其长度有 15mm、20mm、25mm、30mm 和 35mm 不等；②带深度标记终止器的探针；③电极延长线；④电凝电极；⑤头颅钻头；⑥长、短型锥；⑦扳手（图 3-81）。其优点：①颅钻钻孔的内径只有 2.1mm，对患者的创伤更小，愈合快；②封闭管、封闭帽、导向螺丝之间为防水连接，防止脑脊液的外渗及减少感染的概率，电极的置入深度可通过封闭管调整。通过导向螺丝和封闭帽直接固定深部电极的位置，不会出现位移安全可靠；③电凝电极通过单极电凝切开硬脑膜后，在避免出血的同时可保证针道无偏移。

3. 立体定向脑电描记电极主要应用于脑深部、脑沟内皮层起源的癫痫定位和脑网络连接的研究以及电刺激探测功能区定位。另外，应用原定位通道换成电凝电极植入，可进行温控热凝毁损术，治疗无需开颅切除的颅内癫痫小病灶。此电极微创、安全、有效，可以从三维角度协助癫痫诊断和治疗。

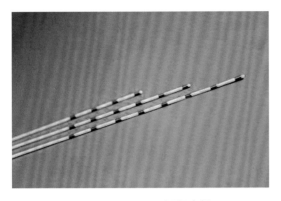

图 3-79 S-EEG 深部电极

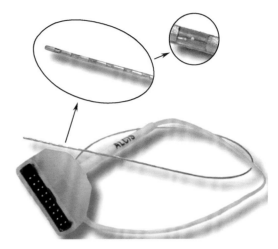

图 3-80 ALCIS 电极

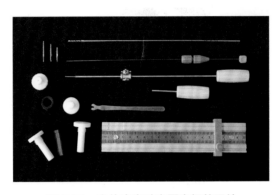

图 3-81 立体定向脑电图电极的配件

（徐 欣 凌至培）

三、药物泵体内植入及临床应用

药物泵属于神经调控领域，是通过外科的手段直接植入药物存贮装置，让药物直接注入脑、脊髓中枢神经系统的靶点起治疗作用。药物泵最大的作用就是让药物在靶区组织内直接达到最大浓度，而在其他组织中则很少或没有储存。一方面可以减少药物在系统存留，降低或消除外周的副作用。另一方面增加靶区组织内的药物浓度和药物半衰期的时间，从而达到最大的治疗效果。最常用的药物泵是脑室内注药的 Ommaya 储液囊（Ommaya reservoir）和脊髓鞘内给药的可植入药物泵（图 3-82、图 3-83）。

（一）Ommaya 储液囊

由 1963 年巴基斯坦神经外科医生 Ayub K. Ommaya 发明，它由一个导管和可反复穿刺的硅胶囊组成。导管一端植入脑室，另一端连在硅胶囊上，硅胶囊则放置在头皮下。它可用来抽吸脑脊液，亦可向脑室内注药。通常用来治疗囊性脑肿瘤等，对于一些晚期肿瘤患者，亦可通过 Ommaya 储液囊注入吗啡，缓解患者疼痛，减轻症状。

（二）鞘内微电脑控制的药物输注系统（程控药物泵）

1. 椎管内输注药物的应用不断进展，目前不仅用于治疗癌性疼痛，还用于治疗慢性非恶性疼痛以及脊源性、脑源性痉挛。鞘内药物输注系统的适应证包括背部手术后疼痛综合征、神经病理性疼痛、脊柱轴向痛、复杂性局部疼痛综合征、弥漫性疼痛、臂丛神经炎、中枢神经痛、SCS 治疗失败后疼痛、蛛网膜炎、卒中后疼痛、脊髓损伤后疼痛和痉挛状态等。临床上通常有两类药物泵；电子程序药物泵和机械恒速药物泵（图 3-84）。电子程序药物泵由植入导管、药物泵及程控仪三部分组成，动力是由电池供电，每隔 5~7 年更换一次，可以灵活调节输液速度。机械恒速药物泵为气动型，内有两个小室分别充有

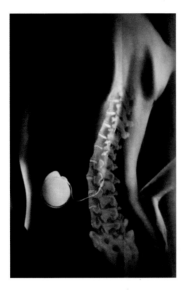

图 3-82　脊髓鞘内药物泵示意图

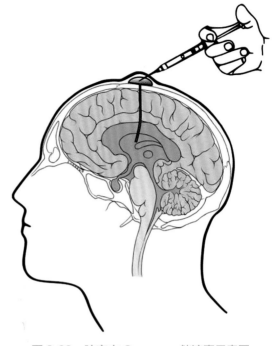

图 3-83　脑室内 Ommaya 储液囊示意图

压缩气体和药物，其优点是无需电池驱动，不必定期更换，价格低廉，补药时无需程序仪。

2. 药物泵植入技术　①患者取左或右侧卧位，腰背部穿刺点及下腹部常规消毒、铺巾；②取 $L_{2\sim3}$ 或 $L_{3\sim4}$ 椎间隙为穿刺点，切开 1cm 长皮肤切口，准确穿刺至腰椎管蛛网膜下腔后，将植入导管徐徐进入至 C_6 水平左右；③从腰部穿刺点至左或右下腹部造一皮下隧道，并在下腹部做一皮下囊袋；④植入药物泵放在皮下囊袋内并连接植入椎管内导管；⑤药物泵注入相关药物；⑥缝合切口，手术结束；⑦启动程控仪，调节输注药物的速度。

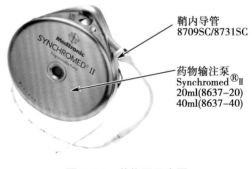

鞘内导管
8709SC/8731SC

药物输注泵
Synchromed®Ⅱ
20ml(8637-20)
40ml(8637-40)

图 3-84　药物泵示意图

（毛之奇）

四、闭环回路刺激器植入及临床应用

自 1987 年法国的 Benabid 应用脑深部电刺激（DBS）治疗震颤以来，在近 30 年的发展中，电刺激包括脑深部电刺激、脊髓电刺激、运动皮层电刺激、迷走神经电刺激等，已经在运动障碍性疾病、癫痫、疼痛等功能神经系统治疗方面，成为一种重要的治疗手段。

目前，大多数神经刺激系统为开环模式，即刺激和刺激参数是提前预设的，不能根据患者的临床症状改变或基础疾病的变化自动改变刺激或刺激参数，总的来说，开环刺激模式对患者的治疗是有效的。随着临床经验的积累，发现开环刺激对于一些呈动态变化的疾病难以起到满意的疗效。例如，开环脊髓电刺激系统治疗疼痛有效，然而，开环刺激系统可能提供过度或不足的治疗，因为该系统不能根据患者的体位的改变自动调整刺激参数。在帕金森病方面，DBS 疗效肯定，患者肌张力高时，可以从中受益。然而，当患者肌张力接近正常时，这样的治疗则无效，而闭环刺激则可以根据肌张力的变化自动产生刺激，而达到治疗作用。

可植入设备技术的提高和临床需求的改变迫切要求闭环刺激系统。闭环刺激的理念是根据患者疾病的动态变化而进行刺激的开启与关闭以及刺激量的大小，也叫适应性刺激（responsive stimulation，RNS）或智能刺激。刺激系统可以持续感知机体信号的改变，并做出相应刺激参数的调整，使患者从刺激中获得最大的治疗效果。与开环系统比较，闭环刺激系统可以增加刺激的有效性，从而达到更好的治疗效果，能够减少刺激的副作用。

目前，临床上进行研究的闭环刺激系统主要集中在疼痛、癫痫和运动障碍等疾病方面。有两种设备被美国 FDA 批准治疗癫痫，一种是开环刺激，即迷走神经刺激器（VNS Therapy，Cyberonics Inc，Houston，TX，USA）；另一种为闭环刺激，应答性皮层刺激器（RNS System，NeuroPace Inc，Mountain View，CA，USA）。

（一）闭环应答性皮层刺激

颅内电极植入后的皮层脑电监测结果决定患者是否适合安装闭环应答性皮层刺激系统（responsive neurostimulation，RNS）。首先给予皮层电刺激，来定位癫痫灶和功能区。同时，电刺激诱发电位后发放（after discharges，ADs），ADs 是一种同癫痫样活动一样的有节律的放电。Lesser 等发现，简短的电刺激也可以终止电位后发放，终止电位后发放的最有效的刺激是在 ADs 同侧，在 ADs 产生 4.5 秒内刺激，刺激时间为 0.5~1 秒。Lesser 等的发现为设计闭环刺激系统提供了依据。最早设计的闭环刺激系统较庞大，为非植入性，主要是为了来证明该系统的可行性和有效性。Peters 等设计了一个床旁设备，根据患者的发作给予适时电刺激，在 8 个颅内电极植入的患者中，4 个患者给予癫痫灶局部闭环刺激，4 个给予丘脑前核闭环刺激，两者癫痫发作的减少分别为 55.5% 和 40.8%。在 8 例患者中，反应性刺激后，有 4 例癫痫发作减少大于 50%（3 例为局部闭环刺激，1 例为丘脑前核闭环刺激）。Kossoff 等也报道了 4 例患者，经反应性刺激后，减少了临床发作和临床下发作。这些都说明闭环刺激是有效的，可以减少癫痫发作。

RNS 系统是一种被美国食品药物管理局批准用来减少癫痫发作频率的闭环反应性皮层刺激器，主要适应于年龄大于 18 岁、部分性发作、癫痫灶大于 2 个、两种或两种以上抗癫痫药物治疗无效、仍有频繁致残性癫痫发作（如运动性部分性癫痫发作、复杂部分性发作、继发性全身强直阵挛发作）的患者。RNS 系统包括一个可植入颅骨内的刺激器，1~2 个记录或刺激电极（通常为放置在癫痫灶的条状或深部电极（图 3-85）。当记录到异常脑电图时，闭环刺激系统可以给予反应性电刺激。刺激器包括刺激程序、远程监控系统和可通过网络获取的存储数据库。刺激器通过植入脑内的皮层电极或深部电极持续不断的记录并分析脑电活动。当感知到异常脑电活动刺激器自动进行反应性刺激。

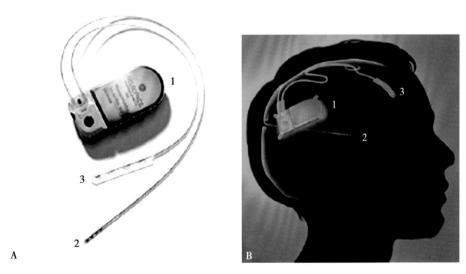

图 3-85　闭环应答性皮层刺激

（二）闭环迷走神经刺激系统（Closed-loop VNS）

美国 FDA 批准开环迷走神经刺激器可以用来治疗成人或年龄 12 岁左右的青少年药物难治性部分性癫痫。目前全球已有超过 80000 例患者接受该项治疗。间隙性的迷走神经刺激参数为开 30 秒，关 5 分钟，刺激电流一直被认为是调试的重要参数之一，目前推荐的有效刺激电流为1.0~1.75mA，人体最大可耐受电流为3.5mA。刺激参数也可以根据医师的经验给予调整。在患者有发作先兆或癫痫发作起始时，也可以通过在脉冲发生器前方滑动磁铁给予额外刺激治疗。磁铁启动的临时刺激有可能中止发作或减轻发作的严重程度。Morris等报道使用磁铁的患者癫痫控制程度好于未使用磁铁的患者，使用磁铁后有22%的患者发作中止，31%的患者发作严重程度降低。

闭环迷走神经刺激器的研发是从使用磁铁激活刺激，可以终止癫痫发作的现象中受到的启发，大多数患者不能主动在发作前或发作时应用磁铁刺激干预癫痫发作。一项基于发作时心率改变的闭环迷走神经刺激器（the Aspire-SR）正在研发中。超过70%的癫痫发作有心率方面的改变，如心动过速、心率加快，闭环刺激技术就是根据患者的心率改变而给予主动刺激。Aspire-SR脉冲发生器虽然还没有正式应用于临床，可以通过癫痫发作时心率的改变而预示癫痫发作。31例患者植入了脉冲发生器，并进行了大于5天的脑电监测和心率监测，Aspire-SR脉冲发生器监测到大于80%的患者发作期有心动过速表现。有些患者癫痫发作起始前就有明显心率改变，这项研究证实了Aspire-SR脉冲发生器可以监测到伴有心率改变的癫痫发作。虽然，闭环迷走神经刺激器正在研发阶段，相信未来会正式应用于临床，使更多难治性癫痫患者受益。

（崔志强）

第五节　立体定向和功能神经外科应用其他设备

一、光子放射治疗仪

（一）基本结构

光子放射治疗仪（photon radio surgery system，PRS）是以X线为放射源的便携式放射治疗装置，放在手术室内，用于手术切除肿瘤后的瘤床及一切可能复发部位的术中放射治疗。基本结构包括立体定向仪（以CRW定向仪为宜）、控制台、微型X射线源（XRS）、校准设备、放射球腔（图3-86）。

（二）临床应用方法

目前光子放射治疗仪是应用微型X射线治疗装置PRS400，利用立体定向仪精确定位，安装在CRW定向仪上，通过立体定位计算，将探针插入肿瘤中心靶点。由于该装置发射X射线为低剂量，使周围组织得到最大

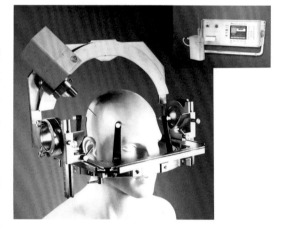

图3-86　光子放射治疗仪

程度的保护，特殊的校准设备及反馈抑制系统保证安全可靠，具体步骤如下：

1. 术前对颅内肿瘤手术能否全切除作一评估。若术中真正无法全切除，需要PRS协助治疗。可在术前安装好CRW定向仪，行CT或MRI扫描，再进行开颅手术，或术中临时安装CRW定向仪，术中辅助PRS治疗。

2. 将微型X射线源（XRS）固定在定向仪半弧形弓架导向器上，用电缆把XRS与控制台相连，根据肿瘤大小，选择放射球腔，放射球腔直径1.5~5.0cm共7种。然后将校准器给予校准。根据CT或MRI显示肿瘤体积大小，给予不同放射治疗计划，直至手术结束。

3. 利用立体定向仪导向器，将放射球腔置入残留肿瘤中心或复发肿瘤中心，也可不用定向仪的PRS。

4. PRS放射治疗计划参数值（表3-6）。

表 3-6　基本治疗参数

肿瘤直径（cm）	剂量/时间（Gy/min）	达到 15Gy 时的治疗时间（min）
1	13.0	1.2
2	2.8	5.4
3	1.5	15.0
4	0.5	30.0

二、机器人立体定向放射治疗系统

（一）基本结构

机器人立体定向放射治疗系统（cyberknife system）是全新的立体定向放射外科体系。它结构简单，轻便的直线加速器安装在机器人的机械臂上，可以灵活地任意方向地旋转。采用计算机立体定向导向，自动跟踪靶区，无需使用定向仪框架和体架。应用先进的非晶体影像探测器引导技术，实时追踪病人和目标位置，确保治疗的准确性。它无等中心投射，可分期分次治疗，它提供多种选择——正向治疗计划或逆向治疗计划，使病人放射剂量和病变部位达到最大的均匀分布和适形性。对颅内和颅外病灶进行立体定向放射外科治疗，也可对体部肿瘤进行立体定向放射外科治疗。它包括 6mV 直线加速器、机器人、诊断 X-线源球管、非晶体影像探测器、治疗床、立体定向放射治疗计划系统（图 3-87）。

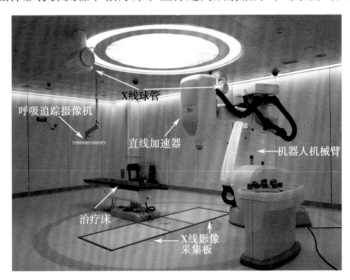

图 3-87　机器人立体定向放射治疗系统

（二）临床应用方法

1. 首先病人进行病灶部位 CT 扫描，若是颅内肿瘤进行头颅 CT 扫描，允许 MRI 影像与 CT 融合，无需使用定位头架或体架。将 CT 扫描图像输入计算机工作站，重建三维图像。应用人体骨骼结构作为参考框架。

2. 病人平卧在治疗床上，这是启动先进影像引导技术—安装在天花板上，诊断用 X 射线源，发出低剂量的 X 射线，通过病人肿瘤治疗部位，获取 X 线影像产生实时放射影像，也输入数据处理系统（计算机工作站）。

3. 此时病人图像与 CT 室建立图像进行比较，指导机器人操作，这时安装在机器台上，由计算机控制"紧凑型"直线加速器，尽管病人有很小的移动，也能调整到与靶点保持一致。

4. 启动机器人立体定向放射治疗计划系统，根据治疗计划系统可选择逆向治疗计划或正向治疗计划，确定靶点位置、角度、剂量分布、病变部位等参数。

5. 采用等中心或无等中心或分期分次治疗，尽量达到适形剂量分布，直至手术结束。

【附】 机器人立体定向放射治疗系统（ Cyberknife system ） 适用于颅内、 外病灶： 颅内胶质瘤、颅底肿瘤、脑膜瘤、听神经瘤、垂体瘤、动静脉畸形、三叉神经痛、鼻咽癌、颅内转移瘤、肺部肿瘤、胰腺肿瘤、肝脏肿瘤、肾脏肿瘤、前列腺肿瘤、妇科肿瘤、骨科肿瘤等。

三、其他设备

立体定向手术中还经常应用的设备有脑组织活检针、活钳针、颅内血肿排空针、手术头架、神经电刺激器、各种规格脑组织毁损电极针等（图 3-88）。

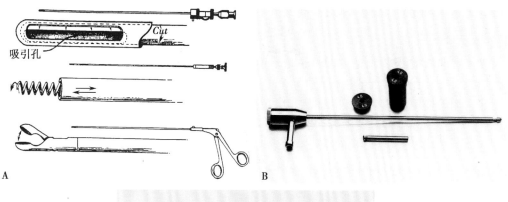

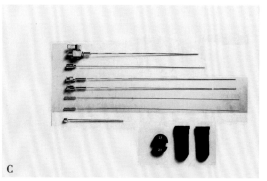

图 3-88　立体定向术辅助器械示意图
A. 脑组织活检针；B. 颅内血肿排空针；C. 活钳针

第六节　立体定向和功能神经外科临床应用范围

随着影像学发展，特别是多模态影像融合技术逐渐成熟，医疗设备不断更新，立体定向术应用范围在不断扩大。目前，除了功能性疾病外，已扩展到神经外科各种疾病诊断与治疗。近期神经调控领域发展也融入其他学科疾病应用。对于那些功能性疾病、高龄患者、体弱患者更适宜。应用范围如下：

1. 运动障碍性疾病，如帕金森病、肌张力障碍性疾病等。

2. 精神障碍性疾病。

3. 顽固性癫痫。

4. 中枢神经痛（恶痛）。

5. 脑内病变活检和切除，包括脑肿瘤、炎症、寄生虫及其他不明原因的病变。

6. 脑内各种囊性占位灶的抽吸、分流术。

7. 脑内血肿排空术。

8. 脑脓肿穿刺引流术。

9. 脑内异物摘除术。

10. 脑肿瘤内放疗、肿瘤内化疗。

11. 立体定向放射外科治疗 AVM、脑肿瘤、功能性疾病等。

近15年来，计算机硬件、软件、网络和影像显示技术进展，有框架立体定位系统进入无框架立体定位系统—神经外科导航系统。目前，又催生了更加智能化的无框架立体定向技术之功能神经外科导航系统。立体定向技术与机器人时代 带来了许多手术的革新，给复杂的新手术的开展提供可行性保证。同时，神经外科导航系统又走出神经外科，向其他学科渗透，目前已有了五官科导航技术、脊柱外科导航系统、胸腔外科导航系统，使立体定向技术应用到全身各部位和器官。而立体定向放射外科更是如此，过去仅用于头部伽玛刀，现在又有了体部伽玛刀、调强适形放疗装置、光子放射治疗仪（PRS）、机器人立体定向放射外科治疗系统（Cyberknife）、质子治疗系统广泛应用于临床。

到了21世纪，神经外科进展不再是单纯停留在切除病灶上，还要考虑脑功能缺失的改善和修复，立体定向和功能性神经外科将替代传统神经外科成为主要问题。那么，21世纪立体定向和功能性神经外科发展方向是什么呢？

1. 神经外科导航系统进一步发展和机器人联合临床应用。

2. 神经调控技术在神经系统疾病中应用，并延伸至心血管系统、消化系统、泌尿系功能和性功能障碍等学科。

3. 实时虚拟现实技术（VR技术）在神经外科上应用。

4. 立体定向放射外科治疗进展进一步发展与完善。

5. 人工器官重建技术与立体定向技术。

6. 立体定向和功能神经外科与分子生物学联系，进行神经功能缺失再构筑和修复，来解决临床上很多不治之症或难治性疾病。所有这些都需要立体定向技术协助解决。

（汪业汉）

参 考 文 献

1. 史玉泉，刘承基主编．神经外科手术图解．南京：江苏科学技术出版社，1995，512-541.

2. 李建国，只达石，杨玉山，等．应用立体定向和神经外科导航系统治疗症状性癫痫．立体定向和功能性神经外科杂志，1998，11（3）：7-9.

3. 杜固岩，周良辅，吴劲松．神经导航在颅内肿瘤手术中应用．中华神经外科杂志，2001，17（5）：290-293.

4. 傅先明，汪业汉，姜晓峰，等．神经外科导航系统临床应用．立体定向和功能性神经外科杂志，2000，13（1）：1-3.

5. 赵继宗，曹勇，陆铮，等．无框架脑立体定向手术在微创神经外科中的应用．中华医学杂志，2001，81（17）：1042-1045.

6. 姜晓峰，汪业汉，傅先明，等．ASA-610V导航系统在微侵袭神经外科手术中的应用．现代神经疾病杂志，2002，2（1）：17-20.

7. Decq P，凌至培．胶样囊肿的内窥镜处理．功能性和立体定向神经外科杂志，1998，11（4）：6-9.

8. 张亚卓，王忠诚，高鲜红，等．神经内窥镜技术的临床应用．中华神经外科杂志，2000，16（1）：3-7.

9. 赵继宗，王永刚，王硕，等．神经内窥镜辅助夹闭颅内动脉瘤临床研究．中华神经外科疾病研究杂志，2003，2（2）：111-114.

10. 汪业汉，凌至培．神经调控技术在中国神经外科中应用．军医进修学院学报，2012，33（8）：806-808.

11. 栾国明，王保国主译．神经调控手术学（下册）- 神经网络．北京：海洋出版社，2010，3-11.

12. Gildenberg PL, Tasker RR. Textbook of stereotactic and functional neurosurgery. New York：Mcgraw-Hill, 1996, 21-173.

13. Takavazu K, Hiroshi I, Tomokatsu H. Navigation systems for Neurosurgery, at present and in the future. Neurological surgery, 2003, 31（6）：609-618.

14. Yu C, Jozsef G, Aguzzo ML, et al. Measurements of the Relative output Factors for Cyberknife collimators. Neurosurgery, 2004, 54（1）：157-162.

15. Garszten PC, Ozhasoglu C, Burton SA, et al. Cyberknife frameless stereotactic radiosurgery for spinal lesions: clinical experience in 125 cases. Neurosurgery, 2004, 55: 89-98.

16. Romanelli P, Heit G, Chang SD, et al. Cyberknife radiosurgery for Trigeminal Neuralgia. Stereotact Funct Neurosurg, 2003, 81: 105-109.

17. Hutchison W. D, DostrovskyJ O, Hodaie M. Microelectrode recording in functional neurosurgery. Textbook of Stereotactic and Functional Neurosurgery, 2009, Second Edition, 1283-1324.

18. Opherk C, Gruber C, Steude U. Successful bilateral pallidal stimulation for Meige syndrome and spasmodic torticollis. Neurology, 2006, 66: E14.

19. Djordje S, Martin Z, Aion YM. Neurophysiological refinement of subthaiamic nucleus targeting. Neurosurgery, 2002, 50 (1): 58-69.

20. Winterfield JR, Jensen J, Gilbert T, et al. Lesion Size and Safety Comparison Between the Novel Flex Tip on the Flexibility Ablation Catheter and the Solid Tips on the Thermocouple and Thermocouple SF Ablation Catheters. Journal of cardiovascular electrophysiology, 2016, 27 (1): 102-109.

21. Taheri A, Mansoori P, Sandoval LF, et al. Electrosurgery: part II. Technology, applications, and safety of electrosurgical devices. Journal of the American Academy of Dermatology, 2014, 70 (4): 601-607.

22. Strickland BA., Jimenez-Shahed J, Jankovic J, et al. Radiofrequency lesioning through deep brain stimulation electrodes: a pilot study of lesion geometry and temperature characteristics. Journal of clinical neuroscience: official journal of the Neurosurgical Society of Australasia, 2013, 20 (12): 1709-1720.

23. Erdine S, Bilir A, Cosman ER, et al. Ultrastructural changes in axons following exposure to pulsed radiofrequency fields. Pain practice: the official journal of World Institute of Pain, 2009, 9 (6): 407.

24. Cosman ER. Jr, Cosman ER. Sr. Electric and thermal field effects in tissue around radiofrequency electrodes. Pain medicine (Malden, Mass.), 2010, 6 (6): 405-415.

25. Lefranc M., Capel C., Pruvot-Occean A. S. et al. Frameless robotic stereotactic biopsies: a consecutive series of 100 cases. J Neurosurg, 2015, 122 (2): 342-352.

26. Wu Z., Zhao Q., Tian Z. et al. Efficacy and safety of a new robot-assisted stereotactic system for radiofrequency thermocoagulation in patients with temporal lobe epilepsy. Exp Ther Med, 2014, 7 (6): 1728-1732.

27. Lefranc M, Capel C, Pruvot A. S. et al. The impact of the reference imaging modality, registration method and intraoperative flat-panel computed tomography on the accuracy of the ROSA (R) stereotactic robot. Stereotact Funct Neurosurg, 2014, 92 (4): 242-250.

28. Serletis D., Bulacio J., Bingaman W. et al. The stereotactic approach for mapping epileptic networks: a prospective study of 200 patients. J Neurosurg, 2014, 121 (5): 1239-1246.

29. Cardinale F, Cossu M, Castana L et al. Stereoelectroencephalography: surgical methodology, safety, and stereotactic application accuracy in 500 procedures. Neurosurgery, 2013, 72 (3): 353-366.

30. Dammers R., Haitsma I. K., Schouten J. W. et al. Safety and efficacy of frameless and frame-based intracranial biopsy techniques. Acta Neurochir (Wien), 2008, 150 (1): 23-29.

31. McBeth P. B., Louw D. F., Rizun P. R. et al. Robotics in neurosurgery. Am J Surg, 2004, 188 (4A Suppl): 68S-75S.

32. 毛之奇，余新光，凌至培，等. ROSA 机器人辅助下脑深部电极植入术研究. 中国现代神经疾病杂志, 2015, (9): 712-715.

33. 吕浩，唐劲天. 经颅磁刺激技术的研究和进展. 中国医疗器械信息, 2006, 12 (5): 28-32.

34. 张军强，柯莎，王晓明. 经颅磁刺激技术在癫痫研究中的应用. 实用医院临床杂志, 2009, 6 (3): 34-37.

35. 张新，李建军. 经颅磁刺激研究及应用进展. 中国康复理论与实践. 2006, 12: 879-882.

36. 曹静，丁成云，樊永平. 经颅磁刺激在癫痫研究中的应用. 中国临床康复, 2005, 9 (45): 119-121.

37. 张鸿，戴永萍，苏敏，等. 重复经颅磁刺激治疗帕金森病的临床研究. 临床神经病学杂志, 2005, 18 (4): 266-269.

38. Hu Qi sheng, Chen Jing Fang, Tang Jian Qing. Inhibitory effects of noninvasive pulse transcranial magnetic stimulation on cerebral cortex epileptiform discharges in epileptic models. Chin J Rehabili, 2003, 7 (25): 3468-3469.

39. Fregni F, Otachi PT, Do Valle A, et al. A randomized clinical trial of repetitive transcranial magnetic stimulation in patients with refractory epilepsy. Ann Neurol, 2006, 60 (4): 447-455.

40. Yang X, Song L, Liu Z. et al. The effect of repetitive transcranial magnetic stimulation on a model rat of Parkinson's

disease. Neuroreport, 2010, 21（4）：268-272.

41. Edwards MJ, Talelli P, Rothwell JC. Clinical applications of transcranial magnetic stimulation in patients with movement disorders. Lancet Neurol, 2008, 7（9）：827-840.

42. Elahi B, Elahi B, Chen R. Effect of transcranial magnetic stimulation on Parkinson motor function--systematic review of controlled clinical trials. Mov Disord, 2010, 24（3）：357-363.

43. Goodwin C. R, Xu R, Iyer R, et al. Local delivery methods of therapeutic agents in the treatment of diffuse intrinsic brainstem gliomas. Clinical neurology and neurosurgery, 2016, 142：120-131.

44. Lewis O, Woolley M, Johnson D, et al. Chronic, intermittent convection-enhanced delivery devices. Journal of neuroscience methods, 2016, 259：47-54.

45. Nakama T, Yamashita S, Hirahara T, et al. Usefulness of intraventricular infusion of antifungal drugs through Ommaya reservoirs for Cryptococci meningitis treatment. Journal of the neurological sciences, 2015, 358（1-2）：259-268.

46. Arshad A, Yang Bin, Bienemann AS. et al. Convection-Enhanced Delivery of Carboplatin PLGA Nanoparticles for the Treatment of Glioblastoma. PloS one, 2015, 10（7）：e132266.

47. Lonser RR., Sarntinoranont M, Morrison PF. et al. Convection-enhanced delivery to the central nervous system. Journal of neurosurgery, 2015, 122（3）：697-711.

48. Sakas DE, Simpson BA, Krames ES, 主编. 栾国明，王保国，主译. 神经调控手术学（上册）. 北京：海洋出版社，2010, 3-25.

49. Laxton AW, Lipsman N, Lozano AM. Deep brain stimulation for cognitive disorders. Handb Clin Neurol, 2013, 116：307-311.

50. Hariz M, Blomstedt P, Zrinzo L. Future of brain stimulation：new targets, new indications, new technology. Mov Disord, 2013, 28：1784-1792.

51. Little S, Pogosyan A, Neal S, et al. Adaptive deep brain stimulation in advanced Parkinson disease. Ann Neurol, 2013, 74：449-457.

52. Rosin B, Slovik M, Mitelman R, et al. Closed-loop deep brain stimulation is superior in ameliorating Parkinsonism. Neuron, 2011, 72：370-384.

53. Schultz DM, Webster L, Kosek P, et al. Sensor-driven position adaptive spinal cord stimulation for chronic pain. Pain Physician, 2012, 15：1-12.

54. Bergey GK. Neurostimulation in the treatment of epilepsy. Exp Neurol, 2013, 244：87-95.

55. Krauss GL, Koubeissi MZ. Cerebellar and thalamic stimulation treatment for epilepsy. Acta Neurochir, 2007, 97：347-356.

56. Fisher R, Salanova V, Witt T, et al. Electrical stimulation of the anterior nucleus of thalamus for treatment of refractory epilepsy. Epilepsia 2010；51：899-908.

57. Osorio I. Automated seizure detection using EKG. Int J Neural Syst, 2014；24：145-151.

58. Sun FT, Morrell MJ. Closed-loop Neurostimulation：The Clinical Experience. Neurotherapeutics, 2014（11）：553-563.

59. Hariz M, Blomstedt P, Zrinzo L. Future of brain stimulation：new targets, new indications, new technology. Mov Disord, 2013, 28：1784-1792.

第四章

立体定向和功能神经外科麻醉

一、麻醉用药对脑血流、颅内压、脑代谢的影响

（一）吸入麻醉药

吸入麻醉药或多或少地都有扩张脑血管、增加脑血流量（CBF）和脑血容量、升高颅内压（ICP）且降低脑氧代谢率（$CMRO_2$）的作用。在一定吸入浓度范围内，$CBF/CMRO_2$ 的变化与浓度大致呈直线相关。氟烷对脑血管的扩张效应最强，安氟醚次之，氧化亚氮、七氟醚、异氟醚和地氟醚的作用较弱。吸入上述麻醉药可使脑血管自动调节功能减弱或消失，对 CO_2 的反应性似乎仍保存。

（二）静脉麻醉药

大部分静脉麻醉药，包括硫喷妥钠、丙泊酚、依托咪酯、安定类、麻醉性镇痛药等药物都具有降低 CBF、ICP 和 $CMRO_2$ 的作用，其作用程度在一定范围内随剂量的增加而增强。这种 CBF 和 ICP 的下降与抑制脑电活动和降低 $CMRO_2$ 有关。当脑电图呈等电位时，CBF 和 $CMRO_2$ 则不再降低。硫喷妥钠和依托咪酯对 CBF 及 $CMRO_2$ 的抑制作用最强；异丙酚、安定类次之；而麻醉性镇痛药最弱。氯胺酮可增加 CBF、$CMRO_2$ 和 ICP，很少用于神经外科的麻醉。静脉麻醉药不影响脑血管自动调节功能以及 CO_2 对脑血管的作用（表4-1）。

（三）肌松药

肌松药不能通过血脑屏障，对 CBF 和 $CMRO_2$ 无直接影响。可通过血压（如阿曲库铵）和心率（泮库溴铵）而改变脑血流动力学，间接影响 CBF 和 $CMRO_2$。琥珀胆碱可使 CBF 和 $CMRO_2$ 一过性升高，预先给予非去极化型肌松药，可明显减轻其作用。

（四）血管活性药物

血管收缩药如去甲肾上腺素、肾上腺素，可增加脑灌注压，使 CBF 增加。血管扩张药（如硝普钠和硝酸甘油）对脑血管有直接舒张作用，如果维持动脉压不变，可使 CBF 增加、ICP 升高。

表 4-1　麻醉药对脑血流（CBF）、脑氧代谢率（$CMRO_2$）和颅内压（ICP）影响

麻醉药	CBF	$CMRO_2$	ICP	CBF/ $CMRO_2$
吸入麻醉药				
异氟烷	↑	↓↓↓	↑	↑
七氟烷	↑	↓↓	↑	↑
地氟烷	↑↑	↓↓↓	↑	↑
氧化亚氮	↑/↑↑	↑/↑↑	↑/↑↑	↑/↑↑
静脉麻醉药				
巴比妥类	↓↓	↓↓↓	↓↓↓	—/↑
依托咪酯	↓↓	↓↓↓	↓↓↓	？
丙泊酚	↓↓	↓↓	↓↓	±
右美托咪定	↓↓	↓↓	↓↓	—
苯二氮䓬类	↓↓	↓	↓	—
麻醉性镇痛药	±	±	±	↓/—

二、麻醉对脑电活动的影响

（一）麻醉深度与脑电活动

常规脑电图（EEG）在描述不同麻醉深度时均遵循 1959 年由 Martin 等提出的规律，即将麻醉分为四期：一期为 α 波期，即脑电波是以 α 波为主，但波幅较清醒时低；二期为 α 波解体，代之为 β 波和 θ 波，即随着麻醉的加深，慢波增多；三期主要以 θ 波为主，同时混有 δ 波；四期在 EEG 中可出现爆发性抑制波，即从高幅 δ 波转变为低幅 δ 波，甚至转成低平 δ、θ 波。浅麻醉时脑波的频率增加；麻醉加深后，频率变慢，波幅增高。深麻醉时脑电出现突发性抑制，最后呈等电位。全麻时脑电波形、频率、波幅随不同麻醉深度而不同（图 4-1、表 4-2）。

（二）麻醉药物的脑电活动特点

不同麻醉药引起 EEG 改变不完全相同。如吸入麻醉药引起中等幅度的中频（亚 α 频率范围）脑电活动；巴比妥类药物通常能引起 10~30Hz 的频率活动；苯二氮䓬类药物可使各种频率的 EEG 波幅呈中等或低阈值形式改变。常用麻醉药物对 EEG 活动的影响（表 4-3）。

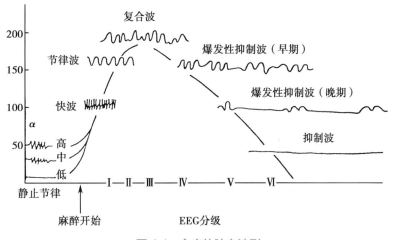

图 4-1　全麻的脑电波形

表 4-2　不同麻醉深度脑电活动的特点

EEG 分级	EEG 活动特点	麻醉深度
Ⅰ度	持续脑电活动；相当恒定的波幅和任何频率的组合（通常为 θ、β 和 δ 波），对刺激有反应，无波幅抑制期	浅麻醉
Ⅱ度	轻度爆发抑制；中等波幅、任何频率的脑电波组合，出现<1 秒的脑电活动完全或不完全抑制期	浅到中度外科麻醉
Ⅲ度	中度爆发抑制；中等波幅、任何频率的脑电波，有 1~3 秒的脑电活动完全抑制期	中度外科麻醉
Ⅳ度	严重爆发抑制；中等波幅、任何频率的脑电波，>3 秒的脑电活动完全抑制期	深外科麻醉
Ⅴ度	低电压爆发抑制；低波幅，$<50\mu V$ 的短暂脑电波，>3 秒的脑电活动完全抑制期	极深外科麻醉
Ⅵ度	脑电活动完全静止，脑电图呈直线表现	极深麻醉，伴自主呼吸衰竭可能达不可逆程度

表 4-3　麻醉药对 EEG 的影响

药物	EEG 频率	EEG 幅度	爆发性抑制？
异氟醚			能，需>1.5MAC
浓度<1.0MAC	α 波消失，额部 β 波活动↑	↓	
1.0~1.5MAC	额部为 4~8Hz 电活动	↑	
浓度>1.5MAC	弥漫性 θ 和 δ 波电活动→爆发抑制→等电位	↑→0	
安氟醚			能，需>1.5MAC
浓度<1.0MAC	α 波消失，额部 β 波活动↑	↓	
1.0~1.5MAC	额部 7~12Hz 的电活动	↑	
浓度>1.5MAC	多发性/单发性棘波和慢波→爆发性抑制；如并存低碳酸血症→癫痫波	↑↑	
氟烷			在临床用量时无
浓度<1.0MAC	额部 10~20Hz 的电活动↑	↓	
1.0~1.5MAC	额部 10~15Hz 的电活动	↑	
浓度>1.5MAC	弥漫性 θ 波，随浓度增加频率减慢	↑	
地氟醚	类似于同等 MAC 的异氟醚	类似于同等 MAC 的异氟醚	能，需>1.2MAC
氧化亚氮（单用）	额部快速波动性电活动（>30Hz）	↑（尤其是吸入浓度>50%）	不能
巴比妥类			能，需要大剂量
小剂量	额部快速 β 波活动	稍↑	
中剂量	额部纺锤性 α 波活动	↑	
大剂量	弥漫性 δ 波→爆发性抑制→等电位	↑↑→0	
依托咪酯			能，需要大剂量
小剂量	额部快速 β 波活动	↓	
中剂量	额部 α 波活动	↑	
大剂量	弥漫性 δ 波→爆发性抑制→等电位	↑↑→0	

药物	EEG 频率	EEG 幅度	爆发性抑制?
丙泊酚			能，需要大剂量
小剂量	α 波消失，额部 β 波↑	↑	
中剂量	额部出现 δ 波活动，α 波增宽	↑	
大剂量	弥漫性 δ 波→爆发性抑制→等电位	↑↑→0	
氯胺酮			不能
小剂量	α 波活动消失，变异性↑	↑↓	
中剂量	额部节律性 θ 波	↑	
大剂量	多形状 δ 和 β 波	↑↑（β 波呈低幅）	
苯二氮䓬类			不能
小剂量	α 波活动消失，额部 β 活动↑	↓	
大剂量	额部明显的 δ 和 θ 波	↑	
右美托咪定	α 波和 β 波活动↓，δ 波活动↑ 中度慢波活动和多量睡眠梭状波，与 生理性Ⅱ相睡眠类似		不能
阿片类药物			不能
小剂量	β 波消失，α 波减慢	稍↑	
中剂量	弥漫性 θ 波，可出现 δ 波	↑	
大剂量	δ 波，常呈同步化	↑↑	

注：MAC＝肺泡最低有效浓度，↑＝上升，↓＝下降，↑↑＝明显上升

第二节　立体定向术和功能性疾病麻醉及处理原则

　　立体定向和功能神经外科手术通常用于诊断和治疗某些功能神经外科疾病，即应用立体几何学坐标原理，通过 MRI、CT 等计算机扫描成像技术，而建立颅内某个脑结构（靶点）的三维坐标，并在头颅上安装立体定向仪或通过神经外科导航系统，对脑内靶结构进行定位，进而将手术器械（如探测电极、毁损电极、刺激电极、活检针等）导入靶部位进行手术操作，达到疾病诊断或治疗目的。

一、术前准备

　　通常情况下，立体定向神经外科手术需要患者清醒，以进行术中神经电生理监测，麻醉主要目的是缓解焦虑紧张，使患者能够耐受并配合较长时间的手术。与其他神经外科手术有所区别，立体定向框架限制了麻醉医生控制患者的气道，而且需要根据手术进程使患者处于恰当的镇静程度又不影响呼吸。因此，麻醉医师需要充分了解患者的基本生理状况，并对其对麻醉药物的耐受能力做出评估，对术中可能出现的气道问题做好相应的应急预案。另外，麻醉医师应熟悉神经电生理记录仪器放置的过程，并及时判断和处理并发症（如颅内血肿）。术前评估还包括患者凝血功能是否正常，是否使用过血小板抑制的药物。

　　对于所有清醒的患者，特别是在清醒开颅术中，除了需要经常不断地询问患者，还必须对患者呼吸的频率和幅度、肤色、面部表情保持警惕。麻醉医师需要帮助患者与外科医师沟通并给予其鼓励和安

慰，才能有助于整个手术的顺利完成。

多数运动障碍性疾病的患者，术前已将药物减量，可能在围术期症状加重，甚至严重震颤病人，可能干扰无创血压测量，可考虑动脉内置管测压。呼气末二氧化碳（$PetCO_2$）的监测对于气道预警和预防脑水肿及脑容量增加也十分有必要。

二、麻醉方法选择

（一）局部麻醉和监护性麻醉

1. 局部麻醉 对于任何立体定向手术的麻醉技术，适当的局部麻醉可以减少阿片类和镇静剂的需求和避免呼吸抑制，而且多数医疗中心在立体定向手术中会利用微电极记录神经元电生理活动，在治疗运动障碍性疾病、恶痛、强迫症、癫痫等功能性疾病时，为便于术中靶点毁损时手术者直接与患者对话和观察毁损后的疗效或准确监测神经电生理，多数医疗中心并没有常规采用镇静，目的在于不影响患者神经元电活动，不干扰微电极对神经的精确定位，这些步骤经常在局麻下进行。通常采用1%罗哌卡因和2%利多卡因按照1∶1的比例混合局部浸润或神经阻滞，利多卡因起效迅速，罗哌卡因维持时间长，两者联合应用效果更佳。但是，在整个手术过程中应掌握好局部麻醉药的用量，避免局麻药蓄积而引发毒性反应。

2. 监护性麻醉（monitored anesthesia care，MAC） MAC由传统意义上的神经安定镇痛术发展而来，指在临床诊疗过程中，麻醉医生参与局麻病人的监测，通过注射适量镇静、镇痛药物来消除患者的焦虑恐惧情绪、减轻疼痛和其他伤害性刺激，从而提高围术期的安全性和舒适性。MAC也许可以达到"清醒-睡眠"之间的平稳过渡。在神经外科唤醒麻醉的MAC中，常用丙泊酚-瑞芬太尼组合，小剂量的右美托咪定也是一种新型有效的选择。丙泊酚的推荐输注速度为$30\sim100\mu g/(kg \cdot min)$，瑞芬太尼的输注速度为$0.03\sim0.1\mu g/(kg \cdot min)$，均为超短效药物，具有起效快、消除迅速、不干扰电生理监测的优点。同时MAC要求术前对患者进行充分的头皮神经阻滞和切口浸润麻醉，以减少术中阿片类药物用量，减少发生呼吸抑制的危险。

临床对患者施行MAC应达到的标准：①患者镇静、保留自主呼吸、唤之能答应；②修正的清醒镇静评分（modified observer's assessment of alertness/sedation scale，MOAA/S）≥3（表4-4）或脑电双频谱指数（BIS）>60；③患者完全不依赖或仅部分由呼吸机供氧。

表 4-4 修正的清醒镇静评分量表

评分（分）	反应状态
5	用正常语调呼唤姓名反应灵敏
4	用正常语调呼唤姓名反应迟钝
3	大声呼唤或反复呼唤姓名才有反应
2	对轻微的推动和振动有反应
1	仅对疼痛刺激有反应
0	对疼痛刺激无反应

立体定向手术中仍存在间断疼痛，体位固定也可引起患者不适，此时可少量补充芬太尼或瑞芬太尼，但同样要注意可能引起呼吸抑制。在癫痫灶的切除中，丙泊酚应在皮层描记测试前10~15分钟前停止输注，而瑞芬太尼提前2分钟停止输注或减慢；而在放置电极和神经功能测试时，建议不用麻醉性镇痛药。进行丘脑和下丘脑的深部电刺激时，常需要微电极记录仪监测神经元电生理活动以达到靶点的准确定位。有些神经外科医师应用麻醉药对各种电生理信号影响的性质和持续时间缺乏经验，可能要求不使用镇静药。仅仅对于某些存在严重肌张力障碍的病人，需在深度镇静或全麻下进行神经放射影像学检查。通常情况下，一些短效镇静药物已被证实不会对神经电生理监测产生影响。另外，在MAC下行立体定向手术过程中，应随时做好全麻准备，一旦出现呼吸抑制或颅内压增高等意外情况，应立即改行

全身麻醉。

（二）全身麻醉

对于手术过程不需要使用神经电生理监测的患者，且处于情绪非常恐惧、神志清醒的患者；对于某些运动障碍性疾病的患者（如严重扭转痉挛），进行头颅 CT 或 MRI 检查；对于需要立体定向下手术不能合作的精神障碍患者，在安装脑定位框架或手术前做一些特殊检查时，都需要采用恰当的全身麻醉方案。

1. 气管内全麻　立体定向手术部分病人头部需固定于立体定向定位框架内，造成头颈部活动和张口受限，加之立体定向仪本身部分阻挡了患者的口鼻显露，咽喉结构暴露均为Ⅲ级及Ⅲ级以上，导致医源性困难插管。麻醉医师应充分应用可视化技术，包括视频喉镜、可视内镜、光棒、纤维支气管镜等，插管前应常规吸氧及监护心电图、血压、脉搏、血氧饱和度等生命体征，备好负压吸引装置及抢救药品。如术中需要病人处清醒状态又保留呼吸插管，应对患者鼻咽部充分表面麻醉，行环甲膜穿刺注射局麻药，给予患者适量的镇静镇痛药。脑立体定向手术患者常合并高血压病或既往有脑血管意外病史，应尽量维持插管操作过程中的血流动力学稳定，故需术前行动脉穿刺监测动态血压，一旦出现平均动脉压升高>30% 基础值，可予以适量的静脉诱导药物（如丙泊酚）及 α 受体阻断剂（如乌拉地尔）或 β 受体阻断剂（如艾司洛尔）控制血压和心率，一旦插管成功，即可予以常规序贯诱导以尽快消除患者的烦躁和不适，稳定血流动力学。

2. 喉罩全麻　喉罩操作简捷，可迅速建立临时的人工气道，有效救助上呼吸道梗阻，实施氧合，目前被推荐用于困难气道的急救处理。喉罩与气管内插管通气最大的区别是，前者为声门上通气，后者则为声门下通气，避免了气管内插管的诸多严重并发症，如勺状软骨脱位、声带麻痹、喉溃疡、喉炎、声带损伤等。喉罩用于脑立体定向手术麻醉诱导快，复苏快，上气道黏膜损伤小，可减少因气管导管刺激引起的呛咳等麻醉并发症。

3. 全凭静脉麻醉　对于不能耐受"清醒-镇静"手术的患者，可采用全凭静脉麻醉，即"睡眠-清醒-睡眠"（asleep-awake-asleep，AAA）。AAA 模式是深度镇静甚至接近于全身麻醉的一种临床麻醉技术，不仅提供了适当的麻醉深度和良好的气道控制，且避免患者遭受疼痛不适。患者 MOAA/S<3 或 BIS<60，可以保留自主呼吸，往往需要放置气道辅助工具，以便必要时施行机械通气，该技术实施中有引发呼吸抑制的风险。因此，常需借助喉罩、带套囊口咽通气道（COPA），可施行双水平气道正压通气（BiPAP）的鼻面罩等辅助通气装置，来保持呼吸道通畅。近些年，第三代喉罩具有呼吸和消化道双重管道系统，长时间通气对气道损伤最小，并且其前端直接顶住食管上口，减少了呕吐、反流的发生率，已广泛应用于唤醒麻醉中。

三、特殊监测

（一）脑电双频谱指数（bispectral index scale，BIS）监测

脑电双频谱指数（BIS）是一个复合指数，涉及时域、频域和双频域，它综合了四个完全不同的 EEG 参数，通过多变量数学回归方程计算产生，是一个单一变化的概念函数，指数范围从 100 到 0，100 代表清醒状态，0 代表完全无电信号，为清醒到 EEG 出现等电位提供了良好的量化指标。BIS 主要反映大脑皮质的兴奋或抑制状态，与麻醉药和镇静药的催眠和镇静作用密切相关，可预测患者的意识状态，是一种方便、可行的麻醉深度评估方法。一般认为，麻醉状态下脑电 BIS 数值在 60 以下时，患者基本处于无意识状态；适宜的镇静强度是维持脑电 BIS 数值在 40~60；脑电 BIS 数值小于 40 为深度镇静。在立体定向手术中的 AAA 麻醉方式中可以使用 BIS 监测评估患者的意识状态，当脑电 BIS 数值大于 70 时，患者可被唤醒。

（二）诱发电位监测

神经外科手术中应用的诱发电位监测主要包括体感诱发电位（somatosensory evoked potential，SEP）、运动诱发电位（motion evoked potential，MEP）、视觉诱发电位（version evoked potential，VEP）及听觉诱发电位（auditory evoked potential，AEP）。监测的目的主要为指导手术操作，精确切除病灶，减少手

术造成的中枢神经功能损伤。根据手术部位的特点，合理选择需进行的监测组合，为神经外科手术提供高敏感度、高特异性的指导信息，保证手术的安全提供有效帮助。

（三）大脑皮质特异波的监测（皮质 EEG 定位）

在神经外科治疗原发性和继发性癫痫时，需要手术中从皮质直接记录 EEG 信号，对其中棘波、尖波、棘慢波、尖慢波等异常波进行监测。由于手术中可将脑皮质直接暴露，多导记录电极可直接放置在大脑皮层表面，因此这时记录的脑电波更直观，异常波出现的部位更接近病变的位置，较头皮 EEG 定位更加准确，更利于指导神经外科医师精确的切除病灶或致痫灶。皮质 EEG 的特点是各种脑电波的频率基本不变，但波幅明显增高。

（四）微电极记录（microelectrode recording，MER）信号的监测

微电极技术包括微电极记录和刺激两种，其原理是根据脑内不同核团所具有的电生理特性（即不同的神经元的放电频率及波形），用一根微电极记录到手术靶点及其邻近区域的神经元放电活动，来区别周围结构神经元的放电，并与标准脑图谱以及 MRI 影像学靶点对比，确认这个记录位置是否即是需要的手术靶点。立体定向手术时，微电极需要固定在立体定向框架的导向器上的微推进器中，通常从靶点上 10~15mm 开始刺激，这样允许将电极以 0.5~1.0mm 逐渐送入靶点，通过微电极（microelectrode）或宏电极（macroelectrode）记录下动作电位的放电频率、模式、幅度以及背景噪音，判断靶点的准确位置。宏电极的刺激还可以预测毁损后的效果，如电极尖端位于靶点内，给予一定电流强度连续刺激后，病人的震颤等症状可以得到缓解。微电极可以安全的监测核团神经电生理活动，不会影响大脑功能。在麻醉状态下，当 BIS>80 时，患者处于浅镇静状态，较易唤醒，此时 MER 信号与清醒状态相同，但是深度镇静（BIS<80）会抑制 MER 信号。

第三节　术中唤醒麻醉技术及应用

目前功能神经外科手术中，采用术中唤醒麻醉技术联合术中神经电生理监测技术，在病灶定位和切除过程中保持患者清醒状态，以尽可能地切除脑功能区病灶的同时又能保护脑功能不缺失，对手术成功与否非常关键。术中直接电刺激判断大脑功能区对术中唤醒技术要求很高，这种麻醉方法既需要在开、关颅过程中患者得到充分镇痛能够耐受手术，又需要患者在麻醉与清醒过程之间平稳过渡，以便患者在手术中保持足够清醒配合神经功能测试。同时，尽量减少镇痛-镇静药物对神经电生理测试的影响。此外，手术中需要注意有效地控制气道，避免呼吸抑制，同时保证患者舒适而无误吸、躁动和遗留心理障碍等危险。目前的麻醉方法包括头部神经阻滞与切口局部浸润麻醉、基于 MAC 的清醒镇静麻醉以及全凭静脉"睡眠-清醒-睡眠"等方法。

一、术中唤醒麻醉的方法与实施

（一）手术前访视与沟通

良好的医患沟通和严格的术前"访视"是保证手术中唤醒麻醉顺利进行的关键步骤之一。在术前"访视"中，麻醉医师应设法解除患者的紧张、焦虑情绪，恰当阐明手术中的目的、麻醉方式、手术体位以及麻醉或手术中可能出现的不适等情况，以取得患者的信任，争取麻醉中患者的充分合作。对于过度紧张而不能自控的患者，应视为手术中唤醒麻醉的禁忌证。

（二）麻醉前的准备

完善的麻醉前准备包括呼吸道的准备、胃肠道的准备、治疗药物的检查以及麻醉前用药。

（三）头部神经阻滞与切口局部浸润麻醉

在实施唤醒麻醉开颅手术前需进行充分的头部神经阻滞与切口局部浸润麻醉。与唤醒麻醉手术有关

的头皮感觉神经包括枕大神经、枕小神经、耳颞神经、眶上神经、滑车上神经和额支。通过头皮局部麻醉，以减少手术中镇痛药物用量，便于麻醉管理。

（四）基于 MAC 的清醒/镇静麻醉

清醒/镇静麻醉是神经外科手术中唤醒麻醉时常用的麻醉技术之一。在头部神经阻滞和切口局部浸润麻醉的基础上实施 MAC，适量应用镇静/镇痛药物不仅可减轻患者的恐惧、焦虑及手术中疼痛，而且还能消除对伤害性刺激的记忆，从而提高患者对手术的耐受性和接受程度。

清醒/镇静麻醉的常用药物有氟哌利多、咪达唑仑、丙泊酚、阿片类（芬太尼、瑞芬太尼）和右美托咪定等。相关研究已表明这些药物对于功能神经外科手术的优缺点（表4-5）。由于大脑皮层下组织对 GABA 受体介导的药物很敏感，可以消除 MER 和震颤，术中不宜使用苯二氮䓬类药物。在神经外科唤醒麻醉 MAC 中常用丙泊酚-瑞芬太尼组合，由于均为超短效药物，具有起效快、消除迅速、不干扰电生理监测的优点，已被广泛应用。文献报道，丙泊酚最佳输注速度为 $50\mu g/(kg \cdot min)$，然而，需要注意的是使用靶控静脉输注时，不同患者丙泊酚的靶控浓度有所差异。此外，右美托咪定也是理想的术中唤醒麻醉用药，作为一种高效、高选择性的 α_2 肾上腺素能受体激动剂，其主要特点是具有剂量依赖性镇静、抗焦虑和镇痛作用，无呼吸抑制作用且容易被唤醒，利于控制血压。在需要实施 MAC 技术的术中唤醒神经外科手术中，应用右美托咪定具有独特的优势。对于开颅行皮质功能立体定位、放置大脑深部刺激器的患者，应用小剂量右美托咪定［$0.3 \sim 0.6\mu g/(kg \cdot h)$］实施监护麻醉，能够达到适度镇静、轻度镇痛以及避免不适当体动的目的，手术中不需或仅需补充少量的镇痛药物，患者可保持配合手术的能力，而且右美托咪定不影响 MER 的记录，对皮层脑电图棘波也无明显诱发或抑制作用。

表 4-5　常用镇静药物的优缺点

药物	优点	缺点
苯二氮䓬类	GABA 能药物 抗焦虑	消除 MER 改变电刺激阈值 引发帕金森患者运动障碍
丙泊酚	广泛应用 短效 恶心、呕吐发生率低	抑制震颤 干扰 MER 个体差异较大 引发帕金森患者运动障碍 易引起打喷嚏
阿片类 （芬太尼、瑞芬太尼）	短效镇痛 对 MER 影响小	肌肉强直 抑制震颤 恶心、呕吐
右美托咪定	非 GABA 能药物 对 MER 干扰小 抗焦虑、镇痛 自然睡眠-易唤醒 M 维持血流动力学稳定 不干扰震颤	大剂量时抑制 MER 低血压 心动过缓

（五）全凭静脉唤醒麻醉（TIVA）

对于不能耐受清醒镇静手术中唤醒麻醉的患者，可采用全凭静脉麻醉即 AAA 模式，是深度镇静甚至接近于全身麻醉的一种临床麻醉技术。其基本要求为：①在颅骨切开和关闭期间提供足够的麻醉深度；②神经电生理监测期间患者完全清醒；③睡眠和清醒之间需要平稳地过渡；④清醒期间患者能够配合手术。

由于丙泊酚、瑞芬太尼等速效静脉麻醉药在临床麻醉中的广泛使用，全凭静脉麻醉（TIVA）和靶控静脉输注（TCI）成为全凭静脉唤醒麻醉的主流技术。TCI方法具有麻醉深度容易控制、使用方便的优点。手术中可根据临床所需和患者对药物的反应及时调整靶位浓度，以适应不同麻醉深度的需要。麻醉过程中可减少因血药浓度的过度改变，而引起的循环和呼吸的波动。麻醉唤醒期停药后可以预测患者清醒的时间。AAA唤醒麻醉的具体实施过程为：

1. 麻醉诱导　采用丙泊酚TCI技术，以效应靶浓度（Ce）是$4\sim6\mu g/ml$、瑞芬太尼$0.1\mu g/(kg\cdot min)$进行麻醉诱导，待患者进入深度镇静或全身麻醉的状态，置入喉罩等辅助通气装置，麻醉维持仍采用丙泊酚TCI输注，靶浓度是$1\sim3\mu g/ml$；瑞芬太尼输注速度为$0.1\sim0.2\mu g/(kg\cdot min)$。

2. 患者安置框架及切开头皮时，进行充分的头部神经阻滞与切口局部浸润麻醉。

3. 在进行神经电生理监测前$15\sim20$分钟停止输注麻醉药物，唤醒患者。患者被唤醒后可遵嘱进行肢体活动和简单语言交流，以配合电生理监测和手术操作。

4. 患者在清醒状态下进行肿瘤切除或电极植入之后，再次使患者进入睡眠状态，直至手术结束。

（六）针刺辅助麻醉

针刺麻醉（acupuncture anesthesia）是一种以针刺调动人体自身抗痛为特征的麻醉技术，自20世纪50年代开始应用于临床以来，几乎应用于临床各类型的手术中。单纯针刺作为麻醉手段可能存在镇痛不全、肌松不良及脏器牵拉反应等问题，针刺麻醉逐渐走向低谷。21世纪以来，随着对于针刺镇痛机制的深入研究，临床上由针刺麻醉发展到针刺辅助麻醉，形成了全新的发展模式。相关研究表明，针刺辅助麻醉应用于甲状腺手术与功能神经外科手术中拥有独特的优势，主要体现在：①辅助镇痛，增强麻醉效果，减少麻醉药用量及其毒副作用，有助于患者术中唤醒时处于无痛的清醒状态；②降低手术应激反应，有利于保护和调节患者的大脑神经功能；③围术期生理干扰少，术后镇痛及抗恶心、呕吐作用确切，术后患者恢复快。

二、术中监测

常规的术中监测包括心电图、血压、脉搏、氧饱和度（SpO_2）、呼吸频率监测，还需要进行呼气末CO_2浓度（$PetCO_2$）及体温监测。因开颅手术中，麻醉医师多位于患者侧面或足部，$PetCO_2$的监测非常必要，借助于$PetCO_2$可及时发现患者是否存在通气过度或不足甚至是否出现脱管，从而采取必要措施。对于术中需使用利尿剂或时间超过2小时的手术，要常规放置尿管并进行尿量监测。采用BIS监测判断患者麻醉深度，以便及时配合手术操作，调整麻醉药物浓度。

三、术中可能出现并发症

（一）麻醉唤醒期躁动

全身麻醉药物作用于中枢神经系统，不同麻醉药对中枢神经的抑制程度有所不同，故恢复时间亦不同，少数易感患者在脑功能反应模糊期间，任何不良刺激（疼痛、难受或不适感等）均可引起躁动。苏醒期躁动的原因包括镇痛不全、定向力恢复不良、催醒不当、缺氧和二氧化碳蓄积、尿潴留与尿管刺激等。因此，术前应做好沟通，消除患者的焦虑和恐惧。术中维持麻醉平稳，避免不良刺激，包括唤醒期镇痛完善及尿潴留等。

（二）呼吸道并发症

呼吸道并发症最常见于清醒/镇静麻醉，因其麻醉期间并未使用辅助通气道保护气道，易发生急性气道阻塞，尤其是发生完全性气道梗阻时，若不即刻解除梗阻可危及生命。气道梗阻的原因主要有舌后坠、误吸和窒息、喉痉挛和支气管痉挛。立体定位框架影响麻醉医师接近气道，因而，控制气道的策略在开始手术前就应考虑好。唤醒麻醉呼吸抑制的重点在于预防和加强监测：①麻醉前访视应对术前有呼吸功能障碍或合并睡眠呼吸暂停综合征，患者的呼吸代偿能力进行重点评估；②在麻醉镇静及唤醒状态下是否能够维持有效的自主呼吸，应尽量避免镇静导致的气道问题；③加强呼吸监测，一旦发生低氧血症和二氧化碳蓄积，应及时进行辅助或控制呼吸，并针对原因进行处理。

（三）高血压与心动过速

高血压与心动过速是麻醉唤醒期较为常见的心血管系统并发症。脑立体定向和功能神经外科手术中，局麻下患者焦虑、紧张、恐惧及全麻气管插管等强烈刺激均可引起血压升高、心动过速等，进而可导致术中、术后颅内出血等严重并发症。围术期高血压可引起脑内出血，当出现明显血肿时，可能需要紧急开颅。因此，预防或治疗高血压是麻醉医师管理的目标。麻醉医师自始至终均应充分准备，要有处理不同严重情况出血的预案。预防方法应采取：①麻醉唤醒期保持适宜的镇静水平，避免患者焦虑紧张；②保持适宜的镇痛水平，避免麻醉唤醒期疼痛刺激；③保持呼吸道通畅，避免镇痛药和全麻药抑制呼吸；④对于麻醉唤醒过程中发生的高血压与心动过速，在加强监测和针对原因处理的同时，可给予艾司洛尔、尼卡地平等降压药物，尽量维持收缩压在140mmHg以下，以减少颅内出血概率。

（四）癫痫

颅内肿瘤术中可发生自发性癫痫或诱发癫痫。对于术前即有癫痫发作症状的患者，应加强术前评估，麻醉前应全面了解治疗癫痫所用的药物及治疗效果，特别注意是否能有效控制癫痫大发作。抗癫痫药应服用至术前当晚。易致惊厥的麻醉药物如氯胺酮、γ-羟丁酸钠、普鲁卡因、安氟醚应慎用。对皮质功能区定位时诱发的癫痫大发作或局限性发作，外科医师停止操作或者采用冰盐水皮质局部冲洗可迅速终止术中癫痫，必要时可静注硫喷妥钠、丙泊酚或咪达唑仑。小剂量苯二氮䓬类、丙泊酚、巴比妥类药物可能无法控制自发性癫痫。应用药物控制癫痫发作时，如果出现呼吸抑制，应及时建立气道辅助或控制呼吸。

（五）恶心、呕吐

恶心与呕吐是唤醒麻醉中可能出现的一种危险并发症。持续性干呕可引起静脉压升高，增加颅内压力；全身麻醉状态或深度镇静可抑制保护性气道反射，一旦胃内容物反流或呕吐易误吸进入气管，引起支气管痉挛或淹溺、缺氧、肺不张、心动过速、低血压，甚至可窒息死亡。麻醉中应减少各种术前、术中引起呕吐的因素，术中应采取头侧位使分泌物或反流物便于吸除。同时，声门处于最高位避免误吸；使用喉罩或带套囊口咽通气道通气应避免胃扩张；对于高危患者，术前推荐预防性应用止吐药，如小剂量（20~30mg）丙泊酚可有效控制呕吐发生。术中一旦出现呕吐反应，应充分保护呼吸道畅通，避免误吸发生。

（六）颅内压升高与脑水肿

神经外科术中麻醉唤醒极易并存或诱发颅内压升高及脑水肿，这是多种因素综合作用所致，可能会影响肿瘤的切除与顺利关颅，需严密监测并及时处理。术前应积极治疗脑水肿，尤其对于颅内占位及病灶周围明显水肿或颅内顺应性降低的患者，可适当使用高渗性利尿药和肾上腺皮质激素控制脑水肿；麻醉中保持呼吸道通畅、通气充分、避免二氧化碳蓄积；麻醉前可行腰椎蛛网膜下腔穿刺，术中打开颅骨骨瓣后缓慢释放脑脊液；术中采取头高位（15°~30°），利于颅内静脉回流。

（七）低温与寒战

术中低温可造成患者苏醒后强烈的焦虑与烦躁、组织低灌注和代谢性酸中毒等；还可抑制血小板功能，增加出血概率；影响心血管系统功能，增加心脏病的发生率；降低多种药物的代谢过程。

寒战可使患者代谢率增加，由此而引起的心输出量和通气需要量增加；同时还会升高眼压和颅内压。对低温的预防比对并发症的处理更为重要，应根据体温监测及时采取保温和其他相应措施，如调节适宜的室温、加温静脉液体输入；应用保温毯或空气被褥；出现寒战时应增加氧供，许多药物都对寒战有效，如曲马多（50mg静脉滴注）对终止寒战和降低氧耗均十分有效。

（八）术中麻醉唤醒后的心理障碍

神经外科术中麻醉唤醒技术作为一种特殊的心理和躯体体验，可诱发心理障碍，在保护患者运动和语言功能的同时应重视避免出现术后心理障碍。可以通过以下措施加以预防：①加强术前与患者的充分沟通，建立和谐与信任关系，增强患者对手术成功的信心；②建立舒适安静的手术室环境；③术中唤醒阶段不是完全清醒，而应给予适当浓度的镇静药，减轻患者焦虑情绪，使用有遗忘作用的药物；④采用有效的镇痛方法避免唤醒期间手术切口或伤口疼痛刺激。

第四节　常见几种功能疾病麻醉及处理要点

一、帕金森病手术的麻醉

目前治疗帕金森病的常用方法是脑深部电刺激（deep brain stimulation，DBS），DBS 是通过立体定向技术及神经电生理记录技术准确标定脑内的相关核团，将一根非常柔软的电极放置于靶点，通过连接线与脉冲发生器连接，通过体外遥控调整刺激参数，抑制相应脑区异常活动的神经元，从而达到全面控制症状的目的。

DBS 装置包括颅内植入电极、连接导线和脉冲电刺激器，其治疗帕金森病的过程包括三个步骤：第一步，安装调试定位框架，并进行头部 MRI 扫描；第二步，调试埋藏植入电极；第三步，埋藏电刺激器。在 DBS 植入过程中各医疗中心可以依据自身习惯选择全身麻醉、镇静及单纯局部麻醉等方法。为了不干扰术中神经电生理记录和临床数据的监测，在检测 DBS 效果，即目标核团电刺激反应时，必须保持患者清醒。因此，临床上有较多采用术中唤醒麻醉技术中的"睡眠-清醒-睡眠"模式。既保证了患者在清醒的状态下完成功能定位，又避免了安装框架、注射局麻药、钻孔、关颅等手术操作对患者造成的恶性刺激。

（一）局部麻醉和 MAC

帕金森病患者 DBS 手术的第一步是立体定向框架的安装和调试，通常是在头皮浸润麻醉下完成。局部麻醉药主要是以 1% 或 2% 利多卡因为主，亦可应用长效局部麻醉药如罗哌卡因，此药物起效时间长（5 分钟以上），应避免罗哌卡因局麻后立即安装框架。建议将罗哌卡因与利多卡因配成 1∶1 混合液进行头皮局部浸润。

第二步手术是在头颅 MRI 扫描后，患者进入手术室在清醒镇静或者 AAA 模式下实施颅骨钻孔术，在立体定向仪引导下将电极植入到刺激靶点，目前进行 DBS 手术的常用特定靶点是丘脑腹中间核（Vim）、苍白球内侧核（GPi）和丘脑底核（STN），依据患者临床表现的不同选择其一或其二，利用 MER 技术准确定位需要的手术靶点，进行试验性刺激，观察效果，调整刺激参数，直到震颤完全消失，并将电极暂时固定在颅骨骨孔处，再与皮下接收器、导线和电刺激器相连接。手术后 1～2 周后调整刺激参数，直至效果稳定。

（二）全身麻醉

在全身麻醉下，术中 MER 记录和刺激测试较难执行，因此，全身麻醉仅用于某些特殊患者，如特别恐惧手术者、严重的停药后震颤、严重的肌张力障碍以及儿童等。另外，手术的第三步即埋藏电刺激器，将电极通过导线与电刺激器连接，电刺激器通常是埋藏在同侧的锁骨下窝，两者之间的连接导线需要放置在头皮和颈部的皮下隧道内，此过程中没有特殊测试，无需考虑麻醉药的作用，且手术刺激较大，需要在全身麻醉下完成。

二、癫痫手术的麻醉

癫痫是神经系统常见病和多发病，是一组大脑神经元异常放电所致，以短暂中枢神经系统功能失常为特征的慢性脑部疾病，具有突然发生、反复发作的特点。一般分为原发性癫痫和继发性癫痫。原发性癫痫是指无大脑结构或代谢异常，但有遗传因素的癫痫；继发性癫痫是由脑疾病或损伤，如脑肿瘤、脑外伤、脑炎、难产、缺氧、脑发育不全等疾病所引起的癫痫。

癫痫手术一般是采用全身麻醉，其优点是确保患者舒适、不动，循环呼吸系统监测完善，可控制颅内压。同时，应用诱发电位监测、皮层 EEG 描记或是术中唤醒麻醉技术，准确定位致痫灶，从而保护患者的感觉、运动功能。另外，全身麻醉也适用于小儿癫痫麻醉患者。然而，对于颅内电极植入术、立体定向活检手术、迷走神经刺激术、小脑刺激术等创伤小、时间短的手术，亦可以采用基于 MAC 的局部麻醉技术。另外，切除功能区（尤其是语言功能区）占位病变引发的癫痫灶，可采用手术中唤醒麻醉。

（一）全身麻醉

术前使用的抗癫痫药物原则上术前不停药，尽可能避免诱发大发作的各种因素，稳定病人情绪，充分休息和睡眠，避免吸烟等刺激物。对手术当日麻醉前有癫痫发作者应延期手术。麻醉期间避免缺氧、二氧化碳蓄积、体温升高，以免诱发癫痫发作。强调麻醉前禁水禁食，备用抗癫痫药物及人工呼吸等急救措施。如癫痫大发作时可静脉注射咪达唑仑 $0.1\sim0.2mg/kg$，即可奏效。在麻醉药物选择上应注意相应药物对脑电活动的影响。合理用药，尽量减少对癫痫原发病灶的激活或抑制，保证持续脑电监测的准确性，以期达到立体定向辅助准确切除癫痫病灶的目的。根据呼吸道控制的难易程度可选择快、慢诱导气管内插管，麻醉维持可采用全凭静脉麻醉（TIVA）或复合低浓度的吸入麻醉药。一般不影响术中癫痫病灶的电生理定位诊断。如术中用丙泊酚 $20\sim40\mu g/(kg\cdot min)$ 微量泵匀速输入，必要时辅以适量瑞芬太尼以及低浓度（0.5~0.8MAC）异氟醚或七氟醚吸入维持麻醉下，在行皮层电极探测 15~20 分钟前停止用药，病人可逐渐苏醒配合测试，一旦术中使用皮层脑电图描记识别出病灶及功能区，应立即加深麻醉。

（二）手术中唤醒麻醉

在癫痫手术中使用唤醒麻醉（AAA）技术，需要特殊注意的问题：①在开颅和关颅期间采用全身麻醉，控制或不控制通气；②采用喉罩通气道或气管插管控制气道；③切开硬脑膜后，开始术中神经功能监测时，唤醒患者，拔除气道辅助设备；④切除癫痫灶后，重新开始全身麻醉，置入气道辅助设备；⑤ BIS 监测对唤醒麻醉非常有帮助，BIS 值 70 以上常可唤醒。手术中唤醒麻醉又称"睡眠-清醒-睡眠"技术，是在局部麻醉基础上发展而来，具体方法可详见本章第三节相关内容。

（三）基于 MAC 的局部麻醉

此种麻醉方式只适合癫痫发作基本控制的合作病人。手术前患者需有良好的心理准备，并且手术医师、麻醉医师和手术室护士均与患者进行良好的沟通。手术开始前进行头皮神经阻滞；手术切开皮肤部位常规局部浸润阻滞，注入局部麻醉药时注意反复回抽，避免误注血管内而诱发惊厥，应在巴比妥类药充分发挥作用下使用。术中严密观察患者的呼吸和循环功能。手术过程中需要经常安慰患者、间断地允许患者活动、事先告知下一步可能出现的噪音或疼痛等。局麻虽不影响脑电监测，因病人合作程度、病人的体位、呼吸道的管理、有可能诱发术中癫痫发作，所以不能常现采用。如果患者不能继续合作或者出现颅内出血或癫痫持续发作等，则可改用全身麻醉方案。

三、精神疾病手术的麻醉处理要点

1. 精神病患者长期大剂量服用抗精神病药物，术前应注意重要器官功能是否受到损害。服用吩噻嗪类药物病人在转送过程中应注意防止体位性低血压。

2. 患者自控能力差或丧失，常伴有难以控制的冲动攻击行为，应首选气管内全麻。单纯静脉麻醉应加强呼吸监测和管理。

3. 立体定向手术过程中，往往麻醉地点要经常变换，病房-手术室-CT 或 MRI 室-手术室，这给麻醉监测和管理带来一定困难。不合作患者可在病房内行基础麻醉，入手术室后诱导气管插管，安装脑立体定向仪框架。在保留自主呼吸下转送到影像室进行定位扫描，再返回术室加深麻醉进行手术。在转运过程中应备有必要的麻醉药物、监护仪器以及抢救物品。

4. 选用对颅内压影响小的快速短速麻醉药物，以利于患者术后尽快清醒。

四、颅内肿瘤定向活检或切除术的麻醉处理要点

1. 麻醉前应注意颅内肿瘤的部位、大小和相应的症状和体征，以及有无颅高压和其他合并症，进行必要的准备以便术中采取相应的处理，如脱水降颅内压，手术中癫痫发作要及时控制等。

2. 大部分颅内肿瘤活检病人，在局麻或复合安定镇痛麻醉下即可完成手术；颅内肿瘤立体定向切除术患者可直接选用全身麻醉。

（潘建辉　袁季）

参 考 文 献

1. Venkatraghavan L，Manninen P. Anesthesia for deep brain stimulation. Curr Opin Anaesthesiol，2011，24（5）：495-499.

2. Raz A，Eimerl D，Zaidel A，et al. Propofol decreases neuronal population spiking activity in the subthalamic nucleus of Parkinsonian patients. Anaesth Analg. 2010，111（5）：1285-1289.

3. Erickson KM，Cole DJ. Anesthetic considerations for awake craniotomy for epilepsy and functional neurosurgery. Anesthesiol Clin，2012，30（2）：241-268.

4. Osborn IP，Kurtis SD，Alterman RL. Functional neurosurgery：anesthetic considerations. Int Anesthesiol Clin，2015，53（1）：39-52.

5. Jameson LC，Sloan TB. Neurophysiologic monitoring in neurosurgery. Anesthesiol Clin，2012，30（2）：311-331.

6. Ghazanwy M，Chakrabarti R，Tewari A，et al. Awake craniotomy：A qualitative review and future challenges. Saudi J Anaesth，2014，8（4）：529-539.

7. Venkatraghavan L，Luciano M，Manninen P. Anesthetic management of patients undergoing deep brain stimulator insertion. Anesth Analg，2010，110（4）：1138-1145.

8. Rozet I. Anesthesia for functional neurosurgery：the role of dexmedetomidine. Curr Opin Anaesthesiol，2008，21（5）：537-543.

9. Hippard HK，Watcha M，Stocco AJ，et al. Preservation of microelectrode recordings with non-GABAergic drugs during deep brain stimulator placement in children. J Neurosurg Pediatr，2014，14（3）：279-286.

10. Surbeck W，Hildebrandt G，Duffau H. The evolution of brain surgery on awake patients. Acta Neurochir（Wien），2015，157（1）：77-84.

11. Adhikary SD，Thiruvenkatarajan V，Babu KS，et al. The effects of anaesthetic agents on cortical mapping during neurosurgical procedures involving eloquent areas of the brain. Cochrane Database Syst Rev，2011，9（11）：Dol：10. 1002/14651858. CD006679. pu62.

12. Bonhomme V，Franssen C，Hans P. Awake craniotomy. Eur J Anaesthesiol，2009，26（11）：906-912.

13. Deiner S，Hagen J. Parkinson's disease and deep brain stimulator placement. Anesthesiol Clin，2009，27（3）：391-415.

14. Ali Z，Prabhakar H，Bithal PK，et al. A review of perioperative complications during frameless stereotactic surgery：our institutional experience. J Anesth，2009，23（3）：358-362.

15. 王恩真，熊利泽，薛富善. 神经外科麻醉学. 第二版. 北京：人民卫生出版社，2012：756-765.

16. 安刚，薛富善. 现代麻醉学技术. 北京：科学技术文献出版社，1999：665.

17. 佘守章，岳云. 临床监测学. 北京：人民卫生出版社，2005：212-236.

第五章

人脑立体定位局部解剖

一、基底核（团）

基底核（团）是指位于大脑基底部的皮层下结构，主要包括尾状核、壳、苍白球、伏核、丘脑底核、黑质和腹侧被盖区。尾状核、壳和苍白球合称为纹状体（Corpus striatum）；其中苍白球在鱼类业已存在，为旧纹状体（Paleostriatum）；尾状核和壳出现在爬行类和鸟类，称新纹状体（Neostriatum）；壳和苍白球合在一起形似豆状，称豆状核（Lentiform nucleus）；伏核、嗅结节（Olfactory tubercle）、尾状核腹侧部和腹侧苍白球，均与边缘系统有关，合称为边缘性纹状体或腹侧纹状体（Limbic striatum 或 Ventral striatum）（图 5-1）。

基底核（团）可归为传入性、传出性和内部性三类。传入性核（团）接受基底核（团）以外的神经传入，再发出纤维投射至内部性和传出性核（团）；传出性核（团）发出投射纤维至基底核（团）外的其他区域；内部性核（团）的联系仅限于基底核（团）内。传入性核（团）包括尾状核（Caudatum，Cd）、壳（Putamen，Put）、伏核（Nucleus accumbens）；传出性核（团）包括苍白球内侧部（Globus pallidus-internal segment，Gpi）、腹侧苍白球（Ventral pallidum）、黑质网状部（Substantia nigra pars reticulata，SNr）；内部核（团）包括苍白球外侧部（Globus pallidus-external segmant，Gpe）、丘脑底核（Subthalamic nucleus，STN 或 Sth）、黑质致密部（substantia nigra pars compacta，SNc）、腹侧被盖区（Ventral tegmental area，VTA）。

二、纹状体

新纹状体的尾状核与壳，在胚胎发育过程中源于同一灰质块，因锥体束纤维穿过而被分开，两者之间仍有细胞桥相连，成分也相似，有无棘（aspiny）和有棘（spiny）两种神经元。前者属中间神经元，有大小之分，大的以乙酰胆碱为递质，

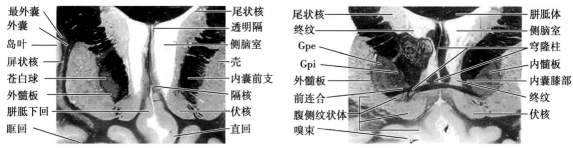

图 5-1 基底核（团）组成

小的以 γ-氨基丁酸（GABA）为递质。后者为主要成分（90%），属投射神经元，含 GABA 和多种神经肽，它接受多方位的突触连接，其中纹状体外（皮层、黑质）传入的轴突主要与其树突远端形成突触，而纹状体内其他神经元的轴突主要与其胞体或树突近端形成突触联系。分子生物学方法发现，纹状体内的突触联系有 2 类（D_1 和 D_2 类）至少 6 种多巴胺受体。D_1 类属兴奋类，D_2 类则属抑制类。帕金森病（PD）患者 D_1 类减少，D_2 类增多。在纹状体的乙酰胆碱酯酶染色片中，D_2 则分布于广泛的强染色区，D_1 类分布于斑片状的弱染色区，分别与直接通路和间接通路有关。

三、苍白球

苍白球和壳合为豆状核，两者之间有外髓板（Lamina pallidi lateralis，La. p. l）隔开，但两者的种系发生、结构和功能均不相同。壳和尾状核一样，从脑室周围基质发育而来，与新皮质有关；而苍白球来自间脑结构，从第三脑室基质发育而来，胚胎早期它与丘脑底核在一直线上。苍白球因供血差、纤维丰富、颜色苍白而得名，其形态学与生化学特征与黑质网状部很接近；两者功能也相似，只是辖区不同，苍白球内侧部对应上、下肢，黑质网状部对应头颈部；两者成分也相同，大部分为大的多极投射神经元，中间神经元很少，均为 GABA 抑制性神经递质。苍白球被其内髓板（Lamina pallidi medialis，La. p. m）分为内外两部分。苍白球内侧部（Gpi）是基底核（团）中主要的传出结构，传出纤维通过两条途径投射至丘脑，即豆状束（Lenticular fasciculaus）和豆状襻（Ansa lenticularis，An. l）。豆状束起自 GPi 的内侧，穿过内囊在丘脑底核背内侧与未定带之间汇聚成束；豆状襻起自 GPi 的外侧，在 GPi 腹侧成束，绕过内囊后肢的前内侧缘，再折向背侧至 H_2 区。豆状束、豆状襻在丘脑下方内侧经过 H 区或称红核前区（Prerubral field），再向上向外汇入小脑丘脑束在未定带背侧 H_1 区形成丘脑束（Thalamic fasciculus）。丘脑束最后投射至丘脑的腹前核、腹外侧核、背内侧核和板内核，其递质为 GABA，抑制丘脑皮质环（Thalamocortical loop）（图 5-2）。

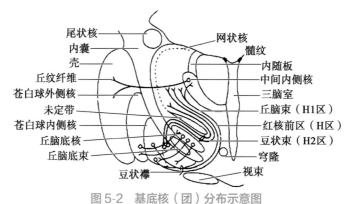

图 5-2 基底核（团）分布示意图

四、黑质

黑质（Nigra，Ni）是中脑内最大的神经核团，借内囊后肢与背外侧的苍白球内侧部相隔，它可分为致密部（SNc）和网状部（SNr）。致密部内的多极神经元密集，胞内富含黑色素，为多巴胺神经元，发出纤维形成黑质纹状体束投射至纹状体，通过多巴胺 D_1 受体起兴奋作用，通过多巴胺 D_2 受体起抑制作用；位于腹侧的网状部，其多极神经元分散，胞内无色素，却富含铁质，为 GABA 神经元，发出纤维至上丘（Colliculus superior，Co.s）。

五、平行环路

基底核（团）主要参与运动控制、认知和情感活动。目前认为主要是通过如下四个平行环路来实现。一般来讲，所谓"平行"，是指每个环路各自都起源于具有相同功能的多个不同皮层区域，并经过丘脑基底核（团）内不同的核（团）或同一核（团）的不同部分，最终到达额叶的不同区域。在这"平行"的基础上，环路间也有相互融合，以便协调活动。下面是四组环路示意图（图 5-3）。

六、运动障碍性疾病

与运动障碍性疾病有关的主要是骨骼运动环路。GABA 为抑制性递质，谷氨酸（Glu）和乙酰胆碱（Ach）为兴奋性递质。黑质释放多巴胺，通过 D_1 受体和 D_2 受体分别对纹状体的直接通路与间接通路进行兴奋和抑制。纹状体（壳）通过直接和间接通路对苍白球内侧部（Gpi）分别起相反的抑制和兴奋

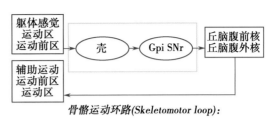

骨骼运动环路(Skeletomotor loop)：

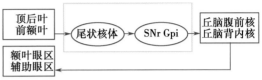

眼球运动环路(Oculomotor loop)：

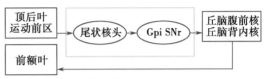

联合环路(Association loop)

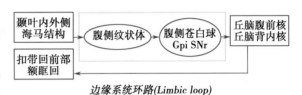

边缘系统环路(Limbic loop)

图 5-3　四组环路

作用，正常情况下，两者达到平衡。在黑质多巴胺神经元变性死亡和纹状体多巴胺含量减少的病理情况下（如 PD），D_1 受体兴奋直接通路的作用和 D_2 受体抑制间接通路的作用都降低，而 Ach 的兴奋性作用相对增高，这使得直接通路上纹状体对苍白球内侧部（Gpi）的抑制作用下降，间接通路上纹状体对苍白球外侧部（Gpe）的抑制作用增高。两者一致性的结果是苍白球内侧部（Gpi）兴奋性增高，使 Gpi 对丘脑核团的抑制作用显著增高，导致从丘脑传出的兴奋大脑运动皮层的冲动减少，运动皮层过度抑制，引起运动徐缓（bradykinesia）和强直（rigidity）等症状。手术毁损苍白球内侧部或丘脑腹外侧核以及电刺激丘脑底核可以中断此病理过程，从而缓解 PD 的临床症状（图 5-4）。

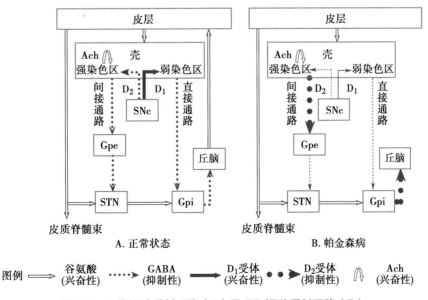

图 5-4　正常运动反射环路（A）及 PD 运动反射环路（B）

第二节 间 脑 解 剖

一、间脑的组成

间脑（diencephalons）位于中脑的上方，功能上可以分为丘脑部和丘脑下部，前者包括丘脑、后丘脑和上丘脑，是感觉的皮层下中枢，后者包括视丘下部、下丘脑和底丘脑，属自主神经的皮层下中枢。间脑在形态上可分为丘脑、后丘脑、上丘脑、底丘脑和下丘脑。

丘脑是对称性分布于第三脑室两侧的卵圆形复合体，主要由灰质组成，其上面和外侧面均覆盖薄层白质，分别称为带状层和外髓板（external medullary lamina），带状层呈 Y 形向灰质内伸延，成为内髓板（internal medullary lamina 或称 Lamella medialis，La. m）。以内髓板为界丘脑可分为前核、内侧核和外侧核三个主要核群，除此以外还有些小的细胞群：在内髓板中的板内核、在外髓板与内囊之间的网状核、在丘脑内侧和脑室侧壁的中线核，Hassler 根据细胞和纤维结构将丘脑各核群进行了划分（图5-5）。

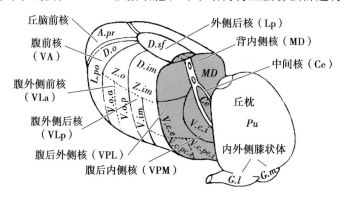

图5-5　丘脑核团划分示意图

二、丘脑前核群

丘脑前核群有前主核（N. anteroprincipalis，A. pr）、前背侧核（N. anterodosalis，A. d）、前内侧核（N. anteromedialis，A. m）三个核团，主要与下丘脑的乳突体和大脑皮层有相关联系，也通过穹隆接受海马结构的传入。丘脑前群核是边缘系统的一部分，与情绪和记忆机制有关。它与乳突体间的纤维联系是乳突体丘脑束（mamillothalamic tract，MTT 或 T. mth）或称 Vicqd'Azyr 束。乳突体内侧核（medial mammillary nucleus，M. m）纤维投射至同侧前主核，乳突体外侧核（lateral mammillary nucleus，M. l）纤维投射至双侧前背侧核。传出纤维中，前主核内侧部的投射至扣带回吻侧部，前主核外侧部和前背侧核的纤维随投射至扣带回尾侧部。

三、丘脑内侧核群

丘脑内侧核群中背内侧核（Mediodorsal nucleus，MD）发育最好，组织染色可将丘脑内侧核群区分为三部分：后段的内侧尾核（N. medialis caudalis，M. c）、靠中线的内侧纤维核（N. medials fibrosus，M. fi）、靠近内髓板的内侧束核（N. medialis fasciculosus，M. fa）。背内侧核［与前额叶（8、9、10、11、12区）］平行发育并有相互纤维联系，主要接受颞叶新皮层、杏仁核、黑质网状部、临近其他丘脑核以及嗅觉系统的传入。主要参与精神行为、记忆以及躯体内脏活动整合。手术切断内侧背核与前额叶间的纤维联系，称为前额叶切除术（prefrontal lobotomy）或前额叶白质切开术（prefrontal leucotomy），过去曾用于焦虑状态和其他精神病的治疗。

四、丘脑外侧核群

（一）腹侧核群

它包括腹前核（N. Ventral anterior，VA）、腹外侧核（N. Ventral lateral，VL）、腹后核（N. Ventral posterior，VP）和腹内侧核（N. Ventral Medial，VM）。其核团划分请见表5-1。其纤维联系与功能较为清楚，属特异性丘脑核群。在前端的腹前核主要接受来自苍白球（丘脑束）、黑质网（SNr）、运动前区以及前额叶（6、8区）的传入；前两者属GABA抑制性传入，后两者属兴奋性传入。腹前核又包括外侧极核（N. Lateropolaris，L. po）和背嘴核（N. Dorsooralis internus，D. o. i）。其主要传出纤维直接投射至运动前区和前额叶广泛区域（包括眼区）；腹前核与板内核也有相互纤维联系；腹前核属苍白球至大脑皮层之间运动传输的主要联络站，参与运动调节。外侧极核（L. po）的内侧为大细胞部分（L. po. mc），参与眼、头、颈部随意运动的控制；外侧为小细胞（Parvocellular）部分，参与躯体、四肢的运动控制。腹外侧核位于腹前核的背侧，可分为腹外侧前核（VLa）和腹外侧后核（VLp），相对应的核团名称（表4-1）。腹外侧核也参与运动控制，其传入纤维有：①小脑（齿状核）丘脑束，从小脑上脚上行，在中脑交叉，一部分进入红核，其他上行进入腹外侧后核（VLp）；②苍白球丘脑纤维，除进入腹前核外，部分进入腹外侧前核（VLa）；③皮层运动区（4区）。腹外侧核的传出纤维主要投射至中央前回运动区、运动前区、运动辅助区以及顶叶躯体感觉区（5、7区），后者起着肢体运动空间位置信息的传递作用。腹外侧核与腹前核一样，主要起着运动系统各个部位〔小脑、基底核（团）和皮层〕联络站的作用，共同组成运动丘脑（Motor thalamus），两者附近的毁损术即丘脑毁损术（Thalamotomy）可用于帕金森病等运动性疾病的治疗。实验证实，腹侧核群内黑质、苍白球和小脑的投射区是相互分离的，在前后方向排列，只有极少数的神经元会对两种来源的刺激都有反应。帕金森病立体定向手术中，微电极记录证实，丘脑腹外侧核群中有四种神经元：①感觉细胞：对躯体感觉刺激反应；②运动细胞：对随意运动有反应；③混合细胞：对躯体感觉刺激和随意运动都有反应；④无反应细胞：对上述感觉和运动均无反应。运动细胞和无反应细胞位于感觉细胞的前方，均与帕金森病的震颤有关，混合细胞的电活动在震颤发生前，而感觉细胞的电活动在震颤发生后。运动细胞和混合细胞区域的毁损术可减轻震颤。

腹后核位于丘脑尾部，主要接收各种上行传导束（内侧丘系、三叉丘系和脊髓丘束）的感觉传入（也包括味觉、前庭觉）。可再分腹后内侧核（N. ventral posterior medial，VPM）和腹后外侧核（N. ventral posterior lateral，VPL）两部分，前者接受三叉丘系和味觉纤维，后者还可以分为前后两部分（VPLa、VPLp），主要接受内侧丘系和脊髓丘脑束纤维。两者均与顶叶感觉皮层（中央后回1、2、3区）有相互的纤维联系。两者合称为腹侧基底复合体（Ventrobasal complex）。在两者下方（腹侧）另有一细胞群，称腹后下核（N. ventral posterior inferior，VPI），是丘脑发出纤维投射至躯体感觉Ⅱ区的区域。图谱中VPLa相当于（N. Ventral caudalis externus，V. c. a. e），VPLp相当于（N. Ventrocaudalis parvocellularis externus，V. c. pc. e），VPM相当于（N. Ventral caudalis internus，V. c. a. i）。丘脑后核群（N. posterior，Po）是指在丘枕核内侧、腹后核的更后端与内侧膝状体接壤的一组核群，即本图谱中的V. c. por、Li（N. limitans）。其传入纤维来自各种上行传导束，传出纤维投射至顶、颞、枕的辅助区域（Association area），是各种感觉的汇聚中心，与外周无点对点的对应关系，也不接受大脑的反馈信息（图5-6）。

（二）背侧核群

此核从前向后分别是外侧背核（N. lateral dorsal，Ld）、外侧后核（N. lateral posterior，Lp）、丘枕核。外侧背核周围有明确的有髓纤维包裹，相当于图谱中前主核（A. pr）的后份，虽然解剖上属丘脑外侧核群，功能上应属丘脑前核群，统属边缘丘脑（Limbic thalamus），主要接受海马（经穹隆）和乳突体（经MTT）的传入，传出纤维投射至扣带回。外侧后核相当于背侧浅表核（N. dorsal superficial，D. sf）与背尾核（N. dorsocaudalis，D. c）与丘枕间界限不清，统称为丘枕后外侧复合体（Pulvinar lateral posterior complex），此复合体在后方与外侧膝状体有纤维联系，在前方与顶、枕、颞和枕叶有纤维联系，也接受来自顶盖前区和上丘的传入。丘枕属皮层、皮层下视觉中枢的联络站，与语言功能和疼痛机制有关；刺激优势半球的丘枕核，可导致命名性失语（anomia），毁损之可治疗恶痛。丘枕核（pulvinar，Pu）又划分为内侧丘枕（Pu. m）、外侧丘枕（Pu. l）、浅表丘枕（Pu. v）、前外侧丘枕（Pu. o. l）、前内侧丘枕（Pu. o. m）、前腹侧丘枕（Pu. o. v）、膝状体间丘枕（Pu. ig）和臂上丘枕（Pu. sb）等。

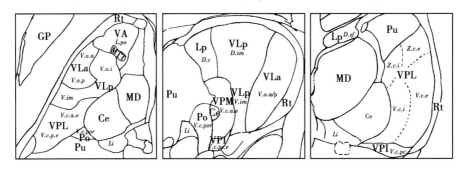

图 5-6　丘脑腹外侧核群核团的划分对照

（图中粗体字为解剖名称缩写，斜体字为 Hassler 命名缩写）

五、板内核

板内核即包裹在内髓板中的细胞群。主要有中间核（N. Central，Ce）、束核（N. Fascicular，Fa）、板核（Lamella，La）、束旁核（N. Parafascicular，Pf）。板内核联系非常广泛，接受脑干网状结构、小脑、脊髓丘脑束、三叉丘系、苍白球、大脑皮层、前庭核、导水管周围灰质、顶盖、上丘等结构的传入纤维、传出纤维投射至其他丘脑核和纹状体。

六、网状核

网状核（N. Reticular，Rt）即外髓板和内囊之间的细胞群，属脑干网状结构在间脑内的延续。它接受大脑皮层和其他丘脑核的传入，即皮层丘脑束和丘脑皮层束的侧支，发出纤维至脑内其他核（团），但并不离开丘脑，其递质为 GABA，它有过滤整合丘脑活动的作用。网状核根据部位，可划分为尾部（Rt. c）、极部（Rt. po）、中间内侧部（Rt. im）、丘枕部（Rt. pu）等。

七、中线核

中线核（midline nuclei）位于丘脑内侧，即三脑室侧壁。图谱中有 Edy（N. endymails）、Pm（N. Paramedianus）、sHb（N. subhabenular）。接受下丘脑、脑干核、杏仁核和海马旁回的传入，发出纤维至边缘系统皮层、腹侧纹状体。中线核参入情绪、记忆和自主神经功能。

八、后丘脑

后丘脑是指内侧膝状体（corpus geniculatum meidal，G. m）和外侧膝状体（corpus geniculatum lateral，G. l）。内侧膝状体接受由内侧丘系和外侧丘系经下丘、下丘臂而来的听觉纤维，也接受颞叶听皮层的反馈性神经传入，发出投射纤维形成内囊的听辐射至颞叶听觉皮层（41、42 区）。外侧膝状体接受来自双侧视网膜的视束纤维，外侧膝状体分为 6 层，其中Ⅱ、Ⅲ、Ⅴ层接受同侧视网膜纤维，Ⅰ、Ⅳ、Ⅵ层接受对侧视网膜纤维。外侧膝状体也接受视觉皮层（17 区）的反馈性神经传入，其传出纤维形成内囊的视辐射至枕叶视皮层（17 区）。上丘脑是指髓纹（stria medullaris，St. m）、缰三角（Habenulae）、缰连合（commissura habenularis，Cm. Hb）和松果体。下丘脑位于下丘脑沟的前下方，包括视交叉、视束、灰结节、漏斗、垂体和视乳头，以穿行的穹隆为界，分为内侧区和外侧区。相当于室旁质（substantia periventricular，S. pv）。底丘脑是指中脑被盖与丘脑的过渡区，内有一对丘脑底核（STN 或缩写 Sth）。丘脑底核功能非常复杂，接受苍白球外侧部和运动皮层的传入，传出纤维至苍白球内外侧部和腹侧苍白球。丘脑底核内不同部位的毁损会导致对侧肢体相对应部位的运动异常，典型的为偏侧投掷症

（hemiballismus）（图 5-7）。

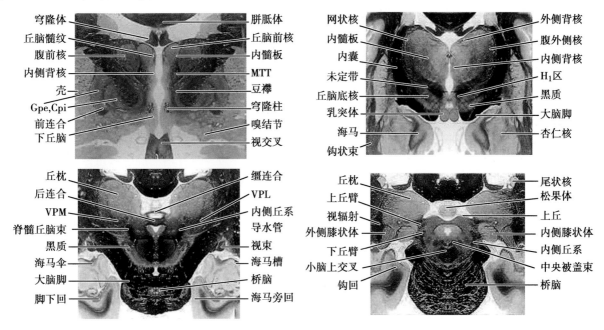

图 5-7　丘脑及邻近解剖

九、丘脑核团分类

丘脑核（团）大致分为三大类：特异性（Modality specific）核（团）、联合协调性（Multimodal associative）核（团）以及非特异性和网状（Nonspecific and reticular）核（团）。特异性核（团）的特征：①接受特异性传入，或上行束、或苍白球、或小脑、或边缘系统；②与相关的皮层区域有对应的相互联系；③相关的皮层区域局部毁损，会导致丘脑对应区域的变性。联合协调性核（团）则不同，不直接接受上行束的传入，只接受丘脑其他核的传入，传出纤维仅投射至皮层的辅助区域（Association area）。非特异性和网状核（团）则接受脑干网状结构的传入，传出纤维间接投射到广泛且弥散的皮层区域。低频电刺激丘脑特异性核（团），仅在其相对应的皮层区域局部记录到一个兴奋性突触后电位（EPSP），并出现增强反应（augmenting response），即后续电位波幅增大、持续时间延长；而刺激丘脑非特异性核（团），可在双侧皮层很广范围内记录兴奋性突触后电位（EPSP），并出现后补充反应（recruiting response），即后续电位波幅增大到峰值后又逐渐降低。

特异性核（团）还可以分为运动性、感觉性、边缘性三类。运动性核（团）接受来自基底核（团）（丘脑腹前核、腹外侧核）或小脑（腹外侧核）的运动性传入，发出纤维投射到运动区或运动前区。感觉性核（团）接受上行性传导来的感觉性传入，有躯体感觉（丘脑腹后核）、听觉（内侧膝状体）和视觉（外侧膝状体）。边缘性核（团）（丘脑前核、外侧背核）则与边缘系统结构（乳突体、海马和扣带回）有关。丘枕后外侧复合体、前核群的背内侧核和丘脑后核群统属联合协调性核（团）；板内核、网状核与中线核则属非特异性核（团）。

第三节　边缘系统解剖

一、边缘系统

边缘系统（Limbic system）的概念来源于边缘叶，边缘叶是指在大脑半球内侧面及基底部分围绕脑干周边形成的边缘状的灰质结构。包括胼胝体下回（subcallosal gyrus）、扣带回（cingulate gyrus）、海马旁回（parahippocampal gyrus）和钩回（uncus）。而边缘叶及其相关的皮层、皮下结构统称为边缘系统，主要参与情绪行为（喜、怒、哀、乐、恐）、行为动机、自我保护（自卫反应、吃、喝）、物种保护（性行为、社会活动）、记忆（包括外界刺激与体内反应配对资料的储存）等功能。边缘系统由三个围绕脑干的 C 形结构组成：①边缘叶；②海马结构及其传出通路（穹窿）；③杏仁核及其传出通路（终纹）。除此外，还包括一些间脑和中脑结构。它包括海马结构、杏仁核、内嗅回、隔核、乳突体、伏核、丘脑（前核群、内侧核群）、上丘（缰核）、额颞基底部新皮层、腹侧纹状体、脑干网状结构。边缘叶相关的皮层相互之间通过扣带回深部的扣带束联系，各个区域均接受相邻的皮层感觉中枢（包括视觉、听觉、嗅觉和躯体深浅感觉等）的传入。传入信息通过扣带回，传至颞叶内侧的内嗅回，再由内嗅回传至海马结构和杏仁核复合体（图 5-8）。

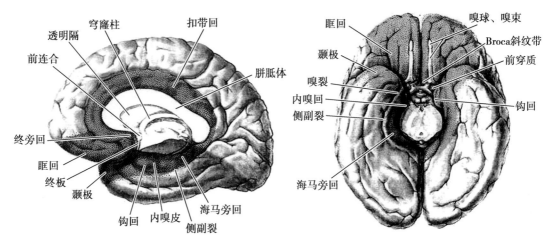

图 5-8 边缘叶的分部

二、海马结构

海马结构内的主要神经元（锥神经元）接受来自内嗅皮层的信息传入，在其内部形成环路；其传出轴突在海马的脑室面形成海马槽（Alveus，Al），海马槽再汇聚成海马散，海马散沿侧脑室颞角壁向后、向上形成穹窿脚；两侧穹窿脚融合形成穹窿体（融合处有纤维交叉，为海马联合或穹窿联合）；穹窿体贴近丘脑前行至门氏孔上方，分为左右两个穹窿前柱；前柱的大部分纤维（75%）在前连合后方下行成为连合后穹窿，止于乳突体、丘脑前核和中脑被盖；前柱的小部分纤维（25%）在前连合前方下行，形成连合前穹窿，止于隔核、额叶内侧皮层、下丘脑前部和腹侧纹状体。前穹窿的纤维来自海马和脚下回；后穹窿的纤维只来源于脚下回。穹窿内的纤维数目约 1200000，相当于视束或延髓锥体束的纤维数目。

海马结构的传出纤维经穹窿至乳突体后，乳突体发出纤维形成乳突体丘脑束（MTT）至丘脑前核，丘脑前核发出丘脑皮层纤维至扣带回，扣带回又发出纤维经扣带束至内嗅区，再回到海马结构，至此已形成一个环路。这个起始于海马结构、终止于海马结构的环路被称为 Papez 环路，由美国解剖学家 James Papez 于 1937 年提出，后被证实并完善。20 世纪 50 年代，在此基础上提出了边缘系统，此环路理论作为现代精神神经外科的基础已被广泛认同（图 5-9）。

海马结构通过穹窿和海马旁回的内嗅区，与额、顶、枕、颞等皮层有着广泛的联系。内嗅皮层（28 区）属海马旁回前端的一部分，是内嗅回与海马结构之间的纤维联系

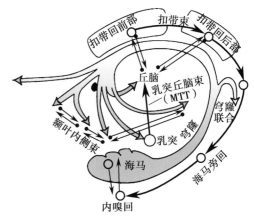

图 5-9 Papez 环路的组成

途径，以直接穿过脚下回区进入海马及齿状回为主，其次为从脑室面经海马槽至海马及齿状回。

海马结构可视为海马旁回向侧脑室颞角下方、向内折叠发育而成。成熟的海马结构可分为海马、齿状回和脚下回三个区域。海马可大致分为三层（分子层、锥细胞层和多形细胞层）或四个区域（CA$_1$、CA$_2$、CA$_3$ 和 CA$_4$，见图 5-6）。CA$_1$ 区的锥细胞对缺氧十分敏感，CA$_2$、CA$_3$ 区对缺血具有一定耐受性，CA$_4$ 则介于其间。新生儿高热惊厥，易引起海马缺血缺氧，导致海马硬化，最终出现颞叶癫痫。海马内以发出轴突形成传出束的锥神经元为主，其次为中间神经元（多形细胞或称苔状细胞）。在冠状位断层面，海马呈 C 形突入侧脑室颞角内，与齿状回一起形成 S 形结构。与海马相似，齿状回和脚下回也分为三层，不同的是齿状回内的神经元（颗粒细胞，granule cell）较小、较密集，发生的纤维仅局限于海马结构内（图 5-10）。

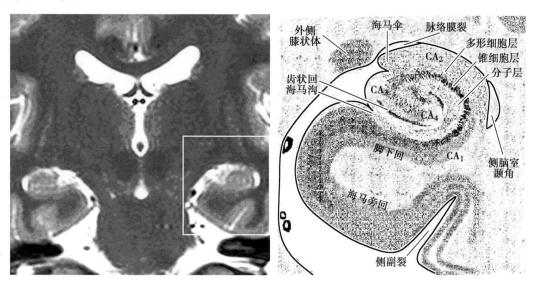

图 5-10　海马的部位及其结构组成

海马结构怎样发挥记忆功能？怎样将短期记忆固化为长期记忆？其机制尚不完全明了。已经证实内嗅回与海马结构间也存在一些内环路。此环路从内嗅区神经元开始，发出纤维投射至齿状回颗粒细胞，再发出苔状纤维（mossy fiber）投射至海马 CA$_3$ 区锥神经元，CA$_3$ 区锥神经元发出侧支纤维投射至 CA$_1$ 区锥神经元，再经脚下回返回内嗅区皮层。此环路在海马结构内前后方向的不同部位存在连接方式的差异，而且环路中各个突触联系的紧密程度也可以发生改变，所有这些可塑性或许是记忆功能发生机制所在（图 5-11）。

三、杏仁核复合体

杏仁核（amygdala）复合体位于颞极、侧脑室颞角吻侧、钩回皮层深部。因形似杏仁而得名，可功能性划分为外侧核（basolateral）、中间（central）核、内侧核（corticomedial）三个部分，各自有不同的功能联系，前者与新皮层（大脑皮层）有广泛的联系，后者与旧皮层（嗅球、下丘脑、脑干）有联系。杏仁核也可结构性划分为五个部分：表浅核（A. sf）、深部外侧核（A. p. l）、深部内侧核（A. p. m）、深部腹侧核（A. p. v）、深部中间内侧核（A. p. i）。

杏仁核通过内嗅回与皮层广泛区域（躯体感觉、视觉、听觉、嗅觉、内脏感觉）、丘脑、下丘脑、脑干等均有相互的联系。其传出途径有二：①杏仁核背侧传出束或称终纹（Stria Terminalis，ST）；②杏仁核腹侧传出束。终纹主要起源于内侧核，向后、向上、再向前、向下，呈 C 形沿尾状核表面直达前连合区域，分支投射到隔核、下丘脑区、终纹核（终纹最前端散在的神经团）。杏仁核腹侧传出束主要起源于外侧核和中间核，沿脑基底部（nucleus basalis，B）、豆状核下方，将纤维投射至前额叶、颞叶内侧、岛叶、扣带回、枕叶、腹侧纹状体、丘脑背内侧核、下丘脑区、隔区和无名质等广泛区域（图 5-12）。

杏仁核主管情绪反应，即机体怎样应对外界刺激，包括动机、行为和体内器官反应等。毁损内侧核会出现情绪低落、恐惧、忧伤、易怒；与之相反，毁损外侧核会出现乐观、高兴的反应。刺激外侧核出现恐惧，刺激内侧核出现攻击与防卫反应。刺激杏仁核和下丘脑均出现攻击行为，但与后者的快起快落情形相比，刺激杏仁核的攻击性行为在刺激后是逐渐出现，在停止刺激后又逐渐消失。隔核前部的刺激可防止此两部位刺激引起的攻击性行为。刺激内侧核还可出现类似于内侧颞叶癫痫发作症状，即与吃相关的节律性运动（咀嚼、舔唇、吸吮和吞咽等）和"似曾相识"（Deja vu）的现象。临床上用毁损杏仁核治疗难治性颞叶癫痫与攻击行为性疾病。

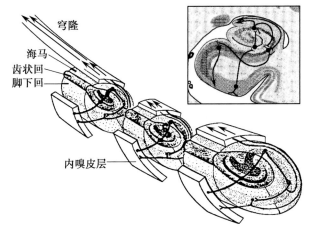

图 5-11 海马结构的内反射环路

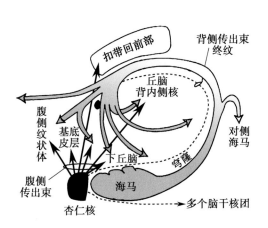

图 5-12 杏仁核的传出通路示意图

四、隔区

隔区（Septal area）是指侧脑室之间的透明隔及其附近的灰质结构。后者又称作隔阜（Septal verum）。透明隔是由贴附在脑室膜表面的胶质细胞构成，为非神经性结构。隔阜位于透明隔腹侧、胼胝体下回与前连合背侧、下丘脑前方，包括隔核、终纹核、前穿质和伏核。隔核由中等大小神经元组成，可分为内侧、外侧和后侧三组。隔区的神经联系主要是与海马结构之间通过穹隆的相互联系。这种联系有一定的区域对应关系：CA_1 至内侧隔区，CA_3 与 CA_4 至外侧隔区，再由内侧隔区至 CA_3 与 CA_4。加上内外隔区的相互联系和 CA_1 与 CA_3、CA_4 之间的相互联系，便形成了又一环路，将两个边缘系统区域联系起来。通过终纹和杏仁核腹侧传出通路，隔区与杏仁核也形成相互联系。还通过前脑内侧束（Medial forebrain bundle）与下丘脑（视前核、室旁核）、脑干（导水管周围灰质、腹侧被盖部）形成相互联系。隔区与丘脑（前核、背内侧核）之间的相互联系则是通过丘脑髓纹（Stria medullaris thalami）。隔区的重要性在于它是边缘系统与间脑之间的桥梁。刺激与毁损实验证实它具有如下功能：①情绪行为，动物实验中毁损后都会出现暂时的持续 2~4 周的易怒等高情绪反应；②水消耗，毁损导致过度饮水，刺激引起摄水下降；③活力启动；④学习功能；⑤自主神经功能与性行为。

五、相关病症

与边缘系统病理相关的病症有嗅觉异常、记忆力丧失（暂时性、永久性、顺行性、逆行性、特异性、普遍性）、Wernicke-Korsakoff 综合征、Kluver-bucy 综合征、颞叶癫痫、Schizophrenia 病、Alzheimer's 病。

第四节 局部基底区图谱

一、丘脑基底核区解剖图谱

本图谱摘自《丘脑基底核区立体定向手术靶点定位软件》，见文后附图 5-13。该软件是在 Schaltenbrand-Wahren（简称为 S-W）人脑立体定向图谱基础上，经过核（团）划分染色制作而成。S-W 人脑立体定向图谱是由德国 Georges Schaltenbrand 教授和 Waldemar Wahren 教授于 1977 年联合编辑出版。其丘脑基底核（团）区的显微解剖图谱来源于 2 个头颅标本的 3 个半球的连续切片。其冠状位切片平面与 AC-PC 线垂直，矢状位切片面与 AC-PC 线平行，轴位切片面与 AC-PC 线呈一小夹角（约 15°）。均采用冰冻固定，切片厚 30μm，Nissl 染色和 Heidenhain-woelck's 髓鞘染色。切片以其相对 AC-PC 线中点的位置来命名，并用间距 1cm 的方格标出核团坐标。各部位解剖结构命名，丘脑由 Hassler 负责，纹状体由 Von bonin 负责，下丘脑由 Wahren 负责。其相关解剖结构名称与缩写（表 5-1~表 5-3）。

二、核（团）坐标的确定

立体定向图谱如 S-W 图谱，采用 AC-PC 线中点坐标系，即靶点位置均用其相对于 AC-PC 线中点在前后、上下及左右三个方位的距离值表示。这未曾考虑到个体差异（大脑大小和 AC-PC 线长度）对核（团）坐标的影响。如果结合比例尺三维方格坐标系统来确定核（团）位置，便可以减少这些误差（图 5-13）。此方格坐标系统的范围，上下涵盖从顶叶的最高点到颞叶的最低点，前后涵盖从额叶的最前点到枕叶的最后点，左右涵盖双侧颞顶叶的最外侧点。其方格划分如下：用通过 AC-PC 线的水平平面将大脑半球分为上下两部分，再用平行的等距离水平平面将上、下两部分分别等分为 8 份和 4 份；用正中矢状位面将两侧半球分开，再用等距离矢状位平行平面将左右半球各等分为 4 份；用通过 AC 点和 PC 点两个垂直于 AC-PC 线的平面，将两个半球分为前、中、后三等份，其中前后两部分再等分为 4 等份，AC-PC 间的中间部分等分为 3 等份。试验证实，各个核团在 AC-PC 线中点坐标系中的坐标值会随大脑尺寸和 AC-PC 线长度呈比例发生变化。而在三维方格坐标系统中的位置是较为恒定。在应用标准图谱时，应充分考虑大脑的尺寸（上下、左右及前后最大径）和 AC-PC 线长度（图 5-14）。

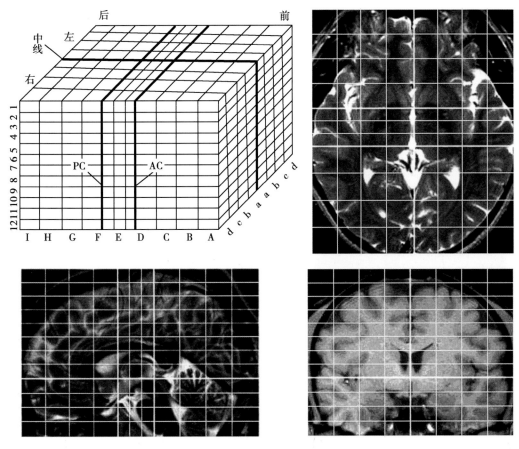

图 5-13　方格坐标系统示意图

表 5-1　丘脑外侧核群中腹侧核群的核团划分（Hassler）

VA	Lpo	N. lateropolaris（外侧极核）	Lpo. mc（大细胞份）
	D. o	N. dorsooralis internus（背嘴核）	D. o. i（内份），D. o. e（外份）
VLa	V. o. a	N. ventrooralis anterior（腹嘴前核）	
	V. o. p	N. ventrooralis posterior（腹嘴后核）	
	Z. o	N. zentrolateralis oralis（背外侧嘴核）	Z. o. e（外份），Z. o. i（内份）
VLp	V. im	N. ventrointermedial（腹中间内侧核）	V. im. e（外份），V. im. i（内份）
	D. im	N. dorso-intermedius（背中间内侧核）	D. im. e（外份），D. im. i（内份），D. im. s（上份）
	V. o. i	N. ventrooralis internus（腹嘴内核）	
	Z. im	N. zentrolateralis intermedius（背外侧中间内侧核）	Z. im. e（外份），Z. im. i（内份）
Lp	D. c	N. dorsocaudalis	
VM	V. o. m	N. ventrooralis medialis（腹嘴内侧核）	
VPL	V. c. a. e	N. ventral caudalis anterior externus（腹尾核）	V. c. a. e 外份 V. c. pc
	V. c. p. e	N. ventrocaudalis posterior externus	
	Z. c	N. zentrolateralis caudalis（背外侧尾核）	Z. c. e（外份），Z. c. i（内份）
VPM	V. c. a. i	N. Ventral caudalis anterior internus（腹尾核内份）	
Po	V. c. por	N. ventralis caudalis portae	
VPI	V. c. pc. e	N. ventrocaudalis parvocellularis	

表 5-2　解剖结构名称与缩写

英文缩写	英文全称（中文）
A	Amygdala（杏仁核）
A. aq	Annulus aqueductus（中脑导水管）
A. m.	N. anteromedialis
A. pol	Area parolfactoria
A. pr	N. anteroprinciplalis
A. p. i	N. amygdalae profundus intermedius（杏仁深部中间内侧核）
A. p. l	N. amygdalae profundus lateralis（杏仁深部外侧核）
A. p. m	N. amygdalae profundus medialis（杏仁深部内侧核）
A. p. v	N. amygdalae profundus ventralis（杏仁深部腹侧核）
A. prtc	Area pretectalis
A. sf	N. amygdalae superficialis（杏仁浅表核）
A. tb	Area tubercularis
A. tr. W	Area triangularis（Wernicke）
An. l	Ansa lenticularis（豆襻）
Alv	Alveus（海马槽）
B	Basalis，Nucleus basalis（基核）
B. co. i	Brachium colliculi inferioris（下丘臂）
B. co. s	Brachium colliculi superioris（上丘臂）
C. c	Corpus callosum（胼胝体）
C. c. g	Genu corporis callosi（胼胝体膝）
C. c. r	Rostrum corporis callosi（胼胝体嘴）

续表

英文缩写	英文全称（中文）
C. c. sp	Splenium corporis callosi（胼胝体帆）
C. c. tr	Truncus corporis callosi（胼胝体干）
C. m	Corpus mammillare（乳突体）
Cd	Caudatum（尾状核）
Ch. II	Chiasma optic（视交叉）
Ci	Nucleus mammillaris cinereus（乳突灰质核）
Ci. am	Cisterna ambiens（环池）
Ci. co	Cisterna colliculorum（四叠体池）
Cl	Claustrum（屏状核）
Cl. prA	Claustrum praeamygdalae
Cl. sst	Claustrum substriatale
Cm. a	Commissura anterior（前连合）
Cm. co. i	Commissura colliculi inferioris（下丘连合）
Cm. co. s	Commissura colliculi superioris（上丘连合）
Cm. hb	Commissura habenularis（缰连合）
Cm. p	Commissura posterior（后连合）
Cm. pm	Commissura postmammillaris（乳头后连合）
Cm. sII	Commissura supraoptica（视上连合）
Cn. A	Cornu Ammonis（海马）
Co. i	Colliculus inferior（下丘）
Co. s	Colliculus superior（上丘）
Cp. e	Capsula externa（外囊）
Cp. i	Capsula interna（内囊）
Cp. i. a	Capsula interna, crus anterius（内囊前部）
Cp. i. g	Capsula interna, genu（内囊膝部）
Cp. i. p	Capsula interna, crus posterius（内囊后部）
Cp. i. rl	Capsula interna, pars retrolenticularis
Cx. in	Cortex insularis（岛叶皮层）
Cng	Cingulum（扣带束）
Cor. r	Corona radiata
D/D. h/Dm	Dorsalis hypothalami
Erh	Regio entorhinalis
F. l. m	Fasciculus longitudinalis medialis
Fi. cb. l	Fissura cerebrolateralis
Fim	Fimbria fornicis
Fo. M	Foramen monroi
Fx	Fornix（穹隆）
Fx. tc	Fornix pars tecta
Fx. lb. g	Fornix pars libera, genu
Fu. st	Fundus striati

续表

英文缩写	英文全称（中文）
G. dt	Gyrus dentatus（齿状回）
G. hp	Gyrus hippocampi（海马回）
G. po	Gyrus parietooccipitalis
G. unc	Gyrus uncinatus（钩回）
Gr. ce	Griseum centrale mensencephali（中脑中央灰质）
Gr. se	Griseum septi
Gr. po	Griseum pontis
Hb	Ganglion habenulae（缰节）
Hpth	Hypothalamus（下丘脑）
Inc. tp	Incisura temporalis
if	Nucleus infundibularis
L. h	N. lateralis hypothalami
M	Mammillaris（乳突体）
M. l	N. mammillaris lateralis（乳突体外侧核）
M. m	N. mammillaris medialis（乳突体内侧核）
Ni	Niger（黑质）
Ni. c	Niger compactus（黑质致密部）
Ni. r	Niger reticulatus（黑质网状部）
Ov	N. ovoideus hypothalami
P. l	Pallidum laterale（苍白球外侧部）
P. m	Pallidum mediale（苍白球内侧部）
P. m. e	Pallidum mediale externum（苍白球内侧部外份）
P. m. i	Pallidum mediale internum（苍白球内侧部内份）
Pd. th. if	Pedunculusthalami inferior
Po. st	Pontes striatales
Put	Putamen（壳）
R	Rostrum corporis callosi（胼胝体嘴）
Ru	Ruber（红核）
Ru. mc	N. magnocellularis rubris（红核巨细胞部）
Ru. pc	N. parvocellularis rubris（红核微细胞部）
sHb	N. subhabenularis（缰下核）
Se. pl	Septum pellucidum（透明隔）
Sbc	Subiculum（脚下回）
Sth	Corpus subthalamicum（底丘脑核）
T. mth	Tractus mammillo-thalamicus（乳突丘脑束/Vicq d'Azyrii 束）
Ve. l	Venticulus lateralis（侧脑室）
X	Fasciculus x（Forel）（Forel X 束）

第五节 人脑主要核团和常用靶点的 X、Y、Z 坐标位置

表 5-3 人脑主要核（团）和常用靶点的 X、Y、Z 坐标数值

核团	缩写	X	Y	Z
尾状核头	Cd	10.0	24.0	6.5
壳	Pt	24.5	9.0	6.5
杏仁核	A	21.0	8.0	-13.5
苍白球外侧部	p.l（Gpe）	20.0	6.5	3.5
苍白球内侧部	p.m（Gpi）	18.0	4.5	0
苍白球腹后外侧核	VpLp	20.0	3.0	-6.0
丘脑前核	A.pr	4.5	1.0	14.0
丘脑内侧核	M	5.0	-7.0	7.5
丘脑外侧核	L	12.5	-5.0	9.5
丘脑腹口前核	Voa	13.5	1.0	0
丘脑腹口后核	Vop	13.5	-2.0	0
丘脑腹中间核	Vim	13.5	-4.0	0
丘脑腹后内侧核	VPM	10.0	-10.0	2.5
丘脑腹后外侧核	VPL	15.0	-10.0	2.5
丘脑枕	Pu	14.0	-16.0	5.0
丘脑底核	STN	11~13.0（12）	-0.5~-2.0（-2.0）	-2~-6.0（-4.0）
红核	Ru	4.5	-6.5	-7.0
黑质	Ni	9.0	-4.5	-10.5
中央中核	CM	9.0	-8.0	3.0
福雷尔氏区	Forel-H	8.0	-2.0	-4.0
内囊前肢	CP.ia	15~19.0（17）	24.0	0~8.0（4.0）
中脑脊丘束	T.Sp.tc	8.0	PC 后 5.0	-5.0
扣带回	Cing	5.0	侧脑室前角后 10~20	侧室上 2.0
丘脑束旁核	Pf	5.0	-10.0	1.0
隔核（区）内侧		3.0	AC 前 5.0	0
尾状核下束		15.0	鞍结节前 5.0	前颅凹底上 11.0
伏（隔）核	NAc	9~10.0	17（AC 前 6.0）	-5

此表 X、Y、Z 坐标值摘自 Schaltenbrand et al，姚家庆等、陈玉敏等学者"人脑立体定位图谱"，供开展立体定向手术时参考。

【附】《丘脑基底核区立体定向手术靶点定位图谱》（ 图 5-14 ）

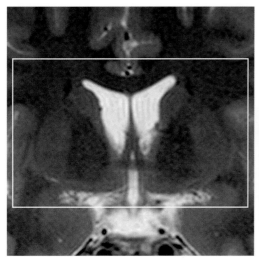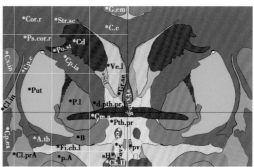

编号： FA13.5（ 原点前 13.5mm 冠状位断层 ）

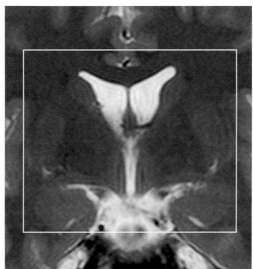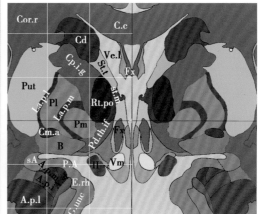

编号： FA11.5（ 原点前 11.5mm 冠状位断层 ）

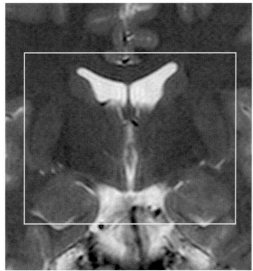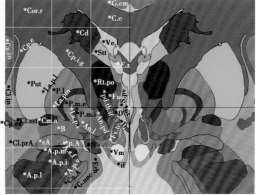

编号： FA7.5（ 原点前 7.5mm 冠状位断层 ）

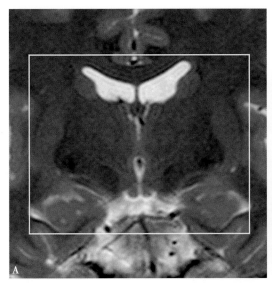
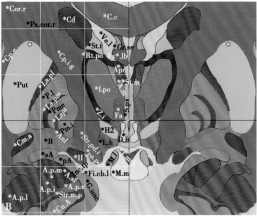

编号： FA4.0 （原点前 4.0mm 冠状位断层）

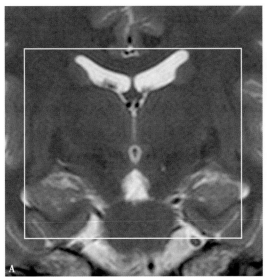
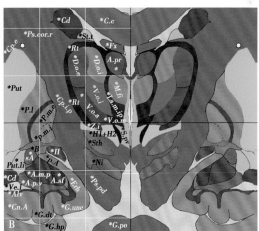

编号： FP1.5 （原点后 1.5mm 冠状位断层）

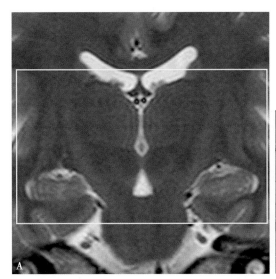
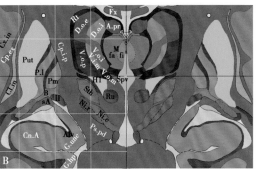

编号： FP3.0 （原点后 3mm 冠状位断层）

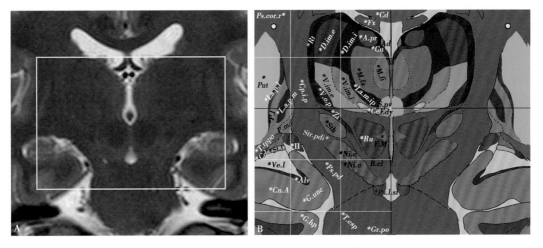

编号： FP4.0（原点后4.0mm冠状位断层）

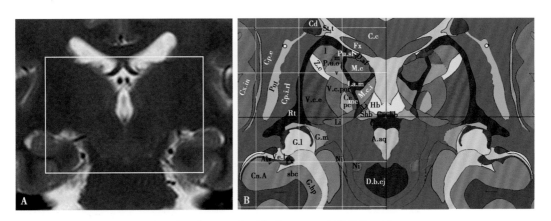

编号： FP13.0（原点后13mm冠状位断层）

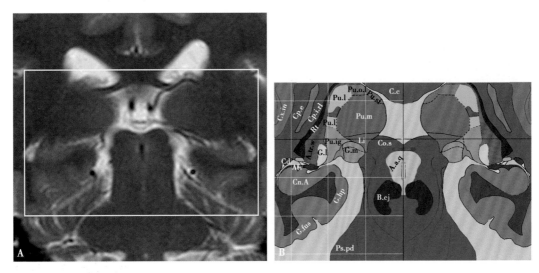

编号： FP15.5（原点后15.5mm冠状位断层）

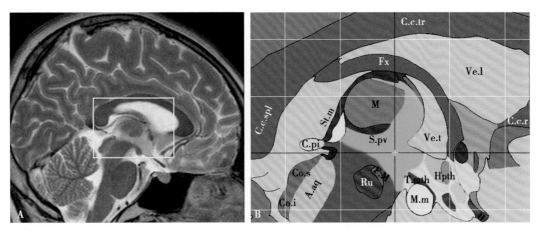

编号： SL1.5 （ 中线旁开 1.5mm 矢状位断层 ）

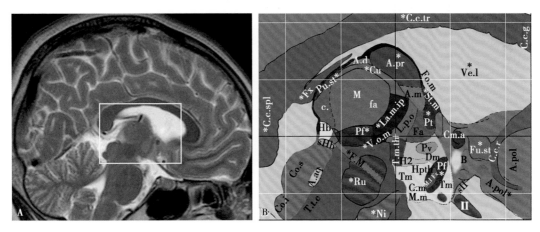

编号： SL5.0 （ 中线旁开 5.0mm 矢状位断层 ）

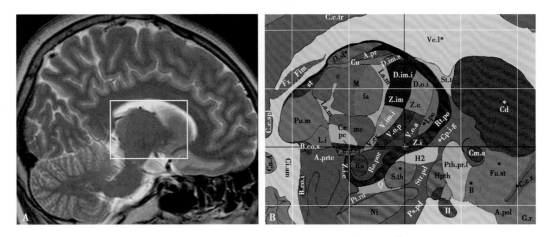

编号： SL9.0 （ 中线旁开 9.0mm 矢状位断层 ）

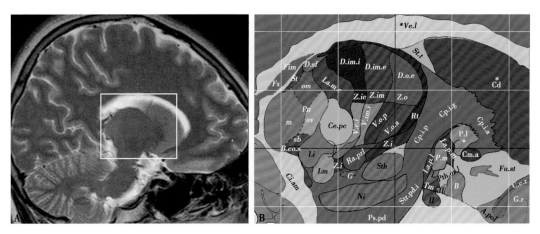

编号： SL12.0 （ 中线旁开 12.0mm 矢状位断层 ）

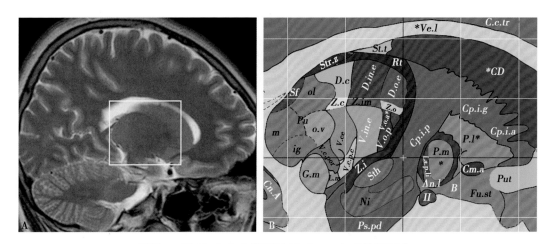

编号： SL16.0 （ 中线旁开 16.0mm 矢状位断层 ）

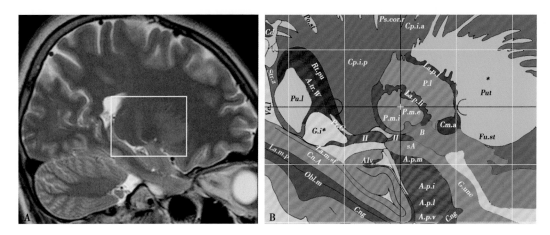

编号： SL22.0 （ 中线旁开 22.0mm 矢状位断层 ）

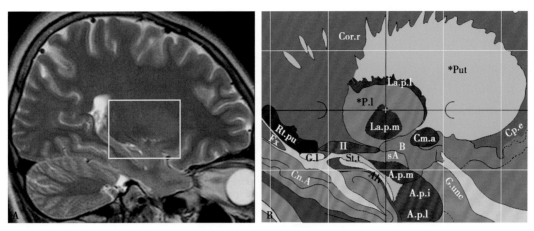

编号：SL24.5（中线旁开 24.5mm 矢状位断层）

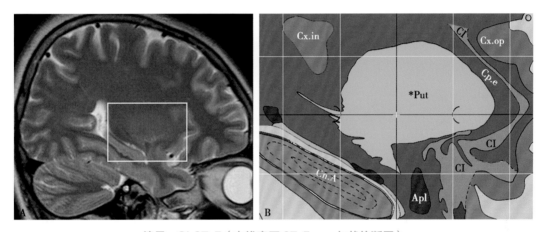

编号：SL27.5（中线旁开 27.5mm 矢状位断层）

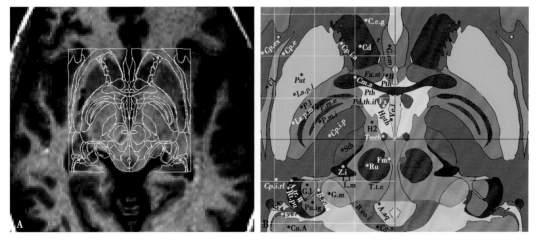

编号：HV-3.5（原点下方 3.5mm 轴位断层）

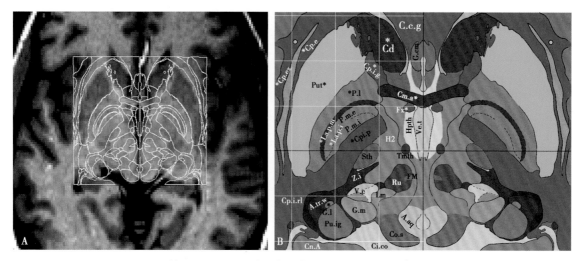

编号：HV-1.5（原点下方1.5mm轴位断层）

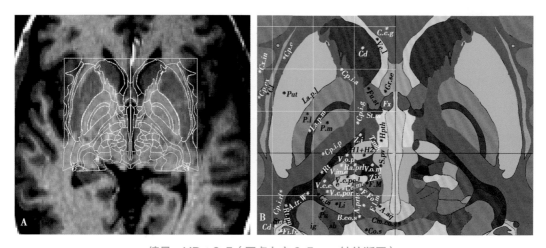

编号：HD+0.5（原点上方0.5mm轴位断层）

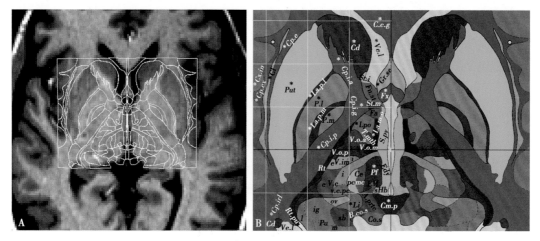

编号：HD+1.5（原点上方1.5mm轴位断层）

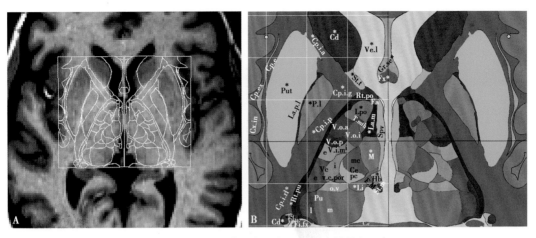

编号：HD+4.0（原点上方 4.0mm 轴位断层）

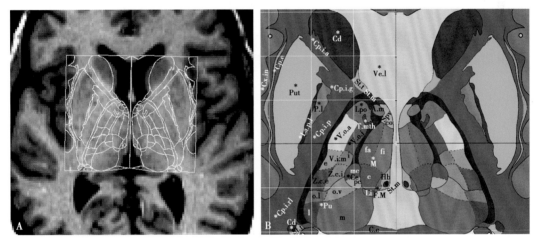

编号：HD+6.5（原点上方 6.5mm 轴位断层）

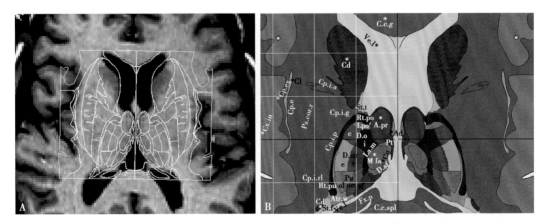

编号：HD+12.5（原点上方 12.5mm 轴位断层）

第六节　立体定向 MRI 应用局部基底节三维重建解剖图谱 （中国人脑立体定向 MRI 应用局部基底节解剖图谱）

一、基底核（团）面绘制作及 MRI 三维重建

脑图谱的三维重建可视化采用了面绘制技术，即则采取计算机图形学中的经典算法-MC 算法（Marching Cubes）。MC 算法以数据场中相邻最近的 8 个体素所构成的立方体为最小的等值面搜索元，逐个处理数据场的体素，分类出与等值面相交的体素。

MC 算法的基本假设是沿着体素的棱边数据场呈线性变化。也就是说，如果一条棱边的两个顶点的数据场值分别大于和小于等值面的值，则该棱边上又且只有一点是等值面与该边的交点（图 5-15）。首先采用线性插值计算出与等值面相交的体素的棱边上的交点：

假定等值面的值为 C_0，则顶点（x, y, z）分类规则为：

$if\ \left[C\ (x,\ y,\ z)\ \geqslant C_0 \right]$

　　$flag\ (x,\ y,\ z) = outside$；

$else$

　　$flag\ (x,\ y,\ z) = inside$

其中 C（·）表示体素的数据场值，$flag$（·）表示体素的分类。

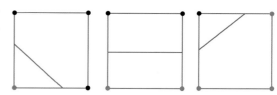

● 数据场值大于等值面值的体素

● 数据场值小于等值面值的体素

图 5-15　等值面与立方体面的相交示意图

每个体素有 8 个顶点，每个顶点有两种状态，共有 $2^8 = 256$ 种组合状态。Lorensen 最早利用顶点状态反转和旋转对称性将 256 种组合状态的所有可能的情况总结为（图 5-16）所示的 14 种基本形式。

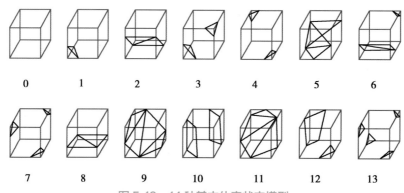

0　　　1　　　2　　　3　　　4　　　5　　　6

7　　　8　　　9　　　10　　　11　　　12　　　13

图 5-16　14 种基本体素状态模型

根据体素 8 个顶点与等值面的相对位置，将这些交点按一定方式连接成等面，作为等值面在体素内的逼近表示，所有体素中的等值面构成整个数据场的等值面。等值面中各三角片顶点处的法向量的计算，一般采用中心差分计算出体素顶点处的梯度，再用线性插值计算等值点处的梯度值作为该点的法向量。

为使重构的曲面片之间具有拓扑一致性，即它们可以构成连续的、无孔的、无悬浮面的曲面（数据场的边界处除外），等值点的三角化过程应遵循以下规则：①体素内曲面的各三角片之间满足 C^0 连续；②体素内曲面无自交现象；③不出现"边界面三角片"（属于体素边界面的一部分的三角片）；④一条直线段属于且仅属于两个三角片（边界体素除外）。

利用 MC 算法，采用 OpenGL 技术，作者对一例立体定向扫描的 MR 图像上的视交叉（图 A-1）、壳

核（图 A-2）、苍白球（图 A-3）、尾状核（图 A-4）、丘脑（图 A-5）、内囊（图 A-6）、海马（图 A-7）、穹隆（图 A-8）、三脑室（图 A-9）、侧脑室（图 A-10）、红核（图 A-11）、黑质（图 A-12）和脑干（图 A-13）进行立体定向可视化三维重建，并实现了 MRI 立体定向脑图谱的数字化、可视化。

二、丘脑底核的靶点坐标及体积

1. 丘脑底核靶点坐标及体积（见表 5-4、表 5-5、表 5-6、表 5-7）

表 5-4 不同年龄组 STN 核团中心点解剖坐标（ $\bar{x}\pm SD$ ，mm ）

组别	N	右侧			左侧		
		X	Y	Z	X	Y	Z
A	20	10.50±2.43	−1.85±0.40	−3.50±0.34	−10.77±2.03	−1.50±0.46	−3.58±0.67
B	20	10.78±2.84	−1.16±0.14	−5.94±1.21	−10.82±2.83	−1.33±0.33	−5.04±1.21
C	20	11.16±3.05	−1.13±0.28	−4.98±1.37	−11.22±1.55	−1.40±0.21	−4.81±0.87
D	20	10.17±2.03	−1.41±0.32	−5.28±1.23	−10.87±2.62	−1.12±0.32	−4.53±1.19
E	20	12.85±3.20	−0.73±0.21	−3.50±0.74	−12.94±2.12	−0.51±0.12	−2.72±0.26
F	20	12.90±3.90	−0.66±0.13	−3.59±1.02	−12.97±2.07	−0.49±0.08	−2.80±0.32
合计	120	11.38±1.19	−1.18±0.31	−3.95±0.94	−11.59±1.20	−1.05±0.21	−3.05±0.25

A=21~30 岁；B=31~40 岁；C=41~50 岁；D=51~60 岁；E=61~70 岁；F=71~80 岁

表 5-5 男性 STN 中心点解剖坐标（ $\bar{x}\pm SD$ ，mm ）

组别	N	右侧			左侧		
		X	Y	Z	X	Y	Z
A	10	10.38±1.83	−1.49±0.31	−3.79±1.12	−10.87±2.47	−1.61±0.27	−4.02±1.33
B	10	11.74±2.35	−1.53±0.27	−4.28±0.82	−11.91±2.17	−1.66±0.31	−4.36±1.02
C	10	11.45±2.49	−1.28±0.33	−4.74±0.42	−11.73±1.79	−1.85±0.42	−4.93±1.33
D	10	10.48±3.10	−1.43±0.31	−4.44±0.57	−10.76±2.43	−1.47±0.34	−4.32±0.73
E	10	12.92±2.5	−0.42±0.12	−2.67±0.5	−13.2±2.7	−0.62±0.19	−2.29±0.47
F	10	12.99±2.19	−0.36±0.14	−2.18±0.37	−13.02±3.1	−0.53±0.22	−2.17±0.61
合计	60	11.28±1.01	−1.09±0.1	−3.69±0.28	−11.46±1.18	−1.29±0.13	−3.84±0.27

A=21~30 岁；B=31~40 岁；C=41~50 岁；D=51~60 岁；E=61~70 岁；F=71~80 岁

表 5-6 女性 STN 中心点解剖坐标（ $\bar{x}\pm SD$ ，mm ）

组别	N	右侧			左侧		
		X	Y	Z	X	Y	Z
A	10	10.46±2.41	−1.38±0.27	−3.66±0.83	−10.88±2.68	−1.65±0.32	−3.74±0.57
B	10	10.72±1.84	−1.29±0.31	−3.98±0.48	−11.29±3.0	−1.44±0.26	−4.1±1.03
C	10	11.24±3.1	−1.31±0.22	−3.63±0.99	−11.73±2.3	−1.39±0.06	−3.82±0.92
D	10	10.86±1.27	−1.30±0.19	−4.02±1.13	−10.58±1.74	−1.47±0.21	−3.99±0.43
E	10	12.78±2.51	−0.4±0.12	−2.03±0.75	−12.68±1.32	−0.46±0.14	−2.03±0.3
F	10	12.81±3.24	−0.36±0.1	−2.1±0.5	−12.17±2.17	−0.39±0.12	−2.12±0.5
合计	60	11.46±1.04	−1.0±0.13	−3.47±0.61	−11.48±1.5	−1.13±0.13	−3.3±0.25

A=21~30 岁；B=31~40 岁；C=41~50 岁；D=51~60 岁；E=61~70 岁；F=71~80 岁

表5-7 STN 不同年龄、男女性别体积变化

组别	N	男性		女性	
		右侧	左侧	右侧	左侧
A	20	136±6.23	143±6.27	129±5.37	133±6.30
B	20	131±5.87	145±7.54	128±6.28	136±7.37
C	20	142±7.17	148±9.32	131±8.37	136±8.48
D	20	133±8.26	141±7.85	131±6.93	134±6.72
E	20	123±6.54	134±9.26	118±7.54	126±7.83
F	20	120±7.66	129±5.74	117±5.32	122±5.97
合计	120	130±5.58	140±7.67	125±6.64	132±7.11

A＝21～30岁；B＝31～40岁；C＝41～50岁；D＝51～60岁；E＝61～70岁；F＝71～80岁

经统计学分析发现，男性 STN 体积大于女性（$P<0.05$），男性与女性左侧 STN 体积均大于右侧 STN 体积（$P<0.05$），STN 体积与年龄存在负相关（$P<0.05$），随年龄的增加，STN 体积逐渐变小。

2. 杏仁核的靶点坐标及体积（见表5-8、表5-9、表5-10、表5-11）

表5-8 不同年龄组 AM 中心点坐标（$\bar{x}±SD$，mm）

组别	N	右侧			左侧		
		X	Y	Z	X	Y	Z
A	20	22.13±2.85	−6.45±2.31	−14.86±2.60	−22.67±2.03	−6.14±1.48	−15.28±2.91
B	20	23.32±3.43	−6.82±1.53	−14.66±3.73	−23.06±3.30	−6.22±1.76	−15.63±3.58
C	20	23.47±4.04	−7.33±2.05	−13.98±2.16	−21.20±4.73	−6.45±1.44	−13.89±3.65
D	20	22.75±2.92	−7.49±1.63	−14.33±1.78	−20.93±3.01	−7.74±2.16	−14.25±3.01
E	20	23.95±3.98	−8.05±2.44	−13.54±2.54	−22.36±3.25	−8.47±2.01	−13.36±3.04
F	20	23.98±3.08	−7.90±1.73	−13.45±2.93	−23.27±3.76	−9.22±1.84	−13.25±2.97
合计	120	22.71±2.70	−7.98±1.37	−14.43±1.80	−21.97±1.50	−7.32±1.06	−14.72±1.27

A＝21～30岁；B＝31～40岁；C＝41～50岁；D＝51～60岁；E＝61～70岁；F＝71～80岁

表5-9 男性 AM 中心点坐标（$\bar{x}±SD$，mm）

组别	N	右侧			左侧		
		X	Y	Z	X	Y	Z
A	10	22.45±3.74	−6.72±2.01	−13.55±3.21	−24.24±4.93	−6.56±1.74	−13.86±3.21
B	10	23.16±3.67	−7.05±1.52	−15.29±3.17	−23.09±3.50	−7.21±1.31	−14.22±2.61
C	10	22.58±2.93	−8.12±1.36	−13.57±2.73	−22.88±3.52	−5.83±2.03	−14.63±3.61
D	10	23.84±4.17	−6.87±1.33	−14.63±3.52	−25.31±2.99	−6.82±1.79	−13.55±1.96
E	10	23.19±3.88	−7.82±2.06	−14.63±2.99	−23.64±4.85	−7.91±1.68	−15.68±2.16
F	10	22.08±3.52	−7.29±2.08	−13.05±3.20	−22.35±2.77	−8.52±1.7	−14.33±2.98
合计	60	22.84±2.10	−6.53±1.95	−13.88±2.26	−23.24±2.08	−6.37±0.9	−13.66±1.37

A＝21～30岁；B＝31～40岁；C＝41～50岁；D＝51～60岁；E＝61～70岁；F＝71～80岁

表 5-10　女性 AM 中心点坐标（$\bar{x}\pm SD$，mm）

组别	N	右侧			左侧		
		X	Y	Z	X	Y	Z
A	10	22.34±2.64	−7.42±1.57	−14.57±2.27	−25.06±3.43	−5.51±1.33	−14.34±3.64
B	10	24.16±3.88	−7.24±2.07	−14.57±4.34	−22.64±2.67	−6.64±1.37	−13.64±2.52
C	10	23.37±3.04	−5.17±1.57	−13.73±2.92	−23.27±3.33	−5.96±1.64	−14.24±3.24
D	10	22.13±4.34	−6.53±1.05	−13.27±2.93	−25.04±3.31	−6.33±2.01	−13.37±4.01
E	10	23.53±1.07	−6.37±1.34	−15.34±5.01	−23.34±4.85	−7.67±0.97	−13.55±3.17
F	10	22.44±2.72	−7.44±2.27	−13.50±2.89	−22.10±3.58	−4.88±1.54	−15.73±3.64
合计	60	22.54±2.12	−6.67±2.04	−14.34±2.67	−23.64±3.07	−6.54±1.01	−12.45±3.37

A=21~30 岁；B=31~40 岁；C=41~50 岁；D=51~60 岁；E=61~70 岁；F=71~80 岁

经统计学分析发现，性别之间 AM 靶点坐标之间无显著性差异（$P>0.05$），且 AM 中心点的坐标与年龄没有相关性（$P>0.05$），年龄组间无显著性差异（$P>0.05$）。

表 5-11　不同年龄、性别 AM 标准化体积（$\bar{x}\pm SD$，cm^3）（统计）

组别	N	男性		女性	
		右侧	左侧	右侧	左侧
A	20	1.46±0.21	1.34±0.32	1.40±0.17	1.35±0.22
B	20	1.37±0.19	1.24±0.29	1.35±0.21	1.28±0.27
C	20	1.21±0.25	1.10±0.12	1.21±0.18	1.16±0.11
合计	60	1.33±0.12	1.27±0.19	1.31±0.23	1.21±0.22

A=21~30 岁；B=31~40 岁；C=41~50 岁

3. 海马结构的体积及中心点坐标（见表 5-12、表 5-13、表 5-14）

表 5-12　不同年龄组海马的体积（$\bar{x}\pm SD$，mm^3）

年龄组	人数	男		女	
		左	右	左	右
A	20	2995.96±223.84	3075.39±262.87	2992.55±387.29	3045.38±327.54
B	20	2993.67±328.63	3074.85±284.81	2985.22±428.15	3021.34±415.22
C	20	2983.43±370.97	3052.46±224.25	2950.66±365.32	3018.97±304.10
D	20	2944.84±336.28	3044.64±291.14	2946.20±395.15	3009.72±293.85
E	20	2852.76±282.45	2792.24±335.82	2850.96±187.81	2883.30±206.16
合计	100	2954.32±303.78	3007.91±291.76	2945.12±351.42	2995.74±308.86

A=21~30 岁；B=31~40 岁；C=41~50 岁；D=51~60 岁；E=61~70 岁

立体定向 MRI 海马结构体积左右侧体积分别为 2949.67±327.06（mm^3）和 3001.81±298.97（mm^3），经统计学分析，左、右侧海马结构体积存在显著性差异（$P<0.05$），右侧体积大于左侧。在 A、B、C、D 组间 MRI 海马结构的体积无显著性差异（$P>0.05$），A、B、C、D 各组与 E 组间经统计学分析具有显著性差异，60 岁以后，海马体积逐渐缩小。

表 5-13　不同性别海马结构体积（$\bar{x}\pm SD$，mm³）

N	男	女
左 50	2954.32±303.78	2945.12±351.42
右 50	3007.92±291.76	2995.74±308.856
合计 100	2981.39±297.47	2970.43±330.13

MRI 海马结构体积性别之间经统计学分析无显著性差异（$P>0.05$）。

表 5-14　海马结构中心靶点坐标（mm）

	X	Y	Z
左侧	27.74±1.53	−11.23±2.66	−9.34±1.37
右侧	27.27±1.51	−11.30±2.46	−9.49±1.42
合计	27.50±1.53	−11.27±2.55	−9.41±1.39

经统计学分析 MRI 海马结构中心点坐标左右侧无显著差异（$P>0.05$）。

第七节　中国人脑立体定向 MRI 应用解剖图谱

一、数据采集

本图谱系应用 120 例健康中国志愿者人脑立体定向 MR 图像，在标准的立体定向空间内，制作成的标准的中国活体人脑立体定向 MR 解剖图谱。样本 MRI 数据的采集均由 SIEMENS（1.5 Tesla）MR 机完成。扫描参数：T_1 加权序列，TR = 390ms，TE = 15ms，FOV = 224×256，NAQ = 2；T_2 加权序列，TR = 4200ms，TE = 100ms，FOV = 192×256，NAQ = 2。常规行 MR 定位图像扫描之前，首先确定大脑正中矢状面（Midsagittal Plane，MSP）。MSP 图像确定的标准：①矢状面图像能够清晰的显示前连合（Anterior commissure，AC）和后连合（Posterior commissure，PC）；②矢状面图像能够清晰显示中脑导水管全长；③矢状面图像能够清晰显示大脑正中裂脑脊液密度影（图 5-17）。

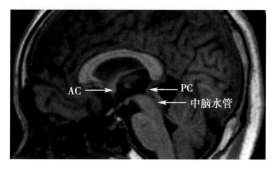

图 5-17　大脑 MRI 正中矢状面，
各箭头示正中矢状面的解剖标志

在轴位和冠状定位图像上确定正中矢状位后，首先行 T_1 加权序列扫描得到正中矢状面 MRI，在正中矢状面 MRI 上确定 AC 后缘中点和 PC 前缘中点。平行 AC-PC 连线行轴位 MRI 扫描，观察轴位 MRI 上 AC 和 PC 是否位于同一平面，如因为定位误差 AC 和 PC 位不在同一平面，则重新定位直到 AC 和 PC 出现在同一平面为止，并将此平面定为 H0 平面。以 H0 平面为中心平面行轴位 MRI 扫描，扫描序列为 T_1 和 T_2 序列，两个序列扫描层厚均为 2mm，层间距为 0mm。其中 H0 平面以上的 MRI 标记为

Hd（dorsal），根据距 H0 平面的距离分别标记为 Hd2，Hd4，Hd6，…Hd20；H0 平面以下的 MRI 标记为 Hv（ventral），根据距 H0 平面的距离分别标记为 Hv2，Hv4，Hv8，…Hv20。在 MRI 屏幕上确定 LI 线的中点，经过此中点行垂直 H0 平面的冠状位 MRI 扫描（扫描序列同上），经过 LI 线中点的冠状面 MRI 标记为 F0 平面，其中 F0 平面以前的 MRI 标记为 Fa（anterior），根据距 F0 平面的距离分别标记为 Fa2，Fa4，Fa8，…Fa20；F0 平面以后的 MRI 标记为 Fp（posterior），根据距 F0 平面的距离分别标记为 Fp2，Fp4，Fp6，…Fp20。行垂直 H0 平面的矢状位扫描，正中矢状面标记为 S0 平面。向两侧标记为 S2，S4，S6，…S20，如需区分左、右侧时，则在 S 后加上 l（left）或 r（right）以示区别。

二、MRI 立体定向二维坐标系建立

使用美国 NIH（Nation Institute of Health）免费提供的 ImageJ Version 1.26 软件在 PC 机上实现图像浏览、坐标显示、长度测量和中心坐标计算等功能，该软件在以 Windows 操作界面的医学影像工作站上，可直接读取于 MRI 工作站上下载的 Dicom 格式 MRI 数据。

轴位坐标系（XOY）的确立：在 H0 平面 MRI 上直接读取 AC 后缘中点和 PC 前缘中点的坐标值，推算出 AC-PC 连线中点（即原点）的坐标。AC-PC 连线的延长线（前后方向）为 Y 轴，通过原点与 AC-PC 垂直的水平线（左右方向）为 X 轴（图 5-18）。

矢状位坐标系（YOZ）的确立：在 S0 平面 MRI 上直接读取 AC 后缘中点和 PC 前缘中点的坐标值，推算出 AC-PC 连线中点（即原点）的坐标。AC-PC 连线的延长线（前后方向）为 Y 轴，通过原点与 AC-PC 连线垂直的直线（上下方向）为 Z 轴（图 5-19）。

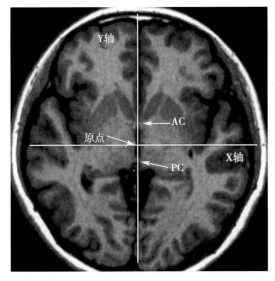 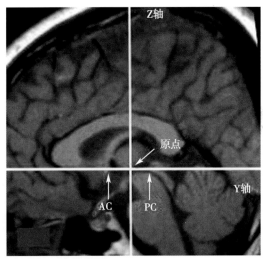

图 5-18 轴位坐标系　　　　　　　　　　图 5-19 矢状位坐标系

冠状位坐标系（XOZ）的确立：将矢状位或轴位原点的坐标通过 MRI 的三维坐标转换，转换为冠状位 MRI 原点坐标，以原点为中心，通过原点的水平轴（左右方向）即为 X 轴，通过原点的垂直轴（上下方向）即为 Z 轴（图 5-20）。图像中心所示交叉十字为冠状位原点位置，是通过软件的三维坐标转换实现的。

在三个 MRI 序列平片的二维坐标系内，对下列脑内解剖结构进行手动二维分割处理，并加以解剖标识。这些解剖结构包括：①前连合（AC）；②后连合（PC）；③丘脑底核（STN）；④苍白球内侧部（GPi）；⑤苍白球外侧部；⑥内囊（前肢、膝部和后部）；⑦胼胝体（膝部、体部和压部）；⑧穹窿（体和柱）；⑨脑室系统；⑩尾状核（头和尾）；⑪壳核；⑫背侧丘脑；⑬乳头体；⑭视束；⑮海马；⑯杏仁核；⑰红核；⑱黑质。

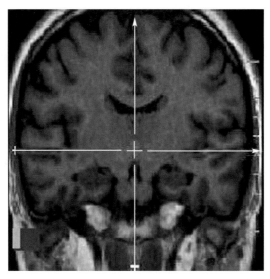

图 5-20 冠状位坐标系

三、人脑立体定向轴状位 T₁ MR 图像

人脑立体定向轴状位 T₁MR 图像具体见图 5-21～图 5-31。

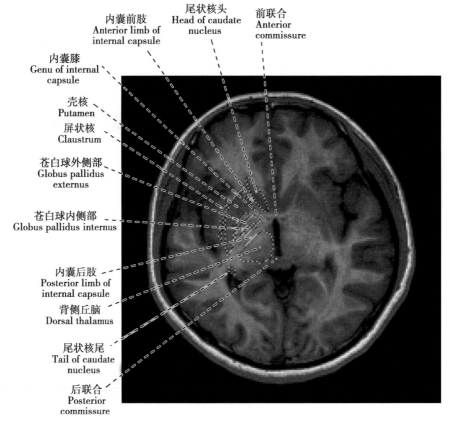

内囊前肢
Anterior limb of
internal capsule

尾状核头
Head of caudate
nucleus

前联合
Anterior
commissure

内囊膝
Genu of internal
capsule

壳核
Putamen

屏状核
Claustrum

苍白球外侧部
Globus pallidus
externus

苍白球内侧部
Globus pallidus internus

内囊后肢
Posterior limb of
internal capsule

背侧丘脑
Dorsal thalamus

尾状核尾
Tail of caudate
nucleus

后联合
Posterior
commissure

图 5-21 MR 轴位 H0 层面

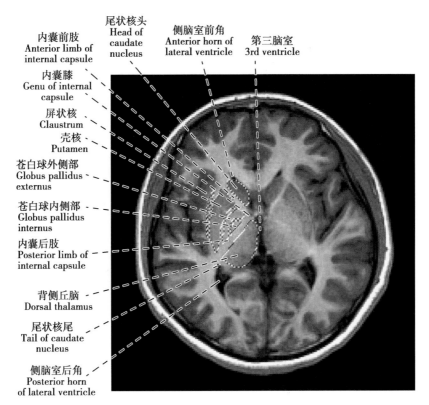

内囊前肢
Anterior limb of
internal capsule

内囊膝
Genu of internal
capsule

屏状核
Claustrum

壳核
Putamen

苍白球外侧部
Globus pallidus
externus

苍白球内侧部
Globus pallidus
internus

内囊后肢
Posterior limb of
internal capsule

背侧丘脑
Dorsal thalamus

尾状核尾
Tail of caudate
nucleus

侧脑室后角
Posterior horn
of lateral ventricle

尾状核头
Head of
caudate
nucleus

侧脑室前角
Anterior horn of
lateral ventricle

第三脑室
3rd ventricle

图 5-22　MR 轴位 Hd4 层面

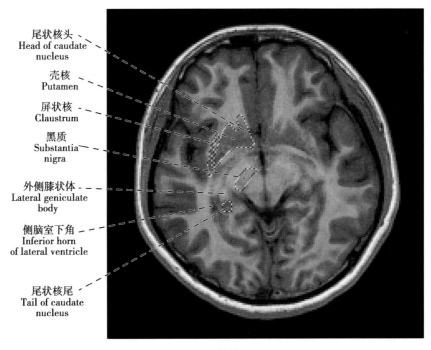

尾状核头
Head of caudate
nucleus

壳核
Putamen

屏状核
Claustrum

黑质
Substantia
nigra

外侧膝状体
Lateral geniculate
body

侧脑室下角
Inferior horn
of lateral ventricle

尾状核尾
Tail of caudate
nucleus

图 5-23　MR 轴位 Hv4 层面

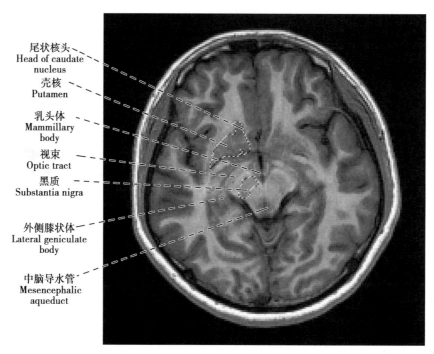

尾状核头
Head of caudate
nucleus

壳核
Putamen

乳头体
Mammillary
body

视束
Optic tract

黑质
Substantia nigra

外侧膝状体
Lateral geniculate
body

中脑导水管
Mesencephalic
aqueduct

图 5-24　MR 轴位 Hv6 层面

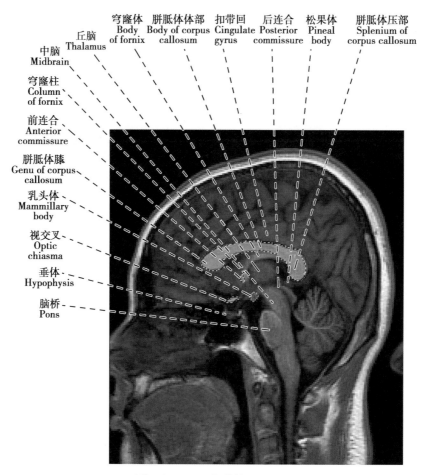

丘脑
Thalamus

穹窿体
Body
of fornix

胼胝体体部
Body of corpus
callosum

扣带回
Cingulate
gyrus

后连合
Posterior
commissure

松果体
Pineal
body

胼胝体压部
Splenium of
corpus callosum

中脑
Midbrain

穹窿柱
Column
of fornix

前连合
Anterior
commissure

胼胝体膝
Genu of corpus
callosum

乳头体
Mammillary
body

视交叉
Optic
chiasma

垂体
Hypophysis

脑桥
Pons

图 5-25　MR 矢状位 S0 层面

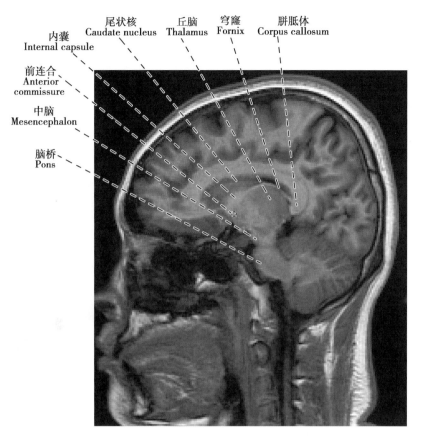

图 5-26　MR 矢状位 S12 层面

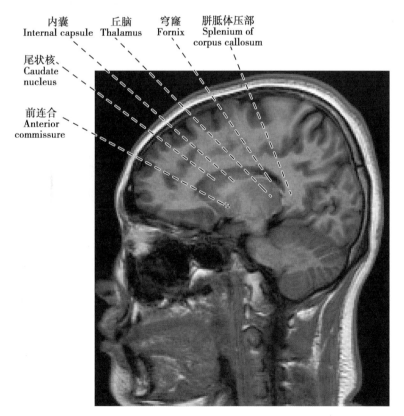

图 5-27　MR 矢状位 S14 层面

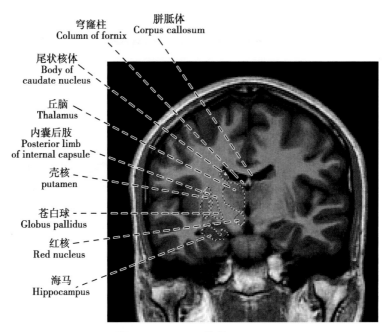

穹窿柱
Column of fornix

胼胝体
Corpus callosum

尾状核体
Body of
caudate nucleus

丘脑
Thalamus

内囊后肢
Posterior limb
of internal capsule

壳核
putamen

苍白球
Globus pallidus

红核
Red nucleus

海马
Hippocampus

图 5-28　MR 冠状位 F0 层面

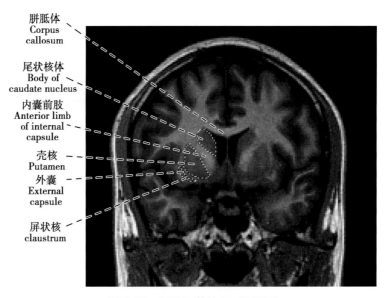

胼胝体
Corpus
callosum

尾状核体
Body of
caudate nucleus

内囊前肢
Anterior limb
of internal
capsule

壳核
Putamen

外囊
External
capsule

屏状核
claustrum

图 5-29　MR 冠状位 Fa18 层面

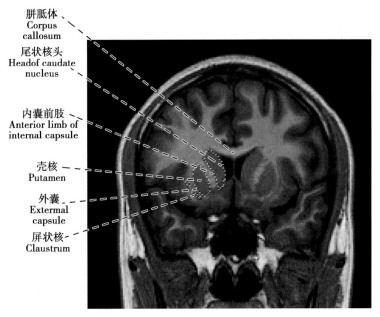

胼胝体
Corpus callosum

尾状核头
Headof caudate nucleus

内囊前肢
Anterior limb of internal capsule

壳核
Putamen

外囊
Extermal capsule

屏状核
Claustrum

图 5-30　MR 冠状位 Fa22 层面

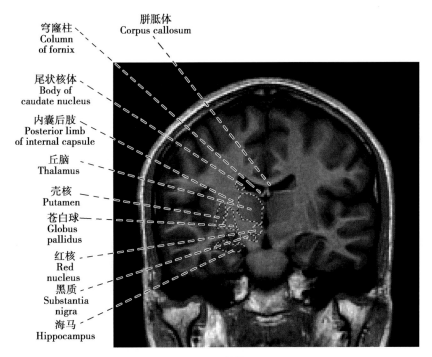

穹窿柱
Column of fornix

胼胝体
Corpus callosum

尾状核体
Body of caudate nucleus

内囊后肢
Posterior limb of internal capsule

丘脑
Thalamus

壳核
Putamen

苍白球
Globus pallidus

红核
Red nucleus

黑质
Substantia nigra

海马
Hippocampus

图 5-31　MR 冠状位 Fp2 层面

第八节　人脑网络图谱

　　一直以来，人们都将人脑视为数量巨大的离散的解剖单元或者化学物质的集合体。随着科技的进步，这种观点不再占据主流地位，更多的研究者认为，人脑是由彼此纵横交错相互连接的神经元细胞而构成的复杂统一体。人脑网络图谱就是对大脑内部神经元、神经元集群或大脑脑区间的相互联系的直接体现。在对人脑内部的神经活动规律和各种神经精神疾病的发病机制的研究中，人脑网络图谱将发挥巨大的作用。但是，完整的人脑网络图谱还没有问世，人脑网络研究还处于初级阶段。

目前，人脑网络研究主要包括脑结构网络研究和脑功能网络研究。人脑结构网络研究主要是以单个神经元与其他神经元、神经元集群或大脑脑区间的相互连接方式为研究的主要内容，重点在于揭示不同空间尺度上人脑结构的特征；人脑功能网络研究主要是以大脑结构网络之上不同的神经元、神经元集群或脑区之间动态活动交互整合为研究的主要内容，重点在于揭示不同节点神经活动信号之间的动态协调性。由于现有的科学技术水平限制，缺乏合适的无创性实验手段，人脑网络研究进展缓慢，一直停留在不同脑区的研究层面上。

2014 年，美国 Allan 脑科学研究中心发表了鼠脑全脑神经元网络图谱。该图谱主要研究神经元集群间的联系情况，使用强化绿色荧光蛋白示踪出神经元突触，成像突触连接并进行三维重建，这是迄今为止最全面的脊椎动物大脑神经元网络图谱，也是首部哺乳动物全脑神经元网络图谱。Allan 鼠脑网络图谱为人脑神经元结构网络和功能网络研究奠定了基础，图谱的完整数据已经向全球免费开放，可以在 Allan 研究中心的官方网站上进一步了解或使用此图谱。

中国科学院自动化所脑网络组于 2014 年 6 月 8 至 12 日，在德国汉堡举办的第二十届国际脑图谱大会上，分别通过大会报告、展位展览以及墙报报告等形式，向国内外同行推出了人类"脑网络组图谱"，得到了本领域同行的极大关注，并获得国内外许多本领域专家提供非常有价值的宝贵的建议，为下一步更好的完善脑网络组图谱提供了重要帮助。我国脑网络组图谱"Brainnetome"于 2016 年 7 月 1 日，由中国科学院自动化研究所蒋田仔教授团队完成并公布。脑网络组图谱将不仅是脑科学研究的基础，也将会成为解剖学、神经科学、认知科学、神经病学和精神病等学科的基本工具，为基础神经科学及临床医学的研究带来巨大的变化，为新一代脑图谱研究提供了全新的思路。它是促进脑结构和功能关系的研究，有望从中发现用于临床诊断和疾病发生机制研究的新的方法。

目前认为脑网络组图谱是一种对脑和脑疾病认识的新方法，从以下五个方面帮助人们探讨脑和脑疾病相关研究：①认识脑网络：借助多模态神经成像技术—从微观尺度（如超薄切片术和染色技术）到宏观尺度（如功能磁共振成像、弥散磁共振成像和脑电描记术）—认识脑网络，并研究他们之间的联系。结合细胞构筑和其他微观尺度信息，描绘出比 Brodmann 图谱更精细的人类脑图谱；②脑网络的动力学属性和特征：探索大脑网络在发育、衰老和进化过程动态变化和特点，以及如何受到学习、训练、语言、文化、疾病和刺激的影响；③脑功能和功能障碍的脑网络表征：探索大脑核心区域及每个认知功能的连接模式，揭示神经和精神疾病、药物和其他刺激对脑网络的影响。阐明脑网络的改变如何引起神经和精神疾病的症状；④脑网络的遗传基础：研究基因变异对脑网络（伴有行为或认知障碍）的影响。通过双胞胎和谱系研究，探索遗传因素在特定脑网络的形成过程的作用。此外，借助基因修饰的动物模型，揭示基因如何调节大脑网络的生物机制；⑤脑网络组的仿真和建模：脑网络组的一个基本目标是模拟大脑网络，理解大脑功能的规则。利用现有的、新的超级计算机硬件与软件和可视化工具，为今后网络发展提供新理论和方法。

我们对脑网络的理解、研究和临床应用才刚刚开始，无成熟经验。未来，随着新方法和脑成像技术的发展，我们将继续探索大脑网络在发育、衰老和进化过程动态变化和特点以及如何受到学习、训练、语言、文化、疾病和刺激的影响，协助对临床疾病诊断，探讨疾病发生机制。

大脑的神经网络功能联结是目前已知的最为复杂的网络结构，脑结构网络成像、功能网络成像、脑电图等一系列人类疾病诊断新方法的联合应用，以及相应的后处理方案的建立，有助于了解和解释疾病在脑网络中发生、发展、转归的变化规则以及潜在病理基础，为脑疾病病灶的定位以及预测和控制其发生、发展提供有力的依据。下面两组脑网络组图分别来自中科院自动化所蒋田仔研究组（图 5-32）和来自美国圣路易斯华盛顿大学 David Van Essen 研究组（图 5-33）。

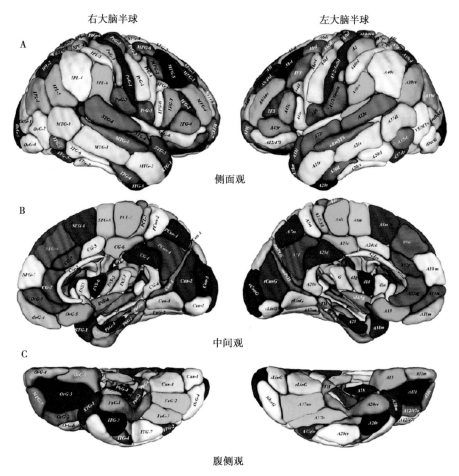

图 5-32 脑网络组图谱（蒋田仔团队）

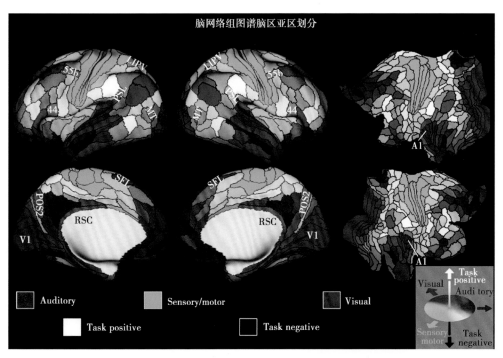

图 5-33 脑网络组图谱（David Van Essen 团队）

（林志国 胡泽勇 那 猛 汪业汉）

参 考 文 献

1. 姚家庆，戴葡茹，张作楷，等. 脑内一些灰质结构的立体定位解剖学. 北京：科学出版社，1983，1-34.

2. 胡泽勇，赵学志，周文静，等. 丘脑基底节区立体定向手术靶点定位软件的研制. 第三军医大学学报，2003，25（11）：1019-1020.

3. 林志国，付宜利，刘鹏飞，等. 中国人脑立体定向 MRI 应用解剖图谱. 上海：上海科学技术出版社，2009，1-73.

4. Afifi AK，Bergman RA. Functional Neuroanatomy. Text and Atlas. New York：McGraw-Hill，1996，323-350，421-455.

5. Schaltenbrand G，Wahren W. Atlas for stereotaxy of the human brain. New York. Thieme，Stuttgart，1977，25-54.

6. Talairach J，Tournoux P. Co-planar stereotaxic atlas of the human brain. New York：Thieme，Stuttgart，1988，41-110.

7. Macchi G，Jones E. G，Toward an agreement on terminology of nuclear and subnuclear division of the motor thalamus. J Neurosurg，1997，86：77-92.

8. Na M，Ge H，Lin Z，et al. Long-term seizure outcome for international consensus classification of hippocampal sclerosis：a survival analysis. Seizure，2015，25：141-146.

9. Oh SW，Harris JA，Zeng H，et al. A mesoscale connectome of the mouse brain. Nature，2014，508：207-214.

10. Blümcke I，Thom M，Spreafico R，et al. International consensus classification of hippocampal sclerosis in temporal lobe epilepsy：a Task Force report from the ILAE Commission on Diagnostic Methods. Epilepsia，2013，54（7）：1315-1329.

11. Jiang T. Brainnetome：A new -one to understand the brain and its disorders. NeuroImage，2013，80：263-272.

12. Paxinos G. Human brainnetome atlas：a new chapter of brain cartography，Sci China Life Sci，2016，59（9）：965-967.

13. Lingzhong Fan，Hai Li，Junjie Zhou，et al. The Human Brainnetome Atlas：A New Brain Atlas，Based on Connectional Architecture，Cerebral Cortex，2016，26（8）：3508-3526.

第六章

毁损灶的制作方法

一、概述

进行脑立体定向手术的病人多无生命危险，术后仍可长期生存。对这种选择性立体定向手术，绝不能造成明显的神经功能障碍。但是，术后其疗效、并发症与毁损术有密切关系。因此，在定向手术靶点毁损时，必须对靶点进行验证，术者选用毁损方法要充分了解其性能和作用，还要熟练掌握毁损操作步骤。另外，对破坏灶的大小要有准确估计，破坏形状与病灶组织形态要尽量吻合，操作要细致、轻柔，尽量减少并发症。理想的毁损方法应该具备条件：①毁损能力强；②制作破坏灶大小和形态时，可人工控制，使毁损灶达到预定的设计要求；③能使神经组织或病变组织达到失活目的，对血管毁损力极小，毁损灶与正常组织间有明显的界线；④根据需要可造成一个可逆性、暂时性毁损灶，术中发现正常神经功能失调，立刻停止，神经功能迅速恢复；⑤操作简便，时间不宜过长。实际上，达到理想毁损的方法有待进一步研究和完善。我们先辈们在寻找理想毁损方法学中做了大量动物实验和临床验证工作，目前方法学有机械法、化学法、超声聚焦法、冷冻法、同位素及立体定向放射治疗术、射频热凝术等。

二、靶点毁损前的核对和鉴别

在立体定向手术范围内，利用毁损方法，来调节和治疗某些功能性疾病，仍是一种常用的治疗措施，为了减少或不发生严重并发症，除了用X线摄片、CT、MRI扫描等复查方法外，术中常用靶点核对方法如下：

（一）立体定向深部脑电图

EEG记录深部脑组织的自发电活动，可反应大片区域脑组织特征。但是，缺乏自发性脑电活动的特异节律，对识别靶点和对不同区域分辨定位，作用是有限的。深部脑电图除了为癫痫病灶识别有很大帮助外，对脑内核（团）辨别无实际价值。

（二）电极记录又称核（团）的单位放电记录

脑深部的核（团）中有单位放电，在白质或脑室中无单位放电，此点可作为电极是否进入神经核（团）的依据，一般无特异性，描记的价值在于经验。目前经过很多学者的努力，已初步掌握苍白球外侧部（Gpe）、苍白球内侧部（Gpi）一定规律的放电。为了获得单细胞放电，其具体操作步骤如下：以 Gpi 靶点坐标为例，该靶点坐标在 AC-PC 线下 4~6mm，大脑原点前 2~3mm，中线旁开 19~22mm，此靶点为解剖靶点，待微电极进行术中校正。常规在额后行颅骨钻孔，"+"字切开硬脑膜，安装微电极记录系统，在靶点上 8~10mm 开始进行记录，根据情况记录 1~3 个针道（全部为 5 针道）。通过导针，送入微电极，用微推进器以 0.1mm 数量级向靶点方向送入，计算机显示沿途记录细胞电生理信号的变化，依次可见（听）到苍白球外侧部、苍白球内侧部的特异电生理信号，并可见到苍白球中的"震颤细胞"群产生的特异电生理信号，待记录到"视束"电信号时，停止微电极进针，并记录所进的深度。

微电极是一种钨丝电极，外附绝缘层，尖端直径 1~2μm，尖端暴露长度为 15~40μm，细胞电活动记录从靶点上 10mm 开始，微电极通常记录 1~3 个针道，采用电极阻值为 200~300kΩ，滤波范围为小于 100Hz 和大于 2kHz，微电极由微推进器控制推进，信号放大 2 万倍数，从细胞群中可以分离出单细胞信号。记录针道在矢状位上与前后连合线成 50°±10°，在冠状位上约成 9°±5°，一个针道记录苍白球外侧部，一个针道记录苍白球内侧部，一个针道记录豆核袢和视束。信号分析由计算机软件完成，记录细胞应选取放电稳定，且有最大放电幅值进行记录，各位点记录时间为 15~30 秒。记录部位利用解剖图谱和微电极信号相结合的方法进行定位，位置不确切者应排除在记录范围之外。信号分析采用美国 FHC 公司 Polyview 软件来分析自发放电结果。

1. Gpe 中有两种显著不同的自发放电方式　①短暂的爆发式的低频放电：频率 10Hz，间有爆发式（burst）放电，每秒 1~10 次，爆发时约有 20~40 个动作电位，相对高频不规则；②间有暂歇（parse）的放电，频率（58±14）Hz（n=200），范围 30~70Hz 暂歇频率每秒 1~2 次。Gpe 中放电幅值较低，放电形式稳定。

2. Gpi 为持续的不规则高频放电，频率（90±31）Hz（n=200），范围 20~200Hz，波幅最大，放电形式稳定，扬声器显示 Gpi 背景声音为与脉搏一致的潮水样噪声。

3. 基底核（团）内各亚核间分隔区细胞放电为规则的、10~30Hz 放电，在髓板为（15±3）Hz（n=50），在豆状核袢束为（12+5）Hz（n=50），放电形式稳定。

4. 视束内无细胞电信号，只能偶然记录突峰电位。

5. 内囊内无细胞电信号，也只能偶然记录轴突峰电位（图 6-1）。

分析微电极记录信号，进行微电极制图。首先确定出苍白球界位置，第二步确定出苍白球底部内界位置，第三步确定出苍白球底后界位置。根据解剖学知识，靶点设在苍白球底部后界前 2mm，内界外 2mm，紧邻底界，将该点定为最终毁损部位的起始部。毁损前再行电刺激试验及电阻抗阈值测定后，一切就绪才可用射频毁损治疗（表 6-1）。

表 6-1　苍白球内不同部位单细胞放电

	苍白球（Gpi）	苍白球（Gpe）	髓板	豆状核袢	视束	内囊
放电频率	90±31	58±14	15±3	12±5	–	–
背景噪声	+++	++	+-	+-	–	–
放电幅值	+++	++	+	+	–	–

放电频率、背景噪声水平、放电幅值在苍白球内侧部、苍白球外侧部、髓板、豆状核袢中差别显著，$P<0.01$。髓板与豆状核袢在放电频率及幅值上差别不显著。

（三）诱发电位描记

主要用于 VP 核定位，在人体四肢施加刺激，用微电极记录丘脑核（团）的诱发动作电位。深压迫与肢体活动可激起 Vim 核、Vop 核的诱发电位，供临床参考（图 6-2）。

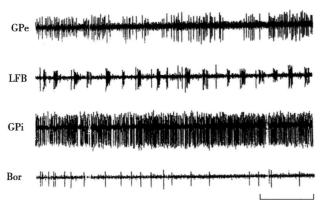

图 6-1　苍白球内不同部位单细胞放电示意图

Gpe：苍白球内侧部放电，Gpi：苍白球外侧部放电，

LFB：低频放电，Bor：薄层界面细胞放电

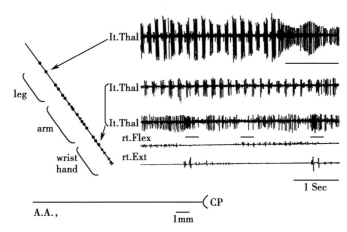

图 6-2　丘脑内 Vim 核部分运动神经元放电示意图

（四）电刺激试验

通过用侧方开口能伸出弯曲的"探测"电极，对靶点及其周围结构进行适当刺激。脑部不同结构在电刺激后产生反应不同，可作为核（团）对电极位置的依据。当在丘脑内某些核（团）或内囊等部位给予一定刺激参数时，可产生对侧肢体运动。电刺激 VP 核可产生对侧肢体麻刺的感觉。电刺激苍白球、丘脑底核、Forel-H、CM，可加强或减弱患者运动状态。一般运动电刺激参数：频率 2～5Hz，脉宽 0.5～1ms，波形是方脉冲，电压 0.5～2.0V，电流量是 0.9～1.0mA。用于感觉电刺激参数，频率 50～100Hz，脉宽 0.5～1ms，电压 0.3～0.5V。

（五）电阻抗应用

脑组织各种结构有一定阻抗，根据我们临床测试结果，脑内结构阻抗：核（团）>白质>灰质>脑室。脑深部核（团）阻抗一般在 400～550Ω，少数达 700Ω，平均值为 455Ω，脑室内阻抗在 200Ω 以下，其他脑组织电阻抗在上述二者之间。

（六）暂时性功能阻滞法

局部机械加压—双腔带囊充气压迫；局部化学剂，如 2% 普鲁卡因溶液 0.25ml 或 1% 利多卡因溶液 2.0μl。

（七）临床神经、精神功能检查法

手术中利用临床观察和询问仍是不可缺少的基本核对方法。如作丘脑腹外侧核毁损时，令病人作对侧肢体上抬、握拳、抬手、讲话、睁眼等运动，并进行感觉、反射、肌力、肌张力、眼震、意识、记忆、思维等神经和精神方面功能检查。若靶点正确，对侧肢体震颤消失，肌僵直缓解，活动自如。若对侧肢体无力，有感觉障碍，语言困难，症状仍存在，提示定位不准或有并发症的出现。

第二节 温控射频热凝术

用电热法产生毁损，这一类可包括两种：①电流直接电灼术；②温控射频热凝法。采用单极电流直接破坏，这种破坏灶极不稳定，又不能形成大的破坏灶，还引起不良副作用，现已被淘汰。自 1962 年 Spiegel 和 Wycis 采用温控射频热凝法用于脑立体定向毁损术，目前已广泛应用临床。

一、温控射频热凝毁损术的基本原理

射频是一种频率为 50~200kHz 的高速变频电磁波，射频发生器产生的射频电流通过导线到达毁损电极，然后在人体的导电介质空间，按电子学法则播散运行，再通过体表的参考，电极和导线与射频发生器相连形成一个回路，使毁损电极可产生热效应。

毁损电极产热的机制是射频发生器将射频电压传递给毁损电极产生电场，使附近电解质中的带电离子以射频同样的频率来回振动，摩擦产生热，从而使组织升温造成毁损。因此，电极头附近的能量聚集和组织温度都是最高的，被加热的组织又过来使电极升温。通过监测电极头温度或获得有关附近组织相当精确的温度数据。

对于一定大小的电极，较高的电极温度使组织的毁损更大。在电极固定情况下，毁损大小依赖于电极头的大小，电极头越大产生的毁损的范围也越大。测定电极头温度不仅可以对毁损的范围进行定量，还可避免 100℃沸点的形成以及由此所造成的爆炸气体形成的组织干焦或炭化。

二、毁损灶的病理和影像学特征

以丘脑射频热凝毁损产生的病理变化和 CT 表现特征为例，病理变化可分四期和三个带，每期的 CT 表现也有一定特征。了解这些变化对临床疗效的判断和随访有实际意义。四期分别为：Ⅰ期，即液化坏死期，为术后 1~4 天；Ⅱ期，即增生期，为术后 5~21 天；Ⅲ期，即愈合期，为术后 22~90 天；Ⅳ期，即瘢痕期，为术后 3~6 个月。病灶三个带从内向外依次为：中央坏死带、反应带和水肿带。Ⅰ期时，中央坏死带见出血或液化坏死，CT 表现为高密度或低密度，少数可见结节样强化；反应带见小胶质细胞增多，并见卫星状态及噬神经细胞作用，CT 表现为低密度或等密度、无强化；水肿带见水肿、星形细胞变形、增大，CT 表现为低密度。Ⅱ期时，中央坏死带见坏死和小胶质细胞反应，CT 表现为低密度、无强化；反应带见大量新生的毛细血管、炎性细胞、不成熟的血脑屏障功能障碍，CT 表现为低密度，增强后呈环状强化；水肿带见脱髓鞘、变性和水肿，CT 表现为低或等密度。Ⅲ期时，见大量新生的毛细血管及部分的星形细胞和小胶质细胞开始替代坏死区，病灶边缘星形细胞体收缩、纤维变长，脑水肿消失，CT 见坏死带为低或等密度，部分呈现结节样强化；反应带为等密度无强化。Ⅳ期时，见毁损灶被瘢痕组织所替代，CT 表现为等密度无强化。De Salles 等对射频毁损术后早期（3~72 小时）磁共振成像的变化特征进行研究，发现在术后 3 小时即可见毁损灶的影像。自术后 3~72 小时，包绕着毁损灶的水肿随时间推移而逐渐加重。T_1 加权像见毁损灶中央为等密度或高密度，周围被低密度灶所包绕。相应的 T_2 加权像见毁损灶可分三个带，从内向外依次为：低密度带、高密度带和低密度带。T_1 增强扫描可见中央低密度毁损灶被一环状增强带所包绕。要了解毁损灶以 T_1 增强扫描和 T_2 加权像为佳，对射频毁损灶的形成可进行实时磁共振成像监测。

三、温控频射热凝仪

（一）基本结构

温控射频热凝仪目前是对神经组织产生可控性毁损的主要方法，它们的基本结构包括三个部分：射频发生器、射频电极和连接导线。产品有 Cosman 公司生产的 Cosman RFG-1A/1B、RFG—3CF 型温控热凝射频治疗仪、ASA-601T 射频治疗仪、OWL 射频治疗仪等（图6-3）。

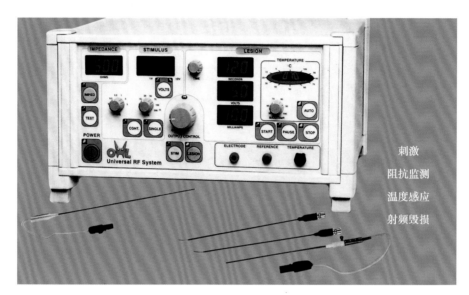

刺激
阻抗监测
温度感应
射频毁损

图6-3　OWL 温控射频热凝仪

（二）临床应用方法

1. 根据患者毁损靶点解剖位置和毁损灶大小，应选择不同毁损电极针，毁损电极针一般裸露长度有 2~10mm，直径 0.7~2.1mm 等规格。例如 Vim 核毁损术，应选择电极针直径在 1.2~1.6mm，裸露长度 2~4mm 较适宜；中脑脊丘束毁损术，应选择电极针直径在 0.7mm，裸露长度为 2mm 为宜；扣带回毁损术，应选择电极针直径 1.8~2.1mm，裸露长度为 8~10mm。垂体区应选择侧方开口弯曲热敏电极针，这样可确保手术中安全、有效，避免产生严重并发症。

2. 当靶点定位、手术钻孔步骤完成，等待进行毁损术。这时，打开温控射频热凝仪总开关，用连接导线，一端连接射频仪输出口，一端连接好毁损电极针。同时，将负极板妥善与患者皮肤接触，接触面积应超过 15cm²，以防灼伤。

3. 在靶点毁损前，应先用刺激电极，进行靶点验证，以确定解剖靶点定位是否正确，有无个体差异，保证手术达到预期效果。

4. 在进行电刺激或毁损前，首先了解射频仪各功能是否处在完好状态，此时打开阻抗、刺激频率、脉宽、电压、时间、温度等开关，了解各物理参数是否正常运转。

5. 进行电刺激验证或毁损，根据靶点解剖位置，选择不同物理参数。例如：帕金森病 Vim 核毁损，要求阻抗在 400~550Ω，运动刺激频率 2~5Hz，脉宽 0.2~0.5 毫秒，电压 1.0~2.0V；感觉刺激频率 50~100Hz，脉宽 0.2~0.5 毫秒，电压 0.3~0.7V。若毁损时，温度应选择 65~80℃，时间 60~100 秒。

6. 毁损术完毕，拔出电极，放在一边，防止污染，同时观察病人临床症状和体征 3~5 分钟。如果病人临床症状和体征改善达到目的，手术结束。若原来症状、体征无改善，此时检查原因，核实坐标值，必要时给予纠正，重复毁损，直至达到预期效果为止。

7. 术毕，拆除所有连接导线，关闭射频仪总电源。由于温控射频热凝仪是高频电流，通过脑组织产生高热破坏神经细胞和纤维，当温度达到 60℃ 以上时，神经组织就发生不可逆变化。一般临床上选择毁损性温度65~85℃，时间为60~100秒。由于立体定向温控射频热凝制作毁损灶大小与热敏电极针裸露针尖长短、粗细有明显关系，所以，热敏电极针粗细、长短不一（针尖直径0.7~2.1mm，长度2~10mm）供临床选择。Cosman（1983年）曾作立体定向温控射频热凝毁损灶大小与热敏电极针之间关系动物实验（图6-4、图6-5），结果如下（表6-2）。

表6-2 毁损电极针型号与毁损灶大小关系

针尖粗细 （mm）	针尖长短 （mm）	温度 （℃）	时间 （秒）	毁损灶大小	
				A	B
1.1	5	70	360	3	7
1.2	3	65	120	2	4
1.6	5	70	60	8	8
1.6	10	80~90	60	10	10~12
1.6	10	80	60	10	12

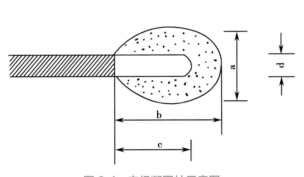

图6-4 电极凝固灶示意图
a.b. 凝固灶；c. 电极尖长度；d. 电极尖直径

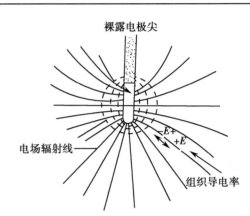

图6-5 凝固灶大小与电场格局
组织导电性和局部血液对流状态密切相关

第三节 立体定向放射外科毁损术

利用同位素β或γ射线，可使脑组织产生一定毁损灶。这一系列放射性同位素产生效应晚，破坏灶要在4~5个月才完成，当时无法了解其效果。由于需要特殊设备，取材不易，加上破坏灶形成不稳定，临床上少用。

目前利用立体定向放射外科，即用立体定向仪和影像系统（CT、MRI）相结合，确定颅内靶点的三维坐标位置，然后用多束放射线（钴60γ线、直线加速器的光子线等），从不同方位向靶点，局部形成大剂量聚焦照射，产生局部组织坏死，破坏灶边界清晰，犹如刀割，从而达到治疗目的。其照射剂量因靶区组织性质不同，放射剂量有明显差异，照射边缘剂量15Gy，中心剂量可达160Gy。在功能性神经外科疾病上，已采用伽玛刀或X刀治疗帕金森病、恶痛、癫痫、精神病等，也取得满意效果。

一、立体定向放射毁损的基本原理

立体定向放射毁损术是应用立体定向技术，将大剂量高能物理射线或同位素，一次或几次照射或植入到颅内预定靶点，按预定的要求制造出相应的毁损灶的技术，使靶点区域内组织接受大剂量的电离辐射，而靶点边缘及其周围结构所接受的放射线剂量呈锐减性分布，靶点周围正常或需保留的重要神经或脑组织影响很小。

立体定向放射外科毁损基本原理是生物细胞经过一定放射性剂量照射后，产生一系列原发和继发的放射生物学反应。原发作用是射线的辐射物理学过程（电离、激发）和辐射化学过程（自由基的形成），导致大分子化合物结构以及细胞膜细微结构的破坏，如蛋白链断裂、DNA 或 RNA 链断裂、直接破坏某些酶或辅酶、生物膜性结构破坏、线粒体能量系统发生障碍、内质网上的核蛋白体解聚、溶酶体破裂等。继发作用是分子水平化合物的变化而引起的一些生理性、代谢性和细胞结构的变化，使胶质细胞产生放射性坏死（表现为增殖性死亡，也有的是经历了一个凋亡的过程）；白质坏死缘于局部缺血引起的缺氧过程。照射后细胞的反应损伤程度与吸收剂量有关，避免产生严重并发症（图6-6）。

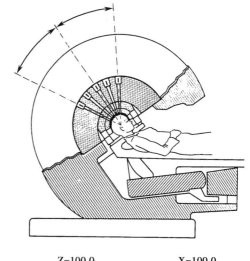

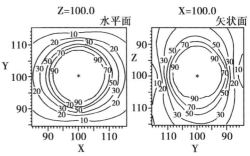

图6-6　伽玛刀应用毁损灶示意图

二、毁损灶的病理改变

中枢神经组织进行大剂量立体定向放射外科治疗，表现为放射性坏死的特征。放射性坏死是一种凝固性坏死，坏死区最后被增生的胶质瘢痕所替代，在坏死区及瘢痕区均可伴有水肿。

立体定向放射毁损区坏死一般分为以下三期：Ⅰ期（坏死期），靶点中心吸收剂量为 200Gy 时，照射后第 3 ~ 4 周出现靶点坏死，急性变性和炎症反应。Ⅱ期（吸收期），坏死期后至照射后 1 年，坏死灶大量的细胞碎片被吸收，胶质瘢痕开始形成，坏死区周围星形胶质细胞增生，呈现慢性炎症反应、血管闭塞、新生毛细血管形成，血管内皮细胞增厚，吸收期可持续到照射后 1 年或更长时间。Ⅲ期（后期），自照射后 1 年开始，胶质瘢痕形成，局部损害已趋向稳定，早期的一些变化消失，血管减少，巨核细胞消失，炎症反应消失，细胞碎片完全消失。此期可持续数年至数十年。

三、立体定向放射外科毁损灶的制作

利用立体定向放射外科（以伽玛刀为例）制作毁损灶来治疗功能性疾病，特别适宜高龄、有重要脏器功能障碍、又不愿意接受开颅立体定向手术患者。

应用伽玛刀进行毁损灶制作，与开颅立体定向毁损术无本质变化，只是毁损灶制作方法不同。首先是靶点定位，CT 或 MRI 扫描，在局麻、消毒下，安装立体定向仪定位框架，利用 CT 或 MRI 等影像进行靶点定位，以 AC-PC 前后联合连线为基准面，然后行层厚 2 ~ 3mm 水平扫描。参照脑立体定向解剖图谱，使用伽玛刀治疗计划系统，推算出靶点在定位框架上的 X、Y、Z 坐标值。

下一步骤是放射剂量选择，目前毁损丘脑腹外侧核治疗帕金森病，所选择的放射中心照射剂量是 100 ~ 160Gy，内囊边缘剂量为 20% 覆盖。选用的准直仪直径为 4mm。严格按照伽玛刀操作手册和病人术前放射治疗计划进行放射外科治疗。放射后神经核团功能丧失，需要一段时间才能出现。CT 或 MRI 连续观察发现，术后 2 ~ 4 个月，MRI 影像上出现信号改变，显示水肿而无坏死表现。此时临床症状才有明显好转。术后半年左右，随着水肿消退，这些障碍逐渐减轻，术后一年，CT 及 MRI 影像显示明确的坏死灶，CT 为低密度区，MRI 显示长 T_1 长 T_2 表现，周围无水肿。

目前，立体定向放射外科治疗功能性疾病仍处于探索和经验积累阶段，因此，要严格掌握手术适应证。如果伽玛刀治疗后产生脑水肿等并发症，适当使用脱水剂，随时间延长症状会消失。

第四节 机械法、化学法、冷冻法、超声聚焦法、激光技术方法

一、机械法

应用机械法在脑组织内制作毁损灶，到目前为止临床上共有三种方法：①脑白质切割器（Leucotomy）；②导管球囊扩张法；③重金属丸机械损害。

（一）白质切割器进行脑内靶点毁损

首推是 Moniz，1956 年 Obrador 和 Dierssen、1961 年 Bertrand 和 Martinez 就用此方法应用于临床。但是，使用此方法，必须有两个前提，首先探明目前靶点中心，距离有关感觉、运动核（团）是多少毫米，完成这一任务要具备电生理搜索电极（即直径为 1mm，可弯曲刺激电极）。另一个是手术者对此靶点要制作多大容积毁损灶，这样才可使用白质切割器进行毁损，否则易产生严重并发症，目前临床几乎停用（图 6-7）。

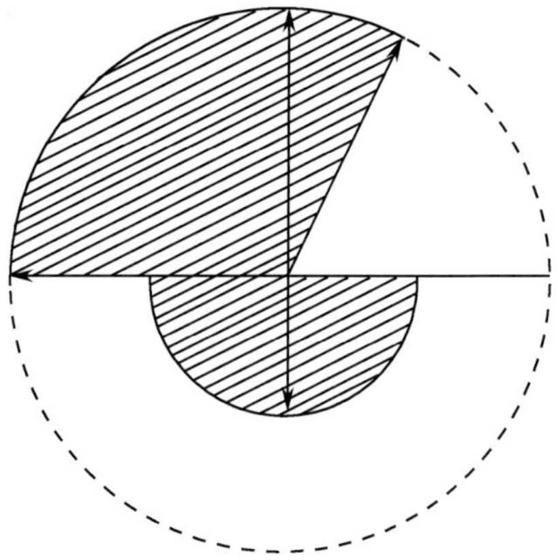

（二）气囊扩张机械法

1958 年 Cooper 和 Bravo 试用的一种方法，造成脑组织内一个空腔，使局部组织毁损，达到治疗目的。由于采用气囊扩张法进行只是暂时破坏，此气囊在充气时直径可达 10~15mm，由于破坏效果不肯定，又是暂时性，空腔周围可发生出血危险，临床已淘汰。

图 6-7 白质切割器靶点毁损灶示意图

运用金属丸机械灶方法达到脑组织毁损，Asenjo-lmbernon 学者曾提出这方法，临床上未有类似报告。

二、化学法

用化学方法进行靶点毁损，应用在立体定向毁损术上比较早，化学物质有无水酒精以及 "Ethopanol"。安徽省立医院在 20 世纪 70~80 年代，一度使用无水酒精对局部脑组织行毁损，可产生一定效果。但是，术后 4~10 天可突然产生肢体偏瘫、失语、高热等严重并发症，而这并发症常常是可逆的，一般术后 2 周，神经功能又可逐渐恢复，发生率达 65% 以上，目前临床上停止使用。

三、冷冻法

（一）冷冻毁损术的基本原理

1953 年，Baumgarten 开始在立体定向技术上应用冷冻法，对人脑局部结构采用冷冻毁损方法，以后有 Kapp's、Mark、Cooper、Fasano 等学者多次改进和发展，指出当温度在 +5~+8℃时，造成毁损灶是可逆性，低温 -50℃可产生冷冻止血，温度达 -120℃~-196℃，破坏范围可达 12mm 直径类圆形病灶。

有很多学者对相关的低温生物学进行了研究，当组织受冷冻降温时，细胞外、细胞内先后形成冰晶。这一方面使细胞脱水皱缩，胞内电解质浓度升高，酶活力受干扰导致髓鞘变性崩解、细胞膜脂蛋白变性细胞死亡；另一方面产生机械损伤细胞，当冷冻融化时进一步促进细胞破坏，局部坏死后将很快出现液化，5 天后吞噬细胞进入毁损区，毁损区最终由胶质瘢痕所替代。因此，临床上应用冷冻法，应用低温技术，可造成局部组织细胞的有效毁损。为了使得组织坏死控制在预定的范围内，在控制条件情况下，通过实施时间—温度计划，可对目标细胞和组织进行量化毁损。

（二）冷冻毁损灶的制作

Cooper 在 1961 年应用液氮作为制冷源，制成了能控制冷冻范围的液氮冷冻机，并应用于帕金森病靶点毁损术。首先将靶点通过影像解剖学和电生理靶点验证后，将冷冻探针在立体定向技术下置入靶区。此时，将冷冻探针连接于液氮冷冻机，在预先设置的自动机械装置控制下，使探针末端的温度降至 -10℃，持续 3 分钟，观察患者的症状改善情况以及是否有运动、感觉、视力、语言、意识等不良反应。若症状获改善且无不良反应说明位置准确，校验后再作永久性毁损。将探针的温度逐渐降至 -120℃，持续 3~5 分钟，制作球形毁损灶的终末温度为 -70℃，制作灶最大径 ≤12mm。制作过程中，严格了解病人症状改善程度和有无不良反应。由于冷冻制作形态与大小仍难以控制，而且有并发症，在功能性神经外科上未能应用和推广（图 6-8）。

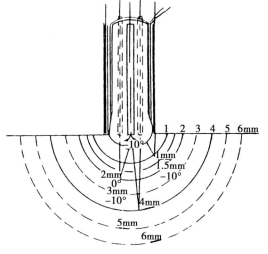

图 6-8 冷冻毁损灶的制作示意图

四、超声聚焦法

此法能在脑深部可作一定范围及形态破坏灶，它不损害血管和周围组织，脑组织对它无积累作用，热效应小。但是，照射剂量和方面需要复杂计算和控制，超声发生器昂贵、操作时间冗长，还可造成回声损害灶，临床很难付于实现，在功能性疾病上没有被采用，我国也没有用过此方法。目前临床上有超声聚焦法产生热效应治疗人体某些部位肿瘤的报道。

五、激光毁损灶制作

激光是一种人造光源与普通光相比有许多特点：亮度高、方向性较好、能量集中、波长比较单一、色单纯、相干性好，它可引起很多特有生物效应，如热作用、光化学作用和一系列非线性效应。人们如果适当利用和控制这些反应，对生物的生存和疾病治疗有利，反之有弊。

（一）激光对脑组织的作用

激光（简称 Laser）是 1960 年 Maiman 首先发现的，在医学方面获得广泛应用。光的基本物质就是具有波粒二相性；波就是有一定的波长和频率；粒就是具有一定能量的粒子。激光之所以能凝固、止血、切割和汽化组织，就是利用激光生物效应中的热效应。

激光被靶组织吸收后转化为热能而产生生物效应，当一定量的组织吸收足够的光能后就产生凝固作用。如果进一步吸收热能，组织将发生汽化。临床应用不当，激光会使邻近组织损伤。

在激光照射生物组织中，影响生物反应程度的主要因素是激光的波长、入射光的强度和激光发散角的大小、辐照面积和辐照持续时间、靶组织的吸收特性、含水量和色素含量等。例如，Dempsey 等用每 cm^2 250 瓦特的能量密度汽化 $1cm^3$ 的动物大脑半球，发现激光损伤准确，软脑膜边缘只有很少的出血点，病理检查发现，细胞形态学的改变范围只有 0.2mm，水肿范围超过激光损伤 2mm，72 小时水肿最重，水肿范围以外所见正常。在损伤后 7~14 天，病灶与缺血后愈合的病损不易区别。Stellar 等证明激光边缘有 0.5mm 的组织形态学改变，且可分三层：内层碳化，中层细胞干燥，外层水肿。Brown 用 5~40 焦耳的激光脉冲照射动物 1.5~2.3 毫秒，发现受影响部位立即出现一苍白坏死区。5 焦耳激光只能使局部有针尖状炭化。如果能量逐渐增加，碳化中心即进行性扩大。显微镜下检查发现，损伤中心的神经元呈透明变性，树突和轴突肿胀，少突胶质细胞和一些星形细胞均肿胀。Yew 等在研究中发现新生的鼠脑暴露于 7 焦耳的红宝石激光以后，神经无发育迟缓，有出血性改变。上海医科大学神经病学研究所徐启武医师等研究了二氧化碳激光汽化大脑后邻近组织的激光效应和周围组织的改变，证实能顺利汽化脑组织所需的最低功率密度为 1012 瓦/cm^2，激光汽化动物大脑后，邻近组织的温度升高很小，汽化时间短于 1

秒时，温升为0℃。

临床应用激光行凝固术，只要了解了它的基本原理，掌握激光的生物特性，激光一定能为临床目的所利用。

（二）激光毁损灶制作

立体定向激光毁损术即立体定向激光间质内热凝毁损术，借助立体定向技术将激光头准确地定位于组织中，通过激光的光凝固和高热效应而对组织产生毁损。热效应灶的大小与激光器的参数、所用探头的形状、大小有关，通常与激光输出功率和作用时间成正比。因为激光间质内热疗在封闭的颅腔内进行，大功率激光会产生显著的内部汽化压与气流反冲压，加重脑组织损伤，还可并发基底核区域或其他部位的出血，而小功率长时间输出方式不致引起瞬间高温，不会导致组织汽化膨胀，在获得理想的毁损范围的同时，减少了周围脑组织的水肿和远隔部位的损伤，较为安全。

激光的基本结构由激光器（工作物质、谐振腔、激励源三要素）形成，临床应用有非接触式激光和接触式激光，以后者为常用。激光被靶组织吸收后转化为热量而产生生物效应，当一定量的组织吸收足够的光能后就产生凝固作用。首先将激光器放置在手术者右后方，根据激光种类，若需要冷却系统，按操作说明，将冷源管道一端接激光器，一端接流动水源或冷却冰箱。再把光接头和光纤送往专门手术器械台上，选择术中需要接头与光纤相接，光纤另一端插入激光器上，并插好激光发送脚踏开关。一切就绪，打开电源，压脚踏开关，就可进行接触式或非接触式激光凝固术。

虽然激光可产生神经组织凝固，但临床应用、仪器掌握及效果判定方面仍有诸多不便，未被功能性神经外科临床应用。

（三）应用激光技术安全问题

应用激光器一定要做好安全保护问题，首先是激光器本身的安全保险防护问题。其次激光器运转环境的防护设备。第三是激光工作者与有关个人的防护设备。这三个问题是密切相关的，特别是大能量（或大功率）激光器或激光系统的使用和运转时，更应当注意这三个方面的问题。关于激光工作中个人防护问题，主要对象是医生、护士、工程技术人员以及病人。其防护措施的要点是：穿防护衣，戴防护眼镜或防护眼罩；经常对防护对象进行安全使用激光器的教育和训练；进行必要的医学监督。

（汪业汉）

参 考 文 献

1. 傅先明，牛朝诗. 立体定向和功能性神经外科学. 合肥：安徽科学技术出版社，2004. 295-307.

2. 汪业汉，徐侃. 应用 ASA-601T 型温控热凝射频仪对家兔脑毁损灶形成的实验研究. 功能性和立体定向神经外科杂志，1995，8（4）：9-10.

3. 朱树干主编. 激光神经外科学. 济南：济南出版社，1981. 62-89.

4. 江澄川. γ刀在功能性神经外科中的应用. 立体定向和功能性神经外科杂志，1994，7（1）：43-45.

5. 姚家辑，陈东潮，朱建坤，等. 伽玛刀治疗震颤麻痹27例初步报告. 功能性和立体定向神经外科杂志，1995，8（3）：11-13.

6. 许建平，汪业汉，徐复华，等. 60次丘脑腹外侧核破坏术治疗震颤麻痹的临床分析. 神经精神疾病杂志，1979，5（3）：119-120.

7. 牛朝诗，汪业汉，凌至培，等. ASA-601S 型温控热凝射频仪对兔脑毁损灶形成的实验研究. 立体定向和功能性神经外科杂志，2003，16（1）：11-15.

8. Zurich HK, Milan PEM, Mass WHSB. Progress in Neurological Surgery. Vol. 5, New York：S. Karger, 1973, 23-30, 158-175.

9. Cosman ER, Nashold BS, Bedenbaugh P. Stereotactic Radiofrequency Lesion marking, Appl. Neurophysiol, 1983, 46：161-166.

10. Rand RW. Gamma knife thalamotomy and pallidotomy in patients with movement disordes：prelimary results. Stereotac Funct

Neurosurg，1993，65：65-69.

11. Young RF，Shumnay Cook A，Vermeulen SS，et al. Gamma knife radiosurgery as a lesioning technique in movement disorder surgery. J Neurosurgery，1998，89：183-193.

12. Hirabayashi H，Hariz MI，Wttrdell K，et a1. Impact of parameters of radiofrequency coagulation on volume of stereotactic lesion in pallidotomy and thalamotomy. Stereotact Funct Neurosurg，2012，90：307-315.

13. Wellmera S，Parpaleyb Y，Ramppa S，et al. Lesion guided stereotactic radiofrequency thermocoagulation forpalliative，in selected cases curative epilepsy surgery. Epilepsy Research，2016，121：39-46.

Stereotactic and Functional Neurosurgery

立体定向和功能神经外科手术学

2

第二篇　手术篇

第七章

帕金森病外科治疗

一、概述

帕金森病（Parkinson's disease，PD）是一种多发于中老年人、以肌肉震颤、僵直、运动活动启动困难、姿势反射丧失为特征的中枢神经系统疾病。它由英国医师帕金森（James Parkinson）于1817年首先描述，1841年Hall称为震颤麻痹，1892年Charcot称为帕金森病。目前对病因不明者称为原发性帕金森病（帕金森病、震颤麻痹）。由脑炎、脑动脉硬化、脑外伤及中毒等产生类似临床表现，称继发性帕金森病。原发性帕金森病和继发性帕金森病，都具有下列共同特征：隐匿起病并不断加重，震颤在静止时最明显；肢体僵硬，引起运动减少，逐渐丧失正常工作和生活能力；面部表情改变，表现为面具样脸，不能表示情感反应；说话速度慢、声调低、音色单调；流涎；躯体俯屈，不易维持直立姿势；油脂溢出皮肤，伴有脂溢性皮炎倾向。综合世界各国资料，本病患病率为（10~405）/10万，国内居民患病率为44/10万，属于PD低发地区。最近我国15城市随机调查，并非先前认为的是低发区，其结果与其他西方国家报道结果相似。PD发病率和患病率随年龄增长而增加。PD发病年龄0~39岁为20/10万左右，70~79岁为1100/10万左右，好发于50~65岁，青年型极少。男女之比接近1或男性比女性略高。既往对PD的病因和发病机制一无所知，直到1957年，Carlsson根据利血平可诱发PD；1960年，Ehringer和Horynekiewicz对PD患者尸检进行了单胺类物质测定，发现纹状体的DA严重不足，DA不足引起PD的说法而得到确认。从此，大大加速了该病的研究，目前，已知黑质和纹状体中多巴胺能神经元变性是本病的主要病理变化。

二、分子生物学

（一）兴奋性氨基酸与帕金森病

近年来研究表明，兴奋性氨基酸（excitatory aino acid，EAA）及其受体介导的兴奋性毒性在 PD 的发病机制中可能发挥重要作用。在中枢神经系统内，EAA 主要是 L-谷氨酸（Glu）和 L-天门冬氨酸（Asp），两者大部分为中间代谢产物，只有少部分为神经递质。Glu 和 Asp 是脑内含量最多、毒性最强的兴奋性氨基酸，这部分 EAA 主要储存于突触前神经末梢内，是通过突触的 Ca^{2+} 依赖电压门控通道来释放的，其作用于突触后膜的 EAA 受体。突触间隙内的 Glu 主要通过神经末梢和胶质细胞高亲和摄取系统主动重摄取或在酶的作用下灭活。脑内含有大量 EAA 受体（EAAS-R），目前已发现 5 种类型：①N-甲基 D-天门冬氨酸（NMDA）受体；②L-氨基-3-羟基-5-甲基-4-异噁唑丙酸（AMPA）受体；③海人藻酸（KA）受体；④L-2-氨基-4-磷酸丁酸（L-AP4）受体；⑤代谢型受体（mGluR）。Porras 和 Karler 等均对 DA、Glu 和 GABA 之间的关系进行了研究，发现三个系统之间有相互作用：谷氨酸激动剂可引起大鼠纹状体 DA 的释放，DA 能系统可激活 Glu 及 GABA 能系统。因为 DA 能系统紊乱是 PD 等运动系统疾病的基础，同样说明了 EAA 与 PD 发病有关。在某些情况下，谷氨酸受体的过度刺激会导致神经元的损害和死亡，NMDA 受体介导的神经毒性作用，显然是由胞外 Ca^{2+} 的过度内流造成的，胞内 Ca^{2+} 增加，激活大量钙离子依赖性酶，包括蛋白激酶 C、磷脂酶 A_2、Ca^{2+}/钙调蛋白依赖性蛋白激酶 II、NO 合成酶和各种蛋白激酶、核酸激酶。钙离子诱导的与蛋白、磷脂和核苷酸分解代谢有关的酶的激活，通过各种途径导致细胞死亡。兴奋性损害最早出现的征象是线粒体肿胀和功能失调，研究表明线粒体也是自由基形成的场所，当胞质浓度增加时，线粒体便作为 Ca^{2+} 储存池，当受体长久激活时，线粒体 Ca^{2+} 隔离的能力便受损，出现功能失调，生物能量缺乏。神经元对兴奋性毒素的损害变得敏感，伴随着细胞器的肿胀和细胞溶解，神经元便走向了死亡。EAA 的大多数递质通路与基底核和边缘系统有直接关系，EAA 的兴奋毒性与 PD 的发生机制密切相关。因此，目前临床应用 NMDA 受体拮抗剂治疗 PD，目的在于阻断丘脑底核（STN）过度兴奋性，同时起到对 DA 神经元保护作用。

（二）多巴胺代谢障碍

黑质致密区（SNc）-纹状体 DA 系统可以调节锥体外系运动功能，与 PD 发生有密切关系。在基底核（团）中，具有调节作用的神经环路有两种，一是直接环路：大脑皮层→纹状体→苍白球内侧区（Gpi）和黑质网质区（SNr）两神经核→丘脑→大脑皮层；另一种为间接环路：大脑皮层→纹状体→苍白球外侧区（Gpe）→丘脑底核（STN）→苍白球内侧区（Gpi）→丘脑→大脑皮层。人正常时，两者功能处于平衡状态，当黑质 DA 神经元退变超过 70% 以上，锥体外系运动功能失去自我平衡调控，产生 PD。

正常人脑内的纹状体中 DA 及其代谢产物高香草酸（HVA）的含量最多。在 PD 患者中，纹状体 DA 水平下降，纹状体的 DA 含量越少，PD 的症状就越重。与之相应，HVA 亦减少，并伴有 5-羟色胺（5-HT）及去甲肾上腺素（NE）的含量下降。DA 的这种降低主要由于 DA 的合成减少，也可与 DA 的分解加速有关或两者兼而有之。DA 合成的主要调控作用的中心环节是酪氨酸羟化酶（TH），TH 催化儿茶酚胺（catecholamine）合成的第一步即酪氨酸的羟化。DA 的分解是在单胺氧化酶（monoamineoxidase，MAO）和儿茶酚胺-氧位-甲基转移酶（catechol-O-methyltransferase，COMT）的催化下进行的，其最终产物为 HVA。当引起黑质—纹状体变性的因素存在时，可导致 DA 的神经元缺失，使残存的神经元中 DA 的形成和释放代偿性增多；另一方面，MAO-B 活性的增高，使 DA 的分解加剧，在转化为 HVA 的同时伴有自由基的生成，后者将对神经细胞产生进一步的毒性作用。

（三）其他

1. 自由基与帕金森病　自由基（包括超氧自由基 O_2、羟自由基 OH^+）是氧在线粒体代谢过程中生成的，适量的自由基对机体有许多有用的作用，过量的自由基则会对细胞产生损害，当 DA 能神经元的缺失时可通过自由基对神经元起进一步的毒性作用。事实上，在 PD 的发生中，自由基代谢的病理生理学远比此复杂。正因为如此，自由基已成为另一个备受关注的 PD 发生发展假说。

2. 遗传缺陷与帕金森病　（PD）的发生是源于遗传缺陷一直存在着争论。但是，部分 PD 有明显家族史，目前正在进行 PD 易感基因筛选和克隆工作，继续寻找致病基因。国内、外仍倾向于大多数 PD 患者的病因符合多基因遗传。

三、病因与病理

（一）病因

目前虽然已查明本病的主要病变是黑质变性，至于引起黑质变性的原因至今不明。近几十年来，对 PD 发病因素的调查为病因学研究提供了重要线索。如社会人口因素中 PD 与职业，可从农民接触杀虫剂、除草剂与 PD 发病率之间存在着较密切的关系，认为杀虫剂、除草剂与 PD 有因果关系。至于受教育程度、社会经济地位、性别等无显著差异。PD 的患病率和发病率随年龄增长而增加，这是 PD 的危险因素之一。在遗传因素中，PD 患者的家族发病率为 7.5%～94.5%，多数学者倾向于 PD 是遗传易感性与环境因素相互作用的结果。

目前认为环境因素中，农业环境中神经毒物（杀虫剂、除草剂）、工业环境中暴露于重金属与 PD 发病率有因果关系，是 PD 的重要危险因素，然而也有相反的结论。因而人们对环境病因假设提出了质疑，至于吸烟、饮食习惯、头颅外伤、病毒感染等因素，至今仍未取得一致意见，需要进一步深入研究。但是，在 PD 的病因学研究中，MPTP 的神经毒性作用、氧化应激和自由基产生、线粒体功能缺陷和个体的遗传易感性，是比较公认的几种学说。特别是 1997 年，相继发现 α-Synuclein 基因的突变可引起常染色体显性遗传性家族性 PD，而 Parkin 基因的缺失和点突变则可引起早发性常染色性隐性遗传性帕金森综合征，这两个可引起多巴胺神经元变性死亡和家族性 PD 基因的发现，对研究 PD 的遗传和细胞凋亡机制起了极大的作用。

（二）病理

帕金森病的病理变化主要在黑质、纹状体，也有在苍白球、壳核、尾状核、丘脑底核、第三脑室周围、大脑皮质等处的。黑质细胞退变和破坏，黑色素消失，黑质中多巴胺能神经元数量减少、破坏及神经胶质增生。上述变化在苍白球、纹状体及脑干的蓝斑等处亦可见到。另一个病理变化是进行弥漫性脑萎缩，通过 CT/MRI 等一系列检查，发现帕金森病患者有脑萎缩者约占 90% 以上，脑萎缩程度与年龄大小、疾病严重程度、类型和病期的长短有明显相关性。

关于 Lewy 小体，过去认为是 PD 最常见的病理改变，近来研究发现，Lewy 小体是由正常细胞成分组成，并非由致病物或生物因子所致。必须指出，Lewy 小体并非 PD 的特征性病变，它尚可见于其他疾病，如多系统萎缩、进行性核上性麻痹、运动神经元变性、毛细血管扩张性共济失调、亚急性硬化性全脑炎、阿尔茨海默病、唐氏综合征等。有些典型的 PD 患者，没有 Lewy 小体。

从免疫细胞化学方面也揭示黑质多巴胺能神经元减少，帕金森病不仅多巴胺含量减少，而且基底神经核中多巴胺代谢产物高香草酸（HVA）、多巴胺合成的限速酶（酪氨酸羟化酶）和多巴胺脱羧酶也明显减少。脑内多巴胺能神经元大量丧失，多巴胺含量下降，使多巴胺绝对和相对不足，促使乙酰胆碱的作用相对增强，引起肢体震颤、肌僵直、运动减少等运动障碍。

四、PD 药物治疗

（一）PD 药物治疗原则

帕金森病应强调综合性治疗，包括药物、理疗、水疗、医疗体育和日常生活调整和外科手术等，不应强调单一治疗方法。

1. 应该依据病情个体化选择抗帕金森病药物，用药剂量应该以产生满意疗效的最小剂量为宜，根据病情缓慢增加剂量。

2. 不宜多品种抗 PD 药同用，也不宜突然停药。

3. 应用左旋多巴类药物，I～II级患者不需要用药，III～V级患者才使用左旋多巴类药物或联合用药。

（二）临床药物应用

治疗帕金森病药物至今已发展到第三代。第一代是抗胆碱能药物；第二代是左旋多巴类药物；第三代是多巴胺受体激动剂和增强剂。

1. 抗胆碱能药物　代表性药物有盐酸苯海索（Trihexyphenidyl）又名安坦（Artane）2～4mg，3次/天；主要适用于有震颤的患者，无震颤的患者一般不用，尤其老年患者慎用，闭角型青光眼及前列腺肥大患者禁用。

2. 抗组胺药物　苯海拉明（Benadryl）25mg，3次/d。

3. 多巴胺替代疗法　①左旋多巴（L-dopa）宜从小剂量开始，125～250mg，3次/天，通常每3～5天增加250mg，常用剂量3g/d，最大量5～8g/d，分4～6次服用；②苄丝肼（Benserazide）：此药与左旋多巴以1∶4的比例混合，又称美多巴（Medopa）或苄丝肼多巴或复方苄丝肼或多巴丝肼或复方左旋多巴。治疗剂量：美多巴125mg，3次/d，以后可逐渐增大剂量，最大量不超过800～1500mg/d。餐前1小时或者餐后1.5小时服药。有活动性消化道溃疡者慎用，闭角型青光眼、精神病患者禁用。

4. 多巴胺释放促进剂　金刚烷胺（Amantadine），剂量100mg，2次/天或3次/天，用药数日后才产生效果。

5. 多巴胺受体激动剂　常用麦角类和非麦角类两种类型药物。非麦角类药物包括：①吡贝地尔缓释片（Piribedil）：又称泰舒达，初始剂量50mg，每日1次，易产生副作用患者改为25mg，每日2次。第二周增为50mg，每日2次，有效剂量每日150mg，分3次口服，最大不超过每日250mg，目前尚未发现非麦角类药物有上述副作用；②普拉克索（Pramipexole）：又称森福罗，有效用量每日达0.75～3mg，分3次服用，开始量0.25mg，3次/天。这一类药均应从小剂量开始服用，直至疗效满意而不出现副作用为好，副作用多为直立性低血压和精神症状等。

6. 单胺氧化酶-B抑制剂（MAO-BI）　司来吉兰（Selegiline、L-deprenyl），通常用量为10mg/d，分2次服用，个别患者可达15mg/d；如每日剂量超过20mg，可引起阵发性高血压反应。目前又有司来吉兰口服崩解片、雷沙吉兰等新药问世，治疗效果与安全性有待进一步观察。

7. 儿茶酚胺-氧位-甲基转移酶抑制剂　托卡朋（Tolcapone）又名答是美，初期用量50mg，3次/天，增至每次100mg，3次/天。第一剂与复方左旋多巴同服此后间隔6小时服用，可以单用，每日最大剂量600mg。恩他卡朋（Entacapone）又名可玳，用量每次100～200mg，3次/天。需与复方左旋多巴同服，单用无效。

最近又出现PD治疗疫苗——PDOIA，可刺激α-突触共核蛋白的抗体，尽管本研究尚未获得最终临床结果，但还是令人振奋。

第二节　帕金森病临床分级，评分量表

随着社会老龄化，帕金森病发病率、患病率以及致残率呈逐年上升趋势，是老年人中一种常见的疾病。目前治疗帕金森病治疗手段有很多，特别是繁多的药物和多种手术方式，但由于疗效不稳定，往往给病人带来严重心理障碍。帕金森病的临床分级和分期对药物治疗或手术治疗有很好的指导意义，又成为治疗方法的选择和疗效衡量一个重要的客观指标。常用的几种分级量表（表7-1～表7-4）。

表7-1　一般分级法

级别	分级标准
轻	肢体震颤，肌张力轻度增高，可从事一般轻工作
中	震颤明显，肌张力增高，工作力丧失，生活能力尚可自理
重	震颤明显，肌张力明显增高或僵直，运动、工作能力丧失，生活需要他人照顾

表 7-2 Hoehn-Yahr、 Matsumoto 分级法

Hoehn-yahr	Matsumoto	临床症状
一级	Ⅰ级	只有一侧症状，轻度功能障碍
二级	Ⅱa级	两侧和躯干症状，姿势反应正常
三级	Ⅱb级	轻度姿势反应障碍，日常生活还可以自理，劳动力丧失
四级	Ⅲ级	明显姿势反应障碍，日常生活和劳动力丧失，可起立，稍可行走
五级	Ⅳ级	借助他人帮助起床，限于轮椅生活

表 7-3 Webster 评分法

项目	分值	标准
（一）手的动作和书写	0分	未发现异常
	1分	病人自述在拿毛巾、系衣扣、写字时感到动作有困难，检查时手外转、内转动作减慢
	2分	明显或中等程度的手轮替动作缓慢，一侧或两侧肢体有中等程度的功能障碍，书写明显困难
	3分	严重的轮替动作困难，不能书写，不能系衣扣，应用食具时明显困难
（二）僵硬	0分	正常
	1分	可出现颈肩部僵硬，反复运动僵硬增加，一侧或双侧上肢有轻度休止状态的僵硬
	2分	颈、肩关节中等度僵硬，病人在不吃药情况下有休止性全身性僵硬
	3分	颈、肩严重僵硬，全身的休止性僵硬，用药后也不能控制
（三）震颤	0分	无异常
	1分	休息状态下，手、头部震颤，震幅<1in（1in＝2.54cm）
	2分	震颤幅度<4in（1in＝2.54cm），病人能采取某种姿势控制震颤
	3分	震颤幅度>4in（1in＝2.54cm），持续不能控制，（小脑性意向性震颤除外），不能自己吃饭
（四）面部	0分	正常，无惊恐表情及紧闭嘴、忧郁、焦虑表情
	1分	面部表情障碍、紧闭嘴、忧郁、焦虑
	2分	中等程度的面部肌运动障碍，情绪变化引起面部变化迟钝，中等程度的焦虑、忧郁，有时呈现张口流涎的表情
	3分	面具脸，张嘴程度仅能张开0.25in（1in＝2.54cm）
（五）姿势	0分	正常，头部前顷，离开中线不超过4in（1in＝2.54cm）
	1分	有驼背、头前倾离开中线超过5in（1in＝2.54cm）
	2分	开始上肢屈曲，头前曲明显，超过6in（1in＝2.54cm），一侧或双侧上肢曲线形，腕关节的水平位置低于肘关节的水平位置
	3分	猿猴样步态，手呈屈曲样，指间关节伸直，掌指关节屈曲，膝关节屈曲
（六）上肢的摆动	0分	双上肢摆动正常
	1分	一侧上肢摆动不如对侧（行走时）
	2分	一侧上肢在行走时无摆动，另一侧弱
	3分	行走时双上肢无摆动
（七）步态	0分	行走步幅18~30in（1in＝2.54cm），转身不费劲
	1分	行走步幅12~18in（1in＝2.54cm），转身时间延长，转身变慢，走路有时脚跟碰脚跟
	2分	行走步幅6~12in（1in＝2.54cm），二脚跟拖地板
	3分	拖拉步态，步幅<3in（1in＝2.54cm），有时走路常停步，转弯时非常慢

项目	分值	标准
（八）皮脂腺分泌	0分	正常
	1分	面部出汗多，但不黏
	2分	面部油光样，为黏性分泌物
	3分	头面部皮脂腺分泌明显增多，整个头面部为黏性分泌物
（九）语言	0分	声音清楚、响亮，别人可以理解
	1分	声音开始嘶哑，音量、音调略低，语词变少，能理解
	2分	中等度嘶哑，声音弱，音量小，语调单调，音调变化迟缓，别人理解困难
	3分	明显声音嘶哑，无力
（十）生活自理的能力	0分	正常，能自己料理生活
	1分	能自己单独生活，能从事原来的工作，缓慢
	2分	自理生活的能力减退（尚能缓慢地做大多数日常工作），在软床上翻身困难。从矮椅上站起困难等
	3分	不能自己照顾自己

（依上述十项评估一个帕金森病病人的病情程度，1~10分为轻度；11~20分为中度；累积20分以上为重病人。）

表7-4　统一帕金森病评分标准（UPDRS）

精神行为和情感

（一）智力损害

0　无。

1　轻度，经常遗忘部分事情而无其他方面的困难。

2　中度记忆障碍，易迷失方向，处理复杂事情较困难（在家庭日常生活中，有些事需他人提醒才能进行）。

（二）思维混乱（痴呆或药物中毒）

0　无。

1　多梦。

2　良性幻觉，尚有自知力。

3　偶尔或经常有幻觉、妄想或精神障碍，生活不能自理。

（三）抑郁

0　无。

1　伤感或有犯罪心理状态（可存在数天或数周）。

2　持续的抑郁（超过一周或更长时间）。

3　持续的抑郁伴有自主神经症状（如失眠、厌食、体重下降、无欲状态）。

4　持续的抑郁伴有自主神经症状，且有自杀想法或倾向。

（四）激情或主动性

0　正常。

1　优柔寡断，处于被动状态。

2　缺少激情或对一些奇异的事情无兴趣。

3　缺少激情或对日常生活无兴趣。

4　缄默，完全丧失激情。

　　最高分数：14分_____

日常活动（开/关）

（五）说话

0　正常。

1　轻度改变，不影响言语交流。

2　中度改变，说话偶尔使别人不理解。

3　重度改变，说话经常使别人不理解。

4　说话使别人无法理解。

（六）唾液分泌

0　正常。

1　唾液分泌过旺，夜间经常有流涎。

2　唾液分泌过旺，轻度的流涎。

3　唾液分泌过旺，经常有流涎。

4　明显的流涎，需要不断地使用手帕。

（七）吞咽

0　正常。

1　很少有哽噎感。

2　有哽噎感。

3　只能进软食物。

4　需要通过鼻饲管或胃造瘘管进食。

（八）书写

0　正常。

1　稍有缓慢或字迹变小。

2　缓慢或字迹变小，但字迹清楚。

3　缓慢或字迹变小，部分字迹不清楚。

4　大部分字迹不清楚。

（九）餐具使用

0 正常。

1 稍缓慢或笨拙，无需别人帮助。

2 缓慢和笨拙，有时需要别人帮助。

3 必须由他人准备好食物，才能自己缓慢进食。

4 依赖别人喂养。

（十）穿衣

0 正常。

1 稍缓慢，无需别人帮助。

2 偶尔需别人帮助扣纽扣及胳膊放入袖中。

3 经常需要别人帮助。

4 完全依靠别人帮助。

（十一）日常个人清洁卫生

0 正常。

1 稍缓慢，无需别人帮助。

2 淋浴和洗澡时需要帮助，动作十分缓慢。

3 洗脸、刷牙、梳头或洗澡时需要他人帮助。

4 日常生活不能自理。

（十二）床上翻身和使用被褥

0 正常。

1 稍缓慢和笨拙，无需别人帮助。

2 能自己翻身和使用被褥，比较困难。

3 能活动身体，不能自己翻身和使用被褥。

4 完全依靠别人才可活动。

（十三）跌倒（与僵直无关）

0 正常。

1 很少跌倒。

2 偶尔跌倒一次，每天不超过一次，每天平均跌倒一次。

4 每天跌倒超过一次以上。

（十四）行走时僵直状态

0 无。

1 行走时很少僵直，可能在开始行走时迟缓。

2 行走时偶尔僵直。

3 经常出现僵直，偶尔发生跌倒。

4 经常发生僵直和跌倒。

（十五）行走

0 正常。

1 双上肢协调运动丧失。

2 较少的帮助或无需帮助下可行走。

3 需要帮助才可行走。

4 卧床不起。

（十六）震颤

0 无。

1 轻度或偶尔出现震颤。

2 中度震颤，影响工作。

3 严重震颤，影响工作和生活。

4 显著震颤，工作和生活能力丧失。

（十七）躯（肢）体肌肉疼痛

0 无。

1 偶尔某处躯（肢）体麻木、刺痛或轻微疼痛。

2 经常有麻木、刺痛或疼痛。

3 明显的疼痛。

4 剧烈的疼痛。

最高分数：52 分_____

运动检查

（十八）说话

0 正常。

1 轻度言语表达障碍和音量下降。

2 说话含糊、单调，但能被人理解。

3 说话内容被别人理解困难。

4 说话内容别人无法理解。

（十九）面部表情

0 正常。

1 面部表情减少，轻度帕金森病面容。

2 面部无表情，帕金森病面容。

3 帕金森病面容，嘴唇有时张开。

4 面具脸，嘴唇张开 1cm 或更多。

（二十）静止性震颤

0 无。

1 轻度或偶尔有震颤。

2 小幅度震颤经常存在或中等幅度间歇存在。

3 中等幅度震颤，大部分时间存在。

4 大幅度震颤，大部分时间存在。

头、嘴唇、下颌	0~4
右手	0~4
左手	0~4
右足	0~4
左足	0~4

（二十一）伴随手的动作和姿势而出现的震颤

0 无。

1 轻度，伴随动作而出现。

2 中等幅度，伴随动作而出现。

3 中等幅度，伴随动作和姿势而出现。

4 大幅度，影响进食。

右手	0~4
左手	0~4

（二十二）僵直（病人在放松状态坐位的被动运动）

0 无。

1 轻度僵直或只在某些动作时感觉到存在。

2 轻到中度僵直。

3 显著僵直，躯（肢）体的动作都能完成。

4 严重僵直，动作完成困难。

    颈部　　　　　0～4

    右上肢　　　　0～4

    左上肢　　　　0～4

    右下肢　　　　0～4

    左下肢　　　　0～4

（二十三）对指运动（让病人的拇指和示指互相对指动作，双手分开进行）

0 正常。

1 轻度缓慢和幅度逐渐变小。

2 轻度障碍（容易疲劳，偶尔在运动过程中停止）。

3 严重障碍（在开始时就出现迟缓和中途停止）。

4 几乎不能完成此项动作。

    右手指　　　0～4

    左手指　　　0～4

（二十四）手的运动（让病人以最快的速度和最大的幅度握拳和放松，双手分开进行）

0 正常。

1 轻度缓慢和（或）幅度逐渐减少。

2 中等障碍（在完成此项动作过程中偶尔停止）。

3 严重障碍（在开始时就出现迟缓和中途停止）。

4 几乎不能完成此动作。

    右手　　　　0～4

    左手　　　　0～4

（二十五）手的轮替动作（手掌在垂直水平方向时翻转运动，以最快的速度和最大的幅度，双手同时进行）

0 正常。

1 轻度缓慢和（或）幅度逐渐减少。

2 中度障碍（在完成此项动作过程中偶尔停止）。

3 严重障碍（在开始时就出现迟缓和中途停止）。

4 几乎不能完成此动作。

    右手掌　　　0～4

    左手掌　　　0～4

（二十六）脚的灵活性（让病人以很快的速度用脚跟在地上抬起和放下，高度达8～10cm）

0 正常。

1 轻度缓慢和（或）幅度逐渐减小。

2 中度障碍（在完成此动作过程中偶尔停止）。

3 严重障碍（在开始时就出现迟缓和中途停止）。

4 几乎不能完成此动作。

    右脚　　　0～4

    左脚　　　0～4

（二十七）椅子上坐—立试验（双手交叉在胸前）

0 正常。

1 缓慢或较长时间起立动作，才能完成。

2 需要用手按住椅子扶手，帮助站起来。

3 坐—立试验失败一次以上，无需别人帮助仍能站起来。

4 没有别人的帮助就无法站起来。

（二十八）姿势

0 正常。

1 轻度弯曲姿势。

2 中度弯曲姿势（轻度向一侧倾斜）。

3 严重的驼背姿势（中度向一侧倾斜）。

4 显著的俯屈姿势。

（二十九）步态

0 正常。

1 行走缓慢，小步或拖步而行。

2 行走困难，有慌张步态（需要他人帮助或搀扶）。

3 严重障碍，需要别人帮助。

4 卧床不起或使用轮椅。

（三十）姿势的稳定性（双眼睁开，双脚稍分开，站立时牵拉患者肩部向后转动的反应）

0 正常。

1 向后移动，但无需帮助能恢复正常位置。

2 姿势反应消失，如果不被检查者扶住将会跌倒。

3 十分不稳定，自我平衡能力丧失。

4 没有别人帮助将不能站立。

（三十一）运动缓慢和运动减少（梳洗动作迟缓，幅度减小，手肩运动减小，幅度减小，步态运动缺乏）

0 无。

1 稍缓慢，可能有运动幅度减小。

2 轻度缓慢，运动减少和幅度减小。

3 中度缓慢，运动减少和幅度减小。

4 显著缓慢，运动缺乏和幅度减小。

最高分数：118分_____

药物治疗的并发症（在最近的几周）

（运动障碍）

（三十二）持续时间（运动障碍在清醒状态下所占的比例）

0 0。

1 1%～25%

2 26%～50%

3 51%～75%

4 76%～100%

（三十三）残疾（肢体有无畸形状态）

0 无。

1 轻度。

2 中度。

3 严重。

4 完全残疾。

（三十四）躯（肢）体疼痛	1 是。
0 无。	（三十九）"关"的时间占清醒状态的平均比例
1 轻度。	0 0。
2 中度。	1 1%～25%
3 严重。	2 26%～50%
4 显著。	3 51%～75%
（三十五）早晨肌张力不全是否存在	4 76%～100%
0 无。	**其他一些并发症**
1 是。	（四十）病人是否有厌食、恶心、呕吐
（临床症状波动）	0 无。
（三十六）服用药物后处于"关"的时间是可预测的吗？	1 有。
0 无。	（四十一）病人是否有睡眠障碍（失眠或嗜睡）
1 是。	0 无。
（三十七）在服用药物后处于"关"的时间是无法预测	1 有。
的吗？	（四十二）病人是否有直立性低血压症状
0 无。	0 无。
1 是。	1 有。
（三十八）"关"的时间是否突然来临（超过几秒钟）？	最高分数：23 分＿＿＿＿＿＿＿＿
0 无。	总分数：207 分＿＿＿＿＿＿＿＿

第三节　帕金森病立体定向毁损术

一、概述

　　帕金森病（Parkinson's disease，PD）早期给予抗帕金森病药物治疗，症状可有明显改善，随着疾病的发展，长期服用抗帕金森病药物疗效逐渐下降，且产生严重副作用。因此，人们一直在寻找手术治疗的方法。在立体定向手术开始或以前，几乎从中枢到周围神经系统每一个可以达到的部位，均有人尝试用手术的方法去减轻运动障碍的严重症状群。如 Horsly（1909 年）、Buoy（1930 年）脑皮层切除术；Putnam（1939年）脊髓锥体束侧柱切断术；Walker（1949 年）大脑脚切断术；Heyer（1939 年）基底核（团）尾状核头部切除术；Cooper（1952 年）脉络膜前动脉结扎术等等，由于不良反应大，疗效不肯定而一一放弃。

　　自从 1947 年 Spiegel 和 Wycis 临床开展立体定向手术以来，很多学者如 Talairach、Guiot、Riechert、Cooper、Walker、Gillingham、Leksell 等为治疗帕金森病，为于脑内寻找有效靶点做了大量工作，从早期脑定向手术开始到目前为止，对震颤、僵直等运动障碍进行毁损的靶点有苍白球、豆状襻、内囊、福雷尔氏区、丘脑腹外侧核、丘脑底核、丘脑腹前核以及小脑齿状核等。就目前所知，大脑基底核（团）和丘脑内这些靶点，显著地存在着两个不同的联系纤维，一是苍白球到丘脑腹外侧核群径路，与僵直有关；另一条从小脑到丘脑腹外侧核径路，与震颤有关（图 7-1）。

　　目前，公认丘脑腹外侧核治疗帕金森病的有效率可达 80%～90%。根据手术时的观察，毁损此核的前部（相当 Voa、Vop 核团）对僵直有效，后部（相当 Vim 核）对震颤最好，毁损偏内时对上肢有效，偏外时对下肢有效。而 Vim 核是包括在丘脑腹外侧核群里，也是目前治疗帕金森病定向毁损最主要靶区。Vim 核的位置前方是 Vop 核，后方是 Vc 核，背侧是 Lp 核，腹侧在 AC-PC 线稍下方，外侧是内囊，内侧与 Ce 核连接。它前后径为 4mm，高度 10mm，宽度 10mm。从侧面看，此核在后连合的前方 4～8mm 处，与 AC-PC 连作一垂直线，此核从外向内倾斜 20°，向前倾 20°。对帕金森病肢体震颤的病人选用此核进行毁损时，要注意上述解剖特征（图 7-2）。帕金森病第二次对侧脑内靶点毁损术若仍以丘脑腹外核中 Vim 核为毁损区，易产生嗜睡、言语障碍、吞咽困难、记忆力减退等严重并发症。因此，帕金森病二次对侧靶点应选择 Forel-H 或 Gpi 核（团）中-VPLP 核为靶点较适宜，应用电刺激技术治疗 PD 更适宜。

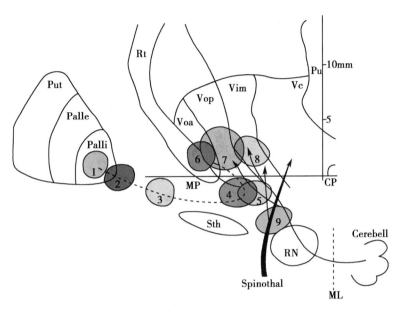

图 7-1　帕金森病常用靶点示意图

1. 苍白球内侧部；2. 豆状襻；3. 内囊；4. 福雷尔氏区；5. 丘脑腹外侧核下部；6. 丘脑腹外侧核前部；7. 丘脑腹外侧核；8. 丘脑腹中间核；9. 红核周围区

苍白球到丘脑腹外侧核群径路（与僵直有关）－ － － －＞

小脑到丘脑及腹外侧核群径路（与震颤有关）———＞

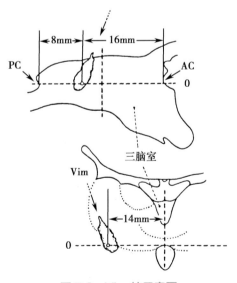

图 7-2　Vim 核示意图

二、手术适应证及禁忌证

（一）适应证

1. 诊断明确，长期药物治疗效果逐渐差或无效或药物产生严重副作用。

2. 疾病进行性发展已超过三年以上。

3. 工作和生活能力受到明显限制，根据 Hoehn 和 Yahr 分级为Ⅱ～Ⅳ级。

4. 年龄不超过 75 周岁。

若病人需要再次对侧脑内核（团）定向毁损术，一定要具备以下条件：第一次手术效果好；术后震颤消失，僵直缓解，又无任何并发症；手术疗效保持在一年以上，目前无明显自主神经功能紊乱症状和严重精神症状；病情仍维持在Ⅱ～Ⅳ级，这样可减少二次手术并发症发生率（表 7-5）。

表 7-5 二次毁损术，靶点核（团）选择原则

第一次手术	第二次手术
VL-Vim 毁损	对侧 Vim，Gpe，STN 刺激（DBS）
VL-Vim 毁损	对侧 Gpi 或 Forel-H 毁损
VL-Vim 毁损	对侧 Vim 毁损，灶直径应小于 4mm
Gpi 毁损	对侧 Gpi 毁损
Gpi 毁损	对侧 Vim、STN、Gpi 刺激（DBS）
Vim、STN、Gpi（DBS）	对侧 Vim、STN、Gpi（DBS）

（二）禁忌证

年高体弱；严重关节挛缩；明显精神障碍病人；严重心、肝、肾、糖尿病和高血压脑动脉硬化者；影像学提示严重脑萎缩者。

三、体位与麻醉

局麻，病人在清醒状态下手术。体位多选择平卧位，少数选择半卧位。

四、手术步骤

（一）温控射频热凝毁损术

1. 采用立体定向毁损术治疗帕金森病　病人入手术室，取坐位，消毒手术范围皮肤，颈部以下用消毒中单隔离。在局麻下，将定向仪框架牢固安装在头颅上。安装定位框架注意事项：框架 Y 轴与颅内 AC-PC连线水平面平行，尽量减少框架与头颅间旋转角、倾斜角、仰屈角（请阅第二章立体定向基础）。

2. 目前多数医院利用 CT 或 MRI 进行导向，此时将病人送往 CT 或 MRI 室扫描。

3. 若用 MRI 扫描，扫描层厚 3mm，无间距，FOV260～280。如果 CT 扫描，扫描层厚为 5mm，不能大于 5mm，无间距。

4. 寻找靶点　在框架上 X、Y、Z 坐标值。CT 定位法：首先找出 AC-PC 点水平层面片，在水平面上找出 AC-PC 长度和大脑中心原点，再指出靶点在框架上 X、Y、Z 坐标值。MRI 定位法：在 T_1W 中线矢状片上找出 AC-PC 长度和大脑中心原点，靶点 Y、Z 在框架坐标值。在水平面 T_1W 像上或质子像上求出靶点在框架上 X 坐标值。寻找靶点在框架上 X、Y、Z 坐标值，也可应用计算机靶点求法"软件"完成，详见本章"帕金森病的脑深部电刺激治疗"一节（过去采用脑室造影方法导向，目前基本淘汰）。

5. 上述 X、Y、Z 坐标值求出后，若行 Vim、Voa、Vop、Gpi、STN 等核团毁损，钻孔点在眉间后10～11cm，中线旁开 2.5cm。若行 Gpi、杏仁核等核（团）毁损，钻孔点在眉后 10cm，中线旁开3.5cm。钻孔后，硬膜"+"字切开，此时利用定向仪定向装置，可准确地把刺激电极、毁损电极，送到颅内靶点，进行靶点微电极记录→电生理验证→毁损术这一程序。

目前的毁损手段都是射频温控热凝仪。在靶点位置核准确实后，首先作靶点区 43～45℃可逆性毁损，若无感觉、运动障碍，再将温度提高到 70～75℃，持续 60～120 秒，使 Vim、Gpi 靶点凝固灶达6mm×6mm×9mm。当临床检查达到预期效果，拔除电极，缝合头皮，拆除定向仪，手术结束。

6. 假如毁损后效果不佳，要立刻行调整 X、Y、Z 坐标值，再核对，再行毁损，直到临床满意，必

要时 CT、MRI 复查，才可结束手术（图 7-3）。

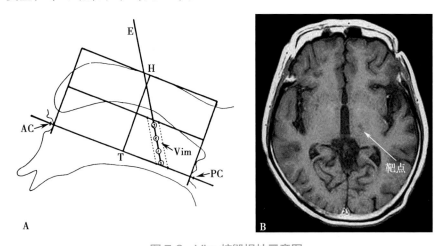

图 7-3 Vim 核毁损灶示意图
A. Vim 核解剖位置图示；B. Vim 核毁损后 MRI 图像

（二）伽玛刀治疗帕金森病

随着 CT、MRI 先进影像学的出现，立体定向放射外科技术的发展，伽玛刀治疗 PD 成为一种方法。伽玛刀为一多个 ^{60} 钴源的放射装置，大约 201 个直径约为 1mm、长 20mm 的 ^{60} 钴源，呈半球形排列被安置在一个似头盔的防护罩内，通过立体定向放射外科原理，进行靶点毁损，达到治疗目的。1991 年，Lindquist 等首先报道应用伽玛刀治疗 2 例 PD 病人，经过 1~4 年随访，震颤均有改善，引起世界神经外科医师广泛重视，以后相继有较多学者报道，我国姚家楣、潘力、陈吉相等学者于 1995—1998 年，相继报道了伽玛刀治疗 PD 经验和随访结果。伽玛刀治疗帕金森病只适宜高龄、心、肝、肺、、肾等脏器有一定功能障碍者，不愿意接受开颅立体定向手术的患者可以试用。目前此方法临床基本不采用。若要了解伽玛刀治疗帕金森病，详见第十七章"立体定向放射外科技术"，第六节"立体定向放射外科治疗的临床经验"，"二、功能神经外科疾病的放射外科治疗——帕金森病放射外科治疗"。

五、术中及术后注意事项

1. 术中做好血压、脉搏、呼吸、氧饱和度监测。

2. 注意术中可能发生气栓，引起广泛肺栓塞及其他脏器损害症状。

3. 做左半球手术 Vim 核（团）毁损灶不宜过大。

4. 手术中进行毁损术时做好各种靶点验证工作。

5. 二次 PD 毁损术，术前、术中、术后应注意癫痫发作，使用预防性抗癫痫药。

6. 手术后 1~2 天内，定时检查病人，若震颤消失，肌张力缓解，自主运动增加，活动自如，说明靶点正确，手术成功。若出现嗜睡、肌张力下降或偏瘫，提示毁损灶处有出血可能。

7. 定时测量体温，若超过 38.5℃，立刻采取降温措施。

8. 勤翻身，有尿频、尿急或排尿困难，可暂时保留导尿，防止压疮发生。

9. 若术前为单侧症状，术后可停止服抗帕金森病药物。术前为双侧症状，术后继续用抗帕金森病药，而药量可减半。伽玛刀治疗帕金森病注意事项较少。

10. 若用伽玛刀治疗 PD 作为毁损手段，为了确保放射治疗时病人安静、配合治疗，抗 PD 药术前继续应用，放疗前给予镇静剂；放疗时核实治疗计划；术后注意有无急性放射性反应，并继续使用抗 PD 药物。

六、手术主要并发症及其处理

1. 毁损术后短期并发症 包括头痛、恶心、低热，通常数日内缓解。仅有少数出现硬膜下出血、穿刺通道渗血、靶点区渗血，若发生可暂时对症处理，个别情况才需要开颅血肿清除。术前要严格掌握手术适应证、禁忌证，术中止血确切、操作轻柔。一旦术后患者头痛重、轻瘫、高热，立刻头颅 CT 检查，及时处理。

2. 手术对侧肢体的轻度无力或对侧轻瘫　有的甚至术后即刻发生，主要是对症处理和护理工作，一般 7~10 天明显好转，少数为 1 个月才缓解，要引起临床重视。

3. 双侧丘脑腹外侧核或双侧苍白球毁损术　患者术后易产生嗜睡、言语障碍、吞咽困难、认知障碍、构音障碍和假性延髓麻痹等严重并发症。少数往往术中产生癫痫和术后早发癫痫，只能对症处理。帕金森病二次对侧靶点毁损更要慎重，建议应选择慢性电刺激技术（DBS）治疗 PD 更适宜。

七、评价

应用立体定向毁损术治疗帕金森病国内外均有丰富的经验。根据我国许建平、吴声伶、董意如等学者报告的大量资料来看，其近期有效率达 90%~93.5%，随访 5 年以上有效率还保存 42.9%。术后并发症在 1.6%~16.6%，永久性神经功能障碍≥3%，死亡率<1%。Cooper 报告一组病人并发症为 5%~20%，永久性神经功能障碍在 2%~6%。Matsumoto（1984 年）报告了一组临床症状为Ⅱ~Ⅲ级的帕金森病，进行单侧或双侧丘脑腹外侧核毁损术，近期有效率达 91.2%，并对 86 例病人术后 10 年随访，期内有 48.2% 病人经过综合治疗（包括手术）临床症状无明显进展，说明立体定向毁损术在延缓病情发展起了一定作用（由于帕金森病是一种中枢神经系统某些结构发生慢性退行性变性，对远期疗效评价很困难。）。

我们认为，立体定向毁损术治疗帕金森病对震颤和僵直症状控制最好，运动缓慢改变不明显，对工作、生活能力完全丧失和脑室高度扩大的晚期病人手术效果差，危险性大。即使手术消除或减轻了震颤和肌僵直，对姿势、言语、平衡、精神障碍等症状一般改善不大，对病人今后工作、生活能力提高仍受到限制。

综上所述，立体定向毁损术治疗 PD 是一种症状性治疗，非根治性疗法，进行 Vim、Gpi 等核团毁损近期疗效虽然相当满意，术后 1~3 年内脑黑质、纹状体的神经元退行变性继续恶化，临床症状及体征重现和加重。因此，PD 的核（团）毁损术只是暂时改善症状与体征、提高病人生活质量的一种方法。

另外，伽玛刀定位只是解剖图像定位，不能进行术中电生理靶点验证和微电极校正靶点个体差异，临床应用此方法治疗 PD 更要慎重。为了使疗效巩固，毁损术后必须配合药物或其他方法。目前，脑深部电刺激（DBS）的治疗手段在改变帕金森病临床症状和体征上已给病人带来了高质量生活。

第四节　帕金森病的脑深部电刺激治疗

一、概述

20 世纪 50 年代开始，利用立体定向苍白球和丘脑毁损手术治疗帕金森病，取得了明显的效果。随着经验的积累和病例的总结，丘脑毁损术有 30%~40% 的各种并发症，如偏瘫、言语及认知障碍等。鉴于此，人们一直在寻求一种更安全有效的方法来治疗帕金森病。法国的 Benabid 等在进行丘脑毁损手术时，发现低频（50Hz）电刺激丘脑腹内侧中间核（Vim）可导致震颤的幅度增大，而高频刺激（>100Hz）则能抑制帕金森病的静止性震颤，并且其效果是可逆的，刺激终止时抑制震颤的效果消失。根据这一发现，Benabid 于 1987 年最先引进了深部脑刺激技术（deep brain stimulation，DBS）来治疗运动障碍性疾病，选用的靶点是丘脑腹侧中间核。当时认为此方法适合缓解所有类型的震颤，包括帕金森病的震颤。1990 年以后，帕金森病治疗选用的靶点转移到苍白球内侧核（Gpi）和丘脑底核（STN）。因为刺激这两个靶点，几乎可改善所有帕金森病的主要症状。这项技术在近20年逐渐发展并得到了普遍应用。1998年8月，安徽省立医院开展了我国第一例帕金森病的DBS手术，到目前，全国已开展了约万余例DBS手术。DBS技术对脑组织具有极轻微的损伤，它具有可逆性、可控性及可调节性等特殊的优点，大大地提高了手术的安全性和有效性。采用手术和药物的联合治疗，可延缓帕金森病症状的发展，避免药物严重副作用的出现，使病人获得比较正常的生活，提高病人的生活质量。

二、手术适应证及禁忌证

（一）适应证

1. 帕金森病诊断明确，且对左旋多巴反应良好。
2. 疾病进行性缓慢性发展已超过4年以上。
3. 药物疗效已明显下降或不能耐受抗帕金森病药物治疗。
4. 工作和生活能力受到明显限制，H&Y分级Ⅱb~Ⅳ期。
5. 年龄不超过75岁，如果身体状态良好，脑萎缩及脑白质脱髓鞘不严重，可以放宽至80岁左右。

（二）禁忌证

1. 所有不适应立体定向毁损手术治疗帕金森病的患者均不宜DBS手术。
2. 凝血机制异常，应用抗血小板药物。
3. 有明显认知障碍或精神症状者，不能控制的顽固性高血压等。
4. 严重的脑萎缩或其他脑内器质性病变者。
5. 对DBS治疗效果和并发症缺乏认知者。

三、靶点的选择

根据病人的症状决定单侧或双侧的DBS植入，又要根据病人的症状和体征进行靶点选择，靶点的选择同毁损手术一样，取决于帕金森病的主要症状。Vim核主要是针对严重的不能控制的震颤，包括静止性震颤和动作性震颤以及姿势性震颤等。Gpi刺激能够明显改善对侧肢体的肌僵直、运动缓慢以及由左旋多巴诱导的运动障碍。STN对帕金森病的肌僵直、运动缓慢和震颤三个主要症状均有效，尤其对肌僵直和运动缓慢效果明显；同时，也可以改善帕金森病引起的一些其他症状，如快速轮替动作、步态和姿势异常等。选择双侧刺激较一侧更为有效。

四、体位与麻醉

颅内电极植入采用局麻。体位多选择平卧位，少数选择半卧位。当进行脉冲器植入时，拆除定向仪框架，改为气管插管全麻或唤醒麻醉。

五、手术步骤

（一）安装立体定向仪头架

手术日病人入手术室或在病房的治疗室安装头架，取坐位，头钉部位消毒，在局麻下，将定向仪框架牢固安装在头颅上，框架Y轴与颅内AC-PC连线水平面平行，尽量减少框架与头颅间旋转角、倾斜角、仰屈角（图7-4、视频1）。

（二）制定手术计划（影像定位）

1. 有手术计划系统并有预计划功能设备　在术前1日或数日先行MRI扫描（3.0T或1.5T，最好是3.0T）。扫描序列包括：①3D-T_1W序列（包含头顶和颅底）；②轴位T_2W序列；③冠状位T_2W序列。扫描参数：①FOV为250~280；②3D-T_1W序列层厚1mm，T_2W像层厚为2~3mm；③层间距为无间距连续扫描。通过医院的网络或刻出光盘将数据导入手术计划系统，根据影像的可见靶点结合解剖坐标做出预计划坐标值。手术日在安装头架后，入CT室或MRI室行头颅薄层全程扫描，扫描基线与框架平行（图7-5）。将数据导入计划系统，与预计划的数据融合得到治疗的计划靶点坐标的X、Y、Z坐标值以及

弧形弓和环的角度，术者需注意植入电极的角度要避开穿过脑室。（视频 2）

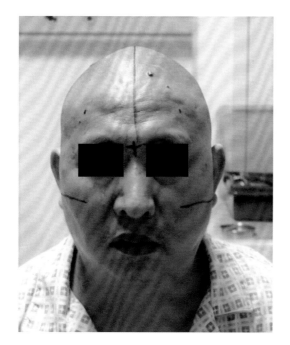
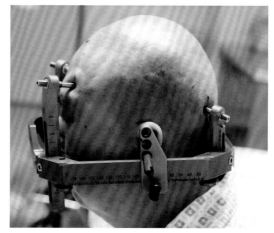

图 7-4 安装头架

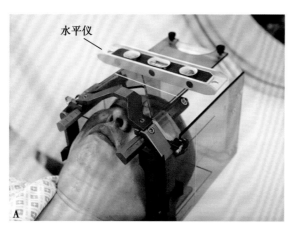
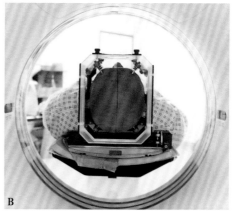

图 7-5 CT 室行头颅薄层全头扫描
A. 头颅 CT 扫描框架处在水平位；B. 头颅与框架处在 CT 机扫描窗正中位

2. 胶片计算靶点方法 手术日安装头架并入磁共振室行 MRI 扫描，扫描序列及参数同上。在 T_1 中线矢状片上找出 AC-PC 长度和大脑中心原点，根据解剖靶点 Y、Z 的数据，计算出框架上 Y、Z 的坐标值。在轴位 T_1 像上或 T_2 像上，同样方法求出靶点在框架上 X 坐标值。

视频 1 头架安装与 CT 定位　　　　视频 2 制定手术计划

（三）颅骨钻孔

入手术室，取仰卧位，定向仪头架与手术床固定。常规消毒与铺巾，依据上述求出的 X、Y、Z 数值，找到定向仪框架上相应 X、Y、Z 数值位置，调整与安装定向仪弓架，再按照手术计划调整弓与环的角度，在导针的指导下确定双侧入颅钻孔点，局部麻醉后做一小弧形切口，钻孔。在骨孔处，固定电极锁卡环，电凝硬脑膜后并切开硬脑膜，为减少脑脊液流失此孔尽量小。更换电极针，将 DBS 植入用套管针植入脑内靶点。

（四）微电极记录与微刺激

将微电极记录（microelectrode recording，MER）系统的微电极放置于套管针内（单通道或多通道），记录从预订的靶点上方 8~10mm 处开始记录其细胞的电信号，逐渐进入至靶点或靶点下 2mm。选择信号最长和最强的通道或位置作为 DBS 电极植入的通道。调整至刺激模式（须将微电极针芯拔出）进行微刺激，观察效果及副作用（图 7-6、图 7-7）。

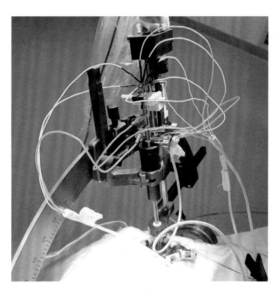

图 7-6 微刺激

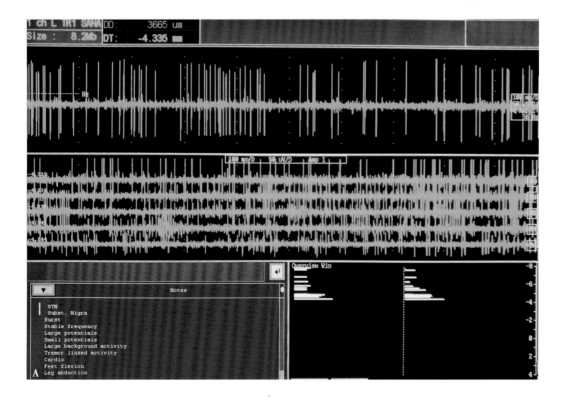

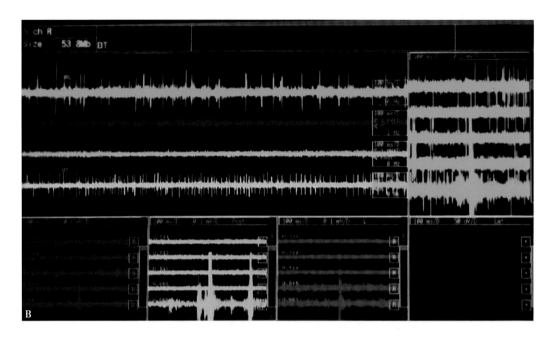

图 7-7　微电极（A、B）记录

（五）DBS 电极的植入与术中测试

拔出微电极记录针，根据微电极记录与微刺激的结果，手术者与电生理医师共同商量植入电极放置的通道与靶点位置，再根据不同靶点选择不同的植入电极。目前植入刺激电极为"美敦力"公司生产的 DBS-3387 型或 DBS-3389 型电极，国产的有"品驰"公司 L301 和 L302 型电极。电极的末端有 4 个触点，自远端而近端依次为触点 0、1、2、3（美敦力）或 1、2、3、4（品驰），为铂/铱合金

材料。每个触点的长度为 1.5mm，两触点间距为 1.5mm（3387 型和 L302 型）和 0.5mm（3389 型和 L301 型）。电极的直径为 1.27mm（美敦力）和 1.3mm（品驰）。根据病人临床症状和体征、靶点的不同选择不同的电极，Vim 核和 Gpi 核选用 3387 型，STN 核选用 3389 型。植入 DBS 电极后，进行临时术中测试其效果与副作用。有条件的植入中心可行场电位记录，帮助确定植入电极最佳的位置。位置确定后，Stimlock 锁住电极，拔出电极导芯，电极保护套保护电极另一端，盘旋放置于切口皮下，等待与脑脉冲发生器连接，缝合切口（图 7-8）。

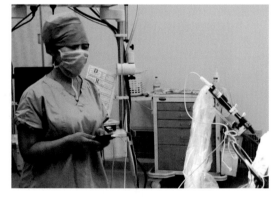

图 7-8　DBS 电极的植入与术中测试

（六）术中电极位置的确认

应用 X 线、术中 CT 或磁共振成像（有条件的植入中心使用术中磁共振成像）检查验证电极位置的准确性（图 7-9、视频 3）。

（七）脉冲发生器的植入（implantable pulse generator，IPG）

1. 检查植入电极位置无误后，拆除定向仪头架。气管内麻醉后，在患者体表（一般为右锁骨下）画出切口所在位置及延长导线、造隧道工具所要经过的路径，头、颈及胸部进行消毒、铺单和贴膜。

2. 先做胸部的皮下囊袋，位于锁骨下 1cm 做一 7~8cm 横切口，分离皮下组织，不进入肌层，造一皮下囊袋。

3. 右耳后，于电极和延长导线连接处的皮肤切开，并按照要求和电极线粗细，用磨钻按连接片形状磨长度约 5cm、宽度约 5mm 的骨槽，骨槽的两端过渡处要尽量圆滑。耳后磨槽完成之后，用延长导

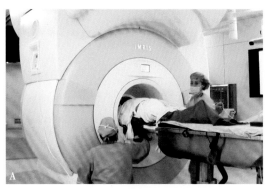

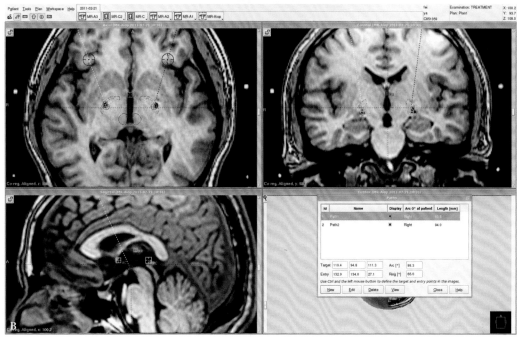

图 7-9　术中 MRI 电极位置的确认

线隧道工具在胸前造一个皮下隧道，将两根延长导线从囊袋处引到耳后。

4. 将头部电极处的切口打开，取下电极保护套，利用电极隧道工具将两根电极引到耳后切口处并与连接导线连接锁定。

5. 将延长导线与脉冲发生器连接，电极对应的延长导线与脉冲发生器连接，将脉冲发生器文字朝前放入皮下囊袋内，测试电极阻抗。将电极与延长导线连接的部位在耳后的骨槽内用连接片进行固定。

6. 盘绕好头部电极及胸部的延长导线，分别置于头皮下和胸部囊袋脉冲发生器的后方，将脉冲发生器固定于皮下组织内。各切口分别逐层缝合。（视频 4）

视频 3　微电极
记录与电极植入

视频 4　脉冲
发生器的植入

六、术中及术后注意事项

1. 术者对 DBS 刺激器的功能要有很好的了解和熟练的操作技巧。

2. 术中做好血压、脉搏、呼吸、氧饱和度监测。

3. 注意术中可能发生气栓，引起广泛肺栓塞及其他脏器损害症状。

4. 术后应注意癫痫发作，使用预防性抗癫痫药。

5. 植入 DBS 的病人日常生活基本不受影响，大部分家用电器不影响 IPG 的功能，如电视机、电冰箱、微波炉、短波收音机等。但是，应注意以下几点：①热疗不宜直接对着 IPG 植入处；②放射治疗不宜直接对着 IPG 植入处；③外科单极电凝器不宜在 IPG 及连接线附近操作，要尽量使电凝器的正、负极尽可能远离 IPG 处，推荐使用双极电凝器；④强磁场可抑制 IPG 的输出，行 MRI 检查时应将 IPG 从"开"转换到"关"状态；⑤防盗装置和机场安全检查装置能够影响 IPG 的输出和病人的刺激功能，此时患者出示证明，走安全通道。

6. 刺激参数设定与调节　刺激通常在手术后第 2~4 周开始，原因在于电极植入至 Vim 核或 Gpi 核或 STN 核时有一定的微毁损的效果，待微毁损的作用消失后，启动 DBS 治疗才是真正的刺激作用。刺激参数包括刺激频率、脉宽、电压和刺激模式等由遥控探头从程控仪中输出至 IPG。多数作者认为，要取得较好的刺激效果，其参数为频率 130~160Hz，脉宽 60~120 微秒，电压 2~4V，症状的改善通常在刺激开始后 1~3 秒后出现。同样，刺激停止数秒后，作用也消失。

七、手术主要并发症及其处理

1. 电极位置偏差　由于脑萎缩变形、脑室扩大、计算、术中脑移位等因素，DBS 电极实际植入可能与术前规划出现偏差。因此，除在植入过程中的仔细核对和操作外，使用手术计划系统及电子"脑核（团）图谱"提高定位精度外，使有效触点尽量的覆盖到靶区，必要时术中 MRI/CT 复查。

2. 预防患者切口及皮肤破损　如 DBS 植入的头部、耳后及锁骨上导线处皮肤破溃、胸部 IPG 切口裂开，一旦发生感染风险较高。因此，头部钻孔处推荐使用弧形切口，切口下把过长的连线"盘排匀称"于头皮下以减少破溃机会。耳后开槽处通过导线做好固定，避免耳后皮肤破损。锁骨埋藏脉冲发生器处皮肤较薄弱，且摩擦较多，易出现破溃，主要是教育患者本人少摸触和挤压，预防皮肤破损。

3. 刺激相关的癫痫或抽搐发作　DBS 植入对脑皮层损伤极轻微，但刺激参数设置不当会导致患者皮层脑电活动过度出现癫痫发作。一旦发生应立即停止刺激，给予抗癫痫治疗，观察后调整为合适强度。刺激时产生肢体不适或言语不清等应放弃该刺激触点。

4. 患者控制器故障　患者采用间断刺激模式，控制器使用较为频繁，故程控器故障时有发生。原因：①经常的开关机、调整电压，导致按键磨损；②使用或保存不当；③患者控制器电池需更换；④硬件质量问题。发生以上情况时，应及时更换及处理。

5. 颅内出血　是 DBS 手术少见的严重手术并发症之一，及时 CT 检查，根据血肿量和病人 GCS 评分决定药物或手术治疗。

八、评价

脑深部电刺激（DBS）与毁损手术相比，具有可调性、可逆性、不破坏脑组织、能同期进行双侧脑内手术、安全、并发症少等优点。目前已广泛应用于运动障碍性疾病的治疗，包括帕金森病、特发性震颤、肌张力障碍等，其主要的刺激靶点为：丘脑腹中间核（Vim），苍白球内侧部（Gpi）和丘脑底核（STN）。

通过 30 年的临床实践，丘脑 Vim 核刺激治疗帕金森病震颤和特发性震颤已得到充分的肯定。Benabid 报道了 100 多例丘脑 DBS 长期治疗的随访结果，大部分病人随访时间达 8 年以上，其结果显示 85% 的病人的震颤得到明显地控制。只有少数病人随着治疗年限的增加而有疗效降低、出现耐受的现象。对特发性震颤，多组研究显示 90% 的病例能达到满意的结果，约 50% 左右的病人震颤完全消失，大部分病人的生活质量得到明显改善。Vim-DBS 治疗帕金森病的静止性震颤和特发震颤是一种安全、有效的方法，长期随访其震颤控制率达 80% 以上，刺激的耐受现象可通过调整刺激参数来改善并达到持久有效的治疗效果。

苍白球慢性电刺激术的效果与电极在 Gpi 内的位置有关，位置不同其刺激效果也不一样，刺激苍白球侧部（Gpe），可以减轻帕金森病的肌僵直和由左旋多巴引起的多动症，而加重步态障碍和运动缓慢；而刺激苍白球的背侧部（Gpi）则可以改善步态、僵直和运动缓慢，但对左旋多巴引起的多动症无效。

STN-DBS 治疗帕金森病的效果已被许多作者所证实，STN 刺激可减少 UPDRS 评分 50%~60%（在停止服药的状态下），所有帕金森病的基本症状包括震颤、僵直、运动缓慢、异动症及中线症状等均能得到明显改善。STN-DBS 的抗震颤效果与 Vim-DBS 所达到的抑制效果相似，STN-DBS 刺激可减少 L-dopa 服药量约 40%~60%，可以明显改善 L-多巴诱导的异动症。由于上述良好的治疗效果，使得病人的日常生活能力明显提高，改善和提高了病人的生活质量。STN-DBS 刺激年轻病人的效果更好，特别是"关期"的运动不能、强直、震颤、步态、平衡和关期肌张力障碍都有改善。双侧的 STN 刺激可改善大多数手术前对左旋多巴有反应的中线症状。凌至培等通过 26 例术中刺激比较电极在 STN 核（团）内的不同位置与刺激效果的关系指出，STN 核（团）内中上外侧部（背外侧部）刺激是改善病人症状的最佳位置，而电极过外、过深易引起凝视、面部和肢体抽搐、语言障碍以及急性精神障碍等。由于 STN 的体积较小、定位困难，且邻近有重要结构，我们不主张采用毁损方法，而 STN-DBS 具有可逆性和可调节性的优点，是目前治疗帕金森病的首选方法。

深部脑刺激术的并发症主要表现在三个方面：①与手术相关的并发症：主要有颅内出血、癫痫、意识障碍等；②植入装置相关的并发症：主要有电极折断、局部感染、皮肤溃疡等；③治疗相关的并发症：是由高频刺激引起的暂时性的副作用，其症状取决于刺激参数和电极的位置，它可以通过调整刺激参数的大小和刺激的触点来调整。DBS 临床应用引起持久的神经功能缺损相对少见。

【附】　中国帕金森病脑深部电刺激疗法专家共识

一、DBS 团队

通常，国外 PD 患者的 DBS 转诊由神经内科医生或内科医生实施。我国目前大部分接受 DBS 疗法的 PD 患者是直接去具备 DBS 手术能力的医院就诊，而不是由神经内科医生推荐。因此有必要建立一支 DBS 团队，对患者进行全面评估。团队至少由神经内、外科医生组成，必要时还应有内科、心理医师及精神科医生加入。DBS 团队的作用是针对患者个体判断是否适合手术、手术的风险与近远期疗效。如果进行手术，协助确定最佳手术靶点。

二、DBS 疗法的适应证

1. 原发性 PD。
2. 服用复方左旋多巴曾经有良好疗效。
3. 疗效已明显下降或出现严重的运动波动或异动症，影响生活质量。
4. 除外痴呆和严重的精神疾病。

三、患者选择

DBS 团队通常采用他们认为最佳的方法对患者进行评估。大多数中心都以复方左旋多巴治疗的试验和 MRI 检查作为临床评估的必要标准。鉴于我国现状，对有 DBS 治疗意向的患者首先应确定诊断，符合适应证者需进行系列评估。病程也是决定是否手术的指标之一。由于 PD 早期患者对于药物治疗反应良好，故不建议患者早期接受 DBS 治疗。帕金森叠加综合征如多系统萎缩（40%）、进行性核上性麻痹（20%）等在疾病早期症状与 PD 相似，且对复方左旋多巴制剂反应也可良好，也不建议过早接受 DBS 治疗。

1. 诊断 ①符合英国 PD 协会脑库（United Kingdom Parkinson's Disease Society brain bank）原发性 PD 或中国原发性 PD 诊断标准；②遗传性 PD 或各种基因型 PD，只要对复方左旋多巴反应良好，也可手术。

2. 病程 ①4 年以上；②确诊的原发性 PD 患者，以震颤为主，经规范药物治疗震颤改善不理想，且震颤严重影响患者的生活质量，如患者强烈要求尽早手术以改善症状，经过评估后可放宽至病程已满 3 年以上。

3. 年龄 ①患者年龄应不超过 75 岁；②老年患者进行受益和风险的个体化评估后可放宽至 80 岁左右；③以严重震颤为主的老年患者，可适当放宽年龄限制。

4. 药物使用情况 ①对复方左旋多巴曾经有良好疗效；②已经进行了最佳药物治疗（足剂量，至少使用了复方左旋多巴和多巴胺受体激动剂）；③目前不能满意控制症状，疗效明显下降或出现了棘手的运动波动或异动症，影响生活质量或为药物难治性震颤或对药物不能耐受。

5. 病情严重程度 关期 Hoehn-Yahr 2.5~4 期。

6. 合理的术后预期 医生在手术前，应就手术预期与患者及其家属充分沟通，建议包括：①手术不能解决所有的症状，部分症状不能通过手术缓解；②手术能缓解的症状是引起患者功能障碍的主要原因；③不能根治 PD，疾病会进展；④不是所有患者手术后都能够减药或停药；⑤患者需要知晓手术的益处和风险。

7. 共存疾病 存在以下情况者不适宜手术：①有明显的认知功能障碍，且此认知障碍足以影响患者的日常生活能力（如社交、工作和药物服用等）；②明显严重（难治性）抑郁、焦虑、精神分裂症等精神类疾病；③明显医学共存疾病影响手术或生存期。

8. 适于转诊的候选患者 ①符合上述各项标准；②患者和家属有手术意愿及良好依从性；③能定期随访进行程控；④可考虑转入 DBS 诊疗中心进一步地筛查和评估。

四、评估检查

1. MRI 检查是否存在可能构成手术禁忌或增加手术难度的其他异常，如脑萎缩；评估选择手术靶点。如 MRI 不适用，也可行 CT 检查替代。

2. 运动评估 运动波动、异动症患者对复方左旋多巴的反应性极为重要。良好的反应性预示着 DBS 疗法的良好效果。评估运动障碍和复方左旋多巴反应性，多使用统一 PD 评定表（UPDRS-Ⅲ）作为评价工具。开期的持续时间并不重要，重要的是运动症状改善程度。左旋多巴冲击试验（levodopa challenge test）是判断 DBS 疗法疗效的需要预测指标，具体方法：被试者试验前 72 小时停服多巴胺受体激动剂，试验前 12 小时停服复方左旋多巴制剂及其他抗 PD 药物。本试验由 2 位未参加病例筛选的神经科医生进行评测。试验药物应采用复方左旋多巴标准片，服用剂量以之前每天早上第 1 次服用的抗 PD 药物换算为左旋多巴等效剂量（levodopa equivalent dose，LED）的 1.5 倍。空腹状态下，先进行 UPDRS-Ⅲ评分作为基线，随后口服多潘立酮 10mg，30 分钟后服用复方左旋多巴标准片，随后每 30 分钟进行 1 次 UPDRS-Ⅲ评分，至服药后 4 小时。计算 UPDRS-Ⅲ评分的最大改善率，最大改善率=（服药前基线评分－服药后最低评分）/服药前基线评分×100%。在试验过程中，监测患者心率、血压等，记录不良反应。以 2 位评分者的平均数作为受试者服用复方左旋多巴的最大改善率。改善≥30% 提示 DBS 疗法可能有良好疗效。如除震颤外的症状持续存在，提示 DBS 疗法效果较差。需要指出的是，该试验对难治性震颤疗效的预测价值不大。

3. 认知测试 严重认知障碍（痴呆）是 DBS 的禁忌证。约 40% 的晚期 PD 患者会伴发痴呆症状。由于 DBS 对于 PD 患者非运动症状的影响尚不肯定，且治疗目的在于改善患者生活质量，所以，术前已诊断痴呆的患者暂不建议手术治疗。建议参照中华医学会神经病学分会帕金森病与运动障碍学组和神经心理学与行为神经病学组制定的《帕金森病痴呆的诊断与治疗指南》推荐的简要评估方法进行评估，也可进行 MMSE、蒙特利尔认知评估表、阿尔茨海默病评定量表认知部分、韦氏成人智力量表等检查。

4. 精神测试　严重及难治性精神障碍者是 DBS 疗法的禁忌证。建议使用汉密尔顿抑郁量表、汉密尔顿焦虑量表评估情绪障碍，神经精神量表、简明精神病量表评估精神障碍。对于重度抑郁焦虑及显著精神障碍不建议接受 DBS 疗法。然而，目前在进行 DBS 疗法前评估中尚缺乏统一的安全性评估标准。因此，根据经验，患者应能够清楚地叙述自己的病史及阅读和签署知情同意书。

五、术前用药指导

由于术中要观察 DBS 的即刻疗效，术前停药或减量服用抗 PD 药物是必要的。通常术前 3 天停用多巴胺受体激动剂，术前 12 小时停用左旋多巴类药物，以使患者术中处于相对"关"期状态（要保证患者术中能配合）。

六、立体定向手术

首先在治疗室对患者行局部麻醉，并安装立体定向头架，进行影像学（MRI 或 CT）检测，定位靶点（直接定位、间接定位）。至手术室再对患者进行局部或全身麻醉，消毒、铺巾、钻孔进行立体定向靶点微电极记录，并开始微电极刺激或粗电极刺激，确定靶点而后植入永久刺激电极，通过影像学辅助验证刺激电极位置，固定刺激电极并缝合创口。接着对患者进行全身麻醉，术区消毒、铺巾，一般在锁骨下切开皮肤，造一皮下囊袋及相关隧道，植入刺激器并与延伸导线连接，缝合创口。

七、术后管理

1. PD 患者接受 DBS 术后清醒，开始使用抗 PD 药的时机。

2. DBS 疗法后开机（即进行第 1 次程控）的时机　术后 2~4 周较适宜，即脑水肿消退、患者一般情况良好即可开机。

3. DBS 疗法后用药方案　初始同术前，根据患者的反应调整用药，以最小有效剂量控制患者的运动症状。术后 1 个月内即可减少服药的数量及种类，大多数患者在术后 3 个月进行药物调整，减少 30%~70%。

4. 开机参数的设定　绝大多数频率 130Hz，脉宽 60 微秒，电压根据患者的反应调整，一般不超过 3V。脚桥核（PPN）DBS 频率较低。

5. 长期 DBS 参数的变化　术后前几年参数需要较多调整，STN-DBS 电压变化较大，较少超过 3.5V；频率变化其次，较少超过 170Hz，脉宽相对变化较少。绝大多数为单极设置，较少双极；随着时间的推移，双极设置的比例稍有增加。

6. 接受 DBS 疗法后，若病情需要行头颅影像学检查，颅脑 CT 无需调整参数即可进行；颅脑 MRI 扫描只能在 1.5T MRI 中进行，检查前要将患者的脉冲发生器电压回零、关机状态。

7. 接受 DBS 疗法后，PD 患者及家人应详细阅读神经刺激系统患者手册。

（凌至培　毛之奇）

参 考 文 献

1. 凌至培，汪业汉，凌士营，等. 慢性丘脑刺激治疗帕金森病. 立体定向和功能性神经外科杂志，2000，13（1）：27-29.

2. 牛朝诗，凌至培. 帕金森病的神经组织移植和基因治疗研究. 立体定向和功能性神经外科杂志，2000，13（4）：228-234.

3. 凌至培，汪业汉，牛朝诗，等. 丘脑底核高频刺激治疗帕金森病. 立体定向和功能性神经外科杂志，2001，14（3）：125-128.

4. 凌至培，汪业汉，牛朝诗，等. 丘脑底核与电刺激术效果关系的研究. 中华神经外科杂志，2002，18（1）：15-17.

5. 凌士营，傅先明，凌至培，等. 苍白球内侧部毁损术中靶点的综合定位法. 中华神经外科疾病研究杂志，2004，3（4）：304-308.

6. 刘道宽，蒋雨平，江澄川，等主编. 锥体外系疾病. 上海：上海科学技术出版社，2000：18-28，75-118.

7. 刘承勇，漆松涛主编. 帕金森病外科治疗学. 北京：人民卫生出版社 2004：288-316.

8. 陈生弟主编. 帕金森病. 北京：人民卫生出版社，2006：24-36.

9. 乐卫东，杜芸兰. 帕金森病早期生物学标志物研究新进展. 中国现代神经疾病杂志，2009，9（3）：224-229.

10. 凌至培，许百男. 术中核磁共振引导下 DBS 植入治疗帕金森病，军医进修学院学报，2012，33（8）：803-805.

11. 陈生弟执笔. 中国帕金森病治疗指南（第二版）. 中华神经科杂志，2009，42（5）：352-355.

12. 陈生弟，高国栋执笔. 中国帕金森病脑深部电刺激疗法专家共识. 中华神经科杂志，2012，541-543.

13. 张宇清，李勇杰，李建宁，等. 脑深部电刺激治疗运障碍性疾病 276 例病例分析. 中华神经外科杂志，2009，25（7）：604-607.

14. 凌至培，崔志强. 如何正确开展脑深部电刺激术的临床应用. 中国现代神经疾病杂志，2015，15（9）：689-691.

15. 吴曦，陈剑春，王万潞，等. 帕金森病脑深部电刺激术安全性长期随访研究. 中国现代神经疾病杂志，2015，15（10）：790-794.

16. 张建国. 功能神经外科在脑研究中的地位和价值. 中华神经外科杂志，2016，32（10）：973-975.

17. 高中宝，王洁，王炜，等. 帕金森病诊断与治疗新进展. 中国现代神经疾病杂志，2015，15（10）：777-781.

18. Brandabur MM. Current therapy in Parkinson's disease. Surgery Neurol, 1999, 52：318-322.

19. Benabid AL, Pollak P, Gervason C, et al. Long-term suppression of tremor by chronic stimulation of the ventral intermediate thalamic nucleus. Lancet, 1991, 337：403-406.

20. Beuabid AL, pollax P, seigneurel E, et al. Chronic Vim thalamic stimulation in Parkinson's disease, essential tremor and extra pyramidal dyskinesias. Acta Neurochir, 1993, （suppl）, 58：39-44.

21. Benabid AL, Krack P, Benazzouz A, etal. Deep brain stimulation of the subthalamic nucleus for Parkinson's disease：methodologic aspects and clinical criteria. Neurology, 2000, 55（Suppl 6）：s40-44.

22. Pollak P, Fraix V, Krack P, et al. Treatment results：Parkinson's disease. Movement disorders, 2002, 17（suppl）：375-383.

23. Lang A E, widner H, Deep brain stimulation for Parkinson's disease patient selection and evaluation. Movement disorder, 2002, 17（suppl）：s94-s101.

24. Dostrovsky Jo, Lozano AM. Machanisms of deep brain stimulation. movement disorders, 2002, 17（suppl）：s63-s68.

25. Deuschl G, Fogel W, hahne M, et al. deep brain stimulation for Parkinson's disease. Surg Neurology, 2002, 249（suppl）：36-39.

26. Hariz MI. Complication of Deep Brain Stimulation Surgery. Movement Disorders, 2002, 17（Suppl 3）：s162-166.

27. Vitek JL. Deep brain stimulation for Parkinson's disease. A critical re-evaluation of STN versus GPi DBS. Stereotact Funct Neurosurg. 2002, 78（3-4）：119-131.

28. Grims D, Gordon J, Snelgrove B, et al. Canadian Guidelines on Parkinson's disease Introduction. Can J Neurol Sci, 2012, 39：Suppl 4：S1-S30.

29. Oertel WH, Berardelli A, Bloem BR, et al. Late（complicated）Parkinson's disease. In Gilhus NE, Edt：European Handbook of Neurological Management：Vol 1, 2nd Edition；Blackwell Publishing Ltd：2011. 237-267.

30. Oertel WH, Berardelli A, Bloem BR, et al. Early（uncomplicated）Parkinson's disease. In N, E, Gilhus Edt：European Handbook of Neurological Management：Vol 1, 2nd Edition；Blackwell Publishing Ltd：2011, 217-236.

31. Castrioto A, Lozano AM, Poon YY, et al. Ten-year outcome of subthalamic stimulation in Parkinson disease：a blinded evaluation, Arch Neurol, 2011, 68：1550-1556.

32. Duval C, Daneaul JF, Hutchison WD. A brain network model explaining tremor in Parkinson's disease. Neurobiology of Disease, 2016, 85：49-59.

33. Gottlich1 M, Munte1 TF, Heldmann1 M, et al. Altered Resting State Brain Networks in Parkinson's disease. PLOS ONE, 2013, 8（10）：e77336. 1-13.

34. Olde Dubbelink KTE, Hillebrand A, Stoffers D, et al. Disrupted brain network topology in Parkinson's disease：a longitudinal magnetoencephalography study. Brain, 2014：137：197-207.

35. Zeighami Y, Ulla1 M, Iturria-Medina1 Y, et al. Network structure of brain atrophy in de novo Parkinson's disease. eLife, 2015；4：e08440.

36. Bickel S, Alvarez L, Macias R, et al. Cognitive and neuropsychiatric effects of subthalamotomy for Parkinson's disease. Parkinsonism and Related Disorders, 2010, 16：535-539.

37. Contarino MF，Bour LJ，Bot M，et al. Pallidotomy suppresses beta power in the subthalamic nucleus of Parkinson's disease patients. European Journal of Neuroscience，2011，33：1275-1280.

38. Jourdain VA，Schechtmann GT，Paolo TD，et al. Subthalamotomy in the treatment of Parkinson's disease：clinical aspects and mechanisms of action. J Neurosurg，2014，120：140-151.

39. Bahgat D，Magill ST，Berk C，et al. Thalamotomy as a Treatment Option for Tremor after Ineffective Deep Brain Stimulation. Stereotact Funct Neurosurg，2013，91：18-23.

第八章

其他运动障碍性疾病外科治疗

一、概述

原发性震颤（essential tremor，ET）又称特发性震颤、家族性震颤。是一种病因未明、具有遗传倾向、呈现常染色体显性遗传特征的运动障碍性疾病。表现为上肢、头部为主，可累及下肢、躯干的一种姿势性或动作性震颤，可以为单个肢体、单侧肢体或双侧肢体。情绪激动、紧张及做精细动作时震颤加剧，休息、安静时震颤减轻，饮酒后震颤可减轻，而第二天临床症状和体征表现更加严重，不伴有肌僵直或其他运动障碍。原发性震颤是一种良性震颤，病情呈缓慢进展。

二、原发性震颤的立体定向毁损术和脑深部电刺激治疗

（一）概述

原发性震颤虽然是良性震颤，进展缓慢，但无缓解和自愈可能，治疗药物有普萘洛尔（心得安）、扑米酮、可乐加、氯硝西泮等，效果往往有限或无效。0.5%~11%ET病人症状严重，影响日常工作及生活，甚至致残，可考虑手术治疗。立体定向毁损术或脑深部电刺激（DBS）是治疗"ET"一种有效控制症状的治疗方法。

（二）适应证及禁忌证

1. 适应证

（1）典型的原发性震颤症状，病程超过3年，或有阳性家族史，或有饮酒后震颤减轻支持本诊断者。

（2）以姿势性或动作性震颤为主，导致躯体和生理障碍者。

（3）临床症状较重、药物治疗效果不佳，严重影响工作及生活者。

（4）症状中等度，职业要求做精细工作，患者对手术治疗要求迫切者。

2. 禁忌证

（1）日常生活能力不受障碍。

（2）有严重脑萎缩、脑梗死、脑积水等器质性病变。

（3）有严重的心、肝、肾等其他系统疾病或有出血凝血机制障碍者。

（4）有精神异常、认知障碍或严重抑郁症者。

（5）同时要结合患者震颤的部位、病史、职业及年龄等综合评估。

（三）术前准备

同立体定向手术常规准备。术前一天头部备皮，术前晚上可少量应用镇静剂，使得患者第二天手术时术中良好的配合。术前不用阿托品类药物。

（四）体位与麻醉

平卧位或半卧位。采用局部麻醉或静脉复合麻醉。

（五）原发性震颤的立体定向毁损术——手术步骤

1. 术前三维 MRI 扫描　术前一日或数日行磁共振扫描，扫描序列为：①3DT$_1$W 序列，层厚 1mm，无间距连续扫描；②T$_2$W 轴位序列，层厚 2~3mm；③T$_2$W 冠状位序列，层厚 2~3mm。扫描基线与 AC-PC 线平行，FOV：250~280。做好手术前预计划。

2. 手术日安装立体定向仪　患者采用局麻下，安装定向仪框架（Leksell-G 定向仪或其他类型定向仪），要求定向仪框架安装 Y 轴尽可能与 AC-PC 平行。将病人送往 CT 或 MRI 室扫描，扫描序列与参数同术前预计划一致，扫描需与框架基线平行。

3. 靶点的影像学定位　靶点一般选择有丘脑腹外侧核中 Vim 核。其解剖坐标：X = 13.5~14.5，Y = -4~-6，Z = 0（参见图 7-2 Vim 核示意图）。根据扫描的磁共振图像或利用"手术计划系统软件"计算出"靶点"在定向仪框架上 X、Y、Z 坐标数值或采用 CT 与 MRI 图像融合技术，将术前的预计划数据与手术日安装定位架的 CT 或 MRI 的数据进行融合，计算出定向仪框架的三维坐标值。

4. 手术过程　入手术室，取仰卧位或半卧位，按照与计划确定的入颅点或取眉弓后 11cm，旁开中线 2.5cm 做一 3cm 直切口。常规消毒、铺巾，局部麻醉后，切开头皮并钻孔。

5. 术中的电生理定位　术中的电生理测试是治疗效果最重要一环。微电极或毁损电极置入至靶点行阻抗监测、微电极记录，并进行运动试验、感觉试验。根据这些参数来判断电极在靶点位置是否正确。

6. 应用温控热凝射频仪毁损电极（如 Leksell 射频电极）先行可逆性升温试验（43~45℃），临床震颤明显改善且无运动、感觉、偏瘫及语言障碍等不良反应时，再进行靶点的永久性毁损，毁损温度 72~75℃，有效时间为 60 秒。

7. 术毕，缝合头皮，拆除框架，手术结束。

（六）原发性震颤的脑深部电刺激（DBS）——手术步骤

1. 原发性震颤的 DBS 治疗步骤的前期工作　①术前三维 MRI 扫描；②手术日安装立体定向仪；③靶点的影像学定位。与原发性震颤立体定向毁损术相同。

2. 手术过程　入手术室，取仰卧位或半卧位，按照手术预计划确定的入颅点，在眉间后 11cm 处做一个双额半圆形切口或前额部两侧各作一小弧形切口，切口常规消毒铺巾，局部麻醉后，调整定向仪框架及弓架坐标，在导针指导下切开头皮并钻孔，固定 DBS 电极锁定环于颅骨孔内。安装 DBS 专用的微推进器和微电极套管针，插入微电极至靶点上 10mm，利用电动马达或手动逐渐推进微电极记录其脑内核团电信号（参见图 7-2 Vim 核示意图）。分析微电极记录的电信号波幅与密度，确定 DBS 刺激电极最终放置的位置。拔出微电极及内套管，将"Medtronic"3387 型或"PINS"L302 型四触点刺激电极植入至预定的靶点位置，连接术中刺激器，逐点刺激观察震颤控制的效果，如果震颤控制良好，应用 StimLock 锁住电极，拔出电极导芯，临时放置切口头皮下，缝合头皮切口。

将病人移至术中磁共振室，行 MRI 扫描，将数据导入手术计划系统与术前的计划比较，确认电极的位置与计划放置的位置一致性。回手术间，拆卸定向仪框架（手术室无术中 MRI，可免去）。

3. 脉冲发生器（电池）植入左或右锁骨下，具体过程"同帕金森病 DBS 脉冲发生器植入"完全一致。

三、术中、术后注意事项

1. 手术侧别选择 对于双侧肢体都有震颤者，如选择毁损法，我们选择发病早、震颤症状较重的对侧实施手术，以期缓解患者的整体病情；还有的学者认为应该选择左侧丘脑进行毁损手术，这样可有利于患者右手功能的恢复，提高工作及生活的质量；如选择 DBS 治疗，可以双侧同期进行治疗。

2. 头架安放时使立体定向基架"Y 轴"与 AC-PC 连线平行，避免旋转和倾斜。框架固定牢靠、左右对称，使定向仪框架不要有左右倾斜和旋转，力求靶点计算精确。

3. 钻颅过程中尽量减少脑脊液过度流失，减少脑移位，目的在于使解剖靶点位置正确。

4. 精确靶点定位是手术成功的关键。准确定位并毁损靶点是手术成功的关键。创造条件，尽量使用"手术计划系统软件"，进行多模态影像融合技术，计算靶点 X、Y、Z 坐标数值。

5. 微电极或毁损电极插入颅内，穿刺时动作要轻柔、准确，避开脑沟，以免损伤血管引起颅内出血。由于患者术中清醒，术前向患者交代手术过程，取得患者理解，减轻患者对手术的恐惧心理，术中测试观察手术疗效，有无手术不良反应。并应做好心电、血压、血氧监测。注意生命体征变化，观察有无并发症发生。

四、手术主要并发症及其处理

同第七章帕金森病外科治疗，第四节帕金森病的脑深部电刺激治疗"七、手术主要并发症及其处理"一节。

五、评价

特发性震颤病因未明，表现为双侧上肢、头部为主，可累及下肢、躯干等肌群的一种姿势性或运动性震颤。对于"ET"影响工作及生活的，可考虑手术治疗。双侧肢体震颤者，只选择发病早、震颤症状重的对侧实施手术。根据"ET"已知病理生理知识，手术只是阻断苍白球-丘脑-皮质环路，而 Vim 核是该环路中的重要核（团）。因此，毁损 Vim 等不同核（团），只阻断了上述环路，降低了基底核（团）的过度兴奋，减少该核（团）的过度输出，缓解基底节区的异常电生理活动。因此，临床上有患者遗留有轻微震颤及症状复发。根据国内外有关文献资料，毁损术对侧肢体震颤消失率为 85%～100%，震颤整体改善率 52%～54%，长期随访疗效稳定。同样，国外某些"功能神经外科中心"采用伽玛刀毁损技术治疗特发性震颤，取得了丰富经验，我国也可作为一种选择性治疗手段。

因为双侧 Vim 核手术可导致认知障碍、丘脑性失语及平衡障碍等严重并发症。所以，对于一侧丘脑术后另一侧肢体震颤明显、中线结构震颤改善有限、仍然严重影响生活者，不主张行双侧毁损手术。此时可通过 DBS 刺激来控制震颤。DBS 具有可逆性、非毁损性、可调节电极刺激参数、刺激不同靶点以及双侧同时刺激等优点，临床上已取得了明显的疗效，可以作为目前该疾病治疗主要措施。

（毛之奇　凌至培）

第二节　肌张力障碍

一、概述

肌张力障碍（dystonia）是发病率仅次于帕金森病的运动障碍性疾病，长期以来由于病因复杂、机制不清且缺乏有效治疗方法等原因，一直为人们所忽视。近几十年来，随着遗传基因技术的发展，肌张力障碍的发病与机制逐渐获得一定的研究进展。

（一）定义

肌张力障碍（dystonia）是一种病理生理复杂、机制未明的运动障碍病，既往因缺乏有效治疗手段而常被忽视。国外有关调查结果显示原发性肌张力障碍的患病率约为370/100万，据此推算，全世界约有300万人罹患该病，还有因对此类疾患存在认识不足而造成的漏诊、误诊等情况，实际患病人数可能更多。继发性肌张力障碍患者人数更难统计，如约1/3的脑瘫儿童可有肌张力障碍，且某些患儿肌张力障碍是运动障碍的主要表现；约1/3的帕金森病可在病程中或某个阶段（早期或治疗后）伴有肌张力障碍。

肌张力障碍为运动障碍性病变，其特征是持续性或间歇性肌肉收缩，可引起异常运动和（或）异常姿势，常常重复出现。肌张力障碍性运动一般有其模式，有扭曲动作，并且可能呈震颤性。肌张力障碍常常因随意动作而启动或加重，且伴随有突发的肌肉激活。

（二）病因与发病机制

从病因学角度我们可以将肌张力障碍大致分为原发性和继发性两类、五种亚型，除继发性肌张力障碍外，特发性肌张力障碍、遗传变性病肌张力障碍、发作性肌张力障碍和肌张力障碍叠加都可有相应的分子遗传学基础。在当前已知的20种肌张力障碍亚型（根据年代命名为DYT1~21基因型，除外DYT14基因型）中有10种亚型的致病基因已经明确。其中DYT1、2、4、6、7、13、17、21基因型归类于原发性（特发性）肌张力障碍；DYT5（DYT5a和5b）、11、12、15、16基因型归类于肌张力障碍叠加综合征；DYT8~10基因型归类于发作性肌张力障碍；DYT18~20基因型更适宜归类于发作性运动障碍；DYT3基因型归类于遗传变性病肌张力障碍。

到目前为止，肌张力障碍有三种假说：第一种假说，肌张力障碍是由于不同层次的中枢神经系统功能失抑制导致机体的过度运动，包括脑干、基底核、运动皮质、运动辅助区、小脑等。第二种假说，肌张力障碍患者的丘系感觉传导路径，存在错误的加工过程，导致感觉运动整合异常。第三种假说，肌张力障碍患者的神经塑造（neuroplasticity）机制存在异常。在这种易感状态下，一些环境因素如重复训练或外周神经系统损伤会触发异常的错误适应的可塑性（abnormal maladaptive plasticity），从而导致明显的肌张力障碍。真正的机制还未阐明。

对于继发性肌张力障碍的病因，北京协和医院运动障碍病门诊曾对834例统计分析，继发性肌张力障碍占27.6%，常见病因依次为围生期损伤、迟发性运动障碍、变性病、脑外伤等，少见原因包括精神源性肌张力障碍、棘红细胞增多症、Hallervorden-Spatz病及Satoyoshi综合征等。原发性肌张力障碍占72.4%，成人局灶和节段型肌张力障碍远较儿童全身型多见，很少累及下肢。

（三）肌张力障碍的分类与分型

目前，肌张力障碍分类与分型有两种：①按临床特征（年龄、身体分布、时间模式和伴随表现）；②按病因学（病理和遗传方式），有助于指导诊断和治疗。

1. 临床特征分类

（1）根据发病年龄分型：根据发病年龄分为两型：①不超过26岁的早发型，一般先出现四肢的症状并常常进展累及身体其他部位；②超过26岁的晚发型，症状常先累及颜面、咽颈或上肢肌肉，倾向于保持局灶或有限地累及邻近肌肉。

（2）根据症状分布分型：①局灶型肌张力障碍（focal dystonia）：仅累及单一部位肌群，如眼睑痉挛（眼睑肌群受累）、口下颌肌张力障碍（口周肌群受累）、书写痉挛（前臂或手部肌群受累）、痉挛性构音障碍（喉部肌肉）和痉挛性斜颈（颈部肌肉受累）等；②节段型肌张力障碍（segmental dystonia）：2个及以上相邻部位的肌群受累，如颅颈节段型肌张力障碍（Meige综合征）、纵轴节段型肌张力障碍、臂部节段型肌张力障碍和下身节段型肌张力障碍等；③多灶型肌张力障碍（multifocal dystonia）：2个以上非相邻部位肌群受累；④广泛型肌张力障碍（generalized dystonia）：下肢与其他任何节段型肌张力障碍的组合，如扭转痉挛；⑤偏身型肌张力障碍（hemi-dystonia）：肌张力障碍仅局限于半侧躯体，一般都是继发性肌张力障碍，常为对侧大脑半球尤其是基底节损害所致。

（3）根据时间模式分型：①病程性肌张力障碍：包括静态性（static）和进行性肌张力障碍；②变异性肌张力障碍：包括持续性、动作特异性、昼间性和阵发性肌张力障碍。

（4）根据伴随表现分型：根据肌张力障碍是否合并其他运动障碍性病变可以分为单纯肌张力障碍

和联合肌张力障碍。

2. 病因学分类　根据肌张力障碍的病因分为原发性（特发性）和继发性（症状性）。

目前，多数学者将其分为5类：原发性、肌张力障碍叠加、遗传变性疾病、发作性和继发性肌张力障碍。

（1）原发性或特发性肌张力障碍：肌张力障碍是仅有的异常表现，无获得性病因，影像学检查无脑组织结构异常，如DYT-1、DYT-2、DYT-4、DYT-6、DYT-7和DYT-13型肌张力障碍。

（2）肌张力障碍叠加：除肌张力障碍表现外，伴其他运动障碍性疾病症状，如肌强直、震颤、肌阵挛、舞蹈症等。

（3）遗传变性病肌张力障碍：肌张力障碍是主要的临床表现之一，伴有一种遗传变性病的其他特征。常见的遗传变性疾病包括Wilson病（WD）、Hallervorden-Spatz病（HSD）、家族性基底节区钙化（Fahr病）、脊髓小脑变性（SCD）、溶酶体贮积病（LSDS）、有机酸尿症、神经棘红细胞增多症、Lubag病、Lesch-Nyhan综合征（LNS）和Mohr-Tranebjaerg综合征（MTS）等。

（4）发作性肌张力障碍：根据诱发因素的不同，又可分为三型：①发作性启动诱发的运动障碍（PKD），由突然的动作诱发；②发作性过度运动诱发的运动障碍（PED），指由跑步、游泳等持续运动诱发；③发作性非运动诱发的运动障碍（PNKD），可因饮用酒、茶、咖啡或饥饿、疲劳等诱发。

（5）继发性肌张力障碍病因多样，如外伤、感染性疾病、血管性疾病、中枢神经系统肿瘤、代谢性疾病、脱髓鞘性病变、结构畸形、中毒、药源性等。

（四）临床表现

不同年龄、不同部位、不同病因发生的肌张力障碍具有各自的临床特点，现将临床上常见的几种类型介绍如下。

1. 扭转痉挛（torsion spasm）　又称变形性肌张力障碍（dystonia musculorum deformans），是指全身性扭转性肌张力障碍。儿童起病者多有阳性家族史，症状多从一侧或两侧下肢开始，病初大多为一侧下肢的牵拉或僵硬而行走不便，逐渐进展至广泛不自主扭转运动和姿势异常，出现严重的运动障碍，如病侧足内旋似"马蹄内翻"样，行走时脚跟不着地。成年起病者多为散发并有明确的原发病，症状常从上肢或躯干开始，逐渐波及全身。可表现为上肢弯曲、手指伸直、手和前臂内翻、书写障碍、斜颈面肌痉挛、构音障碍等，当躯干及脊旁肌受累时可引起全身的扭转运动。病程较长时，患者常呈现异常的姿势如腰椎过度前凸、骨盆倾斜、躯干侧弯畸形等。

2. 痉挛性斜颈（cervical dystonia）　是最常见的肌张力障碍类型，一般于30~50岁发病，女性较多，最初的症状是颈部僵硬感和头部活动受限，逐渐出现头部不自主转动，异常姿势，可伴不自主震颤和颈肩部疼痛。主要由于胸锁乳突肌、斜方肌等颈部肌群自发性不自主收缩引起。单纯颈部受累时是局灶型肌张力障碍的一种，亦可为扭转痉挛或手足徐动症的组成部分。早期常为阵发性，最终发展为持续性的斜颈，导致头固定于某一姿势。情绪激动时加重，头得到支持时减轻，睡眠时消失。鉴别诊断包括颈部外伤、颈椎病变、颈髓肿瘤、颈部软组织感染引起继发的颈部姿势异常和特发性震颤等。迟发性运动障碍和多系统萎缩（MSA）也常表现为头颈部肌张力障碍。

3. Meige综合征（Meige syndrome）　一种眼睑痉挛（blepharospasm）合并有口下颌肌张力障碍（oromandibular dystonia）的综合征。该病多发生于中老年女性，发病男女比约为1:2，肌张力障碍性眼睑痉挛的患者平均发病年龄为55岁，口下颌肌张力障碍患者的平均发病年龄要稍微提前数年。频繁眨眼或者睁眼不能为最常见的首发症状。发病后，只有不到1%的患者可以自行缓解，大多数人会逐渐累及面部表情肌、咀嚼肌、咽部肌肉甚至颈部肌肉。这种症状在睡眠、讲话、唱歌、打哈欠、张口时改善，强光下、疲劳、紧张或阅读时加重。

4. 书写痉挛（writers' cramps）　指仅在执笔书写时手和前臂才出现肌张力障碍和异常姿势的一种疾病。表现为手臂僵硬、握笔不自如、写字变形、手腕屈曲、肘部不自主地外弓形抬起，患者常不得不用另一只手代替写字，而与书写无关的动作则表现正常。本病也可出现在敲键盘、弹钢琴、使用工具或餐具等职业活动中。

（五）诊断

随着对肌张力障碍认识的不断提高，从症状学上诊断此类疾病已非难事。中华医学会神经病学分会帕金森病及运动障碍学组于 2008 年制定的《肌张力障碍诊断与治疗指南》中，即明确提出了肌张力障碍的临床诊断步骤：首先明确是否为肌张力障碍，其次判断肌张力障碍是原发性还是继发性，最后明确肌张力障碍病因，为临床医师建立清晰正确的诊断思路提供了指导。根据上述"临床表现"诊断容易确诊。

（六）治疗方法

肌张力障碍的治疗方法与其分类、分型密切相关，主要包括四个方面：一般治疗、病因治疗、对症治疗和外科治疗。一般治疗包括心理治疗、家庭社会支持、功能锻炼及中医治疗等，可应用于所有肌张力障碍患者，作为临床治疗的基本内容（图 8-1）。目前较为常用的外科治疗将在相应章节中详述。

1. 病因治疗 继发性肌张力障碍主要针对病因，例如由药物诱发的肌张力障碍应及时停用相关药物，必要时可应用抗胆碱药；多巴反应性肌张力障碍与神经递质多巴胺不足有关，多巴胺能药物作为替代药物有很好的疗效；发作性肌张力障碍目前被认为是一种离子通道受损，作用于离子通道的抗癫药治疗有效，常用药物为卡马西平。原发性肌张力障碍多与遗传变异相关，其基因治疗或干细胞治疗在研究探索中。

2. 对症治疗 肌张力障碍目前是对症治疗为主。肌张力障碍患者临床病因各异，表现不一，对症治疗

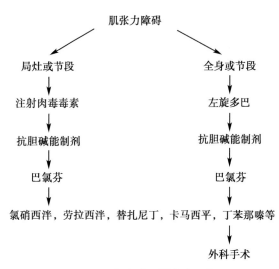

图 8-1 肌张力障碍的治疗示意图
摘自《肌张力障碍诊断与治疗指南》
中华神经科杂志，2008，41（8）

选择原则：局灶型或节段型肌张力障碍，首选肉毒杆菌毒素治疗；肌张力障碍症状分布较为广泛或全身型肌张力障碍，首选口服药物治疗；全身型肌张力障碍伴痉挛患者，可用鞘内注射巴氯芬；对于青少年期发病、病因尚未明确者，常规应用多巴胺能制剂进行诊断性治疗，明确是否为多巴反应性肌张力障碍，排除多巴反应性肌张力障碍后，首选抗胆碱药；抗癫痫药主要对发作性运动性肌张力障碍有效。多巴胺受体阻断药等也是经验性治疗。

二、肌张力障碍立体定向毁损术

（一）概述

随着对基底核功能解剖和运动障碍疾病的病理生理机制的进一步了解，神经影像学和手术技术不断改进，导致人们对致残性震颤、肌张力障碍和其他运动障碍性疾病多种治疗方法进行了探索。病理生理学和 PET 研究发现，肌张力障碍的苍白球-丘脑-皮层投射系统异常，这为治疗肌张力障碍提供了理论基础，即中断从丘脑至过度活跃的前额运动皮层的异常传出，可能会对减轻肌张力有所帮助。我国《肌张力障碍诊断与治疗指南》推荐根据患者症状分布类型选择治疗方法，从而使丘脑毁损术的兴趣复燃。

（二）手术适应证及禁忌证（以目前国外学者总结的苍白球切开术为主）

1. 适应证

（1）原发的遗传性全身型肌张力障碍。

（2）其他治疗方法效果不佳。

（3）由于肢体功能受损而不是中线结构导致严重伤残。

（4）即使患者没有满足所有的上述条件，仍可从手术中获得明显改善。

2. 禁忌证 年高体弱；严重关节挛缩；明显精神障碍病人；严重心、肝、肾、糖尿病和高血压脑

动脉硬化者；影像学提示严重脑萎缩者。

（三）术前准备

术前患者可以继续服用肌张力障碍治疗药物；对于睡眠困难的患者可以在术前的晚上给予短效安眠药；术前常规开颅术前准备。

（四）体位与麻醉

患者的体位建议半卧位或平卧位，这种体位可以减少术中脑脊液的流失，减轻脑移位的影响。肌张力障碍患者由于严重的肌肉收缩必须在全身麻醉下进行手术。

（五）手术步骤

1. 同第七章第三节"帕金森病立体定向毁损术"一节。

2. 肌张力障碍的患者通常选择 Gpi 和 Voa/Vop 核（团）。GPi 靶点定位坐标值：X 为 19~21mm，Z 为 -4~-5mm，Y 为 2~3mm 处。Voa/Vop 核（团）坐标值：X 为 13.5mm，Y 为 -2mm，Z 为 0mm。钻孔点冠状缝前方 2cm，中线旁 2.5~3cm 处。最后进行 75℃ 60 秒的温控射频毁损术（图 8-2）。

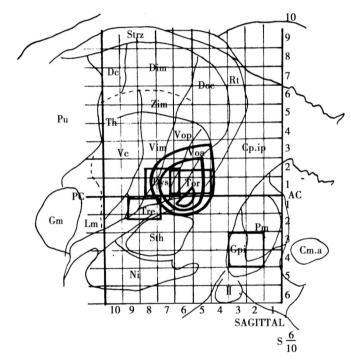

图 8-2　Gpi 和 Voa/Vop 核（团）靶点定位坐标示意图

（六）术中、术后注意事项

同第七章第三节"帕金森病立体定向毁损术"一节。

温控射频毁损后毁损容积与临床改善呈正相关。从长远看，症状的控制需要有足够的毁损灶。但亦有患者虽取得良好疗效，但在术后随访数月或数年行 MRI 检查却看不到明显毁损灶。

（七）手术主要并发症及术后处理

1. 同第七章第三节"帕金森病立体定向毁损术"一节。

2. 最常见并发症为手术对侧肢体的轻度无力，有的甚至术后即刻发生。除对侧轻瘫外，认知障碍亦是最严重的问题。有时也会遇到构音障碍和假性延髓麻痹，甚至曾有报道患者接受双侧苍白球毁损术后出现嗜睡。在副反应方面出现，主要是对症处理和护理工作，一般 7~10 天明显好转，少数为 1 个月才缓解，也有 2%~5% 患者留下永久后遗症，要引起临床重视。

（八）评价

肌张力障碍患者临床上决定是否手术和手术方式，取决于肌张力障碍解剖分布，所有具有口下颌和轴性肌张力障碍患者均为双侧手术。很难判断单侧苍白球毁损术是否对中线结构的肌张力障碍有效；对那些分节段性双侧手术的患者，单侧手术后，对侧肌张力障碍明显改善，另一侧手术后，轴性及双侧肌张力障碍也有明显改善。肌张力障碍的改善与不同的解剖部位相关，改善最明显的部位是手和上肢，大多数病例可恢复至正常功能水平；下肢的功能和步态也持续改善；中线结构尤其是下颌，即使进行双侧手术也很少改善症状。苍白球毁损术治疗"PD"的肌僵直和震颤等运动障碍可取得立竿见影的效果，而肌张力障碍患者中其他类型"运动过多"疾病的患者，脑内靶点毁损术后，多数临床症状也可立刻得到改善，少数患者术后 1 周至 3 个月内，肌张力障碍症状才有改善，这是迟发性效应结果。但是，毁损术后数周或数月，少部分患者临床症状又同术前。

在 Cardoso 对 17 例严重肌张力障碍患者的纵向研究中，丘脑毁损术后 8 例患者（47%）异常姿势和功能残疾有明显至显著改善。原发性和继发性患者早期反应相似，但 43% 的原发性肌张力障碍患者平均随访 32.9 个月后存在症状加重的情况，而继发性肌张力障碍患者仅 30% 在平均随访 41 个月后症状加重。同样的，17 例患者中 6 例（35%）术后即发生神经系统并发症，但仅 1 例患者（表现为对侧无力、构音障碍、假性延髓麻痹）为持续性。Cooper、Andrew、Tasker 等人亦报道了类似结果，术后改善的患者达到 34%~70%。Ondo 的一项对 8 例严重全身型肌张力障碍患者接受苍白球毁损术进行疗效观察发现，BFM 肌张力障碍量表和统一肌张力障碍评定量表分别改善 59% 和 62.5%；且苍白球毁损术可表现出良好的长期疗效，特别是对原发性肌张力障碍患者。虽然手术不能减缓或终止疾病的进展，但许多患者仍从中长期受益。另外，继发性肌张力障碍可能比原发性肌张力障碍疗效要好。丘脑毁损术不建议用在面部、喉部和颈部或躯干肌张力障碍患者。随着脑深部电刺激术的逐渐推广，近期又有学者对苍白球毁损术治疗肌张力障碍的疗效进行了再评估。

三、肌张力障碍脑深部电刺激术

（一）概述

近 10 年来，大量研究结果表明，苍白球内侧部（Gpi）深部电刺激术（DBS）是治疗肌张力障碍的有效手段，Gpi 的腹后部被认为是最佳靶点。Gpi-DBS 特别适用于原发性全身型肌张力障碍、原发性节段型肌张力障碍、继发性肌张力障碍和以痉挛性斜颈为主要表现的肌张力障碍病人。相关研究分析发现，原发性肌张力障碍病人经 Gpi-DBS 治疗后，BFMDRS 运动评分改善率可达到 34%~88%，功能障碍评分改善率可达到 40%~50%。随着对 Gpi-DBS 治疗肌张力障碍研究和经验积累，认为 Gpi-DBS 也有以下不足：①一部分局灶性肌张力障碍病人术后出现运动迟缓症状；②Gpi-DBS 要求刺激器各项参数值均较高（高频率、高脉宽），缩短了刺激器电池使用寿命，而刺激器停电可能导致肌张力障碍症状突然复发，增加病人突发紧急事件的风险；③Gpi-DBS 术后症状改善较慢，打开刺激器后，往往需数月甚至超过 1 年症状才能明显改善。目前国内很多中心开始尝试使用 STN，已经取得一定肯定疗效，尚需大样本支持其与 GPi 之间的比较。

（二）手术适应证及禁忌证

1. 适应证　对于 DBS 治疗肌张力障碍，目前仍未有统一的手术指征和排除标准。在此，根据现有文献及我们的经验，对肌张力障碍脑深部电刺激术做出初步的手术适应证、禁忌证，仅供参考。适应证：

（1）年龄在 7 岁以上，特别是原发性全身性肌张力障碍（PGD），手术年龄越早，发病年龄越小，患者的预后便越好。

（2）病程超过 1~1.5 年，选择外科治疗前最好经历过正规内科治疗、临床症状达到稳定且药物治疗无效者，无其他严重疾病。

（3）对于局灶型和节段型肌张力障碍，行肉毒素注射仍无法满意者；对于接受过周围神经切除或受累肌肉切除的患者，未发现预后的明显差异，效果不满意，可考虑 GPi-DBS 治疗。

（4）原发性肌张力障碍、继发性肌张力障碍、遗传变性病肌张力障碍和肌张力障碍叠加综合征。对于苍白球黑质红核变性（PKAN）、迟发型肌张力障碍、X 连锁隐性遗传肌张力障碍-帕金森综合征（Lubag 病）和肌阵挛性肌张力障碍，DBS 可能对运动性的肌张力障碍表现有效。

（5）肌张力障碍疾病患者影响患者生活、工作，主观要求手术者。

2. 禁忌证

（1）患者在术前存在严重的抑郁和自杀倾向，不建议接受 DBS 治疗。

（2）曾经接受过丘脑毁损术的患者，再进行 DBS 治疗多数预后较差；DBS 治疗肌张力障碍非运动类症状效果差，DBS 治疗选择要慎重。

（3）凝血机制异常，常应用抗血小板药物。

（4）有明显认知障碍、精神症状者；严重的脑萎缩或其他脑内器质性病变者。

（5）对 DBS 治疗效果和并发症缺乏认识者。

（三）术前准备

1. 肌张力障碍患者发病受病因学、起病年龄、起病范围多方面影响，此疾病临床分类、分型很多，术前应参考预后因素，给患者提供真实而有意义的治疗方案与建议。

2. 对患者的病情进行术前评估，记录好有关肌张力障碍量表（如 BFM 肌张力障碍量表、适用于斜颈病人的 TWSDRS 量表等）。对患者的日常生活能力（ADLs）和社会活动能力（social activities）也要评估。

3. 对患者手术风险的评估。包括患者自身体质决定的耐受性，其他系统疾病带来的可能并发症和不良反应等。

4. 做好术前具体手术规划流程，主要是术前头部影像学检查，帮助判断原发性或是继发性；术前通过影像技术制定对刺激核团靶点的手术计划。

（四）体位与麻醉

半坐位为主。全身麻醉下进行手术。对于症状较轻或局限肌张力障碍者，可以考虑局部麻醉。

（五）手术步骤

肌张力障碍患者的脑深部电刺激术同第七章第四节"帕金森病脑深部电刺激"一节。此处肌张力障碍病手术过程中还需要注意的几个问题。

1. 靶点的选择　苍白球内侧部的腹后外侧（GPi-VpLp 核）已成为了治疗肌张力障碍的主要靶点，可使肌张力障碍患者症状得到普遍改善。而对于非原发性肌张力障碍而言，目前 GPi 仅被证实在迟发性肌张力障碍和 Hallervorden-Spatz 病中有肯定疗效，仍不能作为非原发性肌张力障碍的首要选择靶点。STN 也可以成为治疗肌张力障碍的理想靶点，目前还缺乏这方面的临床试验证据。STN 作为靶点治疗肌张力障碍的报道逐渐增多，仍属于初步的探索中，还需要进一步研究（图 8-3）。

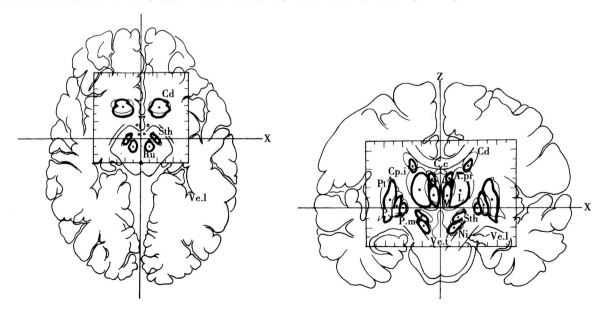

图 8-3　肌张力障碍，靶点 STN 的选择示意图

2. 术中微电极记录　神经生理学的相关研究显示，肌张力障碍患者的神经元放电波幅与频率要明显低于帕金森病患者，且苍白球内侧部和外侧部的放电模式差异也不明显。有些肌张力障碍患者采用的是全身麻醉，对患者的电生理信号有潜在的影响，在这种情况下，我们建议通过确定内囊和视束的位置来帮助明确 GPi 的后界和外侧界，以避免电极触点刺激到皮质脊髓束，确定视束的位置能够帮助了解电极插入的深度、电极是否明显靠内囊。

3. 电极的选择与 IPG 的植入　对于电极的选择，目前较为广泛使用的电极包括"美敦力"3387 电极（四个 1.5mm 的触点，三个 1.5mm 的间隙）和 3389 电极（四个 1.5mm 的触点，三个 0.5mm 的间隙）。如行 STN-DBS 治疗时，宜选择 3389 型电极（总长度仅为 7.5mm）。导线连接点一般选择固定在耳后乳突处，并用颅钻磨出一小凹槽将连接处固定其中。对于不同医疗中心，植入脉冲发射器（IPG）的时间不同，有的选择植入电极后立即埋藏 IPG，有的选择间隔一段时间后进行二次手术。对于 IPG 植入的位置，选择锁骨下的皮下组织；从美观的角度考虑，年纪较小的患者亦可考虑将 IPG 埋在腹部。

（六）术中及术后注意事项

1. 手术操作中需要注意的问题　术中应用立体定向仪时，固定螺钉时力度应适度，既要牢固，又要避免力量过大，使框架变形或螺钉穿透颅骨内板引起出血，特别是儿童。术中为了精确到达靶点，应减少脑脊液的丢失和脑组织的移位，同时进针应缓慢轻柔，以免损伤血管引起出血。

2. 术后影像学检查与电极位置的确定　术后需行常规的影像学 CT、MRI 检查，这可以帮助确定电极的位置，并判断有无颅内出血、术后血肿及电极移位。目前出于安全考虑请采用 1.5T 以下的 MRI（图 8-4）。

3. 开机测试时间　肌张力障碍患者在 DBS 开启后，可能在相当长的一段时间后才慢慢起刺激效应。参照欧洲大多数 DBS 治疗中心的经验，建议患者在埋藏 IPG 后，需在医院接受至少 1~3 天的消炎及镇痛治疗，并在电极植入术后 1 个月开启刺激器，能够部分程度上避免微毁损效应的影响；而在患者基本恢复术前状态时开机，能充分了解 DBS 治疗效果。

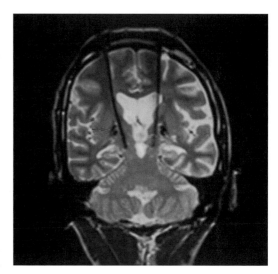

图 8-4　症状性肌张力障碍（Fahr 病）
STN-DBS 电极位置
（红色箭头处：基底核钙化灶）

4. 术后患者的用药问题　建议术后至少 1~3 个月内继续服用术前治疗肌张力障碍药物，以后可缓慢减量。DBS 术后患者得以减药的比例为 32%~66%。推荐病情稳定控制后（DBS 术后）逐渐减药至停药。

（七）手术主要并发症及术后处理

1. 早期并发症　一项包含 1200 人的多中心回顾性研究报告显示，在术后 30 天内，DBS 治疗的死亡率为 0.4%（死因包括肺炎、肝病以及多发性硬化），严重不良反应包括颅内血肿（2.9%）和肺炎（0.6%），皮肤破溃感染为 0.4%。而这些不良反应在高龄人群中容易发生。由于肌张力障碍患者年龄较帕金森患者小，普遍认为肌张力障碍患者，在 DBS 手术后早期出现不良反应的机会也更小。

2. 远期副作用　DBS 治疗肌张力障碍的副作用可以分为三类：手术相关的、硬件相关的和刺激相关的并发症。

（1）刺激相关副作用：报道最多的是有关言语功能异常的，主要是构音障碍、言语障碍、口吃结巴，甚至有人仅模糊表述为"说话不太正常"。构音障碍被认为是刺激影响到内囊所致。

（2）硬件相关副作用：有皮肤破溃/感染、刺激器处血肿/感染、电极损坏、电极断裂、电极移位、延伸导线故障、皮肤肉芽肿、刺激器故障。

（3）GPi 靶点刺激相关副作用：有言语障碍、口周发紧、眼睑痉挛、发声困难、运动迟缓/不协调、起步困难、步态凝结。STN 靶点刺激相关副作用有发笑、昏睡等。

（八）评价

肌张力障碍（dystonia）是一种病理生理复杂、机制未明的运动障碍疾病，既往因缺乏有效治疗手段而常被忽视。肌张力障碍患者临床病因各异，表现不一，往往采用对症治疗为主，效果令患者不满意。由于立体定向技术的发展，肌张力障碍脑深部电刺激术的临床应用，使肌张力障碍患者生活质量大幅度提高。但是，GPi-DBS 对于运动性的肌张力障碍症状表现，可能比固定姿势性症状和运动迟缓的症状改善更为明显；对于继发性肌张力障碍 Gpi-DBS 治疗研究较少，有文献认为面部症状改善可能逊于四肢。目前没有文献报道肌张力障碍患者 DBS 治疗产生耐受或者使原有症状恶化。

Grabli 等人进行了一项研究，13 例原发性肌张力障碍患者，在术后 3 年 DBS 的治疗中，临床症状仍为完全缓解；在长达 48 小时的试探性停止刺激中，所有患者肌张力障碍症状都出现了加重，开机后大多能迅速恢复到 DBS 治疗时的最好状态。因此，出于对患者的保护和其本身对症状反弹的不耐受性，尝试性关机最好不要超过 3~4 小时。

（张 凯）

第三节 痉挛性斜颈

一、痉挛性斜颈概述

痉挛性斜颈（spasmodic torticollis，ST）是肌张力障碍在颈部的表现，又称颈部肌张力障碍。在 16 世纪，Rabelais 首先研究此病，描述这是一种比"死"都难受的疾病，命名为"斜颈"。1792 年，Wepfer 报道此病，主要表现为颈部肌肉阵发性不自主收缩，引起头向一侧扭转和阵发性倾斜，症状一般在紧张、疲劳时加重，在睡眠、休息时减轻。同其他形式肌张力障碍一样，症状可以在触摸面部、下颌和后头部时诱发。大多数病人在发病后，颈部症状呈进行性加重，1 年左右病情趋于平稳。只有 10%~20% 的患者可以在最初发病的 5 年内部分或完全自行缓解，大多数病人伴有神经心理障碍。

痉挛性斜颈的诊断主要靠临床表现，神经系统检查一般均正常。受累肌肉可出现肥大。血常规、尿常规、脑脊液检查均正常。头颅 CT、MRI 及 EEG 一般正常。颈部 X 线片可见脊柱形态学改变，如前屈、侧弯、后仰或扭转现象。"ST"病因和发病机制至今不明，可能为基底核区病变所致。文献报道，颈部肌张力障碍的发病率为 1.2/10 万。

这类病人根据症状及体征分为轻、中、重型。由于原发性痉挛斜颈病因不明和发病机制至今不清，治疗方法仍在探索中。目前痉挛性斜颈有效的治疗为肉毒素治疗和外科手术治疗。外科手术方法包括 Foerster-Dandy 术、选择性周围神经切断术、选择性颈肌切断术、副神经切断术、副神经微血管减压术、三联手术等，现在还有脑深部某些结构定向毁损术或脑深部电刺激或脊髓电刺激术（DBS、SCS）。

根据颈部肌肉受累的范围和程度，临床将痉挛性斜颈分为四种类型：①旋转型：最常见，一侧夹肌和对侧胸锁乳突肌的收缩是一对协同旋转肌，共同收缩时使头向一个方向旋转（图 8-5）；②后仰型：表现为间歇性强直性头向后仰，发作时不能低头，不能俯视地面（图 8-6）；③侧屈型：头的长轴向一侧侧屈，耳向肩峰逼近，常伴有同侧肩部上抬（图 8-7）；④前屈型：头向胸前做强直性或阵挛性屈曲，下颌抵胸前（图 8-8）。20%~30% 的病人向颈部以外的肌肉扩展，如面部、下颌、上肢和躯干。我国陈信康教授将伴有颈部肌肉合并其他部位肌肉受累的"斜颈"做了更详细的分类，实际上均归为局灶性或全身性肌张力障碍。

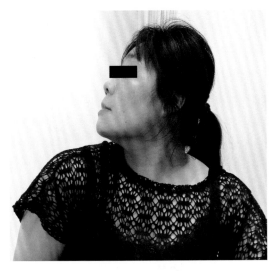

图 8-5 旋转型

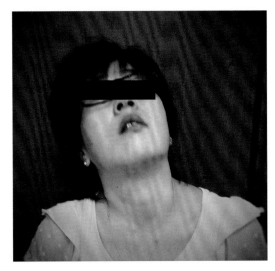

图 8-6 后仰型

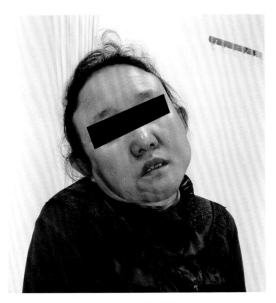

图 8-7 侧屈型

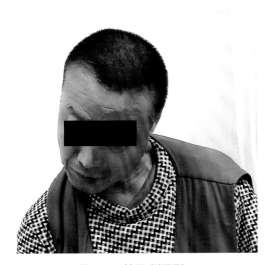

图 8-8 前屈-侧屈型

二、痉挛性斜颈立体定向毁损术

（一）概述

痉挛性斜颈是肌张力障碍的一种，是基底核环路上功能出现紊乱导致的。在三联术等手术方法应用以前，基于利用立体定向毁损治疗全身性肌张力障碍的经验，痉挛性斜颈立体定向毁损术是一种治疗方法。

在 20 世纪 50~60 年代，痉挛性斜颈的毁损靶点为苍白球核（团）、丘脑腹嘴前核（Voa）、丘脑腹嘴后核（Vop）和丘脑腹中间核（Vim）及福雷尔氏区（Forel's fields）。1957—1977 年，Cooper's 等对 160 名痉挛性斜颈的患者实施了丘脑毁损术，约 60% 的患者获得了"满意"疗效，不足之处是 20% 的患者出现言语障碍。1980 年，von Essen 报道了 17 例颈部肌张力障碍的患者实施了单侧丘脑 Voa 毁损术，术后随访超过 5 年，65% 获得"好的"结果。

（二）手术适应证及禁忌证

1. 适应证

（1）病程 1 年以上，临床症状不再进展。

（2）年龄为成年人（16周岁以上）。

（3）肉毒素治疗效果不满意或产生严重的副作用。

（4）痉挛性斜颈的症状不局限在颈部。

（5）痉挛性斜颈经过其他手术治疗无效者。

（6）排除癔症性斜颈、迟发性运动障碍、迷路性斜颈等疾病。

2. 禁忌证

（1）典型旋转型或侧屈型痉挛性斜颈，适合颈肌手术和选择性周围神经切断术。

（2）有精神障碍，不愿意行立体定向毁损者。

（3）有严重心肝肾疾病、糖尿病、高血压或CT提示脑萎缩严重者。

（三）术前准备

1. 完善术前资料　术前可行颈部CT或MRI扫描，了解颈部肌肉肥厚程度。

2. 神经心理功能评估　以便术前术后比较。

（四）麻醉与手术步骤

同第七章第三节"帕金森病立体定向毁损术"一节。

（五）手术步骤

1. 基本步骤　同帕金森病立体定向毁损术。病人入手术室，取坐位，在局麻下安装定位框架，到CT室或磁共振室按照手术要求进行扫描。根据所需层面影像片，计算出Gpi、Voa、Vop或其他一侧核（团）靶点X、Y、Z坐标值作为治疗靶点。也可将扫描图像输入计算机中手术"治疗计划系统软件"内，求出所需靶点X、Y、Z坐标值（图8-9A、B）。

2. 病人再入手术室，取平卧位或半卧位，全麻插管，消毒，铺巾固定。在眉间后10~11cm，旁开中线2.5cm钻孔，按计算出的靶点X、Y、Z坐标值调整定向仪，用微电极或电生理刺激试验，验证靶点正确后。再将毁损电极针进入靶点，用温控射频热凝仪协助产生预期大小毁损灶。

3. 毁损过程结束，拔出电极针，缝合头皮，拆除定向仪，手术结束。

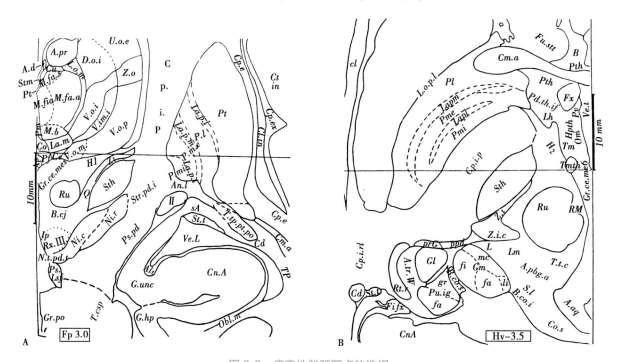

图8-9　痉挛性斜颈靶点的选择

A.（Fp3.0mm）；B.（Hv-3.5mm）

（六）术中、术后注意事项

同第七章第三节"帕金森病立体定向毁损术"一节。

（七）手术主要并发症及术后处理

主要并发症是延髓麻痹等，如吞咽困难、构音障碍、认知损害、共济失调等。一旦发生，只作对症处理和护理。少数并发症可好转，多数为永久性，给患者带来生活不便。此手术临床需慎重选择。

（八）评价

总体来说，单侧丘脑毁损在颈部肌张力障碍和中轴肌肌张力障碍中的疗效较差。Andrew 等治疗的一组病例中，6 例患者实施了单侧丘脑毁损术，只有 2 例术后取得"较满意"或"满意"的疗效。而在双侧丘脑毁损中，有 81% 的患者（16 例中的 13 例）获得了这样的疗效，而在这些病例中，63% 的患者（16 例中的 10 例）取得了"非常满意"的疗效。虽然双侧丘脑毁损会取得更好的疗效，但并发症发生率高达 10%~40%，尤其是延髓麻痹等。在 Andrew 的研究中，双侧毁损的并发症为 56%，而单侧毁损的并发症为 11%。Tasker 在全身性肌张力障碍中应用丘脑毁损术，术后并发症与 Andrew 报道基本一致。目前已经不再进行双侧的丘脑或苍白球有关核（团）毁损治疗，而选择脑深部电刺激术（DBS）。

三、痉挛性斜颈脑深部电刺激术（DBS）

（一）概述

随着 DBS 治疗技术在帕金森病和肌张力障碍经验的积累，应用 DBS 治疗痉挛性斜颈的报道越来越多，疗效肯定。常用的靶点为苍白球和丘脑底核。

（二）手术适应证及禁忌证

不论是何种型别的斜颈都是（痉挛肌群和拮抗肌群）肌力强度差异的结果，参与的肌肉越多，分布越广，时日越长，头的偏斜越甚，病情越重，纠正的能力便越差，最后造成脊柱、关节失去正常的弧度，致使恢复困难。因此，非破坏性的治疗应该早期干预以纠正其功能的紊乱。

1. 适应证

（1）病史 3~6 个月以上。

（2）肉毒素治疗无效或失效者。

（3）疾病明显影响生活质量。

（4）患者无认知功能障碍和精神损害，能够配合手术及术后随访。

（5）痉挛性斜颈经过其他外科手术治疗无效者。

（6）痉挛性斜颈合并其他部位的肌张力障碍者。

2. 禁忌证　严重心肝肾疾病、糖尿病、高血压或 CT、MRI 提示脑萎缩明显者。

（三）术前准备

1. 颈部 CT 或 MRI 扫描，了解颈部肌肉肥厚程度。

2. 神经心理功能评估。

（四）体位与麻醉

患者采用平卧位、头部稍高的舒适体位。根据患者的配合程度，选用基础+局麻行电极植入，然后行气管内麻醉行脉冲发生器的植入。如预计术中配合很困难，可直接行气管内麻醉。

（五）手术步骤

1. 同第七章第四节"帕金森病的脑深部电刺激治疗"一节。

2. 痉挛性斜颈 DBS 植入首选的靶点是苍白球内侧部（Gpi），其靶点的解剖坐标为 $X=19~21mm$，$Y=3~4mm$，$Z=-5~-4mm$，可根据术中的微电极记录结果，确定最终的植入位置。

3. 术中微电极记录是定位最重要的一环，由于多数病人在全麻下进行手术，术中无法进行测试；即使在局麻下手术，术中测试也不能马上看见症状的改善，只能测试有无副作用。因此，微电极记录的结果对 DBS 植入电极位置的最终确定至关重要。术中微电极记录可采用多通道（有条件 DBS 治疗中心）或单通道微电极记录，选取记录到的信号最强和长度最长的通道为电极植入路径（图 8-10、图 8-11）。

（六）术中、术后注意事项

同第七章第四节"帕金森病的脑深部电刺激治疗"一节。

（七）手术主要并发症及术后处理

同第七章第四节"帕金森病的脑深部电刺激治疗"一节。

DBS-Gpi 电极植入相对安全。注意的在于斜颈的患者头部扭动的幅度及力量较大，术后出现疗效是逐渐改善，在术后较长一段时间仍会有症状。因此，在放置连接导线与电极的接头处一定要磨槽固定，以防止连接导线的移位折断。

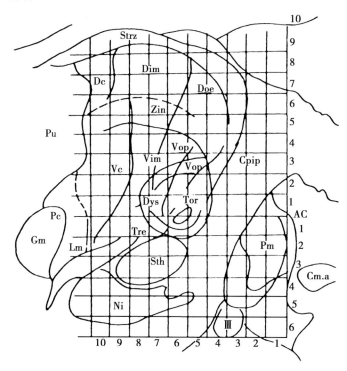

图 8-10　痉挛性斜颈 DBS-Gpi 植入靶点

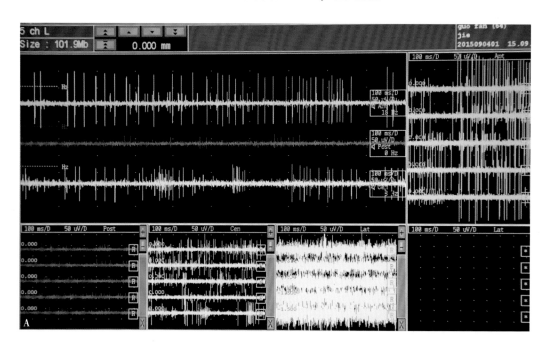

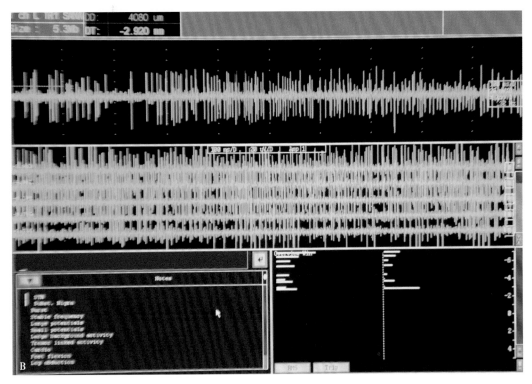

图 8-11　痉挛性斜颈 DBS-Gpi 术中微电极记录

（八）评价

苍白球内侧核（Gpi）是痉挛性斜颈（颈部肌张力障碍）的首选靶点。单侧苍白球电刺激主要适应于对侧已行苍白球毁损术的患者。单纯痉挛性斜颈通过丘脑底核（STN）-DBS 治疗的报道甚少。肌张力障碍包括痉挛性斜颈的 Gpi-DBS 治疗术后症状并不是立刻改善，而是需要刺激一段时间后逐渐改善直至满意，多数在手术并刺激后 3~6 个月。部分病人同帕金森病术后，在早期可以出现微毁损效应，即在电极植入后没有开机时，症状有明显的减轻。

总之，双侧 Gpi-DBS 治疗颈部肌张力障碍有效，副作用小。但是，仍然有许多问题需要进一步探讨。如 Gpi 是不是最好的靶点？是否必须双侧 Gpi 电刺激？不同类型的痉挛性斜颈电刺激的位置是否一样？效果是否相同？还需要大宗病例及较长时间的随访。

四、痉挛性斜颈三联手术

（一）概述

目前，痉挛性斜颈的手术国际上流行的方式中选择性周围神经切断术，国内陈信康教授倡导的三联手术也取得了良好效果，并在国内广泛应用。其成功的原因是，它仅切除了那些引起产生头部异常运动肌肉的支配神经。因此，术前对参与异常运动肌肉的辨认非常重要。要做到这一点，就必须确定异常运动的类型及与之相关的肌群。术前通过细致地临床检查，结合肌电图描记、局部阻滞、颈段 CT 或 MRI 薄层扫描以及肉毒素治疗史，可以大致确定参与异常运动的肌肉，术中对受累肌肉及其支配的脊神经的辨认是手术成功的关键（表 8-1、图 8-12）。三联手术是痉挛性斜颈切除性手术中安全、疗效肯定的一种手术方式。

表 8-1　痉挛性斜颈受累肌肉及其神经支配

旋转型		
对侧	胸锁乳突肌（主要收缩肌肉）	副神经及 $C_{2~3}$ 腹侧分支
同侧	头夹肌　　（主要收缩肌肉）	$C_{2~6}$ 背侧分支
同侧	颈夹肌　　（主要收缩肌肉）	$C_{4~8}$ 背侧分支

续表

同侧	头下直肌 （协同收缩肌肉）	C_1背侧分支
同侧	头下斜肌 （协同收缩肌肉）	$C_{1~2}$背侧分支
对侧	头上斜肌 （协同收缩肌肉，稍前屈等）	C_1背侧分支
对侧	头半棘肌 （协同收缩肌肉）	$C_{1~6}$背侧分支
对侧	颈半棘肌 （协同收缩肌肉）	$C_{4~8}$背侧分支
同侧	头最长肌 （协同收缩肌肉）	$C_{3~8}$背侧分支
侧屈型		
同侧	头夹肌 （主要收缩肌肉）	$C_{2~6}$背侧分支
同侧	肩胛提肌 （提肩）	$C_{3~4}$背侧分支
同侧	头上斜肌 （协同收缩肌肉）	C_1背支
同侧	斜方肌 （协同收缩肌肉，提肩）	副神经+$C_{3~4}$腹支
同侧	胸锁乳突肌 （协同收缩肌肉）	副神经+$C_{2~3}$腹支
后仰型		
双侧	头夹肌 （主要收缩肌肉）	$C_{2~6}$后支
双侧	颈夹肌 （协同收缩肌肉）	$C_{4~8}$后支
双侧	头半棘肌 （主要收缩肌肉）	$C_{1~6}$后支
双侧	颈半棘肌 （协同收缩肌肉）	$C_{4~8}$后支
双侧	头最长肌 （主要收缩肌肉）	$C_{3~8}$后支
双侧	头上下直肌 （主要收缩肌肉）	C_1后支
双侧	头上斜肌 （协同收缩肌肉）	$C_{1~2}$后支
双侧	头下斜肌 （协同收缩肌肉）	C_1后支
前屈型		
颈前侧	双侧胸锁乳突肌（主要收缩肌肉）	双侧副神经+$C_{2~3}$前支
颈前侧	双侧前斜角肌	双侧$C_{2~8}$前支
颈前侧	双侧中斜角肌	双侧$C_{2~8}$前支
颈前侧	双侧后斜角肌	双侧$C_{2~8}$前支
颈前侧	颈长肌	双侧$C_{2~8}$前支
颈前侧	颈长头长肌	双侧$C_{2~8}$前支

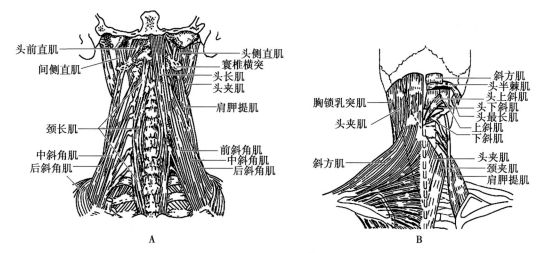

图 8-12 颈肌群

A. 颈前肌群；B. 颈后肌群

（二）手术适应证、禁忌证（在此以旋转型和侧屈型痉挛性斜颈为例）

1. 适应证

（1）典型的旋转型和侧屈型痉挛性斜颈。

（2）患者症状表现相对固定（短期症状无明显进展或进展非常缓慢），且受累肌肉完全位于颈部，病史 1 年以上。

（3）药物治疗效果不满意或肉毒素治疗无效者。

（4）疾病明显影响生活质量。

2. 禁忌证

（1）痉挛性斜颈合并其他部位的肌张力障碍者不建议三联手术，可考虑脑深部电刺激治疗。

（2）病史短，症状不稳定者，建议先药物治疗。

（3）严重心肝肾疾病、糖尿病、高血压不能耐受手术者。

（三）术前准备

1. 术前可行颈部 CT 或 MRI 扫描，了解颈部肌肉肥厚程度。

2. 术前进行神经心理功能评估及量表评分　包括 Tsui 量表（the Tsui Rating Scale）、TWSTRS 量表（the Toronto Western Spasmodic Torticollis Rating Scale，TWSTRS）、BFMDRS 量表（the Burke-Fahn-Marsden dystonia rating scale）。进行术前、术后比较。

（四）体位与麻醉

患者首先采取俯卧位，完成同侧头颈夹肌（或肩胛提肌）切除术和颈神经后支（$C_{1~6}$）切除术，然后患者翻转体位，在平卧位下完成对侧副神经胸锁乳突肌支切断术。气管插管全麻。

（五）手术步骤

三联手术的组成包括一侧脊神经后支（$C_{1~6}$）切断术，头、颈夹肌（或肩胛提肌）切断术和部分切除术，对侧副神经切断术。适用于旋转型和侧屈型斜颈。以头及面部向左侧旋转的病人为例，三联术的内容：左侧颈（$C_{1~6}$）脊神经后支切断，左侧夹肌切除和（或）左肩胛提肌切除。右侧颈部副神经胸锁乳突肌分支切断。头面向右侧旋转的患者，副神经切断在左侧，另两术在右侧。

1. 切口　在一侧枕项发际内做 7 字形（左侧则为反 7 字）皮肤切口，切口的水平段位于枕外粗隆下方一横指，起自中线，止于乳突内缘。斜切口上端与水平切口相连，向下止于 C_7 或 T_1 横突平面，离中线 2cm（图 8-13）。

2. 皮瓣形成　皮肤切开游离皮下达中线，显露斜方肌。在斜方肌上缘和胸锁乳突肌后缘形成的间隙内可见到头夹肌向内斜行。沿夹肌纤维方向切开斜方肌达中线。翻开斜方肌肌瓣便能充分显露头夹肌和头半棘肌上部分。

3. 头夹肌切除　旋转型斜颈病人夹肌都十分粗壮、肥厚，尤其是颈游离头夹肌的内缘，切断夹肌在乳突和上项线上的止点，游离颈夹肌的内外缘，切断颈夹肌在颈椎横突后结节的止点，将其向背侧翻转，注意夹肌的腹侧面有丰富的血供和神经支配，在切口下方用电刀离断夹肌。

4. 头半棘肌切除术　该肌翻转的范围是显露 $C_{1~6}$ 后支的重要步骤，C_2 后支位于头半棘肌下；$C_{3~6}$ 后支位于头半棘肌和颈夹肌间隙内；C_1 后支位于椎颈后支与椎动脉之间。夹肌切除后半棘肌的上端，内外边界都已暴露，先游离内侧缘，它与正中白线粘着易分离，应游离至 C_7 水平，该肌的外缘在 C_2 平面上是游离的，其以下水平很多以齿状腱止于横突，不需游离，在距离该肌的枕骨止端约 1.5mm 处横断，用电刀分薄层逐渐由浅至深切开，近腹侧时改用双极电凝。避免操作枕下三角区，翻转肌瓣时应严格两肌的肌筋膜间隙中游离，可发现至肌瓣的神经。

5. 肩胛提肌切断术　肩胛提肌的 4 条肌束起自上颈椎上 4 个棘突，向下向外行联合成一体，与夹肌呈一锐角，止于肩胛骨上角，手术目的是切断上位 3 肌束。夹肌切除后，四条肌束基本暴露，此侧部分被头最长肌遮掩，牵开此肌，分别游离四条肌束，切断上方 3 个即可。应注意前方即是颈丛。在作夹肌（或肩胛提肌）切除术时，应对所遇到的神经分别用银夹标志，以便下一步行后支切除时确认。

6. 颈脊神经后支（$C_{1~6}$）切断术　C_1 后支位于枕下三角内，在显微镜下操作，打开枕下三角，

C_1 神经可在寰椎后弓与椎动脉平行段之间找到。C_1 主干几乎与椎动脉呈垂直状态，由深处走向浅表，一般先发出外侧支支配咽喉肌，并有细支与 C_2 交通支相连。背支（终末支）分叉成 3~4 分支，支配大直肌、小直肌、上斜肌、下斜肌和头半棘肌的腹侧面。常在 C_1 主干处切断，并切除一段神经，做双侧 C_1 切断时必须保留外侧支。$C_{2~6}$ 的主要后支可分别在相应椎间孔处找到，也可以通过在头半棘肌下方的缝隙内进行电刺激来辨认，或在其出横突部被发现。通过单极电刺激证实后分别切断并切除一小段神经。

因切除肌肉创面大，渗出多，术毕伤口需要放置引流负压吸引。头半棘肌断端做 8 字缝合，然后缝合斜方肌。再分层缝合各肌层、皮下和皮肤（图 8-13A）。

7. 颈部副神经切断 患者翻转体位，呈平卧位，头向对侧旋转，肩下垫枕，重新消毒、铺巾。以下颌角水平与胸锁乳突肌前缘的交点为中点，在胸锁乳突肌前缘做一 3~4cm 切口，切开浅筋膜，达胸锁乳突肌的深面，在二腹肌下缘可见一淋巴结，在其外、后侧，可分离出向下、向背侧斜行的副神经，直径约 2mm，电刺激时可引起胸锁乳突肌收缩及肩部抽动，辨认明确后给予切断、撕脱。副神经的分叉平个体差异较大，可高达二腹肌，低至胸锁乳突肌后缘。对于副神经位置较低的患者，术中要与舌下神经区别。

【附】 双侧后仰型痉挛性斜颈的选择性颈后伸肌切除术

手术在气管插管全麻下，取俯卧位，后正中直切口，上至枕外粗隆上方一横指，下至 C_7 棘突水平。游离左右皮下组织，分出左右斜方肌上缘，并与下一层的夹肌游离，沿夹肌纤维起行方向 V 形切开双侧斜方肌，提起肌瓣，在近枕骨处切断。游离头夹肌内外缘，在其上 1/3 处横断，切除一段，再切断颈夹肌在横突上的止端。在中线两旁头半棘肌，游离其内外缘，在相当于 C_2 或 C_3 水平将其切断。最后把位于其下层的颈半棘肌在 C_4 和 C_5 棘突平面切断。颈半棘肌在头双侧后仰痉挛中起重要作用，切除宜彻底，止血要确切，皮下腔隙宜置引流管，接负压瓶。假如术后仍有残留异常运动，常可在左右乳突下扪及痉挛肥大的肌束，多为头最长肌和颈最长肌，可用甲紫做标记后各做一小切口予以切断。后仰型痉挛斜颈行双侧脊神经后支切断术，效果不理想（图 8-13B）。

（六）术中及术后注意事项

1. 选择性周围神经切断术和选择性颈后伸肌群切断术 当后支切断结束时应把头稍后仰，以便缝合切口，仔细止血，所有残存肌肉和肌腱断端都需缝合，然后缝合皮肤，应尽最大可能保持未切除肌肉的完整性。

2. 颈部肌肉切除后残腔常常有大量渗出，术中要放置负压吸引，放置时间可根据每天引流液的多少而定，一般为 2~3 天为宜。

3. 颈神经的后支有时很难寻找，可根据骨性标志、间隙或电生理来辨认。

4. 切断副神经时要与舌下神经区别，副神经离开二腹肌下缘后向外、向后斜行；而舌下神经则水平地向前下方走行，误伤舌下神经将带来舌肌萎缩。

5. 某些病人术后出现颈部僵硬或颈活动受限，可能是由于过多地切断颈部肌肉的后果，一般数月后明显恢复。

（七）手术主要并发症及术后处理

三联手术为痉挛性斜颈中最为常用的手术方式，术后无死亡病例的报道。因颈部组织血供丰富，术后合并感染及切口不愈合的情况也很少。

术后患者戴颈托，可保持颈部稳定性，同时可减轻颈部肌肉切除后的颈部姿势异常，防止颈部的一种畸形转变为另一种畸形。术后康复治疗非常重要，术后 3 天做颈部体疗，一直到头位恢复正常为止。体疗内容包括颈部随意运动以及针对某拮抗肌进行重点康复锻炼。

（八）评价

由于参与颈部活动的肌肉多，颈部肌肉的神经支配错综复杂。另外，痉挛性斜颈的发病机制并未完全阐明，而斜颈三联手术只是处理参与症状表现的肌肉组织和神经，因此术后只能部分地缓解症状。国

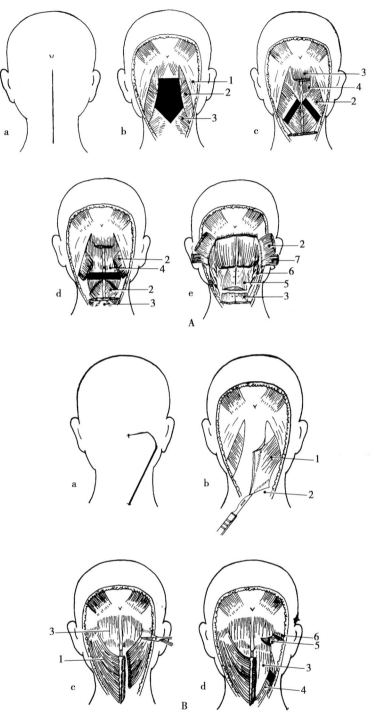

图 8-13 痉挛性斜颈三联手术示意图

A. 后仰型痉挛性斜颈手术示意图：选择性颈肌切除及神经切断术治疗后仰型（黑色代表切除部分）。a. 皮肤切口；b. 斜方肌部分切除；c. 双侧头夹肌切断；d. 双侧头半夹肌切断；e. 双侧颈半夹肌切断。1. 胸锁乳突肌；2. 头夹肌；3. 斜方肌；4. 头半夹肌；5. 颈半夹肌；6. 头最长肌；7. 颈夹肌；（黑色代表切除部分）B. 旋转型和侧挛型痉挛性斜颈手术示意图：选择性颈肌切除及神经切断术治疗旋转型（黑色代表切除部分）。a. 皮肤切口；b. 切除斜方肌；c. 切除头夹肌；d. 必要时切除颈夹肌。1. 头夹肌；2. 头下斜肌；3. 头半夹肌；4. 颈夹肌；5. 头下斜肌；6. 头夹肌残端内陈信康（1998 年）报告采用三联术手术治疗痉挛性斜颈 362 例，70.5% 痊愈，有效率达到 87.9%。大多数患者对神经及肌肉切除术后的疗效满意，三联手术仍为当前治疗斜颈的主要术式。但三联手术为破坏性手术，神经肌肉切除后不能再生恢复，而近几年脑深部电刺激逐渐在痉挛性斜颈中应用，其效果逐渐显现，且具有微创、非破坏性等优点，已逐渐被患者接受。

（崔志强）

第四节 梅杰（Meige）综合征

一、概述

梅杰综合征（Meige syndrome，MS）亦属于节段型肌张力障碍，是 1910 年由法国神经病学家 Henry Meige 首先描述的局部肌张力障碍的一种形式，主要引起眼睑痉挛和低位面部、下颌和颈部的非随意运动为特征，可以导致患者出现残疾。如眼睑痉挛可影响病人的阅读、驾驶机动车或者写作能力，最严重的可以引起功能性失明。随着症状的发展可出现痉挛性发音困难，颈部、躯干、四肢肌张力障碍，进食、吞咽困难（图 8-14）。Marsden 将这种类型的局灶性肌张力障碍分为三型：①单纯眼睑痉挛型；②眼睑痉挛合并口下颌肌张力障碍；③单纯下颌肌张力障碍。赵建国等还增加一个其他型，即上述三型合并颈部、躯干肢体肌张力障碍。原发性 MS 通常在 50 岁或 60 岁发生，女性发病率明显高于男性，男：女为 1：2~3。目前国内发病率还没有明确的流行病学统计。

原发性 Meige 综合征的病因和病理生理学机制目前还不清楚。Sakai 等应用功能性磁共振（fMRI）和（或）单光子发射计算机断层显像（SPECT）研究显示，在 7 例患者中的 5 例在丘脑和（或）基底核有功能障碍，所有的患者肌电图显示眼轮匝肌簇状放电，同时额肌和眼轮匝肌的交互肌肉活动缺乏，他们认为这些发现暗示基底核和丘脑-皮层环路的自发运动控制和交互活动被损害。同时，这些病人对于氯硝西泮、硫必利、苯海索反应良好，他们推断出在丘脑和基底核区的多巴胺能、胆碱能、γ-氨基丁酸能神经元功能紊乱导致神经递质失衡，引起控制兴奋性和抑制性通路的缺失，最终导致交互肌肉活动和自发运动控制的整合失败，引起 Meige 综合征。目前研究显示，Meige 综合征和与基底核相联系的皮层-纹状体-苍白球-丘脑环路密切相关。继发性 Meige 综合征还可能被精神病药物、水痘感染、头部外伤、鼻咽部放疗、基底神经节钙化或缺血损伤、牙科手术和环境因素等诱发。

对于 Meige 综合征的治疗目前主要是三种方式，包括药物治疗、局部肉毒素注射和神经外科手术治疗。药物目前主要使用的为抗多巴胺药、抗胆碱能药、单胺氧化酶抑制剂、巴比妥类、苯二氮䓬类、卡马西平等，疗效有限；最近有学者报道左乙拉西坦对于 Meige 综合征有一定的治疗作用；还有肉毒素注射对于眼睑和下颌肌张力障碍可起短暂的作用，由于副作用明显而限制其使用。神经外科手术治疗的方法主要是立体定向脑深部核团毁损术和脑深部电刺激术（DBS）。

二、梅杰综合征 DBS 治疗

（一）概述

自 1987 年 Benabid 等首次应用 DBS 来治疗运动障碍性疾病以来，DBS 在神经外科治疗运动障碍性疾病方面得到了快速发展。近年来，对于原发性全身或部分性肌张力障碍引起的运动症状和功能障碍，应用双侧苍白球内侧核（Globus pallidusinternas，Gpi）DBS 治疗的临床研究取得了较好效果。因此，许多学者开始尝试用 DBS 治疗药物难治性原发 Meige 综合征（图 8-14）。

（二）手术适应证及禁忌证

1. 适应证

（1）诊断明确的原发性 Meige 综合征，经过至少 2~3 种不同种类的药物治疗疗效差或药物产生明显的副作用。

（2）疾病呈进行性发展，病程 1~2 年以上。

（3）疾病影响工作、学习和生活，年龄<75 岁且具有良好的合作能力。

（4）神经系统无病理体征发现及衰退性改变。无严重的精神障碍性疾病。

（5）能够正确理解手术疗效和并发症，并能够接受。

（6）良好的社会环境、婚姻状态、自信心和合作能力。对 DBS 手术的疗效充分理解和配合。

2. 禁忌证

（1）严重心肝肾疾病、糖尿病和高血压脑动脉硬化者。

（2）凝血机制异常，长期应用抗血小板凝聚的药物。

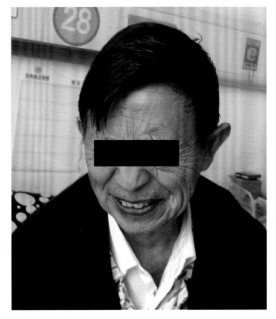

图 8-14 梅杰综合征患者

（3）有明显智能障碍或精神症状者。

（4）严重的脑萎缩或其他脑内器质性病变者。

（5）不能配合术后程控者和不能接受植入物者。

（6）有严重的心肺疾病和不能控制的顽固性高血压等。

（7）年龄超过 75 岁，一般状态较差，不能耐受手术者。

（三）术前准备

1. 术前常规行实验室检查和头颅神经影像学检查。

2. 术前采用 Burke-Fahn-Marsden（BFMDRS）肌张力障碍运动评分量表进行肌张力障碍严重程度评分。

3. 术前对患者进行精神和心理评估包括 Yale-Brown 强迫症状量表（Yale-Brown obsessive-compulsive rating scale）、Hamilton 抑郁症状量表（HAMD）评分。

4. 对于无法控制头面部及颈部抽动的患者，术前可在药物镇静下行头颅 MRI 定位扫描（序列扫描），采用手术计划系统设计，减少手术日扫描时间，手术日可行头颅 MRI 或 CT 薄层扫描融合，从而保证手术靶点定位准确，防止因头部抖动可能导致图像漂移导致定位不准。

（四）体位与麻醉

体位采取平卧位或半坐位。在电极植入的过程一般先采用局部麻醉。电极植入后，植入脉冲发生器的过程采用气管插管全身麻醉。

（五）手术步骤

1. 安装头架及 MRI 定位扫描 先在局麻下安装立体定向头架，安装时注意要使头架基座（Y 轴）与大脑三室前、后连合点线（AC-PC 线）平行，减少手工计算或计划系统校正引起的误差。通常采用 1.5T 或 3.0T 磁共振，层厚 2~3mm 薄层连续无间距，进行矢、冠、轴三维扫描，然后将图像传入手术计划系统计算机工作站，或术前不安装头架按导航序列定位磁共振扫描。手术日行头颅 CT 薄层扫描，然后导入计算机工作站中手术计划系统内，进行影像多模态融合技术。

2. 靶点坐标定位 采用影像学定位、解剖图谱定位、术中微电极及术中临时刺激测试等方法联合定位，设定最佳植入靶点位置及穿刺通道。常用靶点为苍白球内侧核（Gpi）和丘脑底核（STN）（图 8-15）。

3. 手术日病人入手术室后，取平卧头部略抬高或半坐位，固定头架，拟定皮肤切口并予以标记，消毒、铺巾，安装导向弓架，根据靶点坐标定位/引导下设计切口，通常取小马蹄形切口或双额前各侧弧形切口"）（"。在局部浸润麻醉下，切开皮肤各层，颅骨钻孔，将电极基环固定于骨孔上，植入微电极，通常在靶点上方 8~10mm 用单通道或多通道监测，微电极记录到完整的核（团）神经元特异性放电，在放电最明显的针道植入 DBS 电极（Gpi）通常植入 Medtronic 3387 电极或 PINS L302 电极，STN 通常植入 Medtronic 3389 电极或 PINS L301 电极。电极放到靶点后进行术中临时刺激测试，观察疗效及副反应。

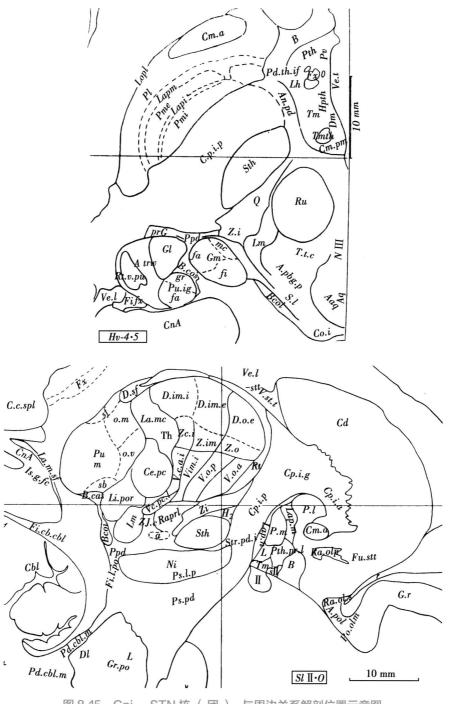

图 8-15 Gpi，STN 核（团）与周边关系解剖位置示意图

4. 固定电极试验刺激效果，满意且无明显副作用产生时，于骨孔处安置 StimLock 固定电极，预防电极位置发生移位，拔出电极针芯，将植入电极的尾部用电极保护套固定后，通过皮下隧道暂放于切口前部皮下或耳后颈部皮下，等待下一步骤与脉冲发生器导线连接。

5. 植入脉冲发生器（IPG）　患者取平卧位，并将麻醉方式改为全身麻醉，麻醉显效后，再常规消毒、铺巾，一般情况在右侧锁骨下 2~3cm 处切一横行切口，大小与植入的 IPG 尺寸相匹配，分离皮下组织至肌层上做一囊袋，植入 IPG。然后在右侧耳后发际内纵行切开皮肤，长度为 3~4cm，分离皮下组织至骨膜，应用磨钻造人工骨性凹槽，然后用通条做一皮下隧道，将电极延长线从锁骨下引致耳后切口，将颅内植入电极与IPG导线进行连接，电极保护套固定连接处，并用两个钛板连接片将连接部位固定在磨好的骨槽内防止电极移位。将多余的延长导线螺旋状盘在脉冲发生器后方，植入锁骨下囊袋内，并用丝线将IPG固定；然后将头侧剩余的电极线螺旋状盘好植入头部切口前方皮下。

6. 测试DBS系统　颅内植入电极、IPG及导线连接完成后，进行电阻测定，观察植入装置一定达到正常范围。

7. 缝合切口　测试完成后，若DBS装置一切正常，逐层缝合各个切口，无菌敷料包扎固定，手术结束。

（六）术中及术后注意事项

1. 术者对DBS装置的功能要有很好的了解和熟练的操作技巧，严格遵守手术操作常规，注意无菌操作。

2. 术中严格控制血压，严密观察患者脉搏、呼吸、血氧饱和度，术中注意止血，尽量减少脑脊液流失，减少脑组织移位而产生的靶点移位，影响术后疗效。

3. 在电极植入过程中，做好靶点的验证工作，电极植入后可于术中检验靶点放置的准确性。

4. 术后再次复查头颅CT或者MRI，以明确电极植入的准确性，并可排除无症状性颅内出血，常规给予抗生素预防感染及预防癫痫治疗。

5. 术后嘱病人尽早下床运动并进行肢体功能锻炼，预防肺部继发性感染及下肢深静脉血栓形成。

6. 植入DBS的病人术后尽量避免剧烈运动，日常生活基本不受影响，大部分家用电器不影响IPG的功能，但应注意以下几点：①热疗不宜直接对着IPG植入处；②放射治疗不宜直接对着IPG植入处；③术中外科电凝器不宜在IPG及连接线附近操作，尽量少用或不用外科电凝器；④植入DBS的病人尽量避免出入强磁场区域，如确有必要（如行MRI检查，可将IPG暂时关闭）；⑤防盗装置和机场安全检查能够影响IPG的输出和病人的刺激功能。此时患者可出示相关证明，走安全通道。

7. 刺激参数设定与调节　原则上刺激参数的最佳调整时间为术后第4周，目的是减少电极植入过程中对Gpi核或STN核的机械性毁损所产生的伪效应。刺激参数包括DBS电极触点选择、触点的极性选择、幅度（电压）、脉宽、频率等指标。综合国内外作者对MS的刺激参数范围选择是频率60~235Hz，脉宽60~210微秒，电压1.0~5.0V，每次进行参数调整时均需要对电阻抗进行检验，症状的变化通常是在参数设定完成后的数小时甚至数天后才能最终体现，刺激参数设定完毕后要进行记录，并由患者及程控医师双方保存。

（七）手术主要并发症及术后处理

1. 术中、术后颅内出血　多数出血位于植入路径的通道内，少数也可出现在蛛网膜下腔，原因是在穿刺过程中可能损伤了脑内的血管。因此，在选择穿刺植入路径时要尽量通过脑回，避免通过脑沟，可通过手术计划系统选择颅骨穿刺点的位置，在影像学上避开脑沟及重要血管区，术中控制收缩压<150mmHg以下、平均动脉压95mmHg左右。

2. 术后常规应用抗生素预防感染。

3. 术中、术后发生颅内积气　因钻孔打开硬脑膜，出现脑脊液部分流出而出现颅内积气，这是必然的。所以，术中应尽可能减小硬脑膜创口，并应用棉片填塞骨孔，减少脑脊液流失过多，在关颅时向颅内注入适量温生理盐水。术后产生低颅压症状，如头痛、恶心、精神症状等，对症处理，术后可使患者采取头部稍高体位，术后适当补液。

4. 电极折断移位、脉冲发生器故障　为了预防发生，术中应用钛板连接片或将电极线固定，减少颅内电极移位。如果电极短路和或断路，需重新连接或更换电极。术后嘱患者尽量避免剧烈运动，远离场强较大的区域，如确需要进入该区（如行MRI检查），可提前将脉冲发生器关闭。

5. 异物排斥反应，一般不发生。对于植入物排斥严重者，拔除DBS装置。

6. 对于锁骨下前胸皮肤较薄的病人，埋置IPG的部位可以改在腹部，减少其与外界摩擦的力度和频率，预防切口裂开、破溃、感染。

（八）评价

综合国内外多中心对 MS 行 DBS 治疗的临床疗效统计结果表明，该手术方法具有安全、高效、并发症少等优点，具有可调整性、可逆性。Gpi-DBS 不仅能够极大改善 MS 患者的眼睑痉挛、下面部、下颌不自主运动症状及语言和吞咽功能，而且也能改善患者颈部及全身肌张力障碍状况，BFMRS-Ⅰ（运动评分）和 BFMRS-Ⅱ（伤残评分）评分均得到明显的改善。Loher 等报道 1 例 MS 患者行 Gpi-DBS 随访 7 年，眼和嘴的肌张力障碍改善分别达到 92% 和 75% 左右。Reese 等进行多中心回顾性研究，长期（>78 个月）随访了 12 例进行双侧 Gpi-DBS 治疗的 MS 患者，症状改善平均超过 50%，同时大多数患者口服很少量的药物，部分患者停止用药。Lyons 等报道了 3 例 MS 行 Gpi-DBS 患者随访 12 个月 BFMRS 改善率为 79%~85%，随访 42~54 个月 1 例改善为 20%，另两例改善分别为 75%~80%；1 例帕金森病合并 MS 患者行双侧 STN-DBS 随访超过 5 年，改善率达 100%。Lyons 等同时回顾了 2001—2010 年文献报道的 17 例患者，BFMRS 改善率为 66%~80%。王林等报道 1 例行双侧 GPi-DBS 手术患者术后随访 2 年改善率为 69.1%~83.7%。

最近一个重要的调查结果表明：虽然疾病持续时间可以作为 MS 患者行 DBS 术后疗效结果的预测指标之一，但与发病年龄、进行手术年龄、疾病的严重程度、DYT1 状态和不自主运动的不同阶段相比，并没有明显的预测价值。

脑深部电刺激术的副作用包括自发性电流扩散、内囊功能损害从而导致构音困难、面部肌肉极度抽搐、运动迟缓等。Foncke 等报道行 Gpi-DBS 16 例患者中有 2 例患者术后有表现为抑郁及自杀倾向，但 MS 行 Gpi-DBS 治疗文献报道没有出现死亡及永久性的严重并发症，Reese 等报道 1 例一侧植入电极两年后感染，予以拔除电极经抗感染治疗后，半年再次植入成功。

目前对于以中线症状为主的 MS，认为双侧刺激对于中线症状为主的肌张力障碍是必要的，单侧刺激症状改善不明显；Blomstedt 等认为单侧刺激不能改善 MS 病人的轴线症状。研究中还发现，在 MS 应用 Gpi-DBS 治疗的患者，术后症状改善没有"全身性肌张力障碍患者"症状改善迅速，一般需要一个疗效延迟的过程，部分患者达到良好疗效往往需要一至数月时间。对于 MS 的 DBS 手术治疗目前大多数学者认为 Gpi 是一个安全有效的靶点，也有少数学者尝试应用 STN-DBS 来治疗 MS，Lyons 等报道了 1 例 PD 合并 MS 患者行双侧 STN-DBS 治疗，所有症状立即改善，随访超过 5 年，改善率达 100%。国内葛明等也尝试 STN-DBS 治疗 1 例 MS 患者，开启刺激器后症状立即改善，随访 3 个月改善率为 89%。由于随访期过短还不能确定其长期疗效，有待于更多的研究予以证实。

（王 林）

【附】Burke-Fahn-Marsden 肌张力障碍运动评分量表 ［BFMRS-I（运动评分）］

BFMRS-I 运动障碍评分（总分 120 分）

	程度因子	触发因子	部位比重	得分范围
眼	0-无肌张力障碍存在； 1-轻微，偶尔眨眼； 2-轻度，频繁眨眼，但无较长时间眼睑痉挛性紧闭； 3-中度，较长时间眼睑痉挛性紧闭，但多数时间为睁眼状态； 4-重度，长时间闭眼，至少占清醒状态下 30%，影响生活。	0-静止或活动时均无肌张力障碍表现； 1-仅在进行某一动作时出现； 2-多个动作均可触发； 3-由远隔肢体运动触发或静止状态间断出现； 4-静止时持续表现肌张力障碍。	0.5	0~8 分

续表

	程度因子	触发因子	部位比重	得分范围
嘴	0-无肌张力障碍存在； 1-轻微，偶然噘嘴或其他嘴部运动（如：下颌开关，舌的运动等） 2-轻度，运动持续存在少于50%； 3-中度，中度的肌张力障碍性运动或收缩大部分时间持续存在； 4-重度，严重的肌张力障碍性运动或收缩大部分时间持续存在。	0-静止或活动时均无肌张力障碍表现； 1-仅在进行某一动作时出现； 2-多个动作均可触发； 3-由远隔肢体运动触发或静止状态间断出现； 4-静止时持续表现肌张力障碍。	0.5	0~8分
言语和吞咽	0-正常； 1-轻微，言语表达易懂，偶尔停顿； 2-言语表达理解有些难度，频繁停顿； 3-言语表达较难理解，或不能吞咽固体食物； 4-完全构音障碍，很难吞咽软食或流食。	0-静止或活动时均无肌张力障碍表现； 1-单一或两种症状偶尔发生（<1次/月）； 2-其一症状发作频繁（如哽噎）（>1次/月）； 3-其一症状频繁发作，而另一症状偶然发作； 4-两种症状均发作频繁。	1.0	0~16分
颈	0-无肌张力障碍； 1-轻微，偶尔出现肌肉抽动； 2-明显斜颈，但程度较轻； 3-中度肌肉抽动； 4-极度肌肉频繁抽动。	0-静止或活动时均无肌张力障碍表现； 1-单一或两种症状偶尔发生（<1次/月）； 2-其一症状发作频繁（如哽噎）（>1次/月）； 3-其一症状频繁发作，而另一症状偶然发作； 4-两种症状均发作频繁。	0.5	0~8分
上臂	0-无肌张力障碍； 1-轻微肌张力异常，无临床意义； 2-轻度，明显肌张力异常，但无功能障碍； 3-中度，能够完成抓握和一些简单的手操作； 4-重度，不能够完成抓握。	0-静止或活动时均无肌张力障碍表现； 1-单一或两种症状偶尔发生（<1次/月）； 2-其一症状发作频繁（如哽噎）（>1次/月）； 3-其一症状频繁发作，而另一症状偶然发作； 4-两种症状均发作频繁。	1.0	双侧上肢每侧0~16分
躯干	0-无肌张力障碍 1-轻微弯曲，无临床意义； 2-明显弯曲，但不影响站立行或走； 3-中度弯曲，影响站立或行走； 4-极度弯曲，不能站立或行走。	0-静止或活动时均无肌张力障碍表现； 1-单一或两种症状偶尔发生（<1次/月）； 2-其一症状发作频繁（如哽噎）（>1次/月）； 3-其一症状频繁发作，而另一症状偶然发作； 4-两种症状均发作频繁。	1.0	0~16

续表

	程度因子	触发因子	部位比重	得分范围
下肢	0-无肌张力障碍； 1-轻微肌张力异常，但无功能障碍表现，临床无意义； 2-轻度异常，行走自如，不需辅助； 3-中度异常，严重行走障碍，或需要帮助； 4-重度，受累侧腿不能站立或行走。	0-静止或活动时均无肌张力障碍表现； 1-单一或两种症状偶尔发生（<1 次/月）； 2-其一症状发作频繁（如哽噎）（>1 次/月）； 3-其一症状频繁发作，而另一症状偶然发作； 4-两种症状均发作频繁。		双侧下肢每侧 0～16分

第五节　抽动秽语综合征

一、概述

抽动秽语综合征（gilles de la tourette syndrome，TS）是发生于儿童时期较常见的神经精神系统疾病之一，表现为以刻板、多变、难以自控的肢体抽动、爆发性发声、伴随秽语性语言为特征的症状群，还可伴发多种多样的行为异常，如注意力不集中、多动、强迫行为、强迫思维、感觉障碍、情绪障碍、冲动、学习困难等，多见于 5～15 岁发病。TS 往往与下列疾病共存：①以注意力涣散及多动、冲动为主的注意缺陷多动障碍（ADHD）；②主要是阅读障碍和数学困难，可严重影响学习成绩的学习障碍（LD）；③强迫障碍（Obsessive compulsive disorder，OCD）。1825 年 Itard 最早报道，法国神经病学家 Georges Gilles de La Tourette 1885 年首先详细描述该病，后人以其名字（Tourette）命名。

抽动秽语综合征的发病机制尚不清楚。①遗传因素：很多研究认为遗传因素在该病发生中起重要作用，本病有明显的家族倾向，大多认为是一种常染色体显性遗传伴不完全外显率的疾患，且外显率存在性别差异，男性外显率高（0.5~0.9），女性外显率低（0.2~0.8）；②中枢神经系统器质性损伤：抽动秽语综合征患者大脑的影像学改变主要在基底核（团），难产、窒息、早产、头部外伤等造成的儿童器质性脑损伤，是导致抽动秽语综合征发病的危险因素；③中枢神经递质系统异常：a. 多巴胺活动过度或多巴胺受体超敏：多数抽动秽语综合征患者的运动和发声抽动，对选择性中枢多巴胺 D2 受体拮抗药氟哌啶醇等治疗有较好的疗效，推论与大脑基底核及边缘系统的皮质多巴胺活动亢进或者突触后多巴胺能受体超敏以及多巴胺更新率降低而致功能旺盛有关；b. 性激素及兴奋性氨基酸的作用：最近的研究发现基底核和边缘系统等具有基本生殖功能的脑区发育异常可能有关；c. 去甲肾上腺素（NE）功能失调假说：小剂量可乐定可使抽动秽语综合征患者的症状减轻，推论与 NE 能系统受累有关。可乐定具有刺激突触前 α2 受体作用，从而反馈抑制中枢蓝斑区 NE 的合成释放，使抽动症状减轻；④精神因素：本病可能与社会心理因素有关，精神创伤、不良生活事件、精神过度紧张、应激或情绪波动可诱发或加重抽动症状，抽动可能是愿望被压抑和心理反抗的表现；⑤其他：包括感染、免疫和药物因素等都有报道。

二、临床症状

抽动症通常被分为运动性抽动和发声性抽动。①发声性抽动：实际上是累及呼吸肌、咽肌、喉肌、口腔肌和鼻肌的抽动，当这些部位的肌肉收缩抽动时就会发出声音，简单的如"喔、噢、啊"等，也可表现为清嗓、咳嗽、吸鼻、吐痰、犬吠等声音。复杂发声性抽动是由某些单词、词组或句子组成，表现为与环境不符的、不由自主地重复无意义的词句或无缘无故地骂人；②运动性抽动：指头面部、颈肩、躯干及四肢肌肉不自主、突发、快速收缩运动，表现出来就是眨眼、蹙额、噘嘴、缩鼻、伸舌、张口、摇头、点头、伸脖、耸肩、挺胸等动作。

三、抽动秽语综合征的 DBS 治疗

（一）概述

抽动秽语综合征的治疗包括心理治疗、药物治疗和神经外科手术等。

1. 心理治疗　主要是稳定患儿的情绪，一般适用于轻症患儿。

2. 药物治疗　药物治疗抽动症的总体原则是以最低剂量起始，逐渐加量。其主要的药物包括硫必利及氟哌啶醇等，多数 TS 患者在服药治疗后有不同程度的控制和改善，但常出现嗜睡、反应迟钝、记忆减退、情绪低沉等的副作用，难以坚持服用。

3. 手术治疗　目前认为抽动秽语综合征的发病机制与基底核多巴胺环路有关，在其环路进行干预或调控可以改善和控制症状。外科治疗的手术方式包括立体定向深部核（团）毁损术以及脑深部电刺激术。脑内靶点毁损术由于对脑组织结构进行破坏、部分病人可出现构音障碍等严重的并发症，已经被的脑深部电刺激术（DBS）治疗所替代。

（二）手术适应证及禁忌证

1. 适应证

（1）抽动秽语综合征诊断明确。

（2）年龄在 18 周岁以上如果症状特别严重，明显影响患儿的日常生活和上学，家长对手术的方法了解并积极要求手术，年龄可以放宽至 10 岁左右。

（3）病程约 2 年以上。

（4）系统性地药物治疗无效或控制不良者。

2. 禁忌证

（1）同本章第四节"梅杰综合征禁忌证"一节。

（2）对本治疗方法还不理解或不配合患者或家属。

（三）术前准备

1. 术前常规行耶鲁综合抽动严重程度量表（YGTSS）评估，了解 TS 病情的严重程度。

2. 手术前一天或数日先行头颅 MRI（1.5T 或者 3T）扫描，包括平扫和增强扫描。

（四）体位与麻醉

患者采取平卧位，如患者配合，可以在基础+局麻下行头部电极的植入，然后全麻下埋藏脉冲发生器。多数患者术中难以完全配合，以全麻手术为宜。

（五）手术步骤

1. 靶点的选择　抽动症患者 DBS 的靶点选用苍白球（Gpi），也有选 STN 作为靶点，多数作者选用 Gpi。靶点坐标：X=19~21mm，Y=2~3mm，Z=−5~−4mm。

2. 手术治疗计划与手术操作全过程　同本章第四节梅杰综合征 DBS 治疗（图 8-15）。

（六）术中及术后注意事项

抽动秽语综合征 DBS 的术中、术后注意事项，同本章第四节梅杰综合征 DBS 治疗。

抽动秽语综合征患者多数在全麻下进行电极的植入，术中的微电极记录（MER）信号分析对最终的电极植入有重要的指导意义。应用单通道或多通道的微电极记录，选取信号最强和长度最长的通道为 DBS 电极植入路径。如为单通道微电极记录，一次记录的信号不好，可以调整位置再次记录直至出现典型的 Gpi 信号（图 8-16）。部分 TS 病人，特别是运动抽动动作幅度很大，对连接导线及植入电极的尾端影响较大，因此，连接导线与脑内植入电极连接处要放置在额顶位置，同时磨一骨槽，将连接处接头安放在骨槽内，用金属的连接片固定，以防电极的折断。

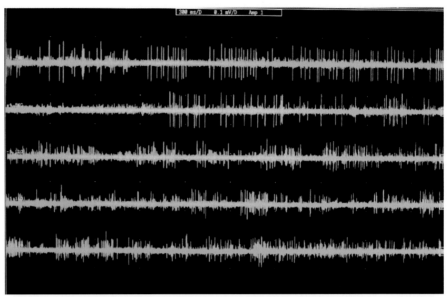

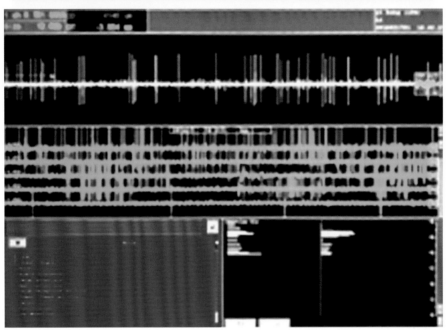

图 8-16　TS 微电极记录苍白球 Gpi 信号

（七）手术主要并发症及术后处理

同本章第四节梅杰综合征 DBS 治疗的手术主要并发症及术后处理。由于部分病人运动、抽动幅度大，容易造成电极或连接导线的折断，术中将连接导线与脑内植入电极连接处，安放位置恰当及要固定牢靠。

（八）评价

从现有资料和术者经验分析，术后患者临床症状均有不同程度的改善，部分病人可以治愈。手术后运动抽动次数明显减少，幅度减小甚至消失，发声抽动频率减少，声调降低甚至消失，秽语减少或消失等。建议分别于术前、术后 3 个月、6 个月、1 年、2 年进行疗效评估。疗效评定包括运动抽动评分、发声抽动评分，采用耶鲁综合抽动严重程度量表（YGTSS）及综合抽动严重程度评分进行比较。

抽动秽语综合征的 DBS 治疗仍在探索中，对于非抽动症状、具有社会损害和影响生活质量及具有精神症状等"TS"的各种亚型，在严格遵守抽动秽语综合征手术适应证、禁忌证的情况下也可分别进行 DBS 探索性治疗，使患者临床症状和体征获得一定改善。

（潘隆盛）

参 考 文 献

1. 蒋雨平. 临床神经疾病学. 上海：上海医科大学出版社，998：339-347.

2. 朱宏伟，李勇杰. 同期丘脑和苍白球切开术治疗合并特发性震颤的帕金森病. 立体定向和功能性神经外科杂志，2001，14（1）：9-11.

3. 李建宇，陈革，庄平，等. 微电极导向立体定向手术治疗原发性震颤. 立体定向和功能神经外科杂志，2003，16（1）：7-10.

4. 方亦斌，周晓平. 特发性震颤的外科治疗. 立体定向和功能性神经外科杂志，2005，18（1）：52-55.

5. 郭效东，高国栋，王本瀚，等. 立体定向下丘脑 Vim 核毁损术治疗特发性震颤的相关因素分析. 立体定向和功能性神经外科杂志，2006，19（1）：13-16.

6. 中华医学会神经病学分会帕金森病及运动障碍学组. 原发性震颤的诊断和治疗指南. 中华神经科杂志，2009，42：571-572.

7. 张建国. 脑深部电刺激术的现状与未来. 中华神经外科杂志，2010，26（5）：385-386.

8. 孟凡刚，马羽，葛明，等. 脑深部电刺激治疗特发性震颤. 中华医学杂志，2012，92（15）：1037-1040.

9. Young RF, Li F, Verm eulen S, et al. Gamma Knife thalamotomy for treatment of essential tremor：long-term results. J Neurosurg, 2010, 112：1311-1317.

10. Louis ED, Gillman A. Factors Associated with Receptivity to Deep Brain Stimulation Surgery among Essential Tremor Cases. Parkinsonism Relat Disord, 2011, 17（6）：482-485.

11. Kooshka BA, Lunsford LD, Tonetti D, et al. Gamma Knife thalamotomy for tremor in the magnetic resonance imaging era. J Neurosurg, 2013, 118：713-718.

12. Buijink AWG, Caan MWA, Contarino MF, et al. Structural changes in cerebellar outflow tracts after thalamotomy in essential tremor. Parkinsonism and Related Disorders, 2014, 20：554-557.

13. Lipsman N, Schwartz ML, Huangn Y, et al. MR-guided focused ultrasound thalamotomy for essential tremor：a proof-of-concept study. Lancet Neurol, 2013, 12：462-468.

14. Buijink AWG, Caan MWA, Contarino MF. Structural changes in cerebellar outflow tracts after thalamotomy in essential tremor. Parkinsonism and Related Disorders, 2014, 20：554-557.

15. 汪业汉，吴承远主编. 立体定向神经外科手术学. 北京：人民卫生出版社，2005，242-257.

16. 万新华. 肌张力障碍诊断与治疗指南. 中华神经科杂志，2008，41（8）：570-573.

17. 王琳，万新华. 对《肌张力障碍诊断与治疗指南》的解读. 中国现代神经疾病杂志，2009，9（3）：216-220.

18. 万新华. 肌张力障碍的临床特点及诊治要点. 中国神经免疫学和神经病学杂志，2010，17（3）：167-169.

19. 卢祖能. 肌张力障碍的新定义和分类. 卒中与神经疾病，2014，21（1）：61-62.

20. 陈生弟，周海燕. 肌张力障碍的研究现状和未来展望. 中国神经精神疾病杂志，2009，35（6）：384-385.

21. 张弨，张建国，张凯. 丘脑底核电刺激术治疗原发性肌张力障碍. 中国微侵袭神经外科杂志，2012，17（7）：302-304.

22. 吴逸雯，陈生弟. 肌张力障碍遗传学发病机制及诊断策略. 中国现代神经疾病杂志，2013，13（7）：568-573.

23. 傅先明，牛朝诗. 立体定向和功能性神经外科学. 合肥：安徽科学技术出版社，2004：469-473.

24. 郭钢花，张秋珍，李哲. 继发性肌张力障碍研究及治疗进展. 中国康复医学杂志，2014，29（2）：192-195.

25. 赵思源，张剑宁，常洪波，等. 早发性肌张力障碍—帕金森综合征 1 例并文献复习，中国临床神经科学，2014，22（2）：208-211.

26. Bronte-Stewart H, Taira T, Valldeoriola F, et al. Inclusion and exclusion criteria for DBS in dystonia. Mov Disord, 2011, 26, Suppl 1：S5-16.

27. Thobois S, Taira T, Comella C, et al. Pre-operative evaluations for DBS in dystonia. Mov Disord, 2011, 26, Suppl 1：S17-22.

28. Vitek JL, Delong MR, Starr PA, et al. Intraoperative neurophysiology in DBS for dystonia. Mov Disord, 2011, 26, Suppl 1：S31-6.

29. Starr PA, Bejjani P, Lozano AM, et al. Stereotactic techniques and perioperative management of DBS in dystonia. Mov Disord, 2011, 26, Suppl 1: S23-30.

30. Kupsch A, Tagliati M, Vidailhet M, et al. Early postoperative management of DBS in dystonia: programming, response to stimulation, adverse events, medication changes, evaluations, and troubleshooting. Mov Disord, 2011, 26, Suppl 1: S37-53.

31. Cersosimo MG, Raina GB, Benarroch EE, et al. Micro lesion effect of the globus pallidus internus and outcome with deep brain stimulation in patients with Parkinson disease and dystonia. Mov Disord, 2009, 24: 1488-1493.

32. Kupsch A, Benecke R, Muller J, et al. Pallidal deep-brain stimulation in primary generalized or segmental dystonia. Engl J Med, 2006, 355: 1978-1990.

33. Tagliati M, Krack P, Volkmann J, et al. Long-Term management of DBS in dystonia: response to stimulation, adverse events, battery changes, and special considerations. Mov Disord, 2011, 26, Suppl 1: S54-62.

34. Hebb MO, Chiasson P, Lang AE, et al. Sustained relief of dystonia following cessation of deep brain stimulation. Mov Disord, 2007, 22: 1958-1962.

35. Dauer WT, Burke RE, Greene P, et al. Current concepts on the clinical features, aetiology and management of idiopathic cervical dystonia. Brain, 1998, 121: 547-560.

36. 陈信康主编. 功能神经外科学. 北京科学技术出版社, 2005, 33-83.

37. Marras C, Van den Eeden SK, Forss RD, et al. Minimum incidence of primary cervical dystonia in a multiethnic health care population. Neurology, 2007, 69 (7): 676-680.

38. Meares R. Natural history of spasmodic torticollis, and effect of surgery. Lancet, 1971, 2 (7716): 149-150.

39. Pillon B, Ardouin C, Dujardin K, et al. Preservation of cognitive function in dystonia treated by pallidal stimulation. Neurology, 2006, 66 (10): 1556-1558.

40. Kiss ZH, Doig-Beyaert K, Eliasziw M, et al. The Canadian multicenter study of deep brain stimulation for cervical dystonia. Brain, 2007, 130 (Pt 11): 2879-2886.

41. Vidailhet M. Bilateral deep-brain stimulation of the globus pallidus in primary generalized dystonia. N Engl J Med, 2005, 352 (5): 459-467.

42. Coubes P, Cif L, FH EI, et al. Electrical stimulation of the globus pallidus internus in patients with primary generalized dystonia: long-term results. J Neurosurg, 2004, 101 (2): 189-194.

43. Starr PA, Turner RS, Rau G, et al. Microelectrode-guided implantation of deep brain stimulators into the globus pallidus internus for dystonia: techniques, electrode locations, and outcomes. J Neurosurg, 2006, 104 (4): 488-501.

44. Hung SW, Hamani C, Lozano AM, et al. Long-term outcome of bilateral pallidal deep brain stimulation for primary cervical dystonia. Neurology, 2007, 68 (6): 457-459.

45. Kenney C, Simpson R, Hunter C, et al. Short-term and long-term safety of deep brain stimulation in the treatment of movement disorders. J Neurosurg, 2007, 106 (4): 621-625.

46. Reese R, Gruber D, Schoenecker T, et al. Long-term clinical outcome in Meige syndrome treated with internal pallidum deep brain stimulation. Mov Disord, 2011, 26 (4): 691-698.

47. Marsden CD. Blepharospasm-oromandibular dystonia syndrome (Breughel syndrome) A variant of adult-onset torsion dystonia? J Neurol Neurosurg Psychiatry, 1976, 39: 1204-1209.

48. Zesiewicz TA, Louis ED, Sullivan KL, et al. Substantialimprovement in a Meige's syndromepatient with levetiracetam treatment. Mov Disord, 2004, 19 (12): 1518-1521.

49. 赵建国, 肖蕾. Meige 综合征临床研究近况. 中国实用内科杂志, 2002, 22 (6): 381-383.

50. Sakai T, Shikishima K, Kawai K, et al. Meige's syndrome associated with basal ganglia and thalamic functional disorders. Nippon Ganka Gakkai Zasshi, 1998, 102: 764-770.

51. LeDoux MS. Meige syndrome: what's in a name? Parkinsonism Relate Disord, 2009, 15 (7): 483-489.

52. Jinnah HA, Factor SA. Diagnosis and Treatment of Dystonia. Neurol Clin, 2015, 33 (1): 77-100.

53. Maestre-Ferrín L, Burguera JA, Peñarrocha-Diago M, et al. Oromandibular dystonia: a dental approach. Med Oral Patol Oral Cir Bucal, 2010, 15 (1): e25-27.

54. Jankovic J, Orman J. Botulinum A toxin for cranial-cervical dystonia: a double-blind, placebo-controlled study, Neurology, 1987, 37: 616-623.

55. Saito T, Katayama T, Sawada J, et al. Combination therapy for segmental craniocervical dystonia（Meige syndrome）with aripiprazole, trihexyphenidyl, and botulinum toxin：three cases reports. Neurol Sci, 2015, 36（2）：243-245.

56. Krauss JK. Deep brain stimulation for dystonia in adults. Overview and developments, Stereotact Funct Neurosurg, 2002, 78（3-4）：168-182.

57. Jankovic J. Treatment of hyperkinetic movement disorders. Lancet Neurol, 2009, 8：844-856.

58. Sobstyl M, Zabek M, Mossakowski Z, et al. Pallidal deep brain stimulation in the treatment of Meige syndrome. Neurol Neurochir Pol, 2014, 48（3）：196-199.

59. Sako W, Morigaki R, Mizobuchi Y, et al. Bilateralpallidaldeep brain stimulation in primaryMeige syndrome. Parkinsonism Relat Disord, 2011, 17（2）：123-125.

60. Bhoyar KV, Gujjar P, Shinde S, et al. Anesthetic management of deep brain stimulator implantation in Merge's syndrome. Anaesthesiol Clin Pharmacol, 2012, 28（1）：111-113.

61. Loher TJ, Capelle HH, Kaelin-Lang A, et al. Deep brain stimulation for dystonia：outcome at long-term follow-up. J Neurol, 2008, 255（6）：881-884.

62. Lyons MK, Birch BD, Hillman RA, et al. Long-termfollow-up of deep brain stimulation for Meige syndrome. Neurosurg Focus, 2010, 29（2）：E5.

63. 王林，陈国强，梁晖，等. 脑立体定向手术治疗 Meige 综合征 2 例报告附文献复习. 中华神经外科杂志，2012, 28（2）：193-196.

64. Isaias IU, Alterman RL, Tagliati M. Outcome predictors of pallidal stimulation in patients with primary dystonia：the role of disease duration. Brain, 2008, 131（Pt 7）：1895-1902.

65. Foncke EM, Schuurman PR, Speelman JD. Suicide after deep brain stimulation of the internal globuspallidus for dystonia. Neurology, 2006, 66：142-143.

66. Saleh C. How effective is GPi-DBS in the treatment of Merge's syndrome? Parkinsonism Relat Disord, 2011, 17：669.

67. Valálik I, Jobbágy A, Bognár L, et al. Effectiveness of unilateral pallidotomy for Meige syndrome confirmed by motion analysis. Stereotact Funct Neurosurg, 2011, 89（3）：157-161.

68. Blomstedt P, Tisch S, Hariz MI. Pallidal deep brain stimulation in the treatment of Meige syndrome. Acta Neurol Scand, 2008, 118：198-202.

69. 葛明，张建国，马羽，等. 丘脑底核脑深部电刺激术治疗 Meige 综合征一例报告及文献复习. 中华神经外科杂志，2006, 22（12）：724-725.

70. Hartmann A, Worbe Y. Pharmacological treatment of Gilles de la Tourette syndrome. Neurosci Biobehav Rev, 2013, 37（6）：1157-1161.

71. Hariz MP, Zrinzo L. Future of brain stimulation：new target TS, new indications, new technology. Mov Disord, 2013, 28（13）：1784-1792.

72. Viswanathan A, Jimenez-Shahed J, Baizabal Carvallo JF, et al. Deep brain stimulation for Tourette syndrome：target selection. Stereotact Funct Neurosurg, 2012, 90（4）：213-224.

73. Priori A, Giannicola G, Rosa M, et al. Deep brain electrophysiological recordings provide clues to the pathophysiology of Tourette syndrome. Neurosci Biobehav Rev, 2013, 37（6）：1063-1068.

74. Piedad JC, Rickards HE, Cavanna AE. What patient TS with Gilles de la Tourette syndrome should be treated with deep brain stimulation and what is the best target? Neurosurgery, 2012, 71（1）：173-192.

75. Hess CW, Vaillancourt DE, Okun MS. The temporal pattern of stimulation may be important to the mechanism of deep brain stimulation. Exp Neurol, 2013, 247：296-302.

76. Ganos C, Roessner V, Munchau A. The functional anatomy of Gilles de la Tourette syndrome. Neurosci Biobehav Rev, 2013, 37（6）：1050-1062.

77. Worbe Y, Sgambato-Faure V, Epinat J, et al. Towards a primate model of Gilles de la Tourette syndrome：anatomo-behavioural correlation of disorders induced by striatal dysfunction. Cortex, 2013, 49（4）：1126-1140.

78. Rickards H, Cavanna AE, Worrall R. Treatment practices in Tourette syndrome：the European perspective. Eur J Pediatric Neurol. 2012, 16（4）：361-364.

79. Pona M, Servello D, Zanaboni C, et al. Deep brain stimulation for treatment of refractory Tourette syndrome：long-team follow-up. Acta Neurochir（Wiell）, 2012, 154（11）：2029-2041.

80. Ackemans L，Temel Y，Vissef-Vandewalle V. Deep brain stimulation in Tourette's Syndrome. Neurotherapeutics，2008，5（2）：339-344.

81. 汪鑫，王学廉，李楠，等. 脑内多靶点射频毁损与脑深部电刺激治疗抽动秽语综合征. 中华神经医学杂志，2013，12（12）：1192-1196.

82. 刘建明，胡永生，张晓华. 视频抽动量表在脑深部电刺激术治疗抽动秽语综合征中的应用. 中国神经精神疾病杂志，2011，37（10）：600-602.

第九章

癫痫的外科治疗

一、癫痫外科的概念

癫痫是一组由已知或未知病因引起的脑部疾患，能产生脑部神经元高度同步化及持久性放电，并能引起至少有一次癫痫样发作，随后出现相应的神经生物学、认知、心理学及社会学等方面的变化。癫痫发作是指脑神经元异常和过度超同步化放电所造成的临床现象，具有反复性、发作性、短暂性，通常为刻板式的中枢神经系统功能失常为特征，常具有自限性。癫痫是儿童最常见疾病，是成人神经科第二常见的疾病。我国的癫痫患病率达到 7‰，全国现有癫痫患者 900 万~1000 万人，而且每年新增癫痫病例达到 50 万之多。

长期以来，人们对这种多因素导致的疾病的病因认识还不是很充分，没有特效的治疗方法。目前癫痫的治疗方法包括抗癫痫药物、开颅外科手术、神经调控、放射治疗、生酮饮食等。其中，2/3 左右的患者可以通过长期服用单药或多种药物得到较好的癫痫发作控制。另外 1/3 的癫痫患者药物治疗困难（或不能耐受药物的副作用）而成为药物难治性癫痫，严重影响患者身心健康，同时也对社会与家庭形成了巨大的经济压力。

外科手术治疗是癫痫治疗中的一个重要组成部分。癫痫外科治疗是应用神经外科手术技巧，采用切除、离断癫痫灶或阻断癫痫放电传导途径的方法，控制或缓解癫痫发作。外科治疗主要针对药物难治性癫痫、癫痫与颅内病变有明确相关性的患者。癫痫外科是以控制或者减轻癫痫发作、改善患者生活质量为目的的干预性治疗手段，现已成为药物治疗以外一项最主要的癫痫治疗方法。

二、癫痫外科的发展

现代癫痫外科起源于 20 世纪 70 年代。早在 1936 年 Gibbs 记录到癫痫发作期脑电图的棘波之前，癫痫外科是以 Jackson 观点为主导，手术以切除癫痫症状对应区域为主。脑电图临床应用后至今，一直是寻找致痫灶、指导癫痫外科手术的重要工具。我国的癫痫外科最早起步于 20 世纪 50 年代段国升教授对创伤性癫痫的手术治疗，并且手术是在皮质脑电图的监测下完成的，已经达到当时的国际先进水平。另外，史玉泉教授和赵雅度教授也较早从事了癫痫外科工作，并取得了丰硕成果。20 世纪 70~80 年代，我国汪业汉、谭启富、李龄、刘宗惠等教授将我国的癫痫外科进一步发展，1990 年成立了以谭启富教授为理事长的全国癫痫外科协作组，次年在李世绰先生倡导下北京抗癫痫协会正式成立，标志着癫痫外科的发展进入新的时代。进入 21 世纪，随着神经外科技术的进步、各种癫痫灶定位方法的改进和中国抗癫痫协会的成立，我国癫痫外科进入快速发展时期。

三、开展癫痫外科的基本要求

开展癫痫外科手术的前提是个体化的癫痫综合评估，而完成评估则需要一个由神经内科、神经外科、儿科、神经电生理、影像科、神经心理等多学科人员参与的多学科协作综合评估小组，以明确癫痫的诊断、癫痫灶定位、手术方式选择及术后治疗等一系列的工作。独立开展癫痫外科手术的神经外科医师应当取得《医师执业证书》，执业范围为神经外科临床专业，并有 5 年以上神经外科诊疗工作经验，参与完成一定数量的癫痫外科诊疗手术，具备主治医师以上专业技术职务任职资格。

开展癫痫外科的单位应当具备国家规定的相应资质，设置有神经外科、神经内科、儿科、麻醉科、ICU、医学影像科、脑血管造影室、神经电生理室、医学检验科等专业科室。有相应的专业医师，有癫痫诊疗技术必需的设备、设施，具备癫痫外科诊疗麻醉技术及并发症综合处理和抢救能力。神经电生理室应具备完整的神经电生理设备和视频脑电监测设备（如实施颅内电极监测至少需 64 导联以上视频脑电图机），能够完成长程视频脑电图的监测（至少 24 小时）。神经影像科具有螺旋 CT 和 MRI 等设备，根据不同患者的需求，实施不同要求的扫描。若为癫痫诊疗中心还可以进行 PET、SPECT、fMRI、WADA 实验等检查。不同的检查可满足不同的临床需要，不同的检查手段能够提供不同方面的信息（详见第九章第二节术前评估）。

四、癫痫外科病例的选择

癫痫外科手术属于功能性神经外科手术。癫痫除了手术治疗外，还有药物治疗、生酮饮食等方法，家属与患者有较多的选择时间和方案。因此，每一例手术都应当有患者及其家属良好的理解与配合，如果家属或患者之一不同意手术，均不得进行手术治疗，强调客观、良好的术前沟通非常重要。

（一）手术适应证

严格掌握癫痫外科的手术适应证是获得良好疗效的前提与保证。目前，癫痫外科的手术适应证包括：①药物难治性癫痫：经过两种以上合理选择的足量抗癫痫药物（单药或联合应用）且经过一定时间的治疗（与发作频率相关）后仍不能有效控制癫痫发作的患者；②病变相关性癫痫（表 9-1）：应用现代神经影像学技术和电生理监测技术，能明确引起癫痫发作的"责任病变"。这些病变可以是先天性的，也可能是后天获得，可以是单个病变，也有可为多发病变。临床实践证明，即使药物可以控制发作，今后停药后患者不发作的可能性很低。因此，可以在安全的前提下，适当优先考虑进行手术治疗。

1. 因颅内胶质瘤、转移瘤、中枢神经细胞瘤、脑膜瘤、脑动静脉畸形合并癫痫的患者，一旦发现，尽早手术。这类病人均为病理灶相关癫痫，如果不早期手术可能危及患者生命。

2. 胚胎残基性肿瘤、海绵状血管瘤、脑猪囊尾蚴等相关性癫痫患者，一经诊断，优先考虑手术。因为此类致痫灶明确，手术疗效好，手术后 90% 以上患者可以停用抗癫痫药物，恢复正常生活。

3. 海马硬化致颞叶癫痫、下丘脑错构瘤相关的痴笑发作、偏侧痉挛-偏瘫伴癫痫和 Rasmussen 脑炎伴癫痫，早期药物治疗效果不佳，优先考虑手术。这类患者大部分药物治疗效果差，长期癫痫发作可能导致致痫区域扩大，脑功能进行性损害，影响发育和生活质量。同时，这些患者致痫灶明确，患者手术疗效好，手术后 80% 以上患者癫痫发作可以控制，部分患者可以停用抗癫痫药物，使患者恢复正常生活。

4. 药物难治性部分性癫痫　癫痫发作明显影响工作、学习或生活，经过综合评估确定致痫部位，且手术切除造成永久性认知、语言、运动等功能损害较小，家属有强烈的手术愿望。这些患者切除性手术后 5 年无发作率可以达到 50% 以上，25% 左右患者可以停用抗癫痫药物，可提高患者的生活质量。

表 9-1　可手术治疗的常见癫痫相关病变

病变性质	致病病变
外伤或神经外科术后癫痫	脑膜脑瘢痕、脑软化灶、颅内异物、凹陷骨折等
炎症	脑炎、脑膜炎、脑膜脑炎、脑脓肿后、Rasmussen 综合征
寄生虫	猪囊尾蚴、棘球蚴等脑寄生虫病
神经皮肤疾病	结节性硬化、Sturge-Weber 综合征
脑肿瘤	各类发育性肿瘤、错构瘤、脑胶质瘤、脑膜瘤、转移瘤等
脑血管性病变	AVM、海绵状血管瘤、脑缺血后软化灶等
先天皮质发育不良	灰质异位、脑回发育异常、脑裂畸形、半球巨脑症等
其他先天性发育不良	先天性脑室畸形、囊肿等
海马硬化	颞叶内侧结构硬化

（二）手术禁忌证

癫痫是否适合手术治疗和患者能否耐受手术，是确定手术禁忌证的前提。禁忌证并非绝对，伴随临床医学科学的进展，能够进行手术治疗的领域还在不断拓展。目前手术禁忌证主要包括：

1. 确诊为良性癫痫患者或癫痫诊断不明确者。
2. 有进展性神经系统变性疾病或代谢性疾病者。
3. 合并严重的全身性疾病者或由于身体某些器官问题和（或）营养状况不能耐受手术者。
4. 合并有严重精神障碍、严重的认知功能障碍者。

五、癫痫外科手术后随访和评估

癫痫外科的手术效果应该从术后癫痫发作控制情况、抗癫痫药物使用情况、脑电图所反映的脑功能改善情况、神经心理功能改善情况及因手术致残的恢复情况等几方面综合评价。其中发作控制情况最为患者及家属所关注。因此，癫痫外科手术后的随访内容包括癫痫发作控制情况、脑电图变化情况、功能缺失恢复情况及神经心理功能的改变情况等。随访时间以手术后 3 个月、6 个月、1 年、2 年为基准。

（一）癫痫发作疗效的评估

术后癫痫疗效的评估，国际应用较普遍的是 Engel 标准（表 9-2），国内以谭启富教授的四级分类法应用较多（表 9-3）。有关疗效评估的时间，以一年期为准。一年以内者不作疗效评估。

表 9-2　Engel 标准

级别	标准
Ⅰ级	癫痫发作（致残）消失，除外术后早期的癫痫发作（术后几周内） A. 手术后癫痫发作完全消失 B. 手术后仅有先兆或只有非致残单纯部分性发作 C. 手术后有致残性单纯部分性癫痫发作，但是术后这些发作消失>2 年 D. 仅在停止使用抗癫痫药物后有全身性惊厥
Ⅱ级	癫痫发作（致残）很少或几乎消失（每年不超过 2 次） A. 开始致残的癫痫发作消失，目前癫痫发作很少 B. 手术后致残的癫痫发作很少 C. 手术后有很少致残癫痫发作，但癫痫发作很少，超过 2 年 D. 仅夜间有癫痫发作

续表

级别	标准
Ⅲ级	癫痫发作得到相当的改善（减少90%） A. 癫痫发作明显减少 B. 长期的癫痫发作消失，缓解期长于随访期一半，但不少于2年
Ⅳ级	癫痫发作改善不明显 A. 有效的癫痫发作减少 B. 无改变（<50%） C. 癫痫发作更重

表 9-3　谭启富教授术后效果分类法

分级	标准
满意	癫痫发作完全消失（100%）除外术后早期几次发作，或每年偶尔也有1~2次发作
显著改善	癫痫发作减少75%
良好	癫痫发作减少50%
效果差	癫痫发作减少25%~50%
无改善	癫痫发作无效或更差

（二）神经心理效果的评估

主要与术前评估部分相同，也有采用量表对记忆、语言、智力和注意力等四个方面的评估（表9-4）。

表 9-4　Luders 等神经心理的效果评估

级别	标准
Ⅰ级	至少一个方面有明确的改善，并且没有明确的恶化
Ⅱ级	四个方面的任何一个方面都没有明确的改善或者一个方面改善，其他方面恶化
Ⅲ级	一个方面恶化，其他方面没有改善
Ⅳ级	多于一个方面恶化，其他方面没有改善

（三）生活质量的评估

对于生活质量的评估原则上与术前相同，可以应用 QOLIE-32 或 QOLIE-89，对于低智商患者完成前述量表困难者，也可以应用梁树立等人设计的 QOLIE-16 量表（表9-5），该量表由患者家属和临床医生共同在术后随访时完成。

表 9-5　低智商患者手术前后生活质量变化评估量表

项目	评分标准				
	明显变差（-2）	变差（-1）	无变化（0）	好转（1）	明显好转（2）
日常生活能力					
独立性					
沟通能力					
学习					
言语学习					

项目	评分标准				
	明显变差（-2）	变差（-1）	无变化（0）	好转（1）	明显好转（2）
动作模仿					
动作					
协调性					
灵敏性					
精神行为					
异常情绪					
异常行为					

六、切除性癫痫外科手术的疗效评价

（一）切除性手术——癫痫控制的有效性

2001年，Weibe等人在新英格兰杂志发表了关于成人颞叶癫痫手术治疗与药物治疗的前瞻性对照研究，显示1年内手术组无发作率为58%，药物组为8%，存在显著性差异；术后生活质量的比较也显示药物组低于手术组，但没有统计学差异，考虑为随访时间较短有关。另外一篇是有关12岁以上患者颞叶癫痫手术治疗与药物治疗的前瞻性对照研究，经过23~24个月的随访，手术组无发作率为73%，而药物组为0，存在显著性差异。这两个研究充分说明了成人颞叶癫痫手术治疗优于药物治疗。这一"结论"并不代表其他年龄段及癫痫采用其他术式的结果。

（二）切除性手术——癫痫的长期有效性

瑞典进行了一次对278例切除性癫痫手术的患者术后长期随访的对照研究（5~10年随访，平均7.6年），62%的成年患者与50%的儿童患者末次随访前的1年内术后无发作，多数在整个随访期内无发作；而药物组整个随访期内无发作者为0，手术治疗组与药物组比较，存在显著性差异。手术超过10年的术后无发作患者中86%是儿童，43%的儿童停用了抗癫痫药物；而药物治疗组无一例停药。Tellez-Zenteno等人对1991~2005年发表的随访超过5年的癫痫患者进行了Meta分析，结果显示3895例颞叶癫痫的术后无发作率为66%。没有区分颞叶癫痫和颞叶外癫痫的2334例患者，术后无发作率为59%。整体术后停药率约为20%，对照的难治性癫痫药物治疗组停药率为0。Kunieda等人报道了76例难治性癫痫患者术后10年随访的结果，其中术后2年、5年和10年的癫痫无发作率分别为75%、67%和51%。英国国家神经科与神经外科医学中心对615例（407例为伴有海马硬化的颞叶癫痫）连续的成人癫痫外科病例进行了队列研究，结果显示术后5年的无发作率（伴或不伴有先兆）为52%（其中前颞叶切除术55%、颞叶病灶切除术56%、颞叶外病灶切除术40%、大脑半球切除术64%），而术后10年时为47%，且术后发作时间持续越长，此后无发作的可能性越低；同时，发现28%（104/365）无癫痫发作患者、6%（4/65）有先兆发作患者和3%（5/185）的仍有癫痫发作的患者停药。另外一组不同年龄的大脑半球切除术也显示经过9.4年的平均随访期，75%（45/61）无癫痫发作，而且无发作者80%已经停用抗癫痫药物。伴有单侧海马硬化的颞叶癫痫，通过对108例患者18年的随访，其术后12年和18年的癫痫无发作率分别达到65%和63%，而且选择性海马杏仁核切除与前颞叶切除疗效相当。作者对本院206例儿童部分性癫痫进行5年的随访，无发作率为67.5%，其中MRI有局灶性异常者达到86.6%，而MRI阴性或存在广泛性异常者仅为50%，显示MRI局灶性异常是预后不良的相关因素。

（三）切除性癫痫外科手术——对认知、生理质量的影响

Hallbook等报道了45例进行了手术前后的认知水平比较，76%没有明显改变，4%得到一定程度改善，而23例无发作的患者反应灵敏性明显改善。作者对低智商的颞叶癫痫患者进行切除性手术治疗，术后2年73%的患者QOL提高，63%的患者IQ提高，而且QOL和IQ下降者少见。同时，低智商者较

正常智商者改善更为明显。一个 10 年随访的前瞻性对照研究显示，颞叶切除术后，VIQ 在非优势侧和 PIQ 在优势侧均有明显提高，术后 2 年与术后 10 年比较无明显变化，而非优势侧术后 PIQ 提高较少与术后癫痫继续发作有关。另外，观察对视觉和言语记忆的影响相对较小。非严格对照的相关研究认为，手术后社会心理功能改善，而对照性研究结果显示改善不明显。

Sherman 等从 5061 个文献中选择了 23 篇文章（22 篇为颞叶）进行了认知和神经心理水平的结果分析，IQ 的变化在 7%～18% 之间，总体没有明显变化。左侧手术时语言、记忆功能受损达到 44%，而右侧为 20%。视觉、记忆受损情况与侧别关系不大，在 21%～23%，改善的情况左侧约 15%，右侧约 10%；左侧手术后语言流畅度提高者为 27%，下降者为 10%，右侧手术时则分别为 16% 和 21%，提示左侧手术后言语流畅可能有改善。执行功能和注意力手术前后无明显变化。

另外，一组资料显示成人癫痫手术后全职工作的比率提高，获得驾照的比率也有改善，且与术后癫痫无发作比例相关，自评社会关系、独立生活能力和总体生活方式有改善，婚姻状态无明显变化，受教育程度轻度提高。儿童的社会关系有改善，其他社会功能相关文献报道差别较大。在切除性手术中，大脑半球切除术后患者认知和生活质量改善非常明显。长期随访显示 28% 的患者 IQ 提高，85% 的患者至少 1 项认知水平改善，57% 的患者行为学问题得到一定缓解。

七、癫痫术后的注意事项

（一）癫痫患者术后的药物管理

癫痫是一种慢性疾病，病因及发病机制复杂，外科手术效果受到多种因素的影响。因此，术后患者的抗癫痫药物（antiepileptic drugs，AEDs）管理仍是至关重要的问题。

颞叶内侧型癫痫术后 60%～80% 的患者无发作，而非颞叶癫痫只有 40%～60% 的患者术后无发作，癫痫患者术后减停抗癫痫药物后 30% 出现复发。因此，多数学者认为癫痫患者术后，仍需服用一定时间的抗癫痫药物，甚至长时间服药。

术后围术期必须应用抗癫痫药物。围术期的多种因素导致的术后患者抗癫痫药物血药浓度下降、手术本身导致的术后脑内环境的改变（如出血、血性脑脊液刺激、脑水肿、颅内高压、电解质紊乱、发热等），均可诱发术后癫痫发作。因此，建议术后即刻通过静脉或肌内注射应用抗癫痫药物，患者全麻苏醒后 6 小时，改口服抗癫痫药物，尽快使患者血液内达到有效血药浓度，预防术后早期癫痫发作给患者带来的严重后果。

1. 术后围术期抗癫痫药物是否变更　对于癫痫灶定位明确（如颞叶内侧型癫痫、位于非功能区且证实病变与癫痫发作密切相关、颅内电极明确癫痫起源）、手术过程完全切除病灶和癫痫灶的患者，术后可以明显减少抗癫痫药物的种类和剂量。对于功能区的不能完全切除癫痫灶的患者或采用姑息性手术方法（皮层电凝热灼术、胼胝体切开术、神经调控技术等）的患者，可适当减少或调整抗癫痫药物的种类和剂量。

2. 药物更改的时间问题　术后几天内应用静脉或肌内注射抗癫痫药物，可以较好地控制癫痫，为给口服药物达到有效血药浓度提供时间。

3. 术后减、停药问题　对于术后无发作的癫痫患者，AEDs 服用多长时间目前没有统一标准。有学者对于术后 1 年无发作的患者，可以开始减药，建议在 1 年内减完，并证实术后减停药并没有增加癫痫复发风险。另一项研究显示，成人服药 2 年，儿童服药 1 年，再延长用药时间并不能降低癫痫的复发率。原则上，术后脑电图多次检查基本正常或正常的患者，可以考虑 1～2 年内减药或停药。

4. 术后仍有癫痫发作的处理　此类术后患者应继续服用抗癫痫药物。对于多灶性、功能区不能完全切除癫痫灶，采用了姑息性手术方法治疗的患者减药应慎重。另外，根据手术前后癫痫发作频率的改变、复查脑电图的变化适当调整抗癫痫药物。在减药或停药过程中，患者再次出现癫痫发作，应立即口服抗癫痫药物治疗。癫痫再发后，再次服用抗癫痫药物仍能使大多数病人得到有效控制。

癫痫外科手术后可能残余的致痫区，有发作潜能的皮质（如刺激区）发展成为新的致痫区，都可能导致癫痫发作。为了控制癫痫发作，药物治疗原则包括：①为了手术后即使发作也能得到彻底控制，应坚持使用抗癫痫药物至少 2 年；②手术后长期抗癫痫药物的使用，要参照术前用药进行调整，术后效果良好的患者，可将术前应用的药物种类减少，首先停用药物副作用大及术前患者用药控制发作疗效差的抗痫药；③仅留有先兆发作的患者，根据发作的频率、持续时间以及对患者工作、生活的影响，参考脑电图情况考虑是否可以减药量，并酌情延长术后服药时间；④如果术后效果不佳，应长期服用抗癫痫药物治疗或考虑再次进行手术评估。

总之，癫痫患者术后的药物管理，应根据每个患者的术前评估情况、术中情况、术后发作控制情况、术后复查 MRI 和脑电图情况、病理结果、患者对癫痫发作控制的要求等多种因素综合分析和决定。

（二）癫痫外科术后并发症

癫痫手术治疗后的患者均有可能出现不同程度、不同种类的神经功能障碍。对位于功能区或与功能区毗邻的大脑皮层的致痫灶，切除癫痫灶和（或）病灶时，可导致相应的神经功能缺失，如偏瘫、感觉障碍、语言功能障碍、视觉功能障碍等。如果癫痫灶位于大脑皮层非功能区，一般情况下，术后并不表现明显的神经功能障碍。脑功能区、非功能区只是相对而言，并不是绝对没有功能。因此，术中精确定位癫痫灶，既最大限度的切除癫痫灶，又保护了脑功能，是癫痫外科最理想的结果。对于功能区癫痫，过分地追求切除癫痫灶给患者术后带来残疾是不可取的。对于功能区癫痫，术前充分准备，如应用 Wada 试验、fMRI、脑磁图、弥散张量纤维束重建技术、颅内电极植入、外科手术计划精确定位等，确定功能区、功能区与癫痫灶的关系；术前详细评估，术中可以应用唤醒麻醉皮层电刺激、导航系统等明确功能区与癫痫灶的关系，这些技术均可减少术后神经功能缺失的发生率。对于非功能区癫痫，也要尽可能的精确定位致痫灶，做到精准切除，保护周边正常脑组织，尽量避免大面积裁剪式切除，如额极切除、枕叶切除和颞极切除。一旦出现明显的神经功能缺失，应在住院期间尽早康复治疗。

目前，癫痫的外科治疗措施呈多样化发展，神经调控技术在癫痫外科的应用越来越广泛，如脑深部核（团）电刺激、迷走神经电刺激、皮层电刺激等。虽然该技术相对安全，但也有一定的并发症，如术后远期的皮肤感染、切口破溃、设备故障等；与刺激相关的并发症，如抑郁症、局灶性麻木、记忆力功能紊乱、出现新的癫痫发作形式等。

（三）癫痫术后注意事项

医生和患者均要正确认识癫痫外科手术目的和结果，并不是所有癫痫患者通过外科手术均能达到治愈。而癫痫外科治疗目的应当是"改善患者生活质量，回归社会"，不是根治癫痫发作。癫痫的治疗是一个漫长艰巨的过程。

1. 术后复查　术后一般 3 个月、6 个月、12 个月到手术医院复查，以便记录术后服药情况、术后发作情况、脑电图改变情况、头部 MR 观察手术切除范围并排除与手术相关的并发症等，有利于及时调整药物及采取其他治疗方案。

即使术后无癫痫发作，也不建议患者从事危险环境中的工作及从事极具刺激性的活动，如游泳、开车、登山、高空作业、井下作业等。

2. 术后癫痫患者的日常生活要有规律，睡眠应充足，脑力、体力劳动搭配适当，从事低体能消耗的体育活动，增强体质。严禁吸烟、喝酒，饮食平淡，减少刺激性、高能量食物的摄入，忌过饥或过饱，勿暴饮暴食。适当看电视，尽量不玩网络游戏、减少闪光刺激，避免精神刺激，保持乐观情绪。平时注意天气变化，减少感冒机会。需要规律服药。

（梁树立　崔志强）

第二节　癫痫外科的术前评估

癫痫外科术前综合评估结果的正确与否，是确保癫痫手术成功的关键。术前评估程序可分为两个独立的不同阶段：非侵袭性评估和侵袭性评估。侵袭性评估需要在非侵袭性评估的基础之上进行。术前综合评估的目的是确定癫痫致痫区的准确部位及其周围大脑皮层重要功能区的分布。

一、基本概念

（一）致痫区及相关区域

癫痫的发生非常复杂，异常放电的产生与传播涉及区域非常广泛。因此，对于致痫区及其相关概念的深入理解，对提高致痫区定位的准确性至关重要。就当前对癫痫的认识而言，癫痫灶是一种理论上的概念，国际上通用的癫痫灶5区理论，也就是癫痫灶分为致痫病灶区、症状起始区、癫痫发作起始区、激惹区和功能缺损区。2010年，ILAE强调癫痫网络的概念，指出无论是全面性癫痫还是部分性癫痫都是起源于癫痫网络中某个（些）点的（some point），理论上癫痫灶是癫痫的起源点。因此，我们常认为的癫痫电生理起搏区可能最接近"癫痫灶"，也就是颅内皮层电极或立体定向脑电图所探查的位置，而实际上我们找的起搏区是真正的起源点还是网络中的一个重要部位尚不得而知。由于缺乏理论上和解剖上的证据，目前还没有任何检查手段可以确定癫痫灶的位置。当前的癫痫术前评估仍然是针对上述5个区域而进行，更加关注癫痫放电的传导和扩散过程及癫痫症状学的演变（图9-1）。目前尚没有任何一种术前检查手段可以准确定位致痫区，术前评估所得出的有关致痫区的结果，必须由多项术前检查结果综合分析。

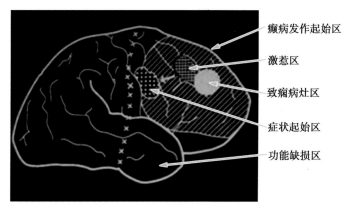

图 9-1 癫痫发作区域示意图

1. 发作起始区　临床癫痫电发作起始的脑皮质区域。应用颅内电极埋置手术有可能监测到此区域。

2. 激惹区　是由于各种原因造成的大脑某区域产生兴奋-抑制功能失常，这种失常主要表现为发作间歇期的异常放电。发作间期EEG、MEG能够定位激惹区。

3. 致痫病灶　导致癫痫发病的异常结构性病灶。它与致痫区有密切联系，但也存在严格的差别。结构性损伤诱导其周围或者通过神经环路介导诱发远隔部位的皮质出现兴奋性异常，当这种异常放电足以导致癫痫发作时，该病灶即成为致痫病灶。对于脑内存在两个或者更多病灶者，并不是所有的病灶都是致痫病灶，需要行术前评估，进一步明确哪个为真正的致痫病灶。

4. 临床症状产生区　受癫痫发作期放电刺激而产生临床发作症状的皮质区域。这些皮质本质上是功能皮质，往往位于致痫区的附近或者与致痫区有密切的结构联系。通过仔细分析，视频脑电图有助于定位该区域进而帮助我们确定致痫区。

5. 功能缺损区　在发作间期表现为某部位神经功能失常的皮质区域，包括致痫病灶直接造成的皮质功能缺失区域，致痫区本身造成相应的功能缺失则也属于功能缺损区。通过神经系统体格检查、PET等功能影像学检查以及神经心理学评估，能够对功能缺损区的定位有所帮助（表9-6）。

表 9-6　致痫区及脑功能区定位常用方法

定位区域	常用检查方法
致痫病灶	CT、MRI
发作起始区	发作期 EEG/ECOG/IEEG、MEG
临床症状起始区	先兆、发作时症状、发作后症状
激惹区	发作间期 EEG/MEG/ECOG/IEEG
功能缺失区	SPECT、PET、MEG
脑功能区	皮质电刺激术、诱发电位、fMRI、MEG、WADA 试验

（二）脑功能区

脑功能区是负责某种神经功能的大脑皮质。包括运动、感觉、视觉、语言以及记忆等高级皮层功能。根据手术需要，定位这些区域的侧重点也不一样，有时该区域与致痫区密切相关甚至重叠，需要进行精确定位。该区域的准确定位能够帮助手术避开这些区域，防止手术造成新的神经功能缺失。由于脑的可表达功能区与脑的解剖标记并不完全一致，并且个体之间还有一定差异，临床不能仅仅依靠解剖学标记进行这些区域的定位。

二、术前评估定位的方法

（一）症状学

癫痫发作的症状学分析是定位致痫区的基础，术前长程视频脑电图监测发作非常必要。重点强调先兆、首发症状和症状的演变过程。需要注意的是症状学虽然具有定位和定侧的价值，并不具有特异性，需要进行综合的分析（表 9-7、表 9-8）。

表 9-7　常见临床症状对致痫区的定位价值

癫痫症状产生部位		常见症状特点
颞叶	内侧	上腹部先兆、心慌害怕 口咽自动症和肢体远端自动症 复杂（体验性）感觉症状、持续时间较长
	外侧	听觉或视觉（复杂）先兆、口咽部运动障碍 后期可能有内侧颞叶癫痫症状
额叶	总体	睡眠中发作、丛集性发作、发作时间短
	后部	阵挛、感觉先兆、发声 对侧强直或偏转、不对称性强直 继发 GTCS 和面部不对称抽搐
	外侧面 （含 9 区内侧面）	典型的对称性轴性强直、面部抽搐 不连贯的姿势性动作 难以描述的先兆和复杂的发声
	额前部及内侧面（不含 9 区，含 8 区上部）	伴有远端刻板性动作的连贯性动作 固定或丰富的面部表情、近端刻板性动作、发音 无强直、阵挛、头眼偏转等基本动作特点
	额眶面及内侧面	连贯性动作伴恐惧、过度运动、逃跑或战斗动作 害怕面部表情、尖叫、咒骂、自动症 无强直、阵挛、头眼偏转等基本动作特点

续表

癫痫症状产生部位	常见症状特点
顶叶	躯体感觉症状、一侧肢体失用或忽视现象 发作期语言障碍（语言优势半球）
枕叶	简单视幻觉、发作性黑蒙眼 运动性感觉（一般没有可见的运动） 眼阵挛或强直性偏斜（多向对侧强直） 明显的强迫性眨眼或眼睑扑动、头痛或呕吐
岛叶	咽部感觉或运动障碍、窒息感 口周或更大范围的感觉先兆 胸骨后疼痛、腹部坠胀感、恶心呕吐

表 9-8 常见的临床症状对致痫区的定侧意义

常见症状	定侧特征
自动症	同侧
一侧眨眼	同侧
头眼偏斜	早期同侧，晚期对侧
一侧性强直	对侧
一侧肌张力不全（常伴对侧自动症）	对侧
4 字征	强直对侧
一侧发作性麻痹	对侧
发作后一侧 Todd's 麻痹	对侧
口角抽搐	对侧
失语或语言停顿语言	语言优势侧
发作后失语	语言优势侧
有连贯的语言	非语言优势侧

（二）常用检查方法

目前有多种检查手段应用于术前评估，从定位的内容来讲，可以分为定位致痫区和定位功能区的检查。从定位的性质来讲，可以分为无创性检查和有创性检查（表 9-9）。

表 9-9 术前评估检查内容

定位性质	致痫区相关区域	功能区
无创性检查	头皮 EEG（发作期及发作间歇期）、MRI、MRS、CT、PET、SPECT（发作期和发作间歇期）、MEG	神经心理学评估、MEG、fMRI、TMS、体感诱发电位
有创性检查	蝶骨电极、卵圆孔电极、颅内电极（硬膜外电极、硬膜下电极、深部电极、皮质电极、S-EEG）	Wada 试验、皮质电刺激术

1. 脑电图（EEG） 癫痫发作最本质的特征是脑神经元异常过度放电，而 EEG 是能够反映脑电活

动最直观、便捷的检查方法，是癫痫诊断、鉴别诊断、发作类型和综合征诊断及定位诊断必不可少的工具。癫痫患者的常规检查中，需注意的是，有部分非癫痫发作事件，如抽动症、屏气发作、头晕、非癫痫的精神障碍发作可以有脑电图异常表现，而一些来源于深部皮质的癫痫，如额叶内侧面癫痫、下丘脑错构瘤癫痫等头皮脑电图并不一定有阳性发现，这时癫痫的诊断更多依赖于详细的病史。

根据监测仪器和监测时间不同，脑电图阳性发生率不同，建议有条件时行长程视频脑电图监测，必要时行发作期脑电监测。视频脑电图监测（VEEG）是在脑电图设备基础上增加了同步视频设备，从而同步拍摄患者的临床情况，易于观察癫痫发作与脑电图变化间的实时关系。监测时间可根据需要灵活掌握，如果监测目的主要用于癫痫诊断和药物治疗而不涉及外科手术，一般监测数小时并能记录到一个较为完整的清醒-睡眠-觉醒过程，是目前诊断癫痫最可靠的检查方法。对于术前评估患者，根据其发作频率可适当延长监测时间，以监测到患者 3~5 次癫痫发作类型为目的。对于颞叶癫痫者可以配合蝶骨电极脑电图，为更好地记录到发作期脑电图，应当常规进行过度换气和闪光刺激实验，必要时可以进行睡眠剥夺和药物诱发癫痫发作等。

2. 神经影像学 主要包括头颅 CT 和 MRI 扫描。

（1）CT 作为传统的结构影像学检测手段，能够发现较为明显的结构异常，但难以发现皮质发育不良、海马硬化等细微结构异常。头颅 CT 多在癫痫发作急性期和无法进行 MRI 检查的情况下应用，易于发现急性大面积脑梗死、脑出血、颅内血肿、脑外伤、脑肿瘤等所致癫痫；对于钙化病变，如结节性硬化、少支胶质细胞瘤、猪囊尾蚴结节、Sturge-Weber 综合征等，CT 也有明显优势。在急诊情况下，CT 是确定癫痫是否系急性脑损伤所致的一种最好选择。但是，孕产期妇女禁用 CT 检查。

（2）磁共振成像（MRI）对于发现脑部结构性异常有很高的价值，如果有条件，建议常规进行头颅 MRI 检查。癫痫术前检查首选高分辨率磁共振检查（包括 T_1W、T_2W、Flair 等序列，轴位、冠状位、矢状位、海马成像等），必要时需行薄层扫描。药物难治性癫痫可重新接受有针对性高分辨率及特殊序列磁共振扫描，强化扫描不应作为常规选项。另外，有 20%~30% 考虑为部分性药物难治性癫痫患者，在磁共振扫描上，不能发现病灶或者不明确时，可以进行 DTI、海马体积测量等新的成像技术法帮助定位致痫灶。磁共振波谱分析（MRS）一般用于颞叶癫痫的定侧诊断中，可采用单体素采集或多体素。一般在垂直海马冠状位或平行海马的轴位像上定位。弥散加权成像（DWI）是采用弥散敏感序列的，测量脑组织内在一个平面方向上水分子的自由扩散速度，可通过表观弥散系数、各向异性分数等多个参数表示脑组织的性质改变，也可以进行纤维束跟踪技术，对脑白质纤维进行形象描绘，协助定位致痫区和定位功能区。

3. 神经功能影像学 主要用于显示脑功能缺失区，帮助定位癫痫灶。同时，可以定位脑功能区，降低切除性手术后的并发症。包括 SPECT、PET、fMRI 等。

（1）SPECT：是通过向体内注射能够发射 γ 射线的放射性示踪药物后（^{99m}Tc），检测体内 γ 射线的发射来进行成像的技术，它反映的是脑灌注情况。可作为难治性癫痫术前定位的辅助方法，在神经网络功能变化的检测中具有独特的优势，当 MRI、EEG 检测结果与癫痫症状学进行术前定位产生矛盾时，就离不开功能影像学技术的辅助。发作间歇期 SPECT 显示的癫痫源为低灌注，发作期为高灌注。SPECT 可明显提高癫痫术前定位的准确性，发作间期 SPECT 对癫痫灶定位的准确性约 70%，发作期准确性约 90%。

（2）正电子发射断层扫描（PET）：正电子参与了脑内大量的生理动态，PET 是通过标记示踪剂反映正电子在大脑中的分布，可以定量分析特定的生物化学过程，可以测定脑葡萄糖的代谢及不同神经递质受体的分布。临床常用示踪剂 ^{18}F 标记 2-脱氧葡萄糖（^{18}FDG）来观测局部脑代谢变化，从而定位癫痫源。癫痫发作间歇期癫痫源呈低代谢，低于对侧 5% 以上，发作期呈高代谢，一般较对侧增高 10% 以上；且代谢减低的程度与发作次数具有相关性，如病程长、发作频繁者，代谢减低严重。PET 也可用于受体显像，受体变性或消失都可致癫痫发作。利用 PET 可检测局限性癫痫的局灶代谢改变，从而为癫痫灶的定位提供依据。

（3）脑磁图（MEG）：是一种无创的脑功能检测技术，其原理是检测皮质神经元容积传导电流产生的磁场变化，根据所测量的磁场，检测出兴奋的神经元的位置。因为电流在穿过脑脊液、颅骨、皮下组织及皮肤时，电传导性不同，引起电流幅度明显衰减，并且电流方向偏转，而磁场则不受脑脊液、颅骨、皮下组织及皮肤的影响，具有很高的空间分辨率及时分辨率，可实时记录脑神经元的电生理学变化，并与 EEG 互补，提高癫痫灶定位准确度。MEG 还能够定位语言皮质，与 Wada 测试及皮质刺激试验结果高度相符。

（4）功能磁共振（fMRI）：出现于 20 世纪 90 年代，其为研究"活体脑"提供了新途径，是一种完全无创、无示踪剂和放射线损害的检测手段，基于血氧水平依赖（BOLD）功能磁共振成像是目前应用最广泛的方法。血氧水平依赖效应就是大脑在接受各种刺激和任务时，脑功能区的活动可引起去氧血红蛋白变化，去氧血红蛋白是顺磁物质，氧合血红蛋白是逆磁物质，基于这一原理，可通过测量其磁敏感度变化对局域脑的活动进行评价，既能对正常生理功能区定位，也能对癫痫活动区进行检测。fMRI 对癫痫活动的检测常通过联合 EEG 同步采集间期痫样发放的信息，这种新的无创检查技术，就是将 EEG 提供的痫样放电的时间点与血氧水平依赖信号相关的 fMRI 数据进行分析，从而对致痫灶进行相对精确的定位。fMRI 不但有利于脑功能的研究，而且更适合致痫灶的定位；fMRI 图像的空间分辨率极佳，可为病灶提供更为精确的三维空间位置，是其他功能成像技术无法比拟的；fMRI 技术也可对同一个体的某个脑功能活动进行重复研究，提供更准确的功能图像信息，对常规影像学无结构性变化的难治性癫痫进行病因诊断与病灶精确定位更有价值。

4. 多模态神经影像融合技术　任何一种单一的技术都无法从整体上对癫痫神经网络进行研究，均存在局限性。如 fMRI 无法获得癫痫发作期的代谢结果，不能区分癫痫发作间期的无痫样放电的脑功能"静息态"的异常和有痫样放电时的"动态"异常；PET 适用于癫痫发作间期致痫灶定位；SPECT 适用于发作期致痫灶定位；MRS 提供的频谱信息有限，不能反映癫痫患者各种能量化合物在脑内分布的改变。联合各种功能影像学技术及其他技术如 EEG、磁刺激则可"取长补短"，多层次、多角度地了解癫痫脑功能的动态变化。于是，就产生了多模态神经影像融合技术，如 SISCOM、EEG-fMRI、PET-CT、PET-MRI 等，它直观地反映了癫痫患者大脑在宏观结构变化、生物电与代谢改变的紧密联系，将提高癫痫诊治新的水平。

（三）神经心理学评估内容

神经心理测验是通过测量病人了解大脑不同性质、不同部位的损伤导致的心理变化以及仍保留的心理功能的情况，这些信息可为临床心理学家提供临床诊断、制定干预计划和康复计划方面的有益依据。神经心理测验有以下几个优点：①为大脑损伤病例提供定位诊断的症状学依据；②为脑—行为相互关系研究及确定脑损伤部位的定位诊断方法；③为外科手术提供基线；④提供药物和外科等治疗疗效判定标准和预后的评定；⑤评定临床治疗效果；⑥为制订高级神经功能的神经康复治疗步骤和措施提供心理学依据。

1. 神经心理学测验在不同大脑部位癫痫术前评估中的应用

（1）额叶功能评估：①Wisconsin 卡片分类测验（Wisconsin card sorting test，WCST）：可用于区分是否有脑损害以及额叶还是非额叶的脑损害。评定指标有：总反应数、正确反应数、持续反应数、错误反应数、持续错误反应数和分类数；②图案流畅性测验（design fluency test，DFT）：正常情况下测试者平均可以画出 16 幅可接受的图案，右额叶或右中央区受损害或左/右颞叶受损者测试结果则正常；③词语流畅性测验（verbal fluency test）：右额叶受损害者对该测验不受影响。左额叶损伤患者在人物形象流畅性方面表现良好，但在词流畅性面则表现较差；④Stroop 测验：用于测验对干扰的敏感性，对外界的干扰侧击所产生的反应是通过良好训练之后的抑制反应，而不是自发反应；⑤伦敦塔测验（Tower of London test）：测验患者的规划能力，研究表明额叶切除后的患者在规划方面存在损伤表现，甚至可将损伤特异性定在左额叶。

（2）颞叶新皮层功能评估：①Boston 命名测验（BNT）：可以检测在左侧颞叶新皮层癫痫患者在复诵、语言的流畅性、理解力及阅读能力等方面的缺陷；②Hamberger 等设计了一种新的命名测验，主要针对词的定义，以取代对图片的定义，可以定位到左颞叶更前方的区域，为颞叶切除提供更精确的范围；③对于非优势颞叶新皮层，可行综合性视觉知觉功能检测，较常用的有 Hooper 视觉组织测验、Benton 线性方向判断试验和 Benton 脸部识别测验，但测验结果并不能提高定侧、定位的准确性。

（3）内侧颞叶记忆功能的评估：左侧（优势侧）颞叶主管具体文字的记忆，如名字、单词表、故事或数字序列，而右颞叶主管不易用文字具体表达的记忆，如脸、场所、抽象图案或音乐。由于这种不同的存在，理想的记忆测验应该尽可能完全是纯词语的或纯粹是非词语的。①韦氏记忆量表：不同的颞叶发作形式对记忆功能的损害不同；②配对词语或非词语学习及记忆测验：左侧海马萎缩表现非词语学习能力的损害；右侧海马萎缩表现图样学习的低效率，但不会忘记已学会的东西；③进行 Rey 听觉语言学习测试（RAVLT）和加利福尼亚语言学习测试（CVLT）。

（4）顶叶功能评估：①采用结构性运用方面的测验，如 Rey 图形测验、Benton 视觉保持测验、H-R 成套神经心理测验中的触摸操作测验、Wechsler 智力测验中的木块图和图形拼凑测验；②准空间综合能力测验，如逻辑语法的测验、教学的测验以及听测验和双视野测验等。

（5）枕叶功能评估：可采用颜色命名、人面认知检测、重叠图片认知测验和双视野测验等方法判断枕叶功能。

（6）注意力测验：划字测验、符号数字模式测验、连线测验。

（7）精神障碍综合评估：简明精神病量表（BPRS）、焦虑自评量表、抑郁自评量表、症状自评量表、明尼苏达人格问卷、Bech-Rafaelsen 躁狂量表（BRMS）。

（四）评估检查注意事项

1. 根据具体情况，以获得满意的定侧、定位资料为标准选择相关的检查。

2. 定位检查包括详细的症状学分析、EEG 记录及结构影像学检查。

3. 发作间期脑电图仅能提供初步的定位价值，药物难治性癫痫术前评估要求获得发作期脑电图资料。脑电图监测要记录到与平时发作一致的自然发作，两次以上更可靠。药物诱发癫痫发作可以在某些特殊情况下应用，但应用其定位时应特别慎重。

三、术前评估程序

（一）无创检查阶段

通过结构和功能两方面进行致痫区和功能区定位，主要应用 EEG、MRI、fMRI、PET、MEG 等无创性检查手段。如果通过此步骤得不到可靠的结果或结论之间相互矛盾，则需要进行有创检查。

（二）有创检查阶段

以侵袭性手段为主，包括颅内电极的放置、监测及皮质电刺激等，采用有创性检查必须是在无创性检查的基础上，且对致痫区的定位有一个合理的假设。

（三）术中皮质脑电监测和皮质电刺激

术中脑皮层电图（ECOG）主要用于确定术中癫痫灶的边界，指导手术切除的范围。近 20 多年来，ECOG 在确定癫痫灶区域的作用，已经被术前的长程视频脑电图和颅内电极埋藏下长程视频脑电图监测所取代。但是，脑皮层电图仍适用于药物难治性部分性癫痫的外科手术，用于确定癫痫灶的边界和术中癫痫灶切除的范围，也可以核实癫痫灶是否切除彻底。ECOG 能灵活确定电极放电位置和电刺激位置，根据术中的发现实时调整监测位置，可以记录到许多术前皮层脑电图（包括蝶骨电极、鼻咽电极）等无法记录的间期放电，可以避免多种伪差，记录到真实的脑电情况。同时，通过电刺激观察到放电、症状起始区和判定功能区。术中用 ECOG 随时进行监测，确定切除后痫波的性质和特点。

ECOG 也存在不足之处：①必须有术前准确的癫痫灶的定位或区域定位；②极少能记录到发作期的脑电图；③由于时间短暂，可能记录不到痫波发放或者仅能记录到部位区域的痫波发放，而影响手术的操作；④由于麻醉剂、手术操作等的影响，可能产生非真实的脑电图；⑤儿童和不能合作的成人难以进行清醒麻醉状态下的 ECOG。

为了弥补单纯术中监测间期痫性放电的不足，可以进行术中的电刺激。当刺激足够大时可以在局部形成一个"后放电"，这是一种癫痫样放电，起源于局部，可以一直局限于局部或向周围皮层及皮下扩散。"后放电"的时间可以小于 1 秒，也可以达到 90 秒或更长时间，其后随一个发作后抑制（慢波活动），持续时间不定。Penfilid 等还进行了术中清醒麻醉状态下的皮层电刺激，诱发癫痫发作初始症状来确定癫痫灶。其理论基础：①症状起始区就邻近致痫区域；②电刺激脑区诱发出现症状的区域就是致痫区域。这个理论也有其局限性：①癫痫起始区与致痫区可以不一致；②无论局限性或扩散性的"后放电"都没有明显的定侧及定位意义（图 9-2）。

术中体感诱发电位对定位初级躯体感觉/中央后回提供了直接又精确的途径，可间接进行运动/中央前回的定位。SSEP 定位技术可应用于不同年龄阶段，无论全麻还是清醒的患者，最常用于顶叶癫痫切除性手术与大脑半球切除术。正中神经刺激时阴性电极应当放置于阳性电极近端的 2~3cm 处，以避免阳极阻滞。常用的刺激参数为 100~300ms 脉冲宽度、3~5Hz 的刺激频率，刺激强度以产生舒适的肌肉抽动为宜。也有人可以适当提高刺激强度以产生更好效果。一般来说，需要 100~200 个刺激实验，才能从躯体感觉皮质得到清晰的回应，与参考电极比较，皮层的反应可以是正相的或者负相的。术中，在颅骨切开术或硬脑膜切开术后，条状电极安放在脑的表面，应用正中神经进行定位更容易一些。术中体感诱发电位在癫痫手术过程中应用，可记录到反应波如 N20 等其潜伏期、波幅的变化，有无临床意义，有待今后进一步研究。

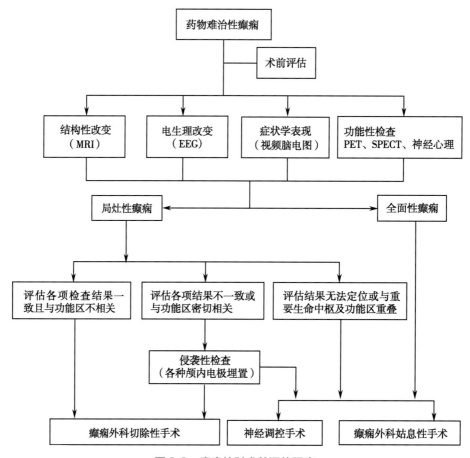

图 9-2 癫痫外科术前评估程序

（梁树立）

第三节　颅内电极埋藏与立体定位脑电图

一、概述

对于药物难治性癫痫，外科手术切除是主要的治疗方法之一，在细致、全面地评估包括癫痫病人的病史、临床表现、影像学表现以及脑电图的检查后，有一部分局灶起源的癫痫可以通过手术切除来治疗。1993年Engel报道，约有4.5%的患者具有潜在的外科切除手术治疗的机会，通过精确的找出癫痫灶区域并完全切除，有30%～85%的癫痫患者在手术切除后可以达到发作完全控制的目的。因此，外科手术是一种有效的癫痫治疗方式。

癫痫外科手切除术的主要目的是完全的切除或离断癫痫灶，也就是切除或离断经过精确定位产生癫痫临床症状的区域。精确定位的定义有两个学派：①北美学派定义为终止癫痫发作而必须切除（完全离断）的最少皮质区；②法国学派定义为癫痫发作时，病性放电起始和最初受累结构。为了准确确定癫痫灶区域，目前功能神经外科最常见的评估方法有两种，即硬膜下电极和立体定位脑电图方法（SEEG）。其中，通过硬膜下电极监测和皮层电刺激确定致痫灶是从平面的角度来理解脑网络和致痫网络，而SEEG的方法是从三维立体的概念考虑癫痫的起源与传导。

二、硬膜下电极埋藏

20世纪50年代，Penfield和Jasper基于发作间期棘波和术中皮质电刺激技术来定位致痫灶。随着新的诊断技术的出现与应用，Hanso Luders等提出了与致痫灶密切相关的五个脑区的概念：激惹区、发作起始区、症状起始区、致痫病灶和功能缺失区。并将致痫灶定义为终止癫痫发作而必须切除（完全离断）最小范围皮质区。通过硬膜下和皮层电刺激来确定致痫灶，主要用于脑皮层表面，具有覆盖面积大及重要的皮层功能定位如语言、运动等（图9-3、图9-4）。

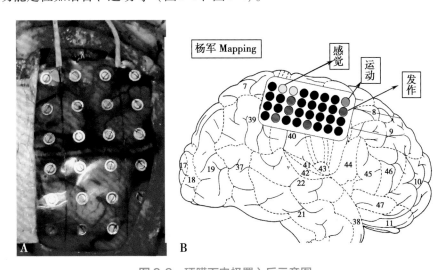

图 9-3　硬膜下电极置入后示意图

A. 术中皮层电极放置方法示意图；B. 皮层电极描记放置解剖位置示意图

（一）手术适应证、禁忌证

1. 适应证

（1）脑电图结果为局灶性起源，而影像学未显示有明显的异常改变。

（2）脑电图结果为局灶性起源，影像学显示有明确的异常。

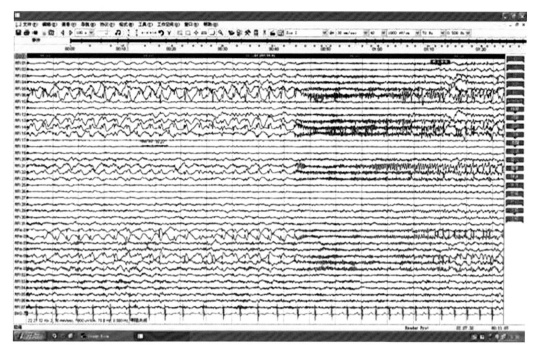

图 9-4 发作期脑电图

（3）其病变与功能区（运动、感觉或语言）互为重合的鉴别。

2. 禁忌证 硬膜下电极只能监测大脑表面的脑电图改变，是从平面的角度理解三维的脑网络和致痫网络，开颅手术置入硬膜下电极有一定的出血、感染等风险，其他类型的癫痫不建议使用此种方式。

（二）术前准备

神经外科医师与神经内科和电生理医师在一起，进行详细的术前评估包括临床发作症状、脑电图检查结果、影像学资料等，共同讨论并制定电极放置部位和皮层电极选择。

（三）体位与麻醉

根据不同的置入部位采取不同的体位，一般为平卧或侧卧。麻醉取全身麻醉。

（四）手术步骤

1. 手术前准备及手术过程同常规开颅手术。

2. 埋藏电极若为条状电极，选择钻孔，按一定预定方向，将条状电极植入硬膜下。若为网状电极，开颅，骨瓣要足够大，脑膜做 U 形切开，以便于置入皮层电极，然后进行皮层脑电测试。

3. 引出电极尾线于皮肤外，缝合硬膜，硬膜不要过分烧灼，四周硬膜适当悬吊，充分止血，减少术后出现硬膜下或硬膜外血肿。

4. 放回骨瓣，两层缝合头皮，无菌包扎伤口。

5. 将电极尾线引出颅骨外，经过皮下隧道至头皮外，无菌包扎，回到病房后导线末端与脑电图机连接。一般 48~72 小时后，可行皮层脑电图描记，寻找致痫灶，确定痫灶范围，做好记录工作。

（五）术中及术后注意事项

1. 认真设计头皮切口，如在重要功能区，置入电极且放置电极有一定方位，建议在导航指导下设计切口及放置电极，确切勾画出电极触点与重要解剖结果的相互关系。

2. 电极放置在脑表面后，缝合时如果张力很大，硬膜可以间断缝合或部分敞开，防止硬膜下电极嵌入脑组织内，硬膜需严密止血。

3. 在手术放置电极时，要记录其位置及触点的数值与代码，以便于术后连接脑电图机监测，防止出错。

4. 术后 24 小时内常规行头颅 X 片、CT 或 MRI，以便了解颅内有无出血及肿胀情况和电极位置。

（六）评价

颅内电极埋藏主要目的是寻找癫痫致痫灶和范围，脑皮层切除术成功与否取决于定位准确性，当癫痫术前评估有关信息发生很大差异时，颅内电极埋藏手术是必需的。因为硬膜下电极的置入可以较大范围覆盖大脑表面，放置3~7天或更长时间让临床捕捉更多癫痫发作，使术前脑功能评估、定位方面具有很大的可靠性，完善癫痫患者功能评估。但是，硬膜下电极埋藏对于脑沟及脑深部起源的癫痫患者无法做到精准定位。

三、立体定位脑电图（S-EEG）

立体定向脑电图（S-EEG），也有人称之为立体定向-电极-脑电图，借助外科手段将电极植入到大脑深部不同的位置，在电极接触点所在位置记录患者发作间期和发作期脑电图，以精确定位癫痫灶。S-EEG由法国Jean Bancand和Jean Talairach于20世纪50年代最早应用。Talairach和Bancaud将致痫灶称为癫痫发作时痫性放电起始和最初受累的结构。

临床利用S-EEG置入电极必须解决如下问题：①置入的电极必须包含假设的发作期放电区（即与发作起始和早期播散相关的区域）；②确定"致痫灶"的范围，以实现最小范围的切除（要求电极植入的范围要超出假设的"致痫区"）；③研究脑功能区、致痫灶及计划切除组织的边界三者之间的关系；④评估形态学（结构）病灶和致痫灶之间的确切关系。

（一）手术适应证及禁忌证

1. 适应证

（1）临床症状和头皮脑电图提示为局灶性癫痫起源，而MRI等影像学检查正常者。

（2）MRI等影像学检查显示有确定的异常病灶，但临床症状和发作期脑电图提示癫痫发作起始区与病灶不一致，需要精确定位癫痫灶。

（3）临床症状和脑电图提示癫痫起源与重要的功能区相关。

（4）MRI等神经影像学正常，临床症状和脑电图检查其癫痫放电固定在一侧，范围较为广泛，需要精确定位癫痫最早的起始部位者。

（5）症状或脑电图提示癫痫起源在脑深部的结构，需要精确定位癫痫灶及切除范围者。

（6）除癫痫症状体征外，一般体检及有关化验属正常。

2. 禁忌证　癫痫起源于脑皮层浅表者，不建议施行S-EEG。家属及患者对此检查不理解、不配合者。

（二）术前准备

目前，外科进行S-EEG的电极植入有两种置入技术：立体定向仪置入和ROSA机器人电极置入。术前一日或数日行MRI扫描（包含平扫和增强），应用手术治疗计划系统做出每根电极的靶点和路径。手术当天，应用立体定向仪置入者，安装定向仪，行头颅CT扫描，并与术前计划的MRI数据融合，得出每根电极的框架坐标；应用ROSA机器人置入方式者，不需要安装头架，直接把做好的计划导入机器人计划系统内进行注册后，就可以得到每根电极的置入路径及植入的深度（即每根电极X、Y、Z靶点坐标值）。

（三）体位与麻醉

根据置入的部位不同采取不同的体位，S-EEG电极植入在全麻下进行。

（四）手术步骤（以Leksell-G定向仪为例）

1. 患者入手术室后，气管内麻醉，根据置入的位置不同采取不同的体位，将定向仪头架与手术床连接固定，常规消毒与铺巾。

2. 调整定向仪的框架及弓架的坐标。

3. 核查所植入电极的计划数据与框架、弓架的坐标数据，计算植入路径上头皮与硬膜的距离，调节S-EEG专用钻头，确定限位器距离并固定。

4. 经弓架上握持器夹住S-EEG微钻头杆，经头皮钻一孔至硬膜，并用硬膜热凝电极烧灼开硬膜（止血用）。

5. 再经弓架握持器夹住长锥杆，去钻头换一导向螺丝将导入骨孔，旋紧并固定不动。

6. 调整弓架坐标至靶点，调节探针的深度，将探针经弓架导入至靶点，做一通道。

7. 用刻度尺量出植入电极靶点至硬膜的距离，加上选用的导向螺丝的长度计算出电极植入的总长度。

8. 选用合适触点的电极，调节电极位置限位器至预定的长度，移开弓架，将电极缓慢而垂直植入脑内至靶点，并锁紧电极固定帽。此后，记录电极的触点数及颜色并做标记。

9. 同样的方法将其余电极植入。

10. 拆除定向仪，头部敷料包扎（图 9-5）。

（五）术中及术后注意事项

1. 严密执行手术计划设计，避开电极植入戳破血管导致出血。

2. 严格掌握锥孔的深度，应用热凝电极烧灼开硬膜。

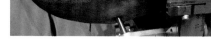

图 9-5　电极尾线的固定

3. 术中术者与助手要反复核对坐标以及植入电极的长度。

4. 术后在电极描记监测前，常规行头颅 CT、MRI 和 X 线检查，了解电极位置，并除外颅内出血（图 9-6）。

5. 术者与电生理医师交接与核对术中植入电极的记录情况，以防监测时接错。

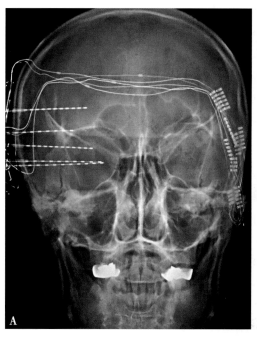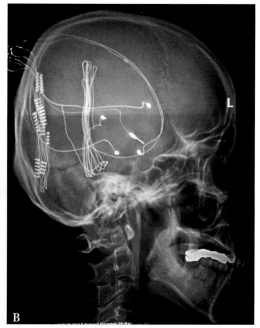

图 9-6　X 线检查了解电极位置
A. 正位片；B. 侧位片

（六）评价

随着立体定向和神经影像技术的发展，癫痫电生理术中短时的监测已被颅内电极长程录像监测取代，颅内电极技术的革新、射频热凝术的出现、机器人技术的发展，这些都极大地推动了癫痫-电-临床相关性研究。S-EEG 能很好地发现脑沟底部的起源的癫痫灶，借助于 S-EEG，完善了对内侧颞叶癫痫的亚型的细分，阐明了内嗅皮质和颞极在癫痫发作中的作用。2010 年 8 月，中国人民解放军总医院功能神经外科治疗中心开始使用 S-EEG 的方法治疗药物难治性癫痫的患者，设计的区域包含大脑各个不同区域，如岛叶周围各个亚分区、海马、杏仁核、额眶回、辅助运动区、后顶叶各个亚分区、枕叶等（图 9-7）。

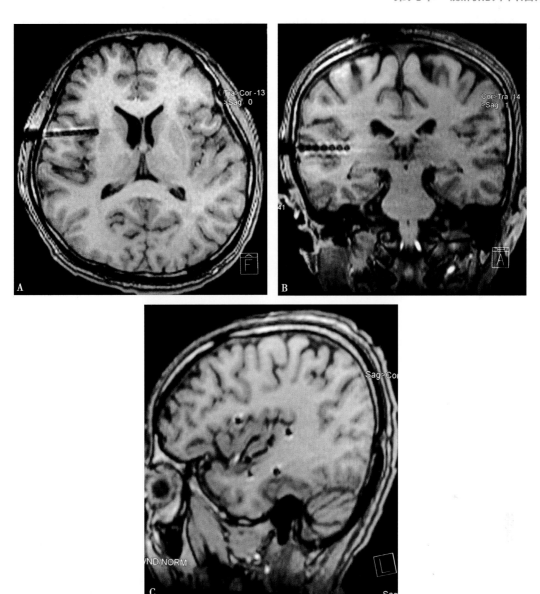

图 9-7 岛叶癫痫 SEEG 电极置入后

A. SEEG 电极植入后 MRI 水平位；B. SEEG 电极植入后 MRI 冠状位；C. SEEG 电极植入后 MRI 矢状位

借助于 S-EEG，能更好地理解癫痫网络及传导规律。我们借助 S-EEG 开展了一些新的癫痫治疗方法，如 S-EEG 引导下，治疗癫痫起源局限、位置深在、手术切除难的小病灶患者，既简单、安全又有效。

（徐 欣 凌至培）

第四节 癫痫外科的手术方式选择及相关问题

目前，癫痫外科的手术方式可分为切除性手术、姑息性手术、神经调控手术及其他手术方式。

一、切除性手术

切除性手术是目前开展最多的癫痫外科手术方式。实施切除性手术的前提是致痫区和功能区定位明确，且切除致痫区不会损害患者的重要神经功能。手术目的是达到临床发作消失或缓解。切除性手术主要包括：

1. 病理灶切除术　主要用于脑肿瘤（包括恶性肿瘤、良性肿瘤）、脑血管畸形、寄生虫等相关的癫痫患者，此类应当考虑早期手术（表9-10）。无论脑电图（包括术中脑电图或埋藏电极脑电图）定位的电生理灶是否与病理灶相同，均应当优先切除病理灶。但切除病理灶时应当结合术前头皮脑电图监测，并在电生理监测下（术中或术前埋藏电极脑电图）适度扩大切除范围，达到良好控制癫痫的目的。

表 9-10　病理灶切除术相关情况

病理灶性质	手术目的	是否需要术前抗癫痫药物	最小切除范围	术后抗癫痫药物应用
高级别胶质瘤	明确病理，去除病灶	可无	尽可能全切除病理灶	长期应用
脑转移瘤	延长生命	可无	尽可能全切除病理灶	长期应用
脑内其他恶性肿瘤	终止或控制癫痫发作	可无	尽可能全切除病理灶	长期应用
低级别胶质瘤	明确病理，去除病灶，终止癫痫发作	可无	全切病灶和周围胶质增生带	2年以上
脑膜瘤	明确病理，去除病灶，终止癫痫发作	可无	全切病理灶	6个月以上
胚胎残基肿瘤	终止癫痫发作，明确病理	需要	全切 Flair 显像的区域	2年以上
脑动静脉畸形	避免出血，终止或减少癫痫发作	可无	全切畸形血管团和周围胶质增生带	2年以上
海绵状血管瘤	终止癫痫发作，减少出血	需要	全切畸形血管团和周围含铁血黄素沉积带	6个月以上
脑猪囊尾蚴	终止癫痫发作，明确病理	需要	全切病灶和周围胶质增生带	6个月以上

2. 致痫皮层切除术　主要是根据术前发作间期、发作期头皮脑电图、高分辨率 MRI 和症状学进行综合致痫定位的基础上，必要时结合 PET 显像和颅内电极脑电图准确定位致痫区域，确定癫痫灶的位置，根据致痫灶的区域位置和大小确定手术方式（表9-11）。手术目的为终止癫痫发作，术前需要进行合理的抗癫痫药物治疗。原则上，术后抗癫痫药物至少应用2年以上。

3. 前颞叶切除术　主要用于颞叶内侧型癫痫、新皮层癫痫和双重病理的颞叶癫痫，经典的前颞叶切除术切除范围包括：外侧颞叶皮层，左侧 4cm、右侧 5.5cm 以上；杏仁核外侧部、海马>3cm（或至脑干后缘）及相应海马旁回结构。对于颞叶的新皮层癫痫，是否需要切除海马结构需要进行颅内电极脑电图确定。手术中应当保证环池蛛网膜的完整。术后2年癫痫无发作率在55%~85%。此外，裁剪式颞叶切除术主要是根据致痫区及致痫病灶的不同，采用不同切除范围切除颞叶皮层及颞叶内侧结构。

4. 大脑半球切除术　主要用于 Rasmussen 脑炎、Sture-Weber 综合征、半球软化等相关癫痫和偏侧痉挛-偏瘫伴癫痫等半球性病变相关癫痫的手术治疗。主要用于儿童或青少年，也可以用于伴有一侧偏瘫的成人。包括解剖性大脑半球切除术、改良的大脑半球切除术、功能性大脑半球切除术、大脑半球皮质离断术等。其中解剖性大脑半球切除术、改良的大脑半球切除术、功能性大脑半球切除术为去除致痫灶和阻断癫痫传统通路相结合的手术（表9-11）；大脑半球皮质离断术为阻断癫痫传统通路的治疗方式，治疗效果等同于大脑半球切除术，为大脑半球切除术的一个改良手术，不再单独列入纤维切除手术（表9-12）。术前均需要进行 WADA 实验或功能 MRI 检查，完成严格的功能评估，准确判定手术后功能受损情况，但术前脑电图的价值存在一定争议。术后2年癫痫无发作率在80%~90%。

5. 额叶和枕叶切除术 这类手术目前应用相对很少，主要用于经过术前严格评估认定致痫区域位于额叶或枕叶且致痫灶面积较大或者多灶者，切除范围与致痫灶大小相关。枕叶切除术后可能致同向偏盲，术前需要进行视力、视野的详细检查，并向家属和患者说明情况。额叶切除的有效率较低，术后两年无发作率低于 50%，而枕叶切除术多疗效较好，术后 2 年无发作率与前颞叶切除术相当（癫痫术后发生率在 55%～85%）。

6. 选择性海马-杏仁核切除术 主要用于伴有海马硬化的颞叶内侧型癫痫，若患者智力正常者，致痫区域往往相对局限。对于前颞叶切除术与此术式的疗效上目前存在争议，二者手术疗效相当。因此，手术前要经过严格的术前评估，排除颞叶皮层的致痫灶。手术入路包括侧裂入路、颞上沟入路、颞中回入路、颞底侧副沟入路等。切除范围包括杏仁核外侧部、海马>3cm（或至脑干后缘）及相应海马旁回结构。无论何种入路要保证切除范围足够大，以免因手术技巧而导致的癫痫控制不良。术后 2 年癫痫无发作率在 65% 左右。

表 9-11 无明显病理灶癫痫切除性手术相关情况

手术方式	主要适应证	最小切除范围
（前）颞叶切除术	颞叶癫痫伴有或不伴有海马硬化 颞叶病灶相关癫痫	外侧皮层：优势侧 4.0cm 外侧皮层：非优势侧 5.5cm 海马：3cm
选择性海马-杏仁核切除术	伴有海马硬化的颞叶内侧癫痫	杏仁核外侧部 海马、海马旁回>3cm
致痫灶切除术	致痫灶定位明确颞叶外部分性癫痫	术中脑电图或术前埋藏电极脑电图确定区域
解剖性大脑半球切除术	半球性病灶相关癫痫	一侧半球切除（保留丘脑）
改良大脑半球切除术	特别是半球软化破坏明显者	胼胝体离断
功能性大脑半球切除术	半球性病灶相关癫痫 半球软化破坏不明显者	一侧颞、顶叶切除 额、顶叶和胼胝体离断
额叶、枕叶切除术	额极或枕极为致痫灶部分性癫痫 额叶、枕叶内多灶性部分性癫痫	全切畸形血管团和周围胶质增生带

二、纤维离断手术

此术式属于姑息性手术。对于患有全面性癫痫发作、致痫区定位困难或者为多灶性、致痫区位于脑重要功能区的患者（表 9-13），手术目的在于减少发作次数或者减轻发作的严重程度。

1. 多软膜下横切术 其理论基础是脑皮层神经元正常结构的柱状排列和生理信号的垂直传导，而痫性放电的横向传导，通过横向切断皮层结构，达到保留正常神经功能、避免癫痫放电扩散的目的。此术式不是去除致痫灶，而且减少大量同步化放电的产生，避免癫痫症状的出现。主要用于功能区致痫灶和致痫灶周围癫痫泛化区域的处理。临床手术目的主要是减少癫痫发作，也有少部分患者术后可以停止癫痫发作。

2. 胼胝体切开术 是一种经典的姑息性手术。用于不能准确定位且发作频繁的癫痫、多灶性癫痫、额叶癫痫有快速传导者、癫痫合并过度运动、易激惹等症状者。从 1940 年开始临床应用，包括胼胝体前部切开术、胼胝体后部切开术、一期或分期胼胝体全部切开术、立体定向放射治疗胼胝体切开术。胼胝体前部切开术切开的位置包括膝部和体部的前 2/3。手术中要保证胼胝体全层切开，同时保护室管膜，尽可能不打开脑室。术后约 10% 的病人可以达到癫痫发作控制，另外 30%～60% 的病人，癫痫发作减少 50% 以上。目前在发达国家中已经被迷走神经刺激术替代，在发展中国家临床上仍在应用。

三、神经调控治疗

1. 迷走神经刺激术（VNS） 适用于外科手术不宜切除的致痫灶、患者拒绝开颅手术的药物难以控制发作的癫痫患者。该技术损伤小，参数可体外调节，手术后 2 周开始进行刺激参数的调整。目前报道，其有效率（发作频率减少>50%）一般在 45%~65% 之间。已证明 VNS 治疗时间越长，癫痫控制效果越好，治疗五年以上癫痫完全缓解率为 6%，同时对患者生活质量（QOL）有显著提高。

2. 其他神经调控方法 包括慢性丘脑前核电刺激术、海马电刺激术等。由于临床病例积累较少，其作用机制、最佳刺激靶点、刺激参数以及长期疗效等还需进一步分析与总结。

四、其他手术方式

1. 立体定向毁损术 1948 年，Spigel 开始应用立体定向射频毁损治疗癫痫。立体定向毁损治疗癫痫的主要原理：控制癫痫发作或破坏皮层下传导癫痫活动的途径，阻止癫痫放电向远处传播。在当前治疗中最常用的是海马-杏仁核毁损治疗，有效率可以达到 50%~70%。另外，一个常用的靶点是 Forel-H 核，此位置是癫痫传导是最集中的部位之一，报道有效率差异较大。由于本种方法治疗效果不确定而并发症多，与其他方法相比有一定的差距，近年来仅在特殊环境下采用此方法（如 S-EEG 过程中，癫痫致痫灶在脑深部，范围很小又局限，可采用）。

2. 立体定向放射治疗 放射治疗癫痫有百余年的历史，1905 年，Tracy 提出用 X 线照射全脑，放射治疗癫痫取得良好效果。Leksell 定向设备为癫痫放射外科的开展提供的基础。1982 年，Barcia-Salorio 将立体定向放射外科用于癫痫的治疗。放射治疗癫痫的机制尚不完全清楚，大剂量照射后主要是产生类似于手术切除相同的效果，对癫痫灶神经元和白质纤维产生直接的破坏作用，达到去除癫痫灶和阻断癫痫传导通路的作用（表 9-12）。立体定向放射低剂量照射时的可能机制：①放射线对致痫神经元的传导阻滞（动物实验中发现脑组织反应性星形细胞减少，大量树突缺失）；②致痫神经元对放射高度敏感学说（用 10~15Gy 低剂量的照射，可产生对癫痫皮层神经元的活动抑制）；③致痫神经元兴奋性降低（射线局部照射后，区域内神经元细胞兴奋性氨基酸-门冬氨酸和谷氨酸水平下降，从而引起兴奋性下降）；④致痫神经元的直接破坏作用（放射外科可以产生致痫灶细胞的程序性死亡和放射性坏死，类似病灶切除而达到抗癫痫作用）；⑤放射线影响神经元或神经胶质细胞膜离子通道的功能（对致痫灶进行非致死剂量 X 射线照射就可以产生良好的疗效，说明其可能是通过某种机制改变了致痫灶神经元的电生理特性）。目前有文献研究证实 γ 刀治疗颞叶内侧型癫痫有效，放射边缘剂量在 20Gy 左右，放射区域包括前部海马旁回、外侧杏仁核，海马前部，约 65% 癫痫完全控制。相反，也有研究报道认为放射治疗效果不佳，且并发症比较高。目前立体定向放射治疗癫痫应用越来越少。

表 9-12 癫痫外科非切除性手术治疗方法

手术方式	主要适应证	处理部位
立体定向毁损术	颞叶癫痫伴有海马硬化 脑深部小病灶相关癫痫 不能行切除性手术，需要阻断传导通路的癫痫	单个毁损灶在 1cm³ 以下，可做多个灶
多软膜下横切术	癫痫灶与功能区重叠的癫痫	皮层脑电图或术中脑电图放电区域
胼胝体切开术	不能准确定位且发作频繁的癫痫 多灶性癫痫 额叶癫痫有快速传导者 癫痫合并过度运动、易激惹等症状	胼胝体全段（全胼胝体切开术） 膝部及体部前 2/3（前部胼胝体切开术）

手术方式	主要适应证	处理部位
大脑半球切除离断术	半球性病灶相关癫痫 半球软化破坏不明显者	一侧半球从丘脑离断、胼胝体离断
立体定向放射治疗	颞叶内侧型癫痫	前部海马旁回、外侧杏仁核，海马前部
迷走神经刺激术	药物难治性部分性或全面性癫痫	左侧迷走神经及锁骨下区域
脑深部刺激术	双侧颞叶癫痫 药物难治性部分性或全面性癫痫	头皮下经颅骨植入刺激电极到海马、丘脑前核或腹内侧核

五、手术并发症

切除性手术后有可能出现神经功能缺失，包括颅神经麻痹、不易被患者觉察的视野缺损等情况，绝大多数症状和体征是暂时的。另外，手术后也可能出现偏瘫、颅内感染以及颅内血肿（立体定向放射治疗例外）等较为严重的并发症，临床上比较少见。术前准确定位功能区可以减少或者避免出现上述术后神经功能缺损。对已经存在神经功能缺失的患者，切除病灶多不会加重原有的功能缺失。切除性手术并发症的产生与手术部位及手术技术有关。目前，因手术而死亡的发生率已降低到 0.5%。尽管如此，癫痫外科手术仍然是一种有风险的手术治疗。

六、低龄儿童癫痫外科手术的特殊性

在儿童难治性癫痫，如 HHE 偏侧痉挛-偏瘫伴顽固性癫痫综合征、婴儿痉挛症、Lennox-Gastaut 综合征等，发作多表现为次数频繁、程度严重。这些患者多属于药物难治性，而且可早期预测。目前在临床上，只要身体条件可耐受手术者主张手术，无最小年龄限制。早期手术不仅有利于控制癫痫发作，还可改善患者大脑功能发育，有助于神经心理功能的恢复。手术风险应在术前仔细评估。此外，儿童脑电图复杂多变，脑结构也伴随年龄的增长而变化。因此，对于儿童癫痫外科治疗，具有全方位的术前评估尤为重要。低龄儿童患者脑电图多不典型，术前评估中发现致痫病灶非常重要。由于先天性皮质发育障碍、半球病变等多发生在儿童患者中，儿童癫痫外科最为常用式为切除性手术，此类手术的比例要明显高于成人。另外，儿童大脑皮质的可塑性远大于成人，手术后神经功能障碍恢复的时间与程度都将优于成人。

七、癫痫再手术

癫痫再手术是针对那些药物难治性癫痫外科手术后，仍有发作的病例而采取的进一步治疗措施。它不是简单的二次手术，也不是预先设计好的分阶段手术。对于初次手术而言，再手术可以是初次手术的延续，可以是其他新的手术方法，也可以是几种手术方法的联合。再手术的术前评估相对应更为谨慎与保守。

癫痫外科手术治疗存在一定的风险，实施手术的医师必须严格掌握手术适应证，通过正规的术前综合评估，精确地找出致痫区所在，再选择恰当的手术方式。首选切除性手术，合理选用姑息性手术，慎重考虑其他手术方式（如神经调控、放射外科治疗等），尽最大可能减少手术并发症。同时，加强手术后综合治疗，提高手术成功率。

（梁树立）

第五节　癫痫灶切除技术现代理念

癫痫灶切除术是主要的癫痫外科技术，也是目前最为有效的药物难治性部分性癫痫治疗方案。从

20世纪70年代至今的40多年中，虽然癫痫灶切除技术本身并没有根本性的改变，但随着对癫痫灶认识的深入，癫痫灶的切除理念有一定的进步，需要神经外科不断进行接受和理解并运用于临床试验中。

一、正确认识癫痫灶切除术的目的

2010年，国际抗癫痫联盟（ILAE）给出癫痫的定义：全面性癫痫是指癫痫起源于双侧半球内癫痫网络中的一些部位，这些部位不固定且在网络中扩散迅速；部分性癫痫是指癫痫起源于一侧大脑半球内癫痫网络的一个或一些部位，而这些点往往是固定的。也就是癫痫是起源于癫痫网络的，手术不可能去除整个网络的（除非大脑半球切除术），而仅能破坏或切除网络的一部分。因此，从理论上不能去除整个癫痫。从临床经验中已经说明，目前最经典的前颞叶切除术，术后3年的无发作率也不会超过85%，而大量的研究证实术后应当长期服用抗痫药物，在美国大多数的癫痫外科医生不主张术后短期停药。Schiller等报道癫痫术后无发作者，术后2~5年停药时复发率达到14%和36%，远远高于未停药组的3%和7%。同时，也有大量研究证明癫痫外科切除性手术后，癫痫发作停止或减少，抗癫痫药物减少或停止后，可以使患者（特别是儿童患者）的认知和智力水平明显提高，改善生活质量。因此，切除性手术是癫痫综合治疗领域的一个重要环节，而不是最后的环节，术后短期或长期内仍然需要药物治疗；而癫痫外科治疗的目的应当是"改善患者生活质量，回归社会"，不是根治癫痫发作。癫痫外科医生和癫痫内科、儿科医生都应当正确认识癫痫外科的地位和目标，不应当过多地束缚癫痫外科的发展。最为重要的是癫痫外科不是癫痫治疗的最后环节和一些癫痫不能完全治愈，就放宽癫痫手术病例的指征或放弃致痫灶的探查，随意开展一些盲目的脑叶切除术或大范围的皮质切除术，导致癫痫外科过度医疗和错误医疗。

二、合理确定切除范围

（一）癫痫灶与潜在癫痫灶

癫痫灶是一个理论上的概念，如本章第二节所述，主要是根据发作起始区和病损区癫痫灶相关区域进行的判定。实际上癫痫患者发作基于两点：内因（癫痫易感性）和外因（癫痫的诱因）。切除癫痫灶以后癫痫的易感性并没有改变，其他具有相对较低癫痫发作阈值的区域可能成为新的癫痫灶，而在主要的癫痫灶没有去除以前，潜在癫痫灶的癫痫发作阈值高于主要癫痫灶区域，而难以表现出临床发作或电生理发作的起始，这些部位就是潜在癫痫灶。目前认为，切除性手术切除的范围，必须包括癫痫灶和潜在癫痫灶，而残存癫痫灶或潜在癫痫灶的一部分都将导致手术失败或癫痫复发。

（二）癫痫电生理灶与病理灶

癫痫患者颅内结构性异常也很常见，包括弥漫性病变（如脑萎缩、脑发育不良）、半球性病灶、多灶性病灶、多脑叶病灶和单脑叶病灶、局限性病灶。大部分的病理灶均与致痫灶有关，如局灶性皮质发育不良、下丘脑错构瘤、结节性硬化等已经证明病灶本身就是致痫灶。但是，不是所有的病理灶均是致痫病灶，如弥漫性病变、非致痫灶的结节性硬化中的皮下结节、脑软化灶等。我们在进行癫痫病灶切除时仍然要考虑以下几种情况：

1. 病理灶范围超过MRI所显示的范围　临床上也经常遇到 T_1W、Flair、DWI 等成像显示范围大小不一致的情况，特别是PET等功能显像往往显示病变范围更大。随着3.0T-MRI甚至7.0T-MRI应用于临床，许多原来不能发现的病灶被发现，也有一些原来范围较小的病灶可以发现更大的病损区域。因此，手术切除中在MRI（特别是Flair成像上）所示范围后，还应当进行皮层脑电图检测，确定是否需要扩大区域，有时可能还需要提前进行颅内电极埋藏，了解切除范围。

2. 病理灶与电生理灶毗邻　一些囊性病变、寄生虫或海绵状血管瘤等病变，中心区域完全没有神经元，不可能引起癫痫放电，其周围的胶质增生区域可能是真正的放电起源。另外，比较特殊的就是继发于脑外伤、脑出血或脑梗死后的软化灶等病变，其中心区域没有足够的神经元细胞，也不可能形成可监测到的癫痫放电，此时无论是皮层脑电图（含术前颅内电极埋藏中的皮层脑电图或深部电极脑电图及

S-EEG）还是头皮脑电图等技术，均无法在囊软化灶的中心部位监测到癫痫起源点，手术中需要将软化灶的中心区域和周边皮层（含术前颅内电极埋藏中的皮层脑电图或深部电极脑电图处）都切除。虽然软化区域中心部分不能监测到癫痫起源，可能与其神经元较少、不能募集到足够的神经元有关（这种现象在大脑半球切除术中非常常见），不代表不是真正的癫痫起源部位。因此需要切除此区域。同时，软化灶中心区域周围的电生理灶也应当切除。软化灶中心区域往往也是癫痫起源部位，应当在切除范围之内。

3. 病理灶和电生理灶邻近　邻近指不毗邻，距离较近，在同一个手术野内可以暴露的范围。此时可能存在两种情况，一种是病理灶是真正的起源灶，而我们进行头皮脑电图和皮层脑电图描记时（含术前颅内电极埋藏中的皮层脑电图），无法探测到病变内侧部分的起源，而进行深部电极脑电图及 S-EEG 监测时并没有将电极恰好置于内侧起源的位置，而在另外一个区域较早地测到放电传导的放电；第二种可能是病理灶与癫痫没有直接的关系，电生理灶是真正的癫痫放电起始区域。切除范围同样应当包括病理灶和电生理灶，但病理灶和电生理灶中间的区域应当依据距离大小与功能区的关系确定是否切除。比如病理灶位于颞极（Brodmann 38 区），而电生理灶位于颞中回中部（Brodmann 22 区），则可能通过一个扩大前颞叶切除术将病理灶、电生理灶及中间区域达到一并切除。如果病理灶位于顶前上区域（Brodmann 5 区），而电生理灶位于辅助运动区（Brodmann 5 区），中间为运动区（Brodmann 4 区），则不可能将中间区域切除。

4. 病理灶和电生理灶远离　指病理灶和电生理灶距离远，同一个手术野内难以同时暴露。早在 1996 年 Clarke 等人就对 60 例有病理灶的癫痫患者进行了研究，分为三组，每组 20 例，A 组患者病理灶和电生理灶一致，行病理灶/电生理灶切除术，B 组为病理灶和电生理灶不一致者，行电生理灶切除；C 组也是病理灶和电生理灶不一致者，行病理灶切除术，结果显示 A 组和 C 组结果相当，达到癫痫控制良好，而 B 组则显著差于 A 组和 C 组，说明优先切除病理灶的良好治疗效果。2009 年 Bahdad 也报道 3 例 Rolandic 区的癫痫合并局限病理灶，不参考脑电图直接进行了病理灶切除，均达到术后癫痫无发作，而同期 19 例 MRI 阴性的 Rolandic 区癫痫，经过颅内电极埋藏后进行了切除手术，术后仅有 3 例（15.8%）无发作，也体现了病理灶的定位意义。因此，在不能同时切除病理灶和电生理灶时，症状学特别重要，癫痫首发症状与病理灶不矛盾时优先切除病理灶，在症状学与病理灶明显矛盾且与电生理灶一致时，才能考虑优先切除电生理灶。

5. 多病理灶中致痫病灶的切除　多病理灶最常见病例是结节性硬化和海绵状血管瘤。虽然不同部位的同一性质病变在病理结构上没有显著差异，其致痫性存在差异。例如，结节性硬化症患者颅内有 3 种病变：室管膜下钙化灶、皮层下结节、室管膜下巨细胞星形细胞瘤，而仅皮层下结节引起癫痫发作。另外，有研究显示皮层下结节中并非所有的结节者都引起癫痫，而且引起癫痫的 1~4 个结节，往往在数年或更长的时间内不会有明显变化。研究又显示，以下几个特点的病理灶提示致痫性较高：有明显钙化、体积较大、邻近颞叶或海马及 Rolandic 区部位、邻近皮层、功能检查异常明显者。当然，在多病理灶时严格的症状学分析、脑电图判别非常重要，必要时需要进行颅内电极的埋藏检查，确定致痫病变。

三、全面保护脑功能区

大脑是神经功能的最高中枢，脑组织的任何结构都有其相应的功能，而脑功能区是相对而言的。脑的功能区域也很多，不单纯是感觉、运动、语言等初级功能，也有认识、记忆等高级功能，手术切除必然会破坏和影响部分脑功能。因此，应当尽可能地确保切除范围较小，切除对脑功能影响较小的区域，要考虑到对脑功能区的全面保护。

（一）保护重要皮层功能（躯体感觉、躯体运动、视觉、语言）

1. 术前识别脑重要功能区　对于手术切除区域位于正常解剖的脑功能区或其附近区域时，要进行脑重要功能区的定位，常用的定位方法包括 fMRI、脑磁图及皮层电刺激进行 Brain Mapping。在 MRI 上有病理灶时，可能清楚确定功能区与病理灶的关系。没有病理灶时，就需要利用同一种方法进行致痫区域的定位，然后同步显示确定两者的关系，有条件时可以进行多种影像成像方式的多模态融合技术，确定癫痫灶和功能区的关系。需要注意，不同影像成像方式的工作原理不同，其确定的功能区范围有差异，皮层电刺激确定的范围与术后功能缺失的关系更为密切，可重点参考。

2. 术中识别重要功能区 术中功能区的识别有 5 种方式，即单纯的解剖定位、中央沟定位+解剖视觉辨别定位、应用术前皮层电刺激定位、术中唤醒麻醉+皮层电刺激定位、术前重要功能区定位基础上结合"适时导航"。

（1）单纯的解剖定位：单纯的解剖定位存在不准确性。首先，开颅后骨窗内解剖标志识别困难，个体化差异也较大，需要有非常丰富的经验。同时，在合并病理灶或出现局部发育不良时，功能存在转移或移位的可能性明显增加。此解剖定位不建议临床应用，只供参考。

（2）中央沟定位+解剖视觉辨别定位：主要用于 Rolandic 区的病变切除术，利用术中监测设备采用感觉诱发电位中的中央沟反转原理，确定中央沟位置，从而帮助解剖定位。中央沟前为运动区、中央沟后为感觉区，中央沟定位大大增强了解剖定位的准确性，对于中央沟后（躯体感觉区）的切除范围帮助较大，但对于切除范围累及运动区者仍然定位困难。其方法简单易行，设备要求不高，在条件有限的单位有重要意义。

（3）应用术前皮层电刺激定位：术前颅内电极埋藏皮层电刺激定位，准确性非常高，可以进行反复刺激，若患者意识完全清楚和配合，准确性更好。其缺点：①电极必须覆盖皮层范围足够大（骨窗也要大），包括所有邻近功能区需要切除的范围；②术中电极放置方位确保不能移位。这两点在实际工作中有较大困难。首先，对于中央沟静脉附近等区域皮层，电极达到全覆盖风险较大，往往会有遗漏；其次，应用 S-EEG 等技术时电极间距离相对较大，不可能全覆盖；第三，应用 S-EEG 进行致痫灶切除性手术多在拔除电极后进行；第四，开颅过程中不能保证电极完全不移位；第五，电极埋藏术中出现电极下积血时会影响功能区的判定。因此，临床应用中也要根据实际情况进行鉴别。本方法是目前最常用的技术之一。

（4）术中唤醒麻醉+皮层电刺激定位：术中皮层电刺激定位不受癫痫灶范围和静脉结构的影响，刺激时需要患者配合，术中唤醒技术较好地解决了这一个问题。但是，术中唤醒麻醉时患者往往意识状态并没有完全清醒，配合远不如术前状态。而欧美国家某些医院，采用清醒麻醉让患者更好地配合术中的皮层电刺激功能区定位，此方法仍然有一些难以解决的问题：①刺激时间不能过长，不能像术前皮层电刺激一样用几个小时甚至更长时间来完成；②存在诱发癫痫发作的风险，一旦出现癫痫发作可能会引起患者受伤等诸多风险。这种方法和术前皮层电刺激定位结合应用，作为术前皮层电刺激的补充则更为理想。

（5）术前重要功能区定位基础上结合"适时导航"：将术前功能区定位的结果与术中的"适时导航"相结合，可以避免解剖识别的困难和术前计划与手术切除的脱节，从而达到完全高效地切除致痫灶、保持功能区的效果，缩短手术时间，减少术后感染等并发症的可能。缺点是对设备要求高，部分医院开展此方法受到一定限制。

3. 合理处理癫痫灶切除与术中功能区保护的关系 对于重要功能区（躯体感觉、躯体运动、视觉、语言）和癫痫灶完全重叠和部分重叠时，如何提高癫痫手术疗效和避免术后并发症是非常重要的。功能区也可以分为以下几种情况：①可切除功能区域：这些区域虽然有明确的功能，切除后对日常生活影响相对较小，此时为提高手术效果，可以考虑进行切除。这些区域包括头面部的运动区、躯体感觉区、听觉皮层。头面部运动区为双侧支配，切除后正常功能基本完整；躯体感觉区切除后会残留痛温觉感觉缺失或迟钝的症状；②可考虑切除功能区域：主要是视觉皮层和下肢运动区，这些位置切除后会有视野的缺失和下肢功能的部位部分障碍（可以活动）。因此，切除时要慎重，要综合考虑手术获益和风险，与患者及家属共同决定手术方案；③不可切除功能区域：主要是上肢运动区、语言区，成人手术切除后会遗留完全不可逆的功能损害。除非有频繁致残性的癫痫发作的儿童癫痫、生长性肿瘤、较大血管畸形相关的癫痫外，均不可进行手术切除。

癫痫切除性手术，需要注意以下几点：①癫痫切除性手术前就需要明确癫痫灶与功能区的关系，要向家属进行说明，如果家属过于担心功能缺失，应当放弃手术治疗；②一些重要功能区病变进行颅内电极埋藏前也要提前与患者沟通，说明出现功能缺失的可能，如果家属不同意，颅内电极埋藏手术也需要慎重；③癫痫灶与功能区部分重叠时，部分切除癫痫灶，临床疗效多不理想，还存在较大术后功能缺失的风险，需要向家属说明，若不理解，也要放弃手术治疗。

（二）保护重要传导束

癫痫切除性手术中必须要保护的传导束，例如锥体束和 Mayer's 袢。由于锥体束单纯依靠解剖定位是不可能的，对于切除范围累及重要传导束（锥体束）术前可以进行 DTI 成像，显示传导束，然后与其他功能成像进行多模态融合技术，并进行术中"适时导航"才能保证传导束不受损伤，对于一些皮层下病变或皮层病变累及深部时要优先考虑应用。前颞叶切除术时要尽量减少对 Mayer's 袢传导束的损害。

（三）认知和心理等功能的保护

脑的高级功能的保护与术后生活质量的改善有明显的关系，特别是对于癫痫这种功能性疾病的手术治疗中，认知和记忆的保护特别重要。

1. 术前严格的认知、心理水平评估 对于切除范围累及颞叶、额叶、岛叶和边缘系统等与认知、心理密切相关的区域，要考虑进行 Wada 试验，进行合理的评估。

2. 合理选择手术病例 对于年龄超过 55 岁的患者或者术前评估预期术后认知损害明显的患者，要慎重进行此类手术，除非是存在癫痫持续状态或严重频繁的致残性发作且有明确病理灶的患者，多数不主张进行切除性手术，可以进行神经调控治疗。

3. 避免过度切除 病理灶或电生理灶邻近，不累及海马等 Papez 环路结构时，要保留这些结构不受损伤。额叶癫痫要进行癫痫灶精确定位，减少大范围的额叶切除；前颞叶切除术中没有双重病理时，要减少颞叶皮层的切除范围；海马的切除范围也不可以任意扩大；双颞叶癫痫不可以进行双侧前颞叶切除术，可以考虑神经调控治疗或一侧手术切除联合另一侧神经调控治疗。

四、全程显微外科技术

显微外科技术是神经外科医师的基本功，是进行癫痫外科手术者必须熟练掌握的一门技巧。显微外科技术对癫痫手术的安全性和合理的癫痫灶切除、防止癫痫复发方面均有重要意义，需要进行一系列培训。

1. 良好的解剖学基础 无论是颞叶切除还是大脑半球切除术等各种切除性手术，只有全面地、熟练地掌握大脑的解剖，才能把需要切除的部位按计划完成，同时保证周围皮层、血管、神经传导束的完整，术后脑缺血、出血、梗死、切除范围不足、脑干损伤等情况不易产生。术后并发症发生，与基本解剖知识掌握完全有关。

2. 良好的膜结构及其血管的保护 前颞叶切除术、选择性海马-杏仁核切除术都需要保持颞叶内侧（特别是环池内）软膜和蛛网膜的完整性，这样才能有效降低大脑后动脉、动眼神经等结构性损伤的发生。在皮质切除或病理灶切除中，特别在重要功能区癫痫灶切除的过程中，保护切除范围边缘脑回的软膜和蛛网膜，包括脑沟内的各种无名血管的保护也特别重要。一旦这些软膜受损或蛛网膜下腔内的小血管被切断，边缘的脑组织术后必然出现局灶性脑缺血损害，早期会加重水肿，后期则可能出现脑梗死，导致功能障碍。

3. 显微外科技术操作 显微外科技术保障了手术中对脑组织的最少损坏和牵拉，最大的脑结构功能的保护。癫痫外科所有切除性手术，均应当在显微镜下进行，颅骨骨窗范围要足够大，以保证对切除范围的良好暴露，必要时打开侧裂池等脑池结构，放出脑脊液，减少对脑组织的牵拉。

4. 良好的癫痫防治知识 癫痫患者本身有癫痫易感性，术后更易发生手术相关的癫痫，而神经外科幕上手术后继发癫痫并非少见，特别是对于额、颞叶牵拉较重者、脑皮质或脑皮质动静脉损伤较明显者、术后明显脑水肿者等，都有可能增加术后癫痫的发生率。因此，在手术中要注意操作，避免对颞叶过度牵拉，减少对皮质内血管的损伤，加强对回流静脉的保护，减少脑水肿。另外，癫痫术后脑组织与硬脑膜的粘连瘢痕，也是癫痫复发的一个重要原因，切除术后应当在相应的范围内试用非生物脑膜补片进行修补与隔离，减少术后粘连的发生，避免相关的癫痫复发。

（梁树立）

第六节 立体定向毁损术治疗癫痫

一、概述

Spiegel 和 Wycis 于 1951 年首次使用立体定向技术毁损髓板内核治疗癫痫小发作获得成功。James 等总结了 1965~2005 年报道毁损方法治疗癫痫的 391 篇文献，共 691 例患者，手术方式包括海马-杏仁核毁损术、杏仁核毁损术、内囊前肢毁损术、扣带回毁损术、皮层毁损术、小脑齿状核毁损术、Forel-H 区毁损术、穹隆-杏仁核毁损术、穹隆毁损术、海马毁损术、丘脑毁损术、下丘脑毁损术、壳核毁损术、乳头体毁损术、乳头体-杏仁核毁损术。治疗难治性癫痫可毁损的靶点较大，但目前最常应用的靶点为杏仁核、海马、Forel-H 区和扣带回。

立体定向毁损术治疗癫痫的主要机制为控制癫痫发作（类似致病病灶切除）或破坏皮层下传导癫痫活动的途径，阻止癫痫放电向远处传播。海马、杏仁核、穹隆、乳头体、丘脑、纹状体、苍白球均为癫痫的发作与传播的重要结构。

二、手术适应证及禁忌证

1. 适应证　对于不适合开颅作切除性手术的药物难治性癫痫患者，均可采取立体定向毁损手术。具体适应证如下：

（1）癫痫灶位于脑重要功能区，术后可能严重致残，不适合切除性手术者。

（2）癫痫灶明确，位置深在难以切除者或多发性病灶无法切除者。

（3）下丘脑错构瘤引起的癫痫，手术难以完全切除病变者。

（4）开颅行切除性手术后，术后仍有严重癫痫发作者。

（5）癫痫灶不明确，脑电图表现为全脑放电或双侧弥漫性放电，不适合切除性手术者。

（6）患者无切除性手术指征，且不适合神经调控治疗或神经调控治疗效果不佳者。

2. 禁忌证

（1）患者致痫灶不明确，但药物可以控制的癫痫患者。

（2）癫痫灶定位明确，估计切除性手术能够获得很好疗效者。

（3）癫痫伴有严重神经精神功能障碍者，术后可能加重上述症状，一般不建议做毁损性手术。

（4）患者一般状况差或合并有重要器官功能衰竭者。

三、术前准备

1. 术前完成神经心理功能评分，进行术前、术后比较。

2. 患者术前及手术当日继续口服抗癫痫药物，尽量在围术期维持抗癫痫药物血药浓度平稳，避免安装头架后及在扫描时癫痫发作。

3. 麻醉前半小时肌内注射阿托品 0.5mg，对于癫痫发作频繁者需要医生陪同进入手术室。

四、体位与麻醉

一般采取平卧位，头部稍抬高。手术一般采取气管内麻醉（防止术中患者可能有癫痫发作）。

五、手术步骤

癫痫不同靶点的毁损方法基本相同，只是"靶点"坐标不同。我们在这里介绍海马-杏仁核毁损术。其他靶点毁损术方法相同。

1. 术前一日或数日，行磁共振扫描，包括平扫和增强扫描。扫描要求同癫痫的 DBS 治疗。MRI 影像数据导入手术计划系统进行靶点的预计划。海马-杏仁核的体积较大，要取得较为理想的治疗效果，需要较为彻底地将相应结构破坏。因此，海马-杏仁核靶点的计算有别于海马-DBS 靶点的计算。根据海马和杏仁核体积的大小以及毁损电极直径的大小做出靶点的治疗计划。海马-杏仁核是一个可见结构，直接计算靶点坐标值，而不再按照解剖坐标的数据来定位。也可按人脑立体定位局部解剖给予坐标数据综合考虑。

2. 手术当日，在局麻下安装立体定向框架，薄层 CT 扫描，与术前的手术计划进行数据影像融合技术，计算靶点的框架坐标。

3. 入手术室，气管插管全麻，患者平卧位，头部抬高 15°。

4. 头部消毒、铺单，按手术计划定位头皮切口，一般切口位于发际内眉弓后 10~11cm，中线旁开 2.5cm，做直切口。颅骨钻孔，"+"型剪开硬膜，烧灼硬膜和皮层。调整框架及弓架坐标值，再将毁损电极送入预定靶点进行毁损。热凝温度一般在 72~75℃，热凝时间一般在 60~100 秒。毁损灶的大小一般在 10mm×10mm×12mm。然后调整坐标将杏仁核及海马按照预定的方案完全毁损（图 9-8）。

5. 毁损完毕后，缓慢拔出毁损电极，明胶海绵填塞骨孔，严密缝合皮下及头皮。

附：一般癫痫常用靶点坐标值：杏仁核 $X=21$mm，$Y=8$mm，$Z=-13.5$mm；海马前部 $X=18~24$mm（平均 21mm），$Y=-0.5~-2.0$mm，$Z=-18$mm；海马后部 $X=18~26$mm（平均 22mm），$Y=-19~-21$mm（平均 -20mm），$Z=-3~-3.5$mm；Forel-H 区 $X=8$mm，$Y=-2~-4$mm，$Z=-4$mm；内囊前肢 $X=17~19$mm，$Y=22~24$mm，$Z=0$mm；扣带回 $X=5$mm，$Y=$ 侧室前角后 10~20mm，$Z=$ 侧室上 2mm。

六、术中及术后注意事项

1. 采用手术计划系统精确定位靶点，避免损伤靶点周边重要结构，造成不必要的术后并发症。

2. 毁损前核对坐标值。

3. 毁损的温度要适宜，术前做蛋清实验，确保仪器正常。

4. 术后常规应用抗感染、抗癫痫治疗。

5. 术后患者可能出现精神不振、萎靡等情况，一般在短期内可恢复，必要时复查头颅 CT。

七、手术主要并发症及术后处理

立体定向毁损术术后并发症少，感染和出血的发生率均低于一般开颅手术。综合文献报道，出血的发生率为 1%~3%，肢体功能障碍约 3%，死亡率在 0.5%~1.5%。术后出现精神、运动感觉异常，可对症处理，一般不会留有永久性并发症。

八、评价

随着癫痫定位诊断及外科技术的发展，尤其是神经调控技术的发展，立体定向毁损治疗癫痫的适应证在逐渐缩小。神经调控技术具有脑组织损伤轻微、刺激参数的可调整性等优势，也存在术后并发感染、皮肤破溃、装置失灵等并发症，有数年后需再次手术更换脉冲发生器等问题。立体定向毁损术治疗癫痫有损伤小、操作简单、术后安全等优势，与神经调控比较，国内大多数难治性癫痫患者可以接受。

近年来，法国研发了利用 S-EEG 监测电极进行毁损治疗癫痫的方法，集监测与治疗一体的新的治疗模式。针对那些通过 S-EEG 监测明确了癫痫的起源，但位置深在无法切除的癫痫病人，利用原来监测的 S-EEG，接上特殊匹配的射频仪，根据监测到发作起始的触点位置进行毁损，其特点是精准、安全和方便。国内已经开展约 10 例病人。长期的结果有待于进一步的随访。

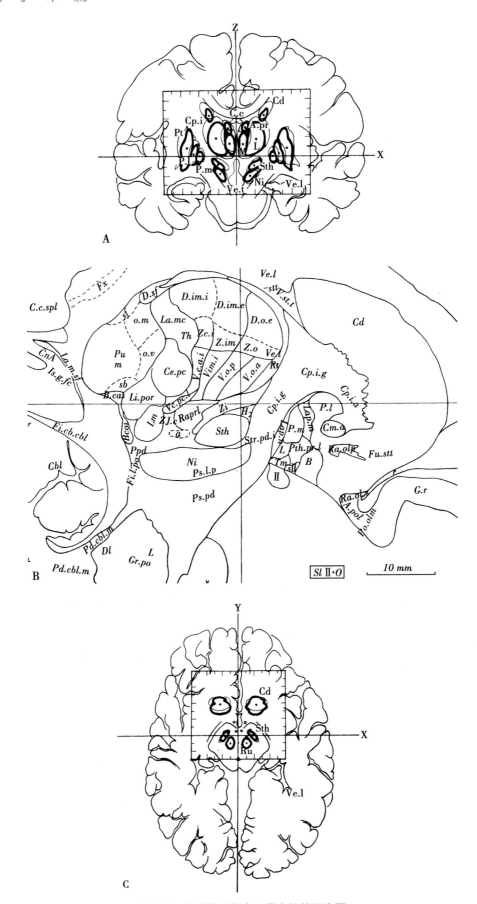

图9-8 癫痫常用靶点三维坐标值示意图

A. 基底核（团）Fp. 3. 0；B. 基底核（团）Sl. 11. 0；C. 基底核（团）Hv. -4. 5

在手术疗效方面，俄罗斯基辅神经外科研究所于 1991 年总结了过去 26 年立体定向毁损治疗的癫痫患者 112 例，85% 的患者术后癫痫发作明显减少。国内许建平报道毁损后癫痫的有效率为 75.7%~87%。南京脑科医院总结了 70 余例立体定向毁损治疗的癫痫患者，术后 22.5% 的患者癫痫发作消失，44.2% 的患者癫痫发作减少。日本有学者报道毁损术治疗癫痫有效率高达 80% 左右。傅先明等总结国内外 750 例毁损术的患者，随访 3~5 年，术后约 30% 的患者癫痫发作消失，40% 有改善，30% 患者术后无效。

James 等总结 691 例毁损术治疗的癫痫，显示海马毁损或海马联合前颞叶毁损对癫痫控制效果最好。此外，下丘脑的毁损对下丘脑错构瘤引起的癫痫疗效显著。MRI 显示有结构病变的癫痫患者较 MRI 阴性的患者术后疗效更好。另外，临床上还发现多靶点联合毁损，如杏仁核-海马毁损术、穹隆-杏仁核毁损术，可以较好地控制癫痫，若单独杏仁核毁损却很难获得较好疗效。丘脑毁损和皮层毁损术也可获得较好的疗效，而且对神经调控选择靶点有指导意义，促进了丘脑-DBS 的临床应用。Forel-H 区毁损术也可以较好的控制癫痫，但 DBS 并没有选择 Forel-H 区作为靶点，也许将来我们可以尝试刺激 Forel-H 区。James 等研究显示术后疗效最好的为单纯部分运动性发作。复杂部分性发作与海马核（团）有关。因此，海马毁损术后疗效也很好，复杂部分性发作继发全身强直阵挛发作结果次之。

（崔志强　凌至培）

第七节　脑深部电刺激（DBS）治疗癫痫

癫痫是一种慢性、发作性的神经系统疾病，其中 75% 的患者经规范的药物治疗可以较好地控制发作，25% 左右的患者药物治疗效果不佳而成为难治性癫痫。尽管部分药物难治性癫痫患者，可以通过外科切除性手术来达到根治或减少发作的目的，仍有相当一部分患者，因致痫灶定位不明确或发作起源呈弥漫性而不能行外科手术切除治疗。

脑深部电刺激（DBS）是一种神经调控技术，在帕金森病等运动障碍性疾病方面取得了成功经验。近年来，许多作者尝试将 DBS 应用到那些药物难治性且又不能行外科手术切除的癫痫病人，其原理是应用微电流脉冲刺激相应神经组织或核团，进而调整神经细胞电活动的传导以达到控制癫痫发作之目的。它是一种具有可逆性、可控性、低风险微创的癫痫治疗方法。DBS 治疗癫痫的靶点包括：丘脑前核、丘脑中央中核、小脑、丘脑底核和海马等。目前常用的是靶点是丘脑前核和海马的 DBS 治疗。

一、丘脑前核脑深部电刺激治疗药物难治性癫痫（ANT-DBS）

（一）概述

丘脑前核是边缘系统和 Papez 环路的一部分，Papez 环路由海马通过穹隆、乳头体、经丘脑前核向扣带回皮质及额叶皮层投射，再回到海马。丘脑前核在 Papez 环中起关键的节点作用，很多动物实验显示丘脑前核在癫痫的治疗中有着重要的意义。这些研究的目标是丘脑前核和它相关的连接，如乳头体或下丘脑乳头体。动物实验显示，大鼠使用匹洛卡品诱发癫痫发作，双侧丘脑前核毁损和高频电刺激可以终止癫痫发作或刚刚起始的癫痫持续状态，而单侧的毁损和电刺激不能达到这种效果。另一个重要的动物实验研究证明，DBS 高频（100Hz）电刺激可以中断强直阵挛发作，低频（8Hz）可能会诱发发作。这些结果显示在高频刺激丘脑前核，可以阻断神经元异常放电的同步性或通过高频电刺激减少病理性神经元的邻近神经元参与其共振作用；在低频刺激可能导致神经元放电的同步化，增加皮层的敏感性导致癫痫的发作。

（二）手术适应证、禁忌证

基本同本章第六节"立体定向毁损术治疗癫痫"一节。

丘脑前核脑深部电刺激主要应用于药物难治性癫痫，这些癫痫病人发作频率较高，严重影响患者的生活质量。特别是以下情况：

1. 头皮脑电图检查结果显示为全部性或双侧放电或没有发现局灶性放电。

2. 多灶性放电或部分性发作继发出现全部性发作。

3. MRI 影像学检查未见明显的脑结构性异常，不适合手术者。

（三）术前准备

1. 同神经外科一般开颅术术前准备。

2. 术前继续应用抗癫痫药或肌内注射抗癫痫药物。

3. 术前一日或数日行磁共振扫描（3.0T 或 1.5T）。3D-T_1W（平扫和增强，包含头顶和颅底），轴位 T_2W，冠状位 T_2W；扫描参数：FOV 为 270，层厚 1mm，层间距为无间距连续扫描，扫描与 AC—PC 线平行。

4. 制定手术计划　采用 Leksell SurgiPlan® 手术计划系统（瑞典 Elekta 公司）做靶点的预计划（Pre-planning），取丘脑前核为治疗靶点，解剖坐标：X=5、Y=1、Z=9，根据脑室大小做相应调整（图 9-9）。

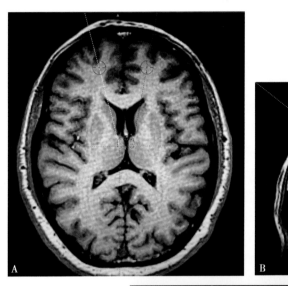
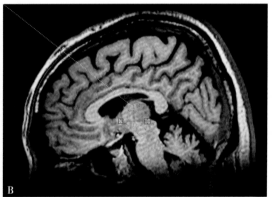
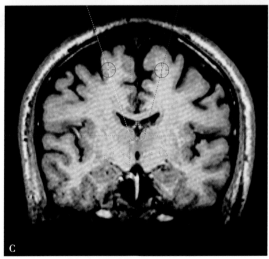

图 9-9　ANT-DBS 手术计划系统靶点的预计划示意图

A. MRI 轴位预计划 ANT 靶点；B. MRI 矢状位预计划 ANT 靶点；C. MRI 冠状位预计划 ANT 靶点

（四）体位与麻醉

平卧位。安装定位框架时应用局麻，脉冲发生器植入改为全麻。

（五）手术步骤

1. 手术日在局麻下安装 Leksell-G 型立体定向仪（瑞典 Elekta 公司），安装时尽量框架 Y 轴平行于 AC-PC 线。

2. 头架安装后，入 CT 室行 CT 薄层扫描，扫描要求为包含全头（层厚 1.25mm），连续无间距扫描。

3. 将 CT 数据与术前预计划的 3D-MRI 数据融合，得到丘脑前核 DBS 治疗靶点的框架坐标及电极植入路径。解剖坐标：X = 5mm、Y = 1mm、Z = 9mm。

4. 入手术室，取全麻、仰卧位。常规消毒和铺巾。

5. 安装立体定向仪弓架，调整并核对坐标无误后，在导针指导下，在额部冠状缝前做一小冠状切口，钻孔。

6. 安装微电极记录器推进器行微电极记录，应用微电极记录仪（美国 Medtronic 公司）记录丘脑前核神经元电活动，通常在靶上 8mm 开始记录（靶上 8mm 至靶下 2mm），电活动的特征性为短暂、高频的暴发性节律（图 9-10）。

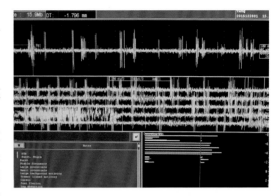

图 9-10 丘脑前核神经元放电

7. 根据微电极记录的丘脑前核神经元电活动确定电极植入位置，拔出微电极，由于其植入轨迹无法避开脑室，为保证植入电极不发生偏移，应用多通道套管，向前推进至预定靶点上 5mm，将植入电极（美国 Medtronic 公司 3389 型或清华品驰公司 L301 型，电极触点长度 1.5mm，间隔是 0.5mm，总长度是 7.5mm）植入，边推进电极边退出套管针，把电极 4 个触点全部放在微电极记录到明显信号的位置。采用相同方法进行对侧颅内电极植入。

8. 场电位记录 应用脑电图记录仪记录 DBS 植入电极脑电图活动。

9. 入术中磁共振室，按照术前定位要求行术中 MRI 扫描，了解电极位置的准确性（图 9-11）。

10. 胸部皮下植入脉冲发生器（7424 型，美国 Medtronic 公司或 L301 型，清华品驰），经皮下隧道将连接线与植入电极相连接，测试阻抗正常，缝合切口。

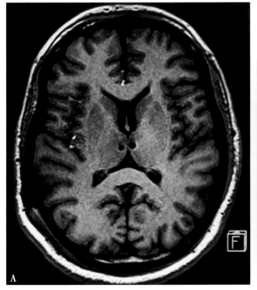
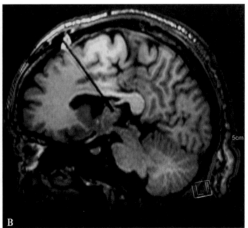

图 9-11 DBS 植入电极 MRI 复查
A. MRI 轴位像术后电极位置；B. MRI 矢状位像术后电极位置

（六）术中及术后注意事项

1. 详见第七章第四节帕金森病的脑深部电刺激治疗。

2. 手术后开机及程控 ①开机刺激时间：一般在手术后 2 周左右开机；②参数、触点的选择：根据

MER 的记录，选择放置在神经元活动明显的电极触点为刺激点，初期是单负，后期可以增加为二负或三负，单极刺激（以电池为正极）；电压选择，电压在 1.5~7V 范围，最大不超过 8V，频率为 130~185Hz；脉宽为 60~120ms。

（七）手术主要并发症及术后处理

1. ANT-DBS 电极植入最常见的并发症　电极从侧脑室穿过，容易使电极偏移以及穿刺道出血。可以通过硬质的电极套管针预先推进至植入靶点位置上 5mm 处，使用边推进电极边退出套管针的方法来保证电极位置不因穿过脑室而偏移。仔细做好手术前计划，了解植入电极的路径，尽量避开血管及脉络丛以防止出血。

2. 术后常规应用抗癫痫药物　在术后早期，抗癫痫药物尽量同术前。

（八）评价（ANT-DBS 刺激效果）

双侧 ANT-DBS 是药物难治性癫痫治疗有效方式之一。一个双盲的多中心 107 例成年人 ANT-DBS 临床研究证实：用 5V、145Hz，开 1 分钟，关 5 分钟的模式，治疗组癫痫发作减低 40.4%，对照组减少 14.5%。在 Lim et al 的一组病例，刺激参数为 90~150 微秒，1.5~3.0V 和 100~185Hz，显示高频率的 DBS 可以终止皮层的癫痫样放电活动。本文作者自 2011 年开始使用此种方式治疗药物难治性癫痫，目前植入 15 例癫痫患者，初步观察其有效性，发作频率减少 30%~100%，术前视频脑电图显示，全头部尤以双侧前头部显著的棘-慢复合波，术后 18 个月复查视频脑电图，以左侧或右侧额区显著的单个非同步性低波幅棘-慢复合波；脑电图提示癫痫样放电的非同步化。（视频 5）

DBS 治疗药物难治性癫痫具有以下优势：①ANT-DBS 脑组织损坏作用极小，可以把外科手术过程中的潜在的副作用进一步降低；②ANT-DBS 具有可调整性，可以改变刺激参数，提高治疗效果。临床研究越来越显示 ANT-DBS 治疗癫痫的效果。临床实验研究还显示，ANT-DBS 电刺激治疗时间越长，癫痫治疗的效果越好。

视频 5　ANT-DBS 电极植入术

二、海马电刺激治疗药物难治性癫痫（Hip-DBS）

（一）概述

丘脑前核的 DBS 是在癫痫网络或癫痫发作传导的路径上，通过微电流刺激阻断癫痫发作扩散或减少发作，不是直接作用于癫痫灶，对于局灶起源的部分性发作的控制有限。颞叶内侧癫痫行颞叶切除手术后，70%~80%患者可以达到发作停止。有些颞叶内侧型癫痫患者在施行切除性手术治疗后，会出现严重的记忆等神经心理的损害。如果双侧海马病变的患者施行双侧海马切除术，会造成遗忘症。因此，选择海马的局灶性电刺激（Hip-DBS）治疗难治性颞叶内侧癫痫逐渐被认可。Susan Weiss 和她的同事们在动物实验中发现，低流量的直接电刺激可以抑制大鼠的杏仁核点燃，这些大鼠的杏仁核被置入了深部电极，用电刺激的方式去抑制点燃样的发作和发作后放电。她应用同步性持续性 1~5μA 的直流电，电流通过置入的深部电极发出，发现电刺激可以干扰癫痫发作。这些大鼠不被点燃发作，显示一个后放电阈值的提高。

（二）手术适应证及禁忌证

1. 同本章本节"一、丘脑前核脑深部电刺激治疗药物难治性癫痫（ANT-DBS）"。

2. 经过深部电极记录的颞叶内侧的癫痫患者，发作期脑电图显示为双侧孤立或同时出现，而 MRI 未见脑结构性改变。

3. 双侧海马硬化的患者（双侧海马手术切除术会造成失忆症）。

4. 发作期位于优势侧的海马部位，切除海马会造成词性记忆损害，患者拒绝手术切除的。

5. 发作期显示为一侧颞叶内侧，但间歇期放电显示为双侧独立性放电，有潜在的双侧发作起始，患者拒绝单侧海马切除手术的。

（三）术前准备

同本章本节"一、丘脑前核脑深部电刺激治疗药物难治性癫痫（ANT-DBS）"。

（四）体位与麻醉

同本章本节"一、丘脑前核脑深部电刺激治疗药物难治性癫痫（ANT-DBS）"。

（五）手术步骤

1. 同本章本节"一、丘脑前核脑深部电刺激治疗药物难治性癫痫（ANT-DBS）"。

2. Hip-DBS注意点　①做好术前手术治疗计划，植入路径是从枕部入路，从后向前贯穿整个海马前方至杏仁核，计划路径上注意避开脑室颞角和脉络丛，减少出血的风险；②选用的植入电极是特殊类型的长电极（美国Medtronic公司3391型），其电极触点的长度为3mm，电极触点间的间距是4mm，总长度24mm；③手术时，行全麻，俯卧位。在植入电极皮肤切口计划时，要考虑皮肤的血供，防止皮肤坏死，同时考虑到不要因头部长时间睡觉压迫使得电极磨断；如是两侧分别植入，在头枕部两侧横窦上分别做一小弧形切口，在骨孔周围磨一圈小槽，在植入电极后，将多余的电极线盘旋在骨槽内；如应用充电型的DBS装置，枕部做一个大弧形切口，除在各自的骨孔周围磨一圈骨槽外，在两骨孔之间磨一骨槽，使得所有的电极线位于骨槽内。

3. 植入电极的场电位记录　应用脑电图记录仪记录间歇期癫痫样放电，作为术后程控选择靶点的根据。

4. 术中或术后常规行磁共振成像和X线检查，了解电极位置的准确性（图9-12）。

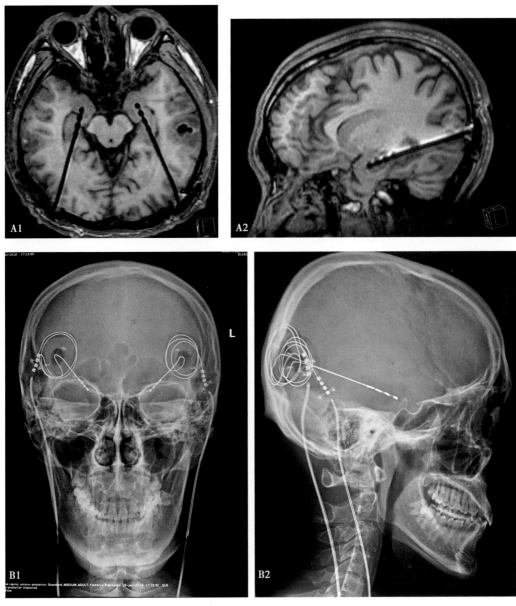

图9-12　术后磁共振成像复查电极位置

A. MRI术后电极位置；B. X-线术后电极位置

A1. 轴位；A2. 矢状位，MRI术后电极位置；B1. 正位片；B2. 侧位片，X-线术后电极位置

（六）术中、术后注意事项

1. 同本章本节"一、丘脑前核脑深部电刺激治疗药物难治性癫痫（ANT-DBS）"。

2. 枕部电极最常见的并发症 切口设计不当导致皮肤坏死和长期摩擦导致电极断裂以及穿刺道出血。通过合理的设计切口，骨孔周围磨骨槽等方式可以避免皮肤坏死和电极断裂等情况。仔细做好术前计划，植入电极的路径尽量避开血管及脉络丛以防止出血，如无特殊必要，不做微电极记录，减少出血的发生率。

3. 术后常规应用抗癫痫药物，在术后早期应用，抗癫痫药物尽量同术前。

4. 在术后 1~2 周开机。

5. 参数设置 根据术中脑电图记录，癫痫样放电最能明显的作为电刺激触点选择依据。可选择单极或双极刺激，依据随访的结果进行调整。频率 130~185Hz、脉宽 260~450 微秒、电压 0.5~3V。

6. 患者初期每月进行程控一次，根据发作频率来调整参数，必要时进行脑电图和 MRI 检查。

（七）手术主要并发症及术后处理

同本章本节"一、丘脑前核脑深部电刺激治疗药物难治性癫痫（ANT-DBS）"。

（八）评价

对于不适合手术切除的药物难治性颞叶内侧癫痫患者，施行海马电刺激（Hip-DBS）可以明显减少患者的发作频率，部分患者癫痫发作完全被控制。Hip-DBS 电刺激破坏脑组织极轻，是一种可逆、可控的治疗方式。应用 Hip-DBS 治疗没有发现明显对认知和神经心理功能有任何的损害，在使用 Hip-DBS 后，部分患者的词性和非词性的记忆有改进的趋势。因此，Hip-DBS 是一种安全有效的治疗方法。

对于影像正常的颞叶癫痫患者，其效果优于具有海马硬化的颞叶癫痫。海马硬化的颞叶癫痫患者，在使用 Hip-DBS 时，刺激参数要高于非海马硬化的癫痫患者，才能使发作频率减少或达到控制发作的目的。另外，有些学者报道，双侧 Hip-DBS 的癫痫患者发作频率减少的效果比单侧 Hip-DBS 显著。

应用程控仪时，选择颅内电极在间歇期记录到放电或放电波幅比较高的电极触点为首选刺激点。刺激位置距离癫痫样放电<3mm 时，发作频率可减少 100%；在远离癫痫灶部位刺激>3mm 时，会弱化刺激效果，甚至可能会出现无效的结果。Hip-DBS 术后"程控"的参数使用非常关键，使用低电压（1V）可以抑制发作，使用高电压（2V 以上）有可能诱发发作。因此，非海马硬化的癫痫患者电压使用最大不能超过 2V，海马硬化的癫痫患者的电压不要超过 3V。

在 Hip-DBS 治疗个别报道的病例中，发现了早期微毁损效应，施行手术后，立即出现癫痫发作消失，甚至之后也未再施行电刺激治疗。Hip-DBS 对于药物难治性颞叶癫痫患者，在不能行海马切除手术时，是一种很好的选择，可以安全有效地减少患者的发作频率，甚至达到控制癫痫发作的目的。

（徐 欣 凌至培）

第八节 迷走神经刺激术治疗癫痫

一、概述

早在 20 世纪 30 年代，人们就认识到迷走神经刺激（vagus nerve stimulation，VNS）可引起脑电活动的变化。1985 年，Zabarra 在研究迷走神经功能时，最早提出了刺激迷走神经可能会预防或中止癫痫发作的假设，后来通过实验动物模型证实迷走神经刺激能中止或减少癫痫发作。1988 年，以此理论为依据，Penry 等首先将此项技术应用于临床，并且取得了满意的效果。VNS 治疗癫痫的机制可能是：①迷走神经为一以感觉神经为主的混合性神经，将头颈、胸腹部脏器的感觉传导至孤束核，再通过脑干网状结构潜在地影响大脑皮质和丘脑的神经元活性。刺激迷走神经能够引起睡眠节律的同步或非同步变化，从而使得癫痫发作频率的下降；②VNS 经过内脏感觉通路而反射性地降低癫痫发作；③迷走神经受刺激后能引起皮质神经元的缓慢地去极化；④VNS能增加GABA的释放和降低谷氨酸亚胺甲基转移酶的释放，并且提高癫痫的发作阈；⑤迷走神经受到刺激时，眶额叶、扣带回、背外侧前额叶皮层、纹状体、小脑和脑干等处与癫痫发作相关的脑区或结构的局部血流量的增加。

1990年，美国德克萨斯州的Cyberonics公司成功研制了神经控制刺激器系统（neuro cybernetic pros-thesis system，NCP），通过电脉冲刺激迷走神经治疗癫痫，为难治性癫痫开辟了一条新的治疗途径。1997年7月，美国FDA正式批准VNS作为12岁以上青少年难治性癫痫部分性发作的患者的一种辅助治疗方法。目前，世界各地已有近11万多例患者进行了VNS术。近年来，我国北京、上海、广州、合肥等癫痫外科中心也开展了VNS手术。迷走神经刺激系统包括脉冲发生器、植入电极、程控仪器（编程棒和软件）、手控磁铁等设备，其中迷走神经刺激电极为双极螺旋形，采用硅橡胶制成三环螺旋圈，每个环的内径为2mm、长度为7mm，其中最下方的为起固定作用的锚，上方的两个为阴性和阳性电极，三环螺旋圈包绕迷走神经，使迷走神经与电极紧密接触；脉冲发生器是一个微型信息处理器，采用内置天线来接收编程仪器发射的编程信号以改变刺激参数，整套脉冲发生器由一个密封于金属钛壳内的锂电池供电，通常NCP系统的电池寿命为6~11年，目前有充电式VNS装置。程控仪器用来调整脉冲发生器的工作参数，可调节的参数包括刺激电流、频率、脉宽、持续刺激时间和间歇时间等；手控磁铁由患者或家属自行携带，当有发作先兆或正在发作时，可将手控磁铁在脉冲发生器的体表划过，可以立即开启脉冲发生器进行一次刺激（图9-13）。

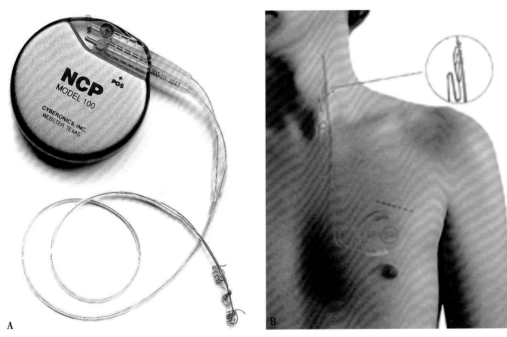

图 9-13　迷走神经刺激系统示意图
A. 迷走神经刺激系统脉冲器及电极；B. 脉冲器及电极置入位置示意图

二、手术适应证及禁忌证

（一）适应证

1. 符合难治性癫痫诊断，严重影响学习和工作。

2. 部分性发作，尤其是复杂部分性发作或复杂部分性发作继发的全身性发作。

3. 癫痫灶无法准确定位或为多发的癫痫灶，常规的开颅手术无法切除癫痫灶或开颅手术会引起运动、感觉、语言等神经功能缺失。

4. 已经接受过常规开颅手术，但是癫痫控制不理想或发作仍频繁者，可以再次行VNS术。

5. 年龄在12岁以上，智能良好，智商值>80（对于年龄小于12岁的患者，如果频繁发作的癫痫，药物无法控制，为减少癫痫发作对智力等的影响，也可以早期行 VNS 术）。

6. 无哮喘、心肺疾患，无其他进行性系统性疾病。

（二）禁忌证

1. 心律不齐。

2. 有进展期神经系统疾病或有严重的神经功能障碍者。

3. 消化性溃疡、妊娠、活动性肺部疾患、胰岛素依赖型糖尿病以及全身情况不佳者。

4. 年龄在 12 岁以下或 65 岁以上（相对禁忌）。

5. 左侧颈、胸部有皮肤感染灶者。

三、术前准备

1. 同神经外科一般开颅术前准备。

2. 难治性癫痫患者，入院后进行详细的术前评估（患者必须符合难治性癫痫的诊断标准、不能进行传统的开颅手术治疗或患者及家属拒绝开颅手术，具有进行 VNS 的手术指征）。

3. 术前进行神经电生理、神经影像学、神经心理学等常规检查和评估。

4. 检查和准备好"迷走神经刺激系统装置"，处于完整状态。

四、体位与麻醉

平卧位，肩部垫高，颈部后仰，头颈部处于居中或略偏向右侧；全身麻醉（气管内插管麻醉）。

五、手术步骤（视频6）

1. 一般选择左侧迷走神经刺激来治疗癫痫（右侧迷走神经主管窦房结的功能，左侧迷走神经主管房室结的功能，为了减少对房室传导纤维的影响）。

2. 患者入手术室，平卧位，全麻后消毒手术范围皮肤，铺巾固定。

3. 平甲状软骨下缘，在左侧颈部沿皮纹做一长约 4cm 的横切口，依次切开皮肤、皮下组织及颈阔肌，沿胸锁乳突肌内侧缘锐性分离，显露出左侧颈动脉鞘，锐性切开颈动脉鞘，触摸确定颈总动脉位置后，在颈内静脉和颈总动脉之间锐性分离，显露出迷走神经主干约 3cm。

4. 将迷走神经刺激电极的固定锚、阴性电极和阳性电极分别缠绕在迷走神经主干上，将刺激电极线缝合固定在胸锁乳突肌筋膜上以免电极移位和脱落。

5. 在左侧锁骨下方作一长约 6cm 的横切口，游离胸大肌筋膜浅层，形成一个皮下囊袋以放置脉冲发生器。为了减少前胸壁瘢痕对美观的影响，也可以在左侧腋部胸壁旁作长约 6cm 的直切口（此切口对于消瘦、皮肤薄的儿童患者比较适合），在胸大肌与胸小肌之间钝性分离，形成一个囊袋以用于放置脉冲发生器。

6. 用皮下隧道针从左侧颈部皮下潜行穿刺至左侧腋部皮下，将电极导线末端从皮下隧道中自左侧颈部皮下引至左侧腋部皮下，将刺激电极线末端与刺激器相连接、固定；将刺激器置入皮下囊袋中，即刻测试确定刺激器，刺激装置正常工作，按层缝合切口（图 9-14）。

7. 刺激开始后根据患者癫痫发作次数、脑电图变化、副反应等情况，调控刺激参数；随访中使用 Engel 评分（表 9-2）、McHugh 评分（表 9-13）、国内谭启富癫痫外科手术疗效评分表等进行疗效评价。

六、术中及术后注意事项

（一）术中注意事项

1. 手术操作轻柔，避免损伤周围的神经、血管，注意不要卡压迷走神经。

2. 严密止血，避免术后皮下血肿压迫气管导致窒息或引起感染。

3. 刺激电极的导线固定妥当后，术中在关闭切口前应使用程控仪器进行检测，了解脉冲发生器是否能正常工作，如刺激器能正常工作，才可以关闭切口。

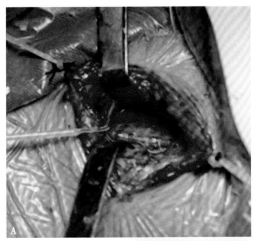
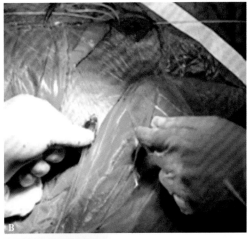
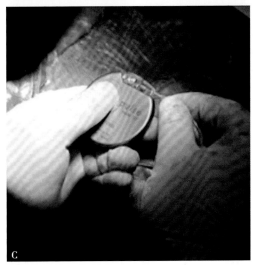

图9-14 迷走神经刺激电极植入示意图
A. 缠绕迷走神经刺激电极；B. 皮下隧道的制作；C. 将刺激器与刺激电极连接

（二）术后注意事项

1. 手术后常规抗感染治疗3天左右。

2. 术后2周才可启动脉冲发生器装置进行迷走神经刺激，此时手术造成的组织水肿已经消退，并且瘢痕也开始形成，可以抑制电刺激从迷走神经传播至心脏神经从而减轻副作用。

3. 手术后的刺激参数 高频刺激时电流强度0.25~3.5mA、频率为20~30Hz、脉宽为500~1000微秒、持续刺激时间为30~60秒、关闭时间为2~5分钟；低频刺激时电流强度为0.25~2.75mA、频率为1~20Hz、脉宽为130~250微秒、持续刺激时间为7~30秒、关闭时间为5~180分钟。

4. 手术后继续服用抗癫痫药物，如果刺激有效，应该在3~6个月内定期复查脑电图，如果脑电图正常，可逐渐减少剂量直至停抗癫痫药。

5. 患者出现痫性发作或发作先兆，患者本人或旁观者可将手控磁铁接触一下脉冲发生器放置的锁骨下部位，此时可以临时开启刺激器，从而阻止癫痫发作或提前中止发作。

6. 病人在手术后要避免接近高磁场的地方，如磁共振仪、超声探测器、大型工业设备、安全检查系统等。

7. 术后摄X线片了解刺激器位置是否正确。

七、手术主要并发症及术后处理

1. 迷走神经刺激的副作用 有声音嘶哑、呼吸困难、咳嗽及咽部不适。少数声带麻痹、吞咽困难或其他胃肠道不适。经过观察、调整刺激参数，一般随着时间延长，上述症状逐渐明显改善和消失；重者移除刺激装置。术后并发症发生率依次为：声音嘶哑（37.5%）、咽痛（12.5%）、咳嗽（8.9%）、感觉异常（5.4%）、气短（5.4%）、恶心（3.6%）、耳鸣（3.6%）、牙痛（3.6%）、发热（3.6%）、月经失调（3.6%）、腹泻（2.0%）。

2. 局部胸锁乳突肌有紧束感等不适。随刺激参数调整和时间延长，上述症状逐渐明显改善和消失。

3. 局部切口感染、导线外露、导线断裂等。首先抗感染治疗，继之拔除刺激装置。以后是否再植入，根据病情而定。

八、评价

迷走神经刺激是一种新型的治疗难治性癫痫的方法之一，它避免了开颅手术所造成的神经功能损害，治疗效果确切、安全、易被患者所接受。我国于 2000 年 7 月由国家药品监督管理局正式批准进口迷走神经刺激装置，其治疗效果经过随机、双盲、对照分组的临床应用研究，证实迷走神经刺激术可减少癫痫发作的频率，使癫痫发作的持续时间缩短。

国内外临床应用结果显示，VNS 术后 10%~15% 的患者能够得到发作完全控制，25% 左右的患者能减少 90% 的发作，45% 左右的患者能减少 75% 的发作，仍有 5%~10% 的患者发作无明显的改善。一般随着 VNS 刺激时间的延长，抗癫痫的疗效逐渐提高，结合使用相应的抗癫痫药物，可以使 VNS 抗癫痫效果最大化。Choi 等发现 VNS 术后癫痫发作的频率逐渐降低，第 1 年中癫痫发作减少了 25.9%，而第 4 年癫痫发作则减少了 65.8%。影响 VNS 疗效的因素很多，Ghaemi 等发现皮质发育不良诱发癫痫的、一侧发作间期癫痫样放电的，在年轻时进行 VNS 治疗，术后控制癫痫较好；Elliott 等认为局灶性癫痫患者（如颞叶癫痫患者、起源于运动性语言中枢的部分性癫痫患者）的 VNS 疗效较佳；Marras 等发现既往接受过开颅手术的患者，再次接受 VNS 也是有效的，其应答率为 86%（整体平均发作频率减少为 68%）。

VNS 应用的年龄段方面仍存在争议，起初，美国食品药品监督管理局规定 VNS 适用于 12 岁以上的难治性癫痫患者。目前，大量的临床研究证实 VNS 应用于 12 岁以下患儿同样是安全、有效的；相对于抗癫痫药物和切除手术，VNS 的并发症很少，并且对儿童神经发育的影响较轻，在癫痫发作的早期使用 VNS 治疗，对儿童未来的生活质量和认知能力改善都有极大的帮助。对于药物治疗无效、不符合手术条件或者不愿承担手术风险的难治性癫痫患者来说，VNS 是一种安全、有效的辅助治疗措施。Klinkenberg 等在对 41 例置入 VNS 设备长期疗效的研究中发现，术后 6 个月，20% 的患者癫痫发作频率减少超过 50%，其情绪和生活质量的测试评分也有明显的提升。VNS 副作用经适当处理或调整刺激参数后，有些可以消失，少数重者移除刺激装置。VNS 刺激器的电池寿命在 6~8 年，电池能量耗竭后需要再次手术更换脉冲发生器，这些因素影响了迷走神经刺激术的临床应用。

对于癫痫手术的疗效评价有很多种方法，国内的有南京谭启富教授介绍的标准（表 9-3），国际上采用的有 1987 年"第一届癫痫外科治疗国际会议"推荐的 Engel 标准（表 9-2），供临床对癫痫治疗效果客观地量表观察；对于迷走神经刺激术的术后评估，还可以采用 2007 年 McHugh 的评分方法（表 9-13）。

表 9-13　VNS 疗效分级评价标准（McHugh，2007）

级别	评价标准
Ⅰ级	发作频率减少 80% 以上
ⅠA	发作的严重程度改善
ⅠB	发作的严重程度未改善
Ⅱ级	发作频率减少 50%~79%
ⅡA	发作的严重程度改善
ⅡB	发作的严重程度未改善

续表

级别	评价标准
Ⅲ级	发作频率减少<50%
ⅢA	发作的严重程度改善
ⅢB	发作的严重程度未改善
Ⅳ级	仅在应用磁铁时受益
Ⅴ级	没有改善

视频6　VNS 植入术

（钱若兵　傅先明）

第九节　颞叶癫痫的手术治疗

一、概述

起源于颞叶的癫痫发作称为颞叶癫痫，可分为颞叶内侧型癫痫和颞叶外侧型癫痫。一般可有发作先兆，内侧型癫痫表现为腹部不适、腹气上升、恶心、恐惧、幻嗅等，外侧型表现为听觉异常、视觉异常、眩晕、平衡失调等。发作形式上内侧型癫痫表现为复杂部分性发作、继发性全身强直发作、继发性全身强直阵挛发作、癫痫持续状态或仅有先兆发作。外侧型表现为简单部分性发作、继发性全身强直阵挛发作。复杂部分性发作为颞叶内侧型癫痫典型的发作形式，表现为先有发作先兆，随后出现自动症，表现为口部自动症，如吞咽、咀嚼、咂嘴等；眼部自动症，如不自主的眨眼；手部自动症，如双手摸索、无意识的拽衣角、解扣子等。患者意识呈蒙眬状态，可无意识地回答或完全无反应，发作持续1分钟以上，可自行终止发作或继发全身强直发作。有些患者一天发作多次，意识水平间断清醒或始终无法恢复，持续几小时或一天以上，呈复杂部分性发作癫痫持续状态。

单纯颞叶癫痫神经系统检查基本正常，患者一般状态较好，智力、计算力、认知功能基本正常或稍有下降。大部分患者头部 MRI 有阳性表现，如海马硬化（海马呈高信号、颞角扩大、海马体积缩小）、海马-杏仁核区病变或颞叶新皮层的肿瘤、血管瘤、软化灶、发育畸形等。对于 MRI 阴性的患者，蝶骨电极 EEG 可协助诊断，头皮 EEG 一般表现为颞部棘波或棘慢波，若头皮 EEG 表现区域广泛，可借助颅内埋藏电极协助诊断。其他诊断性检查还有 PET/CT，显示 70%~80%的颞叶癫痫为低代谢；脑磁图对颞叶癫痫也有很高的诊断价值。神经心理评估也可协助诊断颞叶癫痫，并在定位侧别上有一定参考价值。

大部分颞叶癫痫可以通过药物控制。颞叶癫痫的外科治疗方法的选择主要依赖于术前评估。对于颞叶内侧型癫痫，可以选择颞前叶及内侧结构切除术或选择性海马-杏仁核切除术；对于颞叶外侧型癫痫，可选择颞叶切除术或病灶扩大切除术；而对于双侧颞叶癫痫可以选择神经调控治疗（双侧海马电刺激或迷走神经电刺激）。在颞叶癫痫的外科治疗中，颞前叶及内侧结构切除术最常用。

二、手术适应证及禁忌证

1. 适应证

（1）药物难治性颞叶癫痫均可考虑外科手术治疗。

（2）颞叶内侧型癫痫：如海马硬化、海马或杏仁核区的占位性病变、MRI 无异常而神经电生理证实海马-杏仁核区为癫痫放电起源。

（3）颞叶外侧型癫痫：如颞叶外侧与新皮层相关病变引起的癫痫（占位病变和皮质发育不良等）。

2. 禁忌证

（1）双侧颞叶癫痫。

（2）不能耐受开颅手术。

（3）合并有进行性神经系统疾患、精神疾病、全身状况不佳等情况。

三、术前准备

1. 患者术前及手术当日继续口服抗癫痫药物，尽量在围术期维持抗癫痫药物血药浓度平稳。

2. 了解患者病情，包括可能的致病因素、病程、发作先兆、所有的发作形式、发作频率、曾经和目前口服的抗癫痫药物、血药浓度、癫痫伴随的神经心理评估结果。对患者进行体格检查，检查患者视力、视野。

3. 估计术中出血较多者，可术前备血。

4. 对于颅内电极植入术后的患者，需要再次头部备皮，头部伤口消毒包扎，减少手术感染机会。

5. 对于无颅内电极植入者，术前常规备电生理监测仪，并与麻醉师沟通，术中 EEG 监测时减少麻醉剂用量。

6. 有条件者可行术前 MRI 扫描，重建"视辐射"，以备手术中导航应用。避免手术损伤视放射产生偏盲。

7. 麻醉前半小时肌内注射阿托品 0.5mg。对于癫痫发作频繁者需要医生陪同进入手术室。

四、体位与麻醉

患者采取平卧位，头架固定头颅，手术床头抬高 15°。手术时采用气管插管全麻，术中行皮层脑电监测时，尽量减少麻醉剂剂量。

五、手术步骤

（一）开颅

1. 头皮切口 一般做"?"形切口，下端达颧弓上缘，耳前切口位于发际内，后端达外耳道正上方及颞颌关节前，顶端切口距离矢状中线约 5cm 发际内。

2. 皮瓣翻向额颞部，暴露颞肌，切开颞肌，额部保留少量肌肉筋膜，颞肌翻向颞部。注意一定要暴露额骨角突和颧弓后半部。

3. 颅骨钻孔，用铣刀作一骨瓣，咬除蝶骨嵴，脑压板探查，下方达中颅窝底，前方达颞极。

4. 弧形加放射状剪开硬膜，充分显露颞叶、外侧裂和部分额下回皮层。

5. 如术前无颅内电极植入，则需要术中皮层脑电监测，确定棘波放电范围，并决定切除颞叶的大小。如条件允许，术前弥散张量成像重建视辐射，可以在导航下切除颞前叶，以减少视辐射的损伤，避免术后视野缺损过多（图 9-15、图 9-16）。

（二）颞前叶切除

决定颞前叶切除术时，首先确定颞叶后缘切除线和范围，一般在颞极后 5cm 处为颞后切开线（Labbe 静脉前）。此时可以少许分开外侧裂蛛网膜，侧裂处大血管朝额叶方向分开，然后沿切开线的前缘颞中回皮层造瘘，垂直于颞叶表面，深度 3~4cm，可达侧脑室颞角，可见有大量脑脊液流出，同时脑室壁呈亮泽白色。如果见到脑室内的脉络丛，则证实颞叶切除过大，可能造成视辐射损伤。小棉片填塞，以标记脑室，同时可以减少脑脊液丢失。

确定颞角后，调整显微镜方向，首先离断颞下回和颞叶底面，切除时可见中颅窝底和部分小脑幕缘。离断颞下回后，调整显微镜方向，再切除颞上回，切除时呈楔形切除，保留颞上回的中后部。然后用脑压板牵开将要离断的颞前叶，保留海马-杏仁核完整，呈楔形向颞极方向切除颞前叶。

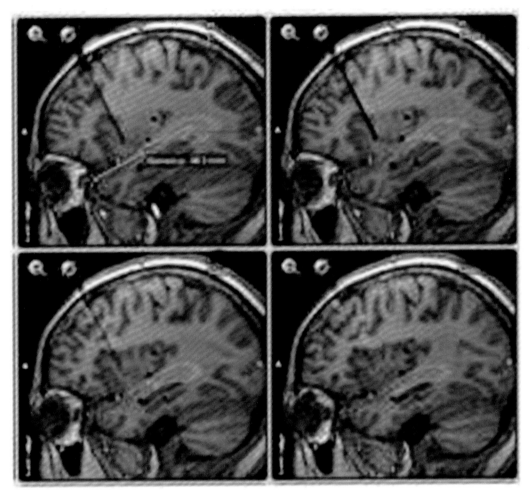

图 9-15　DTI 成像资料与三维解剖影像进行融合
测量视辐射前缘到颞极的距离，作为切除颞叶的大小

（三）颞叶内侧结构切除（海马、杏仁核、海马旁回和沟回）

切除颞前叶后，用 2 个脑压板呈 90°分别向侧裂方向和颞叶后方牵开，充分显露海马和杏仁核，一般切除海马头向后 2~4cm 的组织，术中可见供应海马的动脉、脑干蛛网膜、脑干、大脑后动脉、脉络膜前动脉、动眼神经、脉络丛、小脑幕缘等重要解剖结构（图 9-17），同时要防止血管痉挛。当海马、杏仁核大部分切除后，在平行大脑脚后缘水平的内侧缘，从前向后或从后向前吸除沟回和海马旁回，注意局部小静脉和小穿支动脉，必要时可电凝切断。

术中可行脑电监测，保证手术切除完整性和安全性。切除术结束后，局部确切止血，冲洗干净，颞叶剩余复位，严密缝合硬膜，骨瓣复位，头皮两层缝合。

六、术中及术后注意事项

1. 术中常规应用抗生素。
2. 分开外侧裂时注意保护侧裂静脉，尤其是其汇入颞极底面的硬膜窦处静脉。
3. 充分显露脉络丛后，给予烧灼，减少术后脑脊液分泌。
4. 辨别并保护脉络膜前动脉主干，避免损伤，否则术后会出现基底核区梗死及对侧肢体偏瘫。
5. 术中切除海马结构时，尽量保持脑干周边蛛网膜完整，从而减少对脑干的干扰，减少术后反应。
6. 在切除了颞前叶，可以清楚地看到小脑幕缘，动眼神经位于其下方，应避免损伤。
7. 切除颞叶内侧结构时，避免过度牵拉残余颞叶组织造成的继发性视辐射损伤。

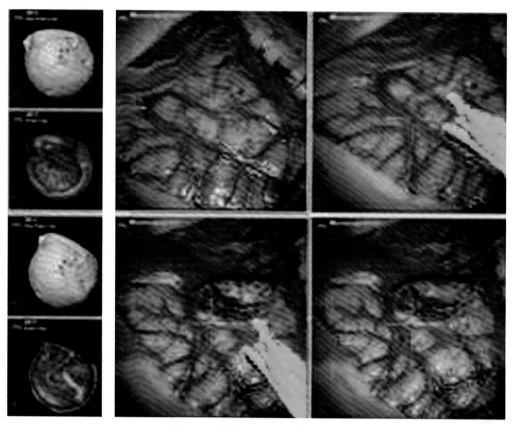

图 9-16　显微镜下导航颞叶切除术

视辐射投影于颞叶表面，术中根据导航信息决定切除颞前叶的距离

8. 术后全麻苏醒前给静脉或肌内注射抗癫痫药物，术后 6 小时口服抗癫痫药物，避免术后全身强直阵挛发作或癫痫持续状态。

9. 术后 6 小时复查头部 CT，了解伤口有无渗血和继发脑梗死。

10. 对于颞叶内侧型癫痫，前颞叶切除的范围要尽量小，如有条件允许，可术前 DTI 重建视辐射（图 9-18、图 9-19）。

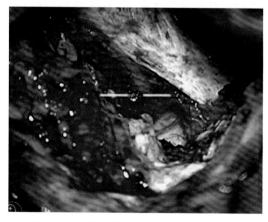

图 9-17　切除颞前叶和部分海马结构术后

可见供应海马的动脉、脑干蛛网膜、脑干、大脑后动脉、脉络膜前动脉、动眼神经、脉络丛、小脑幕缘等重要解剖结构

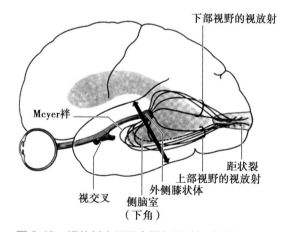

图 9-18　视放射走形示意图与颞叶切除大小的关系

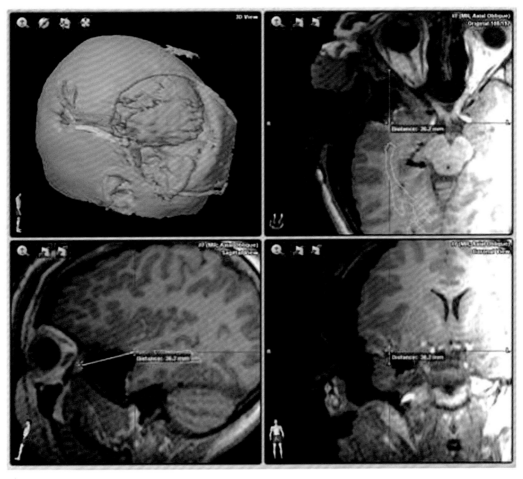

图 9-19 切除颞极后，术中 MRI 扫描

七、手术主要并发症及术后处理

1. 优势半球的颞叶切除范围较大时，可引起感觉性失语，这种失语可存在多年，不能恢复。短暂的语言功能障碍比较常见，可能与术中牵拉造成脑水肿或暂时性局部缺血有关。命名性失语在优势半球术后的发生率大约在 30%，可以在术后几周内恢复。

2. 对侧肢体偏瘫一般由脉络膜前动脉主干损伤所致，术后应用神经营养及扩血管药物，大部分能够恢复。

3. 术后复视、眼睑下垂、眼球外展位，由术中动眼神经损伤所致，只要不是直接机械性动眼神经损伤，一般能在 3~6 个月恢复。

4. 视野缺损是颞叶切除最常见的并发症，发生率为 50%~100%。弥散张量成像技术的应用可以减少偏盲发生率。

5. 其他并发症包括感染（特别是无菌性脑炎）、动眼神经损伤、滑车神经损伤、术后记忆力下降、术后精神症状、认知功能改变等。

八、评价

颞叶癫痫分为内侧型和外侧型，其治疗术式选择也不一样，无法比较哪一个手术方式更优越。文献报道术后 5 年的无发作为 50%~70%。一项总结 1985~2003 年文献报道的颞叶内侧型癫痫手术的 Meta 分析显示，术后 2~3 年无发作的患者占 2/3，死亡率 0.24%，严重的永久性并发症占 2%，短期并发症为 6%。在相同治疗时间内，药物治疗只有 5% 的患者无发作，而癫痫每年的死亡率为 0.5%~1.0%。我们应用弥散张量成像技术重建视辐射，术后无视野缺损率为66.7%，与以往DTI视辐射重建后颞叶切除的文献比较，视野缺损率显著下降。

Penfield和Falconer于20世纪40年代最先对癫痫患者实施了颞叶切除手术，发现如果切除颞极向后小于6cm的颞叶组织时，不会导致视野缺损，如果切除颞极向后大于6cm的颞叶组织时，将导致对侧上1/4象限的视野缺损。如果切除颞极向后8cm的颞叶组织，将导致对侧偏盲。大量研究显示颞叶切除术后的象限盲发生率高达50%~100%。在Barton的研究中，24例患者，切除颞叶的大小为（颞极到Meyer环）2.4~2.8cm。Taoka的一组病人，14例颞叶癫痫行颞叶切除，切除颞极到Meyer环的距离平均为3.66cm（3.00~4.32cm）。Borius专门测量颞极到Meyer环的位置，一组癫痫患者18人，对照组为13人，DTI纤维束示踪技术重建视辐射，发现个体之间差异较大，颞极到Meyer环的平均距离为25.4mm（18.2~38.3mm），标准偏差为4.7mm。我们对于颞叶切除的患者，术前均重建了切除侧视辐射，根据颞极到Meyer环的距离，平均切除颞叶的距离为3.3cm（1.9~5.1cm）。这些研究中，均显示Meyer环位置比预想的要更靠前，Meyer环解剖位置的个体差异较大，与Penfield主张的切除颞叶6cm不会损伤视野明显不同。

（崔志强　凌至培）

第十节　大脑半球切除术治疗癫痫

一、概述

1928年，Dandy报告了首例解剖性大脑半球切除术（anatomic hemispherectomy），用于治疗右侧半球胶质瘤患者。1938年，McKenzie将此术式用于治疗灾难性癫痫。由于手术出现了严重的并发症和高死亡率，此后十余年未再临床使用。直到1950年，Krynauw再次应用该手术治疗婴儿偏瘫伴顽固性癫痫，取得了良好效果。此后二十年间，虽然手术方式得到不断改善，但仍然容易出现脑积水和皮层表面含铁血黄素沉着，未能在临床得到广泛推广。1974年，Rasmussen提出了全新的功能性大脑半球切除术（functional hemispherectomy）的概念，即离断致痫侧大脑半球皮层、深部结构之间与正常半球皮层的联系，此方法创伤相对较小，并且显著降低了手术风险和并发症。基于这样的理念，几种不同的术式应用于临床，并取得良好效果。1990年以后，大脑半球切除术的各种术式逐渐趋于完善，已经成为半球性药物难治性癫痫的标准外科治疗方案。

二、手术适应证及禁忌证

（一）适应证

1. 符合药物难治性癫痫的诊断。

2. 一侧运动、感觉功能障碍，伴有不同程度的语言、智力障碍和行为异常。视野检查可以表现为正常或不同程度的偏盲。

3. CT、MRI检查发现患侧半球萎缩、大脑脚变细，PET可发现半球损伤区葡萄糖及氧的利用率减低。

4. 脑电图发作间期患侧半球异常，发作期起始于患侧半球。

5. 存在明确的原发性或继发性半球性损害的病因学，如Sturge-Weber综合征、发育异常（皮质发育不良、多小脑回畸形、无脑回畸形、半侧巨脑回畸形等）、缺血和出血所致的半侧性脑软化、偏侧惊厥-偏瘫-癫痫综合征、Rasmussen脑炎以及其他外伤后和感染后半球性脑损害。

6. 患者和（或）监护人有强烈手术愿望，并能理解、接受手术风险和可能发生的并发症。

（二）禁忌证

1. 神经病学检查提示双侧肢体运动、感觉功能的严重障碍，伴有程度严重的语言、智力障碍和行为异常。

2. 影像学检查提示双侧大脑半球损害，术前评价治疗效果不良的患者。

3. 病因学提示病变为双侧进展性改变。

4. 可以被其他手术方式替代或有效控制。

三、术前准备

（一）综合评估

1. 神经病学检查 临床表现为偏侧运动、感觉功能障碍或伴有不同程度的语言、智力障碍和行为异常；视野检查表现为正常或不同程度的偏盲。（偏侧运动功能障碍有轻也可以是严重的肢体运动障碍，甚至是肢体肌张力显著增高以及挛缩畸形；偏侧感觉功能障碍一般不太明显，可能有感觉功能异常，几乎所有病人仍然存在皮层感觉功能；语言、智力障碍和行为异常的程度可以用于评价的健侧半球功能是否完整的指标；评价患侧半球运动功能和语言功能的常用手段是 Wada 实验，近年来脑磁图和 f-MRI 越来越被重视。Wada 试验在大脑半球手术的术前评价中被作为金标准。）

2. 影像学检查 病人经头颅 CT、MRI 可见到患侧半球萎缩、大脑脚变细，PET 可发现半球损伤区葡萄糖及氧的利用率减低。有时病损也可累及双侧，但多数以患侧为主。

3. 脑电图检查 有助于确定患侧半球损害的位置、程度和异常电活动范围，以及健侧半球的电生理功能状态。

4. 病因学检查 是决定手术的重要因素，术前尽量了解是否由获得性、发育性和进展性这三种原因引发或产生的药物难治性癫痫。

（二）完善术前检查

1. 长期服用抗癫痫药物可能会造成多个脏器明显或潜在的功能损害。手术前应进行全面检查，了解血常规、肝肾功能、凝血功能是否正常。

2. 病人心、肺功能。

3. 术前常规备血。手术前一天开始术区备皮。

四、体位与麻醉

仰卧位，同侧肩下垫置棉垫后头偏斜向对侧，用头架或头托固定头部。手术在全麻下进行。

五、手术步骤

大脑半球切除术手术方式多样，大体上分为 5 类，包括解剖性大脑半球切除术、功能性大脑半球切除术、大脑半球皮层切除术、大脑半球切开术和混合性手术。本文着重介绍大脑半球切开术、功能性大脑半球切除术和解剖性大脑半球切除术。

（一）大脑半球切开术

大脑半球切开术是以离断半球间神经纤维联系、保留主要动静脉血管为主要内容的手术方式，从而达到完全孤立半球与其他神经组织的功能联系。部分术者在离断神经纤维联系基础上切除部分脑组织，一般也归入大脑半球切开术范畴。目前主要被分为 2 类（图 9-20A、B）：第一类是 Delalande 术式，其核心概念是垂直矢状面旁入路进行半球离断；第二类是 Schramm 术式，是在 Villemure、Mascott 等提出的手术概念基础上完善形成的，其核心概念是经外侧裂或环外侧裂入路进行半球离断。

1. 大脑半球切开术—Delalande 术式

（1）在全麻下，消毒手术范围，铺巾固定，头部手术侧向上。距中线旁 2cm 左右作一直切口向耳屏前方向延伸，骨窗大小约 12cm×15cm，1/3 位于冠状缝前，2/3 位于冠状缝后。

（2）马蹄形切开硬膜并翻向矢状窦侧，显露额后区和中央区，皮层切开 3cm×2cm，逐渐向深部切开至侧脑室体部顶部，显露脑室内中线结构以及丘脑及 Monro 孔。接下来，先向后切开胼胝体至压部，直至显露三脑室顶及环池蛛网膜，于侧脑室三角区切断穹隆柱至丘脑枕部脉络膜裂。

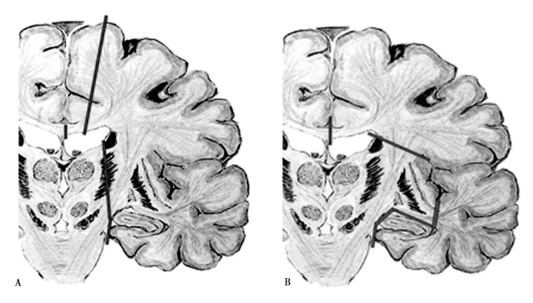

图 9-20 大脑半球切开术

A. Delalande 术式，垂直矢状面旁入路示意图；B. Schramm 术式，
经侧裂或环侧裂入路示意图。（蓝色线条表示切开路径）

（3）切开丘脑外侧，在侧脑室三角区可以看到移行向颞角的脉络丛，以此移行部位为标志切开，以垂直角度自三角区向前切开直至颞角最前部，这样就完全打开了颞角顶部，冠状面到达 Monro 孔前部。切开操作必须在白质内进行并尽量向外侧，避免损伤丘脑外侧部。

（4）向前完全切开胼胝体，切开至纵裂池，通过软脑膜可以看到胼周动脉。自脑室内切开膝部时常常需要抬高头部以便更好显露。

（5）切开直回最后部，切开后可以通过蛛网膜看到视神经、大脑前动脉，然后自尾状核直行向外侧切开与外侧切开处汇合。最后切开前颞叶、杏仁核与额叶联系，从而完全离断双侧大脑半球。术毕存细止血，严密缝合硬膜，复位骨瓣，缝合头皮。

2. 大脑半球切开术——Schramm 术式

（1）手术步骤同上。以岛叶为中心额颞顶马蹄形切口，骨窗大小 12cm×15cm，应足够进行岛叶（岛叶长度为 4.9~5.7cm）周边操作，并有利于切开胼胝体（成人胼胝体长度<7.5cm）。

（2）马蹄形切开硬膜并翻向矢状窦侧，经外侧裂暴露岛叶皮层及环岛沟，自环岛沟（颞侧）切开颞干到达侧脑室颞角，此时可以根据情况进行吸除杏仁核、海马、钩回，或者自脉络丛处前内方向，将杏仁核、海马、钩回离断至外侧颞部组织。沿脉络膜裂分离至三角区并保留海马结构，如有必要可以切除海马结构送病理检查，然后继续沿环岛沟自颞角处切开至侧脑室前角，从而完全打开侧脑室。内侧完全切开胼胝体，注意胼胝体前部向外侧离断额基底部，胼胝体后基底部向外侧离断扣带回峡部及穹隆柱至三角区。术毕仔细止血，严密缝合硬膜，复位骨瓣，缝合头皮（图9-21）。

（二）功能性大脑半球切除术

功能性大脑半球切除术在解剖上是次全切除半球、功能上完全离断使患侧半球与健侧半球的神经纤维联系的一种术式，大部分有血供的脑组织，如部分额叶、枕叶仍保留在了颅腔内，达到有效控制癫痫发作的目的。手术过程中应充分注意大血管的保护，避免术后出现缺血坏死。功能性大脑半球切除术包括四个步骤：颞叶切除，中央区切除，顶枕叶离断，额叶离断。

1. 手术步骤同上。手术切口是大的 T 形，离矢状窦 1cm 左右，前从发际开始，后至枕外粗隆，中从冠状缝后 2cm，下至颧弓中点水平。另一切口形状为大反"？"，包括颞额顶很大弧形切口（图9-22）。

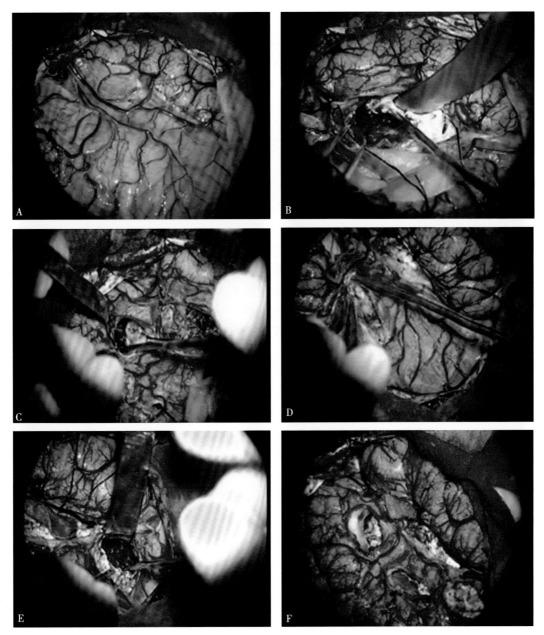

图 9-21　大脑半球切开术—Delalande 术式

A. 显露环外侧裂的术野；B. 自环岛沟（颞侧）切开颞干到达侧脑室颞角（自颞角内切除杏仁核、海马和海马旁回，离断颞叶新皮层和颞叶内侧结构的联系）；C. 环岛沟（额侧）切开放射冠到达侧脑室额角（自侧脑室额角内切开胼胝体前部）；D. 跨过脑表面血管，沿外侧裂后部、环岛沟处切开皮层至侧脑室体部（自侧脑室体部内沿着胼胝体前部切开处继续向后切开胼胝体）；E. 跨越脑表面血管，切开部分皮层，沿脉络膜裂分离至侧脑室三角区（自侧脑室三角区向侧脑室体部切开穹隆柱及胼胝体后部，直至与胼胝体前部切开处汇合）；F. 手术完成后术野全貌

2. 具体步骤

（1）颞叶切除：首先电凝切开颞上回处软脑膜，吸除该处的灰质、白质后，暴露位于其下岛叶皮层，向前下可到达颞极。然后从颞叶后部的颞上回开始，垂直或斜向外侧切开，直到颞下回处，电凝切开此处软膜并吸除局部脑组织，进入脑室颞角内。沿颞角向前切开颞叶组织，分离颞角内侧脉络裂后暴露海马旁回、海马，将之切除。沿中颅窝底电凝切开软脑膜后，即完成了颞叶切除的全过程。功能性半球切除手术，颞叶切除范围通常达到侧脑室三角区水平。

（2）中央区切除：从外侧裂上方软脑膜下切除岛盖额部组织。在半球凸面上根据胼胝体从前向后的大致投射范围，垂直切开额叶、顶叶间组织直到中线。吸除该处的灰质、白质，向下则到达侧脑室。软脑膜下切除自大脑镰到侧脑室间的脑组织以及额顶叶矢状窦旁的脑组织，或者在胼胝体上方沿大脑镰切开软脑膜并进一步切除该处脑组织。胼胝体的膝部、部分体部在此过程中也一并被切开。

（3）顶枕叶离断：将胼胝体暴露清楚后，可见发白的胼胝体及胼周血管，显微镜下用吸引器或神经剥离子钝性切开胼胝体后部的联系纤维，离断顶枕叶与对侧组织联系。在切到胼胝体压部时，注意其下的大脑大静脉。

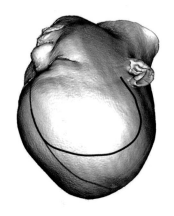

图 9-22 功能性大脑半球切除术头皮切口示意图（蓝色线条）

（4）额叶离断：用双极电凝、吸引器分离额-眶区域的白质、灰质，向前到达基底核。在冠状位上切开额叶的眶面组织到软脑膜下，嗅束和直回是重要的解剖标志。然后自侧脑室内向前完全切开胼胝体，离断从额叶进入胼胝体的纤维。注意不要损伤胼周血管，这些血管也是胼胝体切开的解剖标志。当手术切开至胼胝体的嘴部，就完成了额叶的离断。术毕仔细止血，严密缝合硬膜，复位骨瓣，缝合头皮。

（三）解剖性大脑半球切除术

1. 手术步骤同上。切口大小基本与功能性大脑半球切除术一致。

2. 具体步骤

（1）经典解剖性大脑半球切除术：皮瓣多设计成大的 T 字形切口或反"?"马蹄形切口。自颧弓开始沿发际边到中线，沿矢状缝方向到达顶部，偏离中线略回收切口，下端止于横窦上水平。翻起头皮和肌肉，骨瓣成形时要旁开中线 1cm，以避免过度分离上矢状窦而导致大量出血。咬除部分蝶骨棘和颞骨鳞部扩大骨窗，以便容易暴露中颅窝底等重要结构，剪开硬膜呈马蹄样翻向中线。

由 Dandy 描述的解剖性半球切除术，切除的范围为整个半球（包括同侧的基底核）。手术要求在颈内动脉的分叉处即阻断大脑前、中动脉分支，同时阻断同侧所有的引流静脉，切开胼胝体后，经侧脑室切除丘脑、基底核等结构直到脑室颞角。Gardner 是第一个倡议保留基底核的学者，他对 Dandy 的手术进行了适当的改良，即在大脑前、中动脉发出回返动脉和豆纹动脉后再阻断这些大血管。但是，Laine、French 和其同事认为，不管是否保留基底核，都不影响术后的运动功能。解剖性半球切除手术的半球切除可根据术中情况进行整块组织或分块组织（图 9-23）。

（2）改良性解剖半球切除术—Oxford-Adams 术式：在解剖性半球切除手术的基础上，阻断大脑前、中、后动脉并阻断半球的大引流静脉后，经纵裂切开胼胝体进入侧脑室，用肌片（或明胶海绵）堵塞同侧的 Monro 孔，防止术后残腔内的血性液体进入脑室内。保留同侧丘脑和基底核。剥去半球凸面和颅底的硬膜，将它们固定在大脑镰和中颅窝底，以缩小术后的硬脑膜下残腔，这样会扩大硬膜外腔（图 9-24）。改良性解剖半球切除术的主要原则是：缩小硬脑膜下腔，防止血液和膜性物的聚积，阻止残腔内液体和脑室系统相交通（图 9-25）。

六、术中及术后注意事项

（一）术中注意事项

1. 骨瓣不要到达中线，以免引起硬膜外上矢状窦的分离和硬膜下引流静脉的损伤。

2. 注意辨认清楚血管和神经等结构的走行。尤其在视交叉周围、颞叶内侧面区域和小脑幕缘处，使用软膜下吸除术可减少对周围结构损伤的危险性。

3. 胼胝体切开时，必须注意保护对侧的胼周动脉。最好的方法是看见同侧的胼周动脉后，在胼周池处操作。

4. 夹闭大脑中动脉时，要在分离出豆纹动脉后进行夹闭；夹闭大脑前动脉时，在发出前交通动脉后夹闭。

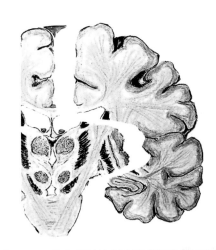

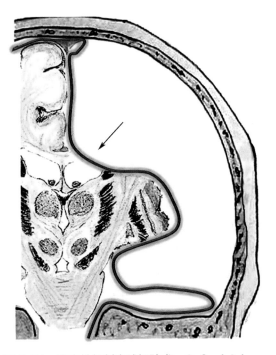

图 9-23　经典解剖性大脑半球切除术示意图　　图 9-24　改良性解剖半球切除术—Oxford-Adams
术式示意图

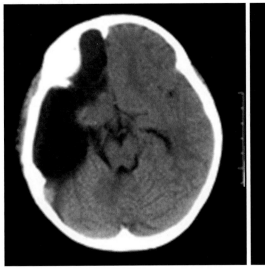

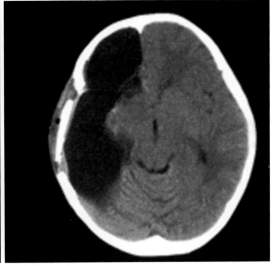

图 9-25　术后复查 CT，未见脑组织明显移位，脑室系统正常

5. 脑组织被保留下来的同时，尽可能地保留供血动脉和回流静脉，这样可避免该部分脑组织的缺血性萎缩、坏死，减少半球切除术后的残腔容积。

6. 术中缝合肌瓣时要缝合牢固，并检查是否有脑脊液从对侧脑室内流出，这样可减少晚期出现大脑表面含铁血黄素沉着症（SCH）的发生。

（二）术后注意事项

1. 术后同一般开颅术后处理，不脱水，需要抗感染和抗癫痫治疗。

2. 术后继续抗癫痫治疗，当天视病人情况，静脉或肌注抗癫痫药；术后第 2 天，若病人神志清醒，开始口服抗癫痫药，逐渐减少静脉或肌注抗癫痫药量；术后第 4 天，检查口服药物的血药浓度，视病情停止静脉或肌注抗癫痫药用量；术后 2 年内要口服抗癫痫药。若此间期无癫痫发作，根据病人癫痫病史、用药控制情况、脑电图改变，可逐渐减量后再完全停药。

3. 病人术后颅腔内残存巨大的硬脑膜外腔，搬动病人要轻柔；同时嘱咐病人自己翻身、要缓慢转头部。

4. 部分病人术前有肢体功能障碍的，术后要加强肢体功能的康复锻炼。

七、手术主要并发症及术后处理

大脑半球切除术术后并发症发生率低，一旦发生都较为严重，手术死亡率 0.9%~2%。术后仍然有 30% 发作的患者，是由于手术离断或切除不够彻底。若手术未能完全离断或切除不够彻底，约有 5% 的患者需要进行再次癫痫灶切除手术。

1. 常见的术后并发症 包括切口感染、颅内出血、急性脑干移位。

2. 大脑表面含铁血黄素沉着症（SCH） 是 20 世纪 60 年代中期被发现的一种严重的并发症。该并发症多发生于术后 4~25 年间（平均 8 年），发生率高达 33%，死亡率为 33%。术后定期对病人进行影像学的检查，做到早期发现早处理。

3. 脑积水是最常见的手术并发症，术后脑积水进行分流手术。分流手术达 8%~23%，并且与脑组织切除程度正相关。

4. 其他并发症 如麻醉及手术操作不当，产生尿崩、术后手术侧残存脑组织缺血或梗死、肺不张和三叉神经痛等。随着手术技术和手术条件的改善，此类发生率已经非常罕见。

八、评价

1. 临床采用大脑半球切开术和功能性大脑半球切除术较多，而解剖性大脑半球切除术和大脑半球皮层切除术较少。术后癫痫无发作率在各术式间无显著差别，70%~85% 的患者达到无发作，15%~20% 的患者发作频率减少 80% 以上，5%~10% 的患者发作改善不明显。长期随访发现，术后癫痫复发率随随访时间延长没有明显增加，手术效果与病因有明确关系。总体来说，获得性和进展性病因诱发癫痫手术后效果优于发育性病因。获得性病因诱发癫痫手术后无发作率，大脑半球切开术为 83.3%，功能性大脑半球切除术为 82.8%；发育性病因诱发癫痫手术后无发作率，大脑半球切开术为 66.1%，功能性大脑半球切除术为 53.9%。可能是发育性病因影响到双侧半球或手术未能完全离断相应沟回所致（表 9-14）。

表 9-14　大脑半球切开术和功能性大脑半球切除术的术后无发作率

术式	病因	研究数	病例数	无发作率	
				平均值	95% 可信区间
大脑半球切开术	获得性	8	140	83.3±11.5	73.7~92.9
	发育性	10	152	66.1±15.8	54.8~77.4
	进展性	9	93	80.5±17.7	66.9~94.1
功能性大脑半球切除术	获得性	6	32	82.8±21.1	60.6~104.9
	发育性	6	50	53.9±29.6	22.8~85.0
	进展性	5	23	80.3±21.1	54.1~106.4

2. 大脑半球切开术治疗后运动功能的评价，主要包括肌力、粗大运动和精细运动 3 个方面。手术后运动功能障碍与手术时年龄及癫痫病因学密切相关。药物难治性癫痫手术时年龄越小遗留功能障碍越轻；获得性病因术后增加的运动功能损害要少于进展性和发育性病因患者。一般情况下，5 岁前采用此术式后运动功能恢复优于 5 岁以上的儿童；年龄在 12 岁以上的患者，此术式后运动功能恢复较为困难。van der Kolk 等报道 35 例大脑半球切开术患者，术前为发育性病因的患者近端、远端肢体肌力明显优于其他病因患者，术后 2 年内发育性和进展性病因患者近端、远端肢体肌力显著下降，术后 88.6% 患者远端肢体肌力小于 3 级，而获得性病因患者变化则不显著。运用 GMFCS 量表评价肢体粗大运动可以发现，术后 2 年获得性和进展性病因患者得到明显改善，甚至可以达到同龄人的水平，而发育性病因患者则改

善不明显。假若术前不能行走的病人，术后仍然难以行走。精细运动方面，术前33%获得性病因患者可以抓握，67%~71%发育性和进展性病因患者可以抓握，术后只有11.8%患者仍然可以抓握。如果术前MRI证实患侧半球皮质脊髓束投射纤维已经被破坏的患者，术后精细功能不会改善。

3. 术后对语言、认知功能、社会效果影响　应用PEDI（The Pediatric Evaluationof Disability Inventory）量表评价患者术后主动性、社交和社会能力，大多数癫痫发作控制较好的患者术后的PEDI评分均有较明显提高。Beardsworth、Adams则认为患者术后的认知可以进行性改善。

应用HARCES（Hague Restrictions in Childhood Epilepsy Scale）量表用于评价患者出现意外风险的可能性。几乎所有的患者，在术后2年HARCES评分都能恢复正常水平。术前有行为异常的病人，若癫痫发作有了好转，其行为异常也会得到改善，有时这种改变可能是意想不到的。术后病人会变得有规矩，社会化水平较术前明显提高。术前病人有攻击行为且不配合神经病学检查的，术后多数能与医生合作完成指定的体格检查。

（易林华　李云林）

第十一节　胼胝体切开术治疗癫痫

一、概述

连接双侧大脑半球的结构分别是胼胝体、前连合、后连合、腹侧和背侧海马联合、中间块以及穹隆共7个区域，其中发挥主要功能的是胼胝体、前联合和背侧海马联合。胼胝体是有髓纤维和少量无髓纤维组成的白质联合，连接双侧半球。成人的胼胝体长度约为10.0cm，厚度为0.5~1cm，压部是最厚的部分。1940年，Van Wagenen和Herren报告了胼胝体切开术治疗难治性癫痫的姑息性治疗方法，取得一定效果。1970年前后，有些学者尝试胼胝体切开的同时切开前联合和后联合，结果术后发生了严重的失连接综合征。1975年Wilson等综合多次试验性治疗结果，认为只进行胼胝体切开治疗癫痫是最恰当和安全的。

二、手术适应证及禁忌证

（一）适应证

胼胝体切开是姑息性手术治疗，主要用于非局灶性起源或不能确定起源的药物难治性癫痫。下表是主要适应证：

1. 患者为药物难治性癫痫。
2. 癫痫发作以跌倒等灾难性较强的发作为主。
3. 经常发作严重影响到患者生活质量。
4. 家属同意接受该手术方式，并且理解该手术仅能减少或控制特定发作类型的频率和强度（表9-15）。

表9-15　胼胝体切开治疗癫痫发作类型

适应证	手术针对性
跌倒发作	最常见的适应证
West或LG综合征	强直、失张力或强直阵挛发作
反复出现癫痫持续状态	具有全面性发作特征
复杂部分性发作	快速继发全面性发作，非局灶性起源，多个致痫区
	不能明确致痫区的额叶发作
	MRI阴性的继发性全面性发作
GTC发作	药物耐受性的特发性全面性发作
非典型失神发作	药物耐受性的特发性全面性发作

（二）禁忌证

1. 有明确致痫区。

2. 进展性病变或继发于其他内科疾病的癫痫发作者，应慎重考虑。

3. 存在严重心理疾病的患者。

三、术前准备

1. 充分了解患者病史和发作类型是否为药物难治性癫痫或符合上述特定发作类型。

2. 全身检查排除其他系统疾病致癫痫发作以及情绪和精神行为。

3. 术前 MRI 检查，脑内无结构性改变（致痫区）。

4. EEG 检查明确发作类型、不能确定致痫区。

5. 术前常规备头皮、抗生素皮试、备血，术晨禁食水。

四、体位与麻醉

平卧位，体位根据需要调整头位高度，头高位有利于显露胼胝体前部，头低位利于显露胼胝体压部。全身麻醉。

五、手术步骤

根据患者发作类型，选择胼胝体全段切开或部分切开，在此介绍全段切开步骤。

1. 手术步骤　手术切口有多种选择，术者习惯额瓣切口，切口一般选择右侧，有利于右手操作吸引器。切口前端于发际后，后端至冠状缝，弧形向外斜至额突附近。儿童建议保留骨膜于皮瓣上，一般成形骨瓣后能直视矢状窦。硬脑膜切口三角形或弧形，硬脑膜翻向中线。在额升静脉间分离 1.5~2cm 宽的间隙，同时应注意保护好静脉，防止形成静脉损伤和血栓形成。

2. 轻轻向外前方向牵开额叶，释放纵裂脑脊液后，沿纵裂向深部分离，可以适当过度换气或给予甘露醇脱水。浅处分离可以适当使用器械牵开，深部分离时一般使用棉片即可推开操作空间。注意软膜-蛛网膜常常与大脑镰下部粘连或融合，应小心分开，如果能将扣带回表面的软膜-蛛网膜保留，就很容易暴露胼周动脉及胼胝体。如果遇到扣带回与胼胝体融合或粘连在一起的情况，要注意小心探查清楚结构关系。胼胝体的滋养小血管可以电凝切断，分开胼周动脉后即可显露胼胝体背面。

3. 在胼周动脉之间，用双极电凝及吸引器吸除胼胝体组织，切开过程中注意避免损伤室管膜，防止血液及手术残腔的填塞物进入脑室系统。

4. 胼胝体切开开始阶段，先吸除部分胼胝体体部，形成手术操作空间。注意切除操作要严格平行于大脑镰向深部进行，如果头位稍偏一侧时，有可能会偏离方向，导致意外进入脑室。再切除胼胝体前部（包括膝部和嘴部），此时可以适当调整头位高度，以利于向前显露视野。当看到浅处的胼周动脉向前下弯曲时，即为到达胼胝体嘴部的标志。在切除胼胝体后部时，可将头位降低以便显露。当透过蛛网膜观察到大脑内静脉及松果体的部位，可以作为胼胝体压部切除的解剖标志（图9-26、图9-27）。

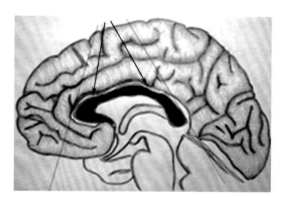

图 9-26　胼胝体切开的
手术视角示意图
左侧箭头表示向前切除膝部和嘴部时方向；
右侧箭头表示向后切除胼胝体压部

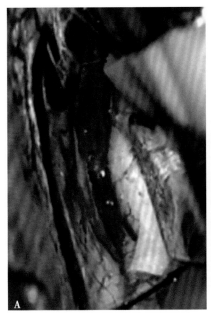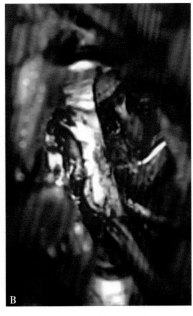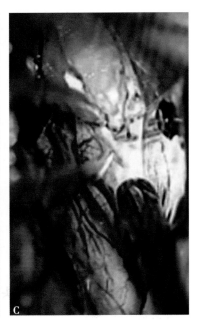

图9-27　胼胝体切开示意图

A. 沿纵裂向深部分离，显露胼周动脉；B. 向前切开胼胝体膝部和嘴部；C. 沿前部切开创面向后切开胼胝体体部，
再沿体部切开创面向后切开胼胝体压部

六、术中、术后注意事项

（一）术中注意事项

1. 分离纵裂时要逐渐释放脑脊液，从而减少组织牵拉损伤。

2. 注意保护脑表面静脉，牵拉要轻柔，避免静脉和组织损伤。

3. 扣带回与胼胝体解剖界限存在融合变异，应在术中仔细甄别。

4. 尽量避免损伤室管膜，防止脑室开放。

5. 切开应注意好进入方向，避免偏向一侧而误入脑室。

6. 切开处放置明胶海绵或类似材料，防止脑脊液漏出和血液渗入脑室。

7. 切开完毕后局部使用地塞米松或罂粟碱，减轻组织反应和血管痉挛。

（二）术后注意事项

1. 继续抗癫痫药物治疗，术后3天内给予肌注苯巴比妥钠，患者清醒进食后，给予口服抗癫痫药，剂量同术前。

2. 不需要使用脱水剂，可以使用激素（地塞米松、甲泼尼龙）3~5天。

3. 根据术中情况，可以适当使用扩血管药物，防止血管痉挛、脑缺血发生。

4. 注意观察患者出现并发症的情况　部分病人术后出现缄默、情绪改变、拒饮食等异常，此时要注意病人的液体出入量和水电解质的平衡等。少数病人可能出现颅高压、梗阻性（填塞物落入脑室内）或不明原因的脑积水、中枢神经系统感染、深静脉血栓形成等情况，及时发现及时处理。

七、手术主要并发症及术后处理

1. 失连接综合征（Disconnection syndrome）　是胼胝体切开术后常见并发症，患者术后均有不同程度表现，全段切开发生率高于前段切开，持续数天至数月不等，恢复后一般仅残留较轻的症状。常见失用症、缄默、异手症等，这些症状会随着时间延长逐渐恢复，可采用康复治疗。

2. 术后存在语言损害和短暂性失语　①构音障碍：颊部肌肉失用所致；②语言和写字困难：右利手和右侧语言优势患者容易出现；③失写症，左利手和左侧语言优势患者容易出现。此类症状一般在4

周内均能自行恢复。

3. 急性运动不能（Transient akinetic state）　此类症状多数在 1~2 周内恢复。

4. 术后记忆力下降少见，可能与海马联合或胼胝体后段切开有关。

5. 术后部分患者发作转变为单纯部分性发作，发作频率在手术后早期甚至有可能会增加，持续 1~2 个月后好转。也有文献报道，少数病例术后可以再次定位致痫区，行致痫灶切除手术可取得良好效果。

6. 术后日常自主生活困难，16 岁以下的儿童术后为 6%，16 岁以上为 27%。儿童术后遗留的神经系统功能损害程度比成人轻，并且很少出现永久性的神经系统功能损害。

八、评价

1. 胼胝体切开术治疗癫痫发作，少数患者术后可以完全控制发作，尤其是强直和失张力发作。对于 16 岁以下的儿童，胼胝体前段切开对失张力发作的效果优于其他类型全面性发作；胼胝体全段切开则对强直发作、强直-阵挛发作和失神发作效果更好；全段切开术后发作改善率比前段切开高约 10%。就跌倒发作（强直或失张力发作）的儿童而言，全段切开术后控制率达到 91%，而部分切开只有 67%；成人则没有明显的差别。对于不能明确起源的额叶复杂部分性发作，尤其是快速扩散至双侧或继发全面性发作患者，前段切开有较好的效果，至少有半数以上患者显著改善。胼胝体部分切开对于失张力发作控制较好，对肌阵挛发作几乎无效。对于颞叶起源的复杂部分性发作术前应仔细甄别，胼胝体切开术可能完全没有效果。对于弥漫性皮层发育不良和无脑回者，胼胝体切开术也有较好的疗效。对于药物难治性癫痫患者，脑电图提示快速继发双侧同步化并且不能提示起源的患者，胼胝体切开术可能有助于鉴别病灶起源。

2. 胼胝体切开术治疗癫痫发作，62% 的患者日常生活评价改善，包括好动（93%）、精神面貌（42%）、接触社会（36%）、语言能力（36%）和记忆能力（17%）。大部分患者家长认为孩子的行为和注意力提高了，而且生活自理、家庭生活和就学情况明显改善。智商在手术前后变化不明显。部分患者虽然在术后表现出部分语言和认知能力损害，由于发作减少，总体的语言和智力得到提升。生活质量评分，儿童约 75% 改善，成人只有约 45%。

3. 胼胝体切开术治疗癫痫发作，脑电图描记背景节律常常较术前改善，但是癫痫发作减少程度未必与脑电图结果一致。患者术后脑电图的间期放电的局灶性特征变得更突出，可能是因为切开后双侧半球间去同步化的作用。术后全面性发作可以常常转变为单侧棘慢波或双侧独立出现的棘慢活动，而且胼胝体前者切开术后改善较后者明显。脑电图背景节律改善，还是可以显著提高神经心理表现和生活质量，尤其是儿童手术后效果更明显。尽管如此，发作间期的棘波同步化很少完全消失。术后转变为单侧放电的患者，数月之后可能会再次转变为全面性发作。其机制可能是通过其他双侧半球间连接结构（如脑干、间脑或上丘等）扩散所致。

4. 胼胝体切开术治疗效果与癫痫发作类型有关，跌倒发作效果最好，不典型失神和全面强直阵挛发作效果次之，肌阵挛发作效果不明确。另外，术后随访发现 5 岁前起病的患者手术效果更好；18 岁以下患者手术后的生活质量改善优于 18 岁以上；12 岁以下患者更容易适应胼胝体切开后的神经功能改变，从而遗留程度更轻的后遗症状。

对于痫性发作控制而言，切开越完全效果越好，但并发症发生率也会随之增加。全段切开可以显著减少跌倒发作和全面强直阵挛；对失神、强直和强直阵挛发作效果也优于前段切开。另外，胼胝体前 2/3 切开发作控制率优于前 1/2 切开。

通过胼胝体切开术治疗癫痫效果的随访还了解到以下情况：发作间期脑电图提示慢棘慢活动手术效果较好，双侧独立放电效果较差；发作期全面性慢棘慢、电压抑制和非低波幅快节律起始的发作效果也好；术后脑电图双侧去同步化患者效果较好，随着时间延长双侧同步化现象逐渐恢复，发作不会随之恶化。患者 IQ<50 的患者术后效果不佳，然而部分精神发育迟滞的患者，术后跌倒发作得到有效控制后，生活质量也得到明显改善。术前 MRI 阴性患者手术效果优于有病灶患者。这些经验作为胼胝体切开术治疗癫痫参考。

（易林华　李云林）

第十二节 多处软脑膜下横切术治疗癫痫

一、概述

多处软脑膜下横切术（multiple subpial transection，MST）是外科治疗功能区癫痫一种方法。1967 年由 Morrell 教授提出观念，通过对 32 例功能区癫痫患者进行 MST（包括中央前回 16 例，中央后回 6 例，Broca 区 5 例，Wernicke 区 5 例），初步证实了该方法治疗功能区癫痫的安全性和有效性。

MST 治疗功能区癫痫的原理基于下述理论：①大脑新皮质的功能单位是由呈柱状排列且垂直于脑表面的细胞纤维（轴突）组成的，即"垂直柱"结构；②癫痫样放电的产生需要大量的神经元同时放电才能形成；③癫痫样放电传播主要在皮质表面进行及平行于脑表面的水平纤维（树突）的传播；④皮质宽度大于 5mm 或水平连接大于 5mm 的孤立皮质，足以产生阵发性癫痫样放电；⑤皮质功能单位的"垂直柱"结构使得垂直皮质表面的横行纤维切断手术，不影响或很小影响大脑的皮质功能；⑥皮质横切手术很少影响皮质的营养血管（正常皮质血管是起自软脑膜并垂直进入皮质）。

MST 手术目的主要是切断皮质间的横向纤维联系或皮质下紧密连接的 U 型纤维，从而阻断或终止与皮质表面平行的癫痫样放电的形成与扩散，同时保留了皮质的垂直纤维，又避免了手术后产生偏瘫、失语等并发症。

二、手术适应证及禁忌证

需要外科干预的癫痫患者主要为药物难治性癫痫。MST 对皮质功能区致痫灶选择性地手术，是一种有效措施。

（一）适应证

1. 多种检查结果证实，致痫区位于功能区或波及功能区者。

2. 致痫区或致痫"病变"切除后，周边仍有较多的癫痫放电，这些周围皮质可采取 MST 处理，以减少皮质切除范围，保护该区神经功能过度缺失。

（二）禁忌证

1. 有出血倾向或血液性疾病的患者。

2. 患有严重的器质性病变如心、肾功能不全，肝炎或肝功能损害不能耐受全身麻醉或开颅手术的患者。

3. 智力严重低下，无自主生活能力的患者。

三、术前准备

1. 同本章第十一节胼胝体切开术治疗癫痫术前准备。

2. 患者均长期服用多种抗癫痫药物，可能会造成多个脏器明显或潜在的功能损害，手术前应进行全面检查。手术前一天开始手术区备皮。

四、体位与麻醉

仰卧位，头偏一侧，患侧向上或依据手术部位不同，调整病人体位。MST 手术的创伤范围较广，采用全身麻醉或唤醒麻醉。

五、手术步骤

（一）头皮切口及骨瓣范围

具体步骤同一般开颅术。切口设计以单纯行 MST 手术为例，可参考术前对致痫区的定位情况为中心，设计切口略大于致痫区的马蹄形切口，多数为额叶、额颞叶、中央区或顶叶标准骨皮瓣开颅。对于致痫范围弥漫的半球性癫痫，也可跨脑叶的大型骨皮瓣开颅。

对那些需要联合手术的患者，开颅范围应确保联合手术顺利进行，如需联合致痫"病灶"切除时，应将切除"病灶"暴露于骨瓣范围内；联合前颞叶切除时，骨瓣下缘应达颅中窝底及颞极部；联合胼胝体前部切开时，骨瓣内侧缘应到达或超过中线，显露上矢状窦，以利于分开纵裂，到达胼胝体。除此之外，还应充分暴露横纤维切断部位（图9-28）。

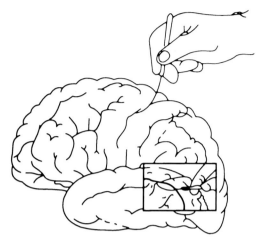

图 9-28　多处软脑膜下横切术（MST）
手术示意图

框内展示的是手持横纤维切割刀不得进入脑沟内

（二）手术一定要在皮质脑电监测（ECOG）下进行

首先切开硬脑膜，在骨瓣的一侧缘安装皮层电极，用条形或栅状皮质电极进行监测。监测后用数字标号标记下异常放电部位。ECOG 时要进行地毯式、反复监测，以提高术中监测的可信度。对那些高度怀疑为致痫区的部位，可采用过度换气或电刺激诱发的方法再次探查，然后画出皮质致痫区的地域图，以备 MST 手术。

实施联合手术时，应在联合手术前实施 ECOG，监测完毕首先实施"病灶"切除等联合手术，联合手术实施完毕后，再行 ECOG，按照上述方法确定 MST 的手术范围。

（三）多处软脑膜下横切术（MST）

1. 软脑膜横切刀的制备　多数软脑膜下横切刀是术者根据自己的喜好而制作的。可以用不锈钢丝（条）制作、可以用铂金丝制作。但不管使用何种材料，其形状多较固定，刀头多呈圆滑、直径约0.6mm 的"球形"结构，顺延 4mm 后弯曲 90°，刀刃在"球形"体内下方，刀外侧缘光滑钝圆，刀柄下 1/3 有一定弹性，可以随意增加弯曲度，以利于对不同脑回方向的切割（图9-29）。

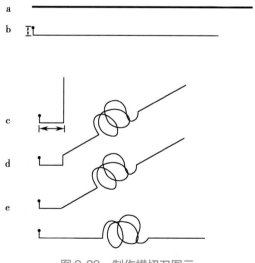

图 9-29　制作横切刀图示

（引自 John P. Girvin，Operative techniques in epilepsy）

a. 显示金属丝的初始长度、头端为光滑的"球形"；b. 第一转折处呈 90°，长度约 4mm（即横切的深度）相当于皮质；c. 第二个转折处也呈 90°，两个转折弯的长度约 10~12mm；d、e. 余下的数厘米金属丝，可根据术者自身情况来设计，以利于术中操作

2. 横纤维切断方法

（1）根据手术前综合评估结果和手术中 ECoG 监测范围进行 MST 时，多在致痫区脑回的一端开始实施。先用注射器 9 号针头在一侧靠脑沟边缘部选一无血管区戳一个小洞，将横切刀从洞孔中插入穿向脑回对侧，力图接近脑沟处，因脑沟内有较大血管，故一般横切刀不得进入脑沟内，当在脑回对侧缘即脑沟边看到"球形"的刀头后，保持刀与脑回进入呈垂直位方向，深度不得超过 4mm，再沿原戳口方向把横切刀垂直拉回，一定要看着"球形"的刀头一直保持在软脑膜下返回。这样就把皮质浅层的横纤维完全切断（图 9-30）。此时要注意勿损伤软脑膜血管及对侧脑沟内的血管。取出横切刀时，常在插入口处有细小毛细血管出血，可用小块经凝血酶或血凝酶浸泡过的明胶海绵轻柔压迫片刻即能止血，切记不用电凝烧灼。横切完毕，可在横切通道上看到一条暗红色线，作为下一次横切的标志。该横切线可防止癫痫样放电的传导。要求两横切线之间的平行切割间距不得大于 5mm。如此反复进行，完成预测MST 手术区域。

（2）一般情况下，脑回的切割深度在 3～4mm，中央后回和距状裂皮质（视皮质）不超过 2mm。横切手术完成后再进行 ECOG 复查，对棘波反复出现的区域可补行 MST，直至 ECOG 探查不到明显的癫痫放电为止。

（3）手术完毕，一般情况下不放置引流管，但对局部囊肿形成或脑萎缩严重且术后形成较大空间的手术区可放一细引流管，引流 24～48 小时拔除。连续严密缝合硬脑膜，骨瓣复位，骨膜固定，逐层缝合头皮，手术结束。

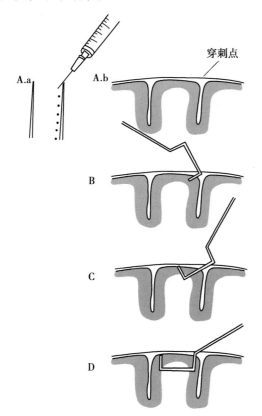

图 9-30 MST 操作图示

（引自 John P. Girvin，Operative techniques in epilepsy）
A. a 进针点选在脑回表面的最高部与脑沟边缘结合部，用 9 号针头刺入；A. b 显示刺入软脑膜过程（冠状位）；B. 显示横切刀通过穿刺点进入软脑膜及脑组织内（冠状位）；C. 显示横切刀在软脑膜下缓慢通过脑回到达对侧；D. 显示横切刀全部进入软脑膜及脑回内的深度、长度

六、术中及术后注意事项

1. 术中注意要点

（1）横切刀一定要与脑回保持垂直位，间距不得大于 5mm、深度一般不超过 4mm，特殊部位如中央后回处不要超过 2mm。

（2）保护好皮层、软脑膜上的血管：一旦破裂出血时，先用明胶海绵压迫即可，不要电凝止血。

（3）预防软脑膜—脑瘢痕形成：为防止成纤维细胞对脑组织的入侵，软脑膜表面上的任何破口要减少到最低限度。

（4）手术完毕，用清水充分冲洗术野。为防止手术后局部粘连，部分学者在脑表面放置人工硬膜或防粘连材料。

2. 术后注意要点 MST是在脑主要功能区实施手术的，术后局部会产生脑组织水肿、炎性物质的渗出等影响部分神经功能。若水肿严重或出现血管痉挛征象，可能还会引起继发性永久性损害。此时应给予脱水剂及血管解痉剂治疗。

七、手术主要并发症及术后处理

1. 单纯的MST手术一般不会造成永久性的脑功能障碍，除非联合其他手术或涉及功能区的部分切除性手术。原有痉挛性瘫的肢体多有肌张力降低。

2. 术后2~3天内可有嗜睡、烦躁不安、头痛，偶见呕吐，多在1周内消失。术后也可有一定程度的体温升高，此时要防止手术后感染的发生，应给予抗生素治疗。硬脑膜外引流管一般不超过48小时。

3. 术后3~5天可用适量的脱水剂、少量地塞米松或泼尼松龙。头痛者给予镇痛剂或退热镇痛剂；若出现肢体或语言及其他功能障碍，应给予尼莫地平及右旋糖酐等药物以改善术区的血液循环，避免产生永久性功能损害。必要时头颅CT检查。

4. 术后需继续服用手术前即已制订好的抗癫痫药物。一般维持用药2~5年，若无临床发作，期间仍要定期进行脑电图复查，最后在医师指导下方可逐渐停药。

八、评价

目前，临床及文献均报道，作为其他癫痫术式的补充，MST能够取得良好疗效。2003年，刘宗惠、赵全军等报道200例MST病例手术，其中有120例患者联合了其他术式（20例联合了器质性病变的切除，60例联合了前颞叶切除，40例联合了胼胝体前部切开），总有效率为98%，发作消失率达68.6%。2004年，Pantil等报道以MST为主来治疗双侧半球性癫痫，作者仅对MST效果较差的非功能区部位实施小范围"病灶"切除（ECOG监测下），即取得了仅为单侧致痫区患者相同的治疗效果。2004年Shimizu、2011年Morino等报道，颞叶癫痫患者经颞上回前部进入脑室颞角后，对海马锥体细胞层平行于神经纤维进行横切术，术中在ECOG监测后癫痫放电完全消失，且手术后词汇记忆功能保留完好。

（李云林　易林华）

第十三节　功能区脑皮层热灼术治疗癫痫

一、概述

我国栾国明教授在癫痫手术中，偶然发现致痫皮层经过电凝处理后，其癫痫样放电有不同程度的减弱或消失（图9-31）。1996年以后通过动物实验和临床研究，适当的电凝热灼可有效地控制或减轻癫痫发作，首次提出了"低功率热灼术治疗功能区顽固性癫痫"的手术方式，也就是今天的功能区脑皮层热灼术。

早在20世纪50~60年代，国内外学者通过大量的电生理学实验，证明了脑内的"垂直柱"是大脑皮层的主要信息传导结构。1957年，Mountcastle首先确立了"柱"（columnar organization）的概念，即一个细胞柱是一个传入—传出信息的整合处理单位，各柱的结构大小不等，一般直径在300μm，可占据一个或数个细胞的宽度。每个细胞柱能独立完成某一功能。另外，丘脑的传入冲动多经轴突垂直投射到大脑皮层，皮层内GolgiⅡ细胞、Basker细胞及多数中间神经元、联络神经元之间的信息交换均依靠垂直串联的方式传递信息到锥体细胞,锥体细胞间的信息交换也依赖轴突的垂直传送(图9-32)。

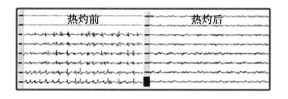

图9-31 热灼前后皮层脑电图改变

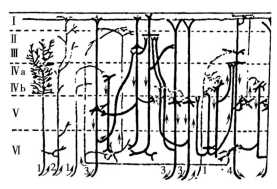

图9-32 皮层内 Golgi Ⅱ 细胞
Basker 细胞及多数中间神经元、联络神经元之间的信息交换
(引自《癫痫外科学》第二版,谭启富主编)

生理学家 Sperry 做猫动物实验时发现,猫的皮层上行井字形切开或向其内插入云母片、钽板,结果未出现猫的视力、视觉功能损害。这进一步提示并支持皮层的主要信息传导是排列在垂直柱内,如果这个垂直柱的结构得以保护,仅损伤脑表面的水平连接纤维,则不会产生严重的神经功能障碍。

癫痫放电的起源一般在脑皮层的中层结构(Ⅲ、Ⅳ层)神经元的树突,而癫痫放电的同步化主要在皮层的浅表层(Ⅰ~Ⅱ)内。另外,引起癫痫临床发作需依赖一定大小的致痫灶面积。癫痫放电的扩散主要通过:①皮层局部区域内的突触环内传播;②皮层内Ⅰ~Ⅲ层细胞水平树突支纤维或皮层 U 形纤维传播;③神经元膜电位呈过渡去极化状态。可见,这种同步化放电的传导主要依靠浅表皮层细胞间的互相连接的树突纤维来进行,阻断了该纤维间的联系,也就相应的阻断了癫痫放电的扩散途径,从而抑制或缓解癫痫发作。

基于癫痫放电、传播、扩散的水平化途径,Reichenthal 和 Hocherman 指出:MST 要求横切皮层表面的水平纤维时,深度需达到皮层的 Ⅱ~Ⅲ 层细胞水平。因为,皮层癫痫灶的水平连接主要在浅表皮层(Ⅲ层以上)内,浅表皮层的水平纤维连接完整,即使一层皮层细胞也可成为一个单独的癫痫灶。低功率电凝热灼术机制采用了这种假说,MST 使用的是锐性切割力,电凝热灼术应用的是热损伤原理。他们损伤的均为浅表皮层内水平走行的短纤维间的联系,且"切割"致痫皮层后使致痫灶被分割成无数个独立致痫"岛",这些"岛"不具备足以产生临床痫性发作所需的能力。实验与临床研究结果,当热灼功率达到 4~6W 时,经测量脑皮层损伤深度分别为 0.71±0.07mm、0.84±0.08mm、0.96±0.08mm(占皮层整体厚度的 15%~20%),从皮层结构上看,可损伤深度基本达粒上层(Ⅰ~Ⅲ层)(图9-33),NeuN 染色显示,热灼区Ⅰ~Ⅲ层神经元完全损伤(图9-34 A、C),深层及热灼间隔区神经元形态结构正常(图9-34 B、D),NF 染色可见热灼区浅层神经丝蛋白水肿变性,数量明显减少,深层神经丝蛋白正常。功率达到 7~8W 时,脑皮层损伤深度分别为 1.10±0.11mm、1.11±0.09mm(占皮层整体厚度的 20%~30%),损伤到了Ⅳ层。功率达到 1~3W 时,脑皮层损伤深度为分别为 0.21±0.04mm、0.36±0.06mm、0.54±0.07mm(占皮层整体厚度的 5%~15%),从结构上看,只有Ⅰ层及部分Ⅱ层受到损伤。而当热灼功率达到 9W 时,损伤深度为 1.22±0.11mm(占皮层整体厚度的 30%~40%),损伤达到了Ⅳ~Ⅴ层,可造成蛛网膜及脑皮层的严重破损,肉眼可见蛛网膜及皮层失去正常形态,正常结构破坏,蛛网膜与脑皮层在热能作用下完全溶解,外表成黑色碳样,可见烧焦样组织,凹凸不平,完全破坏了蛛网膜及皮层表面的完整性,较大血管在高温下即刻膨胀破裂出血,热灼镊子容易与皮层粘连,随热灼镊子的移动,蛛网膜及皮层受到牵拉,造成继发性机械性损伤。因此,对于皮层功能区癫痫,4~6W 为热灼手术实施时的有效参数,术后不会出现严重功能缺失。对于非功能区,在尽量避开小血管的前提下,7~8W 为热灼手术实施的有效参数。1~3W 及 9W 时,不作为热灼手术实施的有效参数。并证实热灼术的作用机制为热灼镊释放热能,损伤皮层血管,减少皮层血供,损伤致痫灶及周边区域内的神经元(癫痫的产生区域)、神经丝蛋白(癫痫的传播扩散途径)。

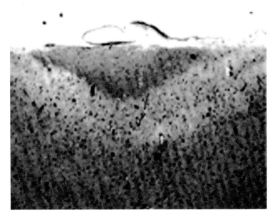

图9-33 功率为4W时皮层损伤深度（HE，40倍）

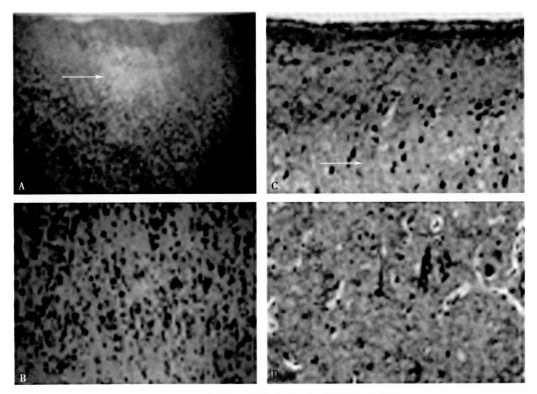

图9-34 低功率电凝热灼术后局部脑皮层病理变化

A. 热灼区神经元数量明显减少（NeuN，40倍）；B. 深层神经元染色正常（NeuN，100倍）；
C. 热灼后浅层神经丝蛋白损伤（NF，200倍）；D. 深层结构正常（NF，200倍）

脑皮层电凝热灼术不仅损伤癫痫赖以传播的途径—水平纤维，也减少了皮层的血液供应。通过激光多普勒血流仪测定热灼后脑局部脑血流（rCBF）改变的情况，发现热灼后rCBF明显减少 $P<0.05$（图9-35），热灼后检测20分钟，局部血流量有上升趋势，但不能达到热灼前水平。从而推断，热灼造成局部皮层血管损伤，局部组织缺血，间接的造成致痫区神经元及水平纤维的损伤，破坏了癫痫的产生及传播途径。热灼后长时间局部血流是否恢复正常，仍待进一步研究。

二、手术适应证及禁忌证

（一）适应证

1. 致痫灶完全位于功能区或部分涉及功能区者（即药物难治性癫痫不适合手术切除又在功能区的致痫灶）。

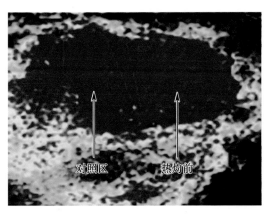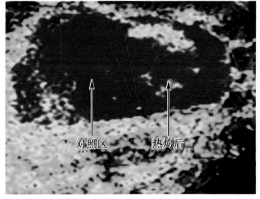

图 9-35　热灼前后脑局部血流灌注量、强度比较

2. 较大致痫灶切除后，皮层脑电图监测周围皮层仍有癫痫样放电者。

3. 皮层广泛区域均为致痫灶，不适合切除性手术者。

4. 与胼胝体切开术联合应用。

5. Rassmusen 脑炎的早期手术治疗。

（二）禁忌证

药物难治性癫痫的致痫灶/病变明确在非功能区。

三、术前准备

1. 同常规开颅术准备。

2. 术前评估，患者致痫灶不适合切除性手术，致痫灶完全位于功能区或部分涉及功能区，切除性手术术后可导致患者神经功能缺失。

3. 皮层功能定位，如 Wada 试验、fMRI、皮层电刺激定位功能区，功能区与非功能区采取不同的热灼功率。

4. 与患者家属的良好沟通，交代此手术是姑息性手术方法，术后完全治愈率低，但能够减轻癫痫发作频率。

5. 术中备电生理监测仪，热灼前、后监测皮层癫痫样放电的改变情况。

四、体位与麻醉

平卧位，根据癫痫灶的位置而适当变更。全麻，脑皮层热灼术开始前后，全麻处于浅麻醉状态，便于术中电生理监测。

五、手术步骤

1. 基本同本章第十二节"多处软脑膜下横切术治疗癫痫手术步骤"一节。MST 是在软膜下操作，电凝热灼是在蛛网膜外操作。

2. 低功率电凝热灼术沿脑回长轴进行。热灼时将双极电凝镊镊尖斜行 45° 角于脑表面，每隔 3～5mm 热灼一道。热灼后局部呈一条发白的缺血改变，整体术野清洁，更不会因出血而影响手术操作，术后局部皮层呈红白相间的条纹状改变（图 9-36）。手术在显微镜下操作，避开较粗大的血管。若遇到脑叶内侧面、脑叶底面的致痫灶，可以用脑压板轻轻的下压或抬起脑组织，完成电

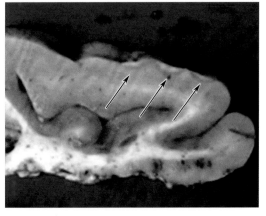

图 9-36　热灼后脑表面呈红白相间的条纹状改变

凝热灼。

3. 电凝热灼时必须保持脑表面、双极镊尖的清洁，避免二者粘连。若皮层表面有小血管渗血，用棉片轻压即可止血，术后人工硬膜覆盖热灼区域，防止与脑膜粘连。

4. 单纯"低功率电凝热灼术"治疗功能区癫痫时，在不同的功能区，应对热灼功率进行适当的调整。术毕，连续严密缝合硬脑膜，骨瓣复位，逐层缝合头皮，手术结束。

六、术中及术后注意事项

（一）术中注意要点

1. 充分暴露热灼区域，避免手术野显露不充分，手术操作损伤正常皮层。
2. 手术操作在显微镜下进行。
3. 保持镊尖清洁，保持皮层湿润。
4. 热灼后监测皮层脑电图，如果仍有棘波放电，严禁在同一区域再次热灼。因为多次热灼后可造成皮层血运显著减少，造成不可逆性皮层损伤或功能缺失。
5. 热灼区域覆盖人工硬脑膜，减少热灼后皮层与硬脑膜的粘连。

（二）术后注意要点

1. 根据热灼脑皮层的部位与面积，术后常规应用脱水剂。
2. 术后 6 小时检查头部 CT，如无颅内出血，根据术后患者功能损伤情况，适当应用扩血管药物。
3. 术后 3~7 天为脑水肿高峰期，可能出现局部神经功能缺失加重，要提前向患者及家属解释，减少患者及家属的恐慌。
4. 如果术后出现神经功能缺失，尽早进行康复治疗。
5. 术后需继续服用手术前给予的抗癫痫药物。一般维持用药 2 年左右，若无临床发作，仍要定期进行脑电图复查，最后在医师指导下方可逐渐停药。

七、手术主要并发症及术后处理

基本同本章第十二节"多处软脑膜下横切术治疗癫痫"，手术主要并发症及术后处理。功能区脑皮层热灼术治疗后 1 周内，主要为头痛、头晕等不适，可能出现轻偏瘫、感觉异常、语言功能障碍、视野缺损等。随着热灼后细胞内、细胞间质的水肿消退，上述神经功能障碍症状会逐渐消失。术后常规应用脱水剂。术后出现短暂性语言、肢体运动障碍的比例在 3%~5%。未见永久性并发症的发生。

八、评价

功能区脑皮层热灼术治疗药物难治性癫痫已近 20 年，近千例患者采用了致痫灶切除联合脑皮层电凝热灼术。随访了 2002 年前手术的 204/486 例患者，其中单纯脑皮层电凝热灼 18 例，有效随访 12 例，Engel Ⅰ级者 6 例，Engel Ⅱ级者 4 例，有效率 83% 左右。脑皮层电凝热灼联合致痫灶切除 192 例，有效率为 84.3%。

脑皮层电凝热灼术治疗功能区顽固性癫痫的特点：①手术操作在软膜外显微镜直视下进行，可避免对较大血管的损伤，热灼后脑局部血流即刻下降，长期热灼后脑局部血流情况还需进一步研究；②热灼时将双极电凝镊镊尖斜行垂直脑回的长轴，每隔 5mm 左右热灼一道，等同于软膜下横切刀的使用；③对脑组织的牵拉损伤小，热灼时不会出血，不会出现皮层的裂开，可相应减少术后致痫灶的可能；④热灼时可根据脑皮层的不同部位、不同厚度，调整相应的输出功率和作用时间，从而达到理想的热灼损伤；⑤该手术耗时少，减少了脑组织暴露的时间，相应地减少了术后感染机会；⑥易于掌握和操作，容易在临床推广；⑦脑皮层电凝热灼术只是一种姑息性手术方法。脑沟内的皮层不能热灼，可能是造成术后不能完全控制癫痫的因素之一。

单纯脑皮层热灼功能区致痫灶，只要癫痫灶定位准确，短期随访疗效肯定，长期术后随访仍待研究总结。对位于功能区的癫痫灶电凝热灼术，非功能区的癫痫灶切除术，此切除术与皮层热灼术联合应用，患者可获得术后更好的疗效。

（崔志强）

参 考 文 献

1. 李安民，梁树立. 癫痫外科的发展与现状. 中华临床医师杂志，2015，9（11）：2033-2038.

2. 梁树立. 癫痫外科历史与发展中问题. 中国医刊，2013，48（4）：3-5.

3. Engel J Jr, McDermott MP, Wiebe S, et al. Early surgical therapy for drug-resistant temporal lobe epilepsy：a randomized trial. JAMA, 2012, 307（9）：922-930.

4. Edelvik A, Rydenhag B, Olrsson I, et al. Long-term outcomes of epilepsy surgery in Sweden：A national prospective and longitudinal study. Neurology, 2013, 81：1244-1251.

5. Ansari SF, Tubbs RS, Terry CL, et al. Surgery for extratemporal nonlesional epilepsy in adults：an outcome meta-analysis. Acta Neurochir, 2010, 152：1299-1305.

6. Lancman G, Virk M, Shao H, et al. Vagus nerve stimulation vs. corpus callosotomy in the treatment of Lennox-Gastaut syndrome：a meta- analysis. Seizure, 2013, 22（1）：3-8.

7. Chambers A, Bowen JM. Electrical Stimulation for Drug-Resistant Epilepsy：An Evidence-Based Analysis. Ontario Health Technology Assessment Series, 2013, 13（18）：1-37.

8. DeGiorgio CM, Soss J, Cook IA, et al. Randomized Controlled Trial of Trigeminal Nerve Stimulation for Drug-Resistant Epilepsy. Neurology, 2013, 80：786-791.

9. Velasco AL, Velasco F, Velasco M, et al. Electrical stimulation of the hippocampal epileptic foci for seizure control：a double-blind, long-term follow-up study. Epilepsia, 2007, 48：1895-1903.

10. Child ND, Stead M, Wirrell EC, et al. Chronic subthreshold subdural cortical stimulation for the treatment of focal epilepsy originating from eloquent cortex. Epilepsia, 2014, 55（3）：e18-21.

11. Morrell MJ. RNS System in Epilepsy Study Group. Responsive cortical stimulation for the treatment of medically intractable partial epilepsy. Neurology, 2011, 77：1295-1304.

12. Schramm J. Disconnecting epileptogenic zone is as effective as resection. J Neural Neurosurg Psychiatry, 2013, 84（12）：1300-1301.

13. 谭启富主编. 癫痫外科学. 北京：人民卫生出版社. 2006，663-691.

14. 汪业汉，吴承远主编. 立体定向神经外科手术学. 北京：人民卫生出版社，2005，224-234.

15. 傅先明，牛朝诗主编. 立体定向和功能神经外科学. 合肥：安徽科学技术出版社，2004，564-566.

16. James W. Leiphart, Richard M. Young, Donald C. Shields. A historical perspective：Stereotactic lesions for the treatment of epilepsy. Seizure, 2014, 23：1-5.

17. Jinnai D, Mukawa J, Kobayashi K. Forel-H-tomy for the treatment of intractable epilepsy. Acta Neurochirurgica, 1976,（23 Suppl）：159-165.

18. Ganglberger JA. New possibilities of stereotactic treatment of temporal lobe epilepsy（TLE）. Acta Neurochirurgica, 1976,（23 Suppl）：211-214.

19. Parrent AG. Stereotactic radiofrequency ablation for the treatment of gelastic seizures associated with hypothalamic hamartoma. Case report. Journal of Neurosurgery, 1999, 91（5）：881-884.

20. Sandok EK, Cascino GD. Surgical treatment for perirolandic lesional epilepsy. Epilepsia, 1998, 39（Suppl 4）：S42-48.

21. Kuzniecky RI, Guthrie BL. Stereotactic surgical approach to hypothalamic hamartomas. Epileptic Disorders International Epilepsy. Journal with Videotape, 2003, 5（4）：275-280.

22. Jelsma RK, Bertrand CM, Martinez SN, et al. Stereotaxic treatment of frontal-lobe and centrencephalic epilepsy. Journal of Neurosurgery, 1973, 39（1）：42-51.

23. Guenot M, Isnard J, Ryvlin P, et al. SEEG-guided RF thermocoagulation of epileptic foci：feasibility, safety, and preliminary results. Epilepsia, 2004, 45（11）：1368-1374.

24. Andres ML, Philip LG, Ronald R. Tasker. Textbook of Stereotactic and Functional Neurosurgery. Second Edition. Volume 1. 2777-2852.

25. Ellis TL, Stevens A. Deep brain stimulation for medically Refractory epilepsy. Neurosurg Focus, 2008, 25（3）：E11.

26. Lim SN, Lee ST, Wu T. Electrical stimulation of the anterior nucleus of the thalamus for intractable epilepsy: a long-term follow-up study. Epilepsia, 2007, 48: 342-347.

27. McIntyre CC, Savasta M, Vitek JL. Uncovering the mechanism of action of deep brain stimulation: activation, inhibition, or both. Clin Neurophysiol, 2004, 115: 1239-1248.

28. Fisher R. Electrical stimulation of the anterior nucleus of thalamus for treatment of refractory epilepsy. Epilepsia, 2010, 51, 899-908.

29. Boëx C, Seeck M, Vulliémoz S. Chronic deep brain stimulation in mesial temporal lobe epilepsy. Seizure, 2011, 20 (6): 485-490.

30. Velasco AL, Velasco F, Velasco M. The role of neuromodulation of the hippocampus in the treatment of intractable complex partial seizures of the temporal lobe. Acta Neurochir, 2007, 97 (Suppl. Pt 2): 329-332.

31. Bondallaz P, Boëx C, Rossetti AO. Electrode location and clinical outcome in hippocampal electrical stimulation for mesial temporal lobe epilepsy. Seizure, 2013, 22 (5): 390-395.

32. Cukiert A, Cukiert CM, Burattini JA. Seizure outcome after Hippocampal deep brain stimulation in a prospective cohort of patients with refractory temporal lobe epilepsy. Seizure, 2014, 23 (1): 6-9.

33. Heck CN, King-Stephens D, Massey AD, et al. Two-year seizure reduction in adults with medically intractable partial onset epilepsy treated with responsive neurostimulation: final results of the RNS system pivotal trial. Epilepsia, 2014, 55 (3): 432-441.

34. Vale FL, Ahmadian A, Youssef AS, et al. Long-term outcome of vagus nerve stimulation therapy after failed epilepsy surgery. Seizure, 2011, 20 (3): 244-248.

35. Galbarriatu L, Pomposo I, Aurrecoechea J, et al. Vagus nerve stimulation therapy for treatment-resistant epilepsy: a 15-year experience at a single institution. Clin Neurol Neurosurg, 2015, 137: 89-93.

36. Kumar A, Valentín A, Humayon D, et al. Preoperative estimation of seizure control after resective surgery for the treatment of epilepsy. Seizure, 2013, 22 (10): 818-826.

37. Elliott RE, Rodgers SD, Bassani L, et al. Vagus nerve stimulation for children with treatment-resistant epilepsy: a consecutive series of 141 cases. J Neurosurg Pediatr, 2011, 7 (5): 491-500.

38. Shen H, Fuchino Y, Miyamoto D, et al. Vagus nerve stimulation enhances performant path-CA3 synaptic transmission via the activation of β-adrenergic receptors and the locus coeruleus. Int J Neuropsy- chopharmacol, 2012, 15 (4): 523-530.

39. Fraschini M, Puligheddu M, Demuru M, et al. VNS induced desynchroni- zation in gamma bands correlates with positive clinical outcome in temporal lobe pharmacoresistant epilepsy. Neurosci Lett, 2013, 536: 14-18.

40. Conway CR, Chibnall JT, Gebara MA, et al. Association of cerebral metabolic activity changes with vagus nerve stimulation antidepressant response in treatment-resistant depression. Brain Stimul, 2013, 6 (5): 788-797.

41. Choi SJ, Hong SC, Seo DW, et al. Long-term outcome of vagus nerve stimulation for refractory epilepsy: a longitudinal 4 year follow-up study in Korea. J Epilepsy Res, 2013, 3 (1): 16-20.

42. Ghaemi K, Elsharkawy AE, Schulz R, et al. Vagus nerve stimulation: outcome and predictors of seizure freedom in long-term follow-up. Seizure, 2010, 19 (5): 264-268.

43. Elliott RE, Morsi A, Kalhorn SP, et al. Vagus nerve stimulation in 436 consecutive patients with treatment-resistant epilepsy: long-term outcomes and predictors of response. Epilepsy Behav, 2011, 20 (1): 57-63.

44. Marras CE, Chiesa V, De Benedictis A, et al. Vagus nerve stimulation in refractory epilepsy: New indications and outcome assessmen. Epilepsy Behav, 2013, 28 (3): 374-378.

45. Klinkenberg S, Majoie HJ, van der Heijden MM, et al. Vagus nerve stimulation has a positive effect on mood in patients with refractory epilepsy. Clin Neurol Neurosurg, 2012, 114 (4): 336-340.

46. Orosz I, McCormick D, Zamponi N, et al. Vagus nerve stimulation for drug-resistant epilepsy: a European long-term study up to 24 months in 347 children. Epilepsia, 2014, 55 (10): 1576-1584.

47. Aburahma SK, Alzoubi FQ, Hammouri HM, et al. Vagus nerve stimulation therapy in a developing country: a long term follow up study and cost utility analysis. Seizure, 2015, 25: 167-172.

48. Wiebe S, Blume WT, GirvinJP, et al. A randomized, controlled trial of surgery for temporal-lobe epilepsy. New England Journal of Medicine, 2001, 345 (5): 311-318.

49. Wieser HG, Yasargil MG. Selective amygdalohippocampectomy as a surgical treatment of mesiobasal limbic epilepsy. Surgical

Neurology, 1982, 17 (6): 445-457.

50. Tanriverdi T, Olivier A. Long term seizure outcome after mesial temporal lope epilepsy surgery: corticalamegdalohipectomy virus selective amegdalohipectomy. Journal of Neurosurgery, 2008, 108 (3): 517-524.

51. Bien CG, Kurthen M, Baron K, et al. Long-term seizure outcome and antiepileptic drug treatment in surgically treated temporal lobe epilepsy patients: a controlled study. Epilepsia, 2001, 42 (11): 1416-1421.

52. Awad A, Nayel MH, Luders H. Second operation after the failure of previous resection for epilepsy. Neurosurgery, 1991, 28 (4): 510-518.

53. Germano M, PoulinN, OlivierA. Reoperation for recurrent temporal lobe epilepsy. Journal of Neurosurgery, 1994, 81 (1): 31-36.

54. Hennessy MJ, Elwes RDC, Binnie CD, et al. Failed surgery for epilepsy: a study of persistence and recurrence of seizures following temporal resection. Brain, 2000, 123 (12): 2445-2466.

55. Wyler R, Hermann BP, Richey ET. Results of reoperation for failed epilepsy surgery. Journal of Neurosurgery, 1989, 7 (6): 815-819.

56. Tellez-Zenteno JF, Dhar R, Wiebe S. Long-term seizure outcomes following epilepsy surgery: a systematic review and meta-analysis. Brain, 2005, 128: 1188-1198.

57. Wiebe S, Blume WT, Girvin JP, et al. Eliasziw M. A randomized, controlled trial of surgery for temporal lobe epilepsy. N Engl J Med, 2001, 345: 311-318.

58. Spencer SS, Berg AT, Vickrey BG, et al. Predicting long-term seizure outcome after resective epilepsy surgery: the multicenter study. Neurology. 2005, 65: 912-918.

59. Dandy WL. Removal of the right cerebral hemisphere for certain tumors with hemiplegia. JAMA, 1928, 90: 823-825.

60. McKenzie KG. The present status of a patient who had the right cerebral hemisphere removed. JAMA, 1938, 111: 168-183.

61. Schramm J, Behrens E, Entzian W. Hemispherical deafferentation: an alternative to functional hemispherectomy. Neurosurgery, 2001, 36: 509-515.

62. Krynauw RA. Infantile hemiplegia treated by removing one cerebral hemisphere. J Neurol Neurosurg Psychiatry, 1950, 13: 243-267.

63. Rasmussen T. Hemispherectomy for seizures revisited. Can J Neurol Sci, 1983, 10: 71-78.

64. Griessenauer CJ, Salam S, Hendrix P, et al. Hemispherectomy for treatment of refractory epilepsy in the pediatric age group: a systematic review. J Neurosurg Pediatr, 2015, 15 (1): 34-44.

65. Delalande O, Bulteau C, Dellatolas G, et al. Vertical parasagittal hemispherotomy: surgical procedures and clinical long-term outcomes in a population of 83 children. Neurosurgery, 2007, 60 (2 Suppl 1): ONS19-ONS32.

66. Lin Y, Harris DA, Curry DJ, et al. Trends in outcomes, complications, and hospitalization costs for hemispherectomy in the United States for the years 2000-2009. Epilepsia, 2015, 56 (1): 139-146.

67. Ahmadi L, Wirrell E. Intractable epilepsy, hemispheric malformation, and generalized electroencephalography abnormalities. Semin Pediatr Neurol, 2014, 21 (2): 73-75.

68. 谭启富, 孙康建, 潘云曦, 等. 功能性大脑半球切除术的长期效果. 中华神经外科杂志, 2002, 18 (4): 216-218.

69. Lüders H. O. Textbook of Epilepsy Surgery. London: Informal Healthcare, 2008, 1121-1130.

70. Paiement P, Champoux F, Bacon BA, et al. Functional reorganization of the human auditory pathways following hemispherectomy: an fMRI demonstration. Neuropsychologia, 2008, 46 (12): 2936-2942.

71. Hamad AP, Caboclo LO, Centeno R, et al. Hemispheric surgery for refractory epilepsy in children and adolescents: outcome regarding seizures, motor skills and adaptive function. Seizure, 2013, 22 (9): 752-756.

72. Kawai K, Morino M, Iwasaki M. Modification of vertical hemispherotomy for refractory epilepsy. Brain Dev, 2014, 36 (2): 124-129.

73. Lew SM, Matthews AE, Hartman AL, et al. Post-Hemispherectomy Hydrocephalus Workgroup. Posthemispherectomy hydrocephalus: results of a comprehensive, multiinstitutional review. Epilepsia, 2013, 54 (2): 383-389.

74. van der Kolk NM, Boshuisen K, van Empelen R, et al. Etiology-specific differences in motor function after hemispherectomy. Epilepsy Res, 2013, 103 (2-3): 221-230.

75. Bahuleyan B, Manjila S, Robinson S, et al. Minimally invasive endoscopic transventricular hemispherotomy for medically intractable epilepsy: a new approach and cadaveric demonstration. J Neurosurg Pediatr, 2010, 6 (6): 536-540.

76. Varadkar S, Bien CG, Kruse CA, et al. Rasmussen's encephalitis: clinical features, pathobiology, and treatment advances. Lancet Neurol, 2014, 13 (2): 195-205.

77. Kovanda TJ, Rey-Dios R, Travnicek J, et al. Modified periinsular hemispherotomy: operative anatomy and technical nuances. J Neurosurg Pediatr, 2014, 13 (3): 332-338.

78. Koubeissi M. Hemispherectomy: the full half of the glass. Epilepsy Curr, 2013, 13 (5): 213-214.

79. Lew SM, Koop JI, Mueller WM, et al. Fifty consecutive hemispherectomies: outcomes, evolution of technique, complications, and lessons learned. Neurosurgery, 2014, 74 (2): 182-194.

80. Kishima H, Oshino S, Tani N, et al. Which is the most appropriate disconnection surgery for refractory epilepsy in childhood? Neurol Med Chir (Tokyo), 2013, 53 (11): 814-820.

81. Umeda T, Funakoshi K. Reorganization of motor circuits after neonatal hemidecortication. Neurosci Res, 2014, 78: 30-37.

82. Malmgren K, Rydenhag B, Hallböök T. Reappraisal of corpus callosotomy. Curr Opin Neurol, 2015, 28 (2): 175-181.

83. Goyal M, Thompson M, Reddy A, et al. Epilepsy surgery in bifrontal injury from prior craniopharyngioma resections. Epilepsy Behav Case Rep, 2013, 2: 4-7.

84. Choudhri O, Lober RM, Camara-Quintana J, et al. Carbon dioxide laser for corpus callosotomy in the pediatric population. J Neurosurg Pediatr, 2015, 15 (3): 321-327.

85. Asadi-Pooya AA. Commissural reconnection: a possible reason for failure of corpus callosotomy in refractory epilepsy. Epilepsy Behav, 2015, 42: 2.

86. Passamonti C, Zamponi N, Foschi N, et al. Long-term seizure and behavioral outcomes after corpus callosotomy. Epilepsy Behav, 2014, 41: 23-29.

87. Yang PF, Lin Q, Mei Z, et al. Outcome after anterior callosal section that spares the splenium in pediatric patients with drop attacks. Epilepsy Behav, 2014, 36: 47-52.

88. Cukiert A, Burattini JA, Mariani PP, et al. Extended, one-stage callosal section for treatment of refractory secondarily generalized epilepsy in patients with Lennox-Gastaut and Lennox-like syndromes. Epilepsia, 2006, 47: 371-374.

89. Assal F, Schwartz S, Vuilleumier P. Moving with or without will: functional neural correlates of alien hand syndrome. Ann Neurol, 2007, 62: 301-306.

90. Clarke DF, Wheless JW, Chacon MM, et al. Corpus callosotomy: a palliative therapeutic technique may help identify resectable epileptogenic foci. Seizure, 2007, 16: 545-553.

91. Nei M, O'Connor M, Liporace J, et al. Refractory generalized seizures: response to corpus callosotomy and vagal nerve stimulation. Epilepsia, 2006, 47: 115-122.

92. Kim CH, Chung CK, Lee SK, et al. Parietal lobe epilepsy: surgical treatment and outcome. Stereotact Funct Neurosurg, 2004, 82 (4): 175-185.

93. Asadi-Pooya AA, Sharan A, Nei M, et al. Corpus callosotomy. Epilepsy Behav, 2008, 13 (2): 271-278.

94. Noachtar S, Remi J. The role of EEG in epilepsy: a critical review. Epilepsy Behav, 2009, 15 (1): 22-33.

95. Ilyas M, Sivaswamy L, Asano E, et al. Seizure control following palliative resective surgery for intractable epilepsy-a pilot study. Pediatr Neurol, 2014, 51 (3): 330-335.

96. Guerrini R, Scerrati M, Rubboli G, et al. Overview of presurgical assessment and surgical treatment of epilepsy from the Italian League Against Epilepsy. Epilepsia, 2013, 54 Suppl 7: 35-48.

97. Yonekawa T, Nakagawa E, Takeshita E, et al. Effect of corpus callosotomy on attention deficit and behavioral problems in pediatric patients with intractable epilepsy. Epilepsy Behav, 2011, 22 (4): 697-704.

98. Iwasaki M, Nakasato N, Kakisaka Y, et al. Lateralization of interictal spikes after corpus callosotomy. Clin Neurophysiol, 2011, 122 (11): 2121-2127.

99. Donadío M, D'Giano C, Moussalli M, et al. Epilepsy surgery in Argentina: Long-term results in a comprehensive epilepsy centre. Seizure, 2011.

100. Guenot M. Indications and risk of neurosurgical techniques in the adult presenting with drug-resistant partial epilepsy (radiosurgery included). Rev Neurol (Paris), 2004, 160 (1): 58185-58194.

101. Guenot M. Surgical treatment of epilepsy: outcome of various surgical procedures in adults and children. Rev Neurol (Paris), 2004, 160 (1): 58241-58250.

102. Kim SK, Wang KC, Hwang YS, et al. Epilepsy surgery in children: outcms and complications. J Neurosurg Pediatr,

2008, 1（4）：277-283.

103. Liu Z, Zhao Q, Li S, et al. Multiple subpial transection for treatment of intractable epilepsy. Chin Med J（Engl），1995, 108（7）：539-541.

104. Morino M. Surgical technique and neuropsychological outcome of Transsylvian hippocampal transection in 26 patients with paradoxical temporal lobe epilepsy. Brain Nerve, 2011, 63（4）：347-354.

105. Morrell F, Whisler WW, Bleck TP. Multiple subpial transection：a new approach to the surgical treatment of focal epilepsy. J Neurosurg, 1989, 70（2）：231-239.

106. Pantil AA, Andrews RV, Johnson M, et al. Is epilepsy surgery on both hemispheres effective? Stereotact Funct Neurosurg, 2004, 62（5-6）：214-221.

107. Shimizo H, Kawai K, Sungaga S, et al. Surgical treatment for temporal lobe epilepsy with preservation of postoperative memory function. Rinsho Shinkeigaka, 2004, 44（11）：868-870.

108. Shimizu H, Kawai K, Sunaga S, et al. Hippocampal transsction for treatment of left temporal lobe epilepsy with preservation of verbal memory. J Clin Neurosci, 2006, 13（1）：322-328.

109. 赵全军，田增民，刘宗惠，等. 联合应用多软膜下横切术治疗顽固性癫痫. 立体定向和功能神经外科杂志，2004, 17（4）：193-195.

110. Cui Z, Luan G, Zhou J. Pure bipolar electro-coagulation on functional cortex in the treatment of epilepsy involving eloquent areas. Epilepsy Res, 2012, 99（1-2）：139-146.

111. Cui ZQ, Luan GM, Zhou J, et al. Treatment of Epilepsy with Bipolar Electro-coagulation：An Analysis of Cortical Blood Flow and Histological Change in Temporal Lobe. Chin Med J（Engl），2015, 128（2）：210-215.

112. Zhai F, Zhou J, Li T, et al. Outcome of Bipolar Electrocoagulation with Lesionectomy in the Treatment of Epilepsy Involving Eloquent Areas. Stereotact Funct Neurosurg, 2014, 93（1）：1-9.

113. YANG Zhongxu, LUAN Guming. Treatment of symptomatic epilepsy with lesionectomies combined with bipolar coagulation of the surrounding cortex. Chinese Medical Journal, 2003, 116（12）：1930-1932.

114. 崔志强，栾国明. 单纯脑皮层电凝热灼术治疗功能区癫痫. 中华神经外科杂志，2010, 26（6）：483-485.

115. 蒙和，栾国明，等. 猫运动区青霉素诱发致痫灶手术治疗方法实验研究. 立体定向和功能神经外科杂志，1999, 12（3）：1-5.

116. 李云林，栾国明. 热灼治疗功能区顽固性癫痫. 立体定向和功能神经外科杂志，2002, 15（2）：111-113.

117. 栾国明，王忠诚，白勤，等. 痫灶切除辅助脑皮层横行纤维热灼治疗功能区顽固性癫痫. 亚洲癫痫杂志，2002, 1（1）：21-23.

118. 栾国明，张伟丽，孙异临，等. 电凝热灼和激光照射猴脑浅表皮层后其形态学改变的对比研究. 立体定向和功能神经外科杂志，2002, 15（4）：78-81.

119. 李云林，栾国明. 功能区顽固性癫痫的治疗进展. 现代神经疾病杂志，2002, 2（4）：227-240.

第十章

疼痛神经外科治疗

一、疼痛的定义

国际疼痛研究协会（international association for the study of pain，IASP）将疼痛定义为"一种不愉快的感觉和情绪上的感受，伴有实质或潜在的组织损伤"。疼痛是一种主观感觉，是机体受到伤害的一种警告，引起机体一系列防御性保护反应。

疼痛既是疾病的一种常见症状，本身也是一种疾病。疼痛医学是神经科学的分支和边缘学科。美国国会曾将 21 世纪的第一个 10 年命名为"疼痛研究与治疗的 10 年"，以引起全世界对疼痛医学的重视。

二、慢性疼痛的诊断和分类

疼痛按病程可分为急性疼痛和慢性疼痛。慢性疼痛是相对于急性疼痛而言的，一种定义方法是疼痛持续 6 个月以上即称为慢性疼痛；另一种定义方法是，当急性损伤愈合后，疼痛仍持续存在，可称为慢性疼痛。由于不同类型的急性损伤愈合的时间不同，急性疼痛和慢性疼痛之间的转换应依据损伤的特性，而不是时间。因此，目前常用后一种方法来定义慢性疼痛。急性疼痛常反映组织损伤，而慢性疼痛并不一定是一个生理改变的反应，有时它不再反映某一疾病，而本身成为一种疾病，它能影响生活的各个方面。

慢性疼痛分类方法多样，按疼痛强度可分为轻度痛、中度痛、重度痛；按疼痛部位可分为躯体痛、内脏痛；按疼痛时间模式可分为间断性疼痛、周期性疼痛、持续性疼痛；按疼痛表现形式可分为原发痛、牵涉痛、反射痛；按神经部位可分为中枢神经性痛、外周神经性痛、自主神经性痛；按病理生理机制可分为伤害感受性疼痛和神经病理性疼痛。

临床上最常用的分类方法是按病理生理机制分类，即分为伤害感受性疼痛和神经病理性疼痛。伤害感受性疼痛是由于外伤或疾病刺激伤害感受器，激活了中枢神经系统的伤害性传递通路，疼痛的特征为跳痛、酸痛或钝痛。神经病理性疼痛是由于外周或中枢神经系统的病理性改变导致神经元异常兴奋、自发地放电和假突触传递而引起疼痛，其特征为烧灼痛、放射痛、针刺痛或电击痛。

三、疼痛的"四阶梯" 治疗原则

疼痛的治疗应采用综合治疗，包括药物治疗、物理治疗、微创介入治疗、神经调控技术以及外科手术等，单一的治疗方法有时无法获得满意的疼痛缓解。对初诊的疼痛患者，应先明确诊断，了解疼痛的病因，首选针对病因的治疗方法。当病因无法彻底治愈或病因治愈后疼痛仍不缓解时，应循序渐进，由简入繁，遵循"四阶梯"治疗原则：第一阶梯为无创的药物治疗和物理治疗；第二阶梯为微创介入治疗，包括靶点药物注射、射频治疗等；第三阶梯为神经调控治疗，包括外周神经电刺激、脊髓电刺激、运动皮层电刺激等；第四阶梯为针对慢性疼痛的外科治疗，包括各种神经系统毁损性手术治疗。

1. 药物治疗　用非甾体类抗炎药、阿片类药物、抗癫痫药、抗抑郁药、镇静药、局麻药等。不同的药物对不同类型的疼痛疗效不同。由于慢性疼痛患者多需较长时间用药，故在选择镇痛药时，应考虑患者的个体差异，如患者年龄、疼痛类型、药物副作用等。同时，在选择镇痛药时，还应遵循疼痛药物的三阶梯治疗方案：第一阶梯为非甾体类抗炎药、抗癫痫药、抗抑郁药；第二阶梯为弱阿片类药物；第三阶梯为强阿片类药物。

伤害感受性疼痛首选非甾体类抗炎药，如阿司匹林、对乙酰氨基酚等。阿片类药物对该类疼痛也较敏感，疗效确切，但由于阿片类药物有一定的成瘾性，选择时应慎重。而神经病理性疼痛对非甾体类抗炎药不敏感，对阿片类药物也易产生耐药，首选抗癫痫药、抗抑郁药、镇静药和局麻药，常用的药物包括卡马西平、加巴喷丁、普瑞巴林、阿米替林等。

2. 微创介入治疗　指在"影像"导引下，通过经皮穿刺将器械置入病变组织内或附近，进行物理或化学治疗的技术，主要包括靶点药物注射和射频治疗。靶点药物注射包括痛点注射、关节腔注射、韧带或肌腱注射、选择性神经注射、硬膜外注射等。射频治疗是电流通过射频发生器传递给"毁损电极"产生电场，使组织带电离子以射频同样频率来回振动产生热量，反过来使电极升温，获得温度数据，通过电流电压控制温度，达到靶点毁损的目的。

3. 神经调控技术　利用植入性和非植入性技术，依靠电或化学手段，来改善中枢、周围或自主神经系统的功能。慢性疼痛的神经调控治疗包括外周神经电刺激、脊髓电刺激、运动皮层电刺激、脑深部电刺激和鞘内药物输注系统植入术。神经调控治疗的优点是安全、可逆和可调节。但是需要长时期维持治疗。

4. 慢性疼痛的外科治疗　指针对病因的手术和神经毁损手术。针对病因的手术包括颅神经根显微血管减压术、周围神经减压术、针对压迫神经引起疼痛的肿瘤、椎间盘或骨性结构的手术等。对于病因治疗的慢性疼痛患者，仍首选针对病因的手术治疗，例如，原发性三叉神经痛和舌咽神经痛首选颅神经根显微血管减压术；周围神经卡压综合征和糖尿病性周围神经病首选周围神经减压术；腰椎间盘突出压迫脊神经首选腰椎间盘摘除术等。神经毁损手术可以在周围神经至中枢神经系统的任何靶点进行，在各个水平阻断伤害性刺激向中枢神经系统的传递，包括周围神经切断术、背根神经切断术、背根神经节切除术、交感神经切除术、脊髓背根入髓区切开术、三叉神经尾核背根入髓区切开术、脊髓前侧柱切断术、脊髓前联合切开术、脊髓后正中点状切开术、中脑毁损术、丘脑毁损术、扣带回切开术和垂体毁损术等。随着微创介入和神经调控技术的发展，许多神经毁损手术已逐渐被取代，目前仍然在使用的主要为脊髓背根入髓区切开术。

总之，慢性疼痛的成功治疗取决于选择合适的患者、合适的方法和合适的治疗时间。严格掌握神经外科治疗的适应证，根据患者的疼痛性质、基础疾病、生存期、生活质量、社会保障和经济承受能力等选择治疗方法。

第二节 微创介入治疗疼痛

微创介入治疗是通过"影像"引导将器械或药物送达治疗靶点对其进行物理或化学治疗的技术。微创介入技术应用广泛，如血管内治疗疼痛等。应用于疼痛治疗的微创介入技术一般分为局部封闭注射治疗和温控射频热凝治疗两类。

一、局部封闭注射治疗

（一）概述

注射治疗目的是将药物直接送到疼痛病变区域或神经周围。注射治疗的药物包括局麻药物、激素类药物、神经营养药物、化学毁损药物等。通过局麻药对感觉神经纤维的阻滞，阻断疼痛信号传导；对运动神经的阻滞，改善局部肌肉紧张；对自主神经（交感神经）的阻滞，降低自主神经张力，改善局部血供，加速炎性物质代谢。通过应用皮质激素减轻局部炎症。另外，还可以通过药物如甘油、无水酒精等对靶点神经直接进行化学毁损。根据治疗目的，注射治疗分为诊断性注射和治疗性注射两部分。根据治疗部位，可分为神经阻滞和靶点注射。神经阻滞的部位包括周围神经、神经干、神经节（自主神经、感觉神经）、神经根、脊髓硬膜外等；靶点注射的部位包括肌肉、筋膜、关节腔、韧带等部位。

（二）手术适应证及禁忌证

1. 适应证

（1）各种肌肉、筋膜、骨关节部位的慢性无菌性炎症性疼痛。

（2）带状疱疹急性期或后遗症。

（3）各种神经痛，如三叉神经痛、舌咽神经痛等。

（4）射频治疗前的诊断性注射。

2. 禁忌证

（1）凝血功能障碍患者。

（2）无法配合的患者。

（3）局部有感染的患者。

（三）体位与麻醉

根据治疗部位不同采取相应体位，原则上保证患者舒适，大血管、大关节、气道等不受压迫，同时便于术中 X 线拍片和医师操作。局部麻醉。

（四）手术步骤

1. 疼痛区域定位，并与患者复核。

2. 疼痛部位或骨性标志，金属标记，X 线定位。

3. 消毒、铺巾，皮肤及皮下浸润麻醉。

4. 靶点穿刺，根据有无落空感/诱发异常感觉等确定进针位置及深度。

5. X 线定位核实穿刺针尖位置。

6. 回抽无血、无气体、无脑脊液后注射药物。

7. 拔针，压迫穿刺点 5 分钟左右，然后穿刺点无菌敷料外敷。

（五）术中及术后注意事项

1. 严格无菌操作。

2. 准确定位，骨性标志或压痛区域。

3. 严格控制穿刺方向及深度。

4. 确保回抽无血、无脑脊液、无气体后方可注射药物。

5. 注射药物避免过快，一般情况下，先缓慢注射 0.5ml，观察 3~5 分钟，无异常反应后再注射余下药液。

6. 手术主要并发症及术后处理　主要分为穿刺相关并发症和药物相关并发症，前者包括神经损伤、出血、感染、气胸等；后者包括局麻药物过敏、局麻药物毒性反应、局麻药入血管/脑脊液等。除产生气胸或药物入蛛网膜下腔需特殊处理外，一般对症处理后并发症可逐步改善和消失。

（六）评价

注射治疗是一种简便易行的治疗手段，既有治疗作用，也有诊断价值，往往是最早采用的治疗方式。

二、外周神经温控射频热凝治疗疼痛

（一）概述

射频温控热凝治疗是通过影像学和电生理定位，将射频电极通过绝缘导管送至靶点部位，射频电极尖端发出高频电磁波震荡，造成组织带电离子摩擦产生热量，蛋白变性凝固，使神经部分变性阻滞痛觉信号冲动，调节达到的目的。按照工作温度和模式不同，射频分为脉冲射频和连续射频；按照射频回路的不同，分为单极射频和双极射频。外周神经射频多采用单极射频模式。神经射频的靶点可选择神经分支、神经干、神经根、神经节等。射频电极通过不同的裸露长度、电极直径规格来调节毁损灶大小，最后达到治疗目的。

（二）手术适应证及禁忌证

1. 适应证

（1）三叉神经痛/舌咽神经痛反复发作，不能耐受药物和全麻手术患者。可采用三叉神经周围支/半月神经节/舌咽神经感觉支射频治疗。

（2）除手术或药物治疗慢性腰痛有效患者外，用于诊断性神经阻滞有效的慢性腰痛患者。可采用脊神经内侧支射频治疗。

（3）带状疱疹后遗神经痛可行背根神经节射频治疗。

（4）诊断性阻滞有效的颈源性头痛。

（5）肿瘤侵袭周围神经造成的严重神经根性疼痛，疼痛范围恒定、局限的患者可行神经根射频治疗。

2. 禁忌证　基本同注射治疗疼痛。此外，体内有起搏器植入患者不适合温控射频热凝治疗。

（三）体位与麻醉

同本节"局部封闭注射治疗"疼痛。

（四）手术步骤

1. 疼痛区域定位，与患者复核。

2. 疼痛部位或骨性标志，金属标记，X 线定位。

3. 消毒、铺巾，皮肤及皮下浸润麻醉。

4. 靶点穿刺，根据有无落空感/诱发异常感觉等确定进针位置及深度。

5. X 线定位核实穿刺针尖位置。

6. 根据射频部位为感觉神经/混合神经及支配肌肉，采取高频（100Hz）及低频（2Hz）电刺激，根据感觉和运动阈值，判断针尖与神经位置关系（图 10-1）。

7. 采用脉冲/连续射频治疗，若患者疼痛不能忍受者，可静脉使用镇痛药物。

8. 拔针，压迫穿刺点 5 分钟左右，无菌敷料外敷。

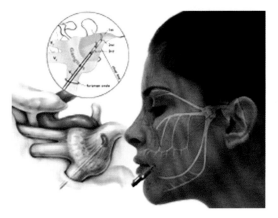

图 10-1　外周神经温控射频热凝（TN）治疗疼痛示意图

（引自 John M，Tew Jr，etal. COSMAN）

（五）术中、术后注意事项

同注射治疗疼痛。若产生局部感觉麻木严重，可口服镇静剂。

（六）评价

基本同注射治疗疼痛，注意术后温控射频热凝阻滞区后局部感觉麻木，同时告知家属与患者"射频"术后疼痛有很高复发率。

第三节　神经调控治疗疼痛

神经调控是利用植入性和非植入性技术，依靠电或化学手段，来改善中枢、周围或自主神经系统的功能。神经电刺激术是近年来逐渐得到广泛认可的微创式外科镇痛术。通过体内植入刺激电极和脉冲发生器，采用电刺激的形式对疼痛感觉的传导等环节进行调控，达到减轻或消除疼痛的效果。根据电刺激部位的不同，可以分为周围神经电刺激术、脊髓电刺激术、脑深部电刺激术和运动皮层电刺激术等不同的术式。神经电刺激术不仅具有手术微创的优点，不毁损破坏神经，而且还具有可程控、可逆、可测试、安全等优点。

一、外周神经电刺激术

（一）概述

最早的外周神经电刺激术（peripheral nerve stimulation，PNS）是经皮神经电刺激（transcutaneous electrical nerve stimulation，TENS），19 世纪 60 年代，Wall 等发现刺激大的神经纤维可以抑制痛觉神经冲动的传导，并开始尝试采用 TENS 治疗外周神经损伤所致的慢性疼痛。韩济生等在 1987 年也提出针刺镇痛的概念，并采用 TENS 治疗慢性疼痛。随着永久性植入刺激系统的出现，PNS 得到了进一步的发展，其适应证也有所扩大。PNS 镇痛的机制与闸门控制机制激活有关，加大的外周神经纤维的刺激抑制了 C 纤维的活性，从而降低了脊髓后角神经元对伤害性刺激的反应。此外，还发现 PNS 影响了由 5-羟色胺、脑啡肽、γ-氨基丁酸和谷氨酸等介导的脊髓下行调控系统。

（二）手术适应证及禁忌证

1. 适应证

（1）术前应进行刺激部位的选择性神经阻滞，疼痛缓解>50%，才能考虑进行手术植入电极。

（2）PNS 主要适用于单个外周神经损伤或病变所致的慢性顽固性疼痛，疼痛应局限于某根外周神经支配的区域，如外伤、复杂性区域性疼痛综合征、枕神经痛、带状疱疹后神经痛等。适用于外周神经包括枕神经、脊神经背根、尺神经、正中神经、桡神经、胫后神经、腓总神经等。

（3）选择性神经阻滞可使疼痛暂时缓解。

（4）部分偏头痛患者，适合枕神经刺激治疗。

2. 禁忌证

（1）凝血功能异常。

（2）手术区域有感染灶。

（3）药物成瘾者。

（4）有严重的精神心理障碍者。

（三）体位与麻醉

根据不同的手术部位选择合适的体位。局麻为主。

（四）手术步骤

1. 术前作好明确诊断，属于周围神经电刺激术患者。在植入 PNS 电极时，应将电极植入神经损伤部位的近侧端。

2. 病人入手术室后，消毒、铺巾、局麻。

3. 若使用"外科电极"植入，切开皮肤（小切口），解剖式分离需显露的外周神经近侧端，在电极上覆盖薄层结缔组织，使电极的触点位于外周神经一侧。

4. 若使用"穿刺电极"，应在皮下脂肪内穿刺置入电极，使电极与所刺激的神经相交叉。

5. 电极植入后，应连接体外刺激器进行测试，调整电极位置，使刺激所产生的麻木感覆盖整个疼痛区域。然后，将电极固定缝合在肌肉筋膜或皮下，连接延长线和体外刺激器（图10-2）。

6. 患者经过1周左右体外刺激器的测试，对PNS的疗效和副作用进行初步判断。测试满意后（疼痛缓解>50%，没有明显的不适感），可植入脉冲发生器。脉冲发生器植入的部位常选择所刺激的外周神经附近的皮下（如腹壁、腋中线胸壁、髂后上棘下方、大腿外侧等处）。

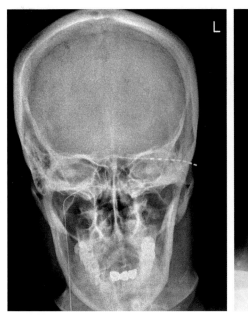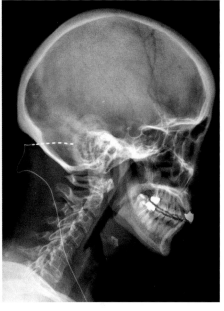

图 10-2　外周神经电刺激（左侧枕神经-PNS）治疗疼痛示意图

（五）术中及术后注意事项

1. 术前应对患者进行仔细地评估，使患者明确该手术目的，增强信心。

2. 若有明确的神经损伤或病变，应将电极植入神经损伤或病变部位的近端。

3. 在选择电极接口和脉冲发生器植入部位时，应充分考虑患者的意见，选择部位不受到压迫和摩擦，并且不会给患者带来心理障碍。

（六）手术主要并发症及术后处理

外周神经电刺激（PNS）并发症：①与手术相关的并发症有神经损伤、感染、排斥反应等；②与机械相关的并发症有电极移位、电极断裂、失连接、脉冲发生器不工作等。最常见的是局部感染，尤其是电极接口和脉冲发生器植入部位的感染；若发生，可考虑更换植入部位，必要时需取出电刺激系统。其他并发症对症处理逐渐减轻和消失。

（七）评价

对PNS治疗慢性顽固性疼痛的报道较少，长期随访的有效率约为60%。近几年在此技术的基础上延伸出疼痛区域电刺激（pain field nerve stimulation，PFNS），即将电极植入疼痛部位的皮下组织，通过刺激末梢神经使疼痛缓解。随着神经调控技术和对疾病认识的不断发展，外周神经电刺激将迎来更广阔的应用前景。

二、脊髓电刺激术（spinal cord stimulation，SCS）

（一）概述

SCS 是将刺激电极植入脊髓硬膜外腔，通过电流刺激脊髓后柱的传导束和后角感觉神经元达到镇痛的效果。1967 年，Shealey 报道了脊髓电刺激镇痛术，他经椎板切除后将电极放置在脊髓后柱处的蛛网膜下腔内，电刺激脊髓后柱治疗慢性疼痛取得较好的镇痛效果。1975 年，Dooley 报道了经皮穿刺脊髓电刺激技术，将电极穿刺植入脊髓后柱附近的硬脊膜外，使手术的创伤变得更小，操作更为简便。SCS 镇痛的主要理论依据是疼痛的闸门控制学说，低电流刺激脊髓后柱可以活化疼痛抑制神经纤维，关闭疼痛信息的传递，进而缓解和阻断疼痛感觉。

（二）手术适应证及禁忌证

1. 适应证

（1）外周神经损伤后疼痛或外周神经病理性疼痛。

（2）腰椎手术后疼痛综合征。

（3）复杂性区域性疼痛综合征。

（4）交感神经功能失调和周围缺血性病变引起的疼痛。

（5）带状疱疹后遗神经痛。

（6）残肢痛。

（7）功能性心绞痛。

2. 禁忌证

（1）一般状况差，严重的呼吸、循环功能障碍以及有肝肾衰竭或凝血功能障碍而不能耐受手术者。

（2）手术部位或其附近存在感染灶、血管畸形等病变。

（3）疼痛范围、性质和程度等变化不定者。

（三）体位与麻醉

多数采用俯卧位，也可采用侧卧位。局部麻醉下手术植入电极，当二期植入脉冲发生器时可采取全身麻醉。

（四）手术步骤

1. 根据疼痛的部位确定电极植入的脊髓节段　电极种类包括经皮穿刺针状电极和外科植入片状电极。神经外科主要采用"外科电极"，外科电极可选择的长短、宽窄、触点数量和触点组合模式更多，可以达到更为精确的镇痛覆盖范围。

2. 患者取俯卧位或侧卧位，消毒手术范围皮肤，铺巾固定，局麻下手术，切口长 5~7cm，一般切除部分棘突和椎体间的黄韧带，即可植入刺激电极。如果需要，也可以切除部分椎板，以便有足够的空间植入不同规格的刺激电极，于脊髓后柱处的蛛网膜下腔内，刺激电极固定硬脊膜上防止移位（图 10-3）。

3. 将刺激电极连接测试用延长导线，然后按层缝合硬脊膜、肌层和皮肤。进行试验性 SCS 治疗，观察 1 周评估镇痛疗效。

4. 如果测试效果满意，二期手术植入永久性刺激脉冲发生器。如果测试效果不满意，可以二期手术时取出刺激电极。

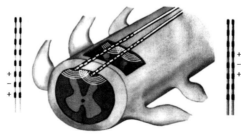

图 10-3　脊髓电刺激（SCS）治疗疼痛示意图

（五）术中、术后注意事项

1. 此手术尽量采用外科刺激电极，外科电极的覆盖贴合程度更高、刺激效果更好、耗电量小、可选择的电极种类多。一般不选择经皮穿刺针状电极。

2. 术中植入电极可以在 C 形臂机监测下进行，来帮助确认植入的位置。术中的刺激测试以刺激产生的麻木范围完全覆盖疼痛区范围为准。

3. 术中将刺激电极与附近的韧带、肌肉或筋膜进行稳妥的固定，以免术后电极位置移动影响测试结果和治疗效果。

4. 术后测试或治疗的刺激参数，个体差异较大，一般情况多选用频率 40Hz，波宽 210 微秒，电压 2~4V。

5. 术后对患者持续随访，部分患者 SCS 治疗一段时间后，疗效可能会有波动，及时进行程控调整刺激参数后绝大多数仍能获得满意的疗效。

（六）手术主要并发症及术后处理

同本章节外周神经电刺激（PNS）并发症发生和术后处理原则。

（七）评价

SCS 的近期镇痛效果一般比较满意，远期疗效会有所变动或减退，需要及时进行刺激参数的调整。North 等总结了 171 例接受脊髓电刺激治疗的长期随访结果，平均随访 7 年，疼痛减轻超过 50% 的患者占 52%。另外，大约 60% 的患者减少了镇痛剂的用量。SCS 具有创伤小、疗效好、可程控、可测试、可逆性等优点，在很多国家的疼痛手术治疗中心已经得到了广泛应用，甚至已成为有些类型疼痛治疗的首选术式。

三、脑深部电刺激术

（一）概述

1954 年和 1956 年，Heath 和 PooL 在精神外科手术中，分别发现电刺激隔区前部和穹隆前柱的外侧能够使患者的疼痛减轻。1960 年，Heath 等最先报道了脑深部电刺激术（deep brain stimulation，DBS），通过电刺激隔区治疗慢性疼痛取得确切疗效；同年，Mazars 等报道电刺激丘脑腹后外侧核（VPL）也能减轻疼痛。此后，不断有学者研究发现电刺激脑内的一些神经核团或结构，均能够不同程度地起到镇痛作用。已证实有效的刺激部位：丘脑腹后外侧核（VPL）、腹后内侧核（VPM）、背侧中间核（DM）、中央中核（CM）、束旁核（PF）等丘脑的感觉中继核，尾状核头部、隔区、穹隆、三脑室后下部脑室旁灰质（periventricular gray，PVG）、导水管周围灰质（periaqueductal gray，PAG）、内囊后肢、杏仁核、视上核和脑桥中缝核等部位也有效果。目前，最常用的刺激靶点为 VPL、VPM、PVG 和 PAG。DBS 的具体镇痛机制尚不明确，可能与电刺激激发内啡肽的产生和暂时阻断或抑制痛觉传导有关。

（二）手术适应证及禁忌证

1. 适应证

（1）病程至少在 6 个月以上，严重影响患者工作和日常生活。

（2）其他多种方法治疗疼痛无效：如药物治疗、理疗、神经阻滞、生物反馈和心理治疗等。

（3）有明确病因者：适用于各种范围较大的顽固性伤害感受性疼痛和神经源性疼痛。

（4）患者的认知水平能满足使用和保护所用设备的要求。

2. 禁忌证

（1）一般状况差，严重的呼吸、循环功能障碍以及有肝肾衰竭或凝血功能障碍而不能耐受手术者。

（2）手术部位或其附近存在感染灶、血管畸形等病变。

（3）长期的多个系统疼痛或病因不明又多次进行手术探查者。

（4）对刺激疗法效果有心理障碍者或被认为有精神障碍者。

（三）体位与麻醉

患者取仰卧位，头部抬高。局部麻醉。当植入脉冲发生器时采用全身麻醉。

（四）手术步骤

1. 手术步骤同第七章第四节帕金森病的脑深部电刺激治疗。

2. 在消毒、铺巾、局麻下常规额部头皮直切口，颅骨钻孔，切开硬脑膜，将电极植入预定靶点位置。

3. 术前给患者安装立体定向头架，MRI 扫描，计算刺激电极植入的靶点坐标。各靶点的参考定位坐标：脑室周围灰质区（PVG）：X=3~4mm 或取决于三脑室宽度，Y=PC 前 2~4mm，Z=0~8mm；中脑导水管周围灰质区（PAG）：X=2~3mm 或中脑导水管旁 1~2mm，Y=PC 后 1~2mm，Z=−1~−7mm；丘脑腹后外侧核（VPL）：PC 前方 3~4mm，AC-PC 线上方 4mm，AC-PC 线旁开 15~16mm；丘脑腹后内侧核（VPM）：PC 前方 4~5mm，AC-PC 线上方 4mm，AC-PC 线旁开 9~10mm。VPL 或 VPM 刺激一般选择在疼痛的对侧，PAG 或 PVG 刺激可选择疼痛的对侧或双侧，为避免在主侧大脑半球手术，也可以选择在疼痛的同侧（图 10-4）。

4. 连接刺激发生器，进行试验性电刺激，调整电极的位置直至电刺激能够产生满意的镇痛效果，切实固定牢电极。然后按层缝合头皮各层。

5. 可以同期植入脉冲发生器，也可以试验性电刺激治疗 1~2 周，确实有效后再植入脉冲发生器。

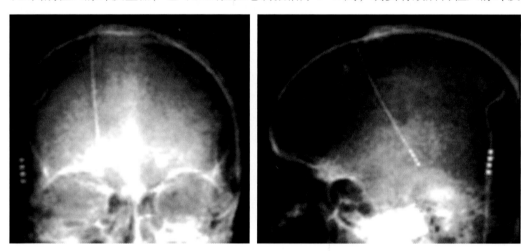

图 10-4　脑深部电刺激（CM-DBS）治疗疼痛示意图

（五）术中及术后注意事项

1. 同第七章第四节帕金森病的脑深部电刺激治疗。

2. 刺激电极的固定一定要牢固和稳妥，避免电极移位造成刺激位置变化或损伤脑深部的重要结构。

3. 不同患者和不同靶点的刺激参数多有不同，PVG 或 PAG 的常用刺激参数为频率 25~50Hz、脉宽 0.1~1 毫秒、强度 0.5~2mA。为减少刺激耐受性，多主张每 24 小时内刺激 2~3 次，每次刺激持续 20~25 分钟。VPL 或 VPM 的常用刺激参数为频率 30~60Hz、脉宽 0.2~1 毫秒、强度 0.1~0.5mA，多采用持续刺激。

（六）手术主要并发症及其处理

同第七章第四节帕金森病的脑深部电刺激治疗"七、手术主要并发症及其处理"。

（七）评价

采用 DBS 治疗恶痛，近期效果较满意，远期效果多逐渐变差。Siegfried 分析了 96 例神经性疼痛采用 VPL 慢性电刺激术治疗，近期镇痛满意率为 69.8%，远期镇痛满意率降为 51%。1993 年，Young 等总结了电刺激 VPL/PVG 治疗 79 例神经性疼痛和电刺激 PVG/VPL 治疗 99 例伤害感受性疼痛的长期随访结果，平均随访 90 个月，神经性疼痛的镇痛疗效良好者占 49.4%，伤害感受性疼痛的镇痛效果良好率由术后当时的 100% 降至 69.7%。1997 年，Kumar 等对采用 PVG、丘脑和内囊刺激术治疗各种顽固性疼痛的结果进行了回顾，平均随访 78 个月，镇痛有效率为 62%。Nandi 进一步发现刺激对侧 PVG 或

PVG+VPL 的镇痛要明显好于单纯刺激对侧 VPL 的效果。

四、运动皮层电刺激术

（一）概述

1991 年，Tsubokawa 等首次报道运动皮层电刺激术（motor cortex stimulation，MCS）治疗 12 例中枢性疼痛，取得肯定疗效。1993 年，Meyerson 等发现 MCS 治疗三叉神经源性疼痛也有效。此后，不断有学者应用该手术治疗各种顽固性疼痛，特别是对于中枢性疼痛、去传入性疼痛，具有良好的镇痛效果。Tsubokawa 之所以尝试 DBS 治疗疼痛，主要是基于他在动物实验中发现，切断三叉神经之后会出现的三叉神经脊束核尾侧亚核的神经元兴奋性增强，刺激运动-感觉皮层能够抑制这种兴奋性，而且刺激运动皮层比刺激感觉皮层所产生的抑制作用要更强。同样，切断脊髓丘脑束后，丘脑神经元的兴奋性也会增强，刺激运动皮层也能够得到抑制，比刺激感觉皮层的抑制作用更有效。至于 MCS 的具体镇痛机制，目前还未完全清楚。临床观察刺激感觉皮层情况下无法减轻疼痛，只会加重疼痛。

（二）手术适应证及禁忌证

同本章本节"三、脑深部电刺激术（二）手术适应证、禁忌证"。特别适用于各种中枢性疼痛、去传入性疼痛、幻肢痛等神经病理性疼痛治疗。

（三）体位与麻醉

仰卧位头偏向一侧或侧卧位。在全麻下或唤醒麻醉下手术。

（四）手术步骤

1. 术前给患者安装立体定向头架，MRI 扫描，计算中央前回的三点坐标，在头皮上标记出中央前回的走行位置，设计皮瓣切口及骨瓣。

2. 在全麻下常规骨瓣开颅术。术中运动皮层准确定位，目前常用以下几种方法结合使用，综合判断进行定位：①中央前回立体定向定位坐标；②术中神经外科导航；③正中神经体感诱发电位 N20 记录，在感觉皮层与运动皮质的交界区，N20 波会发生位相逆转；④术中直接电刺激运动皮层，能够诱发对侧肢体的肌肉收缩，从而确定运动皮层的位置。

3. 将刺激电极直接覆盖在运动皮层的表面或埋藏在运动皮层对应部位的硬脑膜外，植入方向与中央前回平行，电极与硬膜要稳妥固定。一般情况，下肢疼痛刺激电极植入在硬膜下，电极应放在对侧中央前回靠近中线的对应区域，电极多数需要深入到纵裂内才能保持与运动皮层接触良好；上肢或头面部疼痛，电极一般埋植在硬膜外即可，对应的是对侧中央前回的外侧凸面部分。连接刺激发生器，进行试验性电刺激，同期植入脉冲发生器，也可先行试验性电刺激 1~2 周后，确实有效再植入永久脉冲发生器。术毕，回纳骨瓣，按层缝合头皮（图 10-5）。

4. 脉冲发生器一般埋植在患者同侧锁骨下的皮下组织内，导线经头部-耳后-颈部的皮下隧道与刺激电极稳妥连接。术后使用体外遥控调试装置，调整并确定脉冲发生器的最佳刺激参数，进行长期电刺激治疗。

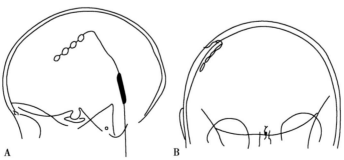

图 10-5　运动皮层电刺激（MCS）治疗疼痛电极植入示意图

A. 侧面观；B. 正面观

（五）术中、术后注意事项

1. 刺激电极一般放置在疼痛对侧的运动皮层，根据躯体、头面部在中央前回的投影关系，选择具体的电极埋植部位和方式。

2. MCS 的刺激参数可选择的范围偏大，常用的参数范围为频率 40~130Hz，刺激脉冲持续时间 60~350 微秒，刺激强度以引起肢体肌肉运动的最低值的 30%~60% 为宜，一般为 2~6V。刺激循环模式亦有多种选择，可以刺激开 3 分钟、关 3 分钟循环，也可以刺激开 30 分钟、关 3 小时循环或者根据不同患者的具体情况进行选择。

3. MCS 电极不需要植入脑组织内，而且在直视下操作，相对创伤较小，一般不会出现严重并发症。但是，由于刺激运动皮层有诱发癫痫的可能，术后需常规服用抗癫痫药物 1~3 个月，预防出现癫痫发作。

4. 注意及时调整术后刺激参数，以免长期刺激出现不敏感和疗效减退的问题。

（六）手术主要并发症及术后处理

同第七章第四节"帕金森病的脑深部电刺激治疗"并发症发生和术后处理原则。

（七）评价

MCS 治疗中枢性疼痛和三叉神经源性疼痛的疗效最为肯定，1999 年，法国 Nguyen 等报道，经 MCS 治疗后，77% 的中枢性疼痛和 75% 的三叉神经源性疼痛患者能够获得满意的镇痛疗效。2001 年，法国 Sindou 等回顾分析了已有文献报道 127 例接受 MCS 手术，凡使用 MCS 治疗的脑卒中后疼痛和三叉神经源性疼痛患者，术后随访 1 年以上，疼痛缓解超过 50%。近期的文献结论，中枢性疼痛和三叉神经源性疼痛的 MCS 治疗有效率一般在 60%~80%。MCS 对幻肢痛也有一定的治疗效果，此类文献报道的治疗例数少。2000 年，英国 Carroll 等报道 MCS 治疗幻肢痛 3 例，2 例患者镇痛疗效满意。Saitoh 等采用 MCS 治疗 2 例幻肢痛和 2 例臂丛神经撕脱后疼痛，4 例患者全部有效。2001 年，法国 Roux 等报道 1 例幻肢痛患者，接受 MCS 治疗后疼痛减轻 70%，10 个月以上的长期疗效稳定。

我们应用 MCS 治疗脑卒中后疼痛 25 例、脊髓损伤后疼痛 3 例、幻肢痛 2 例、非典型面痛 1 例。结果 31 例患者术后疼痛均不同程度减轻，1 个月以内镇痛疗效较满意，VAS 评分 1~5，较术前显著降低（$P<0.01$）。随访 1~5 年发现，患者镇痛疗效时有波动，VAS 评分 2~9 分，经多次调整刺激参数，大部分仍能获得镇痛疗效，疼痛较术前减轻 10%~90%，脑卒中后疼痛患者的长期镇痛疗效要好于脊髓损伤后疼痛和幻肢痛。最早 1 例 MCS 因长期镇痛疗效满意，已先后于术后 5 年和术后 9 年两次更换脉冲发生器，继续进行慢性 MCS 治疗。

五、药物持续输注程控泵

（一）概述

自 20 世纪 80 年代初，Brazenor 开始采用持续性药物输注系统治疗癌性疼痛。随着科技的进步，药物输注系统的仪器和药物种类不断发展，早期的产品通过气压持续向鞘内输注药物，后期气压下降导致流速改变，通过调节药物浓度来代偿。Medtronic 公司生产可植入的程控药物持续输注泵，通过微电子控制泵的流速，能够更精确、更灵活地输出药物。此外，药剂学和工艺的进步，使用于鞘内药物输注的药物种类也不断增加，包括阿片类、局麻药物和激素；这些药理各异的制剂组合在一起，可以更好地缓解多种类型的疼痛。临床上常用的药物包括吗啡和巴氯芬，吗啡主要用于治疗癌性疼痛，巴氯芬主要用于治疗中枢神经系统外伤或其他病变后出现的异常肌张力增高患者。

（二）手术适应证及禁忌证

1. 适应证

（1）癌痛患者口服足量的镇痛药物无法有效缓解疼痛或者患者出现严重的药物副作用。

（2）预测（评估）癌症患者生存期大于 3 个月以上。

2. 禁忌证

（1）一般状况差，有严重的呼吸、循环功能障碍，或有肝肾衰竭，或凝血功能障碍者。

（2）手术部位或其附近存在感染灶、血管畸形等病变。

（3）椎管有占位性病变。

（4）心因性疼痛。

（三）体位与麻醉

多采用侧卧位，全麻下手术。

（四）手术步骤

1. 手术区域常规消毒、铺巾，局麻。在 X 线透视定位下，标记出脊柱 L_2、L_3 后正中线，在 $L_{2\sim3}$ 棘突间隙、正中线旁开 2~4cm 处斜向头侧，经皮穿刺进针，经椎板间隙进入蛛网膜下腔。

2. 确认导管位置无误后，导管一端小心轻柔进入蛛网膜下腔，导管头端通常置于 L_1/L_2 水平处。另一端在腰部穿刺点做一皮肤切口 1~2cm，将导管固定在背部皮下筋膜上，用导引器制作皮下隧道，将导管引至腹部肋骨下缘，作一 5cm 长的切口，造一囊袋（图 10-6）。

3. 药物泵植入肋骨下缘的皮下组织囊袋内。按层缝合皮肤，手术结束。

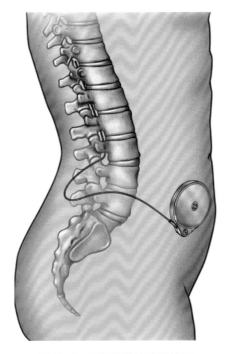

图 10-6 药物持续输注程控泵治疗疼痛示意图

（五）术中及术后注意事项

1. 导管头端通常置于 L_1/L_2 水平，这样能够保证导管进入蛛网膜下腔后，药物能与腰大池中的脑脊液充分混匀，也避免导管牵拉脱出蛛网膜下腔。同时，还能防止导管头端炎性包裹形成压迫脊髓。

2. 避免药物输注泵与肋骨、髂骨摩擦出现皮肤破损或者疼痛。

3. 药物输注泵植入皮下的深度不能超过 2cm，否则会减弱程控仪信号及增加术后注药的难度。

4. 术中连接导管时反复确认输注系统的通畅，如果脑脊液回流不畅，可注入造影剂观察导管头端的位置是否移位。

（六）手术主要并发症及术后处理

程控药物持续输注泵治疗疼痛常见并发症：①与手术相关的并发症有脊神经损伤、感染、排斥反应等；②与机械相关的并发症有导管移位、导管断裂、导管阻塞、失连接等。出现上述感染、导管断裂、导管阻塞等并发症，必须取出药物输注系统。其他并发症对症处理逐渐减轻和消失。

（七）评价

持续性药物输注系统治疗癌性疼痛至今已经有 30 余年的历史，它能够有效地控制顽固性疼痛（或癌痛），同时，避免了口服药物的副作用，从而提高癌痛患者的生活质量。持续性药物输注系统手术操作相对简便，但要注意输注药物的配伍选择，尤其是对于神经病理性疼痛。

第四节 外科手术治疗疼痛

一、立体定向中脑痛觉传导束毁损术

（一）概述

脊髓丘脑束和三叉丘脑束分别是躯体和头面部的痛觉传导纤维束，到达丘脑之前，最集中的部位在中脑，中脑是阻断脊髓-丘脑疼痛传导通路的理想部位，用较小的毁损灶比较完整地阻断疼痛通路。毁损中脑内上述传导束引起了学者们的极大兴趣和关注。最早的中脑痛觉传导束切断术是 1942 年 Walke

在开放性手术直视下完成的。1947 年，Spiegel 和 Wycis 应用立体定向中脑痛觉传导束毁损术治疗顽固性面部疼痛取得成功。此后，虽然仍有学者在不断地尝试这种术式，但由于中脑功能结构重要而复杂，手术靶点定位往往不够精确，受技术条件的限制容易出现比较严重的并发症。所以，中脑痛觉传导束毁损术一直受到限制。直到 20 世纪 80 年代以后，随着神经影像学、立体定向技术和微电极技术的发展，脑内靶点定位的精确度有了极大提高，安全性大大改善，并发症的发生率显著降低，中脑痛觉传导束毁损术又受到临床重视。

（二）手术适应证及禁忌证

1. 适应证　偏侧性范围广的躯体或头面部各种顽固性疼痛。躯体疼痛选择对侧中脑脊髓丘脑束，头面部疼痛选择对侧中脑三叉丘脑束。

2. 禁忌证

（1）一般状况差，严重的呼吸、循环功能障碍以及有肝肾衰竭或凝血功能障碍而不能耐受手术者。

（2）手术部位或其附近存在感染灶、血管畸形等病变。

（三）体位与麻醉

仰卧位，头部抬高。局麻下手术。

（四）手术步骤

1. 术前给患者安装立体定向头架，然后行颅脑 MRI 扫描，计算靶点坐标。中脑脊髓丘脑束的参考定位坐标为 X = 8mm，Y = PC 后方 5mm，Z = -5mm；三叉丘脑束位于脊髓丘脑束的内侧，参考定位坐标为 X = 5mm，Y = PC 后方 5mm，Z = -5mm。

2. 手术步骤同第七章第四节帕金森病的脑深部电刺激治疗。

3. 在消毒、铺巾、局麻下，常规额部头皮直切口，颅骨钻孔，切开硬脑膜，将电极植入预定靶点位置。

4. 电极导入靶点毁损前要进行电刺激，当刺激脊髓丘脑束时，会出现对侧躯体的疼痛、麻木、电灼或发凉等感觉；刺激三叉丘脑束时，则会出现对侧头面部的异常感觉。根据电刺激的结果来确定最终的毁损靶点位置（图 10-7）。

5. 选择射频毁损电极应该直径小于 1.1mm、尖端裸露 2mm 以内，70~75℃毁损 40~60 秒。

6. 毁损术毕，拔除毁损电极，清洗切口，按层缝合头皮。

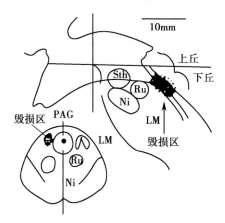

图 10-7　中脑脊丘束痛觉传导束毁损术示意图

Ru：红核；Ni：黑质；LM：内侧丘系；PAG：导水管周围灰质；Sth：丘脑底核

（五）术中及术后注意事项

1. 术中要注意保持患者神志清醒状态，便于术中配合和交流。监测患者生命体征的变化。

2. 在预计靶点附近反复进行电刺激，观察电刺激时患者对侧躯干或头面部感觉变化以及患者的眼球活动情况，术中电刺激结果是判断毁损靶点位置准确与否的最重要依据。

3. 毁损时要控制毁损的温度和时间，使毁损灶的直径不超过 3mm，以避免或减少对中脑其他结构的损伤（图 10-8）。

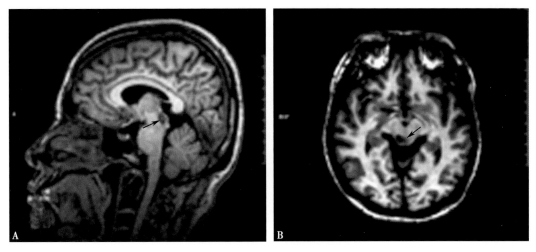

图 10-8 右侧中脑三叉神经脊束毁损术后的 MRI 图像
A. 中脑三叉神经脊束毁损（箭）MRI 矢状位；B. 中脑三叉神经脊束毁损（箭）MRI 水平位

（六）手术主要并发症及术后处理

同第七章第三节帕金森病的毁损术"手术主要并发症及术后处理"。

（七）评价

借助神经影像学、立体定向技术和微电极技术，脑内核（团）定位的精确度有了极大提高，中脑感觉传导束毁损术的准确性和安全性大大改善，并发症的发生率显著降低，在各种顽固性疼痛的治疗研究中显示出了较好的应用前景。Frank 等报道中脑感觉传导束毁损术治疗 109 例癌性疼痛，有 83.5% 的患者疼痛缓解 2~7 个月，术后 10.1% 出现凝视麻痹，长期感觉缺失只有 3 例，死亡率为 1.8%。Bosch 等报道中脑感觉传导束毁损术治疗 33 例癌性疼痛和 7 例其他顽固性疼痛的随访结果，发现癌性疼痛组术后疼痛的近期缓解率和长期缓解率分别为 87.9% 和 59.3%，而非癌性疼痛组术后疼痛的近期缓解率为 57.1%。

二、立体定向扣带回前部毁损术

（一）概述

扣带回在解剖上联系着纹状体、前丘脑、隔区、穹隆、海马、边缘系统和额叶皮质，功能上对控制各种行为、精神状态和情绪反应具有重要作用。早期的扣带回手术主要是用于治疗精神疾病的焦虑、忧郁、恐惧与强迫等症状。1962 年，Foltz 等开始应用扣带回前部毁损术治疗伴有抑郁的慢性疼痛，不仅能够显著改善疼痛患者的情感反应，而且可以明显缓解疼痛。由于慢性疼痛患者往往伴有情绪和精神状态的异常，而且疼痛与情绪的关系也非常密切，采用扣带回前部毁损术后疼痛患者的焦虑、忧郁、恐惧与强迫等症状得到改善，疼痛也会有明显缓解。

（二）手术适应证及禁忌证

1. 适应证 适用于治疗各种伴有焦虑、抑郁、恐惧、强迫观念或行为等明显精神、情感异常的顽固性疼痛。

2. 禁忌证 同本章本节"一、立体定向中脑痛觉传导束毁损术治疗疼痛"。

（三）体位与麻醉

仰卧位，头部抬高。局部麻醉。

（四）手术步骤

1. 术前常规消毒、局麻下安装立体定向头架，MRI 扫描，计算靶点坐标。扣带回前部的参考定位坐标为：侧脑室额角前端的后方 10~20mm 之间，侧脑室顶上方 2~15mm 之间，AC-PC 线旁开 2~15mm 之间，中心靶点选择扣带回的中央部。

2. 在消毒、铺巾、局麻下进行，取眉间后 10cm、矢状窦旁 15mm 头皮直切口，颅骨钻孔，电灼切开硬脑膜及皮层。

3. 选用毁损电极针必须注意　选直径 1.8~2.1mm、裸露长度 8~10mm 射频毁损电极才能达到有效毁损容积。若选择毁损电极针直径 1.2~1.6mm、裸露长度 2~4mm，毁损时需要分别在扣带回的中心靶点及其前方、后方、上方、下方做一系列的多靶点毁损灶，每个点 70~75℃，毁损 60~100 秒，使毁损的范围能够达到 12mm×10mm×10mm 容积（图 10-9）。术毕，按层缝合头皮。

（五）术中及术后注意事项

1. 由于两侧扣带回的纤维有直接的交叉和联系，应该同时进行双侧扣带回前部的毁损，才能获得较好的镇痛效果。

2. 术中要注意保持患者神志清楚并能很好地与医生交流和配合。

（六）手术主要并发症及术后处理

同第七章第三节帕金森病的毁损术"手术主要并发症及术后处理"。

（七）评价

Ballantine 等总结了 390 例患者所施行的 557 次扣带回毁损术，发现对焦虑症状缓解最明显，由术前的焦虑情绪 80% 降到术后的 38%；对疼痛的治疗效果，由术前的 34% 降到术后的 15%。Wilkinson 等的研究双侧扣带回前部毁损术对慢性非癌性疼痛有确切而持久的镇痛疗效。2005 年，Yen 等报道采用双侧扣带回前部毁损术治疗 15 例癌性疼痛和 7 例非癌性疼痛的长期疗效观察，50% 的癌性患者术后 6 个月时疼痛控制满意。

近年来，编者完成脑立体定向镇痛手术治疗中枢性疼痛 14 例，包括单纯毁损右侧中脑脊髓丘脑束 1 例、左侧 VPL 毁损术 1 例、双侧扣带回前部毁损术 2 例、分期毁损左侧中脑三叉丘脑束+双侧扣带回前部毁损术 1 例、同期联合毁损疼痛对侧中脑脊髓丘脑束+双侧扣带回前部毁损术 5 例、对侧中脑三叉丘脑束+双侧扣带回前部毁损术 4 例，发现单纯毁损一侧丘脑、中脑或双侧扣带回前部的长期疗效不稳定，可能与手术未将痛觉传导通路完全切断或术后又形成了新的痛觉传导通路有关。联合毁损对侧中脑传导束+双侧扣带回前部的长期镇痛效果较为满意（图 10-10）。

编者认为顽固性疼痛的形成可能存在两个主要有关通路，一个是躯体感觉通路，另一个是情感反应通路，毁损一侧中脑的传导束能够阻断对侧头面部或躯体的疼痛躯体感觉通路，而毁损双侧扣带回前部能够阻断疼痛的情感反应通路，这样我们将一侧中脑和双侧扣带回前部联合毁损，就可以把上述两个通路同时阻断，因而会获得更为确切持久的镇痛效果。

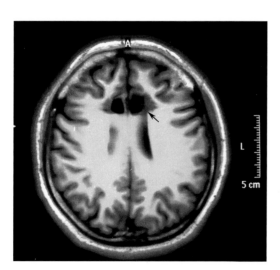

图 10-9　立体定向双扣带回前部毁损术后 MR
箭头示毁损灶

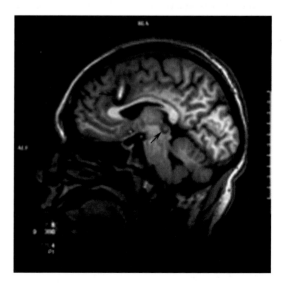

图 10-10　双侧扣带回前部+右侧中脑三叉神经
脊束毁损术后的 MRI 图像
箭头示毁损灶

三、颅神经根显微血管减压术

颅神经根显微血管减压术是神经外科开展最为广泛的镇痛手术，主要用于治疗颅神经根存在明确血管压迫导致的三叉神经痛和舌咽神经痛等。最早的三叉神经根显微血管减压术是 1966 年由 Janneta 在手术显微镜下完成的，主要针对经药物治疗、三叉神经周围支切断及半月节射频毁损无效的三叉神经痛，取得了满意的镇痛效果。早期的减压材料用明胶海绵和涤纶片，垫在血管和神经之间，后来减压材料改用硅胶片，近年来减压材料大多都是采用生物绝缘性和组织相容性更好的 Teflon 棉。压迫三叉神经根引起疼痛的"责任血管"主要为小脑上动脉和小脑前下动脉，其次可能为基底动脉、后交通动脉或一些静脉血管。压迫舌咽神经根引起疼痛的"责任血管"主要为小脑下后动脉和椎动脉。

颅神经根显微血管减压术不切断神经，术后不会出现面部麻木、咀嚼肌无力、饮水呛咳、声音嘶哑等问题，且手术创伤较小，并发症较少，逐渐被广泛接受和应用于临床。国内外大宗病例显示，颅神经根显微血管减压术治疗三叉神经痛和舌咽神经痛的有效率高，总体有效率超过 90%。（详见第十三章颅神经疾病—功能性手术治疗）

四、脊髓背根入髓区毁损术

（一）概述

在 20 世纪 60 年代，人们发现脊髓背根入髓区（dorsal root entry zone，DREZ）与痛觉传导有关，并开始探讨将其作为疼痛手术治疗的靶点。1975 年，Nashold 完成了第一例脊神经后根入髓区（DREZ）射频毁损术，治疗臂丛神经撕脱伤后引起的疼痛，取得了较满意的镇痛疗效。他在脊神经后根根丝撕脱的位置上，沿着脊髓后外侧沟用射频电凝间隔 2～3mm 做了一系列的灶状毁损。1979 年，他和 Ostdahl 一起报道了应用 DREZ 毁损术治疗 18 例臂丛神经撕脱伤后疼痛，均获得了肯定疗效。

随着对脊髓解剖结构的进一步研究和科学技术的发展，一些学者对该手术进行了改良，在显微外科切开术的基础上，又发展了射频、激光和超声毁损术。并且，随着脊髓电生理监测的开展，手术并发症显著下降，使得 DREZ 毁损术的应用得到了推广。

手术毁损 DREZ，可以毁损脊髓后角 Rexed Ⅰ～Ⅳ层，而痛觉传导的二级神经元都集中在此区域，毁损后可以部分破坏脊髓丘脑束和脊髓网状束，减少疼痛冲动的上行传入。另外，位于脊髓后柱的脊髓后外束（Lissauer 束）也与疼痛关系密切，它在脊髓上下相邻多个节段内与周围的神经元之间均有抑制和易化作用，DREZ 毁损后，Lissauer 束的调节功能发生改变，也有一定的镇痛作用。

（二）手术适应证及禁忌证

1. 适应证

（1）臂丛神经撕脱伤后疼痛或腰丛神经撕脱伤后疼痛。

（2）脊髓或马尾神经损伤后疼痛。

（3）截肢后的残肢痛或幻肢痛。

（4）带状疱疹后遗神经痛。

（5）痉挛状态合并疼痛。

2. 禁忌证

（1）一般状况差，严重的呼吸、循环功能障碍以及有肝肾衰竭或凝血功能障碍而不能耐受手术者。

（2）手术部位或其附近存在感染灶、血管畸形等病变。

（三）体位与麻醉

俯卧位。全身麻醉。

（四）手术步骤

1. 病人入手术室后，常规全麻、俯卧位、消毒、铺巾固定。

2. 在相应疼痛节段行半椎板或全椎板切除术，纵行切开硬脊膜，显露患侧相对应脊髓节段的后外侧面。

3. 根据解剖或在电生理监测（肌电图）的帮助下进行脊髓节段的定位。

4. 选定脊髓手术区，在后根小细支进入后外侧沟入口的腹外侧，纵向切开软脊膜，用显微剥离子沿 DREZ 区钝性分离，直达后角，可通过其颜色，变为灰色（后角神经元）加以辨别。

5. 在手术显微镜下，用显微双极电凝低功率烧灼，进行 DREZ 的连续电凝毁损撕开，一般深度距脊髓表面约 3mm 为止（图 10-11）。

6. 术毕，清洗切口，仔细止血，按解剖层次严密缝合硬脊膜、各层肌肉、皮肤。

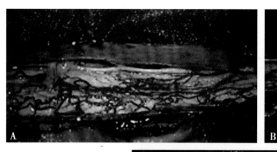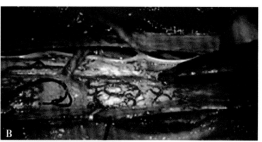

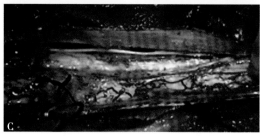

图 10-11　DREZ 切开术治疗臂丛神经根撕脱后疼痛

A. 术中见侧颈髓萎缩变细、脊神经后根和前根撕脱，个别后根残留；B. 用显微双极电凝镊子行 DREZ 毁损切开；
C. 术后形成的 DREZ 的连续切开

（五）术中及术后注意事项

1. 神经撕脱的患者中，相应节段的脊髓变性、萎缩，使后背外侧沟的辨别有一定的困难。可通过上下相邻的正常背根进行辨认，进入脊髓的细小"根血管"也可帮助确定后外侧沟的位置。

2. 术中要控制毁损的深度和范围，尽量避免脊髓后连合、皮质脊髓束等其他重要结构损伤。

3. 术中要保护脊髓血管，避免脊髓表面的血管损伤，这样可以显著减少并发症的发生。

（六）手术主要并发症及术后处理

1. DREZ 毁损术的并发症主要为脊髓损伤，最常见的是同侧后柱损伤所致的同侧本体感觉障碍，若皮质脊髓束损伤所致的同侧肢体无力，发生率约为 5%。常见于胸髓段的手术，只有对症处理和康复训练。

2. 毁损 DREZ 某节段后相应的节段区域产生感觉减退或缺失，这是 DREZ 毁损术的一种副作用，而不能称为一种并发症。由于大多数患者在术前就已存在感觉减退或缺失，该副作用对患者生活质量的几乎没有影响。

3. 术后伤口感染、出血等并发症极少。一般术后均采用抗感染治疗，伤口渗血少，无需处理，可逐渐消失。出血量大、产生脊髓压迫症状者，需要再手术清除血肿。

（七）评价

DREZ 毁损术对臂丛神经撕脱伤后疼痛缓解率为 66%~87%。Duke 治疗的 91 例臂丛神经撕脱伤后疼痛患者的资料表明，术后早期 91% 疼痛完全缓解；长期随访中，73% 疼痛缓解满意；口服阿片类药物的患者由术前的 85% 下降至 38%；5 例疼痛复发。DREZ 毁损（切开）术对脊髓损伤后的肢体疼痛疗效满意。一项研究回顾性分析 105 例脊髓损伤后疼痛患者的资料，83% 疼痛缓解满意。Falci 等报道 84% 疼痛缓解满意，Friedman 和 Nashold 报道 74% 疼痛缓解满意。

DREZ 毁损术对带状疱疹后遗痛的疗效尚不明确。Duke 对 86 例带状疱疹后遗痛的患者进行了 96 次 DREZ 切开术，术后早期 53% 疼痛完全缓解，33% 疼痛部分缓解；3 个月后，47% 疼痛完全缓解，28% 疼痛部分缓解。而另一个报道显示长期随访中，18% 疼痛完全缓解，小于 50% 的患者疼痛部分缓解。作者认为带状疱疹后遗症—恶痛，行 DREZ 切开术后疼痛缓解常不能持久。对 DREZ 毁损术在截肢后疼痛（残端痛和幻肢痛）中疗效的资料相对较少，有一报道 9 例幻肢痛中 6 例疼痛缓解满意；6 例截肢相关性神经根撕脱伤中，5 例疼痛缓解满意；对仅有残端痛的患者疗效欠满意。

DREZ 毁损术的镇痛效果确切而持久，安全性较高，是神经外科镇痛手术的重要术式之一。我们采用 DREZ 切开术治疗臂丛神经撕脱伤后疼痛和脊髓损伤后疼痛 200 余例，超过 6 个月长期随访，发现近 90% 的患者疼痛缓解超过 50%。

五、脊柱内镜椎间盘突出摘除术

（一）概述

腰椎间盘突出症是外科常见的疾病之一，人群中的发病率为 20%~30%，在老年人群中的发病率可高达 60%~80%。90% 的腰椎间盘突出症患者经保守治疗可以缓解症状，保守治疗 3 个月以上效果不佳的患者建议手术治疗。腰椎间盘突出症的治疗有多种多样的手术方式，主要分为开放与"微创"两大类。开放手术临床应用多年，疗效显著，同时有创伤大、住院时间长、术后恢复时间长、容易损伤神经和血管等缺点。因此，微创治疗是当今外科治疗的发展方向。

脊柱内镜技术即经皮内镜下腰椎间盘切除术（percutaneous endoscopic lumbar discectomy，PELD），是近年来出现的众多微创脊柱外科技术之一。该术式只需局部麻醉，手术切口小，对脊柱稳定性影响小，对肌肉、硬膜外间隙及神经组织等正常解剖结构的干扰小。术后 2 小时即可佩戴护腰下地走路或者驱车回家，且疗效与开放手术类似。

随着医学器械技术的发展，内镜技术逐渐成熟，脊柱内镜技术近 20 年获得了长足的进步。美国的 Kambin、Gellmann 和日本的 Hijikata 在 20 世纪 70 年代分别发明了非直视下经皮后外侧入路腰椎间盘髓核摘除术的方法。Yeung 和 Hoogland 在 20 世纪 90 年代分别发明了 Yeung Endoscope Spine System（YESS）和 Thomas Hoogland Endoscopic Spine System（TESS）内镜脊柱手术系统，该系统集广角镜头、多通道为一体，已被广泛临床应用。这二者在技术上有一定差别：前者通过纤维环进入，切除退变髓核组织，间接减轻神经根张力，即 inside out 的理念；其特点是不易损伤椎管内血管、硬膜及神经根，对于包容性的椎间盘突出及后纵韧带内的突出较为有效。后者通过扩孔钻，磨除部分关节突关节面，扩大椎间孔进入椎管内，直接对受压神经减压。同时，可以切除椎管内脱垂、游离的椎间盘组织，扩大狭窄的椎间孔，即 outside in 的理念。该技术操作远离出口根及背根神经节，易损伤椎管内血管、硬膜及神经根，对于椎间孔狭窄、巨大突出型及脱出游离型有较好的疗效。但是，实施椎间孔成型的同时增加了手术的难度和患者的不适感。目前，部分欧洲内镜中心在熟练掌握 TESS 技术的基础上，采用快速穿刺，不再采用逐级扩张软组织和椎间孔，而用尖端细小、后部接第三级顶杆直径的穿刺针穿刺后直接扩大椎间孔，必要时镜下磨钻进行精确扩孔。

（二）手术适应证及禁忌证

1. 适应证

（1）椎间盘突出症诊断明确者。

（2）YESS 技术主要应用于没有纤维环撕裂的外侧型或极外侧型椎间盘突出者。

（3）TESS 技术可应用于中央型、巨大型椎间盘突出者等。

2. 禁忌证

（1）具有 Ⅱ°以上腰椎体滑脱者。

（2）马尾综合征。

（3）手术部位或其附近存在感染灶、凝血机制障碍、有其他系统严重疾病、局部有血管畸形等病变。

（三）体位与麻醉

俯卧位为主或侧卧位。局麻。

（四）手术步骤

1. 在 O 形或 C 形臂机透视下定位椎间隙，并结合腰椎 CT 三维重建的手术路径，在皮肤标记切口位置，通常取椎间隙旁开 8~12cm 穿刺。

2. 穿刺部位先消毒、铺巾，使用 1% 利多卡因局部皮肤和皮下浸润麻醉，在 O 形臂机或扫描证实穿刺位置正确后，行椎间盘造影，明确需要切除的退变椎间盘组织范围，随着造影剂注射剂量的增加，多数患者出现疼痛不适。

3. 沿穿刺针置入导丝，沿导丝逐级扩张软组织，建立工作通道。O 形或 C 形臂机扫描证实通道位置适中后，可使用穿刺针抽取 0.5% 利多卡因对纤维环周围浸润麻醉。

4. 将内镜系统置入工作套管，内镜下分离周围组织，辨认组织结构，若椎间孔狭窄、黄韧带增厚或突出物钙化严重者，可使用镜下磨钻或"钬"激光处理。

5. 使用髓核钳取出适量突出和退变的椎间盘组织，神经根充分减压后以射频烧灼行纤维环成形，电凝破碎的间盘组织和出血点，庆大霉素盐水反复局部冲洗（图 10-12）。

6. 减压后可注射镇痛混合液（倍他米松、甲钴胺和利多卡因）10ml。拔出内镜，伤口缝合，手术结束。

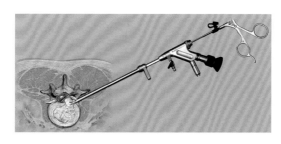

图 10-12　脊柱内镜椎间盘突出摘除术治疗疼痛示意图

（五）术中及术后注意事项

1. 术中局部麻醉时不要将麻药注射至腰大肌和腰小肌中、腰丛神经走行的部位上。

2. 穿刺过程中应避免进针过快，注意穿刺动作温柔，并及时与患者沟通是否有下肢的放射痛，避免穿刺过程中损伤神经根。

3. 建立穿刺通道时，手握扩张器或内镜不要左右摇摆，通道的角度在皮肤上移动细微的距离，远端就有较大的位移，而且反复穿刺破坏解剖结构后将使辨认和操作更加困难。

4. 术后即刻进行直腿抬高试验，了解是否明显改善，不能产生疼痛。术后 2 小时可下地行走，避免 90° 弯腰。术后 6 周内佩戴护腰，避免携带 5 千克以上物品。

5. 术后可口服抗生素治疗 3 天，预防感染。由于使用造影剂，患者术后尿液可呈蓝绿色，无需特殊处理，一般术后 6~12 小时即可恢复正常。若术后产生局部神经根水肿刺激症状，导致患者术后 1 周内腰腿痛症状反复，可服用镇痛药物 2~3 天。

（六）手术主要并发症及术后处理

1. 主要并发症有神经根损伤、脊髓损伤，发生率极低。为了预防，手术者熟悉解剖、器械操作。一旦发生只能对症处理、功能锻炼。

2. 术后伤口感染、根动脉损伤等并发症也极少发生。一般采用抗感染治疗，伤口渗血少无需处理，可逐渐消失。出血量大、产生脊髓压迫症状时需再手术清除血肿。

（七）评价

脊柱内镜技术为后入路手术，对脊柱的稳定性影响小。随着术者手术技术的熟练和内镜手术器械不断改良，脊柱内镜手术适应证不断拓宽，几乎可以应用于所有类型的腰椎间盘突出症。然而，经皮脊柱内镜技术主要用于治疗各种原因引起的神经根性痛，如椎间盘突出、侧隐窝和椎间孔狭窄以及腰椎关节突增生等，对于腰椎间盘突出症引起的麻木、感觉减退等感觉障碍，肌力下降的改善并不明显。

脊柱内镜技术适应证的不断拓宽，往往伴随手术复发率的增高，内镜手术后复发的原因往往是减压不够充分或脊柱稳定性欠佳，这种情况一般采用开放性手术来缓解残余根性痛。但是，开放手术有时异常困难。我们进行脊柱内镜椎间盘突出摘除术要严格把握适应证。对于患者明显合并脊柱失稳定性、术后可能加重症状者，对于突出的间盘组织严重钙化、严重的中央型椎管狭窄和黄韧带增厚者，可作为相对禁忌证。近年来，各种各样镜下磨钻的出现以及"钬"激光的应用，使得镜下处理严重钙化、椎管狭窄和黄韧带增厚逐步在改善，但仍然要不断总结手术经验。

六、胸腰背慢性疼痛经皮椎体成形术

（一）概述

引起胸腰背疼痛的一个主要原因是老年性骨质疏松症，这类患者易发生椎体压缩性骨折。对于骨质疏松相关性压缩骨折的患者，传统的治疗手段是卧床休息3~6个月、口服镇痛药和钙剂等保守治疗方法，大部分患者疼痛症状可得到缓解，但由于长期卧床会导致骨质疏松程度加重及压疮等并发症出现。椎体转移性肿瘤、椎体血管瘤及椎体骨髓瘤等疾病易引起局部骨质破坏，造成患者出现不同程度的局部疼痛难忍和神经功能缺失，严重影响患者生活质量及生存期。

1984年，法国的Galibert首先用经皮椎体穿刺，注入骨水泥治疗椎体血管瘤获得显著的镇痛效果，从而开创了经皮椎体成形术（percutaneous vertebroplasty，PVP）。随后该技术发展与改进，已应用于椎体转移性肿瘤、椎体骨髓瘤及骨质疏松性椎体压缩骨折患者中，由于具有良好疗效和极低的并发症发生率，很快获得放射科、骨科及神经外科等各个相关学科医师的认可，已成为上述疾病的主要治疗手段。

经皮椎体后凸成形术（percutaneous kyphoplasty，PKP）是在PVP基础上进行了一些改进，最早由美国的Garfin报道，其核心理念是在注入骨水泥之前，用球囊将椎体的高度予以一定程度的重建，使椎体在力学上更趋于稳定。PKP的操作方法基本与PVP相同，只是在穿刺成功后需扩张穿刺通道，然后将专用球囊置入病变椎体内扩张，使椎体恢复一定高度并于椎体内形成一腔隙，然后再注入骨水泥。PKP主要用于骨质疏松性椎体压缩骨折，尤其适用于椎体严重压缩骨折或椎体后缘骨质不连续等情况，在椎体良恶性肿瘤方面应用较少。

（二）手术适应证及禁忌证

1. 适应证

（1）骨质疏松相关椎体压缩骨折、新鲜压缩骨折，可尽早行PVP术；保守治疗6周以上腰背痛仍明显者，经MRI或CT证实椎体骨折仍未愈合者以及出现Schmorl结节、排除其他原因引起的胸腰背部疼痛的患者。

（2）椎体转移瘤引起局部难以忍受的疼痛、需以镇痛剂维持者或引起椎体病理性压缩骨折者。

（3）椎体骨髓瘤引起局部疼痛或椎体病理性压缩骨折者。

（4）椎体血管瘤引起局部疼痛或椎体病理性压缩骨折者。

2. 禁忌证

（1）一般状况差，严重的呼吸、循环功能障碍以及有肝肾衰竭或凝血功能障碍而不能耐受手术者。

（2）椎体结核、感染。

（3）椎体后缘骨质破坏广泛或椎体压缩程度超过75%。

（4）恶性肿瘤致椎体骨质破坏、评估生存期不足3个月者。

（三）体位与麻醉

俯卧位，局麻。

（四）手术步骤

1. 在C形臂机透视下定位病变椎体，并结合脊椎CT三维重建，在皮肤上标记出。在后前位透视下，使两侧椎弓根对称显示，选择椎弓根外缘的体表投影外侧 1~2cm 为穿刺点。

2. 穿刺部位先消毒、铺巾，使用 1% 利多卡因局部皮肤和皮下浸润麻醉，在 C 形臂机或扫描证实穿刺位置正确后。

3. 穿刺针穿刺至椎弓根后缘骨皮质，做双向透视（正、侧位），在侧位下将穿刺针方向尽量调整至与病变椎体中线一致，侧位透视下用"外科锤"敲击穿刺针进入椎弓根，反复多次双向定位，当穿刺针头端抵达椎体后缘时，正位透视显示穿刺针正好越过椎弓根内缘，此为较理想的穿刺状态。在侧位透视下将穿刺针敲击推进至椎体前 1/3 交界处，此时正位可见穿刺针头端基本位于椎体中央。

4. 调制骨水泥，并抽入骨水泥注射器（骨水泥推杆）内，骨水泥呈黏稠状时在侧位透视下缓慢向椎体内注入。骨水泥注入一般用量：颈椎 1~2ml、胸椎 3~5ml，腰椎 4~6ml。60%~65% 压缩性骨折患者仅从单侧注射就可将对侧充盈，一侧注射不满意者，可行双侧注射。如发现明显渗漏则立即停止注射（图 10-13）。

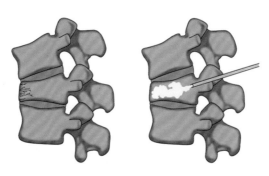

图 10-13 胸腰背慢性疼痛经皮椎体成形术示意图

5. 拔出穿刺针前，先置入针芯将残留在穿刺针套管内的骨水泥推入椎体内，旋转穿刺针向后退出，穿刺点局部压迫 3~5 分钟后包扎，手术结束。

（五）术中及术后注意事项

1. 经皮椎体成形术应在 X 线间断透视下完成，如发现明显渗漏则立即停止注射。

2. 穿刺点应选择在椎弓根体表投影偏外侧 1~2cm，不宜太远，否则可能穿入胸膜腔造成气胸；如采用胸肋关节穿刺，则对于骨质疏松者的操作应轻柔缓慢，避免造成肋骨骨折而出现新的疼痛。

3. 经椎弓根穿刺应避免损伤椎弓根内侧骨皮质，以防损伤神经根。

4. 穿刺不当 多在穿刺针进入椎弓根约中后 1/3 处时得出判断，此时可以拔出穿刺针再次穿刺，且注射时穿刺针头端多在椎体前中 1/3 处，骨水泥向后沿第 1 个皮质穿刺孔漏出的可能性极小。为了防止渗漏，在骨水泥变黏稠时，开始向病变处给予注射。

（六）手术主要并发症及术后处理

1. 主要有神经根损伤、脊髓损伤，发生率极低。胸段椎体穿刺不当易造成气胸。一旦发生只需对症处理、功能锻炼。产生气胸必要时胸腔闭锁引流。

2. 术后局部伤口感染极少发生，一般采用抗感染治疗。

（七）评价

PVP 治疗椎体压缩性骨折引起的慢性疼痛，具有操作简单、微创、经济、安全、高效等特点，术后患者疼痛迅速缓解，恢复快，活动早，生活质量显著提高。PVP 对肿瘤及骨质疏松性骨折的镇痛效果较理想，多数患者在术后即刻至 72 小时（平均 36 小时）内起效，其中转移性肿瘤和骨髓瘤的疼痛缓解率为 70%~92%、骨质疏松性压缩性骨折的疼痛缓解率达 80%~95%。对椎体转移性肿瘤行 PVP 治疗后 3~4 周后应辅助以化疗或放疗，从而进一步控制肿瘤而延长患者生存期。

七、外周神经减压术—糖尿病性外周神经病

（一）概述

外周神经减压术主要适用于糖尿病性外周神经病（diabetic peripheral neuropathy，DPN），这是一种感觉运动多发神经病，以往手术治疗仅限于继发性感染、溃疡和截肢。Dellon 于 1992 年率先应用外围神经减压术治疗 DPN，取得良好的疗效，在他的不懈努力下，该手术方法被不断改良和推广。该手术的疗效已被多项动物实验和临床研究所证实，使得它成为有潜力的治疗 DPN 的新方法。

Dellon 经过大量的动物试验和人的尸体解剖后，提出正常人的外周神经在穿过肌腱、韧带、肌筋膜处存在多处生理性解剖狭窄；由于糖尿病患者的多元醇代谢通路紊乱，使大量果糖蓄积在外周神经细胞内，渗透压增高，水被吸入神经细胞内，导致神经水肿，在这些生理性解剖狭窄处就会出现神经嵌压，从而产生症状。他认为 DPN 是由代谢异常和外周神经嵌压双重因素所致，因此，外周神经减压可以改善患者的症状，改变 DPN 的自然病程。

DPN 患者的上下肢可能存在多处神经嵌压，手术的目的是通过切开韧带或纤维组织松解神经走行通路上的嵌压部位，改善神经的血供，并使神经可以随邻近关节的运动而滑动，从而恢复受损的感觉和运动神经功能。因此，根据患者的症状、体征、电生理检查，对受损的神经采取多处选择性减压，包括正中神经、尺神经、腓总神经、胫后神经或腓深神经等周围神经减压。Dellon 对多部位神经减压术提出了一些改良，使该手术达到微创。

（二）手术适应证及禁忌证

1. 适应证　当糖尿病患者出现典型的外周神经病变症状和体征，如手套或袜套样分布的麻木、疼痛和感觉异常时，经神经电生理检查明确存在外周神经病变的表现，血管彩超显示没有严重的动脉狭窄，即可行外周神经减压术。

2. 禁忌证

（1）患者同时有严重糖尿病性周围血管病变，肢体缺血表现明显，血管彩超显示动脉狭窄>70%者。

（2）手术部位或其附近存在感染灶等病变。

（3）凝血功能障碍者。

（三）体位与麻醉

仰卧位。上肢手术，局麻、区域阻滞或全麻；下肢手术，局麻、椎管麻醉或全麻。

（四）手术步骤

1. 手术区消毒、铺巾固定。局麻或全麻。

2. 正中神经减压术　平行于大鱼际纹的弧形切口，越过腕横纹后转向尺侧弯曲，终止于屈肌支持带，呈 S 形，全长约 6cm（图 10-14）。切开皮肤和皮下组织，分离切开腕横浅韧带。于靠近腕横韧带尺侧切断该韧带，切开腕管，分离松解正中神经。

3. 尺神经减压术　取肘内侧弧形切口（图 10-15），切开皮肤，长约 6cm，在皮下分离前臂内侧皮神经并保护。然后，显露髁后沟内的尺神经（图 10-16），切开肱三头肌间隔的筋膜，向远端分离并松解尺侧腕屈肌筋膜，Z 形切开旋前圆肌屈肌（图 10-17）。游离尺神经，将其由肘后移至肘前，放在切开的两部分旋前圆肌屈肌之间，使尺神经在伸肘位时呈直线走行，应将所有限制尺神经前置的筋膜结构都切断。最后，把切开的旋前圆肌屈肌予以重新缝合（图 10-18）。

4. 腓总神经减压术　于腓骨小头下方约 2cm 处，取约 2cm 长的斜行切口（图 10-19），切开皮肤和皮下组织，分离显露腓总神经，

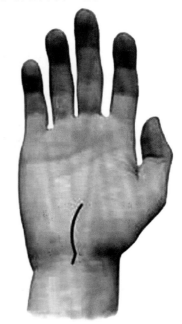

图 10-14　正中神经减压术的切口

向远端游离，切断部分腓骨长肌肌腱和筋膜，直到显露腓深神经和腓浅神经（图10-20）。

5. 胫后神经减压术　取内踝下方弧形切口，长约7cm（图10-21）。切开皮肤和皮下组织，显露胫后神经、胫后动脉和静脉。小心切开屈肌支持带，向远端分离胫后神经及其分支，切断所有可能造成卡压的肌筋膜和纤维。

6. 腓深神经减压术　取足背第一、二趾间纵行切口，切开皮肤和皮下组织，分离显露姆短伸肌肌腱和其下方的腓深神经，切除部分姆短伸肌肌腱，松解腓深神经（图10-22）。若术中发现神经纤维化，可在显微镜下行神经内松解术。

（五）术中及术后注意事项

1. 糖尿病患者外周神经变性，周围脂肪沉积，故术中应轻柔操作，仔细辨认神经，避免损伤神经。

2. 各切口皮肤应全层缝合，不需进行皮下缝合，以避免瘢痕生成压迫神经。

3. 术后腕关节或踝关节应用绷带固定1周。

4. 术后应注意观察指或趾端颜色，若色紫，应将伤口绷带放松，避免肢体末端缺血。

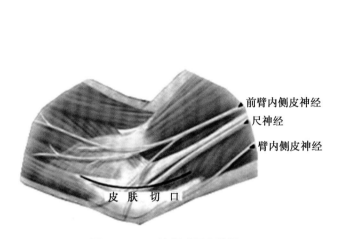

图 10-15　尺神经减压术的切口

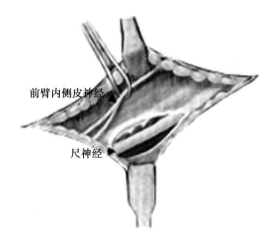

图 10-16　分离并保护前臂内侧皮神经，显露尺神经

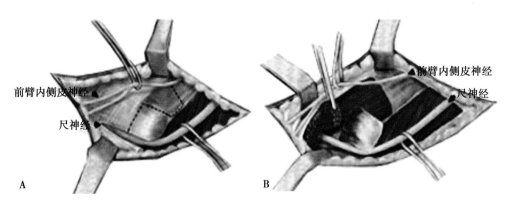

图 10-17　尺神经减压术示意图

A. Z 形切开旋前圆肌屈肌；B. 旋前圆肌屈肌切开后

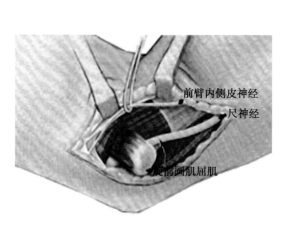

图 10-18　将尺神经放在切开的两部分旋前圆肌屈肌之间

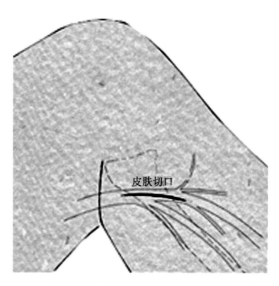

图 10-19　腓总神经减压术的切口

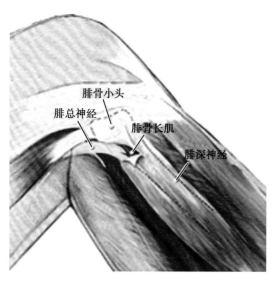

图 10-20　分离显露腓总神经

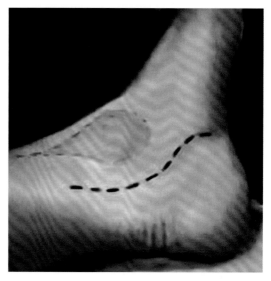

图 10-21　胫后神经减压术的切口（内踝下方弧形切口）

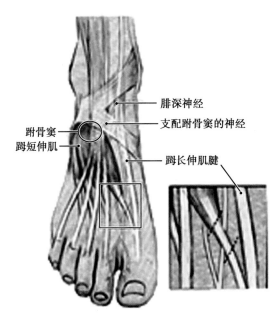

腓深神经

支配跗骨窦的神经

跗骨窦
蹞短伸肌

蹞长伸肌腱

图 10-22　趾短伸肌肌腱和其下方的腓深神经示意图
虚线部分为切除的趾短伸肌肌腱

（六）手术主要并发症及术后处理

外周神经减压术并发症有外周神经损伤和局部伤口感染，发生率极低。一旦发生只能做对症处理和抗感染治疗。

（七）评价

经过大量的临床实践，许多学者报道外周神经减压术可以使 80%~90% 的 DPN 患者疼痛缓解，感觉改善；越早治疗，术后功能恢复越好。在一项对 50 例单侧手术患者长期随访的研究中，发现手术侧肢体无一例出现溃疡和截肢，而非手术侧肢体有 12 例出现溃疡，3 例已接受截肢，提示外周神经减压术可改变 DPN 的自然病程，减少溃疡和截肢的发生率。

（胡永生　陶 蔚　朱宏伟　李勇杰）

参 考 文 献

1. Attal N. Neuropathic pain：mechanisms, therapeutic approach, and interpretation of clinical trials. Continuum（Minneap Minn），2012，18（1）：161-175.

2. Gutierrez J, Raju S, Riley JP, Boulis NM. Introduction to neuropathic pain syndromes. Neurosurg Clin N Am, 2014, 25（4）：639-662.

3. Chang KL, Fillingim R, Hurley RW, et al. Chronic pain management：nonpharmacological therapies for chronic pain. FP Essent, 2015, 432：21-26.

4. Schug SA, Goddard C. Recent advances in the pharmacological management of acute and chronic pain. Ann Palliat Med. 2014, 3（4）：263-275.

5. Lavelle WF, Lavelle ED, Smith HS. Interventional techniques for back pain. Clin Geriatr Med, 2008, 24（2）：345-368.

6. Nagar VR, Birthi P, Grider JS, et al. Systematic review of radiofrequency ablation and pulsed radiofrequency for management of cervicogenic headache. Pain Physician, 2015, 18（2）：109-130.

7. Deer TR, Krames E, Mekhail N, et al. The appropriate use of neurostimulation：new and evolving neurostimulation therapies and applicable treatment for chronic pain and selected disease states. Neuromodulation Appropriateness Consensus Committee. Neuromodu- lation, 2014, 17（6）：599-615.

8. Sharma M, Shaw A, Deogaonkar M. Surgical options for complex craniofacial pain. Neurosurg Clin N Am, 2014, 25（4）：763-775.

9. Konrad P. Dorsal root entry zone lesion, midline myelotomy and anterolateral cordotomy. Neurosurg Clin N Am. 2014, 25 (4): 699-722.

10. Staal JB, de Bie RA, de Vet HC, et al. Injection therapy for subacute and chronic low back pain: an updated Cochrane review. Spine (Phila Pa 1976), 2009, 34 (1): 49-59.

11. Scott NA, Guo B, Barton PM, et al. Trigger point injections for chronic non-malignant musculoskeletal pain: a systematic review. Pain Med, 2009, 10 (1): 54-69.

12. Petersen EA, Slavin KV. Peripheral nerve/field stimulation for chronic pain. Neurosurg Clin N Am, 2014, 25 (4): 789-797.

13. Deer TR, Mekhail N, Provenzano D, et al. The appropriate use of neurostimulation of the spinal cord and peripheral nervous system for the treatment of chronic pain and ischemic diseases: the Neuromodulation Appropriateness Consensus Committee. Neuromodu- lation, 2014, 17 (6): 515-550.

14. Wolter T. Spinal cord stimulation for neuropathic pain: current perspectives. J Pain Res, 2014, 7: 651-663.

15. Pain SA, Raff M, Melvill R, et al. Spinal cord stimulation for the management of pain: Recommendations for best clinical practice. S Afr Med J, 2013, 103 (6 Pt 2): 423-430.

16. Boccard SG, Pereira EA, Aziz TZ. Deep brain stimulation for chronic pain. J Clin Neurosci, 2015, 22 (10): 1537-1543.

17. Keifer OP Jr, Riley JP, Boulis NM. Deep brain stimulation for chronic pain: intracranial targets, clinical outcomes, and trial design considerations. Neurosurg Clin N Am, 2014, 25 (4): 671-692.

18. Pereira EA, Aziz TZ. Neuropathic pain and deep brain stimulation. Neurotherapeutics, 2014, 11 (3): 496-507.

19. Tsubokawa T, Katayama Y, Yamamoto T, et al. Chronic motor cortex stimulation for the treatment of central pain [J]. Acta Neurochir (Wien), 1991, 52 (2): 137-139.

20. Ostergard T, Munyon C, Miller JP. Motor cortex stimulation for chronic pain. Neurosurg Clin N Am, 2014, 25 (4): 693-698.

21. Machado AG, Baker KB, Plow E, et al. Cerebral stimulation for the affective component of neuropathic pain. Neuromodulation, 2013, 16 (6): 514-518.

22. Wilkes D. Programmable intrathecal pumps for the management of chronic pain: recommendations for improved efficiency. J Pain Res, 2014, 7: 571-577.

23. Ver Donck A, Vranken JH, Puylaert M, et al. Intrathecal drug administration in chronic pain syndromes. Pain Pract, 2014, 14 (5): 461-476.

24. Shieff C, Nashold BS Jr. Stereotactic mesencephalotomy. Neurosurg Clin N Am, 1990, 1 (4): 825-839.

25. Kim DR, Lee SW, Son BC. Stereotactic mesencephalotomy for cancer-related facial pain. J Korean Neurosurg Soc, 2014, 56 (1): 71-74.

26. Yen CP, Kung SS, Su YF, et al. Stereotactic bilateral anterior cingulotomy for intractable pain. J Clin Neurosci, 2005, 12 (8): 886-890.

27. Viswanathan A, Harsh V, Pereira EA, et al. Cingulotomy for medically refractory cancer pain. Neurosurg Focus, 2013, 35 (3): E1.

28. Yong-sheng HU, Yong-jie LI. A Study on Neurosurgical Treatment for Intractable Pain. Neurosurgery, 2005, 57 (2): 414.

29. Hitotsumatsu T, Matsushima T, Inoue T. Microvascular decompression for treatment of trigeminal neuralgia, hemifacial spasm, and glossopharyngeal neuralgia: three surgical approach variations: technical note. Neurosurgery, 2003, 53 (6): 1436-1441.

30. Sade B, Lee JH. Microvascular decompression for trigeminal neuralgia. Neurosurg Clin N Am, 2014, 25 (4): 743-749.

31. Jannetta PJ. Outcome after microvascular decompression for typical trigeminal neuralgia, hemifacial spasm, tinnitus, disabling positional vertigo, and glossopharyngeal neuralgia (honored guest lecture). Clin Neurosurg, 1997, 44: 331-383.

32. Sindou M, Mertens P, Wael M. Microsurgical DREZotomy for pain due to spinal cord and/or cauda equina injuries: long-term results in a series of 44 patients. Pain, 2001, 92 (1-2): 159-171.

33. Chun HJ1, Kim YS, Yi HJ. A modified microsurgical DREZotomy procedure for refractory neuropathic pain. World Neurosurg, 2011, 75 (3-4): 551-557.

34. Ahn Y, Lee SH. Outcome predictors of percutaneous endoscopic lumbar discectomy and thermal annuloplasty for discogenic low back pain. Acta Neurochir (Wien), 2010, 152 (10): 1695-1702.

35. Gibson JN, Cowie JG, Iprenburg M. Transforaminal endoscopic spinal surgery: the future 'gold standard' for discectomy? - A review. Surgeon, 2012, 10 (5): 290-296.

36. Nellensteijn J, Ostelo R, Bartels R, et al. Transforaminal endoscopic surgery for symptomatic lumbar disc herniations: a systematic review of the literature. Eur Spine J, 2010, 19 (2): 181-204.

37. Birkenmaier C, Komp M, Leu HF, et al. The current state of endoscopic disc surgery: review of controlled studies comparing full-endoscopic procedures for disc herniations to standard procedures. Pain Physician, 2013, 16 (4): 335-344.

38. Stevenson M, Gomersall T, Lloyd Jones M, et al. Percutaneous vertebroplasty and percutaneous balloon kyphoplasty for the treatment of osteoporotic vertebral fractures: a systematic review and cost-effectiveness analysis. Health Technol Assess, 2014, 18 (17): 1-290.

39. Yimin Y, Zhiwei R, Wei M, et al. Current status of percutaneous vertebroplasty and pe rcutaneous kyphoplasty-a review. Med Sci Monit, 2013, 19: 826-836.

40. Dellon AL. Diabetic neuropathy: medical and surgical approaches. Clin Podiatr Med Surg, 2007, 24 (3): 425-448.

41. Sessions J, Nickerson DS. Biologic Basis of Nerve Decompression Surgery for Focal Entrapments in Diabetic Peripheral Neuropathy. J Diabetes Sci Technol, 2014, 8 (2): 412-418.

42. Melenhorst WB, Overgoor ML, Gonera EG, et al. Nerve decompression surgery as treatment for peripheral diabetic neuropathy: literature overview and awareness among medical professionals. Ann Plast Surg, 2009, 63 (2): 217-221.

43. 胡永生, 李勇杰, 石长青, 等. 脑立体定向手术治疗中枢性疼痛. 中国疼痛医学杂志, 2005, 11 (4): 197-200.

44. 胡永生, 李勇杰, 石长青, 等. 中脑加扣带回联合毁损术治疗中枢性疼痛的应用研究. 首都医科大学学报, 2005, 26 (4): 386-388.

45. 胡永生, 李勇杰, 陶蔚, 等. 脊髓后根入髓区切开术治疗臂丛神经根撕脱后疼痛. 中华神经外科杂志, 2012, 28 (8): 799-801.

46. 郑喆, 胡永生, 陶蔚, 等. 脊髓后根入髓区切开术治疗臂丛神经损伤后疼痛的疗效和并发症分析. 中华创伤杂志, 2010, 26 (10): 885-888.

47. 胡永生. 中枢性疼痛与神经外科止痛手术. 中国微侵袭神经外科杂志, 2013, 18 (2): 49-52.

48. 胡永生, 李勇杰, 陶蔚, 等. 中枢性疼痛的神经外科治疗. 中华神经外科杂志, 2011, 27 (12): 1238-1240.

49. 胡永生, 李勇杰. 头面痛的外科治疗原则和体会. 中国疼痛医学杂志, 2014, 20 (4): 193-195

50. 胡永生, 李勇杰, 陶蔚, 等. 运动皮质电刺激术治疗顽固性神经病理性疼痛. 中国微侵袭神经外科杂志, 2013, 18 (2): 53-56.

第十一章

精神疾病外科治疗

用外科方法治疗精神病的历史约 120 余年，发展的过程中一直充满了争议和曲折，直到今天，仍有部分学者对精神外科开展持有异议。随着临床精神病学、神经外科、神经解剖、神经生化、神经内分泌、神经影像学、立体定向技术及立体定向放射外科技术的深入研究与发展，精神外科又逐渐得到了神经外科和精神科工作者的重视。尽管目前在临床实践中取得了一些成就，但仍旧存有争议，尚有不少问题悬而未决或不能圆满解释。

一、精神外科历史回顾

（一）精神外科国外发展概况

1888 年 12 月，瑞士精神病学家和神经病学家 Gottlieb Burckhardt（1836—1907 年）施行了世界上第一例精神外科手术，此后多名学者开始从事此项研究工作，如 Ludwig Puusepp 等。1935 年，Folton 和 Jacobksen 首先对两只黑猩猩进行两侧前连合切断术的动物实验，结果发现其情绪降低，恐怖状态消失。该实验结果在伦敦第二届国际神经精神学会上发表后，葡萄牙神经病学家 Egas Moniz（1874—1955 年）受到启发，并设想双侧前额叶脑白质切断术来治疗严重精神病。在他的指导下，神经外科医生 Lima 进行第一例手术，从而开创了真正的精神外科，手术成功并取得令人满意效果，从而把精神病外科治疗推向了一个重要的历史发展阶段。

1936 年，美国神经精神专家 Walter Freeman 与一名叫 Fames Watts 的神经外科医生开始一系列的临床治疗与研究，并且改变了 Moniz 的额叶白质切除术为部分局限性的白质切断术，这一技术逐渐在美国推广。1942 年，Freeman 和 Watts 出版了精神外科专著，使额叶白质切断术进入了一个鼎盛时期。Freeman 在手术获得成功后，扩大了手术适应证的范围，一些情况较好甚至没有住过院的病人也被实施了手术治疗。尤其是 Freeman 发明"经眶入路前额叶切断术"后，精神外科进入了一个甚至可怕的阶段，一根简单的尖刀工具在没有完善消毒设备和止血设备的情况下，经眼眶顶部进入前额叶进行治疗。1949 年，Moniz 获得了诺贝尔医学奖，象征了前额叶白质切断的有效性和副作用的合法化。Moniz 他不仅创立"精神外科"这一专用名词，而且额叶脑白质切断术亦被命名为 Moniz-Lima 手术。然而该手术在取得疗效的同时，部分患者遗留不可挽回的器质性精神障碍，如记忆、智能和人格缺陷等。以后，不少作者试图在减少脑组织损害而又不降低疗效情况下，对该手术进行了有限制性改良，其中包括 Hyerley（1939 年）、Poppen（1941 年）、Scobille（1948 年）、Folton（1951 年）、Greeblatt 和 Soloman（1952 年）等。Caissu 于 1948 年首先采用扣带回切断术治疗精神病，并取得满意效果。由于此类手术广泛应用，手术病例数量十分多，仅英国卫生部回顾了 1944—1955 年，手术达 10365 例，其中3/4的患者进行了前额叶切断术，结果显示手术对情感症状疗效最显著，精神分裂症最差，30%的精神分裂症术后可"完全恢复"、"社会恢复"和"显著进步"，3%的患者因人格障碍不能出院，2%病情恶化，4%死亡。1942—1952 年，美国 5 万名精神病患者接受该类手术治疗。虽然该手术方式几经改良，仍未超出脑白质切断范畴，手术副作用虽然有所减少，终因并发症严重和缺乏明确神经生理依据，精神外科受到社会舆论指责和批评。1952 年，巴黎的外科医生 Hehri Laboritt 和精神病学者 Pieere Deniner 发现氯丙嗪的作用，开始精神疾病药理学的时代，也同时结束了精神外科的黄金时代。

1947 年，Spiegel 和 Wycis 应用立体定向技术，破坏丘脑背内侧核治疗严重的精神疾患，随后治疗部位向扣带回、尾状核下束、内囊前肢等部位扩展，直到目前这些部位仍是立体定向技术治疗难治性精神病的主要靶点。立体定向技术的发展使皮层损害和治疗范围大幅度缩小，也最大限度地减少了手术的副反应，死亡率甚至接近于零。立体定向技术治疗精神疾患，一直是在额叶白质切断术副反应造成的阴影下缓慢开展。由于精神病发病机制不明，精神外科的手术理论基础也难以阐述清楚，有人认为此类手术仅起安慰剂作用，精神外科手术绝大多数是不可逆的，也就更加引起人们对它的疑虑。

20 世纪 70 年代后期至 80 年代初期，许多国家开展了所谓"新精神卫生运动"或相应的司法调查，使得精神外科直接受到法律的监督。例如德国、澳大利亚、日本、美国的许多州，以法律的形式严格限制甚至禁止使用精神外科手术治疗精神疾病。以上种种因素使精神外科手术病例急剧下降，1979—1986 年，美国全国精神外科手术次数由每年 70 例降至仅 15 例，其他国家也类似。

值得一提的是，不论是美国的"关于精神病外科的司法调查"还是英国的"新精神卫生运动"，这类政治色彩极为浓厚的调查结果，在总体上肯定了精神外科有积极疗效的一面。实际上，对精神外科的研究和改进也一直在进行。1998 年，Ramamurthi 文章中指出：由于近代影像技术及立体定向技术的发展，使靶点定位更精确，故精神外科也就更安全、更有效，人们对精神外科存在的疑虑和反对情绪是没有根据的。1998 年，Laitinen 根据自己数十年的经验和大量病例，肯定了精神外科的疗效，他指出利用立体定向技术毁损不同的靶点，对不同类型的精神病疗效是肯定的。即便在保守的英国，保留精神外科一席之地的呼声也从未停止过。据估计，目前全球每年约有 250 例病人接受精神外科治疗。而芬兰、瑞典、英国、西班牙、印度、比利时、澳大利亚、荷兰、巴西以及美国少数医疗中心，仍继续选择性地使用精神外科手术。

（二）我国精神外科状况

我国对精神病的认识相当久远，早在殷商时代就有一定认识，"皇帝内经"书内有了形象、具体、生动的记载，在治疗上一直处在中草药治疗，未涉及手术。20 世纪 50 年代，我国刘明锋教授对精神外科手术进行了尝试，还设计了经眶前额叶切断器。真正用外科手术治疗精神障碍是我国许建平、汪业汉医师，于 1986 年首次报告用立体定向技术治疗精神障碍，自此后全国很多医院先后开展了此方面工作。1988 年 11 月在南京召开首届全国精神外科研讨会；1991 年 10 月在山东曲阜召开的第二届全国精神外科研讨会，估计用立体定向手术治疗精神障碍性疾病约 1000~1500 例。我国第一届全国精神外科研讨会后制定了全国精神外科协作组"关于现代精神外科手术治疗的要求"（草案），本草案规定了"病例选择、诊断、检查、手术方案及疗效评价，要有精神科及神经外科医师密切合作处理，术前病人收治精神科或转诊"等规范。这些条款对当时我国精神外科健康稳步发展起了保障作用。

1995—2002 年期间，我国精神外科进入相对低谷时间。而此时，伽玛刀引进，有人认为应用立体定向放射外科（γ 刀）可替代开颅靶点毁损术。随着科技发展，神经影像学导向使立体定向仪精确，立体定向多靶点毁损治疗精神病又在我国数所医院迅速发展。我国精神科专家翟书涛教授曾经指出：如果对患者的靶症状进行立体定向毁损术，从而达到改善症状和易于管理的目标，可以考虑手术的，但不宜滥用。作为神经、精神科医务工作者，牢记前辈教导，对药物及其他一切方法治疗无效的重症情感障碍性精神病及靶症状，立体定向毁损术仍是一个可供选择的有效的治疗方法。2007 年 9 月，在沈阳召开了第三届全国精神外科，统一了精神外科诊治规范，为今后精神外科工作做了不懈努力。

（三）精神外科手术争论焦点

精神外科开展以来一直存在争论，从 1891 年至 2008 年，小说、电影、期刊、会议等都有对精神外科手术进行争论的报道，主要问题归纳有三点：

焦点一：精神病的发病机制至今尚未完全阐明，因此精神外科实际上仍缺乏真正的理论基础，从而成为精神外科争议的重要原因的焦点之一。

焦点二：精神外科涉及政治、社会和伦理道德等因素，是医学外其他领域难以遇到的。如果精神外科被用于政治目的，选择政治犯和有色人种进行精神外科手术从而达到某种政治目的，这不仅会遭到一些国家的反对，也会引起精神病学界的不满。

焦点三：早期进行脑白质切断或切除，至 1954 年美国已作精神外科手术 5 万例，英国 1.5 万例。结果出现智能缺失达 25%、癫痫发生率 50%、死亡率 6% 等一系列并发症和后遗症，此阴影一直笼罩着人们头脑。虽然采用立体定向技术准确毁损脑内某些结构，毁损范围大大缩小。但是，这种毁损仍然是不可逆的，而且这些结构具有重要功能，甚至有些结构的全部功能尚未阐明，人们对手术后是否对脑功能产生影响的疑虑仍存在。

2006 年，神经外科杂志（J Neurosurgery）又刊登正反方学者对精神外科的争论意见，就是告诫从事神经外科、精神科医务工作者，在当今临床实践中要引以为戒，不断探索，勇往直前。在客观认识上，要富有哲理和公正。

二、现代精神外科手术理论依据和精神外科手术演变

精神障碍的病因很复杂，目前有生物因素（遗传因素、感染因素、化学物质、脑和内脏器官疾病）、心理因素（心理素质、心理应激）、社会因素（社会文化、社会变迁、社会压力、社会支持）等，他们之间是相互影响、相互作用的。我们生活中最常见精神障碍—精神分裂症，其病因就有多种假说：例如基因变异、神经元病变、神经递质—受体功能异常等。目前，广大医务工作者面临着困惑，只有病因和发病机制充分揭示，才有可能更好地治疗和预防这类精神障碍。

（一）现代精神外科手术机制的研究

1. 1878 年，法国解剖学家 Broca 提出了"边缘叶"的设想，二十年后才受到神经生物学者广泛地注意，才对其解剖和功能认识有了进一步认识。边缘系统范围包括端脑、间脑和中脑，主要由以下结构组成：梨状皮层、内嗅区、眶回、扣带回、胼胝体下回、海马回、杏仁核群、隔区、视前区、下丘脑、海马和乳头体以及包括中脑中央灰质、被盖区中央部、外侧部和中央灰质腹侧部、脚间核、中央被盖上核和 Gudden 背核等边缘中脑区。

边缘系统不但司主内脏活动，而且与感觉、情绪、动机的产生学习记忆的形成以及睡眠和觉醒有着密切的关系。其各部位广泛接受来自边缘中脑区以及脑干其他部位，多种递质能神经元的传递。其纤维联系分为边缘皮质的联系、皮质与皮质下的联系，即常说的内侧环路、外侧环路以及防御反应环路。连接皮质和皮质下的神经纤维包括前脑内侧束、背侧纵束、乳头丘脑束、乳头被盖束、髓纹和缰核脚间束和下丘脑垂体束等。精神疾病正是以情感、行为、思维紊乱、睡眠障碍等症候群为主要表现的一类疾病，精神疾病与边缘系统有着极为复杂的关系。

2. 相关神经生化递质和受体的研究　边缘系统广泛接受多种递质能神经元的传递，递质分泌和受体分布因部位不同各不相同。手术以边缘系统为治疗靶点，必然会引起神经递质及其受体的改变。

有关神经递质与精神病病因相关假设很多，如多巴胺（DA）功能亢进假说、单胺和受体假说。DA 亢进学说对于精神分裂症有重要指导意义，目前应用强效的抗精神病药物大多是多巴胺受体强力阻滞剂，而抑制多巴胺再摄取的苯丙胺类药物，可以引起与精神分裂症妄想型相似的症状。单胺和受体假说是关于情感性精神障碍的；虽然 5 羟色胺（5-HT）与精神病的关系不如多巴胺亢进假说成熟。但是，5-HT 受体抑制剂作为抗精神病药物，在临床上已取得了改良效果。研究发现，5-HT 与抑郁关系密切，发现抑郁症患者的脑脊液中 5-HIAA 含量降低，中缝核中的 5-HT 含量减少，抑郁自杀的患者大脑中 5-HT 含量低已在尸检中被证实。肾上腺素（NE）活动增强时会出现一系列躁狂的症状，减弱时则会出现抑郁。除 NE、DA、5-HT 外，Ach、GABA 以及神经肽等中枢神经递质，也与情感性精神障碍关系密切。

（二）精神外科手术演变

1. 传统精神外科手术 自从 1891 年 Burckhardt 进行开放性额叶部分切除术治疗严重精神冲动患者报道后，文献中明确地将他尊为"精神外科先锋"。以后又有多名学者试行此方法，但由于严重并发症而失败。1935 年，Moniz 和 Lima 将这一研究推广到人类，应用额叶毁损术治疗焦虑病人，并于 1937 年底创造了"精神外科（psychosurgery）"这一术语名词，Moniz 很快获得权威的地位，并因其进行的前额叶白质毁损术（prefrontal leucotomy）被认为是"精神病疗法的最重要的发现之一"而获得 1949 年医学和生理学诺贝尔奖。传统精神外科手术方式除了上述外，还有内囊前肢白质纤维切断术、扣带回（前中）白质切断术、尾状核下束切断术以及边缘系其他核团切开术。从 20 世纪 50 年代中期以后，"标准"额叶白质切断术已遭废弃。

为什么 1935—1950 年精神外科快速发展呢？其原因：①20 世纪 50 年代以前缺乏治疗精神疾病的有效方法；②如何保持病房的最基本秩序是当时精神病院和机构面临的最大难题；③精神病人带来的社会负担极为沉重；④大众媒体对精神病人的治疗、设施条件和日常生活场景的频繁报道，迫使医务人员急于找到有效的治疗方法，当时报道的精神外科疗效多为正面的短期疗效；⑤手术简便、易学。整个手术过程只需要 15~20 分钟，而且不需要外科医生和麻醉师，甚至也无需严格消毒。

由于精神外科病因和发病机制至今不清，研究方法存在许多缺陷，以破坏"正常结构"脑组织作为治疗的方式受到来自医学界本身的强烈批评。

2. 立体定向毁损术 1949 年，Spiegel 和 Wycis 采用立体定向手术毁损丘脑背内侧核治疗精神病获得成功。由于该技术定位准确，损伤范围小，操作较简便，为药物及其他治疗方法无效的精神病患者提供了一种容易接受的治疗途径。1962 年，Foltz 和 Kelly 对边缘系统多个核团进行立体定向毁损术；1964 年，Kuight 应用立体技术毁损尾状核下束，均取得明显效果。随后治疗部位逐渐倾向于扣带回、尾状核下束、内囊前肢等部位，直到目前这些部位仍是立体定向技术治疗难治性精神病的主要靶点。立体定向技术的发展使皮层损害和治疗范围大幅度缩小，最低限度地减少了手术的不良反应和死亡率，至今一直在临床上使用。

我国的精神外科起步较晚，20 世纪 50 年代前后有一些手术尝试的报道。1985 年开始，国内陆续开展了立体定向手术治疗难治性精神病。由于传统立体定向技术应用脑室造影方法进行定位，方法单一，精确度差，相对有效率不高，并发症多。现代立体定向技术是以先进的影像学（MRI）定位为基础与电生理、电阻值相配合形成的多元化定位方法，有效地提高了手术有效率，减少了手术并发症的发生。Brown 报道 110 例扣带回毁损术结果，90% 以上病人有显著或稳定改善。Knight 总结 508 例尾状核下束毁损术结果，有效率 70% 以上，对治疗抑郁症、焦虑症、强迫症尤其有效。我国多家报道精神病立体定向多靶点毁损，术后有效率在 64.7%~84%。

精神外科是现代医学中最复杂的学科之一，除了与之有关的手术和医学观点之外，还有伦理道德观念、不同国情和信仰、特殊的法律责任等问题。近年来，随着医学影像技术和脑立体定向技术的发展，精神外科的安全性有了极大提高，手术并发症已降低至可被人们接受的程度，很多国家又重新恢复了精神外科的热情。

3. 立体定向放射外科治疗 半个多世纪以来，文献中报道的精神外科的术式和靶区很多，目前最常用的为毁损术式，主要靶点有扣带回毁损术、尾状核下束毁损术、内囊前肢毁损术、边缘白质毁损术或多靶点联合毁损等，一般都是在立体定向设备的帮助下行双侧靶点手术。应用立体定向放射外科（伽玛刀）治疗精神疾病，首先是 Leksell 提出，他于 1972 年报道。此后世界各地均有零星报道，褒贬不一，无大宗报道。

伽玛刀治疗避免了外科手术常见并发症，安全度大，比较容易被家属和病人所接受。患者往往因冲动、攻击等精神症状而难以在治疗过程中配合，术前入住精神科进行适当药物或休克治疗是必要的，对不合作者可行静脉麻醉并做好气管插管准备，其他病例"术中"亦应给予适当镇静剂。近年来，南京脑科医院伽玛刀治疗中心采取伽玛刀治疗难治性精神病 14 例，远期疗效尚待评定。立体定向放射外科治疗精神病已被证明有确切的疗效。

三、精神外科新理念—神经调控术（Neuromodulation）

（一）深部脑电刺激术

在脑深部电刺激（deep brain stimulation，DBS）技术被广泛应用于运动障碍性疾病的治疗。目前，对脑神经通路又有了进一步认识，一些直接或间接改变脑电活动的治疗技术得到了迅速的发展，如脑深部电刺激、迷走神经电刺激和经颅磁刺激，特别是 DBS 是通过立体定向手段将刺激电极植入目的靶点，直接对神经元进行电刺激的一种治疗方法，起神经调控（neuromodulation）作用。DBS 已试用于神经精神疾病的治疗有帕金森病、癫痫、慢性疼痛、丛集性头痛、颅脑损伤、永久性植物状态以及强迫症和抑郁症等。

DBS 确切的作用机制尚未明了。DBS 治疗中常采用高频电刺激（high frequency stimulation，HFS），即频率为 100Hz 或高于 100Hz，抑制神经元的活动，减少了来自刺激部位的输出。关于 HFS 发挥抑制作用的主要假说有：①使电压依赖性离子通道失活，从而使神经传递发生去极化阻滞；②高频电刺激输出导致"信息堵塞"；③刺激抑制性传入通路引起突触抑制；④刺激导致神经递质耗尽，使突触传递中断。很多研究资料又表明 DBS 具有兴奋作用。Molnar 等人的研究表明，丘脑 DBS 可以激活小脑-丘脑-皮质通路。DBS 激活效应可以引起神经递质的释放。目前在精神病治疗领域中，研究者主要将 DBS 试用于治疗难治性强迫症和抑郁症。

目前尝试的 DBS 靶点主要包括内囊前肢、伏核和腹侧尾状核和扣带回膝下部等。正电子发射断层扫描（positron emission tomography，PET）检测发现，患者眶额皮质区葡萄糖代谢率显著下降，推测 DBS 降低眶额皮质代谢活动从而发挥治疗作用。也可能与边缘系统-运动系统网络的存在有关，这一发现提示伏核 DBS 可能成为治疗情感障碍的一种有效手段。

DBS 治疗强迫症和抑郁症也可能引起不良反应，在进行内囊前肢和伏核 DBS，患者出现严重的恐慌，可能与激活边缘系统和自主神经系统网络有关。DBS 在 OCD 和抑郁症治疗中的应用还处于小规模的实验阶段，还需要进行大量的研究工作，以探索合适的治疗靶点和电刺激参数，提高疗效，减少副作用。

（二）迷走神经刺激术

临床应用迷走神经刺激（Vagal Nerve Stimulation，VNS）治疗癫痫开始于 1938 年，由 Bailey 和 Breuer's 倡导，1988 年 Penry 和 Dean 第一次报道用于顽固性癫痫患者并取得满意效果。VNS 是一种新的、非药物性治疗癫痫的方法，安全、易于耐受，能缓解复杂性部分性癫痫发作。因此，在国内外迅速开展。

VNS 抗癫痫作用机制不明，可能性有以下假设：迷走神经为一混合神经，约 80% 为感觉纤维，刺激冲动传入与自主神经、内分泌和情感控制中枢相互影响，达到控制皮层神经元冲动（放电），影响大脑信息传递过程；另外，VNS 影响蓝斑对 5-HT 能系统、NE 系统以及很多边缘系统结构突触活性改变，发挥抗癫痫作用。相同作用机制，VNS 是调节情绪而应用于临床来治疗抑郁症和强迫症。Rush 等（2000年）报道 30 例抑郁症应用 VNS 后，50% 焦虑不安得到改善，70% 精神激动好转。George 等（2003 年）应用 VNS 治疗 10 例强迫症，随访 10 周，用 Hamilton 量表评分，下降 23%。VNS 治疗精神疾病在我国刚刚开展。相信这种神经调控方法，不久在我国得到验证。

（三）经颅磁刺激（Transcranial Magnetic Stimulation，TMS）

经颅磁刺激是利用脉冲磁场作用于大脑皮层产生感应电流来改变皮层神经细胞的动作电位，并且磁信号可以无衰减地透过颅骨而刺激到大脑皮层以及外周神经，从而影响脑内代谢和神经电活动。1981年，Barkrer 等人利用磁刺激成功地进行了外周神经刺激；1985 年，提出 TMS 刺激大脑皮层又获得成功。随着技术的发展，将 TMS 分为三种刺激模式：单脉冲 TMS（sTMS）、双脉冲 TMS（pTMS）以及重复性 TMS（rTMS）。sTMS 由手动控制无节律脉冲输出，也可以激发多个刺激，刺激间隔较长（例如 10秒），多用于常规电生理检查。pTMS 以极短的间隔在同一个刺激部位连续给予两个不同强度的刺激或者在两个不同的部位应用两个刺激仪（又称作 double-coil？TMS，dTMS），用于研究神经的易化和抑制作用。rTMS 分为高频和低频两种，需要设备在同一个刺激部位给出慢节律低频或快节律高频 rTMS。不同刺激参数（模式、频率、强度、间隔、持续时间、刺激位点、刺激方向等）的 rTMS，产生不同的神经生理效应，低频刺激模式引起皮层的抑制，高频刺激模式则引起兴奋。在临床中主要通过捕捉和利用这种生物效应来达到诊断和治疗的目的。

目前经颅磁刺激技术得到了广泛地使用。经颅磁刺激治疗的适应证：精神分裂症、抑郁症、焦虑症、睡眠障碍、神经性疼痛、癫痫、帕金森病、肢体障碍等。做经颅磁刺激时应注意以下几点：头颅手术史后留有颅骨缺损者、体内有金属、起搏器、孕妇、急性传染病、高热等不得进行该项治疗。治疗中遇到温度过高、疼痛、头晕、呼吸困难等不适情况应立即报告医生；保持安静，治疗中不得随意移动身体，保持身体干爽。目前经颅磁刺激技术得到了广泛地使用，其中 TMS 对抑郁症、睡眠障碍等疾病作为一种非药物治疗在临床取得了可喜的成绩。

四、精神外科未来

20 世纪后期，精神疾病影像学研究的发展，通过 CT 和 MRI 检查，发现精神分裂症患者有脑结构学的改变，因此，提出了精神分裂症、强迫症和抑郁症等神经精神性疾病，可能是一种多因素引发的器质性改变的精神障碍。21 世纪初期，美国生物精神病学和精神药物学的飞快发展，促进了对神经精神病学的新认识、新发展。可以预测，21 世纪是神经精神病学发展飞跃期，是发展最快的世纪。

Mashous 等学者在 Brain Rev Brain Res Rev 杂志上阐述，今后精神外科治疗将依赖于经颅磁刺激，进入到迷走神经刺激、深部脑刺激、基因治疗和干细胞治疗时代。

以今天的科学水平来认识精神疾病和精神外科是永远不够的，正如人们曾经对物质结构学的认识那样，物理学结构最小单位是分子，以后又发现原子，今天又发现是电子、粒子和微粒子等。因此，为了发展和提高神经精神病学，必须研究脑科学中神经病学和精神病学；还要研究有关的脑科学，如神经解剖学、神经生理学、神经生化学、神经代谢学、神经受体递质学，又要研究神经心理学、神经语言学、神经运动行为学等；既要研究神经活动的基本过程，如神经发育、衰老和再生、离子通道和突触传递、转运蛋白、神经免疫和神经内分泌，又要探讨脑疾病的基础和病因及发病机制等；还要研究神经营养学和神经药物学等。

精神外科今后的发展，仍要遵循从不认识→被认识→再模糊→又被认识这一发展过程。精神外科发展道路是曲折的，需要不断总结成功的经验和失效的教训，反复提高。精神疾病发病机制一天不揭开，就存在精神外科的争论，必须依靠新兴学科包括影像学、脑科学、脑神经生化学及心理学的发展，来促进神经病学和精神病学的发展，揭开精神疾病发病机制。

五、精神疾病外科治疗临床应用准则（草案）

（一）开展精神外科的准入标准

1. 三级甲等医院或同级别医院（神经外科床位不少于 30 张，开展普通神经外科手术每年在 500 例以上，有丰富的普通神经外科诊断、治疗经验及神经外科急救条件）。

2. 医院或所在地区必须拥有磁共振、CT、正电子断层扫描（PET/CT）等先进的神经影像及功能影像设备。

3. 必须拥有一支包括精神科、神经外科、神经内科、神经影像、临床心理、神经电生理、医学伦理学专家组成的团队，负责包括病人的选择、术前评估、手术治疗、术后随访的系列活动。团队中至少有两名以上的精神科主任医师、两名以上的经过正规立体定向神经外科培训的高年资神经外科医师。

4. 必须拥有可用于磁共振导向的立体定向系统、射频毁损系统、术中电生理检测系统。

5. 手术治疗经过医院的医疗行政部门及医院医学伦理委员会批准，包括完善的病人知情与告知系统。

（二）术前评估

精神病的诊断及评估由精神科专家独立完成，可根据具体病例选用以下数种评估量表包括：一般健康问卷（GHQ）、精神现状检查、神经精神病学评估表（SCAN）、DSM-IV 结构性临床晤谈（SCID）、整体功能评估表（GAF）、生活质量问卷（QOLI）、汉密尔顿抑郁评定量表（HAM-D）、汉密尔顿焦虑评定量表（HARA）、耶鲁-布朗强迫量表（Y-BOCS）、明尼苏达多项人格文件（MMPI）、国际人格障碍检查（IPDE）。

除此之外，还应有认知功能及脑功能检查，可根据各个医院的具体情况选择下列量表：韦氏智能、韦氏记忆及其他认知功能量表。

（三）精神外科适应证

手术目的是完全治愈或缓解患者之精神疾病的症状，恢复或改善精神功能，提高患者及家属的生活质量，适应社会工作和生活。手术病人必须是经过有资质的、经验丰富的精神科专科医生正规充分治疗后未能奏效的难治性病例。术前必须告知病人和（或）家属手术的必要性、安全性、可能带来的效益以及手术可能产生的并发症以及不可预测的风险。总的手术原则如下：

1. 手术病人符合 ICD-10 或 DSM-IV 的诊断标准。

2. 疾病必须是慢性的，经各种合理的非手术治疗仍属于难治性，包括心理、行为、药物、电休克等，其中使用至少三种以上的药物治疗，使用足够的剂量且维持足够的时间；除了那些延迟手术可能会产生严重后果的，一般要求疾病的病程在 3 年以上。

3. 疾病足够严重，给患者带来极大痛苦，严重影响生活质量，具极高的致残性（DSM-Ⅳ ~ Ⅴ 达到 Ⅴ ~ Ⅶ）。

4. 患者的现状如不进行手术干预将会产生严重后果。

5. 患者和（或）家属充分理解手术可能带来的效果、手术风险以及手术可能产生的副作用及并发症，特别要理解有些后果可能是严重的。

6. 患者和（或）家属同意手术，并且承诺并术后接受精神科的继续治疗和康复计划以及配合术后的长期随访。

虽然目前国际上尚无明确的精神外科适应证标准，根据国内外数十年的精神外科实践和发表的文献资料，从疾病诊断来说，以下精神障碍疾病可从精神外科治疗中获益：

（1）强迫性障碍；

（2）恐怖性焦虑障碍及其他焦虑障碍；

（3）双相情感障碍，躁狂发作和抑郁发作；

（4）持续性心境（情感）障碍；

（5）进食障碍；

（6）抽动障碍；

（7）使用精神活性物质所致的精神和行为障碍；

（8）分裂情感性障碍；

（9）精神分裂症；

（10）特异性人格障碍；

（11）习惯与冲动障碍；

（12）其他不能归入 ICD9/DSM-IV 的特别精神症状，如各种神经精神疾病，癫痫、精神发育迟滞所伴随的攻击行为、各种原因产生的恶行疼痛等。

（四）疗效评估

1. 痊愈　精神症状完全缓解，神经精神功能正常，能完全适应社会及生活，不须任何相关治疗。

2. 显著进步　精神疾病量表改善及生活质量量表改善在 70% 以上，在少量药物治疗下能基本适应社会及生活。

3. 进步　精神疾病量表改善及生活质量量表改善在 30% 以上，仍需药物或其他治疗，不能完全适应社会及生活。

4. 无效　精神症状及生活质量与术前没有实质性变化。

5. 恶化　精神症状及生活质量比术前有实质性退步，并需要比术前更多地治疗或出现新的精神症状。

（五）手术方式的选择

当前，对以下脑内核（团）或传导束，如杏仁核、伏隔核、扣带回、下丘脑、内囊前肢、尾状核下白质以及边缘叶脑白质的切断术或 DBS 等是最常用的精神外科手术方式。目前的文献及经验，还不能够明确某种术式是治疗某种疾病的最佳选择，精神外科团队可根据患者具体诊断、症状及需求来选择具体手术方式，一般不主张一次选择多个靶点手术部位，如果第一次手术疗效不佳，可在 3~6 个月后再次手术。

（汪业汉）

第二节　精神疾病现代外科技术—立体定向毁损术

一、概述

考古学家证实，早在 5000 年以前，欧洲和北非就已存在颅骨环钻术。瑞士精神科医生 Gottlieb Burckhardt（1836—1907 年）是首先开展现代精神外科手术的医生，并在实践中应用于病人的治疗。葡萄牙神经内科医生 Egas Moniz（1874—1955 年）提出了大脑前额叶区域是人体"精神中心"。Moniz 与 Almeida Lima 共同研制出"脑白质切断器"，在 Moniz 指导下，Lima 于 1935 年开展了首例前额叶脑白质切断术。Moniz 的初步试验并未出现死亡或严重并发症，认为脑白质切断术似乎是一种可行的替代当时"胰岛素昏迷或电休克"治疗，于是进行了成千上万例这样的手术，并没有充分去研究说明手术的安全性或病人大量获益。Freeman 和 Watts 改造手术为"经眶部脑白质切断术"，并为近 600 名病人开展手术，虽然手术出现相关的并发症，但疗效普遍良好。对脑白质切断术的进一步改进，产生了"自由多样"的技术，包括双侧下脑白质切断术、双内侧额叶脑白质切断术、眶回切割术、大脑皮质部分切除术和前扣带回毁损术，这些临床总结所报道的病例，在术前几乎未经审查。此时，神经外科医生认为手术不够精确并存在潜在危险；而精神科医生认为手术无效，使用侵入性手术是不必要的。

随着 1954 年抗精神病药物的出现和更多的药物研制，很快发现这些药物治疗常常比手术更安全、有效。然而，美国和其他国家仍在继续开展精神外科手术。立体定向神经外科的发展、精确的解剖定位、对参与神经系统和精神疾病发病机制的神经环路认识的增加、脑深部结构毁损在运动疾病领域取得的成功，鼓舞了类似毁损手术治疗精神疾病的发展。这些手术包括边缘叶脑白质毁损术、尾状核下传导束毁损术、内囊前肢毁损术和扣带回毁损术。

二、手术适应证及禁忌证

（一）适应证

根据文献，Meyerson 于 1998 年提出精神外科病人的选择手术适应证。基本同本章第一节精神疾病外科治疗概述和临床应用准则（草案）。

1. 患者必须符合精神病的诊断标准，并能够耐受神经外科手术。

2. 精神障碍必须是慢性的，药物治疗无效。

3. 精神症状持续的时间较长，有人主张病程超过 3~5 年，病人必须具有一定的生活和工作能力。

4. 精神障碍进行性加重并且逐渐影响病人的生活和工作能力。

5. 术前评估必须包括有经验的精神科医师的报告及其治疗方案。

6. 病人自愿接受外科治疗和手术后精神科的继续治疗。

若为情感性精神病：病期 3 年以上的慢性抑郁症和反复发作的快速循环型躁狂、抑郁症（包括迅速复发的躁狂症），药物治疗无效。

若为神经症：一般不做手术治疗。症状持续 3 年以上的强迫症、焦虑症、恐惧症等，曾用各种治疗未见好转或减轻、病情严重影响生活和（或）工作者可考虑手术。

（二）禁忌证

1. 年龄小于 18 岁或大于 70 岁，有明显智力障碍或脑退行性改变，合并有严重的全身其他系统疾病不能耐受手术者，均视为手术禁忌。另外，与政治和社会刑事有关的患者也不宜手术。

2. 抽搐秽语综合征、精神发育迟滞，是手术的相对禁忌证。

三、术前准备

1. 符合手术的标准后，病人再接受有经验的多学科"精神外科团队"更详细地术前筛选评估，包括精神科、神经心理科、神经外科和神经内科医生。

2. 使用有效的临床研究工具测量，如耶鲁-布朗强迫症状量表、贝克抑郁量表评分或 17 项汉密尔顿抑郁评定量表。失能可以由诸如大体功能评定量表、WHO 残疾/生活质量量表反映。难治性是对药物、心理、可能还有"电抽搐"等物理治疗的系统治疗无效者。

3. 常规开颅手术前检查和神经心理测试表明没有手术禁忌证的病人，必须有决策能力并能自愿提供完全的知情同意，理解手术并发症的可能性。另外，病人应当能够可靠地参与术后监测和手术特定治疗。

4. 外科手术必须经过相关医疗管理机构的批准。

四、体位与麻醉

取仰卧位或半卧位。手术多主张全麻，极少应用局麻下进行。

五、手术步骤

1. 术前一日或数日，行磁共振扫描，包括平扫和增强扫描。影像数据导入手术计划系统进行靶点的预计划。也可按人脑立体定位局部解剖给予坐标数据综合考虑。

2. 手术当日，在局麻下安装立体定向框架，薄层 CT 扫描，与术前的手术计划进行数据影像融合技术，计算靶点的框架坐标。

3. 病人取仰卧位，消毒、铺巾、局麻下，对称性中线旁开 2.5cm，双侧额冠状缝前方向切口、钻孔。在立体定向仪或神经外科导航仪引导下，把电极从钻孔处穿刺至靶点，电生理监测对校正和证实靶点位置至关重要。术中密切监测病人生命体征，并反复进行神经系统检查，还要询问病人有关感觉的问题。

4. 基于多种精神疾病 毁损脑内靶点的不同，坐标 X、Y、Z 数值也不同：内囊前肢毁损术治疗广泛性焦虑症和强迫症（obsessive-compulsive disorder，OCD）；扣带回毁损术治疗药物成瘾、双相性情感障碍、抑郁症、OCD、分裂情感性精神病和精神分裂症；尾状核下传导束切断术治疗抑郁症、OCD 和精神分裂症；胼胝体前部切开术治疗分裂情感性精神病和精神分裂症；丘脑毁损术治疗抽动秽语综合征（Tourette syndrome，TS）；下丘脑毁损术治疗药物成瘾、攻击性和性障碍；杏仁核毁损术治疗精神损害相关的攻击行为（图11-1）。以双侧前扣带回毁损术（bilateral anterior cingulotomy，BACI）为例，扣带回前部的参考定位坐标为：侧脑室额角前端的后方10～20mm之间，侧脑室顶上方2～15mm之间，AC-PC线旁开2～15mm之间，靶点中心选择在上述数值扣带回的中央部。近期BACI靶点位置的神经影像学分析提示位置越靠前越有效，但该研究结果尚未得到证实。

5. 双侧前扣带回毁损术在选用毁损电极针必须注意：选直径1.8mm～2.1mm、裸露长度8～10mm射频毁损电极，才能达到有效毁损容积。若选择毁损电极粗直径1.2～1.6mm、裸露长度2～4mm，毁损时分别在扣带回的中心靶点四周，即前方、后方、上方、下方做一系列的多靶点毁损灶，每个点70～75℃，毁损时间60～100秒，使毁损的范围能够达到12mm×10mm×10mm容积。立体定向温控射频热凝术优势在于方便携带、快速毁损生成、无电离辐射。

6. 术毕，拔除电极，拆除立向仪，严密按层缝合头皮，包扎。

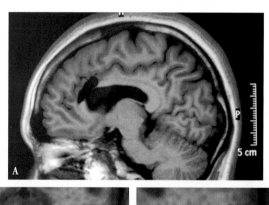

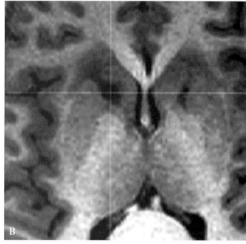
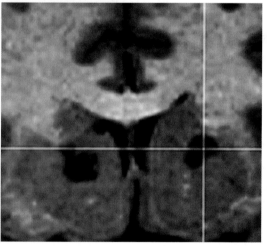

图 11-1　扣带回毁损术后 MR（A）；内囊前肢毁损术后 MR（B）

六、术中及术后注意事项

1. 头皮切口及钻孔点选择　钻孔点选在冠状缝前或眉间后10～12cm，中线旁开2～3cm，对于单纯隔核区、扣带回毁损，钻孔点偏前内方；若为杏仁核，钻孔点偏后外方；双侧手术应行两侧皮肤切开和钻孔。

2. 在毁损前要作靶点电生理刺激验证　由于这些靶点大多数属于边缘系统，多数靶点在受到电刺激时可观察到自主神经系统变化，主要表现在呼吸节律和频率、脉搏及前臂血流量的变化。在刺激隔区（核）时有异常嗅觉反应或回忆反应；刺激杏仁核时有呼吸暂时抑制或停止等一系列自主神经功能紊乱现象。术中可通过电生理刺激技术来帮助确定靶点，增加靶点正确性。刺激时密切观察生命体征变化，有严重改变要立刻停止刺激。

3. 术后继续应用抗精神病药物，依病情酌情减量。

4. 双侧扣带回毁损术后，注意有无扣带回综合征出现，如高热、拒食或无动性缄默症反应，要给予对症处理。

5. 精神疾病立体定向手术一般采用多靶点组合毁损。术后给予抗癫痫治疗6个月。

6. 神经外科手术常常是病人治疗的最后手段，若没有获得改善而导致毁灭和极度的绝望感，往往病人会自杀。临床医生在与病人讨论精神神经外科手术可能性的时候必须更为谨慎，特别注意其情绪影响。

7. 按预定方案于2周、1个月、3个月、6个月、1年随访进行量表观察对比，总结经验，提高疗效。

七、手术主要并发症及术后处理

1. 扣带回毁损术具有相对低的并发症。美国麻省总医院开展的超过1000例扣带回毁损术中，没有死亡和感染，仅出现2例硬膜下出血。术后短期副作用包括头痛、恶心和排尿困难，通常数日内缓解。最常见的严重副作用是抽搐（1%～9%）。

2. 边缘叶脑白质毁损术最主要的并发症有包括头痛、意识混乱、嗜睡、持续言语和缺乏括约肌控制能力。这些反应大多短暂，意识混乱常常持续数日。术后体重增加、疲劳、记忆缺失是罕见而持久的副作用。

3. 术后常出现暂时性尿失禁，要给予指导，定时排尿。保护床、裤干净，防止泌尿系感染及其他。

八、评价

从精神疾病实施神经外科毁损手术的历史和现代结果，可以得出两项重要结论。首先，谨慎考虑"指南"的合乎伦理地选择手术病人，多学科团队包括精神科、神经内科和神经外科医生，应当在术前详细地评估手术。目前已经有初步的公认标准以甄别毁损或脑深部电刺激（DBS）被选择。两种方式的效果优劣尚有争议，若应用毁损术治疗难治性精神障碍性疾病，只要掌握手术适应证、禁忌证，做好术前评估，在病人自愿接受外科治疗的情况下，长期疗效还是令人满意的。对于用DBS，当前大部分手术在临床试验的条件下完成。毁损和DBS手术的纳入和排除标准十分相似。最近对毁损术的研究表明，对严重失能病人毁损术是有效和持久的。毁损技术的审慎应用应当持续考虑，有严重难治性精神疾病的病人仍合适。

精神外科的近期发展与进步有助于确立精神外科的地位。若在临床上作为常规实践，神经外科医生要对这些疾病的神经生理学方面需进一步认识和理解，从而能够保持前进。让精神外科和神经科学等多学科专家协作，解开神秘的大脑。

（孙伯民）

第三节　精神疾病现代外科技术—神经调控技术

一、概述

精神障碍疾病给社会带来沉重负担，解决这些问题又十分必要而又困难重重。全世界神经精神疾病是残疾的最重要原因。据统计，抑郁症是人类残疾的单项最主要原因，影响着10%～15%的人群。美国超过四分之一的人群有情感、焦虑或物质滥用问题。面对这样的疾病负担，安全有效的手术治疗一直是医生寻求的方向。

精神外科在20世纪中叶历经了不间断的努力，神经外科治疗精神疾病不停地总结与创新，目前采用的脑深部电刺激（DBS）和迷走神经刺激（VNS）、物理治疗的方法经颅磁刺激、一代新型"神经调控技术"等方法已获得了极具潜力的成功。由于现代影像学的显著发展和神经科学概念的推动，这些对精神科干预的方法有其相对的非侵入性和可逆性，从伦理角度更能为人们接受。随着脑内新靶点认识和临床研究，使用神经调控技术治疗的精神疾病成为现实。

二、手术适应证及禁忌证

1. 同本章第二节精神障碍疾病-立体定向毁损术"二、手术适应证、禁忌证"。

2. 慢性难治性抑郁症和强迫症（Major depressive disorder，MDD；obsessive compulsive disorder，OCD）是两种现代公认的功能神经外科手术治疗指征。病程至少 3 年，在充分、持续的心理和物理治疗方法后至少 2 年症状无缓解，并需要病人能够提供知情同意。

3. 精神障碍疾病的禁忌证 包括缺乏充分的药物和心理治疗方法试验；无法提供持续的知情同意；药物滥用；器质性脑病；已证实表现为人格障碍或广泛性脑发育障碍。

三、术前准备

1. 同本章第二节精神疾病现代外科技术—立体定向毁损术"三、术前准备"。

2. 备好脑深部电刺激（DBS）装置（若选择迷走神经刺激，备 VNS 装置）。

3. 常规开颅手术前检查。手术必须经过相关医疗管理机构的批准。

四、体位与麻醉

仰卧位。全身麻醉（选择 VNS 装置患者先局麻，安装脉冲发生器改为全麻）。

五、手术步骤

1. 同第七章第四节帕金森病的脑深部电刺激治疗"手术步骤"。

2. 关于精神障碍靶点选择 由于神经调控机制不明，临床病例少，新靶点仍需探索，至今未得到一致。目前可供选择靶点：抑郁症可选扣带回前部、扣带回下部、伏隔核/腹侧纹状体（NAc/VS）、杏仁核、内囊前肢（ALIC）等核（团）；强迫症可选内囊前肢、伏隔核（NAc）、腹侧核/腹侧纹状体（VC/VS）、丘脑底核（STN）、苍白球内侧部（Gpi）等核（团）。其他精神障碍疾病可参考上述靶点进行选择（图 11-2）。

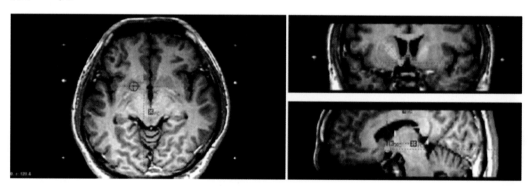

图 11-2 DBS 植入 NAc、ALIC 等核（团）示意图

3. 精神障碍疾病患者 DBS 植入均是双侧靶点。长期刺激参数通过病情进行调整。一般刺激参数为频率 160Hz，脉宽 150 微秒，电压 6~7V。

4. 若精神障碍疾病患者选择迷走神经刺激术，其手术步骤同"第九章第八节迷走神经刺激术治疗癫痫"一节。

VNS 手术一般在手术显微镜下操作，螺旋电线和栓锚线圈包绕在左颈部迷走神经干上，颈部运动时导线可形成压力释放弯曲保持松弛。脉冲发生器植入位于左胸部区域皮下囊袋内；进行测试，脉冲发生器发出 1mA，20Hz，500 微秒脉宽，检测心率有无明显改变，若产生心动过缓达危急值水平或心脏骤停，停止手术。然后，用可吸收线缝合切口，注意美容（图 11-3）。

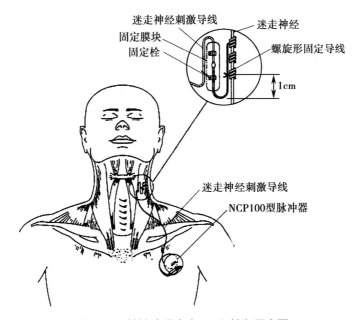

固定膜块 迷走神经刺激导线 迷走神经
固定栓 螺旋形固定导线
1cm
迷走神经刺激导线
NCP100型脉冲器

图 11-3 精神障碍疾病 VNS 植入示意图

六、术中及术后注意事项

1. 同第七章第四节帕金森病的脑深部电刺激治疗"术中、术后注意事项"。

2. 同第九章第八节迷走神经刺激术治疗癫痫"术中、术后注意事项"。

3. 应用神经调控技术使用 IPG 的寿命取决于参数设置，耗竭后需要手术置换。由于精神障碍疾病患者的 DBS 通常需要高电流，所以，IPG 常常在 9~18 个月后就要更换。近来可充电 IPG 的研制已显著延长其寿命。另外，团队要进行 DBS 程控，团队必须要掌握对患者症状和副作用的评估并理解 DBS 的技术。由于精神疾病应用的 DBS 仍是一种试验性治疗，需要系统研究其效果、可能的副作用和作用机制，这就需要由多学科协作。

七、手术主要并发症及术后处理

1. 脑深部刺激术的并发症　主要表现在三个方面：①与手术相关的并发症：主要有颅内出血、头痛、癫痫、意识障碍等，DBS 手术颅内出血率在 0.2%~5% 之间；②植入装置相关的并发症：主要有电极折断、局部感染、皮肤溃疡等；③治疗相关的并发症：是由高频刺激引起的暂时性的副作用，其症状取决于刺激参数和电极的位置，它可以通过调整刺激参数的大小和刺激的触点来调整。DBS 临床应用引起持久的神经功能缺损相对少见。

2. 与刺激相关的副作用　种类繁多，刺激初几天的急性情绪改变，如短暂性悲伤、焦虑和欣快，有时达到轻躁狂和躁狂症状的程度。①强迫症 DBS 刺激后即刻观察到又最常见的副作用是短暂性轻躁狂。短暂性轻躁狂发作似乎更常发生在 VC/VS-NAc 区域。NAc、ALIC 和 VC/VS 刺激后有抗抑郁作用报道。没有在 STN 刺激后观察到情绪改善，这一改善似乎与腹侧纹状体的 DBS 特别相关。通常随刺激停止或调整刺激参数后可逆转；②直接与刺激相关的抑郁症 DBS 副作用很少，主要是焦虑、紧张、轻躁狂和失眠增加，这些副作用都是短暂的，能够在刺激停止或调整刺激参数后停止；③我们还要探索和建立药物成瘾 DBS 的有效性和安全性，必须谨慎等待研究结果。

3. 手术植入 VNS 治疗系统相关的安全性和耐受性可分为两类：器械植入相关和 VNS 刺激相关。最常见的手术不良事件包括感染（3%~6%）、声带麻痹、下部面肌无力，而不常见的包括心动过缓和心脏骤停。感染很少会导致 VNS 刺激器械取出。声带麻痹和下部面肌无力分别发生约 1%。永久性声音改变和下部面肌无力已经罕见。根据使用期限，将需要置换刺激发生器电池。

4. 抑郁症刺激相关最常见的不良事件　包括声音改变、咳嗽、呼吸困难、感觉异常、头痛和疼痛，这些不良事件的发生频率随持续治疗而减少或消失。植入式 VNS 器械相关的心脏不良事件，主要出现在手术室初始测试期间，这些不良事件包括心动秒缓、心室停搏和完全性心传导阻滞，此时需要停止手术。植入式 VNS 治疗的病人在健康感觉、警觉、记忆和思考技能以及情绪均有所改善。对抑郁症病人术后高度重视有无自杀企图，做好心理治疗或停止此手术。

八、评价

从 20 世纪中叶，精神外科治疗行为疾病以来，这些疾病的诊断标准已经有了明显改进，对这些疾病病理、生理学的认识有了极大提高，治疗方法不断更新，特别是 MRI 成像发展，促进在精确、安全的前提下把刺激电极放置于有效刺激位点。

精神疾病应用 DBS 是一项有希望的前景治疗手段，仍处于研究阶段。OCD 和抽动秽语综合征已经使用双盲对照试验检验 DBS 效果的疾病。需要更多临床研究，寻找更有效的靶区。DBS 在抑郁症和药物成瘾治疗中也有希望，需要双盲对照试验证实效果。由于病例报道少，得出结论为时过早。

2005 年，美国 FDA 已批准迷走神经刺激（VNS）治疗难治性重度抑郁症，并取得一定的疗效。现有支持应用 VNS 的证据仍然有限。VNS 与 DBS 一样是有希望的治疗形式之一，安全且耐受良好。预测神经电刺激的未来仍是具有挑战性。总之，神经外科手术治疗难治性精神疾病仍需求谨慎评价。

（孙伯民）

第四节　精神障碍疾病外科治疗的其他方法

一、概述

人们对精神障碍疾病的外科治疗一直在搜寻精确且侵袭性小的神经外科干预手段，为多种精神障碍提供新的治疗方式。目前，治疗精神障碍性疾病的手术方法主要有两种，一种是对不同脑内核（团）结构进行局部毁损术，如内囊前肢毁损术、前扣带回毁损术和苍白球毁损术等。另外一种是对不同脑内靶点进行慢性电刺激（神经调控术），如 DBS、VNS 等，这些外科手术的治疗取得了一定疗效，仍有部分病人无效或者无法耐受上述手术。因此，对于治疗无效或不能耐受的精神障碍患者还可以采取其他的外科治疗，如伽玛刀放射外科（Gamma knife surgery，GKS）和经颅磁共振成像引导聚焦超声术（transcranial magnetic resonance-guided focused ultrasound，MRgFUS）等。

作为新型非侵入性毁损方法，伽玛刀放射外科与经颅磁共振成像引导聚焦超声术，自问世以来就受到临床医生的重视。伽玛刀由 Lars Leksell 首先提出并应用于临床，由于 Gamma 射线高度集中，梯度分布明显，可以选择性的毁损某些颅内靶点，因而将伽马射线放射治疗称为"伽玛刀手术"。MRgFUS 则是使用大型相控阵换能器技术和颅骨建模，经颅超声聚焦术和磁共振成像进行高精度靶点定位、治疗计划与影像引导，同时监测靶向组织的能量，实时监控治疗期间的温度。这些无须开颅的治疗手段，可能成为多种神经精神疾病的颅内靶点毁损治疗，改进了治疗策略的不足，也改变了未来许多病人的治疗手段。

精神外科的伽玛刀手术（GKS）开展已经超过半个世纪，主要治疗强迫症（OCD）。伽玛刀内囊前肢毁损术成为严重 OCD 的有效治疗手段。目前，研究人员正在积极探索使用伽玛刀治疗精神疾病的多种靶点，包括内囊前肢、腹侧内囊、腹侧纹状体和扣带回等。Jung 等报道了以 MRgFUS 对内囊前肢毁损术治疗 4 例 OCD 的结果，中度获益。Chang 等利用 MRgFUS 行内囊前肢毁损，对重度抑郁（MDD）病人的获益。

二、手术适应证、禁忌证

鉴于这两种治疗手段仍是毁损术，与热凝毁损治疗类似，手术适应证、禁忌证同本章第二节精神疾病现代外科技术——立体定向毁损术"二、手术适应证、禁忌证"。

另外，禁忌证中特别强调，心血管疾病如充血性心力衰竭，NYHA 分级Ⅳ级和严重高血压（服药后舒张压>100mmHg；患者有 MR 成像禁忌证，如 MRI 不兼容的植入式金属设备，如心脏起搏器；颅脑器质性病变和神经退行性疾病；怀孕或哺乳妇女；完全无行为能力或无法配合完成治疗者）都不能进行 GKS、MRgFUS 治疗。

三、术前准备

同本章第二节精神疾病现代外科技术——立体定向毁损术"三、术前准备"。

病人必须有能力提供对所接受治疗的完全知情同意，理解手术治疗的潜在风险与可能的并发症，术中能配合治疗，能够在术后接受随访与继续治疗。

四、体位与麻醉

仰卧位。局部麻醉。

五、手术步骤

1. 采用伽玛刀治疗精神障碍疾病　手术日，在头部消毒、局部麻醉头皮后，将立体定位框架固定于病人头部，送病人到 MRI 室，行轴位和冠状位 MRI 扫描，根据影像片进行靶点定位。另外，结合立体定向图谱—人脑主要核团和常用的靶点的坐标数值，利用伽玛刀软件，确定此患者脑内靶点坐标位置和剂量治疗计划（包括照射中心剂量、周边剂量、等剂量分布曲线、容积与照射剂量的关系等）。上述伽玛刀治疗前准备程序完成后，病人返回伽玛刀治疗室，平卧在伽玛刀治疗床固定框内，实施放射外科治疗，每个靶点中心放射剂量在 90~120Gy，使用伽玛刀 4mm 准直器。放射治疗结束后，拆除定向仪框架，头部用消毒绷带包扎，手术结束。［关于手术步骤，详见第十七章第六节之（三）精神障碍性疾病放射外科治疗］

2. 采用经颅磁共振成像引导聚焦超声术（MRgFUS）治疗精神障碍疾病　MRgFUS 使用 3.0T MRI 系统，具体步骤：①病人剃头，局部麻醉后，头部固定在"CRW 立体定向仪"框架中；②在框架固定钉以上带一个有中央开孔的环状硅胶膜，可充水使超声加热时防头皮烫伤；③然后将头再放入含传感器半球形头盔内，使换能器超声耦合，并且相互之间固定；④病人进行 MRI 扫描，将头颅 CT 和 MR 序列影像融合，根据 MRI 影像计算，提供靶点在颅内位置，决定治疗范围；⑤有针对性对靶点、传感器位置、聚焦点、进行调整；⑥操作开始，从观察热点的准确位置和大小以及所用超声参数，在安全条件下，应用高功率超声处理，逐步增加声波功率和能量，靶区的峰值温度达到 51~56℃持续超过 3 秒，最高温度 60℃。这些超声处理过程均由 MRI 和 MR 热图引导，目的是通过调节超声聚焦中心形成 10mm 直径的椭圆形毁损灶。每次超声聚焦术治疗后，病人在磁共振室由神经外科医生和精神科医生进行躯体和神经系统评估，检查任何不良反应。达到毁损灶预期大小超声聚焦中心移动约 23~36 次，每次聚焦加热 10~31 秒，总的手术过程时间为 5~7 小时。所有病人在整个手术过程中完全清醒，治疗后在重症监护室监测约 24 小时（图 11-4）。

六、术中及术后注意事项

1. 伽玛刀放射为非侵入性毁损方法，治疗过程中在监控系统下完成手术，医护人员要高度密切监视，若有病人不适反应立刻停止。

2. 经颅磁共振成像引导聚焦超声术也是非侵入性毁损方法，MRgFUS 治疗期间，当温度超过 50℃时，病人会感到多次短促阵发性头痛，但头痛程度较轻无需镇痛。另外，长期处于 MR 高磁场（2T 以

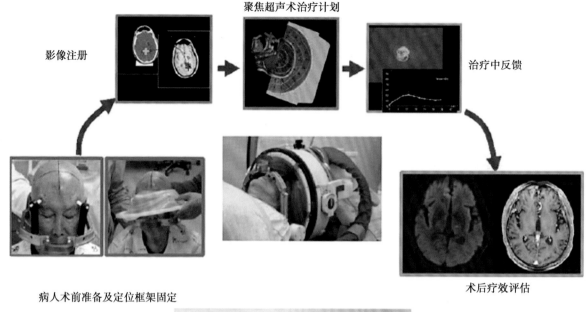

影像注册

聚焦超声术治疗计划

治疗中反馈

病人术前准备及定位框架固定

术后疗效评估

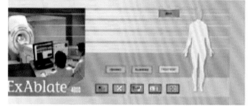

图 11-4　聚焦超声术（MRgFUS）治疗示意图

上）中会使病人出现前庭症状，如恶心、呕吐或头晕，并持续至手术结束。治疗期间虽然可静脉注射止呕药物控制恶心，有时需要不断补加持续整个手术期间。

3. 术后注意放射治疗后有无急性效射性反应。MRgFUS 治疗后可出现头痛及颅内压增高征象，必要时对症处理。

4. 术后继续应用抗精神病药物，依病情可减量。

七、手术主要并发症及术后处理

伽玛刀用于破坏靶点是非侵入性手术，由于个体差异或使用放射剂量不当，伽玛刀毁损术后可能导致难以预测的永久性放射相关不良反应。Ruck 等病例研究中，9 例伽玛刀内囊前肢毁损术病人，有 2 人因放射性坏死和脑水肿出现情感淡漠、记忆问题、执行功能障碍、抽搐和尿失禁等，而且这些并发症在随访期间持续存在。至今仍不明确伽玛刀毁损术后并发症的起因能否归咎于高剂量水平、毁损灶体积大或靶点位置变化。一旦发生，除对症处理外，适当脱水，应用少量激素和维生素。

MRgFUS 毁损术治疗 OCD 后，没有观察到持续的躯体、神经系统或心理并发症，如意识混乱、人格改变、轻躁狂、情感淡漠、失抑制或执行功能障碍，短时头痛等，对症处理。鉴于 MRgFUS 开展的病例数较少，还需要更长的随访时间评价。

八、评价

伽玛刀脑内核（团）毁损术相比有很多优势。该手术无需颅骨钻孔，因而避免出血和感染的风险。γ-射线的安全性已经在其他神经外科疾病治疗中广泛应用，如前庭神经鞘瘤、三叉神经痛或动静脉畸形等。伽玛刀手术是精神外科治疗精神障碍性疾病手段，目前只用于少部分严重药物难治性精神疾病，应视为对这些具有挑战性病人进行多学科治疗的一部分。我们在认识和评价中尤为慎重，特别是对精神疾病治疗。

MRgFUS 也是功能神经外科重要的新兴领域，在完整颅骨条件下产生热毁损能力，显示作为毁损手术治疗精神疾病的希望。

然而，伽玛刀放射治疗手术和 MRgFUS 治疗药物难治性精神疾病，都需要大量地、长时期随访研究，更好地明确治疗反应，验证早期研究结果。

（孙伯民）

第五节　精神疾病各种评定量表

精神科评定量表（psychiatric rating scale）大致可分为三类：一是症状量表，用于评定某类疾病的症状严重程度；二是诊断量表，用于诊断或鉴别诊断；三是用于特定目的的特殊量表，如副反应量表，用于评定精神药物副反应的严重程度。精神病评定量表是一种很有用的工具，评定结果是临床疗效判断的重要参考。但是，它有一定的局限性，并不能完全代替临床检查和观察。目前临床上常用评定量表有简明精神病量表（BPRS）、汉密顿抑郁量表（HAMD）、躁狂量表、大体量表（GAS）、临床疗效总评量表（CGI）、副反应量表（TESS）。

一、简明精神病量表

简明精神病量表（the brief psychiatric rating scale，BPRS）（表 11-1）是一个评定精神病性症状严重程度的他评量表，适用于具有精神病性症状的大多数重性精神病患者，尤其适宜于精神分裂症患者。

BPRS 最常用的为 18 项版本，所有项目采用 1~7 分的 7 级评分法，各级的标准为：①无症状；②可疑或很轻；③轻度；④中度；⑤偏重；⑥重度；⑦极重。如果未测则记 0 分，统计时应剔除。

表 11-1　简明精神病量表（BPRS）

圈出最适合病人情况的分数									
依据口头叙述	依据检测观察	未测	无	很轻	轻度	中度	偏重	重度	极重
1. 关心身体健康		0	1	2	3	4	5	6	7
2. 焦虑		0	1	2	3	4	5	6	7
	3. 感情交流障碍	0	1	2	3	4	5	6	7
4. 概念紊乱		0	1	2	3	4	5	6	7
5. 罪恶观念		0	1	2	3	4	5	6	7
	6. 紧张	0	1	2	3	4	5	6	7
	7. 装相和作态	0	1	2	3	4	5	6	7
8. 夸大		0	1	2	3	4	5	6	7
9. 心境抑郁		0	1	2	3	4	5	6	7
10. 敌对性		0	1	2	3	4	5	6	7
11. 猜疑		0	1	2	3	4	5	6	7
12. 幻觉		0	1	2	3	4	5	6	7

续表

圈出最适合病人情况的分数								
依据口头叙述	依据检测观察	未测	无	很轻	轻度	中度	偏重	重度	极重
	13. 动作迟缓	0	1	2	3	4	5	6	7
	14. 不合作	0	1	2	3	4	5	6	7
15. 不寻常思维内容		0	1	2	3	4	5	6	7
	16. 情感平淡	0	1	2	3	4	5	6	7
	17. 兴奋	0	1	2	3	4	5	6	7
18. 定向障碍		0	1	2	3	4	5	6	

总分：＿＿＿＿＿＿＿＿＿

二、汉密顿抑郁量表

汉密顿抑郁量表（Hamilton depression scale，HAMD）（表 11-2）适合于抑郁症状的严重程度评定。HAMD 有 17 项、21 项和 24 项 3 种版本，应用较广的是 24 项，这里介绍 24 项版本。

表 11-2 汉密顿抑郁量表（HAMD）

圈出最适合病人情况的分数						
项目	无	轻	中	重	极重	
1. 抑郁情绪	0	1	2	3	4	
2. 有罪感	0	1	2	3	4	
3. 自杀	0	1	2	3	4	
4. 入睡困难	0	1	2			
5. 睡眠不深	0	1	2			
6. 早醒	0	1	2			
7. 工作和兴趣	0	1	2	3	4	
8. 迟缓	0	1	2	3	4	
9. 激越	0	1	2	3	4	
10. 精神性焦虑	0	1	2	3	4	
11. 躯体性焦虑	0	1	2	3	4	
12. 胃肠道症状	0	1	2			
13. 全身症状	0	1	2			
14. 性症状	0	1	2			
15. 疑病	0	1	2	3	4	
16. 体重减轻	0	1	2			

续表

圈出最适合病人情况的分数						
项目	无	轻	中	重	极重	
17. 自知力	0	1	2			
18. 日夜变化	0	1	2			
19. 人格解体或现实解体	0	1	2	3	4	
20. 偏执症状	0	1	2	3	4	
21. 强迫症状	0	1	2			
22. 能力减退感	0	1	2	3	4	
23. 绝望感	0	1	2	3	4	
24. 自卑感	0	1	2	3	4	

总分：＿＿＿＿＿＿＿

三、躁狂量表

倍克-拉范森躁狂量表（Bech-Rafaelsdn mania rating scale，BRMS）（表11-3），共11个项目，该量表有明确的评定标准，易于掌握，应用方便。适用对象躁狂症、躁狂状态。

表 11-3 躁狂量表记分单

圈出最适合病人情况的分数					
动作活动	0	1	2	3	4
言语活动	0	1	2	3	4
意念飘忽	0	1	2	3	4
语音/吵闹程度	0	1	2	3	4
敌意/破坏行为	0	1	2	3	4
情绪	0	1	2	3	4
自我评价	0	1	2	3	4
接触	0	1	2	3	4
睡眠	0	1	2	3	4
性感与性欲活动	0	1	2	3	4
工作	0	1	2	3	4

总分：＿＿＿＿＿＿＿

四、大体量表

大体评定量表（global assessment scale，GAS）属总评量表（表11-4），是根据受检者的病情概况进行评定，此量表临床应用较广泛，又可用以作为平时效果检验的参照量表。

表 11-4　GAS 评分范围参考表

病种 病情 GAS 范围	精神分裂症	躁狂症	抑郁症	神经症	人格障碍
91~100	完全痊愈，社会适应能力极好				
81~90	临床痊愈，社会适应能力良好				
71~80	临床显著进步	临床显著进步	临床显著进步	极轻度	轻度
61~70	临床显著进步	临床显著进步	极轻度	轻度	轻度
51~60	无自知力 进步或轻度退缩	轻度	轻度	中度	中度
41~50	进步或明显退缩	中度	中度	偏重	重度
31~40	精神病性症状 或重度退缩	偏重	偏重	严重	极重
21~30	中度或偏重	严重	重度	极重	
11~20	非常严重，需要监护				
1~10	极为严重，需要持续监护				

总分：_____

五、临床疗效总评量表

临床疗效总评量表（clinical global impression，CGI）（表 11-5）是总体评定量表的一种，是综合评定受检者的病情严重程度、功能水平、治疗效果或副反应情况的量表，适用于任何精神科治疗和研究对象。本量表有 SI、GI、EI 三个组成部分。

1. 病情严重程度（severity of illness，SI）　根据具体的病人的病情与同一研究的其他同类病人的病情比较而作出 0~7 分的评定：0 分：无病；1 分：基本无病；2 分：极轻；3 分：轻度；4 分：中度；5分：偏重；6 分：重度；7 分：极重。

2. 疗效总评（Global Improvement，GI）　根据被评者目前病情与入组时相比作出 0~7 分的评定。0分：未评；1 分：显著进步；2 分：进步；3 分：稍进步；4 分：无变化；5 分：稍恶化；6 分：恶化；7分：严重恶化。

3. 疗效指数（Efficacy Index，EI）　需要根据治疗效果和治疗引起的副反应等综合评定，这里仅指所研究的治疗本身所产生的疗效和副反应。

疗效分 4 级：4 级：显效，指症状完全或基本消失；3 级：有效，指症状有肯定进步或部分症状消失；2 级：稍有效，指症状略有减轻；1 级：无变化或恶化，指症状毫无减轻或恶化。

副反应也分 4 级：1 级：无，指没有副反应；2 级：轻，指有些副反应；3 级：中，指副反应明显影响病人功能；4 级：重，指发生了严重的甚至危及病人安全的副反应。疗效指数（EI）= 疗效分/副反应分。

表 11-5　临床疗效总评量表（CGI）

病情严重程度（SI）：
疗效总评（GI）：
疗效指数（EI）：　　　　　　疗效_____　　副反应_____　　疗效指数_____

六、副反应量表

副反应量表（treatment emergent symptom scale，TESS）（表 11-6）是 WHO 协作研究中经常使用的一种副作用量表。该量表由 34 项症状和实验室检查组成，共归纳为 6 组症状，依次为：行为的毒性反应、实验室检查、神经系统反应、自主神经系统症状、心血管反应、其他。TESS 基本上包括了精神药物所致的常见副作用，故适用于评定各种精神药物引起的副反应。

表 11-6 副反应量表记分单

注意：严重程度：0＝无　1＝可疑或极轻　2＝轻度　3＝中度　4＝重度
处理：0＝无　1＝加强观察　2＝预拮抗药　3＝减少剂量　4＝减少剂量并予拮抗药
5＝暂停治疗　6＝中止治疗

行为的毒性反应	严重程度	处理		严重程度	处理
1. 中毒性意识模糊	○	○	18. 便秘	○	○
2. 兴奋或激越	○	○	19. 唾液增多	○	○
3. 情感忧郁	○	○	20. 出汗	○	○
4. 活动增加	○	○	21. 恶心呕吐	○	○
5. 活动减退	○	○	22. 腹泻	○	○
6. 失眠	○	○	心血管系统		
7. 嗜睡	○	○	23. 血压降低	○	○
化验异常			24. 头昏和昏厥		
8. 血象异常	○	○	25. 心动过速		
9. 肝功能异常	○	○	26. 高血压		
10. 尿液异常	○	○	27. EKG 异常	○	○
神经系统			其他		
11. 肌强直	○	○	28. 皮肤症状	○	○
12. 震颤	○	○	29. 体重增加	○	○
13. 扭转性运动	○	○	30. 体重减轻	○	○
14. 静坐不能	○	○	31. 食欲缺乏或厌食	○	○
自主神经系统	○	○	32. 头痛	○	○
15. 口干	○	○	33. 迟发性运动障碍	○	○
16. 鼻塞	○	○	34. 其他	○	○
17. 视物模糊	○	○			

总评定（治疗前不必记录）

A. 与本项研究的其他病人相比他的治疗副反应的严重程度 0＝无，1＝轻，2＝中，3＝重，4＝不肯定。

B. 与本项研究的其他病人相比，病人诉述因副反应所引起的痛苦 0＝无，1＝轻，2＝中，3＝重，4＝不肯定。

精神科评定量表摘自：1. 何侥，张习远主编. 精神病防治学。天津：天津科学技术出版社，1994：482~502。2. 顾中范，王祖承主编. 精神医学进修讲座。上海：上海医科大学出版社，1999：43-51。

（魏祥品　汪业汉）

参 考 文 献

1. 许建平. 精神外科实践中的有关问题. 功能性和立体定向神经外科杂志, 1990, 3（2）：1-5.

2. 翟书涛. 精神外科的争论和展望. 功能性和立体定向神经外科杂志, 1990, 3（2）：36-40.

3. 全国精神外科协作组关于现代精神外科手术治疗的要求（草案）. 功能性和立体定向神经外科杂志, 1990, 3（2）：55-68.

4. 颜文伟. 精神外科及其适应症. 功能性和立体定向神经外科杂志, 1992, 5（3）：48-51.

5. 成良正. 精神外科的国内外近况. 功能性和立体定向神经外科杂志, 1992；5（2）：53-56.

6. 陈炳恒主编. 功能性及立体定向神经外科学. 呼和浩特：内蒙古人民出版社, 1989：470-485.

7. Kelly D, Richardson A, Mitchell-Heggs N, et al. Stereotactic limbic leucotomy：a preliminary report on forty patients. Br J Psychiatry, 1973, 123：141-148.

8. Jasper HH. A historical perspective：The rise and fall of prefrontal lobotomy. Adv Neurol, 1995, 66：97-114.

9. Bridges PK, Bartlett JR, Hale As, et al. Psychosurgery：Stereotactic subcaudate tractotomy-An indispensable treatment. Br J psychiatry, 1994, 165：1-18.

10. Malhi Gs, Bridges PK, Malizia AL. Neurosurgery for mental disorders：a clinical world wide perspective：past, present and future. Int J Psychiatry Clin Pract, 1997, 1：119-129.

11. Nuttin B, Wu H, Mayberg H, et al. Consensus on guidelines for stereotactic neurosurgery for psychiatric disorders. J Neurol Neurosurg Psychiatry, 2014, 85（9）：1003-1008.

12. Feldman RP, Goodrich JT. Psychosurgery：a historical overview. Neurosurgery, 2001, 48：647-649.

13. Manjila S, Rengachary S, Xavier AR, et al. Modern psychosurgery before Egas Moniz：a tribute to Gottlieb Burckhardt. Neurosurg Focus, 2008, 25：E9.

14. Berrios GE. The origins of psychosurgery：Shaw, Burckhardt and Moniz. Hist Psychiatry, 1997, 8：61-81.

15. Feldman RP, Alterman RL, Goodrich JT. Contemporary psychosurgery and a look to the future. J Neurosurg, 2001, 95：944-956.

16. Leiphart JW, Valone FH. Stereotactic lesions for the treatment of Psychiatric disorders. J Neurosurg, 2010, 113：1204-1211.

17. Holtzheimer PE, Mayberg HS. Deep Brain Stimulation for Treatment- Resistant Depression. Am J Psychiatry, 2010, 167：1437-1444.

18. Krack P, Hariz MI, Baunez C, et al. Deep brain stimulation：from neurology to psychiatry? Trends Neurosci, 2010, 33：474-484.

19. Patel SR, Simpson HB. Patient preferences for obsessive-compulsive Disorder treatment. J Clin Psychiatry, 2010, 71：1434-1439.

20. Steele JD, Christmas D, Eljamel MS, et al. Anterior cingulotomy for major depression：clinical outcome and relationship to lesion characteristics. Biol Psychiatry, 2008, 63：670-677.

21. Cosgrove GR. Surgery for psychiatric disorders. CNS Spectr, 2000, 5：43-52.

22. Greenberg BD, Askland KD, Carpenter LL. The evolution of deep brain stimulation for neuropsychiatric disorders. Front Biosci, 2008, 13：4638-4648.

23. Christmas DMB, Curran S, Matthews K, et al. Neurosurgery for mental disorder, vagus nerve stimulation, and deep brain stimulation［Internet］. Psychiatry, 2009, 8：139-143.

24. Dashti SR, Baharvahdat H, Spetzler RF, et al. Operative intracranial infection following craniotomy. Neurosurg Focus, 2008, 24：E10.

25. Binder DK, Iskandar BJ. Modern neurosurgery for psychiatric disorders. Neurosurgery, 2000. 47：3-9.

26. Liu W, Hao Q, Zhan S, et al. Long—term follow-up of MRI-guided bilateral anterior capsulotomy in patients with refractory schizophrenia. Stereotact Funk Neurosurg, 2014, 92（3）：145-152.

27. 张陈诚, 李殿友, 占世坤, 等. "立体定向神经外科技术治疗精神疾病专家共识"解读. 中华神经医学杂志, 2015, 14：109-111.

28. 郭烈美, 周洪语. 难治性强迫症的外科治疗. 中国神经精神疾病杂志, 2008, 34（12）：751-753.

29. 许大远, 占世坤, 李殿友, 等. 立体定向双侧内囊前肢毁损治疗难治性强迫症（五年随访研究）. 中华神经外科杂志,

2009，25（5）：446-448.

30. 孙发发，潘宜新，曹春燕，等. 双侧内囊前肢毁损术治疗难治性焦虑症. 中华神经医学杂志，2015，14（2）：112-115.

31. 胡辉华，常会民，魏跃红，等. 杏仁核三维重建技术对难治性精神分裂症患者术后多巴胺代谢变化的影响. 实用医学杂志，2014，30（1）：77-78.

32. 刘志强，古训瑚，徐丽君. 杏仁核在焦虑症中的作用研究进展. 实用医学杂志，2014，30（19）：3180-3182.

33. Kopell BH, Greenberg B, Rezai AR. Deep brain stimulation for Psychiatric disorders. J Clin Neurophysiol, 2004, 21：51-67.

34. Elger G, Hoppe C, Falkai P, et al. Vagus nerve stimulation is associated with mood improvements in epilepsy patients. Epilepsy Res, 2000, 42：203-210.

35. Harden CL, Pulver MC, Ravdin LD, et al. A Pilot Study of Mood in Epilepsy Patients Treated with Vagus Nerve Stimulation. Epilepsy Behav, 2000, 1：93-99.

36. Rush AJ, Marangell LB, Sackeim HA, et al. Vagus nerve stimulation for Treatment-resistant depression：a randomized, controlled acute phase trial. Biol Psychiatry, 2005, 58：347-354.

37. Rush AJ, Sackeim HA, Marangell LB, et al. Effects of 12 months of vagus nerve stimulation in treatment-resistant depression：a naturalistic study. Biol Psychiatry, 2005, 58：355-363.

38. Baker KB, Lee JYK, Mavinkurve G, et al. Somatotopic organization in the internal segment of the globus pallidus in Parkinson's disease. Exp Neurol, 2010, 222：219-225.

39. Hutchison WD, Allan RJ, Opitz H, et al. Neurophysiological identification of the subthalamic nucleus in surgery for Parkinson's disease. AnnNeurol, 1998, 44：622-628.

40. Scherrmann J, Hoppe C, Kral T, et al. Vagus Nerve Stimulation Clinical Experience in a Large Patient Series. J Clin Neurophysiol, 2001, 18：408-414.

41. Schlaepfer TE, Bewernick B, Kayser S, et al. Modulating Affect, Cognition and Behavior-Prospects of Deep Brain Stimulation for Treatment-Resistant Psychiatric Disorders. Front Integr Neurosci, 2011, 24：5-29.

42. Goodman WK, Foote KD, Greenberg BD, et al.：Deep brain stimulation for intractable obsessive compulsive disorder：pilot study using a blinded, staggered-onset design. Biol Psychiatry, 2010, 67：535-542.

43. Greenberg BD, Malone DA, Friehs GM, et al. Three-year outcomes in deep brain stimulation for highly resistant obsessive-compulsive disorder. Neuropsychopharmacology, 2006, 31：2384-2393.

44. Abelson JL, Curtis GC, Sagher O, et al. Deep brain stimulation for Refractory obsessive-compulsive disorder. Biol Psychiatry, 2005, 57：510-516.

45. Mallet L, Polosan M, Jaafari N, et al. Subthalamic Nucleus Stimulation In Severe Obsessive-Compulsive Disorder. N Engl J Med, 2008, 359：2121-2134.

46. Ewernick BH, Kayser S, Sturm V, et al. Long-term effects of nucleus accumbens deep brain stimulation in treatment-resistant depression：evidence for sustained efficacy. Neuropsychopharmacology, 2012, 37：1975-1985.

47. Malone DA, Dougherty DD, Rezai AR, et al. Deep Brain Stimulation of the Ventral Capsule/Ventral Striatum for Treatment-Resistant Depression. Biol Psychiatry, 2009, 65：267-275.

48. Zhou H, Xu J, Jiang J. Deep brain stimulation of nucleus accumbens on heroin-seeking behaviors：a case report. Biol Psychiatry, 2011, 69：e41-42.

49. Beekwilder JP, Beems T. Overview of the clinical applications of vagus nerve stimulation. J Clin Neurophysiol, 2010, 27：130-138.

50. Ben-Menachem E. Vagus nerve stimulation, side effects, and long-term safety. J Clin Neurophysiol, 2001, 18：415-418.

51. Handforth A, DeGiorgio CM, Schachter SC, et al. Vagus nerve stimulation therapy for partial-onset seizures：a randomized active-control trial. Neurology, 1998, 51：48-55.

52. Husain MM, Stegman D, Trevino K. Pregnancy and delivery while receiving vagus nerve stimulation for the treatment of major depression：a case report. Ann Gen Psychiatry, 2005, 4：16-21.

53. Ward HE, Hwynn N, Okun MS, et al. Update on deep brain stimulation for neuropsychiatric disorders. Neurobiology of Disease, 2010, 38：346-353.

54. Heimburger RF. An encounter with stereotactic brain surgery. Neurosurgery, 2005, 56：1364-1367.

55. Clement GT, Hynynen K：A non-invasive method for focusing ultrasound through the human skull. Phys Med Biol, 2002, 47：1219-1236.

56. Lévêque M, Carron R, Régis J：Radiosurgery for the Treatment of Psychiatric Disorders：A Review. World Neurosurg, 2013, 80：S32. e1-e9.

57. Kondziolka D, Hudak R：Management of obsessive-compulsive disorder- related skin picking with gamma knife radiosurgical anterior capsulotomies：a case report. J Clin Psychiatry, 2008, 69：1337-1340.

58. Lopes AC, Greenberg BD, Canteras MM, et al. Gamma Ventral Capsulotomy for Obsessive- Compulsive Disorder. JAMA Psychiatry, 2014, 71：1066.

59. Sheehan JP, Patterson G, Schlesinger D, Xu Z：Gamma Knife surgery anterior capsulotomy for severe and refractory obsessive- compulsive disorder. J Neurosurg, 2013, 119：1112-1118.

60. Main MK, Campos M, Sheth SA, Eskandar EN：Deep brain stimulation for obsessive-compulsive disorder：past, present, and future. Neurosurg Focus, 2010, 29：E10.

61. Jung HH, Kim SJ, Roh D, et al. Bilateral thermal capsulotomy with MR-guided focused ultrasound for patients with treatment-refractory obsessive-compulsive disorder：a proof-of-concept study. Mol Psychiatry, 2015, 25, 20：1205-1211.

62. Ruck C, Karisson A, Steele D, et al.：Capsulotomy for Obsessive- Compulsive Disorder. JAMA psychiatry, 2008, (4) 65：914-922.

63. Mindus P, Bergstrom K, Levander SE, et al. Magnetic resonance images related to clinical outcome after psychosurgical intervention in severe anxiety disorder. J Neurol Neurosurg Psychiatry, 1987, 50：1288-1293.

64. Lopes AC, Greenberg BD, Norén G, et al.：Treatment of resistant obsessive-compulsive disorder with ventral capsular/ventral striatal gamma capsulotomy：a pilot prospective study. J Neuropsychiatry Clin Neurosci, 2009 Nov 1, 21：381-392.

65. Gouvea F, Lopes A, Greenberg B, et al. Response to sham and active gamma ventral capsulotomy in otherwise intractable obsessive- compulsive disorder. Stereotact Funct Neurosurg, 2010, 88：177-182.

66. 何伋, 张习远, 主编. 精神病防治学. 天津：天津科学技术出版社, 1994：81-143, 338-369, 482-502.

67. 顾中范, 王祖承, 主编. 精神医学进修讲座. 上海：上海医科大学出版社, 1999：28-80, 91-157.

68. Valenstein ES. History of psychosurgery. In：Greenblatt SH Eds. The history of Neurosurgery. Park Ridge, AANS, 1997, 499-516.

69. Cosgrove GR. Ballantine HT. Cinculotomy in psychosurgery. In：Gildenberg PL, Tasker RP eds. Textbook of Stereotactic and Functional Neurosurgery. New York：McGraw-Hill, 1998, 1965-1970.

第十二章

药物依赖戒断外科治疗

一、药物成瘾的定义

药物成瘾（drug addiction/drug dependence）又称"药物依赖"，在我国俗称"吸毒"，是一种反复使用成瘾性药物而导致的慢性功能性脑病，表现为以戒断症状为主的躯体依赖（physiological dependence）和对成瘾性药物渴求为主的心理依赖（psychological dependence）。药物成瘾尚无统一的表述，目前主要包括以下几种定义：

1. 美国精神病协会（American Psychiatric Association，APA）出版的 DSM-V（The fifth edition of the Diagnostic and Statistical Manual of Mental Disorders）对药物成瘾的定义是：当个体持续应用某类药物而不顾及应用此类药物带来的后果时，即可诊断为药物成瘾。强迫而重复地应用药物导致躯体耐受，减少或停止应用时产生戒断症状。

2. 美国成瘾医学协会（American Society of Addiction Medicine，ASAM）对药物成瘾的定义是：药物成瘾是一种涉及脑内奖赏、动机、记忆等相关环路功能异常的慢性、反复发作性脑病。上述环路的功能异常引起个体特征性的生物、心理、精神及社会改变，表现为个体对成瘾性药物诱发奖赏的病理性渴求和寻求应用成瘾性药物带来的躯体、心理上的满足。

3. 世界卫生组织（World Health Organization，WHO）专家委员会对药物成瘾的定义是：药物与机体相互作用所造成的一种精神状态，有时也包括身体状态，表现为强迫性、连续性地定期应用成瘾性药物的行为及其他反应，以感知成瘾性药物的精神效应，或为避免由停止用药所导致的躯体不适。药物成瘾的核心特征是成瘾者明知自己的用药行为有害，但却无法自控。

上述的定义虽然有所差别，但不难发现其对药物成瘾核心特征的阐述是一致的，即成瘾者对成瘾性药物具有强烈的渴求，强迫性地使用药物而不顾及后果，对个人行为的控制能力显著降低，不能维持长期的戒断。

二、药物成瘾的自然进程

研究表明，大部分药物成瘾过程是一个不断恶化的、渐进性的循环过程，包括三个主要阶段，即：欣快期（binge/intoxication）、戒断期（withdrawal/negative affect）和渴求期（preoccupation/anticipation）。这三个阶段相互作用，联系逐渐紧密，最终导致病理状态即成瘾。

1. 成瘾往往起步于偶然的一次成瘾性药物的暴露，患者在首次接触时可能无明显的成瘾体验，如欣快感，而导致其使用的原因往往是出于好奇，这一阶段称为"偶发奖励-驱动"。

2. 首次使用后又多次接触成瘾性药物，患者逐渐形成用药后的欣快感，为了追求此种感觉导致反复使用。成瘾性药物的正性强化作用是导致患者此阶段行为的主要原因，这一阶段称为"稳定奖励-驱动"。

3. 在"奖励-驱动"的作用下，患者反复暴露后逐渐成瘾，随着神经适应性改变，导致耐受和用药量增加，成瘾药物的负性强化作用逐渐显现，如戒断反应的出现，主要表现为停药后的躯体、心理不适，患者既能感受到用药后的欣快感，同时也有明显的停药后戒断反应，逐渐演变成习惯性使用，这一阶段称为"习惯-驱动"。

4. 在"习惯-驱动"的作用下，成瘾性药物的欣快感逐渐降低或消失，而戒断反应占据主导，为了避免躯体不适的出现而强迫性使用毒品，在毒瘾发作时，不顾一切地想要获取毒品，形成对毒品的心理依赖，这一阶段称为"强迫-驱动"。从"偶发"到"习惯"，再到"强迫"，一定程度上反映了成瘾的进程，这一进程可能涉及了从腹侧纹状体（包括伏隔核）到背侧纹状体在成瘾不同阶段作用程度的神经生物学转变。

三、药物成瘾的相关假说

药物成瘾患者无法摆脱成瘾药物的使用行为，源于脑内多个神经环路在长期、重复毒品暴露后发生的病理性和神经可塑性改变，进而导致功能异常。现有研究提示，至少有 6 条通路或环路参与了成瘾的形成和维持：

1. 奖赏/强化（reward/saliency）环路　其关键的解剖结构是伏隔核（Nucleus Accumbens，NAc）和中脑腹侧被盖区（ventral tegmental area，VTA）。

2. 动机/驱动（motivation/drive）环路　其关键的解剖结构是眶额叶皮质（orbitofrontal cortex，OFC）、背侧纹状体、前扣带回皮质（anterior cingulate cortex，ACC）、运动皮层。

3. 执行功能/抑制性控制（executive function /inhibitory control）环路　其关键解剖结构是前额叶皮质（dlPFC）、眶额叶皮质（OFC）、额叶下部皮层和扣带回前部（ACC）。

4. 记忆/学习-条件性反射/习惯（memory/learning-conditioning/habits）环路　其关键解剖结构是杏仁核和海马。

5. 内感受（interoception）环路　其关键解剖结构是岛叶和 ACC。

6. 厌恶回避/应激反应（aversion avoidance/stress reactivity）环路其关键解剖结构是缰核（habenula）。

综上所述，成瘾可能是一种多个神经功能环路共同参与的结果，并在成瘾的不同的阶段各自发挥不同的作用，但其确切的机制尚有争论。

四、药物成瘾的病理生理学机制

药物成瘾的病理生理学机制非常复杂。不同种类的毒品具有不同的化学结构、作用位点和药理学效应，其共同特点是在奖赏和强化作用下导致药物滥用和成瘾。现在有足够的证据表明 NAc 和大脑皮层是产生阿片类药物强化作用最终的神经基础。中脑边缘叶多巴胺系统由中脑-前脑-锥体外系环路组成，其中 NAc 是这个环路的核心。与奖赏系统有关的神经核团包括中脑腹侧被盖区（Ventral Tegmental Area，VTA）、NAc、弓状核、杏仁核、蓝斑及导水管周围灰质等。

阿片类药物成瘾的主要机制是阿片类药物通过阿片受体作用于多巴胺能神经元，而其他独立的强化通路包括：①阿片类药物直接刺激多巴胺的释放，阻止多巴胺重吸收；②阿片类药物通过作用于 γ-氨基丁酸（GABA）能中间神经元上的 μ，δ 和 γ 受体来抑制 GABA 的活动，从而消除 GABA 对 VTA 的多巴胺能神经元的抑制作用，增加其多巴胺的释放；③阿片类药物直接刺激多巴胺的释放，后者激活相关神经元，导致欣快感产生。阿片类药物、阿片受体-多巴胺能神经元通路是一个特殊的环路，多巴胺参与奖赏过程。成瘾性药物的使用、多巴胺的释放、奖赏效应和觅药行为之间相互促进，阻断多巴胺受体能够减弱这种强化效应。在阿片类药物成瘾者中，脑内多巴胺水平提高且在较高水平上重新建立平衡，一旦停止毒品的摄入，多巴胺的含量就会逐渐下降，同时戒断症状和觅药行为就会出现。在多巴胺受体中，D$_2$ 受体在奖赏效应上发挥着特殊的作用。在去除了 D$_2$ 受体基因的阿片类药物成瘾的大鼠身上，觅药行为和条件性位置偏爱仍然存在，只是得到了抑制，这些结果都证实了多巴胺系统，在阿片类药物成瘾的心理依赖方面发挥着重要的作用。

大多数成瘾性药物的使用，都能够激活多巴胺的神经环路，包括 NAc 和大脑皮层，他们是奖赏系统的一部分，能产生奖赏和强化效应。可卡因和多巴胺转运体共同起作用，阻止多巴胺的重吸收，结果导致 NAc 神经元突触间隙的多巴胺含量增加。苯丙胺能特异性地促进单胺类神经递质的释放，也加速 NAc 神经元多巴胺的释放。因此，苯丙胺和可卡因具有相似的强化效应和精神刺激作用。动物实验表明，毁损 VTA、VTA 和前脑内侧束（Medial Forebrain Bundle，MFB）之间的神经通路、NAc 和前额皮质的神经通路的末端、腹侧苍白球的任何一部分细胞，都能显著降低成瘾性药物，特别是可卡因和苯丙胺的奖赏效应。长期使用成瘾性药物所致慢性效应的大脑环路（包括调节急性奖赏效应的环路、有关学习和记忆的环路）均参与了由药物所致愉快的奖赏刺激的处理和存储，这些大脑环路对药物成瘾的形成非常重要。PET 检查发现在海马、杏仁核及其他相关脑区，可见成瘾性药物诱发的改变，且与成瘾者对药物的渴求有关，与对药物的渴求有关的代谢变化，会出现在边缘系统及其相关脑皮质等部位。

五、药物成瘾的诊断

药物成瘾的诊断主要依据患者的病史。对于阿片类药物成瘾患者，吗啡尿检和纳洛酮催瘾试验是重要的辅助检查措施。常规的颅脑 MRI、脑电生理检查往往用于排除其他器质性疾病。PET/CT 检查也具有一定的提示意义，特异性不高。参考《药物成瘾外科治疗专家共识》和国际疾病分类（international classification of diseases，ICD-10 F11），患者阿片类药物成瘾的诊断需满足以下标准：

1. 对阿片类药物具有强烈的心理渴求和强迫性的觅药行为。
2. 对阿片类药物滥用的剂量及滥用行为从开始和结束难以控制。
3. 减少或停止阿片类药物滥用时出现生理性的戒断症状。
4. 对阿片类药物的耐受性增加，需使用高剂量的药物才能获得原来低剂量时的成瘾体验。
5. 因阿片类药物滥用而逐渐丧失原有的兴趣爱好，并影响到家庭和社会关系。
6. 不顾身体损害和社会危害，强迫性地滥用阿片类药物。

上述表现在既往 12 个月内发生或有 3 项以上表现即可诊断为阿片类药物成瘾。可以参照此标准诊断其他种类的药物成瘾。

临床上对疑似患者，首先询问其病史，了解精神活性药物的使用过程和使用方式，可以确定患者是否存在耐受性增加和戒断症状；然后询问其行为问题，如自身无法控制药物使用的次数和剂量，有无多次想戒断但欲罢不能等表现；最后询问其是否因为使用精神活性药物而影响了工作、学习和生活。对照上述标准和情况，不难做出药物成瘾的正确诊断。

第二节　药物成瘾立体定向毁损术

一、概述

立体定向技术从 20 世纪 50 年代后期应用于精神外科。20 世纪 60 年代有文章报道扣带回、下丘脑和额叶白质是阿片类药物和酒精成瘾的治疗靶点。印度学者 Kanaka 在 1978 年报道 73 例药物成瘾患者接受了立体定向毁损扣带回前部手术，其有效率达 60%~80%。俄罗斯人类脑研究所 Medvedev 等从 1998 年以来对 348 例药物成瘾患者行立体定向双侧扣带回切开术，其中 187 例完成了超过两年的随访，62% 的患者未复吸，13% 的患者明显减少了毒品摄入量，部分患者重新开始工作，仅有很少量的手术并发症发生。然而，缺少长期随访结果，这项研究的结论仅能应用于精神外科，而非药物成瘾领域。Medvedev 认为：立体定向双侧扣带回切开术，能够帮助成瘾者在面对毒品时做出正确的选择，是通过控制自身强迫性吸食行为来完成的。

20 世纪末，我国已有几所研究机构和临床医院，开始动物实验和零星实践。真正开展了立体定向手术毁损伏隔核，防止阿片类药物成瘾戒断后复吸的临床研究，始于 2000 年 7 月。第四军医大学唐都医院神经外科在动物实验的基础上，用毁损伏隔核方法降低成瘾者对毒品的心理渴求，防止戒断后复吸。成瘾药物种类主要为阿片、海洛因，其次为冰毒（甲基苯丙胺），摄入方式主要为烫吸和肌肉、静脉注射。

立体定向毁损术的靶点有伏隔核（NAc）、内囊前肢（anterior limb of the internal capsule，ALIC）、扣带回前部及杏仁核等。方法有单一靶点（NAc）毁损和多靶点（NAc、ALIC 等上述其他靶点）联合毁损。从理论上来讲，多靶点联合毁损的并发症风险较大。选择 NAc 作为主要毁损靶点的原因在于 NAc 在成瘾性疾病形成机制中起重要作用。另外，其体积较大，位置明确，立体定向手术干预相对安全（图 12-1、图 12-2）。

NAc 位于尾状核、壳核、内囊前肢的腹侧和钩束形成的薄板之间，是腹侧纹状体的重要组成部分。其内侧靠近隔区，外侧是外囊。前方与嗅前核相连，后续终纹床核和下丘脑，腹侧由内向外依次排列嗅皮质、内侧眶回、横向眶回和外侧眶回，前连合纤维穿过 NAc 上部。NAc 主要接受来自前额叶、边缘系统和中脑腹侧被盖区的投射，包括来自眶额皮质、扣带回、前额背外侧皮质、杏仁核、海马的谷氨酸能投射和下丘脑的投射纤维，以及来自腹侧被盖区的多巴胺能投射纤维。NAc 的主要传出纤维是 γ-氨基丁酸能，投射至腹侧苍白球。NAc 在奖赏环路中具有重要地位。该环路的主体由中脑腹侧被盖区、NAc、前额叶皮质组成，参与成瘾物质刺激后奖赏特征值的评估、动机形成、成瘾物质的强化作用和奖赏效应。海马、杏仁核参与刺激-奖赏相关的联合型学习、记忆、情感过程。眶额皮质、前额背外侧皮质参与刺激奖赏值编码、动机形成、信息整合和行为驱动。前额叶皮质、扣带回参与认知记忆和行为控制。长期使用成瘾物质，上述脑区发生功能上和结构上的适应性变化，导致成瘾性疾病，并产生强迫性思维及行为。

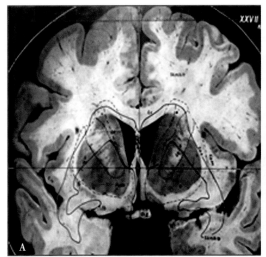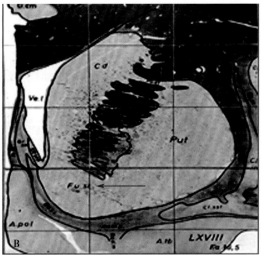

图 12-1　人脑冠状位断层解剖图谱（红色箭头所指为伏隔核）

A. MRI 冠状位伏隔核位置；B. 伏隔核 MRI 冠状位放大图

（引自《人脑立体定向图谱》Thieme Stuttgart，New York. 1977）

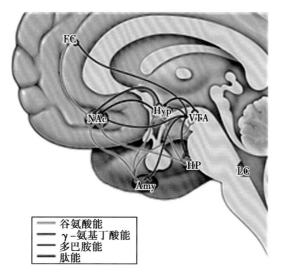

图 12-2 成瘾的神经环路

（引自《哈里森内科学》第 18 版）

NAc 伏隔核，Amy 杏仁核，FC 额叶，Hyp 下丘脑，VTA 腹侧被盖区，HP 海马，LC 蓝斑

二、手术适应证及禁忌证

（一）手术适应证

1. 根据《国际疾病分类》第 10 次修订本（ICD-10）或《中国精神疾病分类方案与诊断标准》第二版修订本（CCMD-Ⅱ-R）诊断为药物成瘾。

2. 经各种途径应用毒品每日超过 400mg 以上，时间超过 3 年，经系统戒毒 3 次以上的吸毒者。

3. 患者年龄介于 18 岁和 70 岁之间。

4. 患者及其家属志愿接受手术治疗，并承诺遵守治疗要求。

5. 已完成生理脱毒，未使用任何毒品或替代品至少 7~10 天，急性戒断症状消失，尿检和纳洛酮催瘾试验（针对阿片类药物成瘾者）均为阴性。

（二）手术禁忌证

1. 患者对成瘾性脑疾病主观认识不足，不愿意主动戒除毒品，迫于社会、家庭压力而要求手术戒毒者。

2. 具有如严重的心、肺、肝、肾等脏器功能不全或衰竭，凝血功能障碍等。

3. 患者具有明显的精神障碍、人格障碍和社会功能缺陷，且符合 CCMD-Ⅱ-R 的标准。

4. 患有严重的传染性疾病，如艾滋病、梅毒及重症病毒性肝炎。

5. 具有明显的学习障碍或者伴随的神经系统退行性病变。

三、术前准备

（一）尿检与催瘾试验

患者尿检及纳洛酮催瘾试验（针对阿片类药物如海洛因成瘾者）均阴性后方能收住入院。尿检阳性或稽延性戒断症状严重者，不能进行纳洛酮催瘾试验，亦不建议收住外科病房。

海洛因成瘾者行吗啡尿检试验，采用上海凯创生物技术有限公司生产的吗啡检测试剂盒（胶体金法）进行检测，结果分为阴性、弱阳性、阳性。尿检板由左侧的结果判读区和右侧的尿液标本加注区"S"（sample）组成。在判读区从左至右有字母"C"和"T"，分别代表对照（control）和测试（test）。阴性定义为："C"线和"T"线清晰的存在，代表体内无阿片类物质。弱阳性定义为："C"线清晰存在，但"T"线颜色较淡、若隐若现，代表在过去 2 周内可能接触过阿片类物质、体内尚有残余、未完全代谢干净，或者代表可能其他药物的干扰；出现弱阳性时应嘱受试者一段时间（1周）后复检，直至阴性才能纳入。阳性定义为："C"线清晰存在，但"T"线空白、不可见，代表过去2周内肯定接触过阿片类物质。

吗啡尿检阴性后，进一步行纳洛酮催瘾试验。让受试者处于安静的环境，准备必要的急救设备，如氧气、面罩、急救药品等，特别应准备盐酸二氢埃托啡、盐酸吗啡、盐酸哌替啶或美沙酮片以缓解可能出现的严重不良反应。试验前向患者及其家属交代试验的目的、意义、可能的身体不适及风险，以获得患者真实的反馈，解除其疑虑和恐惧心理。给予患者静脉注射盐酸纳洛酮0.4mg后，密切观察其反应30分钟，如无不良反应，继续给予0.4mg，密切观察1小时内反应。结果分为阴性、阳性。阴性定义为：无躯体不适感、无反应。阳性定义为：类似于毒品急性戒断时的反应，常见的包括心慌、打哈欠、流鼻涕、流眼泪、皮肤竖毛肌收缩、烦躁、焦虑、不安、出汗及瞳孔变大等，严重的出现皮肤潮红、呼吸困难等。依据反应的程度，阳性反应又可分为阳性能耐受和阳性不能耐受，需要给予药物进行对症处理。

只有吗啡尿检试验和纳洛酮催瘾试验均为阴性时，才能纳入手术。出现吗啡尿检和纳洛酮催瘾结果不一致时，嘱受试者一段时间后复检，直至两者均为阴性才能纳入。

冰毒成瘾者行冰毒尿检试验，采用上海凯创生物技术有限公司生产的甲基安非他明检测试剂盒（胶体金法）进行检测，结果判读（同上述）。结果阴性后即可纳入手术。

（二）术前检查

1. 体格检查 营养状况，皮肤有无注射痕迹或瘢痕，有无流泪或流涕，鼻腔和口腔有无溃疡或感染，心脏有无杂音，肺部有无感染体征，肝脏情况以及有无周围神经损伤表现等。

2. 实验室检查 三大常规，肝肾功能，电解质和血糖，凝血系列，免疫组化（艾滋病病毒、梅毒抗体等），肝炎系列。

3. 心电图、胸片、腹部超声检查。颅脑CT、MRI和腹部CT检查。

（三）术前评估

1. 基本信息的采集 包括患者的毒品滥用史、毒品种类、毒品剂量、戒毒治疗史、身高、体重及其他健康状况指标。

2. 精神状态评估 患者在药物滥用前后往往存在心理和人格方面的问题。吸食毒品前不良的精神状况和人格异常，是吸食毒品的常见原因。吸食毒品后，由于接触毒品本身所导致的一系列问题，进一步恶化了其精神和人格状况，这些又可能成为药物戒断后复吸的重要原因。因此，要在手术前后认真全面地对患者进行精神状态的评估。根据实际情况，选择以下1~2项进行测评：

（1）成瘾严重程度的评估：阿片成瘾严重程度量表（Opiate Addiction Severity Inventory，OASI），阿片戒断症状评价量表（Opiate Withdrawal Scale，OWS），毒品渴求程度的VAS评分。

（2）总体精神状态的评估：症状自评量表（Symptom Checklist-90，SCL-90）。

（3）神经精神功能的评估：①人格部分：明尼苏达多项人格调查表（Minnesota multiphasic personality inventory，MMPI），艾森克人格问卷（Eysenck personality questionnaire，EPQ），卡特尔16种个性因素测验（Cattell 16 personality factor questionnaire，16PF）；②情感部分：贝克焦虑量表（Beck anxiety inventory，BAI），贝克抑郁量表（Beck depression inventory，BDI），汉密尔顿焦虑量表（Hamilton anxiety scale，HAMA），汉密尔顿抑郁量表（Hamilton depression scale，HAMD）；③认知部分：中国修订韦氏成人智力量表（Wechsler adult intelligence scale-revised by China，WAIS-RC），中国修订瑞文标准推理测验（Raven standard progressive matrices test-revised by China，RSPM-RC），中国修订韦氏记忆量表（Wechsler memory scale-revised by China，WMS-RC），临床记忆量表（clinical memory scale，CMS）；④耶鲁-布朗强迫量表（Yale-Brown obsessive compulsive scale，Y-BOCS）。

（4）生活质量和社会功能的评估：健康调查简表（medical outcomes study 36-item short-form health survey，SF-36），药物成瘾生活质量量表（quality of life scale for drug addicts，QOL-DA），世界卫生组织生存质量测定量表简表（WHOQOL-BREF）。

精神心理测评由专业的心理医师进行，尽可能翔实、客观地反映受试者的精神心理状态。

（四）常规术前准备

1. 术前 12 小时禁食，4 小时禁水。

2. 术当日晨剃头。

3. 青霉素或头孢类抗生素过敏史者，一般采用注射用头孢曲松钠皮试。

四、体位与麻醉

取仰卧位，上半身抬高 5°～10°。气管插管，静吸复合全身麻醉。

五、手术步骤

1. 病人入手术室，在消毒、局麻下安装立体定位框架，一般进行 MRI 定位扫描，层厚 2mm，无间距，T_1 加权相及质子相获取轴位、冠状位及矢状位图像。将定位图像输入计算机工作站，用计算机治疗计划系统获取毁损靶点坐标值。确定靶点坐标值，观察是否与立体定向图谱吻合。此时将病人送入手术室。

2. 病人进入手术室，平卧位。气管插管，静吸复合全身麻醉，钻孔点选在眉间后 9～11cm，中线旁开 2.5～3cm。手术切口为双额顶部直切口，长 3～3.5cm，若行伏核和扣带回毁损术，切口应偏前内方；若为杏仁核毁损术，钻孔点偏后外方。

3. 靶点 常选择伏隔核（NAc），坐标位置：X = 9mm，Y = 17mm（AC 点前 6mm），Z = −5mm。破坏范围 8mm×6mm×6mm（图 12-3）；双侧内囊前肢（ALIC），坐标位置 X = 15～19mm，Y = 24～25mm，Z = 0～9mm，破坏范围 10mm×10mm×12mm（图 12-4）；扣带回坐标位置：X = 中线旁开 5mm（2～15mm 之间），Y = 侧脑室前角后 10～20mm 间，Z = 侧脑室上 7mm（2～15mm 之间），破坏范围 12mm×10mm×10mm（图 12-5）。

4. 当脑内靶点确定后，全麻后、手术野皮肤消毒、铺巾、切开皮肤（双侧额部直切口，一般在眉间后 10～12cm，中线旁开 2.5cm，不同靶点稍有差距）、钻孔、切开硬膜，使用定向仪导向装置，将毁损电极送入靶点，温控射频热凝毁损，温度 65～75℃ 之间，时间 60～100 秒。毁损结束，拆除定向仪，缝合头皮，手术结束。

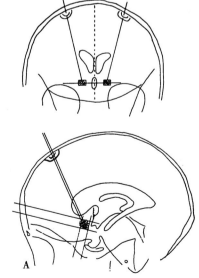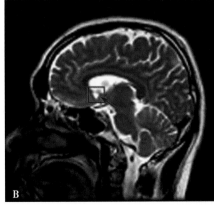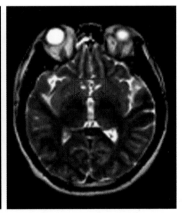

图 12-3 伏隔核（NAs）毁损示意图（A）及药物成瘾患者毁损术后
5 年复查的颅脑 MRI（双侧 NAc 毁损灶，红色箭头所指）（B）

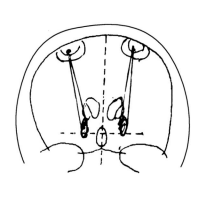

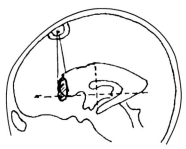

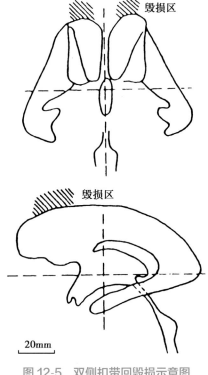

图 12-4　双侧内囊前肢毁损示意图　　　　图 12-5　双侧扣带回毁损示意图

六、术中及术后注意事项

（一）术中注意事项

1. 戒毒选用毁损靶点大多数属于边缘系统，多数靶点在电刺激时可观察到自主神经系统变化，主要表现为呼吸节律、频率、脉搏及前臂血流量变化等，通过这些电生理技术来帮助确定靶点，增加靶点精确性。同时注意到毁损核（团）带来的危险性和并发症。

2. 两名手术医师交叉核对靶点各坐标值准确无误。

（二）术后注意事项

1. 继续使用脱毒药物治疗，为了防止复吸，可短期内使用纳曲酮等。

2. 按开颅手术后常规处理，应用抗生素，观察生命体征变化。

3. NAc 毁损术后注意有无中枢性发热，此发热与感染无关；双侧扣带回毁损术后，注意有无扣带回综合征出现，如高热、拒食或无动性缄默症。若发生要及时对症处理。

4. 术后出现暂性尿失禁，给予指导、定时排尿，保持局部干燥。

5. 在脱毒治疗的基础上，针对稽延性症状应用相应药物。

6. 帮助患者树立彻底摆脱毒品的信心及决心，克服自卑、焦虑、抑郁等情绪。

7. 术后 1 周复查颅脑 CT，大致了解毁损靶点的位置；术后 6 个月到 1 年复查颅脑 MRI 薄层扫描，进一步确认毁损靶点的位置。

8. 术后 2 周、1 个月、3 个月、6 个月、1 年随访。定期检测血、尿阿片类毒品代谢产物，观察疗效。还要进行手术后效果评价：①良好：术后超过 12 个月未使用任何毒品或替代品；②改善：术后 6～12 个月未使用任何毒品或替代品；③无效：术后 6 个月内使用过任何毒品或替代品。

七、手术主要并发症及术后处理

1. 非特异性并发症　包括发热、感染、头痛、癫痫和尿失禁等，非特异性并发症的发生率为 9.0%。这些并发症通常是短暂而轻微的，适当处理即可消失。

2. 特异性并发症　即与靶点功能密切相关的并发症，主要包括人格改变、淡漠、注意力不集中、记忆力减退、动机减弱、兴趣改变、情感障碍、嗅觉减退、性欲异常等，特异性并发症的发生率为7.4%。部分并发症可予以药物治疗，大多数在一段时间后逐渐恢复。若性欲亢进，给予心理治疗，体育锻炼，夫妻暂时分居，减少性刺激，严重者可选用镇静类药物或性激素治疗。我们严格纳入手术病例，术后未出现类似急性戒断症状的反应。

八、评价

目前，应用立体定向毁损术治疗药物依赖还处于探索阶段。虽然有前人的一些成功经验，但由于药物依赖的形成机制非常复杂，其本质尚不清楚，加之存在社会伦理学的因素，我们必须科学地对待手术戒毒治疗。立体定向毁损术用于防止药物成瘾戒断后复吸的疗效，好于以往非手术治疗方法，其最终目的是促使成瘾者回归社会。WHOQOL-BREF 评分保持操守者显著高于复吸者，说明术后患者的生存质量显著提高。手术对患者的智力和记忆水平无明显不良影响，部分功能较术前有所改善；对患者的人格特征总体影响不显著。但是，对其中的部分个性特征如独立性、敢为性、忧虑性、怀疑性等构成一定影响。少数患者术后出现与核团相关的特异性并发症，包括注意力减退、短时记忆受损、尿失禁及性欲改变等，一般在术后半年内逐渐恢复。

随着对药物依赖形成的神经解剖学、神经药理学及神经生物机制的广泛深入研究，特别在药物依赖的神经解剖学方面的突破，发现伏隔核在参与药物依赖的众多神经核团中起着关键作用。伏隔核在摄食、性、奖赏和自我给药行为起重要作用，是把情绪动机转化为运动和活动的神经界面，是边缘运动的接口，是众多神经核（团）和神经纤维投射的汇集点，是成瘾性药物奖赏性效应的最后通路，是毒品精神依赖的神经解剖学基础。通过立体定向毁损伏隔核，切断与致成瘾关系密切的神经核（团）联系，治疗药物依赖，可为戒毒提供了一个新的治疗手段，但有待进一步总结探讨。第四军医大学唐都医院对272 名接受伏隔核毁损术患者，术后 1 年期随访结果显示操守率为 69.5%，短期疗效显著；不良反应包括轻度的人格改变和情感淡漠等。我们医务工作者要明白，戒毒治疗是一个系统工程，必须采用综合治疗办法，各方面协作和配合，特别是手术戒毒治疗回归社会后，积极运用"治疗在社区"才能取得良好的效果。禁绝毒品，功在当代，利在千秋。

【附】 术前脱毒方法

1. 自然脱毒法　如果用毒品（阿片类，如海洛因、哌替啶等）剂量不大，或用毒时间短或用毒次数少者可用自然脱毒，即阻断再用毒，让毒品在人体内自然排除，5~7 天可基本脱毒，即身体方面的戒断症状消失。

2. 美沙酮（methadone）替代法　用毒品量大者则难以接受自然脱毒，甚至出现很严重的戒断症状，此种情况时则不宜直接脱毒，须用替代疗法。美沙酮也具有成瘾性，也是一种毒品，其毒性相对较小，可用于替代海洛因以及吗啡、阿片、哌替啶、二氢埃托啡等依赖。初始量须参考成瘾者用毒量、毒品的纯度、用毒方式以及体重、身体状况。

一般中低量烫吸者，以美沙酮 10~20mg/d，大量者（>2g/d）则以 20~30mg/d 开始；静脉注射毒品在 1g/d 以上者，以 30~40mg/d 开始。以上剂量分早晚 2 次用。首次用量后应密切观察戒断症状情况、瞳孔变化、身体情况、意识等。如用药后 1 个小时左右仍未能有效减轻戒断症状，表示用量不够，下次用量可增加 5~10mg/d；如用药后出现欣快、话多、出汗或安静、睡眠甚至瞳孔缩小、呼吸变慢、心率变慢则表明用量过大，应间隔较长时间后才能再用，次日用量应减少 5~10mg。一般规定在 2~3 周内逐渐减量到停用。先快减后慢减，戒断症状基本控制稳定后，以每日 20% 的幅度减量，减到每天10mg 时，放慢减量，每 1~3 天减少 1mg 左右。按照我们手术治疗的体会，每日用量在 30mg 或以下者，做立体定向手术是较安全的，日量在 40mg 以上时手术术后较易出现心率或呼吸变慢的倾向。手术当天最好不用，必要时可用哌替啶。

3. 其他脱毒方法　可乐定（clonidine）又称可乐宁或苯胺咪唑啉，为一种降压药，是 α_2 肾上腺素受体激动剂，可抑制蓝斑核和中枢神经系统交感能神经元活性，从而控制阿片戒断期的自主神经症状与情绪变化起到戒毒作用。此外，还降低外周交感神经能活性，使周围血管阻力降低，产生降血压和减慢心率的作用。口服后 30~60 分钟发生药效，2~4 小时可达血液峰值，持续作用 8 小时，半衰期为 6~23 小时，适应于阿片类药物依赖者，不适用于老年体弱、心脑血管病、肝肾功能障碍者。一般日用量在 1.2~1.5mg，分 3 次服用，从第 5 天起开始逐日递减 20%，第 11~12 日停止给药。

4. 全麻辅助快速阿片类脱毒　全麻辅助快速阿片类脱毒法（anesthesia-assisted opioids detoxification，AAOD）指在全身麻醉下，在短期内给予阿片成瘾者大剂量阿片受体拮抗剂，使之在无意识状态下快速（4~6 小时）、平稳、无痛苦地度过脱毒期，从而避免或减轻清醒时难以忍受的戒断症状。治疗应在外科手术室进行，患者更衣，常规术前准备，排除心、肺、肝、肾．脑功能不全，留置导尿管及胃管。麻醉采用异丙酚诱导，气管插管、呼吸机辅助呼吸，然后给予异丙酚泵静脉维持麻醉，配合使用肌松剂。麻醉显效后，分次给予纳洛酮静脉推注（0.8~20.0mg）。麻醉苏醒前拔除尿管、胃管及气管插管，生命体征平稳后移入监护病房，在监护病房监护 24 小时，评定戒断症状。AAOD 过程中往往伴随交感神经兴奋症状，为避免脱毒过程中发生严重的自主神经功能紊乱，可在脱毒过程中使用 α_2 受体激动剂。大量临床实验结果表明，使用脱毒前口服可乐定或在脱毒过程中静注可乐定，可维持患者脱毒过程中和结束后自主神经功能稳定。为预防消化道溃疡的形成，可在麻醉诱导前或脱毒过程中给予 H_2 受体拮抗剂雷尼替丁或法莫替丁静脉滴注。脱毒过程中可能出现各种并发症，如心动过缓，需及时给予阿托品；血压过低时给予升压药；脱毒结束后如出现腹泻、呕吐、胃及肌肉疼痛可适当给予甲氧氯普胺、双氯芬酸钠等。

脱毒过程中可能出现各种器官功能的改变。Hensel 建议，治疗时必须由有经验的医师实施，从始至终监测重要器官的功能，包括心率、血压、血氧、体温、中心静脉压、血电解质、pH 值等。另外，必须监测尿量、胃管引流量。因治疗前禁食、禁水而且治疗中大量消化液引流出体外，有可能发生水电解质紊乱，所以，应根据监测的数据合理补液。

第三节　药物成瘾的脑深部电刺激术（DBS）治疗

一、概述

脑深部电刺激术（DBS）是近年来功能神经外科发展起来的新技术，已成功应用于运动障碍性疾病如帕金森病、精神障碍性疾病如强迫症等疾病的治疗。虽然目前 DBS 的作用机制尚不明确，但越来越多的观点认为，高频电刺激的效果与毁损术相似。因此，DBS 也被尝试应用于其他疾病的治疗，如药物成瘾性脑病、神经性厌食症、抽动-秽语综合征、植物人唤醒、阿尔茨海默病等。

近年来的动物实验研究，初步探讨了 DBS 在药物成瘾性疾病治疗中的作用。Vassoler 等指出，电刺激 NAc、壳部能显著减弱大鼠的可卡因复燃。Liu 等的研究提示，NAc-DBS 通过阻断大鼠吗啡条件性位置偏爱来减弱其强化作用。Knapp 等发现 NAc-DBS 能够降低嗜酒大鼠酒精消耗量，关机后则不起作用。同样的是，Henderson 等也发现 NAc-DBS 之后，大鼠酒精总的摄入量显著降低。Levy 等报道了内侧前额叶皮质（medial prefrontal cortex，mPFC）电刺激能减少可卡因的使用。Friedman 观察到电刺激外侧缰核后，药物成瘾动物自我给药与消退训练时，可卡因摄取行为均减少。也有文章提及 DBS 能增强受刺激核团内神经元的活性，并且电刺激 NAc 壳部或核心部能增强 c-fos 免疫反应，后者是神经元活化的标志。同时，电刺激 NAc 壳部，会对所在的神经环路产生复杂的影响，可卡因自身给药导致了皮质-伏隔核环路的异常活动，使其正常化是 NAc-DBS 的主要作用。上述研究提示，NAc-DBS 能显著减少成瘾模型动物对药物成瘾物质的摄取和渴求，这为难治性药物成瘾的治疗提供了新的希望。

2007 年，Kuhn 等报道了 1 例严重焦虑症伴惊恐发作的患者，接受 NAc-DBS 治疗，术后这位曾经依赖酒精自我缓解焦虑的患者，在没有进一步的帮助和干预下，终止了饮酒。因此，意外地发现了 DBS

可能对药物成瘾治疗有效，而对焦虑症没有明显效果。结合这一偶然的发现，Kuhn 等回顾了 NAc-DBS 治疗强迫症、焦虑症、抽动-秽语综合征及其伴随的吸烟习惯的患者资料，10 例患者中有 3 例术后在没有其他额外治疗的干预下永久停止了吸烟，其戒烟率明显高于普通吸烟人群自然戒烟率 9% 这个数值。这为 NAc-DBS 可能抑制成瘾性行为的假说，提供了强有力的支持。Muller 等开始了一项初步研究，5 例严重酒精成瘾的受试者接受了双侧 NAc-DBS 治疗，全部受试者术后对酒精的渴求得到了持久而完全的缓解，其中 2 例受试者术后超过 4 年仍没有饮酒，3 例受试者在饮酒天数和饮酒量上得到了明显控制，除了 1 例患者术后出现短期的轻躁狂症状后，经程控调整刺激参数好转外，其他患者均未出现副作用。也有研究者报道了 2 例海洛因成瘾患者受益于 NAc-DBS 治疗的病例，1 例男性患者"开机"后超过 6 年保持操守，甚至在术后 2.5 年神经刺激器关机和颅内电极拔除后仍没有复吸；另 1 例患者在除了长达 14 天的复吸外超过 6 月未再使用海洛因。唐都医院神经外科在动物实验和临床上，于 2011 年开展了 NAc-DBS 防复吸的临床研究。

临床上，NAc 是被推荐的治疗药物成瘾性疾病防复吸的主要靶点。目前，NAc-DBS 用于防复吸的临床研究以个案报道为主。

二、手术适应证及禁忌证

同本章药物依赖立体定向毁损术"手术适应证、禁忌证"。另外，有严重脑萎缩、脑器质性疾病者、不能配合术后长期随访和"程控"者，也属于禁忌证。

三、术前准备

同本章第二节药物成瘾立体定向毁损术"三、术前准备"。因 DBS 手术目前处于临床研究阶段，术前评估要求尽可能详细、准确，同时要求记录患者日记。

四、体位与麻醉

仰卧位，上半身抬高 5°~10°；脉冲发生器植入阶段，拆除立体定向框架，仰卧位，头偏向手术对侧，手术侧胸部垫高，便于建立皮下隧道。气管插管，静吸复合全身麻醉。

五、手术步骤

1. 术前颅脑 MRI 扫描，图像选择与传输依照手术计划系统（Surgiplan），靶点一般选择 NAc，坐标值确定后双侧头皮切口位置、钻孔点以及电极的植入路径和入颅点等基本同"本章第二节药物成瘾立体定向毁损术中的手术步骤"。

2. 双侧 NAc 是药物成瘾主要的 DBS 靶点，也可同时选择双侧 NAc 与双侧 ALIC 电刺激。NAc 坐标值：X＝9mm，Y＝17mm（AC 点前 6mm），Z＝−5mm，破坏范围 8mm×6mm×6mm（图 12-3 A）。双侧内囊前肢（ALIC）背外侧入点坐标值的范围为：X＝15~19mm，Y＝24~25mm，Z＝0~9mm（图 12-4）。

3. 为了保证每一侧植入至 NAc 准确，电极尽量贯穿整个 ALIC，并沿 ALIC 中央走行，在手术计划系统中做好手术入径轨迹，在冠状位上将 ALIC 背外侧入点确定好，向外延伸至颅骨即为手术钻孔位置，前后角与左右角度（图 12-6）。

摆好体位，常规消毒后，将弧弓的坐标值和角度值调好，利用导向器和穿刺套管针无菌标记出双侧头皮入点（一般在眉间中点向后 10cm，中线旁开 5cm），以此点为中心划出半圆形切口，每侧长约 8cm。弧形切开头皮翻向额底侧，用 14mm 钻头钻孔，切开硬脑膜，按设计的路径植入刺激电极，测试阻抗并固定电极。双侧电极均植入后将电极末端保护，向拟植入脉冲发生（神经刺激）器同侧耳后建立皮下隧道，将双侧电极颅外端穿出耳后上方头皮并固定，将穿出点作为耳后上部切口的上端。

4. 脉冲发生器植入阶段　卸除立体定向头架后，重新摆好患者体位。头颈和胸部常规消毒铺巾，切开同侧耳后上方头皮，长约 4cm，切开同侧锁骨下胸部皮肤长约 6cm，为横切口造一皮囊，通过建立皮下隧道分别连接双侧电极和延伸导线，最后连于脉冲发生器（IPG）。测试阻抗完好后，各切口逐层缝合，消毒包扎，手术完毕。

5. 电极类型选择　供参考：①推荐使用特制电极：触点数量 4 个，触点长度 3.0mm，触点间距由远端至近端分别为 2mm、4mm 和 4mm，总长度为 22.5mm，使其远端触点位于 NAc 内，近端触点位于 ALIC 腹侧部，可以同时刺激 NAc 和 ALIC，提高治疗效果（图 12-7）；②也可采用的电极类型包括：Medtronic 3387 或 3387s，品驰 L302。触点数量 4 个，触点长度 1.5mm，触点间距 1.0mm。可用于单核（团），如 NAc 核（团）。

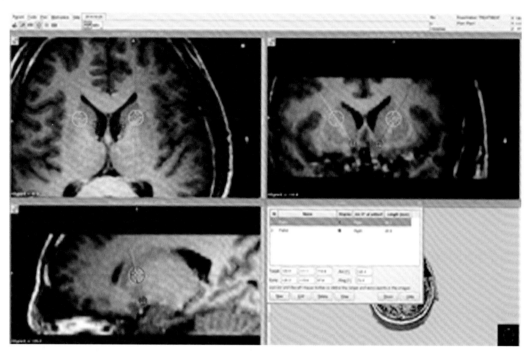

图 12-6　立体定向手术计划系统设计双侧电极路径

保证电极远端触点位于 NAc 内，电极贯穿整个 ALIC

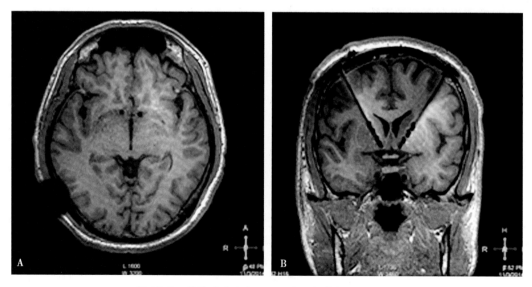

图 12-7　药物成瘾患者 DBS 术后复查的颅脑 MRI

A. MRI 轴位植入电极位于腹隔核；B. MRI 冠状位植入电极位于内囊前肢。

轴位和冠状位图像可见双侧电极位于 NAc 和 ALIC 内

六、术中及术后注意事项

（一）术中注意事项

1. 同第七章第四节帕金森病的脑深部电刺激治疗；同本章第二节药物成瘾立体定向毁损术的"术中注意事项"。

2. 植入电极进行电信号记录时，尽量减少脑脊液流失。抽出电极内芯和套管时，无论有无固定装置，均应仔细检查电极是否出现纵向移位。

3. 头部、耳后上方的刺激电极、延伸导线应埋置在帽状腱膜下，二者的接头植于在耳后人造颅骨骨槽内，严密缝合肌肉和筋膜，防止头皮破溃、装置外露。

（二）术后注意事项

1. 同第七章第四节帕金森病的脑深部电刺激治疗；同本章第二节药物成瘾立体定向毁损术的"术后注意事项"。

2. 建议适当延长预防用抗生素，使用时间至术后 3 日。

3. 术后复查颅脑 MRI，了解电极位置，指导"程控"。

4. 鉴于患者对毒品渴求程度的变化，主要是一种心理感觉，首次程控建立后，7 日内每天调整刺激参数，观察患者对于电刺激是否有反应以及反应的程度，以获得患者相对客观的治疗反馈的程控模式。一般采用单负、双负或双极刺激等多种组合方式，选择高频率、高脉宽，逐步调整电压至稳定状态。确定患者的最佳刺激参数后，进行长期治疗和随访，观察记录患者的疗效和副作用。

5. 告知患者及其家属，植入神经刺激系统后的日常生活注意事项，如何避免接触高场强的磁场，避免采用特殊超声、单极电凝止血、除颤仪及心脏起搏器等特殊诊断和治疗方法，如需行 MRI 扫描，应与手术医院联系。

七、手术主要并发症及术后处理

基本同本章第二节药物成瘾立体定向毁损术的"手术主要并发症及术后处理"。

1. 药物成瘾的 DBS 植入手术极少发生颅内感染，若发生建议拔除颅内电极。而切口感染给予抗感染治疗，经久不愈者，建议取出感染部位的刺激装置。

2. 植入物有排斥反应表现为伤口愈合困难、皮肤破溃致装置外露或伤口愈合一段时间后再次破溃等，建议一次性取出全套刺激系统。

3. 凡与 DBS 程控参数相关的不良反应，包括患者出现情绪、精力、睡眠等不适或记忆力减退、性欲增强、感觉异常、轻躁狂、易激惹等症状，首先对症处理，可调节刺激参数或停止刺激来观察和治疗，一般可消失。

八、评价

目前，对药物依赖的形成机制有了一些认识，距离了解还相差甚远。仅就神经解剖学相关的神经核团来说，这些神经核（团）之间的内在联系所知甚少，很难确定哪个部位比另一部位更加重要，这就需要进一步对灵长类动物的伏隔核、中脑腹侧被盖区、杏仁体等，神经解剖、神经生理、神经生物、神经递质、受体基因等，分子生物学方面及药物依赖形成过程中的变化深入研究。与药物依赖相关的神经核（团）均系功能性失调，且多数核（团）维系着人类的精神调节与学习、记忆、动机、意志等心理行为密切相关，只有不断探索药物依赖的神经生物机制，才能为手术治疗提供形态学、生物学理论依据。

目前，国内外某些单位的动物实验或志愿者，经实验治疗追踪观察，尚未有造成严重合并症的报道。国内唐都医院已开展了 NAc-DBS 防复吸的临床研究，已纳入 10 例受试者，初步疗效显著。10 例中 8 例未复吸，1 例复吸，1 例失访，最长的 1 例已随访保持操守 4 年。立体定向 DBS 手术，用于防止药物成瘾戒断后复吸的疗效，并不亚于毁损手术，且极少导致患者出现神经精神方面的并发症，其安全性更高。DBS 手术凭借其微创、可逆、可调节的优势，更容易被医生和患者所接受，从目前有限的治疗效果看，我们有理由相信，随着 DBS 临床研究的深入开展，在"伦理学委员会"和"公共卫生服务部门"严格监控下，掌握好适应证的病例的合理治疗，能够将这一最先进的临床医疗技术，服务于药物成瘾这一特殊人群，最终造福于社会和国家。

第四节　药物成瘾外科手术治疗效果评价与随访

一、立体定向毁损术治疗药物成瘾效果评价与随访

绝大多数临床研究表明，立体定向毁损手术能够有效地防止药物成瘾患者戒断后的复吸，手术后有半数以上的患者未复吸，复吸的患者药物摄入量和摄入频率均显著降低。非特异性并发症的发生率（如出血、感染）较低，在特异性并发症中，中枢性高热和尿失禁为术后短期内的常见反应，对症处理后即可恢复。部分患者表现出顺行性遗忘和动机形成障碍，其突出特点为缄默、情感淡漠、缺乏兴趣和主动行为、懒惰及社会退缩，它们可由靶点毁损灶周围的水肿所致，这些患者通常经过数月的康复治疗后好转。

绝大多数研究者认为，立体定向毁损手术在防止药物成瘾患者，戒断后复吸方面安全有效。尽管缺乏循证医学证据，初步研究仍提示了这项手术短期有效，然而遗憾的是，大多数初步研究没有证实靶点毁损灶的位置和体积，也没有分析出其位置、体积和治疗效果之间的关系。这些研究仅仅报道了术后 1 年的随访结果，就长期治疗效果方面没有做出任何表述，这与正面的报道相比，许多专家对手术的安全性和有效性仍持有疑问，而且手术的伦理学问题已成为争论的焦点。截止 2004 年 11 月，中国 17 家临床中心，采用立体定向毁损手术治疗药物依赖的患者共 1167 名，为明确手术防复吸的远期疗效，2009 年，由北京大学医学部中国药物依赖研究所和第四军医大学唐都医院神经外科牵头，对全国范围内立体定向脑内某些核（团）毁损术后，5 年以上的患者进行了多中心的回顾性随访研究。这些患者均行双侧 NAc 毁损术，部分患者增加毁损双侧 ALIC、杏仁核或前扣带回。从资料完整的 8 家医院（第四军医大学唐都医院、上海交通大学附属瑞金医院、海军总医院、四川泸州医学院附属医院、沈阳解放军第四六三医院、广东三九脑科医院、广州解放军第四七四医院、乌鲁木齐解放军第四五八医院）的 769 例病例库中，随机抽取了 150 例。其中 122 名患者接受了面对面的随访，其余 28 名患者失随访或拒绝面对面随访。只有患者及其家属否认吸毒行为、尿检和纳洛酮催瘾试验均为阴性、头发中毒品含量测定阴性三者同时符合才能被认定为未复吸。随访后保守计算的未复吸率即操守率为 50%（75/150），最长操守保持时间为 8 年。47 例明确复吸的患者中，34 例在术后 1 年以内复吸。该项评估认定的复吸原因依次为：负性生活事件、社会和家庭关爱的缺失、毒贩的引诱、对毒品的心理依赖、慢性稽延性戒断症状所致的躯体不适。非特异性并发症发生率为 9.0%（11/122），全部在术后 6 个月以内消失。特异性并发症（如人格改变、记忆力缺失、情感淡漠、轻度躁狂等）发生率为 7.4%（9/122），大多数在逐渐好转。在 122 名接受随访的患者中，其心理健康程度和生活质量较术前明显改善。其中 75.4% 的患者从事不同门类的定期工作，84.6% 的患者经济独立。与未接受手术治疗的吸毒人员相比，手术患者术后的生活状态更好。更进一步的发现，术后 5 年或 5 年以上才复吸的患者的生活质量与正常人相似。综合上述结果，中国"十一·五"科技支撑计划项目：《毒瘾戒断新技术和新模式研究》子课题《对已有防复吸疗法的临床再评估》（编号：2007BAI0703），由独立的第三方专家委员会，全面科学地评估了立体定向手术的安全性和有效性，得出了一个公正而令人信服的结论，即伏隔核毁损术防止药物成瘾戒断后复吸安全可靠，其远期疗效远好于目前其他防复吸方法。基于以上研究，2012 年 7 月，中国医师协会神经外科分会功能神经外科专家委员会审定并通过了《药物成瘾外科治疗专家共识》，认为药物成瘾外科治疗的长期操守率（即未复吸率），远高于目前任何一种常规戒毒疗法，是防复吸的重要手段之一，是安全、有效、可行的。伏隔核是戒断后防复吸有效的手术干预靶点。

二、药物依赖的戒断治疗有待解决与完善的问题

药物成瘾外科手术治疗也存在一些有待解决与完善的问题：

1. 在治疗药物成瘾患者方面 立体定向手术不仅仅要考虑手术的技术问题，同时也要注意到患者后续的心理治疗和社会支持。它们只有形成一个整体的治疗模式，才能最终让患者克服其精神心理依赖，降低术后复吸率。绝对不能让患者家属认为手术后就可以将患者放任自流，不加管束。

2. 患者的配合在保证手术的成功方面具有最为重要的作用 患者及其家属应该充分认识到药物成瘾的危害并志愿接受治疗，这既是手术的前提，也预示术后能自我控制，确保手术效果。无论是医生还是患者家属，都不应该强迫患者接受手术治疗。

3. 手术治疗并非唯一手段 手术治疗具有一定的风险，只有其他保守治疗方式反复宣告失败时，才考虑外科手段实施药物成瘾戒断。

4. 在立体定向手术开始前，患者必须接受脱毒治疗7~10天，直到戒断症状完全消失（吗啡尿检和纳洛酮催瘾试验均为阴性）。制定如此严格的规定是因为生理依赖与心理依赖的相互作用很容易导致复吸。而前期的脱毒治疗一般由戒毒所或戒毒康复中心完成。

5. 有些患者在脱毒之后，吗啡尿检和纳洛酮催瘾试验出现阴性结果时，表现出慢性稽延性戒断症状，包括难治性失眠、焦虑、肢体关节和肌肉的疼痛。在这种情况下，一些药物会被使用。首先建议使用没有成瘾危险的中药，而不是美沙酮、曲马多、苯妥英和三唑仑等容易导致成瘾的西药。如果必须选择西药，则应该每日递减药物剂量。

6. 术后特异性和非特异性并发症，主要与靶点周围脑组织水肿有关，可以通过精确的立体定向技术和设备、临床经验丰富的医生、及时的对症治疗来避免及逐渐消除。部分并发症会自行逐渐改善，不必药物处理，可用安慰和鼓励患者及其家属，建议其随诊观察。

7. 综合DBS防复吸的国内外经验，发现DBS防复吸的初步疗效确切，有可能成为药物成瘾戒断后防复吸的新手段。但现有研究疗效不同，可能的原因在于：①样本量（病例数）均很少，个体差异难以避免；②药物成瘾时，往往伴发精神异常，如抑郁、焦虑情绪和强迫性的觅药行为。研究表明NAc-DBS能够在一定程度上缓解抑郁症、强迫症的症状；对药物成瘾伴发的精神异常，单纯刺激NAc可能对药物成瘾伴发精神症状改善不明显。促使人们对DBS药物成瘾治疗进一步探索；③药物成瘾的渴求是一种心理体验，对于渴求程度变化的评价很难像DBS治疗运动障碍性疾病一样直观、明显，如何客观、准确地获得DBS干预后，成瘾者对药物渴求程度的治疗反馈，直接影响DBS防复吸的疗效，而目前的研究均未对这一问题进行详尽的阐述。

综上所述，药物依赖的戒断治疗是一个系统的过程，包括以下三个连续的步骤：脱毒、防复吸和回归社会。在本章中我们概括了国内、外成功的临床经验，通过术前生理脱毒、准确而合理的靶点毁损和（或）刺激、积极的认知行为治疗，达到一个有效的治疗结果。在未来，一种更加规范化的立体定向手术，能帮助人类彻底战胜毒魔。

（高国栋 王学廉 汪 鑫）

参 考 文 献

1. 中国医师协会神经外科医师分会功能神经外科专家委员会. 药物成瘾外科治疗专家共识. 中华神经外科杂志, 2012, 28（11）：1176-1178.

2. 王玢, 罗非, 韩济生. 参与阿片奖赏效应的脑区及其纤维投射探讨. 神经解剖学杂志, 2002, 16（3）：273-276.

3. 涂前雄. 阿片类物质滥用和依赖的临床诊断与分类问题的探讨. 中国药物滥用防治杂志, 2000, 26（3）：28-29.

4. 王铁英, 陈久荣, 陈朝刚, 等. 伽玛刀治疗药瘾患者6例报告. 中国医科大学学报, 1997, 26（6）：641-642.

5. 魏孝珍, 袁奇, 邵云, 等. 伏隔核毁损对大鼠吗啡成瘾与戒断的影响及行为变化的研究. 中国医科大学学报, 1998, 27（3）：263-266.

6. 梁秦川，高国栋，熊华东，等. 伏隔核毁损对药物和应激诱发大鼠吗啡觅药行为重建的影响. 立体定向和功能性神经外科杂志，2003，16（4）：195-198.

7. Bomin Sun, DE SALLES A. Neurosurgical treatments for Psychiatric disorders. Shanghai：Shanghai jiaotong university press，Springer，2015，161-173.

8. Longo DL, Fauci AS, Kasper DL, et al. Harrison's Principles of Internal Medicine, 18th Edition. Schaltenbrand G, Wahren W. Atlas for Stereotaxy of the Human Brain, Thieme Stuttgart, New York. 1977.

9. Grall-Bronnec M, Sauvaget A. The use of repetitive transcranial Magnetic stimulation for modulating craving and addictive behaviours：a critical literature review of efficacy, technical and methodological considerations. Neurosci Biobehav Rev, 2014, 47：592-613.

10. Muller UJ, Voges J, Steiner J, et al. Deep brain stimulation of the Nucleus accumbens for the treatment of addiction. Ann N Y Acad Sci, 2013, 1282：119-128.

11. Ge S, Chang C, Adler JR, et al. Long-term changes in the personality and psychopathological profile of opiate addicts after nucleus accumbens ablative surgery are associated with treatment outcome. Stereotact Funct Neurosurg, 2013, 91（1）：30-44.

12. Li N, Wang J, Wang XL, et al. Nucleus accumbens surgery for addiction. World Neurosurg, 2013, 80（3-4）：S28. e9-19.

13. Pierce RC, Vassoler FM. Deep brain stimulation for the treatment of Addiction：basic and clinical studies and potential mechanisms of action. Psychopharmacology（Berl），2013, 229（3）：487-491.

14. Valencia-Alfonso CE, Luigjes J, Smolders R, et al. Effective deep brain stimulation in heroin addiction：a case report with complementary intracranial electroencephalogram. Biol Psychiatry, 2012, 71（8）：e35-37.

15. Volkow ND, Wang GJ, Fowler JS, et al. Addiction：beyond dopamine reward circuitry. Proc Natl Acad Sci U S A, 2011, 108（37）：15037-15042.

16. Kuhn J, Grundler TO, Bauer R, et al. Successful deep brain stimulation of the nucleus accumbens in severe alcohol dependence is associated with changed performance monitoring. Addict Biol, 2011, 16（4）：620-623.

17. Zhou H, Xu J, Jiang J. Deep brain stimulation of nucleus accumbens on heroin-seeking behaviors：a case report. Biol Psychiatry, 2011, 69（11）：e41-42.

18. Henderson MB, Green AI, Bradford PS, et al. Deep brain stimulation of the nucleus accumbens reduces alcohol intake in alcohol-preferring rats. Neurosurg Focus, 2010, 29（2）：E12.

19. Friedman A, Lax E, Dikshtein Y, et al. Electrical stimulation of the lateral habenula produces enduring inhibitory effect on cocaine seeking behavior. Neuropharmacology, 2010, 59（6）：452-459.

20. Koob GF, Volkow ND. Neurocircuitry of addiction. Neuropsy-chopharmacology, 2010, 35（1）：217-238.

21. Knapp CM, Tozier L, Pak A, et al. Deep brain stimulation of the nucleus accumbens reduces ethanol consumption in rats. Pharmacol Biochem Behav, 2009, 92（3）：474-479.

22. Kuhn J, Bauer R, Pohl S, et al. Observations on unaided smoking cessation after deep brain stimulation of the nucleus accumbens. Eur Addict Res, 2009, 15（4）：196-201.

23. Muller UJ, Sturm V, Voges J, et al. Successful treatment of chronic resistant alcoholism by deep brain stimulation of nucleus accumbens：first experience with three cases. Pharmacopsychiatry, 2009, 42（6）：288-291.

24. White NM. Some highlights of research on the effects of caudate nucleus lesions over the past 200 years. Behav Brain Res, 2009, 199（1）：3-23.

25. Vassoler FM, Schmidt HD, Gerard ME, et al. Deep brain stimulation of the nucleus accumbens shell attenuates cocaine priming-induced reinstatement of drug seeking in rats. J Neurosci, 2008, 28（35）：8735-8739.

26. Liu HY, Jin J, Tang JS, et al. Chronic deep brain stimulation in the rat nucleus accumbens and its effect on morphine reinforcement. Addict Biol, 2008, 13（1）：40-46.

27. Levy D, Shabat-Simon M, Shalev U, et al. Repeated electrical stimulation of reward-related brain regions affects cocaine but not " natural" reinforcement. J Neurosci, 2007, 27（51）：14179-14189.

28. Kuhn J, Lenartz D, Huff W, et al. Remission of alcohol dependency following deep brain stimulation of the nucleus accumbens：valuable therapeutic implications. J Neurol Neurosurg Psychiatry, 2007, 78（10）：1152-1153.

29. Gao G, Wang X, He S, et al. Clinical study for alleviating opiate drug psychological dependence by a method of ablating the

nucleus accumbens with stereotactic surgery. Stereotact Funct Neurosurg, 2003, 81 (1-4): 96-104.

30. Robbins TW, Everitt BJ. Limbic-striatal memory systems and drug addiction. Neurobiol Learn Mem, 2002, 78 (3): 625-636.

31. Haber SN, Fudge JL, McFarland NR. Striatonigrostriatal pathways in primates form an ascending spiral from the shell to the dorsolateral striatum. J Neurosci, 2000, 20 (6): 2369-2382.

第十三章

颅神经疾病—功能性手术治疗

一、三叉神经痛概述

三叉神经痛（trigeminal neuralgia，TN）是一种以面部发作性剧痛为特征的常见疾病，表现为三叉神经一支或多支分布区域短暂性的、剧烈疼痛，多位于一侧。描述为闪电样、刀割样、撕裂样疼痛，常反复发作，多存在有扳机点。发病率为 3~5/10 万，50~60 岁为高发年龄。女性多见（男女比例约为 1∶2），右侧发生率高于左侧（约为 2∶1），50 岁以上约占 75%，多为散发，少有家族倾向（图 13-1）。

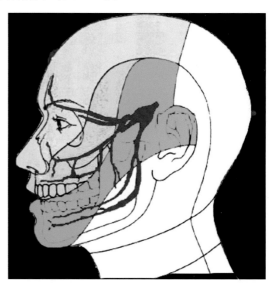

图 13-1　三叉神经痛临床表现
图中浅兰色 TN 眼支疼痛区；浅绿色 TN 上颌支疼痛区；绿色 TN 下颌支疼痛区

（一）三叉神经痛的病因与发病机制

临床上，将三叉神经痛分为原发性三叉神经痛和继发性三叉神经痛。原发性三叉神经痛是指有典型的临床症状，神经系统检查无明显器质性病变，继发性三叉神经痛检查发现在桥小脑角区有明确的病变引起的。

关于三叉神经痛的病因与发病机制至今尚无明确定论。有三叉神经脊束核抑制功能的受损引起的三叉神经痛的中枢病因学说；周围神经的脱髓鞘变性引起的三叉神经痛的周围病因学说；近年来提出的机体免疫和生化因素学说。

1. 原发性三叉神经痛病因与发病机制

（1）三叉神经痛病因起源于中枢的学说：①三叉神经痛与癫痫：早在 1853 年，法国神经病学家 Trousseau 观察到三叉神经痛与某些类型的癫痫有相似之处，在疼痛发作时可以在中脑记录到癫痫样放电，从而提出三叉神经痛为癫痫样神经痛的观点。在研究三叉神经痛病人的脑电图时发现，与癫痫病人的大脑放电相似，三叉神经痛患者有超同步化倾向，即临床上表现为阵发性剧痛，脑电图出现阵发性异常波。临床上用抗癫痫药控制三叉神经痛有效，也支持三叉神经痛是癫痫的一种特殊类型。Gerhard 等认为三叉神经痛的病理机制与三叉神经脊束核内的癫痫样改变，导致三叉神经脊束核的抑制功能衰退有关。在三叉神经痛患者和其家族中，癫痫和偏头痛的发病率均较高，在三叉神经痛发作后，患者的癫痫发作或偏头痛发作可能停止，这些现象支持三叉神经痛病因源于中枢的学说；②三叉神经痛与单纯性疱疹：人疱疹病毒或单纯疱疹病毒通过三叉神经进入产生感染，并潜伏于三叉神经节内，被认为是三叉神经痛的病因之一。三叉神经痛患者并发单纯性疱疹的概率远较正常人群高，两者可发生在三叉神经的同一分支区域，而且在该区域可以多次出现单纯性疱疹发作。有人认为，疱疹病毒或单纯疱疹病毒所引起的病毒感染，可能沿三叉神经系统的传入通路，入侵到三叉神经分布的相应大脑皮层，使三叉神经痛发作。由此推测三叉神经痛可能与单纯性疱疹之间存在某种联系，三叉神经痛的病因可能在中枢；③三叉神经痛与中枢缺血：Kerr 等的研究表明，应用血管扩张剂对三叉神经痛有镇痛作用，而安慰剂无效。这表明中枢神经系统存在局部缺血。也有人持反对意见，因为应用血管扩张剂治疗无效。而且，结扎颈内动脉后也不会产生三叉神经痛；④三叉神经痛与丘脑：三叉神经痛可能是一组丘脑症候群，虽然疼痛局限于面部，身体其他部位功能也有紊乱；⑤三叉神经痛与脑干病变：对扳机点的触觉刺激，引起疼痛发作的原理进行研究发现，较低强度的刺激经短暂的潜伏期后可以引起疼痛，刺激引起疼痛发作的阈值一般是恒定的。从刺激扳机点到疼痛发作，存在一个明显的潜伏期，而疼痛开始后，可以自发地持续发作。疼痛发作后有一个不应期，不应期的长短与疼痛发作的持续时间和强度有关。虽然，不应期可以被高强度的刺激打破，但疼痛的程度减轻。抗癫痫药物可以使疼痛的不应期延长，疼痛减轻。将铝凝胶注入猫的三叉神经脊髓核内，可以引起面部对触觉的过敏反应，这种研究结果发现三叉神经痛的发病机制，可能在脑干部位。

（2）三叉神经痛病因起源于外周的学说：①三叉神经的微血管压迫学说：1920 年由 Cushing 提出，原因不明的颅神经麻痹，可能是脑干附近的动脉压迫所引起，压迫血管可能是脑底动脉或小脑上动脉。后来 Dandy 由后颅窝入路手术时发现，约半数三叉神经痛病人的三叉神经根与血管存在接触，故认为三叉神经痛可能与血管压迫有关。血管对三叉神经的波动性压力，特别是对脑桥附近的三叉神经根入口处的压迫，被认为是导致大多数病人三叉神经痛的可能原因。这种持续性的波动性压迫导致的神经脱髓鞘作用，改变了三叉神经的电位活动。从大量手术患者中发现，血管压迫与神经脱髓鞘、神经损害有关，若把血管（多数为动脉，偶尔也有静脉）与神经分离或通过血管减压，患者的阵发性疼痛瞬间消失。磁共振血管成像技术也证实了三叉神经痛的血管压迫病因学说，研究发现椎基底动脉、小脑上动脉、小脑前下动脉、小脑后下动脉的扭曲和不规则的走行使三叉神经受压。如扭曲的椎基底动脉可压迫脑干附近三叉神经和面神经的神经根进、出部，引起三叉神经痛和面肌痉挛的双重症状。磁共振 3D-CISS 和 3D-TOF-MRA 序列，能够清晰显示三叉神经与邻近血管之间的关系。近几年来国内应用 MRI 技术在术前对三叉神经根与血管关系进行研究，发现大部分三叉神经痛患者的血管与神经有联系。不同的动脉或静脉管径大小各异，会产生不同的压力，是何种机制使不同的血管能够对三叉神经根产生压力，产生远距离的临床症状？这一点也给微血管压迫的假说带来了一些疑问。有学者对三叉神经痛的血管压迫学说提出了异议，他们认为，三叉神经痛患者可以有自然缓解期，那么在缓解期内是不是血管就从压迫部位移开而不压迫，在发作期血管又回到压迫部位了吗？有人发现三叉神经与血管的这种联系在 6%～32% 的没有，三叉神经痛症状的病人中也存在。针对以上疑问，有假说认为，在进行微血管减压术时，造成了足以干扰三叉神经功能的损伤，这种损伤能够产生镇痛效果而没有明显的副作用。这种理论可以解释三叉神经根的加压治疗，对三叉神经痛治疗有效的原因。也有人认为三叉神经痛与脑干内某些功能亢进有关，微血管减压引起的损伤可以减弱这种异常活动，产生疗效。术后随着神经功能的恢复，三叉神经痛仍然会复发；②三叉神经脱髓鞘及神经变性学说：三叉神经痛多发生于中老年人，往往伴有动脉硬化，当供应三叉神经的动脉发生硬化缺血时，三叉神经的髓鞘营养代谢紊乱，导致三叉神经的髓鞘脱失，神经纤维之间形成"短路"。这种异常的冲动传导到中枢，而中枢的三叉神经脊束核抑制功能减弱，使兴奋能够在中枢中爆发，引起疼痛的发作。其发生机制是有髓神经纤维的髓鞘脱失导致非痛觉纤维（Aβ 纤维）和痛觉纤维（Aα 纤维）、C 纤维发生短路，使三叉神经脊束核内神经元处于激惹状态，以致于在正常情况下仅引起触觉的传入冲动，此时也可以导致剧痛。另外，当神经纤维的髓鞘脱失后，传入纤维和传出纤维之间也发生"短路"，由中枢发出的传出冲动可转变为传入冲动，使脊丘束神经核或丘脑异常冲动大量集聚，而导致疼痛的暴发。三叉神经痛患者周围神经的主要病理变化是粗纤维 Aβ 纤维的脱髓鞘，这在一定程度上造成了神经纤维内细纤维 Aα 纤维和 C 纤维的比例上升，粗纤维对细纤维的抑制作用减弱，细纤维传入的持续冲动促使闸门的开放，引起疼痛的发作。维生素 B$_{12}$与胆碱的代谢有关，胆碱是神经髓鞘中卵磷脂、鞘磷脂和磷脂质的重要成分，与神经的髓鞘形成有关。应用维生素 B$_{12}$能促进神经髓鞘的修复，临床上观察到应用维生素 B$_{12}$神经旁注射治疗三叉神经痛，近期疗效可达 78.4%。三叉神经痛可与多发性硬化伴发，在三叉神经根入口处可以发现有髓鞘的斑块，将三叉神经痛病人的三叉神经根进行活检，可以发现有髓鞘及髓鞘增厚、轴索蛇行等改变。这些都说明三叉神经本身发生了变性以至于引起三叉神经痛。

（3）关于发病机制的相关研究及进展：三叉神经痛的发病机制很复杂，确切病因仍不清楚。在免疫因素参与下发生的周围神经的脱髓鞘改变，是三叉神经痛的病理基础。而中枢因素，三叉神经脊束核抑制作用的受损以及血液中生化物质的作用，是引起三叉神经痛的重要条件。所以，三叉神经痛应该是多因素共同作用的结果。通过三叉神经节的变化及中枢（包括引起癫痫发作的）神经活动、神经回路、神经元间接触和中枢连接的变化研究，借助病理生理学理论来解释三叉神经痛的临床症状和血管减压术的功效，取得了一些进展。电生理学的研究对于三叉神经痛的阵发性神经痛，由哪种感觉神经纤维开始，由哪种神经纤维产生是必需的。尽管大家认为疼痛的扳机点，可能是由 Aβ 神经纤维传递了扳机点，无损害刺激和潜伏的点位活动，仍缺乏大量患者的直接证据。低阈值的 Aβ 神经纤维扳机点的刺激，激发了周围高度兴奋的 C 纤维，还是 Aβ 神经纤维激发了髓质中高度兴奋的脊髓三叉神经核？目前仍不清楚。

2. 继发性三叉神经痛的病因与发病机制　　随着医学影像学的发展，对继发性三叉神经痛的诊断率明显提高。三叉神经痛常由所在部位和邻近部位的病灶引起，如各种肿瘤、炎症、血管病变或血管压迫、蛛网膜粘连等引起。继发性三叉神经痛常见的原因包括桥小脑角胆脂瘤，其次为脑膜瘤、听神经瘤、三叉神经纤维瘤、鼻咽癌、颅内转移癌等。

（二）三叉神经痛的鉴别诊断

依据典型的临床表现可以诊断三叉神经痛，其主要的临床表现为：发生于三叉神经分布区域的发作性烧灼、刀割、撕裂或针刺样疼痛，间歇期如常人，有扳机点。神经系统检查阴性。CT 和 MRI 检查可排除继发性三叉神经痛。3D-TOF-MRA 检查可以重建三叉神经与周围动脉的关系，为手术提供相关信息。三叉神经痛要与以下疾病相鉴别：

1. 牙痛　　多为炎症所致，其特点为持续性胀痛、钝痛、跳痛，局限于牙龈，不向其他部位放射，口腔检查可见牙龈红肿、叩痛等，治疗患牙后疼痛消失。

2. 偏头痛　　为血管舒缩失衡造成的单侧头痛，常见于青年、中年女性，常有头痛史或家族史，常有诱发因素如疲劳、月经、情绪激动等。疼痛范围可超出三叉神经分布区域，疼痛为钝痛，持续时间长，可伴有恶心、呕吐等。应用抗组胺药物可以缓解症状。

3. 舌咽神经痛　　其疼痛性质与三叉神经痛相同，发病率约为三叉神经痛的 1%，易与三叉神经第三支痛混淆。其疼痛部位在一侧舌根、软腭、扁桃体和咽部，少数表现为耳部疼痛，多位于耳深部或耳后，疼痛为阵发性，进食、说话或吞咽动作可诱发疼痛发作。用 1% 丁卡因喷于咽部可使疼痛缓解，有利于舌咽神经痛的确诊。

4. 三叉神经炎　　可由流感、上颌窦炎、额窦炎、下颌骨骨髓炎、伤寒、疟疾、糖尿病、痛风、酒精中毒、铅中毒、食物中毒等引起。疼痛呈持续性，压迫神经分支疼痛加剧。三叉神经分布区感觉减退或过敏，可伴有运动支功能障碍。

（三）三叉神经痛的治疗

大多数三叉神经痛患者依靠药物治疗。首选卡马西平（或奥卡西平），从小剂量开始，如每天200mg，逐渐增加剂量，最大剂量为每天1000~1600mg。大剂量应用出现头晕、嗜睡、眼球震颤、肝脏损害、骨髓抑制、低钠血症等不良反应。其他药物如加巴喷丁、普瑞巴林等等也有一定疗效。外科治疗方式包括三叉神经痛微血管减压术、立体定向伽玛刀放射治疗、经皮半月神经节温控射频热凝术、球囊压迫术等。目前，经皮三叉神经半月神经节甘油注射治疗和酒精神注射封闭治疗、三叉神经周围支切断术由于副作用大、并发症多，临床上已经不用。

二、三叉神经痛微血管减压术（MVD）

（一）概述

1934年，Dandy对三叉神经痛患者的桥小脑角区进行了解剖分析，首次提出三叉神经痛可能是三叉神经入髓区受血管压迫所致。1962年，Gardner首先应用微血管减压治疗了三叉神经痛。1970年，Janneta在前人基础上，发展了减压术（microvascular decompression，MVD），MVD的理论基础是不正常的血管压迫了三叉神经，通常为小脑上动脉，少数为小脑前下动脉，部分为基底动脉。术前影像学检查非常重要，首先需要排除占位性病变引起的继发性三叉神经痛，并了解三叉神经神经与血管的关系。MVD目前已经成为治疗三叉神经痛有效的治疗方法，并不是所有术后患者均得到症状的缓解，5年术后无复发的比率在58%~78%。国内报道典型的三叉神经痛患者术后即刻缓解率98%，长期缓解率93%左右。三叉神经痛症状典型、术后即可缓解者，预示长期疗效好。

（二）手术适应证及禁忌证

1. 适应证

（1）经正规药物治疗后，药物疗效不明显或疗效明显减退的患者。

（2）药物过敏或严重副作用不能耐受者。

（3）疼痛严重影响工作、生活和休息者。

（4）排除继发性三叉神经痛。

（5）患者一般情况良好，能够耐受手术。

2. 禁忌证

（1）年老体弱，年龄超过75岁以上伴有脑萎缩、脑梗死者。

（2）有严重心、肝、肾等重要器官疾病，有凝血功能障碍者。

（3）经毁损或神经根切断治疗后效果不好者。手术要慎重。

（4）症状不典型的患者，特别曾患过带状疱疹、多发硬化症者。

（三）术前准备

1. 麻醉前半小时肌内注射阿托品0.5mg。

2. CT和MRI检查排除继发性三叉神经痛。CT骨窗像了解乳突气房气化程度。

3. 磁共振3D-TOF-MRA和3D-CISS等序列检查，有助于术前判断三叉神经与周围动脉的关系，为手术提供相关信息（图13-2）。

4. 备神经电生理检监测，协助完成手术。

（四）体位与麻醉

侧卧位，头架固定，颈部微曲，头内旋，头部微抬高。气管内插管全麻。

（五）手术步骤

1. 全麻后消毒、铺巾固定。切口选择乳突后发际内直切口，4~6cm。显露乳突根部及二腹肌间沟。

2. 骨窗显露为类半圆形或肾形，前缘与乙状窦相邻，上缘与横窦相邻，大小3cm×3cm。骨缘用骨蜡封闭。弧形剪开硬膜，翻向乙状窦方向。

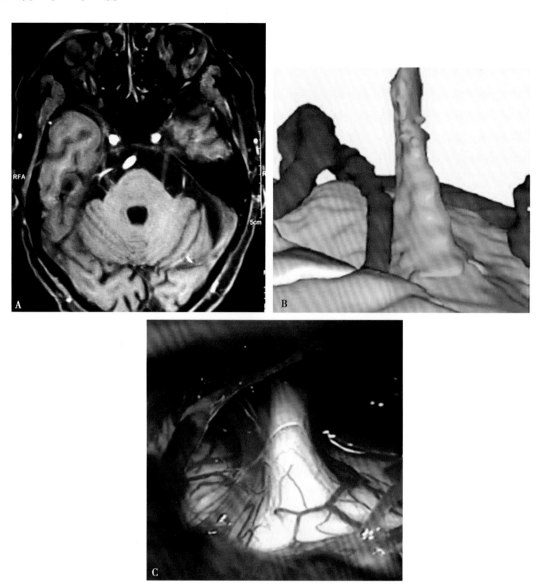

图 13-2 磁共振 3D-TOF-MRA 和 3D-CISS 等序列检查
A. MRI 轴位显示责任血管压迫 TN（右侧）；B. 上述责任血管与 TN 三维重建；C. 桥小脑角区显微镜放大

3. 在显微镜下，牵开小脑半球，沿小脑幕向前方探查，在面听神经上方锐性分离蛛网膜，进入桥池，释放脑脊液，显露三叉神经。

4. 用剥离子分离三叉神经周围的血管，仔细探查三叉神经全程，判断责任血管。压迫血管一般位于三叉神经根部的上方或腹侧，常见压迫血管为小脑上动脉、小脑前下动脉和基底动脉。术中注意是否岩静脉压迫三叉神经根。用"Teflon"涤纶棉垫于神经与责任血管之间并包绕血管（图 13-3）。

5. 确认血管、神经之间减压成功、有无渗血，处理好开放的乳突气房，严密缝合硬膜，缝合肌层、筋膜层及头皮，手术结束。

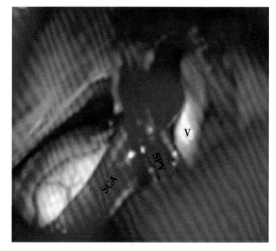

图 13-3 显微镜下血管压迫三叉神经
SCA：小脑上动脉；SPV：岩上静脉；V：椎动脉

（六）术中及术后注意事项

1. 此手术切口小、骨窗小，在骨窗上方为横窦，外方为乙状窦。剪开硬膜，颅内压高释放脑脊液困难时，可采用麻醉术中过度换气或应用甘露醇脱水，不可强行牵拉小脑半球释放脑脊液，造成小脑挫伤。

2. 牵开小脑时在直视下操作，避免盲目牵拉造成岩静脉或其他静脉的损伤出血。

3. 蛛网膜要锐性分离，防止钝性牵扯蛛网膜而造成神经血管损伤。

4. 岩静脉的处理　术中尽量不阻断岩静脉，如果岩静脉恰好位于三叉神经与责任血管的背侧，阻挡视野，无法分离责任血管，可以电凝切断，但要慎重。

5. 有设备条件下，应用神经内镜观察三叉神经与周围血管的关系，尤其是三叉神经腹侧方的责任血管，对手术有明确指导价值。

6. 仔细探查三叉神经全段，避免遗漏静脉血管，尤其是小血管和静脉压迫，彻底松解粘连的蛛网膜。

7. Teflon 棉团松紧适度，填塞量要合适，避免填塞过多或过少，填塞后要包绕责任血管，而不是三叉神经。若为基底动脉扩张等较大血管又不容易推动，可以应用生物胶黏贴在颅底硬膜，牵开血管。

（七）手术主要并发症及术后处理

主要并发症有颅内出血、脑脊液漏、面部麻木、感染等。MVD 的术后并发症发生率为 2.6% ~ 35.8%。发生面、听神经损伤，为术中双极电凝器热损伤，面听神经受到牵拉的机械性损伤，内听动脉血管痉挛。因此建议术中应用脑干诱发电位协助，减少神经损伤。脑脊液漏的发生率在 0.7% ~ 27%，主要是术中开放了乳突气房和硬膜缝合不严密。术前头部 CT 有助于了解乳突气房的发育情况，术中有乳突气房开放，立刻用骨蜡严密封闭，严密缝合硬膜。

术后常规使用抗生素。术后复查头颅 CT，了解术后有无脑水肿及颅内出血。出血量大要再次手术。

（八）评价

国外文献报道 5 年后疼痛的完全缓解率为 58% ~ 78%。典型的三叉神经痛患者，术后获得即刻缓解的概率大，术后长期疗效稳定。也有文献报道 MVD 的术后即刻疗效在 82% ~ 95%，约 40% 的患者在以后几周内会出现不同程度的疼痛，给予卡马西平治疗后 2 ~ 8 周疼痛消失。术后复发率为 14% ~ 19.5%。术后无效的原因考虑与遗漏责任血管、垫棉移位、蛛网膜松解不全有关。三叉神经 MVD 术后的并发症极少，主要是面部麻木、面听神经损伤。随着手术技巧的提高，并发症越来越少。

三、三叉神经痛温控射频热凝术

（一）概述

三叉神经纤维的粗细与其传导速度密切相关。感觉神经纤维分为有髓鞘的 A 纤维与无髓鞘的 C 纤维两种。A 纤维按粗细又分为 α、β、γ 和 δ 四种。它们的传导速度、刺激阈值等各不相同。在外周神经纤维中，只有传入与传出的有髓鞘的 A 纤维和传入的无髓鞘的 C 纤维。一般认为传导痛觉传入冲动的是 Aδ 和 C 类纤维，传导触、温感觉冲动的是直径较大的 Aα 和 Aβ 纤维。现在证实较细的 Aδ 和 C 类纤维对射频电流和热的刺激比直径粗的 Aα 和 Aβ 纤维敏感。在射频电流的影响下，传导痛觉的纤维一般在 70 ~ 75℃ 发生变性，停止传导痛觉冲动，而粗的有髓纤维在这一温度下不会被破坏。因此，利用温控射频热凝仪逐渐加热的方法（图 13-4），可以选择性破坏感觉神经的痛觉传导纤维，相对保留触觉传导纤维，达到解除疼痛又可部分或全部保留触觉的目的。

（二）卵圆孔的解剖

在颅底，硬脑膜与颅骨紧密相连难以分离，但是，在颅神经穿出颅底的时候，可以将硬脑膜带出，并与神经外膜相延续。三叉神经第一支（眼神经）从眶上裂穿出，第二支（上颌神经）和第三支（下颌神经）分别从圆孔和卵圆孔穿出。卵圆孔位于破裂孔的外侧，颞骨岩部近尖端处，小脑幕下层，岩上窦下方，颅骨内膜和硬脑膜内层之间，形成一隐窝，包裹三叉神经根和半月神经节。卵圆孔是三叉神经第三支疼痛时进行治疗的常用穿刺部位，通过该孔可以到达半月神经节。三叉神经第三支（下颌神经）及导血管经卵圆孔到达颞下窝。卵圆孔前内侧为圆孔，后外侧为棘孔，前方为眶下裂，后内侧为破裂孔，后方有颈内动脉通过。在横断面上，经过双侧卵圆孔画一条直线，可见卵圆孔位于中外 1/3 交界处（图 13-5）。

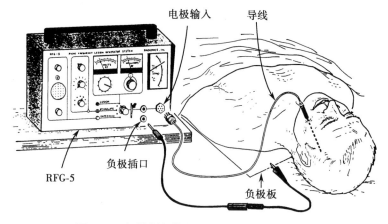

图 13-4　温控射频热凝治疗三叉神经痛示意图

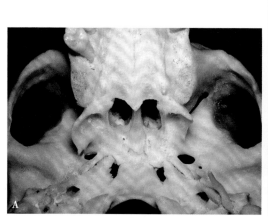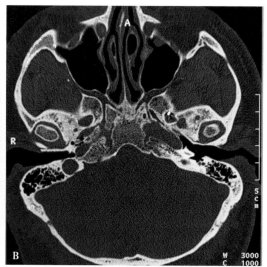

图 13-5　卵圆孔的解剖位置

A. 颅底腹侧观示卵圆孔位置；B. X 线颅底片示卵圆孔位置

（三）手术适应证及禁忌证

1. 适应证

（1）经严格正规药物镇痛治疗无效或不能耐受药物副作用的三叉神经痛病人。

（2）乙醇封闭、甘油注射或其他治疗无效的三叉神经痛病人。

（3）各种手术后复发的三叉神经痛病人。

（4）温控射频热凝治疗后复发的三叉神经痛病人，可以重复治疗。

（5）年龄大，不能耐受或不愿接受开颅手术治疗的三叉神经痛病人。

2. 禁忌证

（1）面部感染者。

（2）继发性三叉神经痛（肿瘤等引起）。

（3）严重高血压、冠心病、肝肾功能损害、糖尿病。

（4）凝血机制障碍、有出血倾向者。

（四）术前准备

（1）术前向病人及家属说明温控射频热凝治疗的操作过程、治疗的效果、可能的并发症及不良反应，取得病人和家属的理解与合作。

（2）常规进行术前心电图、胸透、血常规和出凝血时间等有关生化检查，以排除严重心肺疾病。

术中有诱发心肺疾病的可能。

（3）术前停用卡马西平等镇痛药物。

（4）严重高血压者要求术前控制血压，使之接近正常范围。

（五）体位与麻醉

病人取仰卧位，或坐位，卵圆孔半月神经节定位穿刺时一般采用 Hartel 前入路穿刺法，即在病人患侧口角外下 2.5cm（A）点、患侧外耳孔（B）点及同侧瞳孔（C）点三点做 AB 及 AC 连线（图 13-6）。

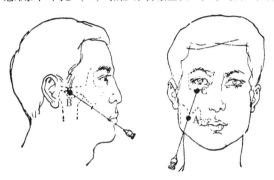

图 13-6　Hartel 前入路穿刺法示意图

（六）手术步骤

1. 常规消毒、铺巾，用 1% 利多卡因行局部浸润麻醉。

2. 取 A 点为进针穿刺点，使用前端裸露 0.5cm 的 8 号绝缘电极针，针尖对准同侧卵圆孔，针身保持通过 AB、AC 两线与面部垂直的两个平面上，缓慢进针，直到卵圆孔。

3. 当针头接近或进入卵圆孔时，病人可出现剧痛，穿刺针有一种穿透筋膜的突破感。再进针 0.5～1.0cm，即可达三叉神经半月神经节，如果针尖抵达卵圆孔边缘而进针受阻，可将针尖左右或上下稍加移动，即可滑过骨缘而进入卵圆孔，一般进针深度为 6.5cm 左右。进针深度超过 7cm 已进入颅内，易误入颈内动脉旁或眶上裂。

4. 在针尖确实进入卵圆孔后，拔出针芯大多数可见有脑脊液流出，也可拍 X 线片或行 CT 扫描证实（图 13-7）。建议在 X 线或 CT 实时监视下进行穿刺，CT 实时三维重建，可以看见射频穿刺针的立体位置。

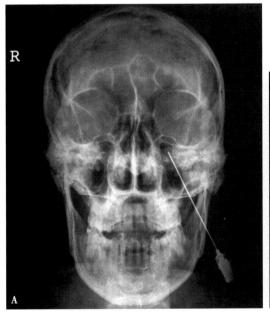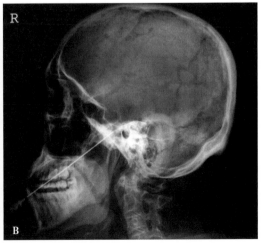

图 13-7　X 线片穿刺针路径示意图

A. 正位片；B. 侧位片

5. 根据疼痛分布区的不同调整针尖的位置。

6. 先给予频率 100Hz、脉宽 0.5 毫秒、电压 0.1~0.9V 进行脉冲电流刺激，如果相应的三叉神经分布区出现感觉异常或疼痛，证实电极已达到相应的靶点，否则应重新调整穿刺方向和深度。给予频率 2Hz、脉宽 0.5 毫秒、电压 1.0~2.0V 刺激，逐渐增加刺激强度，如在较小的刺激电压情况下，就出现咬肌节律性跳动，提示电极接近三叉神经运动根，也需重新调整电极，直至满意为止。

7. 在电极位置确定准确后，应用温控射频热凝仪对半月神经节进行毁损。逐渐加温，先在 45℃ 左右热凝 1 次，然后将温度逐渐增加至 72~75℃ 进行热凝。有效的治疗时间 60 秒（包括逐渐升温时间），应设定总的治疗时间为 90~100 秒。对多支疼痛者可以同时调整位置和深度进行温控射频热凝。

（七）术中及术后注意事项

1. 术中严格操作规程，掌握好穿刺方向和深度。行半月神经节射温控频热凝治疗时，穿刺深度一定要控制在 6.5cm 左右，不得超过 7.0cm 深，否则可能伤及颈内动脉、静脉或眶上裂，引起 2~4 颅神经严重的损伤并发症和出血。

2. 对三叉神经第二支疼痛者，从卵圆孔外侧进针较好；对三叉神经第三支疼痛者，从卵圆孔中间进针较好。

3. 对三叉神经第一支疼痛者原则不建议温控射频热凝治疗，如需射频治疗，加热要缓慢进行，毁损温度不要超过 70℃，注意保护角膜灼伤。

4. 射频热凝加热后，应仔细进行面部感觉检查。

5. 在温控射频热凝时，三叉神经的相应皮肤支配区会出现红斑系神经根受热损伤、痛觉丧失的表现。一般情况下，红斑通常在低于产生热凝损伤的温度即出现。红斑的出现可以作为观察射频治疗是否成功的客观标志之一。

6. 热凝毁损后，如果痛觉消失，说明手术成功，否则调整位置温度，重新进行温控射频热凝，直至出现满意的感觉减退为止。

（八）评价

射频热凝治疗三叉神经痛的疼痛即刻缓解率在 91%~99% 之间，很少发生死亡。但是，三叉神经温控射频热凝术后并发症很多，主要是出现面部感觉障碍，发生率为 94%，如果感觉恢复疼痛又复发。眼部损害发生率为 3%~27%，主要是角膜反射消失，逐渐出现角膜溃疡，视力减退。复视的发生率为 0.3%~3%。带状疱疹发生率达三分之一，一般数日后可愈。

其他并发症包括颅神经麻痹、动静脉瘘、脑膜炎、唾液分泌异常、咬肌或翼肌无力、咀嚼障碍等均很少见。

三叉神经痛射频温控热凝术后随访的时间越长，疼痛复发率越高。非典型三叉神经痛较典型三叉神经痛复发率高。文献中报道术后复发率在 4.3%~80%，平均 28%，一般在 18%~25% 之间。Brown 等总结文献报告，温控射频热凝 98% 的病人术后立即解除疼痛，3 年的平均复发率为 2%~18%，5 年为 25%~37%，死亡率低于 0.06%。三叉神经痛温控射频热凝术治疗效果近期相当满意，而复发率高，在临床上应根据病人年龄身体状况、有无严重其他脏器疾病，综合决定选择此方法。

【附】 经皮穿刺三叉神经半月神经节球囊压迫术（Percutaneous balloon compression，PBC）

（一）手术适应证、禁忌证

同本章本节"四、三叉神经痛温控射频热凝术适应证、禁忌证"。

1. 典型的原发性三叉神经痛或多发性硬化引起的三叉神经痛，药物治疗无效者。

2. 涉及三叉神经第一支痛而不愿意接受微血管减压术者。

（二）手术方法

经皮穿刺三叉神经半月神经节球囊压迫术，同本章本节"四、经皮三叉神经半月神经节射频热凝术"。

1. 手术在放射科电视监视下进行。患者平卧位，头向对侧偏15°~30°，局麻及短效静脉麻醉，在荧光屏X线监视下调整X线球管的角度，显示卵圆孔，用14号特制的穿刺针于口角外2.5cm处刺入皮肤，对着卵圆孔徐徐推进并刺入卵圆孔，拔出针芯，见有脑脊液流出后，插入导针并推送达Mickel囊的入口处，制造一通道，以便球囊导管能顺利插入。

2. 抽出导针，插入4F的球囊导管送到预定位置，注入少量放射显影剂（omnipaqu）或空气并旋转球管从不同角度（前后位、侧位、汤氏位）来观察球囊导管尖端的位置是否准确，必要时可做相应的调整。位置准确后，继续注入放射显影剂0.75~1.00ml或相应容量的过滤空气。使导管的末端形成一梨形或哑铃形的球囊对节后纤维进行压迫（图13-8）。维持时间60~90s。拔除导管及穿刺针，局部压迫15分钟，手术结束。

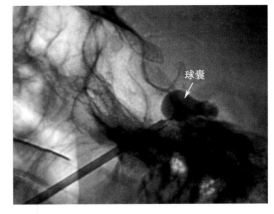

球囊

图13-8 三叉神经半月神经节球囊压迫术

（三）术中注意事项

手术要在X线监视下进行，导针和球囊导管位置不可过深或过浅。球囊内注入显影剂或空气，不可过猛过多，以免造成三叉神经运动根及其他颅神经的损害或球囊的破裂导致手术失败。

（四）评价

1983年，Mullan等首先应用经皮三叉神经半月神经节球囊压迫术，治疗三叉神经痛，因其操作简便，价格低廉，在临床广泛应用。对一般三叉神经痛患者和多发性硬化患者均可应用，术后即可缓解率为78%~100%，术后不服口服药的情况下疼痛缓解可持续2~3年。1993年，Brown报道此方法，复发中间时间为3.5年。术后并发症主要是面部麻木和感觉减退，脑膜炎和其他颅神经的损伤极少见。关于球囊压迫的时间和球囊压力，国际上尚没有统一参数。动物实验表明压迫的时间较长，术后可以获得较好的疼痛缓解，在临床中并没有证实这种效果。相反，更长的压迫时间导致了术后更多的并发症。更高的球囊压力和术后面部麻木、感觉减退和咀嚼肌无力成正比。目前术中CT和神经导航的应用，提高了术中定位的精准性，增加了术后疗效，减少了术后并发症的发生。

（崔志强 凌至培 吴承远）

第二节 面肌痉挛—面神经微血管减压术（MVD）

一、面肌痉挛概述

面肌痉挛又称特发性偏侧面肌痉挛（hemifacial spasm，HFS），1875年由Schultze进行了描述，年发病率约为11/100万，多在中年人起病，表现为一侧上、下眼睑的阵发性不自主抽搐，抽动逐渐缓慢向面颊及一侧面部所有肌肉发展，严重者可累及颈部肌肉，极少数有双侧先后发作。常在紧张、劳累时发作加重。抽搐发作有间歇期，并随症状加重间歇期逐渐缩短，入睡后抽搐多停止。疾病进展缓慢，极少自愈。神经系统检查多无阳性体征。

二、面神经显微血管减压术（MVD）

（一）概述

面肌痉挛起初是药物治疗及局部肉毒素注射疗法。药物治疗往往无效，肉毒素局部注射治疗疗效不持久，反复局部注射后可能导致不可逆的面瘫、肌萎缩等，影响容貌。外科手术一直在探索中，1947年，Campbell和Keedy发现2例面肌痉挛患者，后颅窝中有异常血管对面神经根部造成压迫。1960年，

Gardner 首先提出了血管压迫是导致面肌痉挛的发病原因。1966 年，Jannetta 对血管压迫病因学说进行了完善，认为面神经根出脑干区（root exit zoon，REZ）受责任血管压迫而发生脱髓鞘病变，传入与传出神经纤维之间冲动发生短路，是导致 HFS 的根本病因，并首创显微血管减压术（microvascular decompression，MVD），通过用垫开物，将责任血管推离面神经根部而达到治疗目的。也有学者通过对 MVD 治疗 HFS 围术期面肌电生理学的研究，认为血管压迫造成面神经运动核兴奋性异常增高，亦是 HFS 的一个病因。因此，对于绝大部分以血管压迫为根本病因的原发性 HFS，MVD 是的唯一首选治疗方法，可以完全保留血管、神经功能，治愈率达 98% 左右。

（二）手术适应证及禁忌证

同本章第一节三叉神经痛外科治疗"二、三叉神经痛微血管减压术（MVD），手术适应证、禁忌证"。需要患者有积极手术治疗的要求，理解手术疗效及可能出现的并发症。对于患者不理解手术疗效及可能出现的并发症，不积极要求手术治疗者，也属禁忌证。

（三）术前准备

1. 同本章第一节三叉神经痛外科治疗"二、三叉神经痛微血管减压术（MVD）术前准备"。

2. 术前做好神经影像学检查（3D-CISS，3D-TOF-MRTA）和术前神经电生理学检查。在面肌痉挛病人中，EMG 可记录到一种高频率的自发电位（最高每秒可达 150 次），称为异常肌反应（abnormal muscle response，AMR）或称为侧方扩散反应（lateral spread response，LSR），是面肌痉挛特有的客观电生理指标。AMR 多被用于 HFS 与双侧眼睑痉挛、梅杰综合征、咬肌痉挛、面瘫后遗症等的鉴别诊断，监测到 AMR 意味着 HFS 的诊断可以确立。

3. 术前对患者进行心理疏导，缓解抑郁或焦虑情绪，帮助患者理解手术疗效及可能出现的并发症。

（四）体位与麻醉

侧卧位健侧向下，头部下垂 15°，向健侧旋转 10°，颈部稍前屈，使下颌距胸骨约 2 横指，患侧乳突与手术台面大致平行并位于最高位置。气管插管全麻或唤醒麻醉，便于术中监测 AMR。

（五）手术步骤

1. 术前禁食水，手术当日剃发，入手术室麻醉后，消毒铺巾，选择耳后发际内切口，上项线开始的长约 5cm 左右纵形切口，骨窗上缘位于横窦下，下缘到颅底，外侧缘显露乙状窦边缘，大小约 2.5cm 直径。颈短肌肉厚的患者，为避免显微镜角度受肌肉遮挡，可以适当延长切口下端。

2. 在手术显微镜下先剪开硬膜和小脑延髓池外侧的蛛网膜，充分排空脑脊液，形成足够手术空间，依次锐性完全分开后组颅神经、小脑绒球间、听神经三者之间的蛛网膜，充分显露绒球小叶下方的面神经根部，避免过度牵拉造成滋养血管、穿动脉及内听动脉的撕裂以及组织损伤，降低面瘫及听力下降的发生率。位于颅底的岩下静脉分支、汇入到岩骨硬膜的小动脉，妨碍手术入路可电凝切断。任何脑干穿支血管均不可破坏。

3. 在显微镜下识别责任血管、神经根进/出脑干区（root entry/exit zoon，REZ），此是构成压迫的责任血管最主要区域，多为小脑前下动脉及其分支、小脑后下动脉、椎基动脉或这些血管的联合，多呈祥状从面神经 REZ 前下方通过并造成压迫。手术中注意：①勿将位于面神经远端段、在脑桥侧池内的游离血管、与面神经干接触或并行的血管误认为责任血管；②侧卧位健侧向下时，责任血管往往离开 REZ（最大可移位 5mm）；③对小脑半球的过度牵拉、脑脊液流失过多、过快时或蛛网膜的广泛切开，往往使责任血管行程发生移位；④在 REZ 区发现有单根血管、压迫神经不明显时，该血管往往是责任血管；发现多根血管压迫时，一定要挑起大血管，探查其下方，以免遗漏隐藏在大血管下面的穿支血管，导致术后无效及复发。

4. 确认为责任血管后充分游离，将责任血管推移开 REZ，用球状 Teflon 棉置于责任血管与脑干之间，避免垫棉垫在血管与 REZ 之间，防止动脉扭曲、成角等。单独或合并有岩静脉分支压迫时，可采取锐性分离后以球状 Teflon 棉推离 REZ，难以解剖游离时可电凝后切断。对于粗大、迂曲、硬化的椎动脉和基底动脉参与压迫时，血管推移及置入 Teflon 棉垫均有困难，可采用将 Teflon 垫棉做成带状绕过血管后再用医用胶，固定于岩骨硬膜上的减压方法，从而使弹性大的血管彻底远离神经，这种方法对于粗大、弹性高的血管效果可靠，而且较安全。

5. 在术中减压前、后利用 AMR 监测判断疗效，彻底减压后 AMR 波幅即消失，消失程度与术后疗效呈正相关。但是，少数也有假阳性率和假阴性率的存在。另外，有条件时应在 MVD 术中监测使用脑干听觉诱发电位（BAEP），术中一旦发现诱发电位有变化，应立刻停止操作，待恢复正常后再继续手术。BAEP V 波潜伏期延长、波幅下降达 50% 往往预示着术后听力障碍的发生，而 V 波一直消失则预示着听力永久丧失（图 13-9）。

6. 确定面神经显微血管减压术（MVD）成功、局部无渗血，处理好开放的乳突气房，缝合硬膜，严密缝合肌层、筋膜层及头皮，手术结束。

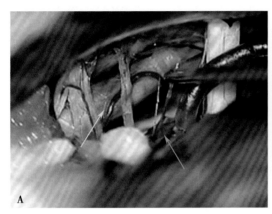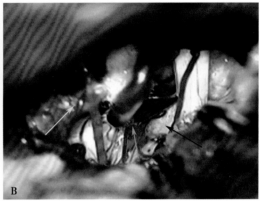

图 13-9　面神经显微血管减压术示意图

A. 小脑前下动脉（绿箭头）压迫面神经根部；B. 垫棉（黑箭头）为垫开的小脑前下动脉

（六）手术主要并发症及术后处理

1. 术后有头痛、头晕、呕吐、谵妄、躁动的患者，应及时行头颅 CT 扫描以排除颅内出血可能。常见为小脑半球内血肿，多为术中牵拉及挫伤造成。术后 CT 扫描证实血肿量超过 10ml、脑组织移位、四脑室受压、脑积水出现等需立即行挫伤脑组织及血肿清除术。其他处有桥小脑角区血肿、后颅窝硬膜外血肿、脑干出血、小脑半球静脉性梗死后出血、脑室内出血、颅内缺血性改变、远隔部位出血，多因为术中 CSF 排放过快、过多，致大脑半球过快回缩或手术操作不当、解剖不熟习引起，根据病情开颅血肿清除，否则选择保守治疗。上述并发症出现都要引以为戒。

2. MVD 术后发热一般不需特殊处理，多数为无菌性脑膜炎。但是，必须排除感染因素，围术期应预防性应用抗菌药物。若术后 3~4 天头痛加重、体温逐渐升高、颈抵抗、局部切口肿胀等，外周血常规白细胞数增高，腰穿脑脊液化验证实感染存在，在脑脊液培养未检出细菌的情况下，也要选择覆盖革兰阳性球菌与阴性杆菌的有效药物，按照长期、足量、有效的原则双药联合应用，并行腰大池置管持续引流。

3. 术后引起的耳鸣、听力下降、面瘫、平衡障碍、眩晕、复视等症状，往往是颅神经水肿以及血管痉挛导致神经缺血症状，可小剂量使用激素、扩血管药物、神经营养药等应用，配合针灸、理疗、高压氧等治疗，可治愈。有时神经功能也无法恢复。

4. 术后产生脑脊液漏较罕见，多数为术中乳突气房开放、骨蜡未完全充填封闭引起，易引起颅内感染。切口漏脑脊液量少者，可局部加压包扎或连续缝合切口，半卧位头偏向健侧有利于伤口愈合。脑脊液漏量多者行腰大池引流术。上述二方法治疗无效者，及时进行切口清创，重新封闭乳突气房。

（七）评价

面肌痉挛主要表现为一侧眼轮匝肌为主的面部肌肉不自主、阵发性、无痛性抽搐，面神经根受责任血管压迫而发生脱髓鞘病变是导致 HFS 的根本病因。面神经显微血管减压术由于微创、安全、疗效肯定、治愈率高，成为目前治疗面肌痉挛的最有效方法。规范化手术操作是成功开展微血管减压术的关键，通过不断对此技术的改进和完善，可以进一步降低手术的并发症和复发率。

（姜晓峰）

第三节 舌咽神经痛—微血管减压术（MVD）

一、舌咽神经痛概述

舌咽神经痛的发病机制较复杂，一般来讲，典型舌咽神经痛的发病基础与神经出脑干区的血管压迫有关。1977 年，Jannetta 提出了血管对出脑干区形成压迫，是引起颅神经病变的病理基础，并率先成功应用乙状窦后入路 MVD 治疗原发性三叉神经痛、舌咽神经痛、面肌痉挛患者，取得了良好效果。电镜检查证实进入延髓区域的神经根，长期受血管压迫和波动性冲击可使神经变性，引起脱髓鞘作用和假突触传递，从而导致疼痛。引起舌咽神经痛的责任血管，多为小脑延髓外侧池内迂曲硬化的小脑后下动脉主干、基底动脉、变异粗大的椎动脉。另外，小脑前下动脉及邻近粗大静脉也可导致舌咽神经痛。

由于解剖结构的改变所引起颅神经出脑干区的继发性压迫，以及粘连增厚的蛛网膜对颅神经产生牵拉、压迫而导致无明显责任血管压迫，也可以产生神经痛。另外，迷走神经在舌咽神经痛发病机制中，也起到一定相关作用。舌咽神经和迷走神经紧密相连，在三叉脊束核内有重叠，两者均由孤束核发出的神经纤维组成，且舌咽神经咽支和迷走神经咽支在咽壁共同组成咽丛，分布于咽肌和咽部黏膜，所以疼痛发作时两神经往往共同参与，有学者认为外耳道深面及下颌角下方的疼痛，来源于迷走神经耳咽支，称之为"迷走舌咽神经痛"。

此外，舌咽神经痛患者常伴有昏厥，也是由于传入神经冲动到达中脑孤束核，通过网状结构到达迷走神经背侧运动核，产生反射性心动过缓或心搏暂停，引起迷走神经性昏厥，也证实了迷走神经参与了舌咽神经痛的致病。对于绝大部分以血管压迫为根本病因的舌咽神经痛，舌咽、迷走神经显微血管减压术，是利用显微外科技巧将责任血管从舌咽、迷走神经上充分游离后，将责任血管推移开 REZ，用垫棉将责任血管固定在脑干间，完全保留血管、神经功能，治愈率达 98%左右。

二、舌咽神经显微血管减压术（MVD）

（一）概述

舌咽神经痛发病率较低，每年 0.2~0.7/10 万，临床表现以一侧咽喉部、咽壁、扁桃体窝、软腭及舌后 1/3 短暂而强烈的尖锐痛、针刺感或烧灼感，并能放射到口内或者耳道为特征，性质与三叉神经痛相似。男女发病率无明显差异，多在 40 岁以上发病。扳机点多位于扁桃体隐窝、上腭等，并能放射到口内或者耳部，咽部喷涂丁卡因后疼痛缓解是舌咽神经痛的最重要特点。茎突过长、小脑桥脑角（CPA）占位性病变、恶性肿瘤（如鼻咽癌）侵及颅底是常见的继发病因。术前应常规检查茎突 X 线正、侧位平片及头颅 CT 或 MRI 检查。

由于舌咽神经根和迷走神经根排列紧密，两神经间空隙小，又邻近漏斗状枕大孔区，责任血管多为迂曲硬化的小脑后下动脉主干和（或）椎动脉，多隐藏于延髓后外侧沟内，且贯穿舌咽、迷走神经较多，使责任动脉无法被满意推移，此情况下可行舌咽神经+迷走神经多束支切断术

（二）手术适应证及禁忌证

同本章第一节三叉神经痛外科治疗"二、三叉神经痛微血管减压术（MVD），手术适应证、禁忌证"。

（三）术前准备

同本章第一节三叉神经痛外科治疗"二、三叉神经痛微血管减压术（MVD），术前准备"。做好术前头颅影像学检查和术前评估，术前对患者进行心理疏导，缓解抑郁或焦虑情绪，帮助患者理解手术疗效及出现的并发症。

（四）体位与麻醉

侧卧位健侧向下，头部下垂15°并向健侧旋转10°，颈部稍前屈，使下颌距胸骨约 2 横指，患侧乳

突与手术台面大致平行并位于最高位置。气管内插管全身麻醉。

（五）手术步骤

1. 术前禁食水，手术当日剃发，入手术室麻醉后，消毒铺巾，选择耳后发际内切口，上项线开始的长约 5cm 左右纵形切口，骨窗上缘位于横窦下，下缘到颅底，外侧缘显露乙状窦边缘，直径约 2.5cm，颈短肌肉厚的患者，为避免显微镜角度受肌肉遮挡，可以适当延长切口下端。

2. 在手术显微镜下先剪开硬膜和小脑延髓池外侧的蛛网膜，充分排空脑脊液，形成足够手术空间，再剪开覆盖在小脑与舌咽、迷走神经表面的蛛网膜，使用显微剥离子与显微吸引器进行小脑轻微牵拉，便于充分显露舌咽、迷走神经根部，仔细寻找舌咽神经根和迷走神经根丝下方的责任血管。

3. 在显微镜下识别责任血管、神经根进/出脑干区（REZ），此是构成压迫的责任血管最主要区域，多为小脑后下动脉及其分支、椎基动脉、小脑前下动脉及其分支或这些血管的联合，可从舌咽神经、迷走神经 REZ 上方、下方或贯穿通过并造成压迫，也有少数无血管压迫或蛛网膜粘连、岩下静脉分支压迫情况存在。

4. 确认为责任血管后充分游离，将责任血管推移开 REZ，用 Teflon 垫棉将责任血管固定在脑干间，同时避免动脉扭曲、成角等，垫棉大小适宜，过大可形成新的压迫，过小则能够滑脱。对于粗大、迂曲、硬化的椎基底动脉参与压迫、血管推移及置入 Teflon 垫棉均有困难时，可采取桥墩法减压，即将粗大血管推离神经，在血管的近心端与远心端各垫入垫棉，血管即固定在脑干间；桥墩法减压困难时还可以采取悬吊法减压，即将 Teflon 垫棉做成带状绕过血管后，再用医用胶固定于岩骨硬膜上或直接将椎基动脉用医用胶固定于岩骨硬膜上，从而使弹性大的血管彻底远离神经，这种方法对于粗大、弹性高的血管效果可靠，而且较安全（图 13-10）。

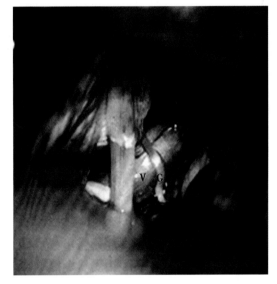

图 13-10　舌咽神经显微血管减压术示意图
左侧基底动脉（V）增粗压迫舌咽
神经（G），舌咽神经受压变形

5. 难以解剖游离血管时，电凝后切断舌咽神经+迷走神经上部部分根丝切断术（舌咽神经根及迷走神经根上部 1~2 根丝切断术）。必须遵循以下条件：①小脑后下动脉合并椎动脉压迫，血管密集度大，有效减压空间小，无法充分减压；②小脑后下动脉迂曲卡压、环绕神经根以及椎动脉弹性大，无法充分减压；③小脑后下动脉延髓侧段隐藏于神经腹侧、延髓后外侧沟内，难以牵拉、分离，无法充分减压；④小脑后下动脉延髓小脑脚段贯穿于舌咽神经、迷走神经之间，无法充分减压；⑤无血管压迫或静脉型血管压迫。但是，切断可带来一系列并发症，少数可出现暂时性或持久性吞咽困难、声带麻痹或刺激性干咳。

6. 确定舌咽神经显微血管减压术（MVD）成功、局部无渗血，处理好开放的乳突气房，缝合硬膜，严密缝合肌层、筋膜层及头皮，手术结束。

（六）手术主要并发症及术后处理

同本章第二节面肌痉挛—面神经显微血管减压术（MVD）"手术主要并发症及术后处理"。

并发症是手术中过度骚扰舌咽、迷走神经以及供血动脉损伤所致，表现为声音嘶哑、吞咽困难、饮水呛咳、咽部异物感、干咳等。症状轻的患者予营养神经、扩血管药物，神经功能大多能逐渐恢复，严重者甚至需要留置胃管鼻饲一段时间。

（七）评价

舌咽神经痛是神经外科经常遇到的疾病，对病人工作和生活极大影响，如果临床诊断明确，采用舌咽神经微血管减压术或舌咽神经+迷走神经多束支切断术，绝大多数患者疗效满意。文献报道近期疗效达 90%~100%，远期疗效约 90%。此种手术既解除疼痛，又保留了功能。对服药无效，又不同意手术者，只能采用舌咽神经封闭治疗。

舌咽神经痛在手术过程中，我们认为在舌咽神经与迷走神经的轴向以及出脑干区域要充分减压，特别是遇到增厚、粘连的蛛网膜需充分锐性松解，减压范围要达到舌咽、迷走神经颅内全程，非常充分显露责任血管并且能够完全游离血管，在此减压的基础之上，即单纯行舌咽、迷走神经显微血管减压术；如果责任血管被神经遮挡，穿通支血管影响路径，无法明确显露责任血管及责任血管过于粗大，局部空间窄小，无法充分游离时，或者蛛网膜炎症粘连无法松解、减压时，需行舌咽神经根及迷走神经根上部1~2根丝切断术手，这样才能取得临床良好的远期效果。

第四节　原发性高血压—微血管减压术（MVD）

一、原发性高血压概述

1973 年，Jannetta 等首次发现一例舌咽神经痛伴高血压（220/110mmHg）的患者行 MVD 后血压得以控制，从此开始了对神经源性高血压的进一步研究。1979 年，Jannetta 和 Gendell 提出延髓左侧腹外侧延髓（VLM）受 PICA 或椎动脉血管压迫可引起高血压，这一学说是通过对颅神经功能紊乱的患者行 MVD 后观察而得出的。他们注意到血压升高可能与延髓左侧及迷走神经受血管搏动性压迫有关，并提出了引人注目的假说。延髓左侧及迷走神经受血管搏动性压迫引起原发性高血压是库欣反应组成部分，可以通过延髓左侧、迷走神经的减压使血压下降，备受人们关注。

目前 MVD 多用于伴有颅神经疾病的神经源性高血压，单纯的高血压患者一般很难接受 MVD 治疗。相信不远的将来，随着科学技术的进一步发展及人类认识的进一步深入，上述问题将得以解决，MVD 可能会成为从根本上治愈神经源性高血压的有效方法。

二、原发性高血压微血管减压术

（一）概述

高血压病是临床中常见的疾病，在未使用抗高血压药物的情况下，收缩压≥140mmHg 和（或）舒张压≥90mmHg，即可诊断为高血压。目前全世界成人中有 25%~35% 为高血压患者，高血压患者总数达 9.72 亿人，而年龄大于 70 岁人群中则上升到 60%~70%。据 2002 年我国卫生部调查资料显示，18 岁及以上居民高血压患病率为 18.8%，估计全国患病人数 1.6 亿多。与发达国家相比，我国人群高血压患者的知晓率、治疗率和控制率都很低。

高血压分为原发性高血压和继发性高血压。许多学者研究了中枢神经系统功能紊乱引起高血压的可能性，Reis 称之为神经源性高血压，又称为原发性或特发性高血压，是一种全身性心血管疾病，其病因至今未明，治疗效果不佳。自从 Jannetta 等提出神经源性高血压是由于异常血管襻压迫延髓导致的病因学说以后，外科治疗神经源性高血压为高血压的治疗开辟了一条崭新的途径。

继发性高血压是指继发于其他疾病或原因诱发的高血压，由某些确定的疾病或病因引起的血压升高，约占所有高血压的 5%，血压升高仅是这些疾病的一个临床表现。继发性高血压尽管所占比例并不高，但绝对人数仍相当多。不少继发性高血压如原发性醛固酮增多症、嗜铬细胞瘤、肾血管性高血压、肾素分泌瘤等，可通过手术得到根治或改善。神经源性高血压需排除继发性高血压才可诊断，需排除的疾病包括慢性肾脏疾病、嗜铬细胞瘤、原发性醛固酮增多症、睡眠呼吸暂停综合征、肾血管疾病（肾动脉狭窄）、库欣综合征、主动脉缩窄、药源性高血压、神经系统疾病等。

（二）手术适应证及禁忌证

1. 手术适应证

（1）术前排除任何继发性高血压，如嗜铬细胞瘤或肾动脉狭窄。

（2）口服 3 种以上降压药物血压仍较高。

（3）经过正规降压治疗后至少 3 次不同时间测量血压，每次血压仍较高。

（4）长期服用降压药严重影响肝肾功能及日常生活。

（5）年龄在 70 岁以下，无严重心、肝、肾功能障碍。

2. 手术禁忌证

（1）有严重心、肝、肾损害者，有糖尿病、血糖控制较差者。

（2）继发性高血压患者。

（3）严重凝血机制紊乱者。

（4）年龄在 65 岁以上，有难以治愈的恶性疾病，治疗过程中可能有生命危险。

（5）其他因素致患者依从性较差，如痴呆、近 6 个月有酒精或药物滥用史等。

（三）术前准备

同本章第三节"二、舌咽神经显微血管减压术（MVD）"。

（四）体位与麻醉

右侧卧位（只进行左侧舌咽神经 MVD），头部下垂 15°并向健侧旋转 10°，颈部稍前屈，使下颌距胸骨约 2 横指。气管内插管全身麻醉。

（五）手术步骤

1. 同本章第三节舌咽神经痛显微血管减压术（MVD）"（五）手术步骤"。

2. 麻醉后用药物控制血压在平稳状态。

3. 原发性高血压微血管减压术（MVD）手术入路与左侧舌咽神经显微血管减压手术完全相同，在显微镜下进行，显露左侧腹外侧延髓舌咽神经及迷走神经的脑干发出部位（REZ），仔细观察局部造成压迫延脑、迷走神经的异常血管袢，一般都是动脉，然后将此血管松解后用 Teflon 棉将压迫血管与迷走神经、延脑分离，达到减压目的。另外，了解责任血管与迷走神经关系（分五型：前侧型、后侧型、上侧型、下侧型、中间型），这样在分离中不遗漏责任血管，是保证手术减压、手术疗效关键（图 13-11）。

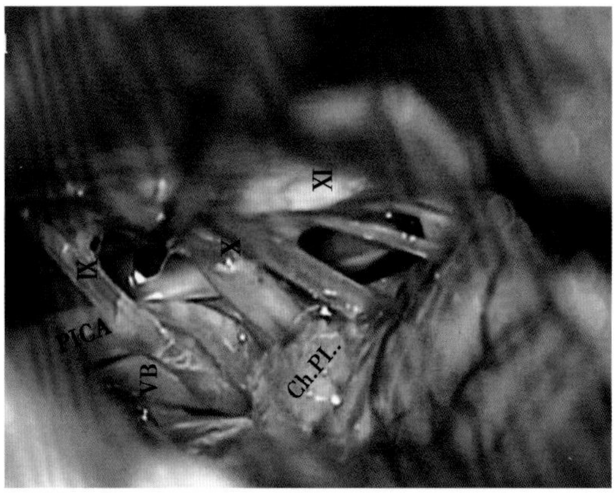

4. 确定左侧延脑附近的异常血管袢达到微血管减压术目的、局部无渗血，处理好开放的乳突气房，缝合硬膜，严密缝合肌层、筋膜层及头皮，手术结束。

图 13-11　原发性高血压微血管减压术（MVD）示意图

PICA：小脑后下动脉；VB：椎基底动脉；Ch. Pl.：脉络膜丛

（六）手术主要并发症及术后处理

同本章第三节"舌咽神经痛显微血管减压术（MVD）"。

同本章第二节面肌痉挛——面神经显微血管减压术（MVD）"手术主要并发症及术后处理"。

（七）评价

日前，美国进行了一项多中心、随机、前瞻性临床试验，80 例高血压患者，正在服用 3 种以上的降压药物，符合所有的准入标准，被随机分配入手术治疗组和药物治疗组。手术治疗组将接受延髓左侧腹外侧区喙端 MVD，不论在 MRI 上是否显示有血管压迫神经的征象。术后患者将被随访 12 个月来监测血压和用药剂量变化情况，严格地按标准进行远期效果的判定。随访标准：①不用药物血压<140/90mmHg 定为"痊愈"；②药物种类或剂量减少血压正常或药物未变而血压正常定为"有效"；③药物不变而收缩压或舒张压下降>20mmHg 定为"一般"；④血压不变或功能状态恶化定为"无效"。所有患者出院后 12 个月中每 2 周测 1 次血压，分别在直立位和仰卧位时进行，在随访期 6 个月和 12 个月时要检查血脂、血糖和 24 小时动态血压。

从 1975—1982 年，Jannetta 等对 42 例左侧腹外侧延髓Ⅸ、Ⅹ颅神经 REZ 有明显血管压迫的高血压患者进行 MVD，结果 32 例术后血压降为正常，4 例改善，6 例无变化。之后又有许多学者运用 MVD 治疗了不少原发性高血压患者。国内也有学者对患有原发性高血压的患者行 MVD 并取得了满意 的效果。Quwerkerk 报道 226 例 HFS、TN 患者行 MVD 后，发现所有患者的舒张压均下降，其中 7 例 伴高血压的左侧 HFS 行延髓减压术后血压下降显著。Yamamoto 也有类似的报道。这些报道均支持 Jannetta 的假说。

原发性高血压应用微血管减压术治疗虽然有 40 年历史，但临床应用至今仍只有零星报道。随着科学 技术的进一步发展及人类认识的进一步深入，MVD 可能会成为从根本上治愈神经源性高血压的有效方法。

（于炎冰　张 黎）

第五节　第八颅神经血管压迫综合征（位置失衡性眩晕、耳鸣综合征）—微血管减压术（MVD）

一、第八颅神经血管压迫综合征概述

第八颅神经又称前庭蜗神经，由前庭神经（前庭上神经、前庭下神经）和蜗神经组成，小脑桥脑 角（CPA）处血管压迫Ⅷ神经可导致包括眩晕、耳鸣、听力障碍等在内的复杂症状群，即第八颅神经血 管压迫综合征（nerve vascular compression，NVC）。严重时给患者带来巨大痛苦，甚至丧失正常生活和 工作能力。与其他颅神经疾患相比，第八颅神经 NVC 的诊断和治疗都比较困难。第八颅神经血管压迫 综合征的临床表现，目前归于两种形式，一种以耳鸣为主，病人主诉一侧或两侧为高音调耳鸣，如蝉鸣 样、汽笛声尖叫，或说不清楚的声音持续存在，影响正常工作、学习和生活，甚至出现其他自主神经功 能紊乱现象，伴有听力下降等。另一种是眩晕伴恶心、呕吐，周围物体旋转不能平衡，无耳鸣及听力障 碍，也影响正常工作、学习和生活。临床检查包括：①脑干听觉诱发电（BAEPs）；②前庭功能检查；③眼震电图；④头颅 CT、MRI 检查。通过检查，结合临床症状和体征，协助确诊。

二、第八颅神经血管压迫综合征微血管减压术（MVD）

（一）概述

MVD 作为治疗 HFS、TN、GN 等颅神经疾患的首选外科方法得到广泛应用，对于第八颅神经 NVC 而言，施行 MVD 在病例选择、手术指征、手术方法、疗效评价、并发症防治等方面尚不成熟，很多方 面无统一标准。随着显微神经解剖学、神经电生理、显微神经外科技术等的进展，对于第八颅神经 NVC 的 MVD 治疗有了很多新的认知，发展前景趋于明朗。

（二）手术适应证及禁忌证

1. 手术适应证

（1）内科保守治疗无效的顽固性、致残性耳鸣或眩晕。

（2）病程<3 年。

（3）排除神经耳科学病因。

（4）患者有积极接受手术的愿望。

（5）耳鸣为单侧。

（6）有证据明确提示眩晕手术侧别。

（7）手术侧 BAEPs 异常。

（8）耳鸣伴或不伴患侧轻-中度听力障碍，检查听力图有异常，排除严重听力障碍患者。

（9）眩晕伴前庭功能试验异常。

（10）神经影像学检查发现患侧 CPA 血管压迫第八颅神经。

2. 手术禁忌证

（1）有严重心、肝、肾损害者，有糖尿病、血糖控制较差者。

（2）继发性高血压患者。

（3）严重凝血机制障碍者。

（4）年龄在 65 岁以上，有难以治愈的恶性疾病，治疗过程中可能有生命危险。

（5）其他因素致患者依从性较差，如痴呆者。

（三）术前准备

同本章第三节"舌咽神经痛显微血管减压术（MVD）"。

（四）体位与麻醉

侧卧位，头部下垂 15°并向健侧旋转 10°，颈部稍前屈，使下颌距胸骨约两横指。气管内插管全身麻醉。

（五）手术步骤

1. 同本章第二节面肌痉挛——面神经微血管减压术（MVD）"（五）手术步骤"。

2. 麻醉后用药物控制血压在平稳状态。

3. 在手术显微镜下先剪开硬膜和小脑延髓池外侧的蛛网膜，充分排空脑脊液，形成足够手术空间，依次锐性完全分开后组颅神经、小脑绒球间、听神经三者之间的蛛网膜，充分显露Ⅷ神经根部、神经根进/出脑干区（REZ），此是构成压迫的责任血管最主要区域，多为小脑前下动脉及其分支、小脑后下动脉、椎基动脉或这些血管的联合造成压迫。用球状 Teflon 棉置于责任血管与脑干之间，避免垫棉垫在血管与 REZ 之间，防止动脉扭曲、成角等（图 13-12）。

4. 对症状严重、术中未发现责任血管压迫Ⅷ神经者，可行前庭神经离断术。此时在高倍手术显微镜下辨认Ⅷ神经中耳蜗神经和前庭神经，二者间有一细裂，小心分开，前庭神经呈灰色，耳蜗神经稍呈白色。用显微剪刀或神经钩刀分离断开，此方式手术一般不进行（图 13-13）。

5. 确定达到微血管减压术的目的、局部无渗血，处理好开放的乳突气房，缝合硬膜，严密缝合肌层、筋膜层及头皮，手术结束。

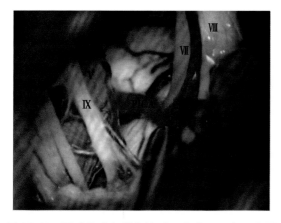 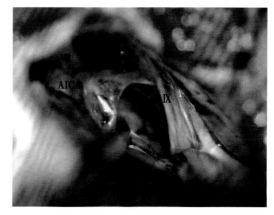

图 13-12　耳鸣综合征微血管减压术（NVC）示意图　　图 13-13　位置失衡性眩晕微血管减压术（NVC）示意图

（六）手术主要并发症及术后处理

同本章第二节面肌痉挛——面神经微血管减压术（MVD）"（六）手术主要并发症及术后处理"。

（七）评价

第八颅神经 MVD 或前庭神经离断术术后无统一的疗效评价标准，最终取决于患者自身对症状改善的主观评价。

Brackmann 等对位置失衡性眩晕（Disabling positional vertigo，DPV）患者术后采用 4 级疗效评分法：①无眩晕；②轻度眩晕；③中度眩晕；④重度眩晕。Guevara 等对耳鸣患者术后采用 4 级疗效评分法：①耳鸣完全消失；②耳鸣好转；③耳鸣无变化；④耳鸣加重。综合文献 20 组病例报告 545 例，第 8 颅神经NVC行MVD的患者，其中有耳鸣症状者241例，眩晕269例，耳鸣合并眩晕34例，感音性神经性耳聋1例。眩晕疗效佳者75%～100%，平均80%（242/302）；而耳鸣为27.8%～100%，平均62.4%（171/274）。术前听力障碍223例，其中有49例（22%）术后听力有改善；545例中无1例手术死亡，有34例（6.2%）术后出现听力障碍或听力障碍加重。其他并发症包括脑脊液漏8例（1.5%），面瘫4例（0.7%），枕部头痛3例（0.6%），脑膜炎2例（0.4%），暂时性小脑症状、小脑血肿、暂时性复视、暂时性发音困难、暂时性上直肌麻痹、患侧前庭功能丧失、吞咽困难各1例（百分比各为0.2%）。

2010年，中日友好医院神经外科实施21例前庭蜗神经MVD治疗耳鸣、眩晕，15例为耳鸣患者，8例为眩晕患者，其中2例同时存在耳鸣及眩晕。术后平均随访8个月，15例耳鸣患者中治愈8例，好转4例，其中1例为双侧，无效3例，其中1例为双侧，治愈率53.3%，总有效率80%；8例眩晕患者中治愈4例，好转2例，无效2例，治愈率50%，总有效率75%。并发症：1例单纯耳鸣患者术后出现患侧听力丧失，随访期间未恢复；轻-中度面瘫2例，随访期间恢复；无菌性脑膜炎1例，抗感染和多次腰穿治愈。

初步临床实践表明，血管压迫前庭蜗神经是顽固性耳鸣、致残性眩晕的病因之一；MVD针对有选择的耳鸣、眩晕患者是一种安全、有效的治疗方法。鉴于本组病例数不多、随访时间短，有待于经验的积累。在此之前应谨慎开展此项工作。

（于炎冰　张黎）

参 考 文 献

1. 汪业汉，吴承远. 立体定向神经外科手术学. 人民卫生出版社，2005：290-303.

2. Gu W，Zhao W. Microvascular decompression for recurrent trigeminal neuralgia. J Clin Neurosci，2014，21（9）：1549-1553.

3. Oesman C，Mooij JJ. Long-term follow-up of microvascular decompression for trigeminal neuralgia. Skull Base，2011，21（5）：313-322.

4. Kanpolat Y，Savas A，Bekar A，et al. Percutaneous controlled radiofrequency trigeminal rhizotomy for the treatment of idiopathic trigeminal neuralgia：25-year experience with 1，600 patients，2001 Mar，48（3）：524-32；discussion 532-534.

5. Montano N，Papacci F，Cioni B，et al. What is the best treatment of drug-resistant trigeminal neuralgia in patients affected by multiple sclerosis? A literature analysis of surgical procedures. Clin Neurol Neurosurg，2013，115（5）：567-572.

6. Montano N，Papacci F，Cioni B，et al. The role of percutaneous balloon compression in the treatment of trigeminal neuralgia recurring after other surgical procedures. Acta Neurol Belg，2014，114（1）：59-64.

7. Li F，Han S，Ma Y，et al. Optimal duration of percutaneous microballoon compression for treatment of trigeminal nerve injury. Neural Reg Res，2014，9（2）：179-189.

8. Georgiopoulos M，Ellul J，Chroni E，et al. Minimizing technical failure of percutaneous balloon compression for trigeminal neuralgia using neuronavigation. ISRN Neurol，2014：630-641.

9. Xu Z，Schlesinger D，Moldovan K，et al. Impact of target location on the response of trigeminal neuralgia to stereotactic radiosurgery. J Neurosurg，2014，120（3）：716-724.

10. Nicola M，Giulio C，Rina D，et al. Advances in diagnosis and treatment of trigeminal neuralgia. Therapeutics and Clinical Risk Management，2015，（11）：289-299.

11. 徐春华，高翔，郎黎琴，等. 多根血管压迫引起面肌痉挛的手术治疗. 中国临床神经科学，2009，17（3）：272-275.

12. 杨冬，赵奎明，袁越，等. 面、听神经监测在面肌痉挛显微血管减压术中的意义. 中国微侵袭神经外科杂志，2012，17（9）：397-399.

13. 焦伟，仲骏. 面肌痉挛的病因及发病机制研究进展. 国际神经病学神经外科学杂志，2012，39（1）：62-65.

14. 代金东，郑瑞峰，马康平，等. 乙状窦后锁孔入路显微血管减压术治疗面肌痉挛的疗效分析. 山东医药，2011，51（44）：56-58.

15. 任鸿翔，于炎冰，张黎，等. 显微血管减压术治疗面肌痉挛后出现延迟治愈的相关因素分析. 中国微侵袭神经外科杂志，2012，17（4）：154-156.

16. 李世亭. 微血管减压术治疗面肌痉挛的手术技术. 中华神经外科疾病研究杂志，2011，10（2）：185-186.

17. 李火平，洪文瑶，仲骏，等. 全程减压与传统减压治疗面肌痉挛的疗效对比. 中国微侵袭神经外科杂志，2011，16（3）：113-115.

18. 赵永宏，蔡其刚，张炎，等. 面肌痉挛责任血管压迫面神经根的解剖特点. 中国耳鼻咽喉头颈外科，2010，17（11）：599-602.

19. Cohen-Gadol AA. Microvascular decompression surgery for trigeminal neuralgia and hemifacial spasm：Naunces of the technique based on experiences with 100 patients and review of the literature. Clinical Neurology and Neurosurgery，2011，（113）：844-853.

20. Masuoka J，Matsushima T，Kawashima M，et al. Stitched sling retraction technique for microvascular decompression：procedures and techniques based on an anatomical viewpoint. Neurosurg Rev，2011，（34）：373-380.

21. Jun Zhong，Shi-Ting Li，Jin Zhu，et al. A clinical analysis on microvascular decompression surgery in a series of 3000 cases Clinical Neurology and Neurosurgery，2012，（114）：846-851.

22. McLaughlin N，Buxey F，Chaw K，et al. Value-based neurosurgery：the example of microvascular decompression surgery. J Neurosurg，2014，120：462-472.

23. 姜磊，郝玉军，邵华，等. 微血管减压术治疗舌咽神经痛的疗效分析. 中国实用医药，2012，7（17）：94-95.

24. 郑鲁，郑瑛，陈援朝，等. 围套式微血管减压术治疗舌咽神经痛. 中国临床神经外科杂志，2007，12（2）：102-103.

25. 梁继锋，李光华，申妍，等. 内镜下舌咽神经切断加迷走神经减压术治疗舌咽神经痛. 临床耳鼻咽喉头颈外科杂志，2010，24（3）：135-136.

26. Nan-Xiang Xiong，Hong-Yang Zhao，Fang-Cheng Zhang，et al. Vagoglossopharyngeal Neuralgia Treated by Microvascular Decompression and Glossopharyngeal Rhizotomy：Clinical Results of 21 Cases. Stereotact Funct Neurosurg，2012，90：45-50.

27. Gajjar D，Egan B，CureJ，et al. Vascularc ompressionofthe rostral venrtolateralmedulain sympatheticmediatedessential hypertension. Hypertension，2000，36（1）：78-82.

28. McLaughlin MR，Jannetta PJ，Clyde BL，et al. Microvascular decompression of cranial nerves：Lessonslearnedafter4400 operations. J Neurosurg，1999，90（1）：1-8.

29. Morise T，Horita M，Kitagawa I，et al. Thepotentrolo of increased sympathetic tonein pathogenesis of essentially pretension with neurovascular compression. J Hum Hypertens，2000，14，（12）：807-811.

30. Yap L，Pothula VB，Lesser T. Microvascular decompression of cochleovestibular nerve. Eur Arch Otorhinolaryngol，2008，265：861-869.

31. Guevara N，Deveze A，Buza V，et al. Microvascular decompression of cochlear nerve for tinnitus incapacity：pre-surgical data，surgical analyses and long-term follow-up of 15 patients. Eur Arch Otorhinolaryngol，2008，265（4）：397-401.

32. Levine RA. Typewriter tinnitus：a carbamazepine-responsive syndrome related to auditory nerve vascular compression. ORL J Otorhinolaryngol，2006，68：43-46.

33. De Ridder D，Ryu H，Moller AR，et al. Functional anatomy of the human cochlear nerve and its role in microvascular decompression for tinnitus. Neurosurg，2004，54（2）：381-390.

34. De Ridder D，Ryu H，Mulder GD，et al. Frequency specific hearing improvement in microvascular decompression of the cochlear nerve. Acta Neurochir（Wien），2005，147：495-501.

35. Moller AR. Is there a place for microvacular decompression? Acta Neurochir（Wien），2005，147：921-923.

第十四章

周围神经疾病功能性手术治疗

第一节　肢体肌痉挛状态功能性手术—选择性脊神经后根切断术

一、概述

肌痉挛状态是牵张反射过度亢进一种表现。脊髓牵张反射属于单突触反射，该反射传入支包括骨骼肌肌梭、相应脊神经后根内的传入纤维（Ⅰa、Ⅰ类传入纤维），传出支包括相应脊髓节段前角 α 运动神经元、周围神经运动支（开始位于相应脊神经前根，后来位于相应周围神经）、神经肌肉连接的肌单位。肌梭和腱器官内的牵张感受器将冲动通过Ⅰa、Ⅰ类传入纤维直接或间接地兴奋脊髓前角 α 运动神经元，然后再通过反射传出支协调协同肌和拮抗肌的运动。牵张反射在整体内受高级神经中枢的调控，在正常情况下存在抑制机制以保证反射适度。如下肢在正常情况下，需要一定的肌张力实行站立和行走，即依靠适度牵张反射来维持。当脑和脊髓疾患累及锥体束时，不同类型的抑制（如Ⅰa、Ⅰ类传入抑制、突触前抑制、腱器官抑制、α 运动神经元抑制等），丧失导致牵张反射过度，协同肌和拮抗肌的运动失平衡，使姿势系统趋向于过度收缩，最终导致肌痉挛状态（spas-ticity）。

痉挛状态是一组表现为痉挛性运动障碍及姿势异常的病症的总称。临床表现多种多样，一般有 4 种表现：①关节僵硬，肢体活动性下降；②腱反射亢进；③肌肉被动平伸时表现出强烈的阻力；④屈肌反射过强。导致痉挛状态的病因也是多种多样的，包括脑性瘫痪（cerebral palsy，简称脑瘫）、颅脑脊髓外伤、脑脊髓血管意外、脑（膜）炎、脊髓炎、颅脑肿瘤（术后）、脊柱脊髓肿瘤（术后）、痉挛性截瘫、痉挛性斜颈、脊髓栓系综合征等。而脑瘫又称 Little 病，指出生前到生后 1 个月以内、各种原因导致的非进行性脑损伤，表现为中枢性运动障碍及姿势异常。脑瘫性痉挛占全部脑瘫患者近 2/3 的痉挛型和以痉挛为主的混合型，单纯康复训练往往难以达到满意效果。对于这类病人施行手术先解除痉挛状态，再在此基础上进行康复运动训练方能达到最佳治疗效果。脑和脊髓血管病、颅脑脊髓损伤、颅脑脊髓肿瘤、感染等中枢神经系统疾患累及锥体束时，可通过类似于脑瘫的机制而导致痉挛状态。同时，脑脊髓血管意外、脑（膜）炎、痉挛性斜颈、脊髓栓系综合征等病因可与脑瘫有交叉合并，从而使痉挛状态的病因变得更为复杂多样。

19 世纪末，Sherrington 首次阐述了肌张力与痉挛状态的内在生理联系，为神经外科解除痉挛状态奠定了基础。神经外科手术治疗痉挛状态是在不同的部位打断牵张反射环路或提高脊髓 α 运动神经元的抑制功能，以降低受累肌肉的兴奋性，从而缓解痉挛（肌肉、肌腱、骨关节等矫形手术不在本书讨论范围内）。选择性脊神经后根切断术（selective posterior rhizotomy，SPR），通过电刺激选择性切断肌梭传入的Ⅰa 类纤维，阻断脊髓反射中的 γ-环路，降低过强的肌张力，从而解除肢体痉挛。由于脑细胞及 α 运动神经元兴奋性降低，还可以使部分脑瘫性痉挛患者合并的斜视、流口水、扭转、面部痉挛、手足徐动、癫痫发作、言语不清等症状得到不同程度的缓解。现代腰骶段 SPR 术由意大利 Fasano 于 20 世纪 70 年代末创立，他利用术中电刺激方法，即采用双极电极刺激后根小束，观察分析下肢肌肉肌电图反应，来决定切断哪些后根小束。20 世纪 80 年代末，美国的 Peacock 对腰骶段 SPR 术做出进一步改良，将手术平面自圆锥降至马尾水平，进一步完善了术中电刺激方法。这两位学者为现代 SPR 术的完善和推广做出了巨大贡献。Sindou 等认为，圆锥部位手术由于对局部解剖的熟悉和严格的术中电生理监测而变得安全，可以同时行椎板复位固定，对术后脊柱稳定性有益。

腰骶段行 SPR 术患者的选择遵循四项原则：①病例的选择；②脊神经后根节段的选择；③各后根切断比例的选择；④各后根切断小束的选择。SPR 手术适用于同时存在下肢髋、膝、踝或上肢肩、肘、腕、指等关节多处痉挛（肢体肌群整体痉挛）的痉挛状态患者，在整体解除痉挛上有任何其他手术所不具备的优越性，前者需行腰骶段 SPR 术，后者则可行颈段 SPR 术。对于症状、体征比较单一、局限的患者没必要行 SPR 术。

神经外科手术治疗痉挛状态总的原则为：全面临床评估，严格掌握手术适应证，通过解除痉挛、纠正畸形为康复治疗提供条件或起辅助作用。痉挛状态的治疗以康复治疗为主，手术治疗通过解除痉挛、纠正畸形为康复治疗提供条件或起辅助作用。必须明确，长期、正规的康复训练是治疗痉挛状态的最主要方法，手术治疗只是为康复治疗创造条件或为补充手段。对于严重痉挛状态患者，单纯康复训练往往难以达到满意效果，施行手术先解除痉挛状态，再在此基础上进行康复运动训练，方能达到最佳治疗效果。

二、手术适应证及禁忌证

（一）手术适应证

1. 患者手术最佳年龄为 4~6 岁，可提前到满 3 周岁。
2. 痉挛状态肌张力 3 级或以上，痉挛较严重，影响患者日常生活和康复训练。
3. 身体随意运动功能尚好，无严重肌无力、肌腱挛缩和不可逆性骨关节畸形。
4. 痉挛状态已趋于稳定。
5. 智力正常或接近正常，以利于术后康复训练。

（二）禁忌证

1. 以强直表现为主。
2. 肌力差，运动功能不良（肌力 3 级以下）。
3. 存在严重的肌腱挛缩和（或）骨关节畸形。
4. 智商<50% 或学习、交流能力差。

三、术前准备

1. 术前常规体检、出血凝血时间和有关化验、EKG、胸片等。
2. 进行头颅 CT 或 MRI 检查。
3. 手术治疗只是为康复治疗创造条件或为补充手段，在此基础上进行康复运动训练方能达到最佳治疗效果，家属必须了解和配合。

四、麻醉和体位

俯卧位，头低状态（防脑脊液丢失过多）。气管内插管静脉复合全身麻醉（术中不用肌松剂）。

五、手术步骤

1. 在麻醉后，消毒、铺巾后，取 L_3 ~ S_1 后正中直切口（常规腰骶段 SPR 手术切口）。

2. 椎板切除　切开后剥离椎旁肌显露 L_3 ~ S_1 椎板，行跳跃式、限制性椎板切除，跳跃式指只切除 L_3、L_5 椎板，保留 L_4 椎板和棘突，限制性指椎板切除开槽宽度仅 5~8mm，完全保留两侧小关节突。

3. 选择性后根部分切断　切开硬脊膜后，在手术显微镜下，自脊神经根硬脊膜出口处找到确认双侧 L_2、L_3、L_5、S_1 脊神经后根，并将各后根分为 4~8 小束。对腰骶段 SPR 术而言，一般选择的脊神经后根节段为 L_2、L_3、L_5、S_1。L_4 主要支配股四头肌，对维持站立的稳定性具有重要作用，一般不主张行部分切断。虽然大多数人认为包括 S_2 的腰骶段 SPR 术能更好地缓解踝部痉挛，但 S_2 的部分纤维参与膀胱感觉，在没有完善的术中电生理监测的条件下行 S_2 部分切断存在较大风险。在我们的常规腰骶段 SPR 手术中，用电脑程控的神经肌电生理刺激仪，以 0.05~0.10mA 不同电流双极电刺激，确认并根据观察肢体肌肉收缩或描记多导肌电图来记录各脊神经后根小束之阈值，根据阈值高低（切断阈值低者）及痉挛情况（痉挛重者切断比例高）将后根小束选择性部分切断，并分别在切断处的上、下方刺激后根观察相应肌肉收缩情况或肌电反应，决定部分切断的最终比例。对于大腿内收肌痉挛 L_2 部分切断更重要，L_3 为次重要；对于膝关节屈曲痉挛只有 L_3 部分切断重要；对于马蹄足、内反足 L_5、S_1 部分切断同样重要。我们的切断比例经验：L_2 25%~45%，L_3 30%~50%，L_5 40%~60%，S_1 45%~65%。术中电刺激结果是选择各后根切断哪些小束的金标准，将切断的后根小束切除 10mm 长一段以防日后神经再生。当手术可能涉及与膀胱感觉和肛门括约肌功能有关的 S_2、S_3 脊神经时，膀胱压力和肛门括约肌肌电图监测则成为必备。我们一般不在常规腰骶段 SPR 手术中应用胫神经和阴茎背神经的诱发神经动作电位监测（图 14-1）。

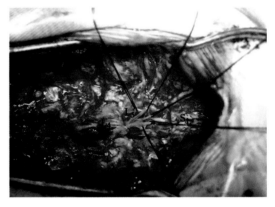

4. SPR 手术结束，严密缝合硬脊膜，缝合前后分别用含有地塞米松的温生理盐水反复冲洗硬脊膜腔。严格止血，不放置引流物，逐层严密关闭各层切口，手术结束。

图 14-1　选择性脊神经后根切断术（SPR）示意图

六、术中及术后注意事项

（一）术中注意事项

1. 手术全程严格止血，剥离椎旁肌时自骨膜下进行。

2. 行跳跃式限制性椎板切除，这种骨切除对脊柱的稳定性不会造成大的影响。

3. 切开硬脊膜后手术即在显微镜下进行，应用神经肌电生理刺激仪，严格选择后行脊神经后根部分切断。避免过度牵拉圆锥，使术后发生膀胱功能障碍的发生率降低。

4. 对于膝关节痉挛特别严重的病例，可行 L_4 脊神经后根选择性部分切断。L_4 对整个下肢的稳定性和平衡性具有重要意义，故主张切断比例不要过大。

5. 对于踝关节痉挛特别严重的病例，可行 S_2 脊神经后根选择性部分切断，但切断比例不能超过 50%，术中应监测膀胱感觉和肛门括约肌功能。

6. 严格止血后，不放引流物以减少感染机会，切口按层次严密缝合。

7. 对于腰骶段皮肤质量不佳者，可于胸腰段圆锥部位（T_{11} ~ L_1）行 SPR 术，手术疗效与腰骶段相当。但是马尾圆锥损伤、脊神经后根节段辨认、失误可能性增大。

8. 单侧下肢肌群广泛痉挛者，可行一侧腰骶段连续椎板开窗法行该侧脊神经后根 SPR 术。有条件者应行椎板成形术。

（二）术后注意事项

1. 手术全身麻醉，术后当天禁食水，次日再逐步恢复正常饮食。

2. 术后第 1 天或第 2 天换药一次，术后 10~12 天拆线。

3. 术后第 3 周后方可坐起，第 4 周后方可下地行走。术后第 2 天开始康复运动训练，开始运动量及力度亦小，以后逐步增大。脑瘫患者需一直坚持至 18 岁以后，每天保证训练 3 小时以上，否则痉挛易复发或效果不好。

4. 术后需订制矫形支具（腰及腿），其中腰部支具必须佩戴至少 3 个月（坐及站立行走时带），腿支具则在睡觉和休息时佩戴以辅助康复。

5. 术后卧床期间要轴线翻身以防扭伤腰部，可以采取仰卧、侧卧或俯卧位；

6. 术后可能有发热、头痛、头晕、呕吐、腰痛、下肢麻木疼痛无力等情况，属正常现象，可予适当对症处理；约 5% 的患者术后出现轻重不等的腹部痉挛性疼痛，可对症治疗，一般在 3 天内自然缓解。病因不明腹痛，一定要除外急腹症。

7. 此手术不必插导尿管，术后小便困难给予下腹部热敷，必要时导尿，如已插尿管在术后第 2 天拔除。

七、手术主要并发症及术后处理

（一）手术后近期并发症

1. 双下肢感觉障碍和下肢运动障碍（肌无力） 发生率为 15%~20%。术中电生理监测非常重要。一旦出现术后感觉障碍，应用一些神经营养药物，有利改善。术后出现运动障碍（肌无力），强化康复训练是促进肌力和运动功能恢复的唯一有效方法。

2. 术后尿便障碍 其中术后尿失禁约 1% 左右，尿潴留约 1.5% 左右，均为一过性，适当对症处理，数天后好转。大便障碍手术后罕见，胸腰段圆锥部 SPR 术后的发生率略高。

3. 术后发生椎管、颅内出血、血肿 极为罕见。严格止血，不放置创面内引流物。发生椎管内或颅内感染，也极为少见，一旦发生属较严重的并发症。术中严格无菌操作是预防的关键，术后常规用抗生素。

4. 其他 有脑脊液漏、切口裂开等并发症，少见，发生率约 1%。主要在术中给予预防。

5. 术后痉挛状态加重 术后近期该并发症的发生率少见，多见于紧张性痉挛和混合型脑瘫患者，可能与手术创伤和血性脑脊液刺激有关，一般可自然缓解。

（二）手术后远期并发症

1. 下肢运动障碍（肌无力） 虽然少见，但严重妨碍运动功能恢复，主要是术前病例选择不当、术中后根切断比例过大或误切前根、术后未强化康复训练有关。下肢感觉障碍，不足 10%，不对生活质量构成影响，无需处理。

2. 二便障碍 多见于胸腰段圆锥部 SPR 术，对症处理。

3. 性功能障碍 缺乏该方面的大宗长期随访资料。我们的一组 10 例，术前均有正常或接近正常的性生活；婚后大龄脑瘫患者术后远期随访未发现性功能障碍发生。

4. 术后腰椎失稳性问题 腰骶段 SPR 手术对低龄脑瘫患儿腰椎发育的影响一直存在争议。行跳跃式限制性椎板切除时，这种骨切除对脊柱的稳定性不会造成大的影响，我们在工作中观察到小儿的椎板具有较强再生潜能，这也多次在二次腰骶段 SPR 手术中得到证实，辅以术后腰部支具保护和康复训练，绝大多数患者无长期腰痛、腰椎畸形的情况发生。

5. 痉挛状态复发 发生率低于 5%，且多数与未进行及时、长期、正规的康复训练有关。痉挛状态加重与术前病例选择不当有关，更多见于扭转痉挛患者。

八、评价

腰骶段 SPR 术缓解下肢肌痉挛的总有效率达 95% 以上，术后有痉挛复发之可能，手术的疗效要待术后 0.5~1 年后才能确切体现，术后长期坚持正确的康复训练是保证疗效的关键。切断后的部分马尾神经断端漂浮于硬脊膜内脑脊液中，由于术中均将切断的后根小束切除 10mm 长一段，脊神经后根发生再生连接的可能性极小，神经再生不是导致症状复发的主要原因。患者智力低下和（或）术后种种原因未坚持正确康复训练是复发的主要原因。及时、长期、正规的康复训练是治疗痉挛状态的最主要方法，腰骶段 SPR 手术治疗只是为康复创造条件或为补充手段而不能替代康复。另外，原休眠神经的启动可能与复发有关，应进行相关的基础和临床研究。康复的重要性是必须要强调的。

（于炎冰　张 黎）

第二节　周围神经卡压综合征手术治疗

一、总论

（一）概述

四肢周围神经在行径中，经过某些骨-纤维隧道、跨越腱膜、穿过筋膜，其活动空间受到明显限制。当这些隧道、腱膜、筋膜由于各种原因狭窄、肥厚、粘连等，均可使经过该处的神经被卡压，引发该神经传导功能障碍，严重者可导致永久性神经功能障碍，临床统称为神经卡压综合征。临床表现有疼痛和感觉异常，可按神经支配皮节发生感觉缺失或异常，夜间加重又称休息痛。疼痛可向近侧、远侧同时放射，肌肉萎缩无力或有不协调。当局部交感神经受累时，出现局部皮肤温度、颜色、发汗及营养障碍。局限性压痛（卡压点）和放射痛、卡压点轻叩痛并有发麻感称 Tinel 征。X 线片仅能发现骨增生和陈旧损伤征象。

卡压综合征其病因可归纳成三大类：①管内压迫：腱鞘囊肿、神经纤维瘤、神经慢性损伤性炎症；②管外压迫：骨疣、骨与关键损伤、韧带损伤；③全身疾患：类风湿性关节炎、黏液水肿、肥胖病、糖尿病、甲状腺功能亢进、Reynaud 病、妊娠、化学药物等因素可并发神经卡压。根据受压神经的部位、组成纤维成分不同，所导致的功能障碍分为三类：①单纯感觉障碍：如股外侧皮神经卡压综合征；②单纯运动障碍：如前臂旋后肌卡压综合征；③感觉、运动同时存在：如正中神经腕管卡压综合征。

（二）手术适应证及禁忌证

1. 适应证　诊断明确，病程长、症状严重者，均应及时手术治疗。

2. 禁忌证　严重的心、肝、肾、肺等器官功能衰竭，凝血功能障碍，局部感染者，糖尿病血糖控制不佳者。

（三）术前准备

1. 术前一般性检查　常规血化验检查、心电图、胸片等，特殊检查包括神经传导速度、体表感觉诱发电位、运动诱发电位、肌电图、神经 B 超、局部 X 线检查，少数患者需行脑、脊髓 CT/MRI 检查，以了解有无其他疾患。

2. 患者对手术目的及预后充分理解与配合。

（四）体位与麻醉

平卧位，根据周围神经卡压部位，以利于手术暴露为原则，选择合适体位。局麻为主。

（五）手术步骤

1. 消毒、铺巾固定。在病变部位，根据神经和血管行走方向，加上皮纹、美观等考虑，切口类型有 S、Z、弧形、直线等。切开皮肤、皮下组织、深筋膜，探查神经，辨认神经。因为每一卡压综合征都有一条重要神经，如尺神经、正中神经、桡神经、腓总神经、腓浅神经、腓深神经、股外侧皮神经等。

2. 显微镜下辨别卡压原因　是否为粘连、瘢痕、肥厚、结节、囊肿、骨疣、纤维环狭窄等，给予一一松解或清除，解除压迫神经组织。止血，按层缝合。

3. 术毕，根据不同部位，局部制动，个别卡压松解后，肢体处功能位石膏托外固定 2~3 周。

（六）术中及术后注意事项

1. 手术时应勿损伤神经 分离组织寻找神经受压处以锐性分离为主，术中止血彻底，可减少术后瘢痕形成。

2. 周围神经卡压综合征以神经内松解术为主，神经内松解术分为神经外膜松解术和神经束膜松解术。神经外膜切开探查时发现神经束膜显著增厚、变硬或受压神经束明显变细缩窄，神经束间瘢痕粘连，此类患者行神经束膜切开减压术，可获得较满意的疗效。

（七）手术主要并发症及术后处理

1. 减少神经内松解术术中神经损伤和术后瘢痕形成造成新的粘连和压迫。要求术者在显微镜下操作，熟练的技巧，防止局部粘连和瘢痕形成。

2. 手术松解后仍有部分患者遗留有功能障碍，术后强化功能训练非常必要，功能康复训练应在医生的指导下逐步进行。

3. 术后可使用超短波、音频电流、紫外线、离子导入疗法等可改善血液淋巴循环，减轻局部炎症，消除水肿，缓解疼痛，减少局部粘连和瘢痕形成。

（八）评价

周围神经卡压综合征应根据神经卡压的不同病理变化，采取合理的治疗方案。外科手术是主要治疗方法之一，可尽早地解除压迫，早期恢复神经功能。对于早期周围神经卡压病例，可予以保守治疗，如药物治疗、封闭、康复治疗、中医药治疗、休息等。

近年来随着内镜技术和微创观念的发展，内镜手术在肘管综合征、腕管综合征及臂丛神经卡压等方面已有广泛应用，具有出血少、微创、安全、可在局麻下进行、对患者生活影响小、术后恢复快等特点，还可起到诊断作用与常规手术相同的疗效。但是，内镜技术有一定的禁忌证（包括类风湿关节炎、骨折、肿瘤等引起的继发性神经卡压），还需有一定的设备和手术技巧。因此，推广应用受到一定的限制。

二、胸廓出口综合征

（一）概述

胸廓出口综合征过去名称很多，如前斜角肌综合征、肋颈综合征、颈肋综合征、第一肋骨综合征、过度外展综合征、肩手综合征、胸小肌综合征等。1956 年，在 Peet 建议下统一应用本名。目前同名还有臂丛神经受压综合征、臂丛综合征、臂丛神经血管受压综合征、颈肩综合征、神经血管受压综合征、胸上口综合征。

胸廓出口综合征是指臂丛神经、锁骨下动脉和静脉在胸廓上口受压迫而产生的一系列临床症状。臂丛神经受压表现为病变侧上肢疼痛和麻木、运动无力，小鱼际肌及掌间肌萎缩（占 10%），疼痛和麻木可因过度用力、上肢外展和颈部过伸时出现或加重。若为尺侧神经支配区，前臂和手的内侧，第 4、5 手指侧面麻木；臂丛的 C_4、C_5 神经受压迫，疼痛发生在三角肌和上臂的侧面；累及臂丛的 C_7、C_8，产生正中神经的示指和中指的症状；有颈肋可以产生 C_5、C_6、C_7、C_8、T_1 受压的不同程度的症状。患者疼痛不典型，累及前胸部和肩周区域，出现假性心绞痛的症状。

当锁骨下动脉和静脉受压时，因上肢过度外展、头部旋转和手提重物而引起患侧上肢和手部皮肤冷、疼痛、无力或易于疲劳，疼痛的性质呈弥漫性，部分患者出现雷诺现象（雷诺氏病为双侧和对称的发作，因冷和情绪激动而诱发）。若静脉阻塞或闭塞，症状为臂部疼痛、疲劳，伴肢体肿胀、发绀和水肿，可见肩周前胸侧支静脉扩张。当腋静脉张力增高、侧支循环建立后，症状逐渐消退；侧支循环不能充分代偿时，症状可以重复出现。患者肩部、上肢、手部的症状提示诊断胸廓出口综合征的线索，体格检查往往无异常发现。

（二）术前检查

1. 患者手及上肢酸痛、麻木、乏力及肌萎缩，在"概述中描述"有感觉障碍、运动，前臂动脉或静脉受压产生脉搏减弱或静脉曲张征象，体格检查往往无异常发现。

2. 特殊试验

（1）斜角肌挤压试验（Adson's test）：嘱患者取坐直或立正直立位，深吸气并屏气，颈极度过伸并向检查侧旋转，检查者始终触摸桡动脉搏动。有下列表现者为阳性（+）：动脉搏动减弱或消失；锁骨中段上下可听到杂音；患肢苍白或出现麻痛感。

（2）肋锁挤压试验（Eden's test）：患者取坐直位，将肩关节向后向下，类似军人立正位，检查两侧桡动脉搏动变化对比。此时患者颈部不能过伸、屈曲或旋转，也不能做深呼吸，以免产生假阳性。

（3）过度外展试验（Wright's test）：患者取坐正位，上肢外展大于90°，颈过伸，头转向对侧，检查脉搏变化。

（4）上臂外展试验（Roos's test）：患者上肢抬高外展90°，手指迅速握紧、放松。若极易疲劳（无法持续1分钟以上）时即为阳性。

（5）锁骨上叩击试验（Mosleg's test）：叩击或压迫锁骨上窝时可出现手指或肩胸部麻木等表现。

3. X线片检查　胸片可发现第一、二肋骨及锁骨的畸形或骨改变；颈椎正侧位片可发现颈肋、第七颈椎横突粗大。

4. 电生理检查　尺神经传导速度减慢是重要参考指标。

（三）手术适应证及禁忌证

1. 适应证　适用于经1~3个月非手术治疗后症状无改善甚至加重、尺神经传导速度经过胸廓出口低于60m/s者；血管造影显示锁骨下动脉和静脉明显狭窄受阻者；局部剧痛或静脉受压症状明显者。

2. 禁忌证　严重的心、肝、肾、肺等器官功能衰竭；凝血功能障碍；局部感染者；糖尿病血糖控制不佳者。

（四）术前准备

同本章第二节周围神经卡压综合征手术治疗"一、总论，术前准备"。

（五）体位与麻醉

平卧位，头偏向健侧。根据胸廓出口综合征临床表现，手术方式多种：经肩胛旁入路、经颈锁骨上入路、经颈锁骨下入路、经颈锁骨上下联合入路、经胸入路、经腋入路等，此时体位略有变动，利于手术暴露为原则，选择合适体位。全身麻醉。

（六）手术步骤

1. 此手术原则为解除对血管神经束的骨性压迫，切除第1肋骨全长，使臂丛和锁骨下动脉下移而不产生畸形并发症（图14-2）。

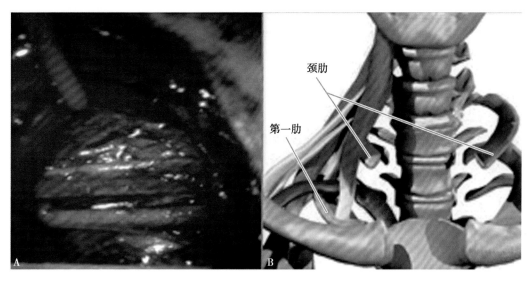

图 14-2　胸廓出口综合征

A. 术中所见；B. 解剖模式图

2. 手术选择入路—以肩胛旁入路为例

（1）患者取仰卧位，胸部后倾45°左右。常规消毒、铺巾，助手用手抓住患者腕部，前臂夹住患者肘部，使其手术侧肩部处于完全外展位（Roos 腕锁位）。

（2）取腋毛下界横切口，长10~15cm，此处大约位于第三肋水平。切开皮肤及皮下组织，分离并结扎胸外侧动静脉，用牵引拉钩牵开皮瓣，腋筋膜切开后，在腋部脂肪垫的远端、胸壁淋巴结下进一步深入。在此平面向上即达第一肋、锁骨下静脉和臂丛。通过胸壁显露前锯肌是非常重要的一个步骤，否则易损害腋部脂肪垫，破坏淋巴结的支持结构。此间隙可见源于第三肋的肋间神经皮支，支配腋后部及上臂后，应加以保护。

（3）进一步深入，见较大的第二肋间皮神经及伴行的血管。用拉钩将这些结构向侧方拉开，进一步分离达腋窝顶部，见一薄膜覆盖于第一肋顶。同时，可见腋部血管和臂丛神经下干，将这些结构向上推起，显露喙锁韧带、锁骨下静脉、前斜角肌到第一肋止点，锁骨下动脉和后侧的中斜角肌在第一肋止点前部。

（4）此时可见一支源于锁骨下动脉的胸壁动脉，出现率为30%~40%，应予电凝切断。

（5）将第一肋从肋软骨结合前部到肋骨颈侧后方全部显露后，可见以下结构：肋喙韧带、锁骨下静脉、前斜角肌下端及锁骨下动脉，T_1 神经根位于第二肋后，与 C_8 汇合，中斜角肌在第一肋止点。将前斜角肌与锁骨下动静脉分离后，于第一肋止点处切断前、中斜角肌。若为颈肋或第一肋过长或第七颈椎横突粗大给予适当切除，解除阻挡。

（6）彻底止血，分层缝合各层及皮肤，手术结束。伤口加压包扎，患肢用三角巾悬吊。

（七）术中及术后注意事项

1. 手术时应勿损伤神经，分离肌组织寻找神经以锐性分离为主，特别注意术中将锁骨下动脉、臂丛神经下干轻柔推开。术中止血彻底。

2. 手术分离斜角肌，剥离第一肋并切除不要损伤胸膜引起气胸。

（八）手术主要并发症及术后处理

1. 手术并发症　损伤胸膜引起气胸，约10%；术后血肿的感染，约7.5%；术中牵拉臂丛引起手臂麻木无力，术后对症处理后有90%以上的患者症状消失。

2. 左侧胸廓出口综合征手术有并发乳糜漏的可能，造成乳糜液聚集在伤口内，不一定要直接损伤胸导管，损伤开口于胸导管的小淋巴管也可能造成乳糜积液。因颈部淋巴管丰富，切开颈外三角的脂肪垫时有很多淋巴管和淋巴结被切开，如结扎、烧灼不彻底，易造成淋巴液漏。发生后可穿刺治愈，长时间不愈，再手术烧灼而愈。

3. 手术后有2%左右复发或遗留其他功能障碍，术后强化功能训练非常必要，功能康复训练应在医生的指导下逐步进行。必要时可行第二次手术。

（九）评价

胸廓出口综合征的手术疗效仅70%~80%，虽然绝大多数患者术后有不同程度的症状改善，但约40%的患者术后还需要不同程度的辅助治疗，如理疗、局部封闭等，术前均应向患者讲清楚。手术时机应选择在患者症状严重、难以忍受的时期，此时手术效果为佳。

三、正中神经腕部卡压综合征

（一）概述

正中神经腕部卡压综合征又称迟发性正中神经麻痹、正中神经挤压综合征、腕管狭窄性腱鞘炎等，是正中神经在腕管内受压引起。腕管位于掌根部，底部和两侧由腕骨构成，腕横韧带横跨其上，形成骨-纤维通道。手和腕部长期过度活动引起慢性损伤，腕横韧带及腕管内肌腱发生慢性损伤性炎症，使管腔狭窄产生正中神经支配区疼痛、麻木、发胀，常入睡数小时后痛醒，活动后缓解。其次是腕部急性损伤、桡骨远端骨折、月骨脱位而引起正中神经急性或继发受压。某些全身疾病可通过腕管内容物增大，引起自发性正中神经损害。

本病好发年龄为 30~60 岁，女性多于男性，一般为单侧发病，也可双侧起病。分配区皮肤感觉迟钝、过敏，大鱼际肌可有萎缩，拇指笨拙无力。叩击腕部可出现 Tinel 征；腕关节极度屈曲 60 秒，手的感觉异常可加重（Phalen 试验）；腕管内压增高，血压计充气超过收缩压 30~60 秒可诱发患手疼痛；过度伸腕与屈腕试验同样引起感觉异常和疼痛加重；腕管掌侧卡压点压痛和放射痛。

（二）术前检查

1. 夜间起病或症状加重是正中神经腕部卡压综合征一大特点。疼痛可以放射至前臂及肩部，神经感觉异常如麻木感、针刺感、烧灼感等通常只局限于腕部以下正中神经分布区。

2. 拇短展肌肌力减退，正中神经感觉、运动传导速度减慢。

3. X 线及肌电图检查有助于诊断及鉴别诊断。根据正中神经受压后的临床表现，正中神经腕部卡压综合征可分为轻、中、重三度。①轻度：症状间歇性出现，激发试验如 Phalen 征、Tinel 征或气囊止血带试验阳性，振动刺激呈超敏反应；②中度：正中神经支配区振动觉下降，激发试验阳性，大鱼际肌无力，但无肌萎缩；③重度：有持续的感觉障碍，两点辨别觉异常，大鱼际肌不仅无力，尚有肌萎缩。临床诊断并不困难，需要与颈椎病、颈肋、胸廓出口综合征、脊髓硬化症、多发性神经炎和进行性肌萎缩症等相鉴别。

（三）手术适应证及禁忌证

同本章第二节周围神经卡压综合征手术治疗"一、总论，手术适应证、禁忌证"。

（四）术前准备

同本章第二节周围神经卡压综合征手术治疗"一、总论，术前准备"。

（五）体位与麻醉

同本章第二节周围神经卡压综合征手术治疗"一、总论，体位与麻醉"。

（六）手术步骤

1. 消毒、铺巾，臂丛麻醉，于腕掌侧作弧形切口。始于大鱼际肌边缘或第一掌纹中点，沿其纹弧形向近端至腕掌横纹，然后沿腕掌横纹稍偏尺侧，如有必要，可延伸至腕上部。切开皮肤、皮下组织。

2. 沿着腕横韧带的尺侧将其切断，这样可以避免损伤正中神经的回返支。另外，务必将腕横韧带与前臂筋膜及掌腱膜完全分开，并使其全部切断，尤其是腕横韧带的远侧，否则腕管减压不彻底，影响手术效果。

3. 测量腕横韧带是否增厚。正常者中央部较厚约 2mm，远近两端逐渐变薄约 1mm。然后将腕横韧带部分切除，彻底做到腕管减压。如只切开韧带，术后可通过瘢痕再连接，易引起复发。

4. 游离正中神经，探查屈指肌腱滑膜是否增厚及与周围组织是否粘连。如增厚粘连者，应行肌腱松解滑膜切除术。正中神经受压后，其受压处近端神经干多呈梭形膨大，而受压神经段苍白且细硬，可见神经营养血管中断现象，周围有瘢痕。

如具有下列情况者，只做腕管切开减压术效果较差，应同时行神经内松解术：

（1）持续性感觉丧失，手部正中神经分布区的两点辨别觉减退。

（2）大鱼际肌萎缩或麻痹。

（3）肌电图检查拇短展肌或拇对掌肌出现纤颤电位。

（4）术中发现腕管内的正中神经与周围组织明显粘连、神经细、硬情况。

（5）腕管切开减压术后效果不良。

即在神经外松解后，纵行切开病变上、下端的神经外膜，于外膜下潜行剥离后，将神经外膜向两侧牵开，显露出神经束。用显微手术刀或剪刀，先分离出一小段正常神经束，然后沿神经束分离束间瘢痕，直至所有被粘连的神经束完全分开为止（图 14-3）。探查腕管内是否有其他病变，针对所见病变采取相应处理，以达到增加腕管容积或减小腕管内容物体积的目的。彻底止血，腕横韧带不缝合，仅缝合各层皮肤。伤口加压包扎，患肢用三角巾悬吊。术后即可开始手指和腕关节功能锻炼。

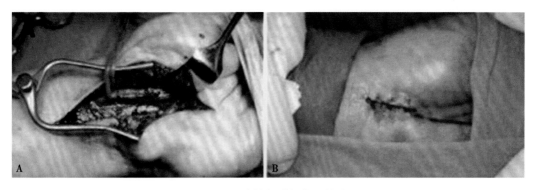

图 14-3　正中神经腕部卡压综合征
A. 术中所见；B. 术后切口

（七）术中及术后注意事项

同本章第二节周围神经卡压综合征手术治疗"一、总论，术中、术后注意事项"。

（八）手术主要并发症及术后处理

同本章第二节周围神经卡压综合征手术治疗"一、总论，手术主要并发症及术后处理"。

（九）评价

同本章第二节周围神经卡压综合征手术治疗"一、总论，评价"。

四、尺神经肘管卡压综合征

（一）概述

尺神经肘管卡压综合征又称肘管综合征、创伤性尺神经炎、迟发性尺神经麻痹、肘尺管综合征等，是尺神经在肘部尺管组成的骨纤维通道内受卡压所致。肘管内侧为内上髁，外侧为鹰嘴，管底为尺神经沟，内上髁与鹰嘴之间由腱膜覆盖。常见的病因为过度肘活动、肘外伤后遗症、先天畸形。此外，骨关节病、结核、类风湿关节炎都可以引起尺神经压迫。该病起病缓慢，表现为前臂尺侧、手尺侧、第四和五指麻木刺痛，环小指屈曲无力，尺神经支配区感觉障碍，可有内在肌萎缩、爪形手（环小指）畸形，夹纸试验、Froment 试验阳性。尺神经沟可摸到增粗神经，压痛，Tinel 征阳性。电生理检查有助于诊断。非手术治疗无效时可采用尺神经前置移位和肱骨内上髁切除术。

（二）术前检查

根据病史和临床表现、特殊检查以及肌电检查，对典型病例不难做出诊断，但早期诊断有一定困难。

1. 尺神经支配区感觉障碍　手部尺侧一个半手指、小鱼际以及尺侧手背部感觉障碍，对诊断具有重要意义。

2. 屈肘试验　患者上肢取自然下垂位，令检查侧前臂屈肘 120°，持续约 3 分钟，出现手部尺侧感觉异常者为阳性。Rayan 发现屈肘试验对照组阳性率仅 10%。因此，屈肘试验用于诊断尺神经肘管卡压综合征具有一定的特异性。

3. X 线片　X 线检查可发现肘部骨性结构的异常。研究发现，尺神经肘管卡压综合征患者中20%～29%有骨性结构异常，而对照组为 6%。

4. 肌电图　神经电生理检查对尺神经肘管卡压综合征的诊断与鉴别诊断均有一定的参考价值。尺神经肘管卡压综合征患者中，通过电生理检查进行精确定位比较困难，且检查结果受检查者实际水平的影响，23%～93%存在神经传导异常，往往临床症状与电生理变化不一致。Raynor 认为感觉和混合神经表面电极检查，在诊断尺神经肘管卡压综合征方面较运动神经检查更敏感，特别对临床表现不典型者。

5. 神经高频超声　高频神经超声具有无创、简便、客观等特点，能有效显示神经形态，并排除神经器质性疾病，与肌电图提供的信息相互补充。因此，目前高频神经超声已越来越广泛地被应用于术前诊断和病情评估，为减压或前置术式的选择提供依据。

（三）手术适应证及禁忌证

同本章第二节周围神经卡压综合征手术治疗"一、总论，手术适应证、禁忌证"。对于轻度患者保守治疗，中度和重度患者手术治疗。

（四）术前准备

同本章第二节周围神经卡压综合征手术治疗"一、总论，术前准备"。

（五）体位与麻醉

同本章第二节周围神经卡压综合征手术治疗"一、总论，体位与麻醉"。

（六）手术步骤

1. 术式选择 ①肘管结构无明显异常者，选择局部减压术；②肘管结构异常、骨性关节炎或骨折史，选择神经前置术。

2. 手术步骤

（1）肘管切开术：消毒、铺巾，臂丛麻醉，于肘关节左侧上下作 S 形或微弧形切口，切开皮肤、皮下组织及筋膜。根据 Farguhar 和 Buzzard 主张采用肘管切开，尺神经游离，手术关键是切开尺神经髁上沟的深筋膜和尺侧腕屈肌两头间的腱膜，然后彻底止血，缝合皮肤各层。伤口加压包扎，患肢用三角巾悬吊（图 14-4）。

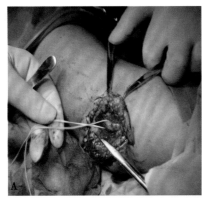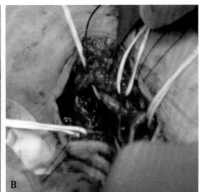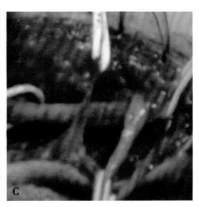

图 14-4 尺神经肘管卡压综合征术中暴露
A. 游离尺神经；B. 解剖分离神经分支；C. 放大观

（2）肱骨内上髁切除术—神经前置术：

1）皮下前置术：消毒、铺巾，臂丛麻醉，于肘关节内侧上下作 S 形或弧形切口，切开皮肤和筋膜，寻找肱骨内上髁与尺神经关系，然后给予内上髁部分切除，切除过多产生肘外翻，过少手术无效，要适中。辨认和游离尺神经后，将尺神经放在屈肌、旋前圆肌表面，皮下组织下面（图 14-5），同时作数针筋膜悬吊，防止尺神经向后滑脱，彻底止血，缝合各层组织及皮肤。伤口加压包扎，患肢用三角巾悬吊。

2）肌下前置术：消毒、铺巾，臂丛麻醉，于肘关节内侧上下作 S 形或弧形切口，切开皮肤和筋膜，寻找肱骨内上髁与尺神经关系，然后给予内上髁部分切除，切除过多产生肘外翻，过少手术无效，要适中。游离尺神经后，将屈肌、旋前圆肌起点切断，尺神经前置至肌肉下面（图 14-6）。彻底止血，缝合相关各层及皮肤，伤口加压包扎，患肢用三角巾悬吊。

3）肌内前置术：消毒、铺巾，臂丛麻醉，于肘关节内侧上下作 S 形或弧形切口，切开皮肤和筋膜，寻找肱骨内上髁与尺神经关系，然后给予内上髁部分切除，过多产生肘外翻，过少手术无效，要适中。游离尺神经后，将屈肌、旋前圆肌部分切开，尺神经放在肌肉沟中（图 14-7），表层肌筋膜缝合数针。彻底止血，仅缝合各层组织及皮肤，伤口加压包扎，患肢用三角巾悬吊。

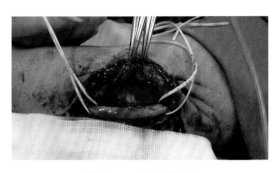

图 14-5　皮下前置术

（尺神经前置于皮下，减少屈肘时尺神经所受牵拉）

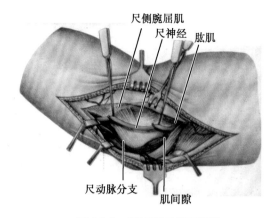

图 14-6　肌下前置术示意图

（图中标注：尺侧腕屈肌　尺神经　肱肌　尺动脉分支　肌间隙）

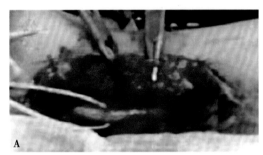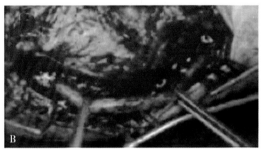

图 14-7　尺神经肌内前置术

术中所见：A. 暴露、游离神经；B. 松解神经周围卡压

（七）术中、术后注意事项

1. 同本章第二节周围神经卡压综合征手术治疗"一、总论，术中、术后注意事项"。

2. 选择肘管切开术指征：①症状较轻，间歇发作；②无尺神经半脱位；③无疼痛症状；④肘部骨结构正常；⑤手术发现卡压主要来源于肘管局部因素。

3. 选择内上髁切除术—神经前置术　①皮下前置术；②肌下前置术；③肌内前置术。理论上神经前置可起到减压和减轻神经牵拉的作用，但可导致神经局部缺血，使神经瘢痕形成增多，影响疗效。轻度患者 90% 疗效较好，中度以上患者仅 50% 疗效较好，且术后复发率较高。

4. 上海交通大学医学院附属新华医院神经外科随访 2000—2010 年尺神经肘管卡压综合征患者，发现不同术式适用于不同严重程度的患者，针对尺神经肘管卡压综合征轻度患者，建议采用相对简便、创伤小的皮下前置术。而中重度患者宜采用肌下前置术，以便获得更为确切疗效（表 14-1）。

表 14-1　内上髁切除术—神经前置术后神经电生理、高频神经超声随访结果

检查项目	皮下前置术			肌下前置术		
	McGowan Ⅰ级（n=65）	McGowan Ⅱ级（n=63）	McGowan Ⅲ级（n=11）	McGowan Ⅰ级（n=65）	McGowan Ⅱ级（n=64）	McGowan Ⅲ级（n=10）
GSA（mm^2）						
术前	10.02±2.11	15.11±2.34	20.42±2.02	10.02±2.11	15.11±2.34	20.42±2.02
术后	7.22±1.81	11.20±3.12	17.14±2.91	7.41±1.12	8.31±2.81	12.31±2.41
MCV（m/s）						
术前	47.06±2.32	38.13±4.11	5.43±7.12	47.06±2.32	38.13±4.11	5.43±7.12
术后	60.41±3.32	44.70±2.40	36.41±4.23	59.12±2.42	53.20±2.70	45.52±3.52

检查项目	皮下前置术			肌下前置术		
	McGowan Ⅰ级 （n=65）	McGowan Ⅱ级 （n=63）	McGowan Ⅲ级 （n=11）	McGowan Ⅰ级 （n=65）	McGowan Ⅱ级 （n=64）	McGowan Ⅲ级 （n=10）
NAP（mV）						
术前	32.11±11.65	18.69±8.43	10.78±6.11	32.11±11.65	18.69±8.43	10.78±6.11
术后	39.70±11.62	20.23±7.62	14.22±3.27	41.41±12.80	28.80±9.41	22.63±5.31
SCV（m/s）						
术前	42.79±4.11	40.31±2.93	36.32±3.56	42.79±4.11	40.31±2.93	36.32±3.56
术后	59.23±4.12	49.45±3.23	44.89±7.13	60.11±6.12	60.45±3.11	56.01±1.12

（八）手术主要并发症及术后处理

同本章第二节周围神经卡压综合征手术治疗"一、总论，手术主要并发症及术后处理"。

（九）评价

同本章第二节周围神经卡压综合征手术治疗"一、总论，评价"。

五、尺神经 Guyon 管卡压综合征

（一）概述

尺神经 Guyon 管卡压综合征又称 Guyon 管综合征、尺管综合征、头-钩裂孔综合征、Ramsay-Hunt 综合征等。腕部尺管截面为三角形，前壁为浅腕横韧带，后壁为深腕横韧带，内侧壁为豌豆骨及豆钩韧带。此管中有尺神经和尺动、静脉通过。尺神经受压引起尺管综合征。其中腱鞘囊肿引起者最多，慢性损伤和挫伤比例较少，其他原因有骨折、先天性畸形。浅支受累引起尺神经支配区感觉障碍，深支卡压可致手的内在肌萎缩、无力，手深部胀痛和灼痛，夜间痛显著，拇指内收，其他四指收展无力，严重时表现为爪形畸形，夹纸试验、Froment 试验阳性。电生理检查可发现瘫痪肌肉纤维颤动 EMG，神经传导速度减慢。

（二）术前检查

根据尺神经在腕尺管内的解剖特点和受压部位不同，将临床表现为三型：

1. 混合损伤型　尺神经在豌豆骨处受压，使尺神经的深浅两支均受累，临床上出现手部运动和感觉障碍，表现为小指、环指麻痛，小指及环指尺侧感觉减退或消失，腕关节以上感觉正常。屈腕试验和压迫豌豆骨处均可诱发麻痛，且向小指、环指放射。小鱼际肌萎缩或轻度萎缩，环、小指屈曲，不能完全伸直，病程长者可出现爪形手。

2. 运动障碍型　尺神经在钩骨钩突处受压，仅累及尺神经深支，只有手内肌运动功能障碍，而无感觉异常。物理检查应仔细检查小鱼际肌基底部。

3. 感觉障碍型　尺神经浅支于腕尺管远端受压，仅累及尺神经浅支，临床上只表现为感觉障碍，主要是手掌尺侧及尺侧一个半手指的皮肤感觉障碍。

（三）手术适应证及禁忌证

同本章第二节周围神经卡压综合征手术治疗"一、总论，手术适应证、禁忌证"。

（四）术前准备

同本章第二节周围神经卡压综合征手术治疗"一、总论，术前准备"。

（五）体位与麻醉

同本章第二节周围神经卡压综合征手术治疗"一、总论，体位与麻醉"。

（六）手术步骤

1. 消毒、铺巾，臂丛麻醉，使用气囊止血带。切口应距豌豆骨上方 5cm 处开始，沿尺侧腕曲肌腱

向下达腕掌侧横纹，再沿横纹转向桡侧横纹中点，经掌部的大、小鱼际肌间作 Z 形切口。

2. 切开皮肤、皮下组织及深筋膜，并向两侧牵开，即可见尺神经伴随尺动、静脉从腕掌侧韧带下缘穿出，行于腕横韧带的浅面、掌短肌深面（图 14-8）。切开腕掌侧韧带、腕掌肌及掌腱膜，并向两侧牵开，便可充分显露尺动脉及尺神经深、浅支的起始部。在手术显微镜下探查尺管及尺神经深、浅支，寻找病变原因（囊肿、瘢痕、粘连、骨疣等），解除受压因素，并松解神经。彻底止血，缝合相关筋膜，缝合各层皮肤。伤口加压包扎，患肢用三角巾悬吊。

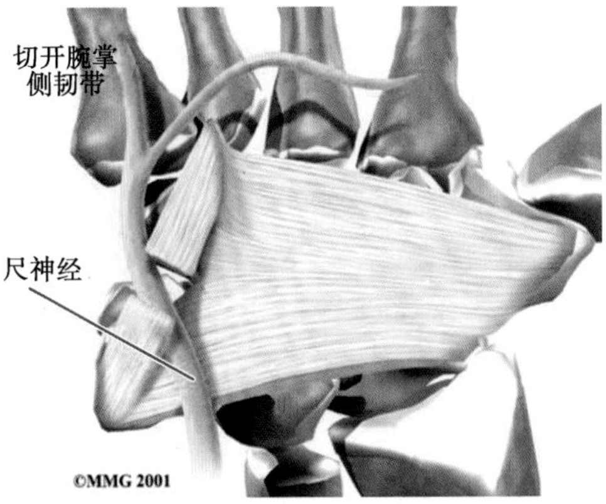

图 14-8 Guyon 管综合征神经走行解剖模式图

（七）术中、术后注意事项

同本章第二节周围神经卡压综合征手术治疗"一、总论，术中、术后注意事项"。

（八）手术主要并发症及术后处理

同本章第二节周围神经卡压综合征手术治疗"一、总论，手术主要并发症及术后处理"。

（九）评价

同本章第二节周围神经卡压综合征手术治疗"一、总论，评价"。

六、桡神经桡管卡压综合征

（一）概述

桡管卡压综合征又称旋后肌综合征、桡神经深支压迫综合征等。桡神经是在肘部受压，可引起两种卡压症：桡管卡压综合征和骨间后神经卡压综合征。二者病因相似，病理上无明显区别，临床上仅以临床表现加以区分：桡管卡压综合征以感觉障碍为主，运动障碍不明显，疼痛为肘外侧钝痛，可向近端沿桡神经放射性疼痛，也可向远端沿骨间后神经放射；骨间后神经卡压综合征以运动障碍为主（在"七、骨间后神经卡压综合征"详述）。通过桡管压迫试验即患者在肱骨外上髁约 5cm 处，可触及一可滑动的小束，此为骨间后神经穿过 Frohse 弓的部位，轻触可有压痛，中指伸指试验即肘部旋前位、前臂完全伸直时，中指对抗阻力伸指，桡管区出现疼痛，协助诊断。

（二）手术适应证、禁忌证

同本章第二节周围神经卡压综合征手术治疗"一、总论，手术适应证、禁忌证"。对于早期患者，伸指无力或不能、肘部顽固性疼痛，可行松解手术；对于晚期病人，伸肌明显萎缩，时间超过一年半以上，可考虑直接行肌腱移位术。

（三）术前准备

同本章第二节周围神经卡压综合征手术治疗"一、总论，术前准备"。

（四）体位与麻醉

同本章第二节周围神经卡压综合征手术治疗"一、总论，体位与麻醉"。

（五）手术步骤

消毒、铺巾，臂丛麻醉，手术取肘前外侧微弧形切口（Henry 切口），切口以肘横纹为中心，上下各 5cm 或肘关节上，止于肘关节下 7cm。切开皮肤、皮下组织及深筋膜，并向两侧牵开。在肱肌、肱桡肌间隙找到桡神经，向下追踪直至旋后肌管处，可见桡侧返动脉有多个分支呈扇形覆盖于桡神经深支上，结扎该血管，将 Frohse 弓和旋后肌管切开，去除所有可能压迫神经的因素（图 14-9）。然后，在手术显微镜下仔细检查桡神经深支，必要时切开外膜，检查每一根神经束，如神经变性明显可切断重新吻合，极少考虑行肌腱移位术。术毕，彻底止血，缝合相关筋膜，缝合各层皮肤。伤口加压包扎，患肢用三角巾悬吊。

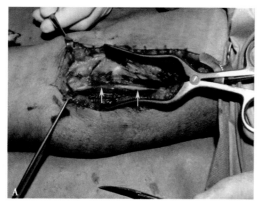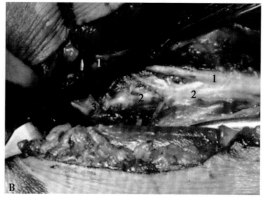

图14-9 桡神经桡管卡压综合征

箭头所示为桡神经；1. 桡神经感觉支；2. 骨间后神经；3. 旋后肌腱弓

（六）术中、术后注意事项

同本章第二节周围神经卡压综合征手术治疗"一、总论，术中、术后注意事项"。

（七）手术主要并发症及术后处理

同本章第二节周围神经卡压综合征手术治疗"一、总论，手术主要并发症及术后处理"。

（八）评价

同本章第二节周围神经卡压综合征手术治疗"一、总论，评价"。

七、骨间后神经卡压综合征

（一）概述

骨间后神经卡压综合征又称骨间背侧神经受压综合征，临床表现为伸拇、伸指功能障碍或完全消失，无皮肤感觉异常，可与桡神经主干受损相鉴别，大约有50%的病例诉前臂肘下方伸肌群处近端疼痛，多在前臂反复活动后或在旋前屈腕，或在伸臂对抗旋后的动作中，引起疼痛并加重。随着显微解剖学的发展，近年来对骨间后神经的认识更为清楚，一般认为骨间后神经不单纯是运动神经，它也发出分支供应肘部外侧骨膜及关节囊，其终末支还供应桡腕关节、腕骨间关节和掌腕关节在临床上可出现上述部位的疼痛。

本病有4个特有的体征：①压痛点最明显的部位在桡骨颈处，在此处沿神经行走方向触压时疼痛更甚；②中指试验阳性，即在伸肘位对抗中指伸直时，前臂肘外下方伸肌群处出现疼痛；③当前臂伸直，在对抗旋后过程中亦可产生上述疼痛征；④当前臂极度旋前或旋后时，可使临床症状加重。此外，在临床上遇到顽固性网球肘时，应考虑本病的可能，应作肌电图检查，以辅助诊断。如骨间后神经传导速度减慢，对诊断很有价值。

骨间后神经卡压综合征临床诊断明确，并经肌电图证实，保守治疗观察6~8周无好转者，可采用手术治疗。

（二）手术适应证、禁忌证

同本章第二节周围神经卡压综合征手术治疗"一、总论，手术适应证、禁忌证"。

（三）术前准备

同本章第二节周围神经卡压综合征手术治疗"一、总论，术前准备"。

（四）体位与麻醉

同本章第二节周围神经卡压综合征手术治疗"一、总论，体位与麻醉"。

（五）手术步骤

1. 消毒、铺巾，臂丛麻醉，肘前外侧切口，由肘上6cm处开始，沿肱桡肌内侧缘向下，经肘窝外侧至前臂外侧的桡骨颈平面，作皮肤切口，长10cm左右。切开皮肤、皮下组织及深筋膜，从肱桡肌、桡侧腕长、短伸肌与肱肌、肱二头肌之间进入，即可显露桡神经主干，然后依神经行走方向进行桡神经分离解剖。桡神经在肱桡关节上下分出深、浅两支。

2. 桡神经深支（即骨间后神经、骨间背侧神经）向外后方下行，经肱桡肌的深面，绕过桡骨颈的前外方，进入旋后肌深、浅两层之间（图14-10）。在此途径中，应依下列顺序在手术显微镜下仔细观察周围组织，如肱骨小头、肱桡关节、桡骨头颈部、环状韧带及关节囊与骨间后神经的解剖关系，旋后肌弓与桡神经的关系，旋后肌管及其出口处的病理变化。应在手术显微镜下仔细观察骨间后神经受压处，探查是否外伤产生粘连、瘢痕、囊肿、肿瘤、骨折的骨突等引起神经受压症状，给予切除。当受压部位为压痕、神经变细硬与周围组织粘连，其受压近端较远端增粗等，给予神经松解术。彻底止血，缝合相关筋膜，缝合各层皮肤，伤口加压包扎，患肢用三角巾悬吊。

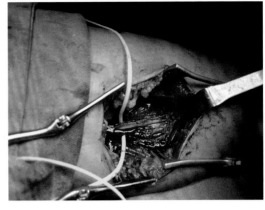

图 14-10　骨间后神经卡压综合征术中暴露

（六）术中及术后注意事项

同本章第二节周围神经卡压综合征手术治疗"一、总论，术中、术后注意事项"。

（七）手术主要并发症及术后处理

同本章第二节周围神经卡压综合征手术治疗"一、总论，手术主要并发症及术后处理"。

（八）评价

同本章第二节周围神经卡压综合征手术治疗"一、总论，评价"。

八、桡神经浅支卡压综合征

（一）概述

桡神经浅支卡压综合征又称桡神经感觉支压迫麻痹、手痛性麻痹、手袖病、犯人麻痹等。主要是桡神经感觉支受压，腕部疼痛、无力，临床较为多见。桡神经浅支有一定活动度，易反复牵拉、摩擦及周围组织水肿、纤维化、导致神经卡压。临床表现：疼痛，为灼性痛，随腕关节活动而加剧，可向上臂和肩部放射，可有麻木、刺痛感；手背侧感觉减退，包括痛觉、触觉和两点辨别觉异常；于前臂中段和肱桡肌腱腹远端 Tinel 征阳性。此外，可用诊断性神经阻滞法和电生理检查帮助诊断。神经阻滞法：于肱桡肌腱腹交界处注射 2% 普鲁卡因 5ml，10～20 分钟后症状改善，疼痛减轻，手指力量加强。电生理检查发现严重者记录不到感觉电位，传导速度减慢。

（二）手术适应证及禁忌证

同本章第二节周围神经卡压综合征手术治疗"一、总论，手术适应证、禁忌证"。

（三）术前准备

同本章第二节周围神经卡压综合征手术治疗"一、总论，术前准备"。

（四）体位与麻醉

同本章第二节周围神经卡压综合征手术治疗"一、总论，体位与麻醉"。

（五）手术步骤

消毒、铺巾，臂丛麻醉，前臂中段桡侧屈面以 Tinel 征最明显处为中心，作前臂桡侧屈面纵向 S 形切开，逐层切开，注意保护深筋膜浅层的前臂外侧皮神经。切开深筋膜，在桡侧腕长伸肌和肱桡肌之间找到桡神经浅支，充分将神经游离，受压部位为压痕、神经变细硬与周围组织粘连，其受压近端较远端增粗等给予切除或对有瘢痕包绕的神经段进行松解（图14-11）。彻底止血，缝合相关筋膜，缝合各层皮肤，伤口加压包扎，患肢用三角巾悬吊。

（六）术中及术后注意事项

同本章第二节周围神经卡压综合征手术治疗"一、总论，术中、术后注意事项"。

（七）手术主要并发症及术后处理

同本章第二节周围神经卡压综合征手术治疗"一、总论，手术主要并发症及术后处理"。

（八）评价

同本章第二节周围神经卡压综合征手术治疗"一、总论，评价"。

九、肩胛上神经卡压综合征

（一）概述

肩胛上神经卡压综合征又称肩胛上神经窘迫综合征、肩胛上神经嵌闭症等。本病是肩胛上神经在肩胛骨外上角的肩胛切迹内被卡压引起。肩胛上切迹外侧为喙突基底，外横架其上的横韧带形成一骨-纤维管，肩胛长期过度活动的职业，易导致本病。表现为持续钝性肩痛，向颈及肩胛间区放射，肩部活动增加肘疼痛加重，肩外展外旋力弱，患肩冈上肌和冈下肌可有萎缩，局部多无压痛。

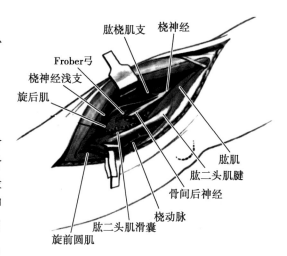

图 14-11 桡神经浅支卡压综合征手术模式图

肩胛上神经卡压综合征的诊断往往比较困难，患者常以肩痛或肩周炎到门诊就诊。因此，对该病的诊断须在鉴别颈或肩部病变的基础上，通过仔细地询问病史，完整的物理检查、影像学检查（CT、MRI、造影）及肌电检查，在充分鉴别诊断的基础上，做出正确诊断。临床通过以下检查协助诊断：①肩胛骨牵拉试验：令患者将患侧手放置于对侧肩部，并使肘部处于水平位，患侧肘部向健侧牵拉，可刺激卡压的肩胛上神经，诱发肩部疼痛；②利多卡因注射试验：对临床表现不典型的病例，可于肩胛上切迹压痛点注射 1% 利多卡因，如症状迅速缓解，可倾向于肩胛上神经卡压综合征的诊断；③肌电检查：肌电检查和神经传导阻滞有助于肩胛上神经卡压综合征的诊断。诱发电位潜伏期延长，冈上肌、冈下肌肌电图可出现正向波、纤颤波及运动电位减少或消失；④X 线检查：肩胛骨前后位 X 线片向尾部倾斜 15°~30°，检查肩胛上切迹的形态，有助于诊断。

（二）手术适应证及禁忌证

同本章第二节周围神经卡压综合征手术治疗"一、总论，手术适应证、禁忌证"。

（三）术前准备

同本章第二节周围神经卡压综合征手术治疗"一、总论，术前准备"。

（四）体位与麻醉

侧卧位。全身麻醉。

（五）手术步骤

对于明确的肩胛上神经卡压综合征，进行神经松解术，常采用三种入路：后入路、前入路和颈部入路。临床最常用的是后入路手术，以此为例。

1. 常规消毒、铺巾固定，切口从肩峰开始，沿肩胛冈向内侧延长至肩胛骨的脊柱缘，长约 10cm。

2. 切开皮肤、皮下组织并切开深筋膜，辨明斜方肌止点，顺切口方向切断该肌止点，找到斜方肌与冈上肌的肌间隙作钝性分离，向下分离达肩胛骨上界，继续向外侧分离，找到肩胛上神经和肩胛上血管。将肩胛上血管向外侧牵开，充分显露肩胛上神经可能存在的卡压因素，如肩胛上横韧带及各种纤维束带等，并对卡压因素进行松解（图 14-12）。将肩胛上神经游离、牵开。同时，用骨凿对肩胛上切迹进行稍扩大。彻底止血，对切开的肌肉回复原位，缝合相关筋膜，缝合各层皮肤，伤口加压包扎，患肢用三角巾悬吊，尽早功能锻炼。

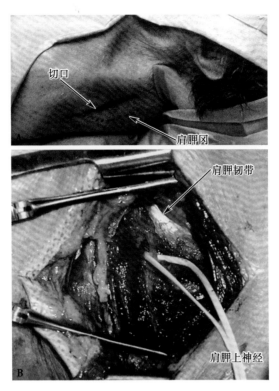

图 14-12 肩胛上神经支卡压综合征手术示意图
A. 手术切口设计；B. 术中暴露

（六）术中及术后注意事项

同本章第二节周围神经卡压综合征手术治疗"一、总论，术中、术后注意事项"。

（七）手术主要并发症及术后处理

同本章第二节周围神经卡压综合征手术治疗"一、总论，手术主要并发症及术后处理"。

（八）评价

同本章第二节周围神经卡压综合征手术治疗"一、总论，评价"。

十、股神经卡压综合征

（一）概述

股神经卡压综合征又称髂肌筋膜间隔综合征、急性股神经卡压综合征。临床表现为患侧髂窝部疼痛，患髋不能伸直，呈外展、外旋位，病情的进程与髂腰肌出血、水肿的缓急有关。此时患侧髂窝部可触及肿块或有饱满感，在腹股沟韧带上方有明显压痛，下腹部也有压痛。患者神经症状常在伤后数小时才出现，先出现大腿前内侧直到膝及小腿前内侧麻木，而后诉伸膝力弱，膝腱反射由减弱直至消失，股四头肌逐渐无力而麻痹，最终出现肌肉萎缩。常见原因是外伤、血友病、局部手术瘢痕史，还有病毒、糖尿病所致神经炎等。询问病史异常重要。

（二）手术适应证及禁忌证

同本章第二节周围神经卡压综合征手术治疗"一、总论，手术适应证、禁忌证"。

（三）术前准备

同本章第二节周围神经卡压综合征手术治疗"一、总论，术前准备"。

（四）体位与麻醉

仰卧位，全身麻醉。

（五）手术步骤

1. 术前必须明确诊断。

2. 消毒、铺巾固定，以沿髂棘内侧 2~3 横指作斜行切口，至腹股沟韧带中点向下垂直作 3~4cm 纵行切口。切开皮肤，沿腹外斜肌肌纤维的方向分开腹外斜肌肌肉及筋膜，沿切口方向切断腹内斜肌及腹横肌的纤维，用生理盐水纱布裹住手指，将腹膜轻轻推向中线，显露髂腰肌及其筋膜和隆起的肿块（大多为血块）。切开髂腰肌筋膜时，勿损伤被肿块挤压变位的神经，此时清除血肿，沿股神经向下，切断腹股沟韧带，并切开韧带下的髂腰肌筋膜鞘管。注意勿损伤内侧的股血管束。此时股神经完全显露，对神经进行外松解。股神经如因压迫变形或触之有硬感，应在手术显微镜下用尖刀小心切开神经外膜，进行神经外膜松解。肌肉筋膜鞘无需缝合，腹股沟韧带原位缝合，切口内置负压吸引，按层缝合肌层及皮肤，手术结束。术后患肢抬高，48 小时内拔出负压吸引，等待拆线，定期随诊（图 14-13）。

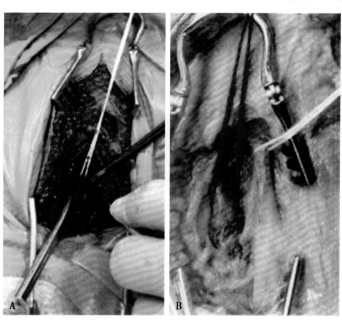

图 14-13　股神经卡压综合征手术示意图
A. 术中暴露；B. 尸解图

（六）术中及术后注意事项

同本章第二节周围神经卡压综合征手术治疗"一、总论，术中、术后注意事项"。

（七）手术主要并发症及术后处理

同本章第二节周围神经卡压综合征手术治疗"一、总论，手术主要并发症及术后处理"。

（八）评价

同本章第二节周围神经卡压综合征手术治疗"一、总论，评价"。

十一、腓总神经卡压综合征

（一）概述

腓总神经卡压综合征又称腓管综合征、腓总神经压迫症、腓总神经撞击综合征等。腓总神经行走在腓骨长肌拱形结构与腓骨颈之间隧道中，由于长期体位不当致腓总神经受压，局部占位病灶（囊肿、籽骨、骨肿瘤等）、小腿上部骨折、医源性所致等原因，产生足与小腿外侧痛、麻木，运动障碍为踝背伸、伸趾无力，外翻力弱或消失，小腿外侧及足外侧可有感觉障碍。腓骨颈处可有压痛和 Tinel 征。重者小腿前、外侧肌萎缩，出现足下垂。

腓浅神经皮支在小腿远端深筋膜出口处受压是本征另一卡压点，损伤和鞋袜过紧可导致本病，只表现为神经支配区的疼痛和感觉异常。

肌电图检查显示腓总神经传导减慢，潜伏期延长，重者出现神经损伤电位。X 线片可观察胫腓骨上端骨折等情况。

（二）手术适应证及禁忌证

同本章第二节周围神经卡压综合征手术治疗"一、总论，手术适应证、禁忌证"。

（三）术前准备

同本章第二节周围神经卡压综合征手术治疗"一、总论，术前准备"。

（四）体位与麻醉

仰卧位，全身麻醉。

（五）手术步骤

消毒、铺巾固定，自股后腓骨小头上部 8cm，沿股二头肌内侧缘切开皮肤。切开深筋膜，在股二头肌内侧深部游离腓总神经，局部有赘生物给予切除，对神经周围瘢痕进行松解（图 14-14）。彻底止血，对切开的肌肉回复原位，缝合相关筋膜，缝合各层皮肤，伤口加压包扎，手术结束。

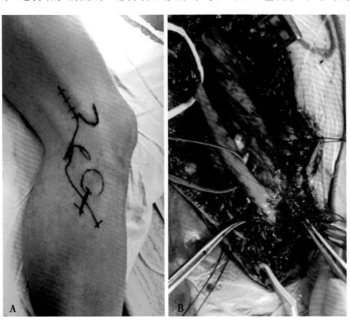

图 14-14　腓总神经卡压综合征手术示意图
A. 手术切口设计；B. 术中暴露

（六）术中及术后注意事项

同本章第二节周围神经卡压综合征手术治疗"一、总论，术中、术后注意事项"。

（七）手术主要并发症及术后处理

同本章第二节周围神经卡压综合征手术治疗"一、总论，手术主要并发症及术后处理"。

（八）评价

同本章第二节周围神经卡压综合征手术治疗"一、总论，评价"。

十二、股外侧皮神经卡压综合征

（一）概述

股外侧皮神经卡压综合征又称股外侧皮神经炎、感觉异常性股痛、Roth 综合征等。股外侧皮神经通过髂前上棘处，在髂前上棘与腹股沟韧带外端的两层之间形成的骨-纤维管内和阔筋膜行走，亦相对固定。致病因素包括持续性牵拉、摩擦、挤压、外伤、骨盆骨折、肿瘤、此处其他手术产生瘢痕等。临床表现为股外侧皮神经支配区灼痛、麻木、过敏，触痛、温度觉可有减弱，髂前上棘前内侧可有压痛、放射痛，髋过伸可使疼痛加重，无运动障碍，行走时症状加重，卧床休息可缓解。髂前上棘内下方有压痛，该处 Tinel 征阳性。X 线检查腰椎、骨盆及髋部有无骨性病变，并采用其他诊断技术排除肿瘤、结核、炎症或血友病等。

（二）手术适应证、禁忌证

同本章第二节周围神经卡压综合征手术治疗"一、总论，手术适应证、禁忌证"。

（三）术前准备

同本章第二节周围神经卡压综合征手术治疗"一、总论，术前准备"。

（四）体位与麻醉

仰卧位，全身麻醉。

（五）手术步骤

1. 术前必须明确诊断。

2. 消毒、铺巾固定，自髂前上棘内侧 Tinel 征阳性处为中心，作 S 形切口，切开皮肤，皮下组织和筋膜，术中于缝匠肌前方探查股外侧皮神经，去除髂筋膜等致压因素，切除神经周围的瘢痕，必要时部分切除腹股沟韧带，充分解除股外侧皮神经受压征象。如发现神经受压变形或触之有硬感，应行神经内松解术。术毕，彻底止血，对切开的肌肉回复原位，缝合相关筋膜，缝合各层皮肤，伤口加压包扎，手术结束（图 14-15）。

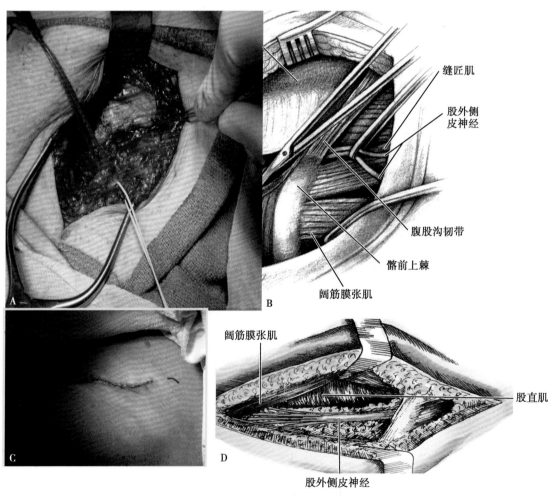

图 14-15 股外侧皮神经卡压综合征手术示意图
A. 术中显露；B. 模式图；C. 手术切口；D. 手术示意图

（六）术中、术后注意事项

同本章第二节周围神经卡压综合征手术治疗"一、总论，术中、术后注意事项"。

（七）手术主要并发症及术后处理

同本章第二节周围神经卡压综合征手术治疗"一、总论，手术主要并发症及术后处理"。

（八）评价

同本章第二节周围神经卡压综合征手术治疗"一、总论，评价"。

十三、跖底趾神经卡压综合征

（一）概述

跖底趾神经卡压综合征又称跖痛综合征、Morton 病、Morton 跖痛征、跖神经瘤等，可能为趾神经在相邻两个跖骨头、跖间深韧带与跖腱膜之间受到卡压所致。病因常为长久站立、穿鞋袜不适、步行累积形成的慢性损伤，或者局部外伤、炎症、肿瘤所致，临床表现为跖骨头下方有阵发性钝痛、刺痛或烧灼样痛，多累及第三、四趾，行走和站立可加重疼痛，休息和脱鞋后减轻。横向挤压跖骨头可引起患病间隙痛，最常受累部位为第三、四趾间隙，其次为第二、三趾间隙，其他间隙受累机会较少。在怀疑有神经瘤或滑囊时，于趾蹼间隙背侧和跖侧前后来回移动并可触及，为了明确诊断，可行下列检查：①B 超可发现在跖骨间隙跖骨头近端可表现为境界清晰的卵圆形低回声团块（滑囊或神经瘤），矢状位扫描可见其长轴与跖骨平行；②X 线可发现足部骨质改变；③CT、MRI 可提供病变的准确定位（神经瘤病变位置）。

（二）手术适应证及禁忌证

同本章第二节周围神经卡压综合征手术治疗"一、总论，手术适应证、禁忌证"。

（三）术前准备

同本章第二节周围神经卡压综合征手术治疗"一、总论，术前准备"。

（四）体位与麻醉

仰卧位，硬膜外或全身麻醉。

（五）手术步骤

1. 仰卧位，采用硬膜外或全身麻醉。患肢上止血带，消毒、铺巾固定。

2. 采用足背侧入路神经瘤切除术　在足背沿神经瘤所在跖骨间隙作纵行切口，从趾蹼开始，向近侧延伸，长约 3cm。从跖骨间隙进入到跖侧，用拉钩将跖骨向两侧牵开，切开跖骨间深横韧带，可显露出神经瘤（图 14-16）。继续分离跖总神经干至跖骨间深横韧带近侧 1~2cm 处切断，连同神经瘤一起切除。放松止血带，彻底止血，伤口置橡皮条引流，按层次缝合各层组织，包扎伤口，手术结束。

3. 采用足底入路神经瘤切除术　在足底沿神经瘤所在跖骨间隙作纵或横行切口，从趾蹼处开始，向近侧延伸，长约 3cm。切开深筋膜，钝性分离，显露出跖总神经干及神经瘤，向远侧分离至相邻两趾固有神经分支处切断，牵起神经瘤，向近侧分离趾总神经干到跖骨间深横韧带近侧 1~2cm 处切断，连同神经瘤一起切除。放松止血带，彻底止血，放置橡皮条引流，按层次缝合各层组织，包扎伤口，手术结束。

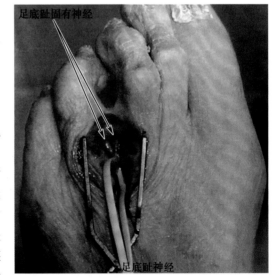

图 14-16　跖底趾神经卡压综合征
手术示意图术中暴露

采用足底入路（跖侧入路）容易显露足底各层组织结构，不需要切断跖骨间深横韧带，由于术后切口恢复慢，瘢痕形成易影响行走，术中易损伤跖底固有血管，故现多采用足背侧入路。

（六）术中及术后注意事项

同本章第二节周围神经卡压综合征手术治疗"一、总论，术中、术后注意事项"。

（七）手术主要并发症及术后处理

同本章第二节周围神经卡压综合征手术治疗"一、总论，手术主要并发症及术后处理"。

（八）评价

同本章第二节周围神经卡压综合征手术治疗"一、总论，评价"。

十四、胫后神经跖管卡压综合征

（一）概述

胫后神经跖管卡压综合征又称踝管综合征、跖管综合征、跗骨管综合征等。足踝活动急剧增加、踝关节反复扭伤、踝管内摩擦产生炎症肌腱水肿可压迫胫神经。骨折产生骨痂、骨刺、骨退行变或使踝管内摩擦产生炎症肌腱水肿也可能压迫胫神经。临床表现为早期足底及足内踝不适、疼痛、麻木，久站或行走后加重，休息后缓解，部分患者为缓解疼痛，行走时呈足内翻位。病情发展，疼痛加重，呈持续性，休息或睡眠时仍有疼痛，部分患者因夜间疼痛而醒，需起床行走、或抚摸足部、或露足于被单外、或垂足于床沿才能缓解疼痛。疼痛范围扩大，可向小腿内侧放射（Valleix 现象），足底感觉减退或消失。晚期可出现胫后神经支配区皮肤干燥、发亮、脱皮、少汗等自主神经紊乱的症状。临床检查可发现跖管附近出现包块、足畸形，内踝后下方压痛，Tinel 征阳性，足背伸或足外翻外旋时可诱发疼痛或使疼痛加剧。病程晚期可发现足底内侧神经和（或）足底外侧神经支配的肌肉萎缩。小腿止血带充气实验阳性，即充气后压力维持在收缩压以下，阻止静脉回流，保持动脉通畅，患肢足部出现疼痛和麻木。

胫后神经跖管卡压综合征特殊检查：①病足 X 线检查：可了解跖管内骨性致病因素，如确定骨折移位、游离骨块、跟骨周围骨质增生，负重位 X 线检查还可发现足部畸形；②肌电图检查：膝至踝部运动神经传导速度无异常，但患侧诱发电位波幅降低，足底内、外侧神经支配的足部肌肉出现纤颤电位，神经传导速度减慢，潜伏期延长；③CT、MRI 检查：可发现跖管综合征的病因，如跖管内占位性病变、软组织及骨的改变以及跖管内容物的相互关系。

如病史、体检和电生理检查三者只出现一项，则可排除胫后神经跖管卡压综合征的诊断；如出现两项，则可能是胫后神经跖管卡压综合征，应继续观察并进一步检查；如三项全部出现，则可确诊。

（二）手术适应证及禁忌证

同本章第二节周围神经卡压综合征手术治疗"一、总论，手术适应证、禁忌证"。

（三）术前准备

同本章第二节周围神经卡压综合征手术治疗"一、总论，术前准备"。

（四）体位与麻醉

仰卧位，采用硬膜外或全身麻醉。

（五）手术步骤

患肢小腿外旋，上止血带，消毒、铺巾固定。自内踝后上方、平行于胫骨内缘做一弧形切口，向下绕内踝尖弯向跖面，长约 10cm，在切口皮下稍潜行游离后，辨明并切断屈肌支持带，切除部分屈肌支持带以防复发，注意勿损伤其下方的胫后神经、血管和肌腱。解剖出跖管内组织，在趾长屈肌腱和拇长屈肌腱之间显露出胫后神经，并向近、远侧游离，松解胫后神经及其终支跟内支、足底内侧神经及足底外侧神经，去除跖管内占位病变或其他致病因素（图 14-17）。术毕，彻底止血，对分离肌腱和筋膜回复原位，缝合相关筋膜，缝合各层皮肤，伤口加压包扎，手术结束。

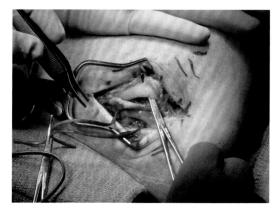

图 14-17　胫后神经跖管卡压综合征
手术示意图术中暴露

（六）术中及术后注意事项

同本章第二节周围神经卡压综合征手术治疗"一、总论，术中、术后注意事项"。

（七）手术主要并发症及术后处理

同本章第二节周围神经卡压综合征手术治疗"一、总论，手术主要并发症及术后处理"。

（八）评价

同本章第二节周围神经卡压综合征手术治疗"一、总论，评价"。

十五、脊神经卡压综合征

（一）概述

脊神经卡压综合征又称脊髓后支综合征、腰椎间小关节综合征、小关节退变性关节病、闪腰、腰肌劳损、腰椎小关节紊乱症等。临床表现：①位于腰骶部、臀后部逐渐发生疼痛，向大腿后外侧、小腿外侧至跟部或足背部放射神经根性痛，少数病例可由下向上放射，站立疼痛加重而坐位时减轻。麻木感觉区按受累神经区域皮节分布，患者为减轻疼痛而取弯腰、屈髋、屈膝位；②有间歇性跛行症状，即随行走距离的增加而出现腰背痛或患侧下肢放射疼痛或麻木加重，取蹲位或坐位休息可缓解，再行走症状再次出现；③在重体力劳动或机械牵引、手法复位后，突然出现剧烈腰骶部疼痛，双侧大腿后侧疼痛，会阴区麻木，排便排尿无力或不能控制。继之疼痛消失，出现双下肢不全瘫，括约肌功能障碍，大、小便困难，男性出现阳痿，女性出现尿潴留、假性尿失禁等马尾症状；④若 L_5 神经根受累，胫前肌、腓骨长、短肌、拇长伸肌及趾长伸肌瘫痪，可出现足下垂；S_1 神经根受累，腓肠肌和比目鱼肌肌力减退。

临床检查：①直腿抬高试验：仰卧，检查者将患肢置于轻度内收、内旋位，保持膝关节完全伸直位，一手扶住足跟抬高患肢，出现坐骨神经痛时为阳性，同时记录下肢抬高的度数；②直腿抬高加强试验：仰卧，将患肢直腿抬高到一定程度而出现坐骨神经痛，然后将抬高的患肢略降低，以使坐骨神经痛消失，此时将踝关节被动背屈，又出现坐骨神经痛为阳性；③健肢抬高试验：仰卧，当健侧直腿抬高时，患侧出现坐骨神经痛者为阳性；④仰卧挺腹试验：仰卧，做挺腹抬臀的动作，使臀部和背部离开床面，出现患肢坐骨神经痛者为阳性；⑤腱反射改变：L_4 神经根受压时，膝反射减弱或消失；S_1 神经根受压时，踝反射减弱或消失，对于定位受累神经根具有重要的意义。

特殊检查：①腰椎 X 线平片：可完全正常或部分患者可出现腰椎正位片呈侧弯，髓核位于神经根内侧，则腰椎侧弯凸向健侧；若髓核位于神经根外侧，则腰椎凸向患侧。腰椎侧位片示腰椎生理前凸变小或消失，严重者甚至反常后凸；②CT 检查：表现为椎间盘组织在椎管内前方压迫硬膜囊，使其向一侧推移或前外侧压迫神经根神经根，使其向侧后方向移位。可观察到骨性结构和韧带的变化，了解腰椎管的容积、关节突退变、侧隐窝狭窄以及黄韧带肥厚和后纵韧带骨化等；③MRI 检查：通过不同层面的矢状像及所累及椎间盘的轴位像，可以观察病变椎间盘的突出形态及其所占椎管内位置。协助临床检查，明确诊断。

（二）手术适应证及禁忌证

1. 同本章第二节周围神经卡压综合征手术治疗"一、总论，手术适应证、禁忌证"。

2. 根据病情、体征、年龄、CT、MRI 选择以下四种不同手术方式：腰椎间盘射频消融术、显微髓核摘除术、侧隐窝扩大术、脊神经出口成形术。

3. 腰椎间盘射频消融术 适用于 MRI 证实单个或多个椎间盘膨出或局限性突出患者、不能耐受全麻患者（如高龄、存在多种内科疾病或脏器功能不全等）。

4. 显微髓核摘除术 适用于椎间盘突出症、黄韧带明显增厚、椎间盘或椎体后缘明显钙化、增生压迫硬脊膜囊等。

（三）术前准备

1. 同本章第二节周围神经卡压综合征手术治疗"一、总论，术前准备"。

2. 必须行脊柱 X 线、CT、MRI 扫描。

（四）体位与麻醉

俯卧位，全身麻醉。

（五）手术步骤

1. 常规消毒、铺巾固定。在此介绍腰椎间盘射频消融术、显微镜下髓核摘除术（图14-18）。

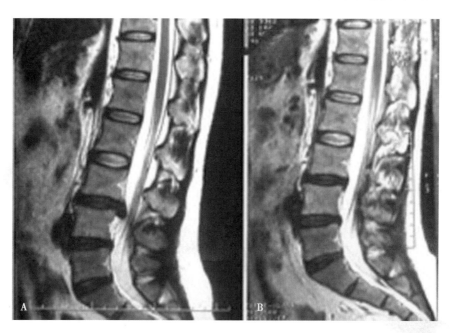

图14-18 腰脊神经卡压

A. $L_{3~4}$椎间盘突出明显，更宜采用显微髓核摘除术；B. $L_{3~4}$、$L_{4~5}$轻度膨出，更宜采用腰椎间盘射频消融术

2. 腰椎间盘射频消融术 患者取俯卧位，腹下垫枕以便加大椎间隙自然宽度，采用腰椎CT定位，确定穿刺点和穿刺角度、深度。按常规消毒手术范围皮肤，铺巾固定。一般穿刺角度多采用90°，如腰椎骨质增生明显难以垂直进针，可酌情采用合适的角度。1%利多卡因局部麻醉穿刺点，按定位的穿刺角度和深度自穿刺点进针，直至靶向位置。经腰椎CT确认后，拔出针芯，置入相应电极，予以100Hz高频电流（0.8~1.0mA）进行电刺激试验，无异常反应，然后利用温控射频热凝仪所产生的热能，依次用温度为70℃、80℃，每次60~100秒，总共2~3次，使椎间盘突出部分髓核变性、凝固，从而体积缩小，减少对脊神经根的压迫，达到减压的目的。拔出穿刺针，敷料覆盖穿刺点，术后俯卧2小时后改平卧位（图14-19）。

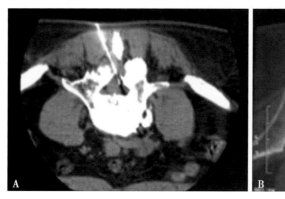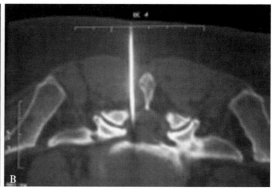

图14-19 腰椎间盘射频消融术

A. 穿刺针进针角度；B. 穿刺针定位椎间盘突出髓核

3. 显微髓核摘除术 手术入路分为正中切口入路和后正中旁切口入路。椎间孔型采用后正中切口入路，椎间孔外型采用后正中旁切口入路。有椎间孔狭窄者需行椎间孔开大术。①后正中切口入路：患

者取俯卧位，全麻。按常规消毒手术范围皮肤，铺巾固定。CT 或 X 线定位后，纵行切开皮肤、皮下组织及腰背筋膜，做棘突旁骨膜剥离，推开椎旁肌，显露棘突、椎板和关节突，定位病变节段，采用单节段椎弓根钉固定后行椎板减压，切除患侧关节突关节大部，暴露椎间孔及突出椎间盘，切除椎间盘彻底减压、松解受累神经根。根据病人具体病况，进行或不进行椎间及后外侧横突间植骨融合。冲洗伤口，不放置引流管，分层缝合肌层、筋膜、皮肤各层，手术结束；②后正中旁切口入路：按常规消毒手术范围皮肤，铺巾固定。CT 或 X 线定位后。切口自棘突旁开 2～3cm 纵行切开皮肤、皮下组织和腰背筋膜，从内侧的多裂肌与外侧的最长肌和髂肋肌之间的肌间隙钝性分开进入，直达关节突，切除横突间肌肉和韧带的内侧部分，椎板峡部外缘和上关节突外上缘，暴露神经根并向外上方牵开，显露下方的髓核并摘除（图 14-20）。切除椎间盘，冲洗伤口，不放置引流，分层缝合肌层、筋膜、皮肤各层，手术结束。

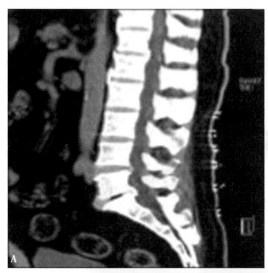
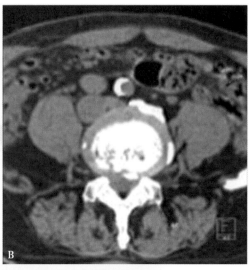
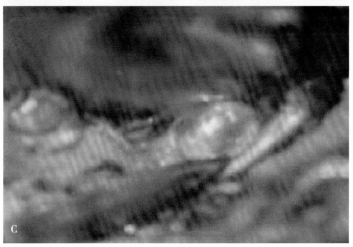

图 14-20　腰椎间盘髓核摘除术

A. 腰椎 CT 显示椎间盘后缘明显；B. 向后压迫硬脊膜囊；C. 显微镜下暴露突出椎间盘

（六）术中及术后注意事项

同本章第二节周围神经卡压综合征手术治疗"一、总论，术中、术后注意事项"。

（七）手术主要并发症及术后处理

同本章第二节周围神经卡压综合征手术治疗"一、总论，手术主要并发症及术后处理"。

（八）评价

同本章第二节周围神经卡压综合征手术治疗"一、总论，评价"。

第三节　周围神经损伤的手术治疗

一、概况

周围神经损伤是临床常见病，平时、战时均多见。据第二次世界大战战伤的一些统计，四肢神经损伤约占外伤总数的 10%，火器伤中约有 60% 合并神经损伤。由于周围神经走行复杂、行程长、伤情变化多样，早期易漏诊、误诊，如果临床处理不当，不仅给患者带来沉重的身心痛苦，也给家庭和社会带来巨大的经济负担，应当对周围神经损伤给予充分的重视。

1. 周围神经损伤病因　①牵拉损伤：产伤等引起的臂丛损伤；②切割伤：刀割伤、电锯伤、玻璃割伤等；③压迫性损伤：骨折脱位等造成的神经受压；④火器伤：枪弹伤和弹片伤；⑤缺血性损伤：肢体缺血挛缩；⑥电烧伤及放射性烧伤；⑦药物注射性损伤及其他医源性损伤。

2. 周围神经损伤分类

（1）根据 Seddon 周围神经损伤分类法：①神经失用：指周围神经受到轻微损伤后，由于仅有节段性脱髓鞘改变，而神经轴突完整、未发生 Wallerian 变性，只引起部分区域发生传导障碍。②轴突断裂：指损伤导致轴突断裂，但神经内膜和神经束膜完整，发生远端 Wallerian 变性。由于近端神经出现轴突芽生，一段时间后轴突再生，神经功能可完全恢复。③神经断裂：指损伤导致轴突和神经内膜管完全断裂，外膜和束膜也存在不同程度破裂，难易自发性恢复。

（2）根据 Sunderland 周围神经损伤五度分类法：Ⅰ度：神经损伤部位出现暂时性传导功能障碍，而轴突仍保持完整性、未发生 Wallerian 变性，可自行恢复，相当于 Seddon 分类的神经失用；Ⅱ度：损伤处轴突断裂，其远端发生 Wallerian 变性，而神经内膜管保持完整，其中施万细胞鞘内的神经内膜管也保持完整，为神经再生提供了解剖途径，神经功能可自行恢复；Ⅲ度：轴突、髓鞘和神经内膜管连续性均破坏，损伤远端发生 Wallerian 变性，而神经外膜仍保持完整。虽然可自行恢复，很不健全；Ⅳ度：神经束广泛断裂，仅部分神经束膜或外膜未完全断裂，神经干保持其连续性。神经功能不可能自行恢复，需手术进行神经吻合或移植；Ⅴ度：神经干完全断裂，神经两断端回缩、出现间隙，增生的纤维结缔组织可填充该间隙，使神经功能完全丧失，即使手术修复也很难完全恢复功能。

3. 临床表现　①感觉障碍：如触觉、痛温觉、振动觉、关节位置觉等感觉缺失，部位主要为受损神经支配区域；②运动障碍：神经损伤引起一系列运动障碍的症状，表现为此损伤神经支配的肌肉的肌力减退或丧失、肌萎缩；③损伤神经支配肌肉腱反射减退或消失；④周围神经损伤后，部分患者引发灼性神经痛、幻觉痛、刺激性疼痛和神经瘤引起的疼痛；⑤颈交感神经节、颅神经中的迷走神经等周围神经损伤后出现自主神经调节功能丧失或出现体位性低血压、肢冷、无汗、竖毛障碍等症状。

4. 临床检查

（1）运动功能检查：根据肌肉瘫痪情况判断神经损伤及其程度，一般用六级肌力分类法：0 级，无肌肉收缩；1 级，肌肉稍有收缩；2 级，不对抗地心引力方向，能达到关节完全活动度；3 级，对抗地心引力方向，能达到关节完全活动度，但不能加任何阻力；4 级，对抗地心引力方向并加一定阻力，能达到关节完全活动度；5 级，正常。周围神经损伤引起肌肉软瘫，失去张力，有进行性肌肉萎缩。

（2）感觉功能检查：一般检查痛觉、触觉、温觉、两点区别觉及其改变范围，判断神经损伤程度。实物感与浅触觉为精细感觉，痛觉与深触觉为粗感觉。一般检查痛觉及触觉即可，要与健侧皮肤感觉进行比较。感觉功能障碍一般用六级分类法：0 级，完全无感觉；1 级，深痛觉存在；2 级，有痛觉及部分触觉；3 级，痛觉和触觉完全；4 级，痛、触觉完全，且有两点区别觉；5 级，感觉完全正常。

（3）电生理检查：一般通过肌电图及诱发电位检查，判断神经损伤范围、程度、吻合后恢复情况及预后，是目前诊断周围神经病变的"金标准"。

（4）其他检查：①周围神经损伤后局部肢体皮肤营养状态，支配区的皮肤发冷、无汗、光滑、萎缩。坐骨神经伤常发生足底压疮，足部冻伤；②根据肌肉瘫痪情况、腱反射消失或减退状态，观察肢体有无畸形。当桡神经损伤有腕下垂，尺神经损伤有爪状手，正中神经损伤有猿手，腓总神经损伤有足下垂等。如时间过久，因对抗肌肉失去平衡，可发生关节挛缩等改变；③神经干叩击试验（Tinel 征）：当神经损伤后或损伤神经修复后，在损伤平面或神经生长所达到的部位，轻叩神经，即发生该神经分布区放射性麻痛，称 Tinel 征阳性；④损伤部位检查是基本：检查有无伤口，如有伤口，应检查其范围和深度、软组织损伤情况以及有无感染；查明枪弹伤或弹片伤的径路，有无血管伤、骨折或脱臼等；如伤口已愈合，观察瘢痕情况和有无动脉瘤或动静脉瘘、假性神经瘤形成等。

5. 临床治疗 周围神经损伤后手术治疗术式有神经松解术、神经缝合术、神经移植术、神经移位术、神经套管术等。

（1）神经松解术：分为神经外松解术及神经内松解术。前者是由于神经接触骨端压迫，需分离并去除神经周围瘢痕组织；后者除此以外，还需切开或切除病变部分神经的外膜，分离各神经束间的瘢痕粘连，切除束间瘢痕组织。

（2）神经缝合术：缝合方法有外膜缝合法、束膜缝合法和外束膜联合缝合法三种。外膜缝合法通过缝合外膜来保持神经的连续性。束膜缝合法一般先切除神经双侧断端处的外膜，再进行相应地神经束吻合。外束膜联合缝合法先纵向切开神经外膜，暴露又不完全分离神经束，再将神经外膜或神经束膜与另一相应的神经外膜或束膜进行缝合。

（3）神经移植术：多用于神经缺损较长时，采用自体神经移植或同种异体神经移植。自体神经移植取功能相对次要的周围神经，通过端-端吻合或端-侧吻合移植至需修复神经上，如利用腓肠神经和隐神经作为供体神经。异体神经移植修复神经缺损避免了自体神经移植时供区的神经缺失所导致的副损伤，且神经来源较多，但有存在免疫排斥反应的可能。

（4）神经移位术：受损周围神经近端回缩无法寻找，在这种情况下，可通过牺牲另一条功能相对次要神经，游离其近端，移位到失去近端剩下远端神经进行缝合，以恢复较重要神经功能。要注意移位神经与缝接神经属同一性质，移位神经粗细二者要求相称。

（5）神经套管术、神经植入术、感觉神经植入真皮术等：效果不确切。液态金属神经连接与修复技术尚在动物研究阶段。

二、周围神经损伤—以臂丛神经损伤为例

（一）臂丛神经损伤的手术适应证、禁忌证

1. 适应证 ①开放性臂丛损伤；②闭合性臂丛神经节前损伤；③闭合性臂丛神经节后损伤，合并以下情况：经 3 个月保守治疗后功能无任何恢复；经保守治疗虽有功能恢复，但肢体主要功能（如肩关节外展、肘关节屈曲、腕关节背伸、拇指关节对掌运动和屈伸、其余四肢的屈伸等）未恢复；经保守治疗虽有恢复，但恢复顺序呈跳跃性。如肘关节功能已恢复，但肩关节功能仍未恢复，或腕关节功能已恢复，但肩、肘关节功能未恢复；经保守治疗虽有恢复，但恢复过程中断持续超过 3 个月；合并锁骨骨折、第一肋骨骨折或腋部大血管损伤；④臂丛损伤经各类手术治疗后，随访 1~3 年功能无任何恢复。

2. 禁忌证 凝血功能障碍，严重心、肝、肾、脑等脏器损伤。急诊病人例外。

（二）术前准备

同本章第二节周围神经卡压综合征手术治疗"一、总论，术前准备"。急诊病人例外。

（三）体位与麻醉

仰卧位，全身麻醉。

（四）手术步骤

1. 同一般开颅术前准备。急诊臂丛神经损伤病人手术例外。

2. 平卧位，肩下垫枕，使颈过伸，头转向健侧。如需取肋间神经，可在胸背处垫枕。按常规消毒手术范围皮肤，铺巾固定。

3. 从胸锁乳突肌后缘中点开始，沿其后缘向下，再沿锁骨上缘横行向外至锁骨中点，向下经过锁骨中点后，沿胸大肌和三角肌间隙下行，经过腋前皱襞后横行向内，至上臂内侧后沿肱二头肌内侧沟向下。手术切口在此设计线上选取（图14-21）。

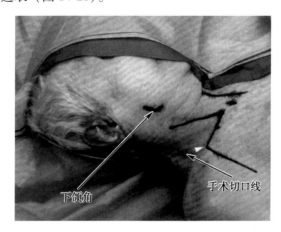

下颌角　　手术切口线

图14-21　臂丛神经损伤手术切口设计

4. 臂丛神经根和神经干探查（锁骨上臂丛神经探查）　切开皮肤、颈阔肌，即可见颈外动脉，将其牵开尽量不切断，在锁骨上方可找到肩胛骨肌，切断后两肌肉断端各缝一牵引线，有利于切口暴露、防止肌肉回缩。再沿皮肤切口方向分离软组织和脂肪层，其中有颈横动、静脉需作细致分离，待分离足够长度后结扎加缝扎处理。臂丛神经根和神经干位于上述软组织和脂肪层的深部，可先探查前斜角肌，并将其向内上牵开或切断，臂丛神经根即能得到充分显露。膈神经由外向内经过前斜角肌表面，在切断斜角肌前应注意对其保护。沿各神经根向远端探查，即可找到各神经干。锁骨下动脉在术野下内方，常被下干遮盖（图14-22）。

5. 臂丛的支、束和上肢神经的近端探查术（锁骨下臂丛神经探查）　切开皮肤及皮下组织，将胸大肌和胸小肌切断或牵开。沿胸大肌外侧缘解剖分离覆于其上的脂肪组织，即可显露并保护胸大肌与三角肌间的头静脉。将头静脉和三角肌之间的分支结扎后，即将头静脉和胸大肌一起牵向内侧。再沿胸大肌下缘，横向剪开腋筋膜，并沿胸大肌深面分离腋筋膜。此时术野深部所见即为锁胸筋膜和胸小肌及覆盖于神经表面的脂肪层。如有必要，可将胸小肌切断。此时臂丛的支、束和上肢神经的近端，以及锁骨下和腋部血管均充分显露（图14-23）。

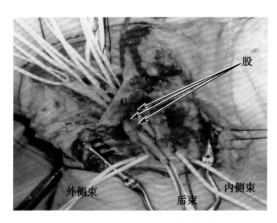

股

外侧束　　后束　　内侧束

图14-22　锁骨上臂丛神经探查

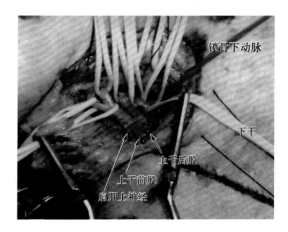

锁骨下动脉

下干

上干后股

上干前股

肩胛上神经

图14-23　锁骨下臂丛神经探查

6. 臂丛神经股探查术（锁骨后臂丛神经探查）　切开皮肤及皮下组织，分离锁骨周围软组织后，沿锁骨切开骨膜，作骨膜下分离。用线锯将锁骨锯断或截除一段。切断骨膜和锁骨下肌，此时可在锁骨下肌肉见一小静脉和小动脉，需先将其切断、结扎。在锁骨内侧断段的下方有锁骨下动脉，将动、静脉向内牵开，即可见臂丛下干。锁骨锯断或截除后，臂丛各股即能充分显露，此时可沿臂丛神经干向下解剖或沿臂丛神经束向上解剖。术毕可用钢丝固定锯断的锁骨，如已截除锁骨，是否复回无重要意义，一般不予复回，直接将两锁骨断端拉拢钢丝固定即可。

上述臂丛神经各分支探查完毕，根据伤情作周围神经损伤后手术治疗术式：神经松解术、神经缝合术、神经移植术、神经移位术等。手术步骤另述。

7. 臂丛神经根性撕脱伤的处理　术时若发现臂丛神经自椎孔内发生断裂，可用下述方法进行治疗。①C_{5-7}根性撕脱伤时，副神经接肩胛上神经，颈丛神经接腋神经；②$C_8 \sim T_1$根性撕脱伤时，肋间神经主干接正中神经内侧头，肋间神经感觉支、颈丛神经运动支或副神经接正中神经外侧头；③全臂丛神经根性撕脱伤时，膈神经接肌皮神经，颈丛神经运动支接腋神经，副神经接肩胛上神经，3支肋间神经接正中神经内侧头，2支肋间神经接胸背神经，2支肋间神经接前臂内侧皮神经，第二期再移位于桡神经；或同上作健侧颈神经根移位于患侧尺神经，第二期移位于正中神经或多组神经移位中功能未恢复的神经。

8. 术毕，按肌层、腱膜、皮肤各层缝合，创伤面引流，伤口加压包扎。

（五）术后处理

1. 术后抗感染治疗。

2. 头胸石膏或支架固定　臂丛损伤手术后均应固定头部和胸部，使颈部向患侧、向前方倾斜，以减轻神经吻合处张力。固定时间维持6周。

3. 神经营养药物的应用　常用的神经营养药有维生素B_1、维生素B_6、维生素B_{12}等。

4. 应用电刺激仪　可通过肌电刺激促进神经再生，目前已获得基础实验及临床试验验证。

5. 定期作电生理检查　了解神经再生的情况。由于该检查尚有促进神经再生的作用，一般推荐每月进行一次。

6. 为了防治神经所支配肌肉萎缩及关节挛缩，目前最有效方法是对患肢进行主动、被动关节功能训练。

7. 进行神经松解术、神经缝合术、神经移植术、神经移位术等手术者，除上述关节功能训练外，尚应进行移位神经的功能训练。如膈神经移位及肋间神经移位后，应每天进行深呼吸的功能训练，每天3次，每次深呼吸100~300次；副神经及颈丛神经移位后，应每天进行了耸肩及颈部屈伸的活动训练；健侧颈神经损伤后，应每天进行了健侧肩内收（背阔肌功能）及伸肘、伸腕功能训练，这种训练可加速移位神经的再生。

（六）手术主要并发症及术后处理

1. 对臂丛不完全损伤尤其肌肉功能（肌力）处于2~3度的患者，手术中分离组织或解剖神经应十分谨慎，防止手术误伤带来原有功能进一步损害。术中应注意对有功能的神经束进行严格保护，术后应及时、适当应用激素以减轻创伤性反应。

2. 臂丛损伤手术中极少发生喉返神经损伤，且多为暂时性，能够自行缓解，可能与手术中牵拉或压迫有关，因此术中需时常改变牵拉部位。

3. 淋巴漏　常发生在左侧臂丛损伤手术时发生，特别在手术中分离静脉周围的软组织时，应注意保护淋巴导管。对软组织切断后不断出现的淋巴漏，应注意结扎断端。术后一旦出现淋巴漏，应及时拔除引流条，并进行局部加压。

4. 气胸　往往在臂丛下干手术时或切取肋间神经时，可发生此类并发症。只要手术操作细致，能够避免气胸发生。一旦发生气胸，必须及时处理，可作抽气或作胸腔闭式引流排气。

5. 臂丛损伤术后可能发生伴行动、静脉破裂。小血管可以电凝或结扎；大血管破裂，应争取进行修补。修补前必须控制血管近远两端，若血管近远两端不易控制，血管又较薄弱时，可利用周围神经软组织或肌肉组织进行填塞。

（七）评价

周围神经损伤的手术治疗只是给神经修复和再生提供了前提和基础，近几十年来学者们已将关注的焦点从神经修复转移至促进神经再生上，一些神经营养因子及细胞因子，如神经生长因子（NGF）、睫状神经营养因子（CNTF）、脑源性神经营养因子（BDNF）等对神经损伤修复期具有促进神经元分化、诱导神经纤维定向生长、影响神经纤维支配靶区密度、刺激胞体和树突发育、控制神经元存活数量等作用。目前，周围神经损伤治疗的给药（神经营养因子等）方式主要有损伤局部一次性给药、靶肌内注射给药、经微渗透泵缓慢释放给药以及应用转基因技术，将表达神经营养因子的细胞移植至损伤局部。转基因细胞移植方法应用于临床刚起步，对于促进神经功能恢复有着重大的临床意义和价值。总之，显微外科、分子细胞生物学技术、组织及基因工程技术的发展，为促神经再生治疗方法提供更广阔的前景。

另外，周围神经损伤的手术治疗术后，神经缝合后损伤远端会出现 Waller 变性，为期约 2 周，然后神经开始增生，一般以 1~2mm/d 速度向远端生长。应有详细神经功能检查记录，便于术后长期进行对照比较，如果神经功能恢复久滞不前，需手术再探查。

第四节 糖尿病周围神经病变的手术治疗

一、概况

（一）临床诊治现状

糖尿病周围神经病变（diabetic peripheral neuropathy，DPN）是糖尿病（diabetes mellitus，DM）常见的并发症之一，发生率高达 60%。糖尿病周围神经病变主要表现为双侧下肢感觉、运动和自主神经功能异常。感觉功能异常如"袜套样"的典型表现，以及轻触觉、温度觉、本体感觉和疼痛感知的缺失；运动功能异常表现为足内在肌萎缩；自主神经功能异常则表现为皮肤温度、微循环和正常排汗调节功能的缺失。

以往糖尿病周围神经病变治疗多以营养神经、改善微循环、镇痛等对症治疗为主。当患者出现足部溃疡后，外科医师仅能给予换药及截趾（肢）手术。1992 年，美国霍普金斯大学神经外科 Dellon 教授首先应用下肢周围神经显微减压术治疗糖尿病下肢周围神经病变，数十万名患者获得显著疗效。目前国内外学者已认同下肢周围神经显微减压术，可以改变糖尿病下肢周围神经病变患者的自然病程。

（二）病情评估方法

1. 多伦多临床评分系统（Toronto clinical scoring system，TCSS） 越来越被广泛地应用于临床。TCSS 评分包括神经症状、神经反射和感觉功能检测评分三部分。神经症状包括下肢疼痛、麻木、针刺样、无力、共济失调和上肢症状；神经反射包括膝反射和踝反射；感觉功能检测包括痛觉、温度觉、轻触觉、振动觉和位置觉，TCSS 评分能相对准确地体现患者 DPN 的严重程度（表 14-2）。尽管如此，TCSS 评分仍然属于主观检查，难以达到客观性。

表 14-2 多伦多临床评分系统（TCSS）

症状评分			反射评分				感觉检查评分		
下肢	无	有	膝反射	存在	减弱	消失		存在	消失
疼痛	0	1	左	0	1	2	针刺觉	0	1
麻木	0	1	右	0	1	2	温度觉	0	1
针刺感	0	1	踝反射				轻触觉	0	1
乏力	0	1	左	0	1	2	振动觉	0	1
共济失调	0	1	右	0	1	2	位置觉	0	1
上肢症状	0	1							

2. 神经电生理检查　诊断周围神经卡压的一种重要检查手段，通过记录神经、肌肉的电活动，反映神经、肌肉的功能状态，从而判断神经功能。神经传导速度（nerve conduction velocity，NCV）、潜伏期、波幅是电生理检查的常用指标，能够体现周围神经电信号的传递功能，具有客观、量化、可靠等优点，是目前诊断周围神经病变的"金标准"。日本 2002 年修订的 DPN 简易诊断标准和 2009 年中国医师协会均指出，在所有检查神经中，有 2 根或以上神经出现 NCV、潜伏期、波幅中 1 项以上明显异常，即可提示为 DPN。上海新华医院 2007 年至 2012 年随访 560 例 DPN 患者，发现 DPN 患者各受累神经 NCV较正常对照组明显降低（表 14-3）。

表 14-3　DPN 患者各受累神经 NCV 值

检测神经	正常对照组 NCV	DPN 病人 术前 NCV
胫神经	43.8±3.9	28.2±7.2[①]
腓总神经	46.6±4.1	33.3±5.3[①]
腓浅神经	47.4±3.9	35.2±8.1[①]
腓肠神经	50.1±4.9	40.3±16.6[①]

注：①与正常对照组比较，均 $P<0.01$

3. 定量感觉检查（quantitative sensory testing，QST）　一种定量判断感觉功能的心理物理学技术，通过对皮肤温度觉和振动觉的测量，来定量评估神经感觉功能。QST 检查通常采用界限法和水平法两种方法：界限法中刺激强度逐渐递增或递减，当患者感受到刺激强度变化时，即刻停止刺激，记录此时刺激强度作为阈值；水平法中预先设定刺激强度，通过每次调整刺激强度测得阈值。虽然水平法相对来说能更准确地测定阈值，但通常也需要数倍于界限法的检测时间，患者可能因此注意力下降从而产生误差。因此，界限法仍然更常被应用于临床。上海新华医院 2007 年至 2012 年随访 560 例 DPN 患者，发现 DPN 患者冷感觉阈、热感觉阈、振动觉阈均异常，验证了定量感觉检查能够用于术前筛选的观点（图 14-24）。

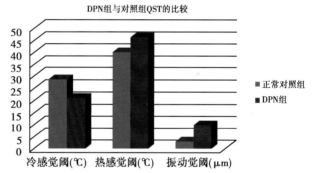

图 14-24　DPN 患者定量感觉检查各阈值的结果

4. 高频神经 B 超声　神经电生理检查和定量感觉检查仅能获得 DPN 患者神经功能的变化情况，而高频神经 B 超声能获得神经形态的情况（图 14-25）。由于高频神经超声具有无创、简便、客观等特点，

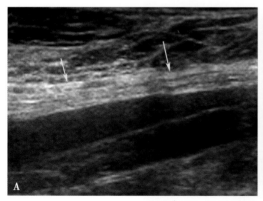
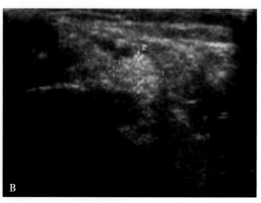

图 14-25　高频神经超声显示的正常神经形态

A. 纵切面；B. 横切面

目前已越来越多地被应用于周围神经疾病的术前诊断，并为术式的选择提供依据。除此以外，高频神经B超声还可应用于术后随访，以评估患者神经的水肿情况（图14-26）。上海新华医院2007年至2012年随访560例DPN患者，发现术前DPN患者受累神经横径（D_1）、前后径（D_2）和横截面积（CSA）均大于正常对照，术后随访均有所改善，验证了上述观点（表14-4）。

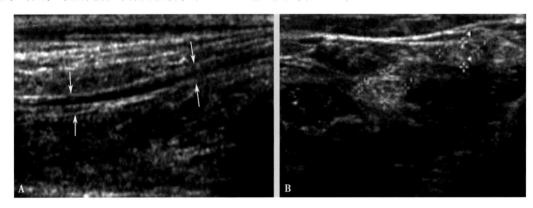

图 14-26　DPN 患者高频神经超声，可见神经明显水肿

A. 纵切面；B. 横切面

表 14-4　DPN 患者术前、后高频神经超声各检测数据

检测项目		对照组	DPN 术前	DPN 术后
胫神经 D_1	（mm）	5.3±1.0	6.9±1.1	5.2±1.2
腓总神经 D_1	（mm）	5.2±0.7	6.5±1.0	5.2±1.1
胫神经 D_2	（mm）	3.7±0.7	4.4±0.6	3.6±1.3
腓总神经 D_2	（mm）	3.6±0.5	4.3±0.6	3.7±1.1
胫神经 CSA	（mm^2）	15.5±3.6	24.8±4.4	16.1±3.5
腓总神经 CSA	（mm^2）	13.2±2.7	21.6±4.2	13.0±3.1

注：DPN 术前与对照组、术后比较，$P<0.05$

5. 足底压力检测　通过足底压力测量仪检测人体静止和动态过程中足底压力的力学、几何学和时间参数，获得足底压力分布状态和特征（图14-27）。通过分析研究足底压力各项参数及分布特征，可获得足底压力增高的病因，并及时给予相应预防措施。足底压力检测对评估 DPN 患者足部溃疡发生的可能性，预防截肢/趾有着重要的意义。

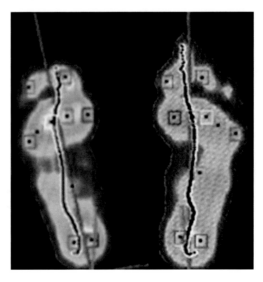

图 14-27　足底压力检查可显示足底各检测位点压力值

二、手术适应证及禁忌证

（一）适应证

1. 神经症状必须因糖尿病引起，周围神经病变症状发生晚于糖尿病确诊。

2. 具有典型周围神经病变症状，如疼痛、麻木、感觉迟钝、踝反射消失、温度觉和振动觉异常。

3. 内踝部胫后神经走行处，Tinel 征阳性（叩击内踝部胫后神经，出现足部胫神经支配区域的疼痛、麻木等症状）。

4. 两点辨别觉减退，拇趾处大于 9mm。

5. 电生理检查发现神经传导速度异常。

6. 术前 2 周空腹血糖均控制于 8mmol/L 以下。

（二）禁忌证

1. 有颈椎、腰椎等疾病史者。

2. 有其他全身性疾病，引起的神经病变者（如家族性、营养性、酒精性、尿毒症性疾病）。

3. 曾有下肢血管疾病病史者。

4. 既往血糖控制不理想，预计影响术后伤口愈合及神经修复。

三、术前准备

同本章第二节周围神经卡压综合征手术治疗"一、总论，术前准备"。

四、体位与麻醉

仰卧位，全身麻醉。

五、手术步骤

1. 术前准备同一般开颅术。另外，术前血糖控制于正常偏高范围，一般要求空腹血糖 8mmol/L 以下。

2. 松解胫神经时，下肢髋关节外展外旋、膝关节屈曲；松解腓总神经时下肢膝关节屈曲 90°。

3. 经典三联式式切口设计　腓骨头后下方一横指处作一 3cm 长切口；足背第 1、2 足趾间作一斜形 3cm 长切口；内踝后方胫后神经走行处作 7cm 长纵形切口。

4. 在内踝后方胫后神经走行处作 7cm 长纵形切口，打开屈肌支持带，全程松解并打开踝管，严格保护好胫后神经及其分支神经。分离拇展肌浅筋膜，显露胫神经主干及三个分支（足底内、外侧神经，跟支神经），并松解各神经管，予以充分全程减压，术中电生理提示卡压解除。显露与胫神经伴行的胫动静脉，松解血管周围筋膜，以完成去交感化（图 14-28）。

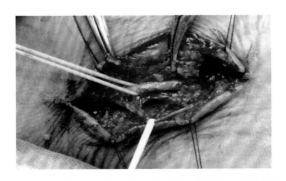

图 14-28　探查内踝附管内胫神经及其分支，充分松解

5. 于足背第 1、2 足趾间作一斜形 3cm 长切口，见拇短伸肌，分离其筋膜，切口远端将肌腱切断。拇短伸肌下方即为腓深神经，彻底松解，术中电生理提示卡压解除（图 14-29）。

6. 下肢膝关节屈曲 90°，体表定位在腓骨头后下方一横指处作一 3cm 长切口，切开深筋膜，探查并分离腓总神经，见神经周围肌肉及筋膜卡压明显，予以严格保护腓总神经，充分松解周围深、浅筋膜、腓骨长肌以及最外侧肌束，术中电生理提示卡压解除（图 14-30）。

7. 充分止血，缝合皮肤，加压包扎。

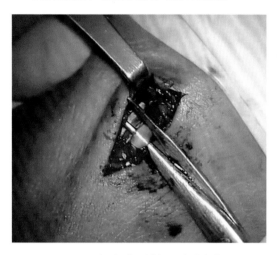

图 14-29　探查腓深神经，充分松解，
解除拇长伸肌肌对其卡压

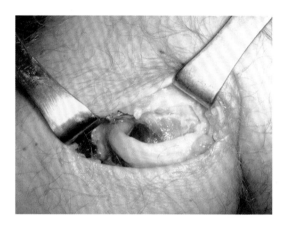

图 14-30　探查腓总神经，充分松解

六、手术并发症及其防治

1. 胫后神经损伤　一旦发生，多难以得到改善，主要以预防为主。目前周围神经手术常规在显微镜下进行，术中进行患肢神经电生理监测，大大降低术中永久性神经损伤的概率。术中应按原则控制牵拉角度，牵拉神经时注意手法轻柔，术中电生理监测能够及时发现牵拉过度，及时纠正。

2. 胫动静脉损伤　是最为严重的血管损伤，一旦发生，止血均较困难，仅能通过压迫和止血材料止血。可通过显微镜下操作和熟悉术区解剖来预防损伤胫动静脉。

3. 神经水肿　是手术后所有患者均存在的问题，如果减压充分，一般不引起症状。个别患者水肿反应明显或术前即发现明显神经水肿者，于术后 2 周内出现原症状加重、不缓解、延迟缓解或不完全缓解的情况；随着水肿不断消退，上述表现多逐渐缓解。术中对各受累神经做到充分松解、术后应用影响脑血管和神经药物，预防或减轻神经水肿。

4. 术后伤口一旦感染，将难以愈合，甚至直接存在截肢的风险。预防方法主要有：①术中严格无菌操作，切口缝合采用褥式缝合以增加张力，并注意皮肤对合；②术后每日换药、酒精湿敷以降低伤口感染可能；③术后 3 天禁止下地活动，拆线时间至少在两周以上，视伤口情况延后或间隔拆线。

七、术后处理及注意事项

1. 继续药物治疗，配合局部和物理治疗，常用药物有维生素、钙拮抗剂、血管扩张剂、氢化麦角碱、醛糖还原酶抑制剂。物理治疗有电磁波疗法、水疗法、电刺激疗法等。一方面改善血液循环、加强神经的营养，另一方面促进神经的生物电活动，提高神经兴奋性，恢复神经功能。

2. 做好血糖控制，主要是饮食控制、药物控制和运动疗法。

3. 由于下肢血供不丰富，且患者同时存在糖尿病，术后伤口护理尤为重要。一旦伤口感染，将难以愈合，甚至直接存在截肢的风险。术后需要每日换药、酒精湿敷以降低伤口感染可能，术后 3 天禁止下地活动，拆线时间至少在两周以上，视伤口情况延后或间隔拆线。如发现异常，应及时就诊，由专科医师进行处理。

另外，行走时应避免足部创伤的发生。患者以休息为主，限制活动，抬高患肢；对于仅有破溃而无感染的创面，只需消毒后保持创面清洁、干燥，避免再次受压，可使用红外线照射促进伤口愈合；对于已感染创面，需彻底清除感染坏死组织，使用过氧化氢清洗创面，可局部使用药敏敏感的抗生素以及红外线照射减少创面渗出。糖尿病作为一种慢性病，病程越长，患者越易出现焦虑、抑郁、恐惧情绪，术前后要与患者沟通，详细解释糖尿病及其并发症的相关知识，使患者客观地了解自身病情，从而达到消除负面情绪、积极配合治疗的目的。

4. 术后随访 主要复查有：①神经电生理检查；②定量感觉检查；③神经高频超声；④足底压力检查（footscan）。可起到预警作用，争取到时间以进一步查明原因、给予处理。

八、评价

尽管欧美各 DPN 中心和我国随访 DPN 患者的结果均显示术后患者足部溃疡和截肢发生率极低（均在 2% 以下，部分中心结果为 0% 溃疡和截肢发生率），但由于糖尿病是全身性疾病，除了手术干预，术后神经营养、改善循环、控制血糖等药物治疗以及日常足部护理、术后随访均对预防足部溃疡也有着重要的作用。

（张文川）

参 考 文 献

1. Mittal S, Farmer JP, Al-Atassi B, et al. Long-term funcional outcome after selective posterior rhizotomy. J Neurosurg, 2002, 97：315-325.

2. 于炎冰，张黎，马延山，等. 1244 例痉挛状态的显微神经外科手术治疗. 中华神经外科杂志，2005，21（9）：542-554.

3. 于炎冰，张黎，马延山，等. 非脑瘫病因性痉挛状态的显微神经外科手术治疗. 中国临床神经外科杂志，2006，11（5）：260-262.

4. 于炎冰. 脑性瘫痪的神经外科治疗. 中华神经外科杂志，2007，23（12）：884-885.

5. 张黎，张继武，于炎冰，等. 改良选择性腰骶段脊神经后根部分切断术治疗痉挛型脑瘫下肢痉挛状态. 中华神经外科杂志，2007，23（12）：886-888.

6. 韩光良，宗强，成立峰，等. 颅脑外伤后肢体痉挛状态的显微外科治疗. 中华神经外科杂志，2009，25（6）：553-555.

7. 于炎冰. 痉挛状态的神经外科治疗策略. 中华神经外科杂志，2011，27（5）：533-534.

8. 顾玉东. 臂丛神经损伤与疾病的诊治. 1 版. 上海：上海医科大学出版社，1992：102.

9. 刘玉杰，卢世壁，罗毅，等. 周围神经嵌压后脱髓鞘改变的实验研究. 中华显微外科杂志，1997，20：273-276.

10. Fu SY, Gordon T. The cellular and molecular basis of peripheral nerve regeneration. Mol Neurobiol, 1997, 14：67-116.

11. Tos P, Ronchi G, Geuna S, et al. Future perspectives in nerve repair and regeneration. Int Rev Neurobiol, 2013, 109：165-192.

12. 范启申. 现代手外科显微手术学. 1 版. 北京：人民军医出版社，1996：359-360.

13. 刘志雄，张伯勋. 周围神经外科学. 北京：北京科学技术出版社，2004：593-597.

14. Pandian JD, Bose S, Daniel V, et al. Nerve injuries following intramuscular injections：a clinical and neurophysiological study from Northwest India. J Peripher Nerv Syst, 2006, 11（2）：165-171.

15. Lundborg G, Rydevik B. Effects of stretching the tibial nerve of the rabbit. A preliminary study of the intraneural circulation and the barrier function of the perineurium. J Bone Joint Surg Br, 1973, 55（2）：390-401.

16. Stecco C, GaglianoG, Laneerotto L, et al. Surgical anatomy of the axillary nerve and its implication in the transdeltoid approaches to the shoulder. J Shoulder Elbow Surg, 2010, 9（8）：1166-1174.

17. Siemionow M, Brzezicki G. Chapter 8：current techniques and concepts in peripheral nerve repair. Int Rev Neurobiol, 2009, 87（2）：141-172.

18. Pabari A, Yang SY, Selfallan AM, et al. Modern surgical management of peripheral nerve gap. J Plast Reconstr Aesthet

Surg, 2010, 63 (12): 1941-1948.

19. Fullarton AC, Lenihan DV, Myles LM, et al. Assessment of the method and timing of repair of a brachial plexus traction injury in an animal model for obstetric brachial plexus palsy. The Journal of Hand Surgery, 2002, 27 (2): 13-19.

20. Singh N, Armstrong DG, Lipsky BA. Preventing foot ulcers in patients with diabetes. JAMA, 2005, 293 (2): 217-228.

21. Valensi P, Le Devehat C, Richard JL, et al. A multicenter, double-blind, safety study of QR-333 for the treatment of symptomatic diabetic peripheral neuropathy. A preliminary report. J Diabetes Complications, 2005, 19 (5): 247-253.

22. 卫生部疾病控制司, 中华医学会糖尿病学分会. 中国糖尿病防治指南. 北京: 北京大学医学出版社, 2004: 16.

23. Driver VR, Fabbi M, Lavery LA, et al. The cost of diabetic foot: the economic case for the limb salvage team. J Am Podiatr Med Assoc, 2012, 100 (5): 335-341.

24. Dyck PJ, Giannini C. Pathologic alterations in the diabetic neuropathies of humans: a review. J Neuropathol Exp Neurol, 1996, 55 (12): 1181-1193.

25. Upton AR, McComas AJ. The double crush in nerve entrapment syndromes. Lancet, 1973, 2 (7825): 359-362.

26. Wood WA, Wood MA. Decompression of peripheral nerves for diabetic neuropathy in the lower extremity. J Foot Ankle Surg, 2003, 42 (5): 268-275.

27. Dellon AL, Muse VL, Nickerson DS, et al. Prevention of ulceration, amputation, and reduction of hospitalization: outcomes of a prospective multicenter trial of tibial neurolysis in patients with diabetic neuropathy. J Reconstr Microsurg, 2012, 28 (4): 241-246.

28. Sirmreieh M, Taylor BV, Dsek PJ. Diabetic neuropathic Classification, clinical features, and pathophysiological basis. Neurology, 2005, 1: 63-79.

29. Perkins BA, Olaleye D, Zinman B, et al. Simple screening tests for peripheral neuropathy in the diabetes clinic. Diabetes Care, 2001, 24 (2): 250-256.

30. 刘志雄, 张伯勋. 周围神经外科学. 北京, 北京科学技术出版社, 2004: 121-140.

31. Chauplannaz G, Vial C. Electrodiagnositic assessment of neuromuscular junction disorders. Rev Med Liege, 2004, 59: 184-189.

32. Onde ME, Ozge A, Senol MG, et al. The sensitivity of clinical diagnostic methods in the diagnosis of diabetic neuropathy. J Int Med Res, 2008, 36 (1): 63-70.

33. Kamei N, Yamane K, Nakanishi S, et al. Effectiveness of Semmes-Weinstein monofilament examination for diabetic peripheral neuropathy screening. J Diabetes Complications, 2005, 19: 47-53.

34. Baker N. An alternative to a 10-g monofilament or tuning fork? Two new, simple, easy-to-use screening tests for determining foot ulcer risk in people with diabetes. Diabet Med, 2012, 29 (12): 1477-1479.

35. Chang MS, Hester J. Diabetic painful neuropathy: current and future treatment options. Drugs, 2007, 67 (4): 569-585.

36. Volpe A, Rossato G, Bottanelli M, et al. Ultrasound evaluation of ulnar neuropathy at the elbow: correlation with electrophysiological studies. Rheumatology (Oxford), 2009, 48: 1098-1101.

37. Wiesler ER, Chloros GD, Cartwright MS, et al. Ultrasound in the diagnosis of ulnar neuropathy at the cubital tunnel. J Hand Surg Am, 2006, 31: 1088-1093.

38. Zhong W, Zhang W, Zheng X, et al. The high-resolution ultrasonography and electrophysiological studies in nerve decompression for ulnar nerve entrapment at the elbow. J Reconstr Microsurg, 2012, 28 (5): 345-348.

39. Yoon JS, Walker FO, Cartwright MS. Ultrasonographic swelling ratio in the diagnosis of ulnar neuropathy at the elbow. Muscle Nerve, 2008, 38: 1231-1235.

40. 张文川, 李世亭, 郑学胜, 等. 高频超声、神经电生理对糖尿病性周围神经病变的手术评估. 中华神经外科杂志, 2011, 27 (6): 543-548.

41. 王立平, 李建设. 足底压力测量技术的发展现状与应用研究. 浙江体育科学, 2004, 26 (1): 41.

42. 陈雁西, 俞光荣. F-Scan 足底压力步态分析仪临床应用现状. 国外医学: 骨科学分册, 2005, 26 (3): 188.

43. Zhong W, Zhang W, Yang M, et al. Impact of diabetes mellitus duration on effect of lower extremity nerve decompression in 1526 diabetic peripheral neuropathy patients. Acta Neurochirurgica, 2014, 156 (7): 1329-1333.

44. Zhang W, Zhong W, Yang M, et al. Evaluation of the clinical efficacy of multiple lower-extremity nerve decompression in diabetic peripheral neuropathy. Br J Neurosurg, 2013, 27 (6): 795-799.

45. 张文川, 钟文翔, 杨敏. 糖尿病病程对糖尿病下肢周围神经病变的影响. 中国微侵袭神经外科杂志, 2014, 29 (3):

103-106.

46. Viswanathan V, Snehalatha C, Sivagami M, et al. Association of limited joint mobility and high plantar pressure in diabetic foot ulceration in Asian Indians. Diabetes Research & Clinical Practice, 2003, 60（1）: 57-61.

47. Chenlong Liao, Wenchuan Zhang, Min Yang, et al. Surgical decompression of painful diabetic peripheral neuropathy: the role of pain distribution. Plos One. 2014, 9（10）: e109827.

第十五章

颅内肿瘤立体定向术

一、概述

立体定向手术自 1947 年由 Spiegel 和 Wycis 首先应用人脑以来,其后的十多年,主要的治疗对象是锥体外系疾病和精神病,直到 20 世纪 50 年代末期和 60 年代初,才由 Mundinger 等人用于肿瘤活检。在当时,定向活检由于无 CT、MRI 影像的精确定位,活检靶点定位误差很大,活检阳性率低,并发症多。1976 年,Bergstorm 将 CT 应用于立体定向手术的影像定位。随着 CT 的临床应用及计算机技术的飞速发展,CT 与立体定向技术相结合,立体定向活检的定位精确度提高至 1mm 范围内,而且活检器械可以安全到达颅内任何部位,大大提高了活检的阳性率,减少了并发症。对于颅内肿瘤,立体定向活检诊断的准确率达 95% 以上,对于一些特殊性质的病变如炎症、脱髓鞘疾病、AIDS 等,活检诊断的准确率也可达 85%,为临床治疗提供了可靠的依据。CT 及 MRI 技术的进步,催生了神经外科智能化立体定向系统—神经导航系统 (neuronavigation),又称无框架立体定向外科 (frameless stereotaxy) 或影像导向神经外科 (image guided neurosurgery)。第一代神经外科导航系统由美国斯坦福大学医学院的 Roberts DW 医师设计和制造,于 1986 年应用于临床。1987 年,法国科学院院士 Benabid AL 完成首例 MRI 导航下立体定向活检,以后十余年间,此项技术在世界范围内得到迅速地推广。目前,对于临床颅内病变,多数医院已采用神经外科导航系统进行活检。对于定性诊断困难的颅内病灶,定向活检术是制定合理治疗方案的重要一步,而且在活检的同时,还可进行某些病变的治疗,如囊性肿瘤的抽液、分流,注入放射性及化疗类药物。

二、手术适应证及禁忌证

(一) 适应证

1. 常规开颅手术难以达到的脑深部病变,或者由于各种原因不能耐受开颅手术而又必须明确病变性质者。

2. 病变呈双侧大脑半球生长或多发性生长者。

3. 病变位于脑重要功能区，预计开颅手术将导致严重神经功能缺失者。

4. 疑为炎性病灶或全身性疾病造成的脑内病变。

5. 病变呈弥漫性生长，CT、MRI 影像学不能提供明确边界者。

6. 肿瘤复发还是放射性坏死需做出鉴别诊断者。

7. 准备接受间质内放疗、立体定向放射外科治疗或化疗，必须得出病理诊断者。

8. 侵袭性病灶无明显占位效应和明确的神经症状，开颅手术可能会导致神经功能缺失者。

9. 经各种影像学检查仍难以明确病变性质者。

（二）禁忌证

1. CT、MRI 影像学检查没有可见的目标。

2. 疑为血管性病变或血供极丰富病灶者，估计活检易产生严重出血之虑。

3. 呈弥漫性生长的低位脑干病变。

4. 严重凝血功能障碍者。

5. 脑室内病变。

6. 头皮局部感染者。

三、术前准备

1. 术前要进行头颅 CT、MRI 等系列有关影像检查。

2. 术前一般性检查　常规血化验检查、心电图、胸片等，了解患者有无其他疾患。排除严重心肺疾病障碍。

3. 进行充分沟通，向患者及家属讲明手术目的、并发症、预后，取得患者和家属的理解与合作。

四、体位与麻醉

平卧或半卧位，必要时采用侧卧位或俯卧位（如小脑病变）。除小儿或不合作者需采用全身麻醉外，均在局麻下进行。

五、手术步骤

1. 一般准备同开颅术。预约术中快速冰冻切片组织学检查。

2. 在手术室安装立体定向框架，选择能进行 CT 或 MRI 定位的立体定向仪，如 Leksell-G 型、CRW 型等，一般在坐位、局麻下安装，小儿或不合作者可在静脉辅助麻醉下安装。安装时应注意将活检靶点包含在立体定向仪定位范围内。尽量避免定向仪框架对术中操作的影响。术中需全麻者，应将定向仪前方横杆换成弓形杆以便于麻醉操作。

3. 送病人到 CT 或 MRI 室定位扫描，将定位框架安装在 CT 或 MRI 适配器（板）上进行扫描，扫描参数依病变性质和大小而定。可直接增强扫描，扫描平面应与定位框平面平行。选取活检病灶经过的冠、矢及轴位片，进行靶点的计算。

4. 确定病灶活检靶点及其坐标值　根据定位影像资料确定病灶活检靶点，通过绘图计算法或计算机立体定向计划系统，计算出 X、Y、Z 三维坐标值、导向弓架左右及前后的角度，计算出最佳的入颅点和活检轨迹。

5. 病人回手术室，采取适宜体位与麻醉（局麻、平卧位，头抬高）。

6. 进行活检手术　再消毒、铺巾，根据测出的 X、Y、Z 坐标值，在定向仪框架上进行调整，于最佳入颅点处切开头皮钻孔，切开硬膜，把活检器械置入导向仪弧形弓载持器上，按计算的活检轨迹插入靶点，钳切或抽吸，所取组织标本分作两份，一份送快速冰冻切片组织学检查，一份送常规病理检查。如为囊性病灶，应进行囊液涂片细胞病理学检查，直至活检组织病理诊断明确为止，否则继续或变更靶点，重新取材。如果肿瘤有囊性变，可在活检后直接排空囊液或注入化疗药物。确定活检靶点无出血，取出活检器械，骨孔可用明胶海绵填塞，缝合头皮切口，拆除定向仪框架，手术结束（图 15-1）。

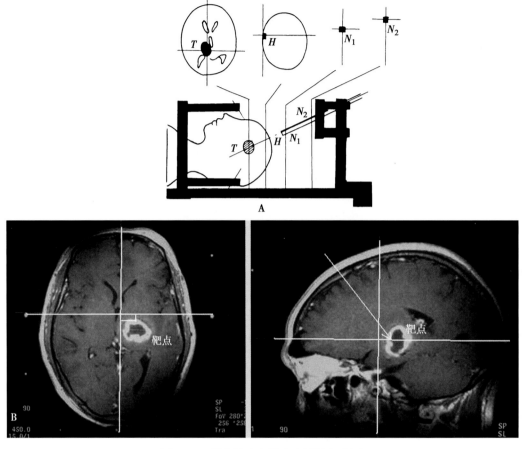

图 15-1　颅内肿瘤立体定向活检示意图
A. 立体定向活检轨迹示意图；B. 立体定向活检病灶 MRI 片

六、术中及术后注意事项

1. 活检针的选择　术者可根据病变的影像特征，选择不同的活检器械，Sedan 侧方开口活检针适用于大多数性质病灶的活检，尤其适用于质地软的病灶。对于病变血管不丰富或质地较硬的实质性病灶，可采用 Backlund 螺旋型活检针或活检钳。

2. 靶点选择　靶点一般选择在病灶的边缘或病灶中心，因为边缘部位是病变组织细胞分化生长活跃区。而病变中心若为坏死液化区，活检阳性率低。强化最明显部位则为多血管区，活检易导致出血。活检应沿病变长轴进行贯穿多点取材，可全面地了解病变病理特征，提高活检的阳性率。

3. 活检轨迹及入颅点　避开皮层及脑内的主要血管和重要功能区（如内囊、放射冠），其次应考虑到一次取材不能得出正确病理诊断时，可以在一个活检轨迹上进行多靶点活检，减少脑组织损伤。活检轨迹尽量勿经过脑室，否则一旦出血相对不易自凝，血液易进入脑室系统，增加术后反应等。入颅点大多选择在冠状缝前或枕部，少数可选颞上部及经鼻蝶入路。

4. 病理检查　首次获取组织冰冻切片不能肯定性质时，应继续在不同深度或方向取样，直到明确为止。取出标本勿挤压，并且立即送去检查。

5. 术后并发症的防治　定向活检的主要并发症有出血、新的神经功能损害、癫痫发作和感染。术中出血是定向活检的最主要并发症，无症状性出血 1.3%～3.4%，有症状性出血 0.4%～5.3%。一旦发生出血，应将活检针留置靶点内，取出针芯观察，一般均可自行停止，必要时可注入 0.5ml 凝血酶或将细长数块 10mm×20mm 止血纱通过外套管推送至靶点止血。出血量多造成脑急性压迫症状者，应行开颅血肿清除术。术后常规应用抗癫痫和抗感染治疗。

6. 常规给予预防性抗感染、抗癫痫治疗，必要时予以脱水处理。术后立即行 CT 复查，术后 24 小时应严密观察生命体征和病情。

七、手术主要并发症及术后处理

1. 颅内病变立体定向活检术后，一般极少产生严重并发症，术后主要为头痛、恶心、低热，通常数日内缓解。仅有少数出现穿刺通道渗血，若发生，暂时对症处理，无需开颅血肿清除。

2. 颅内病变立体定向活检术后，往往出现原症状和体征恶化，多为局部脑水肿加重和少量渗血，此时加强脱水，应用止血剂，等待病理报告，采取有效措施。

八、评价

立体定向活检的优点很多：①决定病灶的性质，从而决定是否行开颅手术、放疗或化疗；②帮助制定手术计划，如病灶切除范围等；③对特殊感染、脱髓鞘疾病、AIDS 等，帮助决定特殊的治疗计划；④决定颅内多发性肿瘤是否为多源性；⑤活检同时可协助疾病治疗等。立体定向活检也有一定的并发症，Hall 等总结 7471 例定向活检阳性率、并发症发生率和死亡率分别为 91%、3.5% 和 0.7%。Kondziolka 等报道脑干病变定向活检阳性诊断率、并发症发生率分别为 95% 和 2.5%，无死亡病例。Regis 等总结 370 例松果体区病灶定向活检阳性诊断率、死亡率分别为 94% 和 1.3%，3 例出现严重并发症。并发症的发生和死亡与肿瘤的性质、质地有显著性关系。刘宗惠 605 例活检结果，阳性诊断率 96.69%，并发症发生率 2.14%，死亡率为 0.33%。编者 156 例 MRI 导向定向活检结果，阳性诊断率为 97.4%，并发症发生率为 1.9%，无死亡病例。活检失败的原因包括：病灶靠近脑室系统，组织质地硬活检针不能穿透病灶，靶点误差等。随着影像技术、立体定向技术和计算机技术的飞速发展，颅内病变立体定向活检术已成为一项安全、可靠、微创的诊断技术，这一微侵袭性的术式为颅内病变的治疗提供了更多的选择与指导。

（汪业汉　凌士营）

第二节　颅内肿瘤开放立体定向术

一、概述

自 CT、MRI 和 DSA 等可以直接而客观地显示颅内肿瘤以来，等体积立体定向切除病灶应运而生，在术中确定肿瘤的边界，并且通过与计算机技术相结合，更有效、准确地引导神经外科医师完全切除颅内肿瘤，尤其是边界不规则或边界难以肉眼辨认的胶质瘤。神经外科导航系统的临床应用，使得病人避免安装定向仪之痛苦，又使外科医师获得更大的手术操作空间。手术中的真实图像与手术计划系统计算机的模拟图像相融合，可在显微镜下作立体定向等体积颅内肿瘤切除术。为了使手术者始终保持切除方向与肿瘤边界的一致性，神经外科医师 Kelly 设计出一套计算机辅助立体定向肿瘤切除的手术系统（computer assisted stereotactic system，CASS）。在过去的 20 多年中，CASS 系统已经应用于功能性和形态学立体定向手术以及肿瘤的等体积切除术。

随着计算机技术日新月异地发展，神经导航不再是单纯为患者病变切除的单一工具，在手术中能够保护神经功能，避免术后出现认知障碍等神经功能缺失，逐渐形成了"功能神经外科导航系统"。所谓功能神经导航系统，要具备三个要素：①计算机图像处理及融合技术；②持续追踪系统；③神经导航工具和手术器械融合，提供多角度动态图像代替立体定向框架，手术医师利用术中磁共振或其他设备在术中进行虚拟实时互动，完成手术操作。当然，完成此项任务，首先需要有多模态影像融合技术软件，将医学人体形态信息的解剖图像（如 X 线、CT、MRI、MRA、MRV、DSA、CTA 等影像）和人体代谢功能信息图像（如 PET、SPECT、fMRI、DT1、MEG 等影像）借助于计算机科学地融合在一起，起到信息互补的作用；并于术前将上述的原始多种检查解剖图像和代谢信息功能图像数据传入到神经导航计算机工作站，通过对点融合，制定虚拟手术计划。手术前再运用注册、配准技术将影像坐标系统与患者颅内病灶位置（实际解剖位置）动态链接起来，提供术中实时持续定位。此时，神经导航系统与手术显微镜结合，实现显微镜下导航。若同时应用磁共振成像（iMRI）技术，可纠正神经外科导航系统偏差，进行及时更新（图 15-2）。

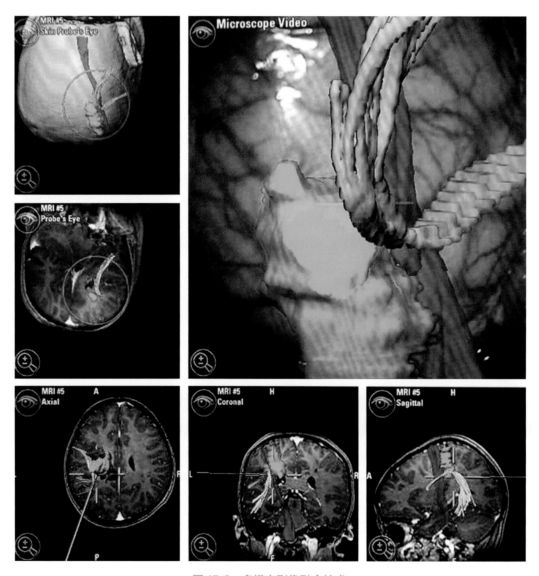

图 15-2　多模态影像融合技术

二、手术适应证及禁忌证

1. 适应证　适用于颅内各部位的肿瘤，特别是中央区、基底节、丘脑、胼胝体、脑干、颅底部、脑室内等部位各种肿瘤。

2. 禁忌证　全身状况差，不能耐受麻醉手术者；手术部位皮肤有感染者；严重水、电解质平衡紊乱者；重要多脏器功能衰竭者。

三、术前准备

1. 术前要进行头颅 CT、MRI 等一系列有关影像检查，明确病变性质。

2. 术前一般性检查　常规血化验检查、心电图、胸片等，了解患者有无其他疾患。排除严重心肺疾病障碍。

3. 进行充分沟通，向患者及家属讲明手术目的、并发症、预后，取得病人和家属的理解与合作。

四、麻醉和体位

根据肿瘤部位采取恰当体位，多数采取仰卧位，部分采取左或右侧卧位。气管内插管全身麻醉，部分病人采用唤醒麻醉。

五、手术步骤

颅内肿瘤开放立体定向术，包括两个步骤：一是利用立体定向仪技术开颅，做到开颅准确；二是利用神经外科导航系统技术，指引术者切除肿瘤，避免损伤正常脑组织和血管等重要结构，做到等体积切除肿瘤。其中，尤以等体积切除边界不清楚的胶质瘤的技术最为复杂。

过去等体积切除肿瘤的方法：①导针法；②多根导管定位技术；③三维激光定位器；④显微-激光定位机械人技术。这些方法在临床上起了很大作用，由于繁琐、时间相对延长、不能真正做到等体积切除肿瘤，基本淘汰。目前都采用计算机辅助神经导航系统完成颅内肿瘤等体积切除术。

（一）计算机辅助立体定向仪—颅内肿瘤开放立体定向术

1. 手术准备　同一般开颅术。

2. 定向仪及手术器械准备　一般选择 Leksell-G 定向仪或 CRW 定向仪及相关配套器械。

3. 患者手术日到治疗（手术）室，取坐位，身体差或不配合患者取平卧位，手术日在安装定向仪框架后，再入 CT 室或 MRI 室行头颅薄层全程扫描，扫描基线与框架平行，将数据导入手术计划系统，计划靶点在定向仪框架上的 X、Y、Z 坐标值以及弧形弓和环的角度，也可人工计算靶点在定向仪框架上的 X、Y、Z 坐标值。

4. 病人再入手术室，气管内全麻后，按手术要求的体位，根据病人所求靶点 X、Y、Z 坐标值，在框架上调整，同时调整导向器坐标，使导向器"0"点与肿瘤靶点相重合。调整好导向器上的角度和器械入路角度，按照入路轨迹，在定向仪上的导向器指导下，首先在头皮上做好开颅直切口或弧形、马蹄形等骨窗切口。

（1）浅部肿瘤：一般用环钻形成骨窗，其大小应与肿瘤最大层面直径相等，或略大于肿瘤最大层面的直径。同时，也可以通过计算机计划系统显示骨窗，显示与入路垂直的肿瘤的各个层面，选择肿瘤与骨窗最近层面的在皮层上沿脑沟切开皮层，根据显示屏和肿瘤横断面的位置，由浅而深，逐个层面向深部切除肿瘤（图 15-3）（注意：切除肿瘤时先游离肿瘤四周，而后逐渐向肿瘤层面的中心移动。如果先作肿瘤中心部位切除，则易导致肿瘤移位）。

（2）深部肿瘤：开颅骨窗形成术和皮层切开方法同浅表肿瘤。如果有圆桶状脑牵开器，借助牵开脑组织；没有圆桶状脑牵开器，就用常规脑牵开器，到达肿瘤距骨窗最近的横断面。这时，根据肿瘤直径与圆桶状脑牵开器直径的大小，分两种方式切除肿瘤。较小直径肿瘤的切除与浅部肿瘤切除方式相似，把圆桶状脑牵开器按计算机所给予的指令向肿瘤方向推进，由肿瘤四周向中心逐层切除肿瘤，直至肿瘤完全切除为止（在切除某一层面的肿瘤之前，可以用 VR 技术，预先在计算机屏幕模拟显示该层面肿瘤的边界和肿瘤周围的脑组织及血管的关系，帮助术者提前考虑术中处理）。另外，高分辨率 MRI 可以提供肿瘤的实际边界，或者通过术中 MRI 了解肿瘤有无残存和边界，保证等体积切除肿瘤。

（3）对于较大直径肿瘤的切除：肿瘤直径大于圆桶状脑牵开器的直径时，使用一般脑牵开器从肿瘤的一侧开始，游离肿瘤与该侧的分界完全游离后，再用超声刀、吸引器、激光汽化分块切除肿瘤，也可以用取瘤钳或者电磁刀切除该层肿瘤，相同方法逐渐切除各个层面的肿瘤，直至完全切除肿瘤。必要时应用术中 MRI 了解肿瘤有无残存和边界。

（4）对于深部囊性肿瘤的切除：由于囊性肿瘤易移位，故在切开肿瘤的囊壁之前应从肿瘤内下界为起点，必要时应用术中 MRI 或术中超声，进行肿瘤定位完成手术。

5. 术毕，仔细止血，缝合硬膜，放回骨瓣，头皮两层缝合，伤口包扎。

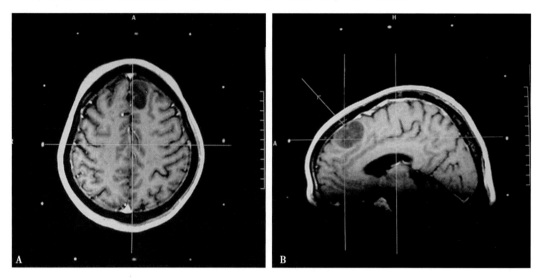

图 15-3　颅内肿瘤开放立体定向术

A. MRI 显示左额病灶定位图；B. MRI 显示病灶定位及入颅轨迹

（二）功能神经外科导航系统辅助—颅内肿瘤开放立体定向术

1. 手术步骤基本同上。在术前一日或数日前，根据病情行多方面 MRI "导航序列" 影像学检查（1.5T 或 3.0T），通过医院的网络，借助于计算机工作站软件多模态影像融合技术，进行手术计划制定，确定靶点，勾画病灶、重要结构显示，确定手术入路。

2. 患者手术日到治疗（手术）室，取坐位，身体差或不配合患者取平卧位，手术日在安装定向仪框架后，再入 CT 室行头颅薄层全程扫描，扫描基线与框架平行，将数据导入手术计划系统，计划靶点在定向仪框架上的 X、Y、Z 坐标值以及弧形弓和环的角度。

3. 手术日病人再入手术室，根据疾病和手术目的，进行相关体位和麻醉。一般全身麻醉，Mayfield 头架固定，手术时，用 Z-Touch 激光定位红外注册仪扫描病人头部，避免皮肤过度移动。计算机将扫描获得眶颅影像和原头颅三维重建图自动融合，迅速准确完成注册，也可用 Softouch 接触式定位注册。按手术计划路径进行手术，术中可用带有的手术器械显示装置，直接指导手术进程，并可通过连接导航显微镜进行显微镜内导航手术。

4. 按照入路轨迹，在导航指示棒的指导下，首先在头皮上做好开颅直切口或弧形、马蹄形等开颅骨窗形成术和皮层切开，逐步切除肿瘤，直到手术结束（图 15-4）。术毕，仔细止血，缝合硬膜，放回骨瓣，头皮两层缝合，伤口包扎。

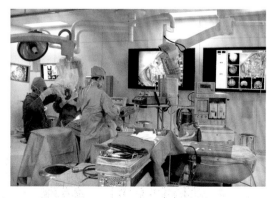

图 15-4　神经外科导航系统辅助颅内肿瘤开放立体定向术

六、术中及术后注意事项

1. 熟习各种定向仪、导向器械、显微镜和计算机的性能及操作方法，严格遵守手术操作常规，注意无菌操作。

2. 术中注意止血，尽量少排空脑脊液，不要牵拉脑组织，减少脑组织移位和靶点移位，使手术做到等体积切除。

3. 术后严密观察有无颅内出血，预防性应用抗癫痫药物，防止脑水肿。

七、手术主要并发症及术后处理

1. 颅内肿瘤开放立体定向术后，主要并发症同一般开颅术，如头痛、恶心、发热等反应性症状与体征，做好对症处理和护理工作，一般 3~7 天明显好转。

2. 仅有少数出现硬膜下出血、手术区渗血，术后头颅 CT 检查，及时处理，个别情况才需要开颅血肿清除。

术前要严格掌握手术适应证、禁忌证，术中止血确切、操作轻柔，发生伤口感染和死亡病例极少。

八、评价

颅内肿瘤开放定向手术是一种微创手术，有框架立体定向开颅术尚有部分死角，无框架开放立体定向开颅（神经外科导航系统）从理论上适用于任何颅内肿瘤。神经外科导航系统由于其自身设备条件的要求较高，而开颅肿瘤切除术往往又有脑组织移位的存在，临床医师要高度重视。目前，我国大多数医院来说，利用神经外科导航系统切除颅内病变已很普及。为了使手术更精准，保护更多神经功能，21世纪初，神经外科术前采用多模态影像融合技术，术中利用导航系统与术中 MRI、术中超声、术中皮层电刺激等相结合，在某种程度上纠正术中脑移位，精确达到肿瘤等体积全切除，被认为是目前最佳方法。

第三节　颅内动静脉畸形立体定向开放手术

一、概述

脑动静脉畸形（AVM）又称脑血管瘤、血管性错构瘤、脑动静脉瘘等，是一种胚胎时期血管发育异常所致的先天性血管畸形。在胚胎早期，原始脑血管网开始分化为动脉和静脉，如果此时脑血管发育受到阻碍，动静脉之间无毛细血管网，即形成动静脉畸形。由于在病变部位脑动脉与脑静脉之间缺乏毛细血管，致使动脉直接与静脉相接，产生一系列脑血流动力学上的紊乱，临床上可表现为反复的颅内出血、部分性或全身性抽搐发作、短暂脑缺血发作及进行性神经功能障碍等。

脑动静脉畸形的临床分级与手术选择、预后关系密切，国内外大多采用 Sptzler-Martin 分级法（1986年），根据病变大小与脑功能区的关系和引流静脉三种因素提出了 5 级分级法（表 15-1）。我国史玉泉分级法和天坛医院分级法均是参考 Sptzler 的方法加以进一步阐明或简化。

脑动静脉畸形治疗的主要目的是防止出血、清除血肿、改善盗血和控制癫痫。治疗的方法包括：①立体定向放射外科治疗；②血管介入治疗；③手术治疗。手术切除脑动静脉畸形是首选的根治方法。早在 1964 年，Riechert 用立体定向技术将探针插到 AVM 供血动脉旁 5mm，沿探针吸除脑组织使成为管道，经管道伸入一动脉夹将供血动脉夹闭。1982 年，Kelly 用 Riechert 方法夹闭深部的 AVM 供血动脉，然后用特殊牵开器暴露 AVM，最后用二氧化碳激光切除 AVM。目前采用 CT、MRI 导向法或神经外科导航下，对颅内浅表 AVM 立体定向术应用越来越多，已达到微侵袭阶段。

表 15-1 Sptzler-Martin 的脑动静脉畸形分级计分表

因素	计分
AVM 的大小	
小型（直径<3cm）	1
中型（直径 3～6cm）	2
大型（直径>6cm）	3
AVM 的部位	
非功能区	0
功能区	1
引流静脉	
仅有浅静脉	0
深静脉	1

二、手术适应证及禁忌证

1. 适应证　大、小脑半球的小型脑动静脉畸形（≤3cm）。血管畸形在皮层下 3cm 内。
2. 禁忌证　大型、脑深部 AVM 均为禁忌。

三、术前准备

同本章第二节颅内肿瘤开放立体定向术中"三、术前准备"。

四、体位与麻醉

根据病灶位置采用平卧位或侧卧位。全身麻醉。

五、手术步骤

1. 病人入手术室，在消毒、局麻下安装定向仪框架，送病人入影像科，然后根据病人术前 AVM 影像学表现，选择 MRA 或 CTA 扫描。然后，病人再入手术室，重新消毒、铺巾固定。

若用神经外科导航系统开颅，勿用定向仪，手术日病人入影像科，先行导航系列 MRA 或 CTA 扫描。然后，病人再入手术室，Mayfield 头架固定，此时从计算机工作站调出该病人影像资料，进行标志物注册配准。手术时，用 Z-Touch 激光定位红外注册仪扫描病人头部，迅速准确完成注册，也可用 Soft-touch 接触式定位注册。按手术计划路径进行手术，重新消毒、铺巾固定。

2. 根据 AVM 在颅内部位、靶点 X、Y、Z 坐标值以及供血动脉的方向，设计切口，一般行皮肤直切口或弧形切口或马蹄形切口，用电钻、铣刀作一足够大骨窗，通过连接导航显微镜进行显微镜内导航手术。

3. 在显微镜下十字形切开硬膜，在定向仪的导向器下确定病灶的位置，并找寻供血动脉，找寻供血动脉时要避开表面引流静脉。在功能区尽可能不损伤正常脑组织，分离时严格保证在脑组织与畸形团之间的胶质层进行，如有陈旧性出血可先行吸除积血以便有更充分的空间，找到供血动脉并辨别清楚后予以阻断，处理好供血动脉再将畸形团分离完毕，最后切断引流静脉，完整取出畸形血管团（图15-5）。

4. 伤口确切止血，缝合硬膜，放回骨瓣，缝合头皮，拆除定向仪，手术结束。

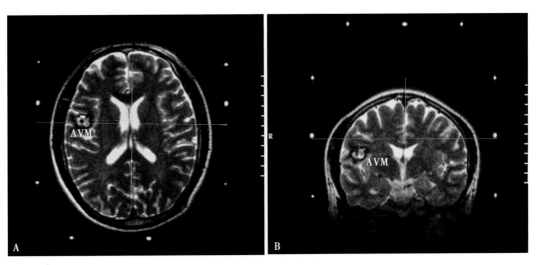

图 15-5　立体定位下 AVM 手术示意图

六、术中、术后注意事项

术中注意控制性低血压，一般比基础血压低 20~30mmHg。术后要保持一定的脑灌注压，预防脑血管痉挛和癫痫发作。

七、手术主要并发症及术后处理

1. 同本章第二节颅内肿瘤开放立体定向术"七、手术主要并发症及术后处理"。
2. 颅内动静脉畸形易伴发癫痫，术后抗癫痫治疗 1~3 个月，以后根据病情减少用药量或停药。

八、评价

立体定向技术辅助下的显微外科是将两种现代技术相结合，充分发挥其各自的特点，在确定颅内小型 AVM 位置和找寻供血动脉方面有独特的优势。随着无框架立体定向技术（neuronavigation）的精确度提高，立体定向技术将会广泛应用于 AVM 手术中。

（汪业汉　凌士营）

参 考 文 献

1. Backlund EO. A new instrument for stereotactic brain tumor biopsy. Acta chir scand, 1971, 173：825-827.

2. Yeates A, Enzmann DR, Britt RH, et al. Simplified and accurate CT-guided needle biopsy of central nervous system lesion. J Neurosurgery, 1982, 57：390-393.

3. Mathisn JR, Giunta F, Marini G, et al. Transcerebellar biopsy in the posterior fossa：12 years' experience. Surgery Neurology, 1997, 28：100-104.

4. 汪业汉，许建平，董以健，等. CT 导向下脑肿瘤活检. 立体定向和功能性神经外科杂志，1990，3（1）：11-13.

5. 魏祥品，汪业汉，傅先明，等. 影响立体定向活检的相关因素分析. 立体定向和功能性神经外科杂志，2001，14（4）：202-205.

6. 刘宗惠，于新，李士月，等. 微侵袭立体定向活检手术方法的研究. 中华医学杂志，2002，82（4）：225-228.

7. Koivakangas J, Louhisalmir, Alakuijala J, et al. Neuronavigation -Guided cerebral biopsy. Acta neurochir. 1993, （Suppl），58：71-74.

8. Hall WA. The safety and efficacy of stereotactic brain biopsy for intracranial lesions. Cancer, 1998, 82（9）：1749-1755.

9. Regis F，Bouillot P，Rouby-Volot F，et al. Pineal region tumors and the role of stereotactic biopsy：review of the mortality，morbidity，and diagnostic rates in 370 cases. Neurosurgery，1996，39（5）：907-912.

10. Kondziolka D，Lunsford LD. Results and expectations with image- integrated brainstem stereotactic biopsy. Surg Neurol，1995，43（6）：558-562.

11. 卢旺盛，郑奎红，邱峰，等. 磁共振波谱成像引导立体定向脑内病变活检术的临床研究. 中华外科杂志，2012，50（10）：898-901.

12. 邹叔骈，黄红星，严文辉，等. 立体定向活检联合陀螺刀治疗囊性脑转移瘤. 临床神经外科杂志，2013，10（3）：172-173.

13. 黎柏源，吕书革，白万胜，等. 立体定向射频热凝术治疗脑深部恶性肿瘤的临床应用. 陕西医学杂志，2012，41（2）：154-155.

14. 吴月奎，王尚武，党圆圆，等. 无框架立体定向活检术在颅内多发及深部病变中的临床应用. 中华神经医学杂志，2013，12（8）：843-845.

15. Cordone I，Masi S，Carosi M，et al. Brain stereotactic biopsy flow cytometry for central nervous system lymphoma characterization：advantages and pitfalls. Journal of Experimental & Clinical Cancer Research，2016，35：128. DOI：10. 1186/s13046-016-0404-1.

16. Quick-Weller J，Konczalla J，Duetzmann S，et al. General Anesthesia Versus Local Anesthesia in Stereotactic Biopsies of Brain Lesions：A Prospective Randomized Study. World Neurosurg，2017，97：16-20.

17. Can SM，Turkmenoglu ON，Tanik C，et al. Computerized Tomography-Guided Stereotactic Biopsy of Intracranial Lesions：Report of 500 Consecutive Cases. Turk Neurosurg，2017，27（3）：395-400.

18. Pinggera1 D，Kvitsaridtze I，Stockhammer G，et al. Serious tumor seeding after brainstem biopsy and its treatment-a case report and review of the literature. Acta Neurochir，2017，159：751-754.

19. Poca1 MA，Martínez-Ricarte1 FR，Gándara1 DF，et al. Target location after deep cerebral biopsies using low-volume air injection in 75 patients. Results and technical note. Acta Neurochir，2017，5. DOI：0. 1007/s00701-017-3191-3.

20. Quick-Weller J，Lescher S，Bruder M. Stereotactic biopsy of brainstem lesions：21 years experiences of a single center. J Neurooncol，2016，129：243-250.

21. 凌士营，汪业汉，傅先明，等. 等体积胶质瘤摘除术. 立体定向和功能性神经外科杂志，1999，12（1）：16-18.

22. 傅先明，魏祥品，汪业汉，等. 影像导向立体定向开颅切除颅内病灶（12年临床经验总结）. 中国微侵袭神经外科杂志，2003，8（10）：437-439.

23. 朱涛，张建宁，李复华，等. 脑胶质瘤的神经导航手术治疗. 中华神经外科杂志，2003，19（5）：341-343.

24. Patrick，Kelly PJ. Volumetric stereotactic tumor surgery. Textbook of Stereotactic Neurosurgery，1997，41：509-522.

25. Goerss S，Kelly PJ，et al. A computed tomographic stereotactic adaptation system. Neurosurgery，1982，10：375-329.

26. Keles GE，Lamborn KR，Berger MS，et al. low-grade hemispheric gliomas in adults：a critical review of extent of resection as a factor influencing outcome. J Neurosurg，2001，95（11）：735-745.

27. Duffou H，Capelle L，Denvil D，et al. Functional recovery after surgical resection of low-grade gliomas in eloquent brain：hypothesis of brain compensation. J Neurol Neurosurg Psychiatry，2003，74（7）：901-907.

28. Russell SM，Kelly PJ. Incidence and clinical evolution of postoperative deficits after volumetric stereotactic resection of glial neoplasms involving the supplementary motor area. Neurosurgery，2003，52（3）：506-516.

29. Brandmeir NJ，McInerney J，Zacharia BE. The use of custom 3D printed stereotactic frames for laser interstitial thermal ablation：technical note. Neurosurg Focus，2016，41（4）：1-6.

30. Bradac O，Steklacova A，Nebrenska K，et al. Accuracy of Varioguide frameless stereotactic system against Frame based stereotaxy：Prospective randomized single-centre study. World Neurosurgery，2017，doi：10. 1016/j. wneu. 2017. 04. 104.

31. Thien1 A，Rao JP，Wai Hoe Ng，et al. The Fluoropen：a simple low-cost device to detect intraoperative fluorescein fluorescence in stereotactic needle biopsy of brain tumors. Acta Neurochir，2017，159：371-375.

32. Kelly PJ，Alker GJ，Zoll JG. A microstereotactic approach to deep-seated arteriovenous malformations . Surgery Neurology，1982，17（4）：260-262.

33. 魏飞升，陈东. 微创手术在神经外科中的应用价值研究. 中国社会医师. 医学专业，2012，18：80. DOI：10. 3969/j. issn. 1007 -614x. 2012. 18. 070.

34. Sisti MB，Solomon RA，Stein BM. Stereotactic craniotomy in the resection of small arteriovenous malformations. Journal of

Neuro- surgery，1991，75：40-44.

35. Russell SM，Woo HH，Joseffer SS，et al. Role of frameless stereotaxy in the surgical treatment of cerebral arteriovenous malformations：technique and outcomes in a controlled study of 44 consecutive patients. Neurosurgery，2002，51：1108-1118.

第十六章

颅内血肿、脑脓肿、寄生虫病及其他疾病立体定向术

一、概述

脑出血在此是指非外伤性脑实质内出血。引起脑出血的病因很多，在中国大多数是由于高血压伴发脑小动脉病变在血压骤升时破裂所致，其死亡率和致残率较高。1903年，Cushing应用开颅血肿清除手术治疗一例女性高血压性内囊出血获得成功之后，临床相继有大量文献报告。手术死亡率（25%~80%）与内科保守治疗结果相似。因此，目前对高血压性脑出血是采用内科药物治疗还是外科手术治疗仍存在争议。

随着立体定向技术的不断发展，立体定向颅内血肿排空术的临床应用，使本病在治疗方法上有了一个飞跃。1978年，Backlund首次报告应用立体定向技术次全排空颅内血肿之后，国内外学者相继报告此项技术的改进及临床应用效果。Matsumoto应用立体定向颅内血肿排空术加用尿激酶溶血来提高疗效。Niisma认为壳外脑出血血肿中心血凝块难以吸除，采用颞顶双入路的方法，在血肿的前后方用较小的负压吸除大部出血，残留的血凝块采用灌入尿激酶及外引流的方法清除。Hondo又将超声吸引器用于颅内血肿排空术，避免了血块堵塞引流管影响持续吸引的缺点。Kandel根据CT扫描分析，发现血肿清除后血肿腔不能立即塌陷，腔隙的负压是再出血的重要原因，采用气囊压迫的方法防止再出血。Ito报告了立体定向术中用流水冲洗法排空颅内血肿的成功经验。Ngllyen认为Backlund颅内血肿排空针外径较粗（4mm）易发生脑组织损伤，将外径改为2.5mm，单向开口利用切割原理清除血肿，在CT实时监测下用灌注吸引法排空血肿，当脑中线结构移位消失即终止手术，平均清除血肿量约71.5%。立体定向颅内血肿排空的各种方法，都能有效地将凝固血块粉碎并在较短的时间内排出体外，减轻血肿周围脑组织的压迫，降低颅内压，充分显示立体定向颅内血肿排空术是治疗脑出血的有效手术方法，使脑出血治愈率明显提高，死亡率下降。

二、手术适应证及禁忌证

（一）适应证

1. 颅内各部位血肿 如壳（囊外）、大脑皮层下、丘脑出血破入脑室内、小脑及脑干出血。

2. 壳核血肿量>30ml，丘脑血肿量>10ml 或破入脑室内，小脑半球血肿量>10ml，脑干血肿量>5ml 者才可应用此方法。

3. 病人意识呈嗜睡或昏迷状态，若出现一侧瞳孔散大者或双侧瞳孔散大的脑疝，为了急救也可以实行立体定向血肿排空术。

4. 病情缓慢进展或内科治疗过程中病情逐渐加重者。

5. 高龄、体弱的危重病人也可行立体定向颅内血肿排空术。

6. 血肿清除手术后，病情再度加重，经头颅 CT 复查提示血肿复发可经原骨孔再次立体定向颅内血肿排空术。

7. 手术时机以起病后 6~72 小时内效果较好。

（二）禁忌证

1. 血肿量小的脑内血肿者。

2. 高龄合并有各脏器功能衰竭或已处于脑死亡状态者。

3. 心、肺功能衰竭或已出现脑强直、病理性呼吸，可能在手术过程中呼吸、心跳停止者。

4. 家属不愿意接受该手术治疗者。

三、术前准备

1. 术前要进行头颅 CT 检查。

2. 术前一般性检查 常规血化验检查、凝血象、心电图、胸部 X 线片/CT 等，排除严重心肺疾病障碍。

3. 进行充分沟通，向患者及家属讲明手术目的、并发症、预后，取得病人和家属的理解与合作。

四、体位与麻醉

大脑半球、脑干血肿一般采取仰卧位，头部抬高 10°。小脑出血采用侧卧位手术。病重病人或出现呼吸障碍者可采用气管内插管全身麻醉。

五、手术步骤

1. 安装定向仪框架 病人取仰卧位或半卧位，在消毒、局麻下安装定向仪框架，固定牢靠后，到 CT 室进行扫描。

2. 所取得的影像资料直接输入计算机工作站，应用"手术治疗计划系统软件"测量血肿中心的 X、Y、Z 三维坐标值、血肿的体积。也可在 CT 扫描片上，选择血肿区最佳 1~3 靶点，手工计算出各个靶点 X、Y、Z 坐标值。

3. 头皮切口和颅骨钻孔点选择 首先根据 CT 选择靶点部位，避开脑重要的功能区。消毒、铺巾、局麻，头皮切口长 3~5cm，钻孔，"+"字切开硬脑膜，利用定向仪导向器及碎吸血肿排空针，根据治疗计划系统所提供的靶点 X、Y、Z 三维坐标值，将血肿排空器缓缓送入靶点（图 16-1）。

4. 螺旋轴旋转的速度控制在 50~80 次/分。抽吸血肿速度和量控制在 2ml/min（相当于 20.26kPa，120r/min）。排出血肿量应当比术前计算量少 80% 左右。当血肿排空后，不立刻拔出，需将排空器放置 5~10 分钟，证实脑内无继续出血后方可拔除。

5. 血肿腔内需要放置硅胶管引流者，可用同样的方向把引流管置入血肿腔内，引流管固定在切口旁皮肤上，逐层缝合头皮，拆除定向仪，手术结束。

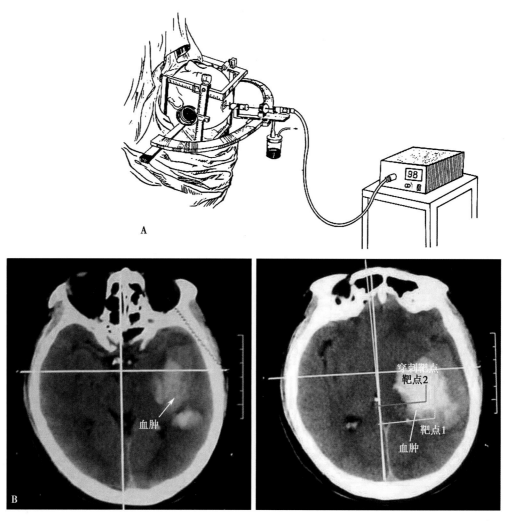

图 16-1　颅内血肿立体定向排空术示意图

A. 患者体位与颅内血肿排空操作示意图；B. MRI 显示颅内血肿位置

附：　采用神经外科导航系统辅助颅内血肿立体定向排空术

　　手术日先送病人到治疗准备室，根据病人意识配合程度，采用仰卧位或坐位安装定向仪框架，然后进行"导航序列"CT 扫描。获取病灶图像后，输入计算机工作站，利用相关软件就可以计算出颅内血肿穿刺中心点或多点各自的 X、Y、Z 坐标值和入路轨迹。病人再入手术室，根据病情进行相关体位和麻醉。一般全身麻醉，Mayfield 头架固定，此时从计算机工作站调出该病人影像资料，进行标志物注册配准。手术时，用 Z-Touch 激光定位红外注册仪扫描病人头部，迅速准确完成注册，也可用 Softouch 接触式定位注册，按照入路轨迹，在导航指示棒的指导下，确定在头皮上钻孔点。头皮切开、钻孔，十字切开破膜，电灼皮层。根据治疗计划系统所提供的靶点 X、Y、Z 三维坐标值，将血肿排空器缓缓送入靶点，抽吸血肿，直到血肿少 80% 左右，观察 10~15 分钟，无渗血，骨孔处置一小片明胶海绵，头皮两层缝合，伤口包扎。术毕，手术结束。

六、术中及术后注意事项

　　1. 严密监测生命体征变化，妥善控制高血压。若术后收缩压>160mmHg，此时可应降压药静脉点滴或微泵输入，控制血压。

　　2. 碎化吸除血肿不能操之过急，要严格控制旋转速度和抽吸血肿量。

　　3. 术毕要 CT 复查　若血肿扩大，需开颅血肿清除或去骨瓣减压术。

　　4. 术后控制脑水肿　减轻因颅内压增高所致的继发性脑损害。

5. 加强护理，保持水电解质平衡，适当使用抗生素。

6. CT 动态观察　了解血肿腔内情况，以便及时拔除引流管。

七、评价

自 1978 年 Backlund 首先采用立体定向血肿排空术治疗脑内血肿成功之后，国内外相继有很多报道。这一手术方法一般不需要全身麻醉，在很短的时间内可完成手术，对脑深层部位的血肿也能以最小的损伤达到治疗目的。由于我国多为高血压脑出血病人，发病年龄差距大、术前昏迷程度不一、偏瘫形式各不相同，难以做出精确的大宗病例转归统计，也无法对立体定向血肿排空术、药物治疗、常规开颅手术的疗效进行比较。通常以术前症状、血肿量多少及出血部位等数据统计，进行单中心分析来判断手术疗效。立体定向脑内血肿排空术正逐渐显示出在抢救危重病人的生命及促进功能恢复方面的优越性。Niizuma 等报告立体定向手术清除壳出血 175 例，一次清除血肿量 80% 以上占 82%，清除 50%~80% 者占 12%；6 个月后随访结果为：优 18.9%，良 32%，中 35.4%，差 6.9%，死亡 5.7%，总有效率为 80.9%。Hondo 报告 437 例，其中壳出血 258 例，丘脑出血 99 例，皮层下出血 56 例，小脑出血 21 例，脑桥出血 3 例；6 个月后死亡率分别为 26.8%、23%、9.5%、27.8%、33.3%。1991 年，刘宗惠等报告立体定向高血压脑内血肿排空 50 例，其中基底核区 36 例，大脑半球皮层下 6 例，小脑 6 例，脑干 2 例。随访 2~6 个月，良好 40.1%，轻残 31.1%，重残 55.5%，死亡 13.3%；并认为即使是脑疝晚期病人，经积极抢救也可获得良好效果。编者应用立体定向排空术治疗高血压脑出血 45 例，壳出血 32 例，丘脑出血 8 例，其中 3 例破入脑室，皮层下出血 4 例，小脑出血 1 例；血肿量在 20~90ml，抽吸血肿量在 80%~100%，平均 85%，36 例残留血肿腔内置入引流管，术后采用血肿腔内注入尿激酶引流，2 周内死亡 7 例占 15.5%；随访 3~36 个月，良好 18%，轻残 29%，重残 53%，认为立体定向颅内血肿排空术较传统开颅手术具有快捷、简便、准确、损伤小、安全、手术侵袭小、病人易耐受的优点。因此，可以说立体定向颅内血肿排空术是目前降低脑内出血引起的死亡率和致残率的有效方法。

第二节　脑脓肿立体定向穿刺术

一、概述

脑脓肿是由化脓性细菌侵入颅内直接造成脑组织严重的破坏而形成的脓腔。脑脓肿是神经外科常见疾病之一，其发生率和死亡率较高。在临床未出现抗生素前，死亡率高达 60%~80%，20 世纪 40~70 年代，由于抗生素的应用和治疗方法的提高，死亡率为 25%~40%。近 30 年来，随着 CT 和 MRI 影像医疗技术的进步、超早期的诊断、先进的细菌分离技术、更有效的抗生素以及更完善的微侵袭外科水平的显著提高，脑脓肿的死亡率明显较低。但是，脑脓肿如果未及时诊治，死亡率和病残率仍较高。

随着社会经济发展，人民生活水平提高，医疗卫生事业的进步，脑脓肿的发生率一度明显降低。但由于医源性感染和获得性免疫缺陷、器官移植、恶性肿瘤的化疗等的增多，脑脓肿的发生率又有增加的趋势。脑脓肿占颅内占位性病变约 8%，在某些国家多为 1%~2%，我国患病率介于两者之间。

1926 年，Landy 首先对脑脓肿采取钻孔引流的方法取得成功；1936 年，Vincent 主张采取开颅完全摘除脑脓肿的根治性手术。1976 年，Macewen 对脑脓肿进行定位诊断并建议在治疗鼻窦炎症的同时对脑脓肿进行引流手术；近 10 年来，对脑脓肿的治疗已提出了不同的治疗方法，而 CT 或 MRI 导向下脑脓肿立体定向排空引流术比常规手术开颅脑脓肿摘除术有明显优势。

二、手术适应证及禁忌证

（一）适应证

1. 颅内各部位单个脑脓肿。

2. 非典型性脑脓肿　CT 及 MRI 缺乏特征性的化脓性脑脓肿影像，通过立体定向穿刺可以明确诊断，还能确定病原菌以指导抗生素应用。

3. 多个脑脓肿　立体定向手术可一次性进行多个脓肿穿刺吸引。

4. 深部或位于语言中枢、运动中枢等脑重要功能区的脑脓肿。

5. 颅内压增高、病情危重、出现脑脓肿危象，尤其已形成脑疝者。

6. 婴幼儿、年老体弱或同时合并有严重内科疾病的患者，不能耐受开颅手术者。

7. 先天性心脏病引起的脑脓肿患者。

8. 开颅脑脓肿切除治疗后复发的脑脓肿患者。

（二）禁忌证

1. 脑脓肿包膜较厚或形成肉芽肿为主者。

2. 脑脓肿合并有骨髓炎或瘘管者。

3. 真菌性脑脓肿　病原体常附着于脓肿壁上，单纯吸引容易复发者。

4. 开放性颅腔损伤后，含有碎骨片或其他异物感染的脑脓肿。

5. 单个多房性脑脓肿。

三、术前准备

1. 术前要进行头颅 CT、MRI（包括 MRI 增强、DWI）一系列有关影像检查。

2. 术前一般性检查　常规血化验检查、凝血功能、心电图、胸部 X 线/CT 等，排除严重心肺疾病障碍。

3. 进行充分沟通，向患者及家属讲明手术目的、并发症、预后，取得病人和家属的理解与合作。

四、体位与麻醉

根据脓肿部位而定，绝大多数脑脓肿都采用仰卧位，少数可采取侧卧位、俯卧位。局部麻醉，对于不合作者及小儿可用全身麻醉。

五、手术步骤

1. 病人取仰卧或坐位，消毒、局麻下安装定向仪框架，到 CT 室或 MRI 室进行 CT 或 MRI 扫描。

2. 根据 CT 或 MRI 扫描片，测量脓肿中心的 X、Y、Z 坐标值，选择距脓肿最近的部位并避开脑重要功能区作为钻孔点。此时重新消毒、铺巾、头皮直切口，钻孔，十字切开硬膜（图 16-2）。

3. 根据 CT 或 MRI 图像计算的脑脓肿中心坐标值，调准导向器，用穿刺针穿刺脑脓肿中心。

4. 获得脓液后，部分送常规检查和厌氧菌培养加药物敏感试验。然后用含抗生素的生理盐水缓慢反复冲洗，直至冲洗液变清为止。

5. 取出穿刺针之前，向脓腔内注入含有一定比例抗生素的生理盐水 2~3ml。个别"特殊"脑脓肿拔除穿刺针后，沿此轨迹放置引流管，以备术后引流和冲洗之用。

6. 缝合头皮各层，拆除定向器框架，手术结束。

六、术中及术后注意事项

1. 对于多发性脓肿，可分别选择颅骨钻孔部位，原则是先穿刺体积小的脓肿腔，每次穿刺冲洗脓腔后，再注入适量的含有一定比例抗生素的生理盐水，以防移位，影响第二靶点穿刺的精确度。

2. 穿刺针进入脓腔后，拔出导芯。如果脓液稀薄自针孔溢出时，勿使脓液污染手术创口。

3. 术中抽吸脓液，吸力不易过高，特别是体积较大的脑脓肿，吸力过强时易形成脑移位及血肿形成。

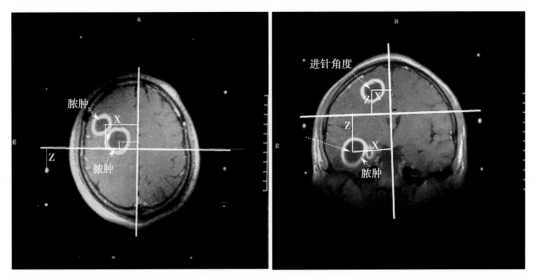

图 16-2　脑脓肿穿刺示意图

4. 使用的冲洗液中所含抗生素的浓度不易过浓，应小于 500~1000U/ml，选择不含钾盐、不致癫痫的抗生素。

5. 脓腔冲洗液与抽出量相等或抽出量略多注入量；在脓肿包膜未完全形成时，应禁止局部冲洗，以防脓液扩散。

6. 对于小脑脑脓肿穿刺时，进针方向指向脑桥小脑角方向，避免脑干损伤。

7. 当脓液培养加药敏未检出前，选用广谱抗生素联合用药。当检出病原菌，应选用敏感之抗生素。

8. 定期 CT 复查，观察脓肿消退的动态情况，必要时可重复定向穿刺排除脓液。

七、手术主要并发症及术后处理

脑脓肿立体定向穿刺术的并发症主要是穿刺道和脓腔出血，形成脑内血肿；穿刺不当脓液扩散，再次发生脑膜脑炎，感染进一步扩大，新脑脓肿形成。

术中注意操作是否正确。术后 CT 复查，对症处理。术后高热，除了作有关检查和血、CSF 培养外，选用有效抗生素。

八、评价

1993 年，Hasdemir 等报道用立体定向抽吸治疗脑脓肿，死亡率为 4%，在术后 3~12 个月的随访中，75% 的病人回到正常生活，只有 20% 的病人能勉强处理日常生活。使用立体定向脑脓肿排空术，能使神经外科医师治疗深部的微小脑脓肿，对周围的重要结构干扰很少。立体定向还可以选择入路以减少经过脑室和脑池带来的危险。采用立体定向穿刺术，对病情较重、年龄大难耐受手术者及术后复发者再穿刺引流仍然有效。此方法定位准确，脑皮层损伤小，术后癫痫发生率低。

CT 引导的立体定向脑脓肿排空治疗，在过去曾有多篇文献报道，显示伤残率、病死率均较低。Stapleten 报道仅为 1%~8%。编者采用立体定向脑脓肿排空术 30 例，无一例死亡。此手术方法虽然没有和脑脓肿传统开颅治疗的伤残率、病死率进行直接比较，但与传统文献对比，脑脓肿立体定向治疗方法明显减少了脑脓肿的高危性，特别是心源性脑脓肿；同时，也减少了病人住院时间。

病人绝大多数是在局麻下进行手术，能迅速有效进行脓肿引流，获得细菌学的诊断，局部可获取最恰当的抗生素药物治疗。立体定向脑脓肿抽吸术和抗生素联合应用治疗脑脓肿方法是安全和有效的，在脑脓肿治疗方法选择上应作为主要手段。

第三节 颅内寄生虫病立体定向摘除术

一、概述

寄生虫侵犯颅内引起的中枢神经系统感染称为颅内寄生虫病，它是全身寄生虫病的一部分。颅内寄生虫病主要有脑猪囊尾蚴病、曼氏裂头蚴、脑血吸虫病、脑棘球蚴病、脑肺吸虫病，应用立体定向手术方法治疗基本相同。我们用最常见的脑猪囊尾蚴病为例，介绍其手术方法。

猪带绦虫的幼虫即囊尾幼（cysticercus cellulosae）寄生于人体各组织所致的疾病为猪囊尾蚴病（cysticercosis），猪囊尾蚴寄生在脑内称脑猪囊尾蚴病，脑猪囊尾蚴病的发病率较高，占猪囊尾蚴病的60%~80%。本病多见于拉丁美洲、东欧、东南亚与非洲许多国家。国内凡有猪带绦虫地区均可见猪囊尾蚴病散发病例，其中以东北、华北、西北、河南与内蒙古较多，是我国北方主要的人畜共患的寄生虫病。

猪囊尾蚴病有三种感染方式：①内在自身感染：患有猪肉绦虫的病人，由于呕吐或肠道逆蠕动，绦虫妊娠节片回流至胃内。虫卵在十二指肠内孵化逸出六钩蚴，穿过肠壁进入肠系膜小静脉与淋巴循环而输送至全身，发育成囊尾蚴；②外源性自身感染：猪肉绦虫病人的手指沾染虫卵，经口感染；③外源性异体感染：猪肉绦虫卵通过污染的食物如蔬菜与水，经口感染。

脑猪囊尾蚴病的潜伏期较长，数月至数十年不等，大多在感染后5年以内。临床表现复杂多样，临床分类方法也较多，一般可分为以下类型。①大脑型（癫痫型）：脑猪囊尾蚴常位于大脑皮层表面邻近运动区，故临床症状以癫痫最常见，约70%的患者以癫痫为首发症状。若大脑弥漫型病人常引起颅高压症状，有持续性头痛、视力障碍、器质性精神病；②脑室型：约占脑猪囊尾蚴病的10%。病程较短，以急性脑脊液循环梗阻为特征，临床表现为活瓣综合征，反复出现突发体位性剧烈头痛、呕吐，可并发脑疝引起循环与呼吸障碍；③软脑膜型（蛛网膜下腔型或脑底型）：约占脑猪囊尾蚴病的10%，表现为猪囊尾蚴性脑膜炎，常为慢性或反复发作型，发热与脑膜刺激征不明显，颅神经损害轻微，第四脑室正中孔或侧孔阻塞时产生脑积水，大部分患者有颅高压症状；④混合型：为混有以上两种或三种类型。

脑猪囊尾蚴病的治疗包括：①病原学治疗：常用药物有吡喹酮（Praziquantel）及阿苯哒唑（Albendazole）；②外科治疗：有立体定向猪囊尾蚴摘除术、脑室内猪囊尾蚴取出术、颞肌下减压术等，本文介绍立体定向摘除脑猪囊尾蚴的方法。

二、手术适应证及禁忌证

（一）适应证

1. 脑功能区单个，皮层下2cm以内脑猪囊尾蚴病伴有难以控制性癫痫。
2. 脑猪囊尾蚴病影像学提示继发感染成脑脓肿。
3. 脑室型猪囊尾蚴病，特别是四脑室内猪囊尾蚴病。

（二）禁忌证

1. 大脑多发性猪囊尾蚴病，无颅高压症。
2. 病灶深达2.5cm以上。
3. 目前有炎症和脑膜刺激征。

三、术前准备

1. 术前要进行头颅CT、MRI等一系列有关影像检查。
2. 术前一般性检查 常规血化验检查、凝血功能、心电图、胸部X线/CT等，特别是血液免疫组化的检查，了解患者有无其他疾患。排除严重心肺疾病障碍。

3. 进行充分沟通，向患者及家属讲明手术目的、并发症、预后，取得病人和家属的理解与合作。

4. 脑猪囊尾蚴手术前必须服灭包猪囊尾蚴药阿苯达唑（10mg/kg，2次/日），另外服糖皮质激素。

四、体位与麻醉

根据脑猪囊尾蚴的部位采用仰卧位或侧卧位。全身麻醉。

五、手术步骤

病人入手术室，取坐位，消毒、铺巾、局麻下安装定向仪框架，送病人到 MRI 或 CT 行扫描。取病灶最明显、距皮层最近一层 CT 或 MRI 图像片，根据猪囊尾蚴病灶位置计算靶点 X、Y、Z 坐标值及手术入路和钻孔点（也可利用计算机手术计划系统，输入有关数据，迅速获取猪囊尾蚴病灶位置，计算靶点 X、Y、Z 坐标值及手术入路和钻孔点）。病人再入手术室，重新消毒、铺巾，皮肤选用弧形切口或马蹄形切口，用电钻开一骨窗，十字切开硬脑膜，在导针指引下确定猪囊尾蚴位置后，切开皮层，皮层的切口以病灶最近为宜，从脑沟进入，然后用剥离子与脑组织分离后完整取出猪囊尾蚴结节。术毕，创面无渗血，缝合硬膜，覆盖骨瓣，缝合头皮，手术结束（图 16-3）。

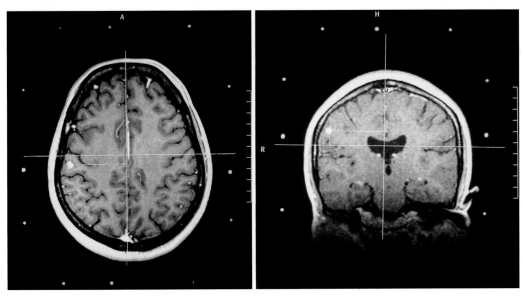

图 16-3 立体定向摘除脑猪囊尾蚴示意图

六、术中及术后注意事项

1. 术中、术后均需抗癫痫治疗，术中可用丙戊酸钠注射液 1~2mg/（kg·h）微泵推入，术后改为口服。

2. 手术中一般从脑沟进入，切除猪囊尾蚴要完整，避免过多损伤脑组织。

3. 术后常规静脉使用丙戊酸钠缓释注射液维持 24~48 小时。

4. 脑猪囊尾蚴病摘除术 切口要足够大，手术视野清晰，确保猪囊尾蚴壁与正常脑组织分界清楚，避免猪囊尾蚴破裂，囊液不可外溢至脑组织和脑棉上，防止休克和引起顽固性无菌性脑膜炎致病人死亡。

5. 术后脑猪囊尾蚴病患者继续服一疗程阿苯达唑。

七、手术主要并发症及术后处理

1. 颅内寄生虫病立体定向摘除术后并发症与一般开颅术常见并发症相同。主要为术后感染、出血，在功能区手术易产生相应的神经功能部分缺失。一旦发生对症处理。

2. 颅内寄生虫病立体定向摘除术后，另一主要并发症为癫痫，术后应坚持抗癫痫治疗 1~3 个月。

八、评价

立体定向脑寄生虫摘除术具有定位准确、脑组织损伤小的优点。对难以控制性癫痫发作的脑猪囊尾蚴病患者，立体定向摘除术有明显缓解或停止发作效果。

第四节　囊性颅咽管瘤定向分流术

一、概述

颅咽管瘤是具有包膜的先天性良性肿瘤，由于处在脑重要功能区，与四周还发生难以分离的粘连，一般不易全切除，若部分切除又极易复发。据统计，颅咽管瘤占颅内肿瘤的 1.9%~4.6%，甚至更高。颅咽管瘤约 50% 以上具有囊性改变，对此肿瘤目前手术方法较多，至今还没有一个较满意的手术方式。立体定向分流术治疗是目前较好方法之一。

二、手术适应证及禁忌证

（一）适应证

1. 囊性颅咽管瘤向鞍上生长，计算囊液大于 $5mm^3$ 以上或假多囊性。
2. 手术后复发囊性颅咽管瘤。
3. 鞍内型囊性颅咽管瘤　可经鼻蝶入路定向穿刺术。

（二）禁忌证

1. 囊液少以实质为主颅咽管瘤。
2. CT 或 MRI 影像学提供囊壁很厚的囊性颅咽管瘤。
3. 伽玛刀或 X 刀照射后囊性颅咽管瘤。
4. 病人不同意此方法者。

三、术前准备

1. 术前要进行头颅 CT、MRI 等一系列有关影像检查。
2. 术前一般性检查　常规血化验检查、凝血功能、心电图、胸部 X 线/CT 等，排除严重心肺疾病障碍。
3. 进行充分沟通，向患者及家属讲明手术目的、并发症、预后，取得病人和家属的理解与合作。

四、麻醉与体位

平卧位，少数可采用半卧位。局麻为主，不合作者或小儿采用全身麻醉。

五、手术步骤

1. 首先备好头皮，手术日早晨禁食后送往定向手术室。取坐位，在消毒、局麻下安装定位框架，再去 CT 或 MRI 室进行头颅扫描。

2. 根据 CT 或 MRI 影像片，使用"计算机治疗计划系统"确定穿刺轨迹和 X、Y、Z 坐标值（穿刺轨迹必须通过侧室入靶区轨迹）。也可手工计算出各个靶点 X、Y、Z 坐标值。

3. 一般在局麻下，眉间后 10cm，矢状线右侧旁开 2.5cm 切开头皮，钻孔，切开硬脑膜。使用 1.5~2.0mm 带有"中间空心导针"医用硅胶管或者将 Ommaya 囊自行改装，去除贮液囊一端，另一端在管壁上增加 3~5 个侧孔，插入"中间空心导针"。定向穿刺囊性颅咽管瘤靶区，穿刺成功可见颅咽管瘤特有色泽囊液溢出。

4. 先排空囊液 70%~80%，用温生理盐水反复冲洗液囊腔，直到冲洗液变清看不到胆固醇结晶为止。

5. 拔出导芯，导管一端在囊性颅咽管瘤囊腔中心偏下，另一端导管平硬膜用银夹夹闭或线结扎，多余残端剪去，固定在钻孔处硬膜上，通过导管上多个侧孔，使囊腔与侧脑室沟通产生分流作用（图16-4）。

6. 术毕，缝合头皮，拔除定向仪，手术结束。

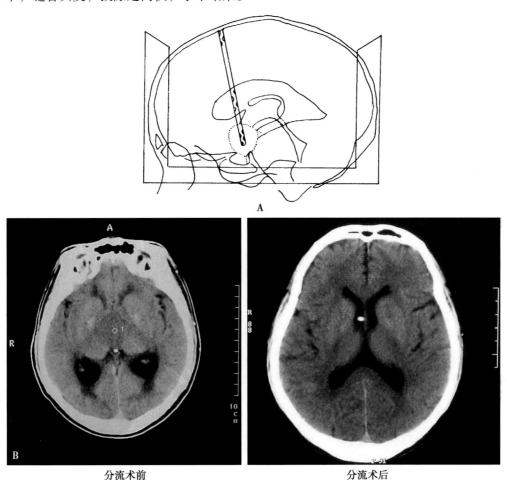

图 16-4 囊性颅咽管瘤定向分流术
A. 囊性颅咽管瘤定向分流术示意图；B. 囊性颅咽管瘤分流术前术后影像图

六、术中及术后注意事项

1. 计算囊性颅咽管瘤穿刺靶心 X、Y、Z 坐标值，最好用"计算机治疗计划系统"，使穿刺轨迹通过侧脑室前角或体部，以便起到分流作用。

2. 囊腔一定要反复冲洗，否则易引起脑室无菌性炎症导致高热不退而死亡。

3. 分流管与穿刺导管针要紧密配合，在冲洗过程中无囊液溢出至脑室内。

4. 术后定期复查囊性颅咽管瘤体积变化，肿瘤明显缩小再辅助放射外科治疗。

七、手术主要并发症及术后处理

1. 囊性颅咽管瘤定向分流术，一般极少产生严重并发症，术后主要为头痛、恶心、低热，通常数日内缓解。仅有少数出现穿刺通道渗血，若发生，暂时对症处理，无须开颅血肿清除。

2. 若产生高热征象，立刻静脉补液，同时应用激素缓慢滴注，维持 3~7 天。必须头颅 CT 扫描，观察生命体征变化，给予对症处理。

八、评价

随着现代影像技术的发展和神经外科显微手术的广泛开展，手术切除颅咽管瘤成功率有所增加，但手术危险性、致残率、死亡率仍然相当高。因此，颅咽管瘤的治疗目前仍是神经外科的一大难题。颅咽管瘤大部分是以囊性为主，实质性和囊性混合约占 57%，纯囊性约占 20%，他们产生对周围组织的压迫，只要将囊液排空，即可减轻和缓解临床症状。同时，进行腔内化疗或放疗抑制囊液的分泌，也能提高患者的长期生存率。Berge 等报道用 Y^{90} 行囊腔内放疗颅咽管瘤；刘宗惠和朱凤清等报告，用立体定向囊性穿刺内置入 P^{32} 或 Y^{90} 治疗颅咽管瘤，均取得了满意的临床效果。张扬、汪业汉等报告 115 例行囊腔穿刺囊液排空冲洗干净后，行囊腔-侧脑室分流，随访 90 例，有效率 66%，术后患者视力有明显改善。我们认为，立体定向穿刺行囊腔-侧脑室分流对于治疗囊性颅咽管瘤是一种有效的方法，手术创伤小，术后并发症少。此方法也适合颅内其他颅内良性囊性占位性病变。

第五节 颅内金属异物定向摘除术

一、概述

颅内金属异物在战争时期非常常见，和平时期由于工地爆破、狩猎、意外火器伤等造成的开放性颅脑损伤比较频发，也常在颅内遗留有金属异物。通常，位置表浅的金属异物首次清创手术时在手术野中即可将其取出；而位置深在的金属异物，采用传统的手术方法摘除易造成脑损伤过大，并发症多，难以手术取出。颅内存留的金属异物有以下危险性：①存在着感染的危险性，常引起脑脓肿，潜伏期可长达 30 年；②金属异物周围的脑组织可发生退行性变，形成瘢痕而引起局限性癫痫。因此，对于颅内存留的金属异物要求尽量将其取出。对于脑深部的金属异物，采用传统手术方法摘除相当困难。第一次世界大战时，Cushing 用一根钢丝钉经伤道伸至弹片，然后连接电磁铁，首次将脑深部弹片取出。第二次世界大战时，英军也采用电磁铁法将脑深部弹片取出，后又改用垂体钳夹持一块磁铁，伸入伤道将脑深部弹片取出。Riechert（1955 年）首次采用立体定向技术，使用一特制的异物钳，在定向仪的帮助下将脑深部金属异物顺利取出。此后，国内外许多神经外科医师经常采用立体定向技术摘除颅内金属异物的尝试。1978 年，许建平、汪业汉两位医师首次应用立体定向技术结合特制异物钳，顺利摘除颅内金属异物，并报道试制一种磁能为 2000 高斯、吸力为 75 克的硬性钐钴磁棒，进行有关的吸除弹片实验。实践证明，采用立体定向技术摘除颅内金属异物具有传统手术方法无法比拟的优点，手术创伤小，可以达到常规手术难以接近的部位，即使异物位于丘脑等脑深部位，也可以将其顺利取出。目前，对颅内金属异物摘除主要是立体定向磁性导针吸出法或异物钳取出法（铁磁性异物用磁性导针，非铁磁性异物如铜、铝、铅、不锈钢等用异物钳）。

二、手术适应证及禁忌证

（一）适应证

1. 颅内确有金属异物伤，利用清创术未能取出者。
2. 异物大于 4mm 直径以上者。
3. 异物直接造成临床症状，特别是产生颅内血肿、颅内感染有形成脑脓肿者。
4. 颅内异物位于非功能区、手术危险性小者更适宜。

（二）禁忌证

1. 金属异物位于颅底、脑干或大血管旁者。

2. 异物较小，直径<3mm 以下者。

3. 伤后经多年观察无症状加重，预计手术并发症多者。

三、术前准备

1. 术前要进行头颅 CT 影像学检查。

2. 术前一般性检查　常规血化验检查、凝血功能、心电图、胸部 X 线/CT 等，排除严重心肺疾病障碍。

3. 进行充分沟通，向患者及家属讲明手术目的、并发症、预后，取得病人和家属的理解与合作。

四、体位与麻醉

平卧位或半卧位，根据颅内金属异物在颅内的位置采用侧卧位或俯卧位。局麻，对儿童和不合作者采用静脉复合麻醉。

五、手术步骤

1. 病人需备头皮，根据定向仪不同类型的要求进行消毒、局麻下安装定向仪。

2. 行头颅 CT 扫描，计算异物在颅腔内的 X、Y、Z 坐标值。综合分析决定进针角度及深度。

3. 在充分了解颅内金属异物的存留位置后，避开脑功能区和大血管，选择手术切口位置或由原伤道进入。

4. 再次入手术室，常规消毒、铺巾，切开头皮，钻孔或扩大骨窗，"+"字切开硬膜，在定向仪导向下将钐钴磁棒或异物钳送至靶点，当选用的磁棒接近异物时，因磁性引力使磁棒前端与异物发生碰撞，发出"喀嚓"的撞击声，异物被吸住后，小心缓慢拔出磁棒，异物即可随之取出。如果用异物钳，此过程必须在 X-TV 监视下完成（图 16-5）。

5. 颅底部或颅内重要结构附近的金属异物，最好在 X-TV 监视下取出。

6. 异物取出后，缝合头皮，拆除定向仪，手术结束。

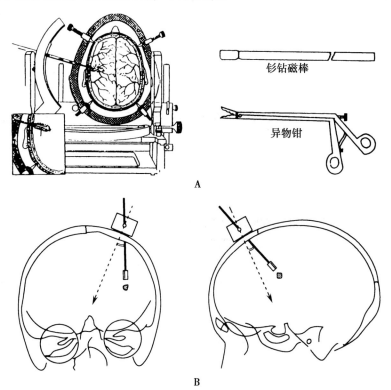

图 16-5　颅内金属异物定向摘除术示意图

A. 颅内金属异物在 X-TV 监控下摘除；B. 颅内金属异物定向摘除术示意图

六、术中及术后注意事项

1. 手术径路应避开重要功能区及大血管。

2. 伤后 1~2 周颅内存留的金属异物，取出一般较容易。3~6 个月者，周围已有包裹，取出困难增大。异物存留达半年以上，周围已形成牢固的瘢痕包裹，取出更困难，此时须用带绝缘层的长电极，电凝破坏包裹异物的瘢痕组织，突破包膜，异物经磁针的多次撞击或在异物钳的多次牵拉下，慢慢松动，将其取出。此过程需在 X-TV 监视下进行。

3. 术后严密观察病人生命体征和神经系统症状、体征的变化，以防并发症的出现，主要是颅内出血。

4. 常规应用抗生素和破伤风抗毒血清。

5. 常规抗癫痫药物治疗。

七、手术主要并发症及术后处理

颅内金属异物定向摘除术后一般极少产生严重并发症，术后主要为头痛、恶心、低热，通常数日内缓解。仅有少数出现穿刺通道渗血，若发生，暂时对症处理，无须开颅血肿清除。

八、评价

立体定向摘除颅内金属异物大多数病人可在局麻下完成，手术中可选择最近的手术径路，避开了脑重要功能区和大的血管；颅骨仅需钻一小孔，脑损伤也可减小到最小，即可将脑深部的采用传统手术无法取出的金属异物顺利取出。魏建军等报道了一组 59 例病例，手术 65 次，共取出金属异物 76 块，直径 1.0cm 以上者达 13 块，临床效果良好。林光畴等报道了一组 31 例病例，异物>1cm 者 7 例，异物位于大脑镰及小脑幕旁者 13 例，位于基底核区者 3 例，均顺利取出。因此，立体定向摘除颅内金属异物具有常规传统手术无法比拟的优点。

（魏祥品　晁迎九　计 颖　陈海宁　丁宛海　汪业汉）

参 考 文 献

1. Backlund EO, Vonholst H. Controlled subtotal evacuation of intracerebral hematomas by stereotactic technique . Surg Neurol, 1978, 9: 99-110.

2. Pan HC, Lee LS, Chen MS, et al. Modified screw-and-suction technique for stereotactic evacuation of deep intracerebral hematomas. Surgery Neurology, 1986, 25: 540-544.

3. Kandel EI, Peresedov VV. Stereotactic evacuation of spontaneous intracerebral hematomas. J Neurosurgery, 1985, 62: 206-213.

4. Matsumoto K, Hondo H. CT-guided stereotactic evacuation of hypertensive intracerebral hematomas. J Neurosurgery, 1984, 61: 440-448.

5. Ding D, Przybylowski CJ, Starke RM, et al. A minimally invasive anterior skull base approach for evacuation of a basal ganglia hemorrhage. Journal of Clinical Neuroscience, 2015, 22: 1816-1819.

6. Jun Zheng, Hao Li, Rui Guo. Minimally invasive surgery treatment for the patients with spontaneous supratentorial intracerebral hemorrhage (MISTICH): protocol of a multi-center randomized controlled trial. BMC Neurology, 2014, 14: 206 (1-6).

7. Rennert RC, Signorelli JW, Abraham P, et al. Minimally invasive treatment of intracerebral hemorrhage. Neurother, 2015, 15 (8): 919-923.

8. 朱毅, 韩世福, 于微, 等. CT 引导立体定向手术治疗老年高血压脑出血的临床与基础研究. 功能性和立体定向神经外科杂志, 1995, 8 (2): 10-12.

9. 傅先明, 汪业汉, 徐复华, 等. 立体定向排空术治疗高血压脑出血. 功能性和立体定向神经外科杂志, 1997, 10 (1): 23-24.

10. 刘宗惠, 李士月, 田增民, 等. 立体定向手术治疗高血压脑出血. 中华神经外科杂志, 1994, 10 (2): 19-161.

11. 王忠诚. 神经外科学. 武汉：湖北科学技术出版社，1998：686-689.

12. 钱东翔. 高血压脑出血微创血肿穿刺引流治疗进展. 中华神经创伤外科（电子杂志），2015，1（2）：44-48.

13. 陈鹏，陈挺，章杨. 双靶点单通道和多轴向立体定向脑内血肿排空术治疗自发性幕上脑出血患者近期疗效观察. 浙江大学学报（医学版），2015，44（4）：376-382.

14. 樊天禹，黄云峰，邓一平，等. 立体定向下穿刺联合纤维蛋白溶解治疗未昏迷的高血压脑内血肿的疗效分析. 中国医师杂志，2017，19（1）：105-107.

15. 王清河，戴建平，王守江. 磁共振导航引导下的脑脓肿穿刺引流术. 医学研究通讯，2003，32（8）：52-54.

16. 王亚明，罗世琪，马振宇. 儿童脑脓肿. 现代神经疾病杂志，2003，3（2）：91-95.

17. 刘汉东，李元柱. 感染性脑膜脓肿的研究进展. 中华临床医药杂志，2004，5（2）：76-77.

18. Boviatsis EJ, Kouyialis AT, Stranjalis G, et al. CT-guided stereotactic aspiration of brain abscess. Neurosurg-Rev, 2003, 26（3）：206-209.

19. Radoi1 M, Ciubotaru V, Tataranu1 L. Brain Abscesses：Clinical Experience and Outcome of 52 Consecutive Cases. Chirurgia, 2013, 108：215-225.

20. FilhoI PTH, Zanini MA. Brainstem abscess of undetermined origin：microsurgical drainage and brief antibiotic therapy. Sao Paulo Med J. 2014, 132（2）：121-124.

21. Zhen Zha, Xinwang Cai, Jia Li. Retrospective analysis of 620 cases of brain abscess in Chinese patients in a single center over a 62-year period. Acta Neurochir, 2016, 158：733-739.

22. Barbarawi MMA, Hayajneh WA, Hiasat My, et al. Utilization of multidisciplinary surgical techniques to successfully manage 20 brain abscesses in a child. Childs Nerv Syst, 2014, 30：1255-1260.

23. 黄光翔，黄玮，杨雷霆. 立体定向穿刺治疗脑脓肿的疗效分析. 广西医学，2015，37（7）：983-985.

24. 任力，赵亮，王之涵. 开颅手术和CT定位立体定向穿刺术治疗脑脓肿的操作技巧及体会. 实用临床医药杂志，2016，20（13）：19-21.

25. 朱青峰，王国芳，王凤伟. 术前标志物CT定位微创治疗脑脓肿体会. 中国实用神经疾病杂志，2013，16（3）：30-31.

26. 杨纶先，常义，马俊. 脑囊虫病并发癫痫的相关因素分析. 立体定向和功能性神经外科杂志，1999，12（1）：40-42.

27. 凌士营，汪业汉，傅先明，等. 微侵袭理念在癫痫型脑囊虫病手术中的应用. 立体定向和功能性神经外科杂志，2004，17（4）：200-203.

28. 刘立军，王坤，方培海，等. 立体定向手术摘除脑囊虫病灶48例分析. 中国临床神经外科杂，2007，12（12）：756-757.

29. 许建平，汪业汉. 颅内异物的定向摘除术. 中华外科杂志，1981，19（6）：367-368.

30. 魏建军，陈海宁. 颅内金属异物定向摘除术. 功能性和立体定向神经外科学杂志，1995，8（4）：24-26.

31. 林光畴等. 立体定向颅内金属异物摘除. 功能性和立体定向神经外科学杂志，1996，9（3）：21-22.

32. 吴声伶，易声禹. 应用磁性导针摘除颅内铁磁性金属异物的原则与技术. 中华神经外科杂志，1990，6（2）：135-137.

33. 李学东等. CT引导立体定向治疗颅内金属异物11例. 广西医科大学学报，2002，19（1）：96-97.

34. Backlund EO, Grepe A, Lunsford D. Stereotaxic reconstruction of the aqueduct of sylvius. J Neurosurgery, 1981, 55：800-810.

35. Backlund EO. Stereotactic catheter insertion：a new technique. Neurol Res, 1987, 9（2）：147-150.

36. 张扬，汪业汉. 定向穿刺分流术治疗囊性颅咽管瘤152例分析. 立体定向和功能性神经外科杂志，2003，16（2）：91-92.

Stereotactic and Functional Neurosurgery

立体定向和功能神经外科手术学

3

第三篇　技术篇

第十七章

立体定向放射外科技术

一、立体定向放射神经外科概念

立体定向（stereotactic）这个名词来源于希腊字母"stereo（立体的）taxic（排列）"。在医疗实践中，通过固定在患者身体外的框架系统，可获得身体内任何区域靶点的几何向量。由于头颅独特的结构，使立体定向技术最先用于神经外科，目前已经用于多种不同的外科领域。回顾历史，立体定向技术的创始应归功于 Clarke 和 Horsley（1908 年），他们根据几何原理设计出笛卡尔（Cartesian）三维坐标定向系统—立体定向仪，可以将电极或其他器械精确送入实验动物脑内靶区。此后的各类型立体定向仪均在此基础上进行了不断的改进，目前世界上应用最广泛的是 Leksell 系统定向装置。

1951 年，瑞典 Leksell 教授首先提出放射外科的概念，利用立体定向技术，使用大剂量的高能射线聚焦一次性催毁靶点组织，并将此项治疗方法命名为立体定向放射外科。对于神经系统的放射治疗被称之为立体定向放射神经外科（Stereotactic Radioneurosurgery），即根据立体定向原理，对颅内的正常或病变组织选择性地确定靶区，使用一次大剂量窄束电离射线精确地聚焦于靶区，产生局灶性破坏而达到治疗疾病目的。由于放射线具有在靶区汇聚剂量高、周围剂量迅速递减的分布特性，使靶区周围组织几乎不受放射线的损害，其毁损靶区类似于手术刀样切割，故形象地被称为"伽玛（X）刀"。根据使用的放射源不同、静态或动态照射方式的差别，又将头部常用的立体定向放射外科系统简称为"伽玛刀"和"X 刀"。

立体定向放射神经外科疗法和传统的放射疗法有着根本的区别，后者是利用肿瘤组织和正常组织对放射线的敏感性不同治疗疾病，正常组织同时受到较大剂量照射。因此，传统的放射治疗设备精度远远不能适应立体定向放射神经外科的需要。立体定向放射神经外科疗法可以避免传统神经外科开放式颅脑手术所带来的术中、术后出血、感染及损伤颅内重要功能结构的危险，尤其对脑深部病变和多发病变能进行有效的治疗，成为普通神经外科手术的有效补充，大大扩展了神经外科的治疗范围，在一定程度上提高了病人的生存质量。

二、肿瘤放射生物学效应

1. 辐射效应的时间标尺 电离辐射对任何生物体的照射都将引起一系列变化，大致可分为物理、化学和生物变化三个阶段。①物理阶段：主要指带电粒子和构成组织细胞的原子之间的相互作用。一个高速电子穿过 DNA 分子大约只需 10^{-18} 秒，穿过一个哺乳动物细胞只用 10^{-14} 秒左右。带电粒子主要与构成生物细胞的原子中轨道电子相互作用，将部分轨道电子逐出（电离），部分轨道电子跃迁到高能状态（激发）。如果能量足够，这些次级电子可以激发或电离邻近的其他原子，从而导致级联电离事件。一个 $10\mu m^3$ 体积的细胞，每吸收 1Gy 的照射剂量将发生超过 10^5 次的电离；②化学阶段：指受损伤的原子和分子与其他细胞成分发生快速化学反应的时期。电离和激发导致化学键的断裂和自由基（free radicals）的形成（即破损的分子）。这些自由基是高度活跃的，并参与一系列的反应，最终导致电荷回归平衡。自由基反应在放射线照射后约 1 毫秒内全部完成；③生物阶段：射线照射后通过 DNA 损伤感应器和细胞周期调节器传递信号，触发细胞凋亡、坏死或细胞衰老而发挥抗肿瘤作用。DNA 损伤的应答分三个阶段：DNA 损伤的感应阶段；DNA 损伤信号通路的活化阶段；DNA 损伤的修复阶段。DNA 损伤的感应和应答对保持肿瘤细胞的稳态、预防肿瘤的发展至关重要。

2. 电离辐射杀伤肿瘤细胞的机制 电离辐射的生物效应主要对 DNA 的损伤所致，DNA 是关键靶。靶原子本身可以被电离或激发，从而启动一系列导致生物变化的事件，这被称为辐射的直接作用（direct action of radiation）。高 LET 射线（linear energy transfer，LET）（如中子或 α 粒子）主要是直接作用。此外，辐射也可与细胞内的其他原子或分子（水）相互作用，产生自由基，这些自由基可以扩散到足够远，达到并损伤关键靶 DNA，这被称为电离辐射的间接作用（indirect action of radiation）（图 17-1）。

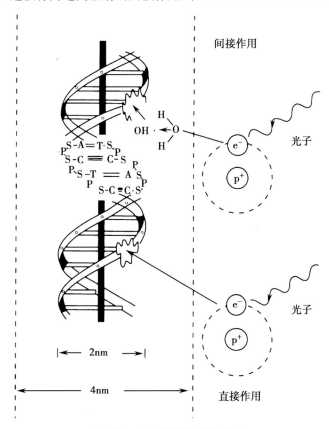

图 17-1 电离辐射的生物效应

辐射所致的细胞死亡主要有两种形式：①间期死亡（interphase death）：细胞受大剂量照射时发生的分裂间期死亡（细胞在进行下一次分裂前死亡）；②有丝分裂死亡（mitotic death）：指由于染色体的损伤，细胞在试图进行有丝分裂时死亡，也是一种增殖性死亡。

3. 细胞周期时相及放射敏感性　肿瘤细胞周期中不同时相细胞的放射敏感性不同。Sinclair 用离体培养中国仓鼠细胞的实验测定了细胞周期中一些特定时相细胞的细胞存活曲线（图 17-2），显示了早、晚 S 期及 G_1 和 G_2、M 期的细胞存活曲线。可以看出，最敏感的是 G_2、M 期细胞；而晚 S 期细胞的存活曲线下降平缓，有一个很大的肩区，表面敏感性较差；G_1 期和早 S 期细胞的放射敏感性居于 M 期和晚 S 期之间。其他学者用仓鼠细胞和 Hela 细胞的不同亚系进行了比较实验，得到了相似的结果。细胞周期中不同时相细胞敏感性变化的主要特征可概括为：①有丝分裂期或接近有丝分裂期的细胞是放射最敏感的细胞；②晚S 期细胞通常具有较大的放射耐受性；③若 G_1 期相对较长，G_1 早期细胞表现相对辐射耐受，其后渐渐敏感，末期相对更敏感；④G_2 期细胞通常较敏感，其敏感性与 M 期的细胞相似。

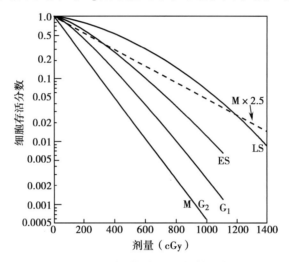

图 17-2　不同周期时相细胞的放射敏感性变化

细胞周期时相效应在放射治疗中具有非常重要的意义。对异步化的细胞群进行单次放射线照射，周期内不同时相的细胞对照射的反应也不相同。有丝分裂或接近有丝分裂的细胞会被杀死，小部分处于 DNA 合成期的细胞也会受到损伤或被杀死。从而，一次照射后的总效应是倾向于细胞群体的同步化，留下来的细胞主要是处于相对放射耐受时相的细胞。分次照射之间，细胞周期时相的再分布，会有部分细胞进入放射敏感周期，对于放射治疗有重要意义。

三、放射外科治疗的四种不同的靶区类型选择—以伽玛刀为例

根据靶组织的特点将放射外科治疗的靶区组织分为四类。

Ⅰ类靶区：晚反应正常组织与晚反应靶组织相互混杂，动静脉畸形（AVM）为此类组织的代表。AVM 由畸形血管团组成与正常的脑组织交织在一起，靶组织与正常的脑组织均为晚反应组织，对于常规放疗方案只能产生较小的放射生物学效应。而伽玛刀放射外科治疗一次给予 18~25Gy 的周边剂量，导致血管内皮损伤，内皮下的纤维组织增生，最终导致畸形血管闭塞。

Ⅱ类靶区：晚反应正常组织包绕晚反应靶组织，良性脑膜瘤为此类组织的代表。良性脑膜瘤边界清楚，通常不累及脑实质，由于放射外科治疗的照射剂量在治疗靶区体积外骤降，靶区外的正常脑组织接受的剂量明显低于肿瘤组织。伽玛刀利用肿瘤靶区内与靶区外正常组织之间的巨大剂量差异达到控制肿瘤生长。听神经瘤、血管网状细胞瘤、三叉神经鞘瘤等也属于 Ⅱ 类靶区组织。

Ⅲ类靶区：早反应靶组织与晚反应正常组织相互混杂，以低度恶性胶质瘤为此类组织的代表。正常的胶质细胞与异常的胶质细胞相互交织在一起。放射外科治疗时，交织在一起的正常组织和肿瘤组织均接受靶区体积内的高剂量照射，伽玛刀治疗后极易产生脑水肿。而靶区外数毫米放射剂量骤降，靶区外

潜在的肿瘤细胞没有得到足够的放射剂量，肿瘤易复发。因此，伽玛刀一般不作为恶性胶质瘤的首选治疗方式。

Ⅳ类靶区：晚反应正常组织包绕早反应靶组织，胶质母细胞瘤和转移瘤是此类组织的代表。转移瘤呈膨胀性生长，将正常脑组织推向肿瘤的周围，肿瘤与正常脑组织之间界限清楚，伽玛刀高剂量的聚焦照射，使靶区组织接受单次大剂量照射，足以杀死富氧细胞和乏氧细胞，闭塞肿瘤内的滋养血管，达到控制肿瘤生长，使肿瘤缩小或消失。虽然 Lasson 教授将胶质母细胞瘤归为第Ⅳ类靶组织，而胶质母细胞瘤与转移瘤不同，它对周围正常脑组织有明显的侵袭性，肿瘤的边缘不规则、边界不明确，将伽玛刀作为这类肿瘤的首选治疗方式是不合适的。

四、临床常用的立体定向放射外科治疗设备

1. 头部伽玛刀　以瑞典医科达公司生产的头部伽玛刀为典型代表。自 1967 年第一台伽玛刀问世以来，该系列伽玛刀已经发展到第四代（目前所谓伽玛刀五代、六代，仍属于四代系列）。该设备由五个主要部分组成：①放射系统：将 179 根（第一代）或 201 根（第二、三、四代）长 2mm、直径 1mm 的丁字形钴放置于一半球形的金属孔穴内，并通过初级准直器准确地将射线汇聚于球心位置；其外部为一厚的金属防护壳，在非工作状态时，金属屏蔽门处于关闭状态，防止射线外泄；②校准系统：由孔径不同的二级准直器和摆位系统两部分组成。Leksell 伽玛刀的二级准直器包括 φ4mm、φ8mm、φ14mm、φ18mm 四种，根据需要选用。通过二级准直器的射线能够准确聚焦于准直器球心位置，其误差小于0.1mm；③治疗床：可根据治疗需要调整病员位置，帮助完成治疗；④控制台：连接并接受规划的治疗方案，控制完成放射投照过程；⑤计划系统：将影像资料进行传输和接受，对治疗靶区及重要周边结构加以确定和勾画，规划治疗方案，确定处方剂量。

现在习惯上根据伽玛射线聚焦方式的不同分为静态式伽玛刀和旋转式伽玛刀两种。静态式伽玛刀在整个治疗过程中其钴源和准直器完全处于静止状态，伽玛射线以固定的路径穿过颅脑聚焦，Leksell 伽玛刀属于静态式伽玛刀（图 17-3）；旋转式伽玛刀在治疗过程中钴源和准直器围绕中心靶点作匀速旋转，伽玛射线不是以固定的路径穿过颅脑聚焦，而是呈扇形扫描式的入颅，实际上是无数条路径穿过颅脑聚焦，奥沃伽玛刀、玛西普伽玛刀（图 17-4）和尊瑞伽玛刀均属于旋转式伽玛刀。为了不在治疗时损伤到伽玛射线路径上的正常脑组织，必须降低单个钴源的剂量，因此静态式伽玛刀钴源数量要比旋转式伽玛刀多（静态式伽玛刀钴源数为 201 个，旋转式伽玛刀钴源数为 30 个）。

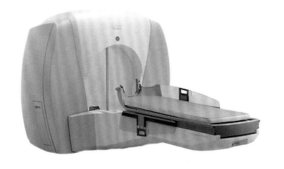
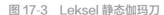

图 17-3　Leksel 静态伽玛刀

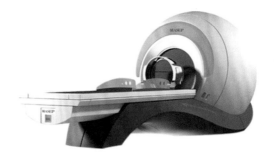

图 17-4　MASEP 旋转式伽玛刀

2. 头部 X 刀　使用医用直线加速器在头部立体定向系统引导下，对颅内病变靶点行多个非共面旋转弧聚焦投照，实现立体定向放射外科治疗。它主要包括：①医用直线加速器；②二级加速器准直器；③立体定向系统；④图像传入和传出系统；⑤治疗规划系统。射波刀（图 3-87）是美国斯坦福大学医学中心神经外科教授 Dr. John Adler 发明的新一代 4D 放射外科设备，属于基于直线加速器的放射外科治疗。射波刀治疗无需安装头架，全程治疗无创。其主要技术特点是采用先进的影像引导技术，自动跟踪患者靶区目标实现图像引导下实时的立体定向放疗，6MV 小型加速器安装于六自由度的机械手上，实

现非等中心照射技术，对治疗复杂病变更具有灵活性。

（潘绵顺　李　勇　张　丽）

第二节　伽玛刀治疗的技术与临床

一、概述

放射外科治疗的基本原则是既消灭病灶，又保证正常组织少受放射性损害。多年的基础理论研究和临床实践已经证实，γ射线或X线进入人体后剂量随深度发生指数衰减，大部分剂量损失在皮肤和肿瘤前面的正常组织中。一方面要保证肿瘤组织获得足够的致死放射线剂量；另一方面又要防止正常组织接受过多的照射剂量而造成损伤，这给治疗带来很大困难。普通放射治疗是采用多次分割照射方法，利用正常组织在接受辐射后易于修复、肿瘤组织不易再生的特点，通过放射线剂量的多次累加达到杀死肿瘤组织的目的，这种方法仍然难以保证最大程度地杀伤肿瘤组织，又不能避免对正常组织造成的损伤。

伽玛刀是利用^{60}Co源发射的γ射线，运用几何聚焦的原理，将众多能量较低的射线通过引导、准直、限束、聚焦形成具有足够强（治疗剂量）的剂量场（焦点），通过立体定位系统将病变组织置于该焦点处，从而达到毁损病灶的目的，而焦点以外的正常组织则仅受到少量或瞬间放射性照射，焦点处和周围正常组织的剂量梯度大，毁损灶边缘锐利，类似外科手术的效果。

伽玛刀的放射生物学反应是在有效的剂量范围曲线中，单次聚集大剂量射线造成病变组织的放射性坏死，而这曲线以外的剂量很快衰减，以保证病变周围正常组织不受破坏。也就是说，伽玛刀主要通过病变组织与正常组织所受到的射线剂量的差异以达到治疗目的，这比通过两者对放射线敏感性差异实现治疗目的的常规放疗有很大的优势。

现代头部伽玛刀（Gamma knife）治疗技术是现代神经外科立体定向技术、现代医学影像学和现代放射治疗学的有机结合。立体定向技术的发展更有效地促进了伽玛刀治疗技术的进步。瑞典的Leksell教授是国际上最早提出把立体定向技术用于诊断和治疗脑内病变的先驱者，他首次提出了立体定向放射外科的概念：即利用立体定向技术对颅内靶点精确定位，用单次大剂量放射线集中照射于靶点组织，使之产生局灶性坏死，从而达到类似手术治疗的效果。由于放射剂量聚焦于靶组织内，而靶边缘组织则剂量锐减，故靶组织以外的脑组织只接受较小无害的照射剂量。

二、手术适应证及禁忌证

（一）适应证

1. 血管畸形、神经鞘瘤、神经纤维瘤、脑膜瘤、听神经瘤、生殖细胞瘤、颅咽管瘤、垂体瘤、松果体区肿瘤、转移瘤、胶质瘤、脊索瘤、髓母细胞瘤、室管膜瘤、颈静脉孔区肿瘤、原发性中枢神经系统淋巴瘤、下丘脑错构瘤、三叉神经痛等。

2. 上述各病症必须满足以下条件：①无严重颅内高压；②实体病灶直径<3.5cm；③患者病变不适合手术，或病人又拒绝手术；④病灶术后残留或复发，无明显颅内高压。

（二）禁忌证

合并严重颅内高压的疾病、颅内感染、寄生虫、动脉瘤、头皮肿瘤、脂肪瘤等。

三、伽玛刀立体定位方法

立体定位技术和定位方法的发展，已由拍X线片发展到CT、MRI的扫描定位，这个过程的显著特点是使靶点由间接定位发展到直接定位。目前又发展到以PET为代表的功能性定位。X线定位已淘汰。

（一）CT、MRI扫描定位

CT、MRI扫描定位是立体定位向手术的一场革命。这种方法不仅能准确定位靶点，而且可将靶点周围的脑组织结构清晰地显示出来。手术者可以方便地在 CT、MRI 片子上直接测量靶点，使伽玛刀治疗精确度进一步提高。

（二）PET 扫描定位

对于脑膜瘤、神经纤维等良性肿瘤，毫无疑问 CT 能够确定其边界；但对于胶质瘤，CT 显现的肿瘤边界常与组织病理学检查不符，反映脑细胞代谢和细胞功能的 PET（positron emission tomography imaging，PET）检查有助于此问题的解决。其方法是：通过注入体内的放射性核素示踪剂，PET 就能够对脑局部生化代谢进行定位和定量分析。用于脑肿瘤诊断的放射性核素示踪剂，主要有揭示氨基酸代谢的 ^{11}C-D-methionine 和 L-methionine（蛋氨酸）、研究组织能量代谢的 ^{11}C-D-glucose（葡萄糖）、测定血脑屏障损害的 ^{68}Ga-EDTA（gallium-68-ethylenediaminetetraacetic acid，乙二胺四乙酸）。此外，还有测定局部脑血流、血容积（blood volume）、氧吸收率等的放射性核素示踪剂。PET 有识别和确定脑瘤代谢功能作用，对于脑肿瘤的诊断和局部治疗均具有重要意义。

四、伽玛刀的基本操作程序

伽玛刀治疗需由一组经专门培训的医务人员操作，包括神经外科医生、神经影像医生、放射治疗医生、放射物理技师和护士。

（一）伽玛刀治疗前的准备

1. 手术器械准备　术前检查保持定向仪完好。常规器械及时消毒、保养、定期维修以保证手术顺利进行。计算机网络传输系统需定期检查，TPS 系统数据库需定期备份。

2. 术前要解除病人的恐惧心理，详细耐心地解释，讲清治疗过程与目的，达到病人与医生主动配合，保证治疗顺利进行。

3. 术前病人不能穿戴金属的衣物，术前 6 小时禁食，作必要的药物过敏试验，一般情况下病人无需剃光头。如果需要结合立体定向活检、血肿排空术、核（团）毁损术，需要留置各种引流管时，必须剃光头。全麻者要按麻醉医师的医嘱执行。

（二）立体定向框架安装

1. 确定立体定向框架安装位置是否正确与牢固，螺旋固定钉尖端切入头皮，深达骨板障，不能超过内板。要尽可能使病灶位于立体定向框架的中心，以保证伽玛刀治疗的精确和稳定。在伽玛刀进行立体定向放射治疗时，使放射线避开脑干、大血管和颅神经等重要结构。

2. 安装定位框架需 2~3 名手术者，病人坐位时，一助手站在病人的背后，双前臂以病人的双肩为依托，双手在两侧稳定定向框架。仰卧位的病人，头颈处需枕一长轴与身体纵轴平行的枕垫，托起固定患者的头部以方便手术的操作。此操作过程中，为防止病人痛苦，需要认真、细致、迅速、准确、轻柔地安装，并保证框架的位置稳定。

（三）MRI、CT 扫描及病灶靶点确定

1. 头架与 MRI/CT 接合器和检查床的对接　嘱病人要放松头颈部，防止框架与头脱离。用水平仪测量，保证立体定向框和 MRI 或 CT 扫描基准线的绝对一致。

2. MRI 或 CT 定位片的扫描与选择　可根据病情直接用 MRI/CT 平扫或增强，T_1、T_2 加权像、动态像、磁共振血管造影像（MRA）等。可选择 1.5mm、2mm、3mm 层厚，无间距。扫描的图像一定要包括病灶及其相邻结构，以满足伽玛刀立体定向放射外科治疗的要求。

3. 通过传统的 CT/MRI 图像的传输，经过扫描仪输入伽玛刀 TPS 工作站，或通过软盘、光盘等介质将图像数据输入伽玛刀 TPS 工作站；也可通过网络直接将病灶的图像数据由 MRI/CT 的图像工作站再传输入 TPS 工作站，此方法最迅速且无数据丢失。

（四）伽玛刀治疗计划的具体设计

将病灶定位的影像学资料输入计算机工作站，在每张图像上勾画出病灶边界和颅内某些重要结构的轮廓，如眼球、视神经、视交叉、脑干等，并对上述结构进行三维重建。根据病灶的大小、形状、体积、位置、相邻结构、水肿范围、临床表现等，参考病人的病史、手术史、各种化疗、放疗史，选择最佳的等剂量曲线分布图，反复设计，选择不同的治疗计划，直到满意为止。此步骤是整个治疗过程的关键，应该慎之又慎。

（五）伽玛刀治疗的实施

根据治疗方案对病变进行放射外科治疗。在整个过程中，要认真、细致，至少要由2名医护人员执行。仔细对照治疗计划数据，治疗过程中实时监测病人和设备的变化，有意外情况及时处理。基本治疗程序如下：

1. 病人进入治疗室，依据治疗计划系统计算出的靶点 X、Y、Z 轴的数据，精确调整 X、Y、Z 的坐标值，固定好病人头部。

2. 调整伽玛角，使病人舒适，尽可能使 γ 射线避开晶体状和视神经等重要结构。用眼位测量器检查是否有射线通过前述的重要结构，如果有射线经过，则需调整三维可调屏蔽块，充分保护这些结构。

3. 启动控制系统，控制台按照接收到的治疗方案开始对病人进行治疗，整个治疗过程在自动控制下进行。在治疗过程中，病人清醒，无疼痛，医生可通过摄像对讲系统观察及询问病人的情况，如有意外，可紧急中断治疗过程（图17-5）。

4. 治疗结束后，控制系统自动将病人退出，同时关闭屏蔽门。卸下立体定位框架，大多数病人随即可以离开。

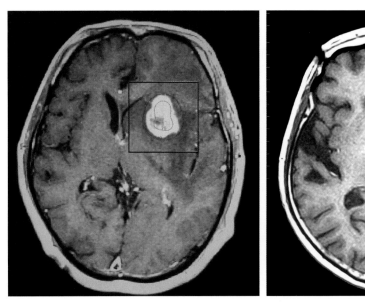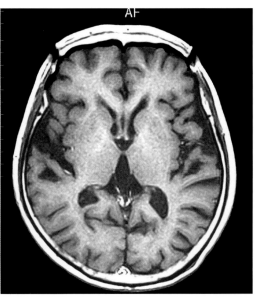

图 17-5　伽玛刀治疗颅内转移癌术前后 MRI 表现

（六）术中意外情况的预防和处理

1. 定向框架脱落　此情况实属罕见。首先在安装框架过程中，反复确定固定是否牢固，确保固定可靠后，再作影像学扫描、框架和结合器的对接。如果脱落，则需重新安装。

2. 伽玛刀治疗前，要详细询问患者有无癫痫病史，有者术前用药预防。术中减少各种刺激以避免诱其发作，特别是疼痛刺激更易发生癫痫，应避免。术中如有癫痫发作，除常规治疗外，立刻停止治疗。

3. 对于颅内占位效应明显又有明显水肿的病人，应在治疗的过程中和治疗后及时应用脱水剂和皮质激素治疗。

（七）伽玛刀治疗的副反应及其处理

1. 安装立体定向基环引起的不适反应　如头痛、恶心、呕吐以及局麻引起的不适反应。安装立体定位框架需要认真、细致、迅速、准确、轻柔地安装，获得病人高度配合和理解。

2. 放射治疗手术后24小时或数日、数月内，可能发生靶周脑水肿。多数患者经对症处理后可获得缓解，而并不导致明显神经功能缺失。部分严重脑水肿可导致颅内压增高者，必要时需要外科手术颅内或颅外减压术。

3. 靶周放射性治疗后出现相关神经受损的症状和体征，其原因可能是神经纤维发生脱髓鞘改变引起。伽玛刀治疗所引起的放射性损害往往较轻，可在数月内恢复；严重者发生不可逆性脑坏死，此时对症处理。

4. 病变组织的囊变、出血及反应性体积增大，引起颅内高压或重要神经结构压迫时，需要开颅病灶清除和颅内/颅外减压手术。

五、评价

伽玛刀是传统神经外科手术重要辅助治疗措施，特别是对于术后残存肿瘤、手术无法清除病灶；作为配合术后"放化疗"的重要手段，也拓展了神经外科的治疗范围。伽玛刀临床应用 40 多年来，其良好的治疗效果以及对正常神经功能的妥善保护，已经为全世界神经外科学者所认同。随着现代电子计算机技术等领域的飞速发展，新的定位方式与伽玛刀的联合应用，进一步提升了伽玛刀的治疗效能，使伽玛刀治疗并发症的发生率进一步降低。现在伽玛刀的治疗范围几乎涵盖了神经外科所有领域以及部分神经内科、精神科疾病领域。随着伽玛刀及其相关各项技术的不断进步，伽玛刀治疗基础理论研究的深入，颅内大型血管畸形的分次伽玛刀治疗、无创性伽玛刀等新的治疗技术也正日益成熟，可以预见，伽玛刀将向我们展示更为辽阔的应用空间。

虽然伽玛刀具有安全、可靠、并发症轻以及近乎无创的特点，伽玛刀并不能完全替代传统的微侵袭神经外科手术，尤其是合并明显颅内压增高的病例，手术仍然是首选治疗方式。另外，仍然有部分颅内疾病并不适合伽玛刀治疗，如囊肿、脂肪瘤等。在临床诊治过程中，要严格掌握伽玛刀适应证，避免伽玛刀治疗带来的严重并发症。

（潘绵顺　李　勇　邵显军）

第三节　适形调强放射治疗技术（IMRT）

一、概述

（一）适形调强放射治疗的概念

适形调强放射治疗（intensity modulated radiation therapy，IMRT）是一种放射治疗技术，指采用各种物理手段，根据肿瘤靶区的形状，通过调节和控制放射线在照射野内的强度分布，产生不同剂量梯度，对肿瘤靶区致死性的高剂量照射，而肿瘤周围正常组织所接受辐射控制在正常耐受剂量以下。Bjarngard、Kijewski 等于 20 世纪 70 年代提出 IMRT 概念，由于当时的计算机技术和剂量计算模型条件的限制，IMRT 还不能在临床上应用。1988 年，Brahm 提出了逆向计划设计概念。20 世纪 90 年代，随着多叶准直器及其计算机控制系统以及笔形束剂量计算模型的发展，这一技术日臻成熟。1994 年，NOMOS 公司首次在加速器上利用 MiMiC 准直器，实现了调强治疗。

IMRT 从概念上包含两项内容：①照射所形成的高剂量区分布的形状必须在三维空间方向上与靶区形状尽可能一致，此即为适形的要求；②在照射野内各焦点的剂量按照要求进行调整，使靶区内的剂量分布符合预定，此即为调强的要求。

（二）IMRT 的原理

IMRT 是应用不同强度的线束交叉照射靶区体积进行治疗，这一过程模拟了 CT 扫描。CT 扫描的原理是 CT 产生一种空间均匀的射线照射病人，测量射线经过组织后的射线衰减，处理后产生一种影像。相反，IMRT 则产生一种空间非均匀的射线照射到病人身上，而在病人的靶位置上产生一个预定的剂量分布（图 17-6）。

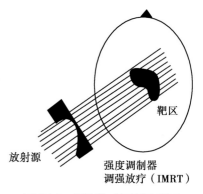

（三）IMRT 实现放射治疗方式

1. 二维物理补偿器　通过改变补偿单元的厚度，来调整照射野内照射强度，主要用于静态调强。优点是调强效果确切、可靠，主要缺点是模拟制作和治疗摆位较为繁杂。

2. 断层治疗技术　是一种扇形束调强旋转治疗，包括步进和螺旋式连续进床两种方式。前者在旋转照射过程中，通过计算机控制，在照射过程中多叶光栅的叶片可移动到照射野的相应位置，形成需要的强度分布，每次旋转照射完毕后，床步进一段距离。后者类似于螺旋 CT，当治疗床沿患者的长轴方向通过环形机架时，扇形束不间断的绕患者旋转。

图 17-6　调强放疗原理示意图

3. MLC 静态调强　是将照射野按照计划要求的强度分布进行分级。然后利用多叶光栅（multi-leaf collimator, MLC）将每一照射野分解成一系列子野依次照射。每一子野照射完毕后，叶片回位到原来的位置，准备照射下一个子野，直到所有子野照射完毕，从而实现计划所要求的强度分布。由于每一子野的剂量分布可分别测量，因此易于对计划进行验证。但是，子野与子野相邻部位易出现剂量冷点和热点。

4. MLC 动态调强　包括动态叶片、动态 MLC 扫描、动态弧形调强等方法。动态叶片运动技术的特征是多叶光栅的一对相对叶片总是向一个方向运动，通过控制两个叶片的相对位置和停留时间来实现强度的调节。动态 MLC 扫描是在动态叶片运动技术的基础上，辅以加速器笔形束输出强度的调节。通过控制叶片运动的速度和改变输出强度的方法来达到要求的强度分布。该技术的优点是可以缩短总照射时间。动态弧形调强技术综合了动态多叶光栅和弧形调强技术，在机架旋转的同时，由多叶光栅形成的照射野形状始终处于不断地变化当中，弧的数目由强度分布的复杂程度即强度分级决定。该技术采用整野治疗，光子利用率高，也不存在相邻窄野间的衔接问题，其空间分辨率在 MLC 叶片方向上是连续的。

5. 电磁扫描调强　通过计算机控制两对正交偏转磁铁电流的大小，改变电子射出或电子击靶方向，产生方向不同、强度各异的电子或 X 射线笔形束，形成要求的强度分布或剂量分布。它不仅具有射线利用率高、治疗时间短的优点，而且可实现电子束、质子束的调强治疗。

6. 二维调强准直器　吸收了 MLC 和 MIMiC 准直器的优点，由多个相互间隔又分别充以 12cm 厚的固体射线衰减材料或液体射线阻挡材料组成方形单元准直器。充注液体材料的单元准直器，是通过计算机控制向它充入或抽出液体并调节液体在该准直器单元中的时间，起到对射线的瞬时阻挡作用，从而得到所需要的单元野的输出强度或剂量。由于二维调强准直器体积较大，故除调强作用外亦可作照射野挡块和组织补偿器用，特别适用于靶区内重要组织器官的保护。另外，其漏线率低，且易于进行剂量控制和照射野验证。

7. 独立准直器的静态调强　它是利用独立准直器的相对运动实现的，其二维调强是将计划系统输出的二维照射野强度分布成一个强度分级矩阵。强度分级数可视具体情况确定，包括子野序列的计算和子野照射顺序的优化两个重要步骤。

二、IMRT 的适应证及禁忌证

（一）适应证

1. IMRT 适用于绝大部分的肿瘤，特别是在中枢神经系统肿瘤、头颈部肿瘤（包括鼻咽癌、喉癌、上颌窦癌、口腔癌等）、肺癌、纵隔肿瘤、肝肿瘤、前列腺癌等方面疗效显著。

2. 神经系统类型肿瘤　①肿瘤位于复杂的解剖位置；②肿瘤的邻近有放疗敏感的重要器官和组织；③需要高剂量照射的肿瘤；④复发的难治性肿瘤。

（二）禁忌证

颅内高压未控制、放射性脑病、晚期脑肿瘤患者等。

三、IMRT 的开展条件

IMRT 开展条件：①CT 模拟定位机：能够做薄层螺旋扫描和通过磁盘或网络系统与逆向计划系统连接；②逆向计划系统：具备做逆向治疗计划设计和对治疗计划评估的手段（如 DVH），能够通过网络系统与直线加速器和 MLC/MIMiC 的连接；③自动多叶准直器：能接受治疗计划并驱动叶片；④精确摆位和验证：具有体位固定装置，保持 CT 扫描获取图像的体位与治疗体位一致；具有一系列的验证系统的工具，确保各种不确定因素的误差与靶区剂量分布的误差在允许范围内；⑤物理师要参与治疗计划的设计和质量保证。

四、IMRT 治疗基本操作程序

1. 为了获得病灶精确位置，需要通过 CT/MRI 扫描。为了避免 CT 扫描与放射治疗体位的不一致，采用特制面罩或体模材料固定，然后进行常规 CT/MRI 扫描。避免导致勾画照射靶区的不准确和每天治疗时体位重复性欠准确。

2. CT 扫描完成后，图像资料经网络系统传输到逆向治疗计划系统。

3. 进行病灶治疗计划设计　在三维逆向治疗计划系统中，整个 IMRT 的治疗计划可以全部在该系统中完成，包括病人信息资料、图像资料注册 CT/MRI/PET 图像融合、解剖结构的确定、处方剂量给予和优化、剂量计算结果的显示等步骤。

4. 治疗计划的验证与实施　病人的治疗计划经治疗计划系统确认后，需要在治疗前进行质量控制和质量保证的验证。其程序包括使用体模对治疗计划进行电离室和剂量胶片的物理剂量验证以及治疗体位的照相验证。验证剂量误差必须在临床允许范围内（5%）方执行治疗。验证系统需验证剂量计算的准确性、照射设备的可靠性和稳定性，确定 IMRT 治疗剂量的置信度区间以及治疗实施过程中，由于设备和摆位造成误差的大小，以保证照射剂量的准确和治疗计划的成功实现。最后需要在常规模拟机下进行治疗体位的摆位验证，经验证确认符合要求后，才可将治疗计划录入磁盘或通过网络传输实施治疗。

5. 病人进入治疗室，特制面罩或体模材料固定，固定好病人头部。依据治疗计划系统计算出的靶点 X、Y、Z 轴的数据，精确调整，使病人舒适，尽可能使射线避开晶体状和视神经等重要结构，充分保护这些结构。

6. 启动控制系统，控制台按照接收到的治疗方案开始对病人进行治疗，整个治疗过程在自动控制下进行。在治疗过程中，病人清醒，无疼痛，如有意外，可紧急中断治疗过程。

7. 治疗结束后，同时关闭控制系统，大多数病人随即可以离开。

五、IMRT 注意事项

1. 放疗前必须详细了解病史、体征、病理及分级，尤其要了解手术切除情况及目前病变侵犯范围。然后决定放疗部位、剂量和照射靶区范围。

2. 尽量保护脑部重要组织，尤其注意保护眼球、视神经和垂体等。

3. 持续性颅内高压暂不能放疗，整个放疗过程中控制颅内压，给予激素及脱水疗法。

4. 一般情况下，手术后两周开始行放疗，不宜过早，以利手术创面的修复。

5. 由于中枢神经系统的放射损伤多为不可逆性的严重损伤，神经组织属于远期放射效应组织，一般情况下每次剂量不能过高，尽量避免放射性脑损伤的发生。

六、主要并发症及处理

放射性脑病（REP）又称放射性脑损伤，是头颈部肿瘤、颅内肿瘤及血管畸形等放射治疗后出现的严重并发症之一，发病率约 0.9%。REP 的发病部位与照射野密切相关，多为颞叶、小脑与脑干的白质。放射性脑损伤的发病机制目前还存在较多争议，主要集中于以下几个学说：①神经元及神经胶质细胞损伤学说；②自由基损伤学说；③血管内皮损伤学说；④免疫损伤学说等。REP 根据发生时间的不同又分为三种：

1. 急性损伤 指放疗期间或放疗结束 1 周至 1 个月内出现的症状，表现为头痛、恶心、呕吐、腹泻、癫痫、意识障碍、体温增高等。单次照射剂量与急性损伤的发病率和严重程度密切相关，单次照射剂量>3Gy 及照射野体积过大，均可明显提高急性放射性脑损伤发生率。

2. 早期迟发损伤 为脑部照射后的嗜睡综合征，表现为嗜睡、厌食、低热、情感淡漠、头痛、恶心、呕吐、眩晕，但神经麻痹症状少见。一般发生在照射后数周至 3 个月内。多数患者临床症状较轻，一般经积极有效的治疗可恢复。

3. 晚期迟发损伤 在照射后 6 个月至 2 年甚至更长时间出现的不可逆的、进行性的可致命的脑损伤，主要导致神经功能障碍。损伤部位可为局灶性，也可为弥漫性，多限于脑白质。智力减退是放射性脑病的功能表现，放疗后数周到数十年间均可发生，一般随生存时间延长而加重。发生 REP 后应积极治疗：①药物治疗：目前糖皮质激素、脱水剂、营养神经药物、镁离子和贝伐珠单抗等药物应用于 REP 的临床治疗。糖皮质激素为最常用的放射性脑损伤常规治疗药物。Berzero 等研究证实激素类药物可减轻 REP 的细胞水肿和炎症反应，减少并发症。而贝伐珠单抗制剂近年来被尝试应用治疗放射性脑坏死，得到良好的疗效，该药治疗放射性脑坏死的适应证和副反应有待进一步确认；②高压氧治疗：可提高组织细胞氧分压，提高血管内皮生长因子和其他生长因子表达水平，降低血管渗透性，激发血管修复机制，还可减轻放疗引起的瘤床周围正常组织坏死。高压氧可作为放射性脑损伤的常规治疗方法，尤适用于急性 REP 患者；③手术治疗：开颅手术以往被认为是一种有效治疗 REP 的手段，近年来随着有效药物治疗策略的完善，手术治疗概率大大降低。

七、评价

IMRT 与以往常规放疗技术和三维适形放疗相比优势明显。首先，它能够优化配置照射野内各线束的权重，使高剂量区的等剂量分布在三维方向上与靶区的实际形状一致，并可使 PTV 内的剂量分布更均匀，同时还可以在 PTV 边缘形成非常陡的剂量梯度。其次，IMRT 可在一个计划内同时实现多个剂量水平，满足不同靶区对放射治疗剂量的要求，从而更符合肿瘤的放射生物学原则。同时，也能明显减少放射并发症，提高患者生活质量。IMRT 是目前神经系统肿瘤放疗的主流治疗技术。

（汪 洋 潘绵顺）

第四节 射波刀治疗的技术与临床

一、概述

射波刀（Cyberknife）是由美国 Accuray 公司生产的机器人放射外科治疗系统，通过计算机控制机械臂上的加速器，根据持续实时的影像引导追踪治疗靶区，实施非等中心治疗计划的放射外科系统，是目前世界上最为精确的立体定向放射外科治疗设备，它由多个子系统组成，通过全信息化传输，将传统放射外科的不同步骤整合在一起，实现定位、跟踪和治疗于一体。1987 年，美国斯坦福大学神经外科医生 John R. Adler Jr 率先提出了影像引导无框架立体定向放射外科的概念；1992 年，与 Accuray 公司合作研发出第一代射波刀系统；1994 年 6 月，投入临床使用。1999 年，获美国食品与药物管理局（FDA）批准治疗脑肿瘤、颅底和颈脊柱肿瘤；2001 年，FDA 批准用于治疗体部肿瘤和其他良性疾病（第三代射波刀）；2002~2006 年，进一步完善了靶区追踪系统包括呼吸追踪、脊柱追踪、治疗计划系统等，并于 2006 年下半年生产出第四代射波刀治疗系统。新一代的设备在外形和基本功能上并没有太大的变化，但直线加速器的剂量率得到进一步提高，达到 800MU/min；治疗节点经过的路径缩短，可以直接从一个治疗节点转移到下一个节点；准直器的更换自动化（自动抓取的 Xchange 系统或可变直径的 Iris 系统），不再需要技术人员进入治疗室进行更换，使治疗时间明显缩短；治疗床也更加舒适、现代化，对不能平卧的患者可以进行坐式治疗，进一步提高舒适性。影像探测器安装在地面上，使得治疗的方向更多，更有利于适形和剂量分布，使得靶区得到更高的剂量照射，而周围正常组织在允许的照射剂量范围内。目前新的第六代 M6 型 Cyberknife 系统已经于 2015 年在美国应用于临床，它采用超微动态多叶光栅技术，将使剂量分布的适形度和均匀度得到进一步的提升，剂量率也提升到 1000MU/min，真正实现剂量雕刻分布，对肿瘤内的乏氧区、肿瘤内的高增殖区等采用更高剂量的照射，开创生物靶区引导的放射外科治疗技术。

二、射波刀放射外科系统的组成

（一）机械臂照射系统

包括操控灵活、精准的机械臂和轻巧的 6MV 直线加速器。机械臂由 6 个关节组成，由计算机自动控制，均能自由旋转，非常灵巧，可到达身体任何部位。治疗时，机械手臂可以有限度地修正靶区定位系统确定的六个自由度的偏差，具体为 X、Y、Z 各 10mm 以内的三个方向平移偏差（精度 0.1mm）和三个旋转偏差（精度 0.1°）。Cyberknife 系统软件有一近似探测程序（proximity detection process，PDP），该程序使用治疗室几何空间参数文件和实时治疗机械手臂位置数据，防止治疗机械手臂在治疗执行期间与已知障碍物发生碰撞。

（二）影像定位系统

包括安装在天花板上的两部千伏级 X 线机和相对应的非晶硅数码影像探测器。射波刀在治疗前和治疗中不断拍摄患者照射靶区的位置，以便与计划系统重建的解剖影像比较，准确判断靶区在治疗过程中的细微移动，并将移动信息从主操作系统传输至机械臂上，通过复位系统来校正治疗靶区的细微移位，使治疗靶区得到精确的复位。射波刀是"真正意义"上的图像引导放射治疗设备，摒弃了以往立体定位放射治疗技术对刚性有创定位框架的依赖性。

（三）红外线同步呼吸追踪系统

有 3 部红外摄像机和胸前带有 3 个红光发射器的背心组成。红外摄像机以 32 帧/秒的速度记录呼吸周期，三个标志分别持续发出不同波段的红光，其红光频段不重合。射波刀的红外线同步呼吸跟踪系统和影像定位系统在治疗过程中可连续监控，并实时追踪肿瘤位置的变化，控制机械臂随呼吸做同步运动，补偿呼吸运动产生的肿瘤靶区的位置变化。射波刀克服了呼吸运动造成的肿瘤靶区照射剂量的缺失，减少了周围正常组织受照射的体积和射线剂量，使放射外科治疗的临床应用进一步扩大，从颅脑病变扩展为全身肿瘤的治疗。

（四）自动控制治疗床

加速器治疗床只能在左右、上下、进出 3 个空间位置上发生平移。射波刀的治疗床可实现在 X、Y、Z 方向上的线性移动，在旋转、倾斜、偏斜方向上的纠正以 0.1mm 和 0.1° 为单位的误差值加以判断。高精度自动控制治疗床既保证了治疗靶区位置的精确性，又大大缩短了治疗时间。

（五）治疗计划系统

过去以 CT 为基础的放射治疗计划系统在确定治疗靶区上有一定的局限性。CyRIS InView 平台是图像融合和轮廓勾画工作站，能将不同的医学影像图像如 CT、MRI、DSA、PET 和 PET/CT 等实现完美融合。充分利用不同影像技术对病变显示的特征和特点，精确地勾画靶区，能够按照生物靶区实现放射外科治疗。在选择治疗靶点时可以是单中心计划，也可以是多中心计划，还能根据肿瘤的形状，在肿瘤内分布多个独立的靶中心，剂量合成后形成高度适形的剂量分布。

三、手术适应证及禁忌证

射波刀用来治疗人躯体不同部位的多种良、恶性病变，特别在脑、脊髓病变方面成效显著。

（一）适应证

1. 神经系统肿瘤　3 级听神经瘤、三叉神经鞘瘤、颅底和海绵窦脑膜瘤以及脑膜瘤术后残留、小型垂体瘤或垂体瘤术后残留、实质性血管网状细胞瘤、颅内单发或多发转移瘤、松果体区肿瘤、脊索瘤、颈静脉孔区肿瘤、颅颈交界处的肿瘤、其他小型边界清楚的颅内肿瘤以及术后残留的颅内良性肿瘤。胶质瘤术后可以放疗联合射波刀治疗。还可以用于脑血管畸形（AVM）、脑膜动静脉瘘、海绵窦血管瘤、三叉神经痛等的治疗。

2. 头颈部肿瘤　鼻咽部纤维血管瘤、眼眶内及眼眶周围肿瘤、上颌窦腺样囊瘤术后复发等。

3. 脊髓、脊柱及其周围肿瘤　椎管内小的多发神经纤维瘤、多发小的脊膜瘤、血管网状细胞瘤、椎管周围的神经纤维瘤、椎体上的血管瘤、脊髓内小的血管畸形（AVM）、椎体转移瘤。

4. 体部肿瘤　肺癌及纵隔肿瘤、肝癌、胆管癌及肝脏转移瘤、胰腺癌、腹膜后淋巴结转移、肾上腺转移瘤、肺部转移瘤、前列腺癌、骨转移瘤，国外在尝试 Cyberknife 治疗食管癌。

5. 以下几类情况应用 Cyberknife 辅助治疗　①手术治疗后复发的肿瘤；②高龄或其他风险不能耐受手术的患者，身体虚弱或有其他严重疾患不宜进行手术治疗的肿瘤患者；③由于病灶位置特殊，手术切除不全的患者；④拒绝手术的患者；⑤经其他放疗手段治疗，治疗后复发的患者；⑥经过常规照射后需要通过放射外科补充照射剂量的患者。

（二）禁忌证

1. 健康状况不佳，呈现恶病质。

2. 血象过低，白细胞 $<3.0×10^9/L$ 者，血小板 $<50×10^9/L$，血红蛋白 $<90g/L$ 者。

3. 重要器官（如心、肺、肝、肾等）严重功能不全者。

4. 合并各种传染病，如活动性肝炎、活动性肺结核者。

5. 经足量放疗后或有严重放射损伤，近期内复发者。

四、术前准备与体位

（一）术前准备

1. 在诊断明确基础上，评估病变或肿瘤的大小、数目、部位与重要结构的毗邻关系等。治疗前还要对患者进行视觉模拟评分法（VAS）、疼痛评估、KPS 评分评估等，并仔细了解患者原发病灶的治疗史及其病情控制状况。颅脑病变需先做热塑记忆头颈肩模，上颈段颈椎病灶均采用骨性定位，用热塑记忆头颈肩模固定，经明确诊断后患者需要进行体位固定。

2. 患者常规固定后进行 CT 定位扫描　扫描至颅顶上 1cm，层厚 1mm，造影剂增强；胸、腰、骶椎肿瘤使用负压真空热塑垫进行体位固定，定位 CT 扫描范围为距离病灶上下界 15cm。另外，根据情况可进行 MRI、MRA、DSA 或 PET/CT 扫描，将图像与定位 CT 图像融合，辅助勾画病变（肿瘤）靶区。头颅 MRI 扫描要求 3D 平扫、增强，层厚 1mm 无间隔连续扫描，FOV：260mm×260mm。

3. 定位后进行靶区勾画　GTV 为影像检查所示肿瘤范围，通过调节 CT 的窗宽、窗位显示软组织窗，有助于显示勾画肿瘤的边界，在 GTV 的基础上外扩 2mm 为 PTV。CT 难以确定肿瘤的边界或需要辨别脊髓时，可通过 MRI 或 PET/CT 图像与 CT 图像融合，辅助进行肿瘤靶区及相关的重要器官的勾画，如脊髓、食管、直肠等。而且重要器官的勾画范围为病变上下界各加 6cm。

（二）体位

射波刀治疗患者的体位固定基本上与常规放射治疗类似，其舒适度更为重要。射波刀治疗患者的体位固定随肿瘤部位和治疗的追踪方式决定。体位固定是为了治疗的需要，治疗时要让患者尽量能保持固定于扫描时的姿势。因为射波刀单次治疗时间较长，在考虑摆位重复性和一致性的同时，患者的舒适度要放在优先位置。颅内、头颈部（第三颈椎以上）的肿瘤根据热塑记忆头颈肩模进行体位固定。

五、治疗手术步骤

1. 诊断明确，各方面评估完成，根据病灶部位不同、拟用追踪方式不同，分别利用面模、头颈肩模、真空负压袋等对患者体位进行固定。

2. 患者带着量身定做的固定装置一同扫描，一般不需要在患者体表或固定装置上贴定位标志，但要求患者身体躺正，尽量对称，改普通 CT 的弧形床为平板床。

3. 扫描范围 在前后、左右方向要包括患者及固定装置，还要在肿瘤上下缘增加 5~10cm。对于腹腔、盆腔肿瘤，必须做胃肠道和血管增强；对于前列腺肿瘤、膀胱和直肠肿瘤还有一些特殊要求。

4. 扫描横断位图像 层厚为 1.0~1.5mm，连续性扫描。与呼吸运动有关的肿瘤，拟采取同步追逐治疗方式的患者，要求采用屏气方式，一次性扫描。对于颅内、肝脏、前列腺及脊髓肿瘤等，常常需要 MRI 图像与 CT 定位图像进行融合，以便更准确地确定靶体积。特别是对于脊髓肿瘤，扫描范围需要大一些以便融合，1~3mm 层厚，连续性扫描。

5. 靶区勾画 GTV 为所示肿瘤影像检查范围，因为射波刀治疗的精确性，PTV 无需像常规放疗一样，只需向外增加 2~3mm。当肿瘤挤压脊髓、食管、肠道等危及器官时，不再向外增加 PTV 范围。重要器官的勾画为病变上下界各加 6cm［靶区勾画示意图（图 17-7）］。

6. 制定放疗计划 根据患者的一般情况、体能状态评分、肿瘤大小、组织病理、重要器官耐受量以及肿瘤位置制定处方剂量。靶区边缘剂量 70%~80% 等剂量线包绕。剂量分布和肿瘤边缘适形一致，减少邻近重要器官不必要的照射剂量。每个治疗计划都是基于容积剂量分析，剂量评估时分析靶区和正常组织结构的剂量容积直方图、靶区剂量适形度、线束数、治疗时间等。

7. 放疗计划执行 将患者按定位时体位摆位并固定，通过影像追踪系统将实时影像与定位影像相匹配。通过移动或旋转治疗床保证治疗靶区位置与计划靶区位置相一致，然后开始治疗。在治疗过程中，因射波刀治疗单次治疗时间较长，技术人员需要通过监视器实时观察病人状态，若发现病人有不适应及时中断治疗。

8. 治疗结束后，同时关闭控制系统，大多数病人随即可以离开。

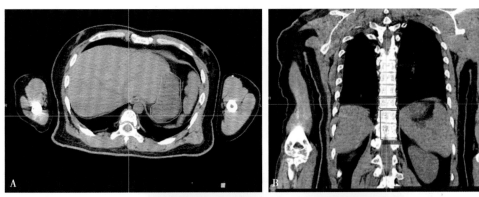

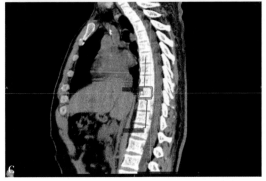

图 17-7 射波刀放射治疗脊柱、脊髓病灶示意图

A. 横断面 CT 图像示意图（靶区 PTV、GTV）；B. 冠状面 CT 图像示意图；C. 矢状面 CT 图像示意图

六、术中及术后注意事项

（一）术中注意事项

1. 放射外科治疗一般行单次放疗或分次高剂量放疗，单次治疗时间一般较长，在放疗过程中若发

现患者有不适症状需及时中断治疗。尤以使用面模、头颈肩膜固定的患者更需小心谨慎。面模和头颈肩膜固定较紧，有时会压迫患者导致呼吸困难，患者嘴内有异物或痰液不能及时排除，引起呼吸道堵塞造成危险。

2. 在患者行射波刀治疗期间，每天对患者进行体格检查，若患者有明显不适反应需及时中断治疗，对症处理后评估患者身体机制，再行后续治疗。

（二）术后注意事项

1. 放射治疗效果不是立竿见影的，需要患者在治疗结束后 1~3 个月进行定期 CT/MRI 复查，进行影像学评估。

2. 椎体和髓内肿瘤患者就诊的主要原因是疼痛、感觉或运动异常。患者进行射波刀治疗结束后，需要定期评估患者的疼痛缓解情况、感觉或运动改善情况，以便评估治疗是否有效。

3. 放疗结束后需实时监测病人状态，观察患者近期有无放射性反应，主要表现为恶心、呕吐、体弱、乏力等不适及脊髓抑制；远期反应主要为放射性脊髓炎、放射性食管炎、放射性肠炎等的发生。若出现比较严重的反应需进行对症处理。

4. 加强卫生，注意身体健康，防止发生感冒、感染等疾病。加强营养，多摄入高蛋白、高热量、高维生素饮食。

5. 头颈部患者放疗后继续保持口腔卫生，1~3 年内不能拔牙。

七、主要并发症及术后处理

1. 血管源性脑水肿　如果治疗前已有明显的脑水肿征象，应先脱水、激素治疗，待病情好转后再行射波刀治疗；合并脑积水者，应先行脑室-腹腔分流术（V-P 分流），或者治疗后立即行分流术；治疗后有脑疝前期表现且药物治疗效果不佳者，应该手术行去骨瓣减压或病灶切除；对于囊性病变患者，可先行立体定向穿刺排空囊液后再行放射性治疗比较安全。

2. 对于靶体积较大或多发的病变，治疗前应合理设计，可行分次治疗。放射性水肿的治疗原则主要是解除病因及采取综合性的治疗。

3. 放射性肺炎　是指肺组织在受到一定剂量的照射后造成的不同程度的组织形态学上的放射性损伤，表现为间质性肺水肿，肺泡内渗出液增加。临床上一般分为早期的放射性肺炎和晚期的放射性肺纤维化，严重影响病人呼吸。一旦发生放射性肺炎，糖皮质激素是治疗的主要药物，其有效率为 80% 左右，一般甲泼尼龙剂量 20~40mg/d，急性反应期可以把剂量提高到 80~320mg/d，治疗时间不能超过 7 天，且治疗有效后缓慢减量停药。

八、评价

射波刀立体定向放射治疗系统无须应用定位框架，与 γ 刀、X 刀立体定向放射外科技术相比，射波刀通过灵活的机械手可以治疗身体任何部位的肿瘤。治疗时无定位头架，减轻了病人痛苦，并可做多次分割治疗。在治疗过程中，射波刀机器人能够根据呼吸节律和呼吸幅度变化对因呼吸运动而移位的靶器官定位进行相应的修正，在一定程度上弥补了传统放射外科治疗中运动器官肿瘤的缺陷。当然，呼吸运动本身的复杂性还需要进一步的研究，需要设计更为先进的呼吸运动模拟实验模型，积累更多的病人呼吸运动波谱资料或研制更为先进的信号处理系统，彻底解决呼吸对定位的影响。射波刀提供了分次大剂量放疗的可能性，如何选择最佳的分割方式及单次剂量和总剂量，如何评价有效生物剂量等成为研究中亟待解决的问题。在现有的条件下，结合放射生物学、临床医学等的相关知识，优化治疗策略，包括放疗增敏、化疗、热疗、生物治疗，甚至其他放疗方式在内的综合治疗，有望进一步提高疗效。

（潘隆盛）

第五节 质子放射治疗

一、概述

（一）质子放射（proton bean knife）治疗的概念

质子是原子核的基本组成部分，即氢原子剥去电子后带有正电荷的粒子。粒子（质子）注入同步加速器或回旋加速器中，加速至光速的70%，引入治疗室射向人体，在达到既定治疗靶区前，射线能量几乎不被释放，到达病灶后瞬间释放大量能量，即形成"Bragg"峰的能量释放轨迹（图17-8）。在对癌肿病灶进行强有力照射的同时，其他周围正常组织几乎不受放射性损害，被国际公认为当前最先进的放疗治疗技术。

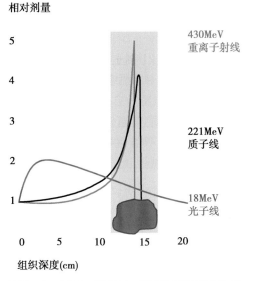

图17-8 质子、重离子、光子放射剂量分布图

（二）质子治疗的形成与发展

1946年，美国Wilson在 *Radiology* 杂志上发表了一篇论文"质子的放射学应用"，首次提出了用质子射线来治疗病人。1954年，美国劳伦斯·伯克利实验室第一次用质子治疗病人。1975年，美国波士顿哈佛大学麻省总院（MGH）Suit教授开展了质子放疗治疗恶性肿瘤，包括颅底软骨肉瘤、脊索瘤、眼球葡萄膜黑色素瘤、前列腺癌。另外，质子也可治疗老年黄斑退变和脑动静脉畸形等良性疾病。1992年，美国加州Loma Linda大学医学中心建立了世界上第一个专为病人治疗而设计的同步加速器，治疗的效果比光子放射治疗明显提高，而早期和后期的放射性并发症显著减少。目前各国都在加快质子治疗中心建设和发展，受益质子放疗的患者也逐年增加，全球质子治疗总病例数已超过10万例。

（三）质子治疗的物理学原理

质子是低线性能量传输射线（LET），LET=0.4keV/μm，产生稀疏电离辐射，与物质相互作用的物理、生物物理和生物化学改变和其他低LET射线（^{60}Co射线，高能X线）相似，其生物效应并不由质子本身撞击原子核等产生直接效应，而是由它和原子核外的电子层发生碰撞而产生一系列间接效应，包括光电效应、康普效应等。质子射线与^{60}Co的γ线、高能X线的主要区别是质子射线进入体内的剂量分布不同，其他低LET射线在进入体内后的剂量是逐渐衰减，而质子射线在进入体内后剂量释放不多，而在到达它的射程末时，能量全部释放，形成所谓的Bragg峰，其深部的剂量接近于零，这种物理剂量分布的特点非常有利于肿瘤治疗。把Bragg峰置于肿瘤靶区，则在肿瘤的前部正常组织受照剂量是肿瘤的1/4，而肿瘤后方的正常组织受量极低。

（四）质子的生物学特性

质子LET射线对细胞DNA的损害绝大部分是DNA的单链断裂，存在亚致死放射损伤和潜在放射损伤的修复。放射生物学的研究表明，它的生物效应略高于^{60}Coγ射线和高能X线，若以^{60}Coγ射线的生物效应为1.0，则质子的相对生物效应（RBE）为1.05~1.13，在质子射线的坪区和Bragg峰区的生物效应基本相同，一般简化为1.10。该射线杀灭肿瘤仍依赖氧的效应，对乏氧细胞的杀灭效应差，氧增强比（OER）为2.5~3.0。

二、质子放射治疗的适应证及禁忌证

（一）适应证

1. 中枢神经系统　脑膜瘤、胶质瘤、垂体瘤、听神经鞘瘤、AVM、脊髓肿瘤等。

2. 颅底脊索瘤、软骨肉瘤等。

3. 头颈部位以鼻咽癌、腺样囊性癌、黑色素瘤、软组织肉瘤等复发性肿瘤。

4. 胸部　肺癌、食管癌、纵隔肿瘤等。

5. 腹盆腔　肝癌、胰腺癌、胆管癌、前列腺癌、直肠癌、子宫肿瘤及其他无法切除的盆腔肿瘤等。

6. 眼部肿瘤　脉络膜黑色素瘤靠近视神经或黄斑。

7. 儿童肿瘤病人可能是质子治疗获益最大的人群。

（二）禁忌证

1. 肿瘤部位有粒子植入或金属支架等金属物的患者　因为植入的粒子是金属，金属会改变射线方向等。

2. 同一部位肿瘤已接受过 2 次及以上放射治疗的患者　因为剂量已到极限，质子和重离子也无法再进行照射。

3. 晚期肿瘤患者如多发转移、肿瘤终末期患者等　因为质子和重离子只是局部治疗手段。

4. 治疗效果不明显的肿瘤类型　如胃及肠道肿瘤，因为不规则蠕动，无法使用质子或重离子放疗，理论上除了血液类及胃肠道肿瘤之外的肿瘤，都是重离子及质子的适应证。

三、质子放射治疗的开展条件

（一）医疗机构基本要求

1. 医疗机构开展质子和重离子放射治疗技术应当与其功能、任务相适应。

2. 三级甲等医院，有卫生计生行政部门核准登记的放射治疗专业和其他相关的医学影像科诊疗科目。

3. 放射治疗科　①放射治疗科应有临床医师、放射物理师、技师、加速器维修保养工程技术人员和护师；②开展放射治疗工作 10 年以上，放射治疗科床位不少于 30 张；③具有 CT 模拟定位机、带多叶光栅的直线加速器、逆向治疗计划系统、质量保证和质量控制设备等；④配备可发射质子、碳离子等的加速器；⑤已经开展图像引导放射治疗、调强适形放射治疗、立体定向放射治疗和三维适形放射治疗等技术；⑥放射治疗技术水平已达到三级甲等医院放射治疗专业重点科室要求，在本省（自治区、直辖市）三级甲等医院中处于领先地位。

4. 影像诊断科室　①具备磁共振成像（MRI）、计算机 X 线断层摄影（CT）和正电子发射计算机断层显像仪（PET-CT）等影像诊断设备；②具备影像网络传输系统；③开展影像诊断工作 5 年以上；④影像诊断技术水平达到三级甲等医院影像诊断专业重点科室要求，在本省（自治区、直辖市）三级甲等医院中处于领先地位。

5. 有至少 2 名具备质子和重离子放射治疗技术临床应用能力的本院在职医师，有经过相关知识和技能培训并考核合格的其他专业技术人员。

（二）人员基本要求

1. 放射治疗医师　①取得《医师执业证书》，执业范围是医学影像和放射治疗专业的本院在职医师；②有 1 名以上具有主任医师专业技术职务任职资格，并有 10 年以上肿瘤放射治疗工作经验的医师；③有 5 名以上的放射治疗医师。

2. 放射物理师　①经过严格培训并考核合格，具备相应上岗资质；②有 10 年以上放射物理工作经验，具有副研究员（或相当职称）及以上专业技术职务任职资格；③有 5 名以上专职放射物理师。

3. 其他相关卫生专业技术人员　具有经过放射治疗技术培训并考核合格的相关人员，如放射治疗技师、放射治疗剂量师和护理人员等。

（三）技术管理基本要求

1. 严格遵守质子和重离子放射治疗技术操作规范和诊疗指南，根据患者病情和经济承受能力等因素综合判断治疗措施，因病施治，合理治疗，严格掌握质子和重离子放射治疗技术的适应证和禁忌证，开展以循证医学为基础的肿瘤诊断和治疗。

2. 质子和重离子放射治疗计划　由 2 名以上具有质子和重离子放射治疗技术临床应用能力的、具有副主任医师（副研究员）以上专业技术任职资格，本院在职医师和放射物理师共同制订，由具有质子和重离子放射治疗技术临床应用能力的本院医师实施，并制订合理的治疗与管理方案。

3. 实施质子和重离子放射治疗前，应当向患者和其家属告知治疗目的、治疗风险、注意事项、可能发生的并发症及预防措施等，并签署知情同意书。

4. 治疗期间应严密观察病情，及时处理可能发生的并发症。

5. 建立质子和重离子放射治疗技术质量控制和质量保证体系，定期开展仪器设备检查与维护。

6. 建立健全质子和重离子放射治疗技术评估及随访制度，并按规定进行记录。

7. 医疗机构及医师　按照规定定期接受质子和重离子放射治疗技术临床应用能力审核，包括病例选择、治疗成功率、严重并发症、死亡病例、医疗事故发生情况、治疗后病人管理、病人生存质量、随访情况和病历质量等。

8. 其他管理要求　①使用经国家食品药品监督管理总局审批的质子和重离子放射治疗器材；②严格执行国家物价、财务政策，按照规定收费。

四、治疗手术步骤

1. 质子治疗系统关键设备是射线源发生器，主要是回旋加速器和同步加速器两种。质子射线的 Bragg 峰较狭，一般只有数 cm，而治疗的肿瘤前后径（厚度）较大。因此必须根据肿瘤的厚度来扩展 Bragg 峰，扩展的方法可采用"补偿滤片法"或调节射线的能量来达到。现代的质子放疗融合了光子放疗的三维适形放疗（3DCRT）和调强放疗（IMRT）技术，能达到高度的肿瘤放疗的适形性，有两种质子调强放疗技术，又称 IMPT（intensity modulated proton therapy）：①远端对准技术（Distal edgetracking，DET）；②三维质子束扫描技术（3-dimensional scanning）。IMPT 比光子 IMRT 的适形指数更高，而对肿瘤周围正常组织的剂量明显减少（图 17-9）。

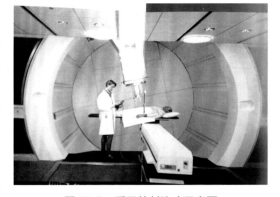

图 17-9　质子放射治疗示意图

2. 质子放射治疗手术步骤　基本同本章第二节伽玛刀治疗的技术与临床"四、伽玛刀的基本操作程序"。

五、术中及术后注意事项

基本同本章第四节射波刀治疗的技术与临床"五、术中、术后注意事项"。

六、主要并发症及术后处理

基本同本章第四节射波刀治疗的技术与临床"六、主要并发症及术后处理"。

七、评价

质子放射治疗的临床结果表明，在头颈部肿瘤、颅底和脊柱旁肿瘤、中枢神经系统肿瘤、非小细胞肺癌、前列腺癌、肝癌治疗中取得了比较好的疗效，而放射急性期和后期的不良反应非常轻。质子放疗作为一种肿瘤治疗技术，拓展了放射治疗的应用宽度，明显提高了肿瘤治愈率和生活质量，为高年龄、心肺功能差等因素无法耐受手术治疗的患者提供了治疗新选择。但是，在临床实践中，质子放疗需依据患者具体的病情，充分综合多种治疗手段，才能使患者在治疗中获得最大的收益。

（汪 洋 潘绵顺）

第六节 立体定向放射外科治疗的临床经验

一、颅内肿瘤立体定向放射外科治疗

（一）概述

立体定向放射外科（stereotacticradiosurgery，SRS）的概念于 1951 年由瑞典神经外科学家 Leksell 提出，通过立体定向技术、采用多个小野三维集束单次大剂量照射。由于高剂量放射线能够精确地集中于病变（靶区），而周围正常组织受量很小，射线可起到类似于手术的作用。近年来，SRS 技术随着影像学和计算机技术的不断发展而日益完善，将现代神经外科、肿瘤放射治疗、医学工程的理论与技术融为一体，已成为现代神经外科学重要的分支。

SRS 技术主要用于治疗颅内小体积的病变，除了治疗脑血管畸形及一些功能性疾病外，对颅内深部小体积的良、恶性肿瘤，如垂体腺瘤、听神经瘤、脑膜瘤以及脑转移瘤等，也取得了良好的疗效，已被国内外大量长期随访的临床研究所证实。尤其是 20 世纪 80 年代初，直线加速器 X 线立体定向放射外科（X 刀）技术的建立与完善，扩大了 SRS 的适应证，使 SRS 技术得以迅速地发展，并在此基础上开展了颅内肿瘤立体定向分次放射治疗（stereotacticradiotherapy，SRT）的探索。SRT 的原理与 SRS 一样，采用可重复使用特制的无创"面罩"或体模材料固定，对颅内肿瘤进行立体定向分次放射治疗，实际上是 SRS 技术的进一步发展和补充。现又增加了质子放射（proton bean knife）治疗、射波刀治疗的技术，成为颅内肿瘤一种安全、有效的治疗手段。

（二）手术适应证及禁忌证

1. 适应证

（1）要求颅内肿瘤直径最好不超过 3cm。

（2）肿瘤的数目不宜太多（主要指转移瘤），一般认为不超过 3 个。

（3）邻近重要颅神经或脑重要功能区的肿瘤，临床症状不明显、体积不大且重要颅神经不超过其单次耐受剂量。

（4）要求肿瘤浸润少，边界清楚，保证肿瘤区域受到高剂量照射，周围正常组织得到很好的保护。

（5）对于恶性脑胶质瘤、脑干或脑重要功能区肿瘤，多主张采用 SRT。

（6）对于某些近全切除的肿瘤，残存部分辅助治疗。

（7）年龄大、体弱、多病，不能耐受手术者。

（8）病人拒绝手术，要求 SRS 治疗。

2. 禁忌证

（1）神志不清、不能配合的脑瘤病人不宜采用此方法治疗。

（2）频繁发作癫痫的患者，应抗癫痫治疗，待病情稳定后才考虑 SRS 治疗。

（3）严重心、肺、肾功能不全、严重高血压者不宜行 SRS 治疗。

（三）手术步骤

立体定向放射外科治疗（伽玛刀、X 刀、调强适形放疗、射波刀、质子刀等）一般要经过病灶立体定位（CT/MRI）、治疗计划设计和实施治疗这三个步骤。

1. 病人至准备室，一般取坐位，消毒，局麻，安装定位框架。然后送病人入 CT/MRI 室，行薄层扫描，获取肿瘤影像资料。

2. 病人回准备室，通过光盘或网络将病人 CT/MRI 图像输入计算机工作站，重建规划头颅外轮廓、

病变及邻近重要器官在内的治疗部位的三维立体图像，然后规划伽玛刀（X 刀）SRS 的射线束方向、大小、剂量及靶点（等中心）位置，确定病灶中心剂量及周边剂量，制定出一个优化的三维剂量分布计划。

3. 把病人送到立体定向放射外科治疗室，必须经神经外科医师、肿瘤放疗医师及放射物理师共同确定治疗计划，同放疗技师一道，利用激光定位器，将病人置于伽玛刀、X 刀、射波刀、质子刀治疗台上，按计划实施治疗（图 17-10）。

4. 放射治疗结束，拆除定位框架，回病房进行生命体征观察和必要的治疗。

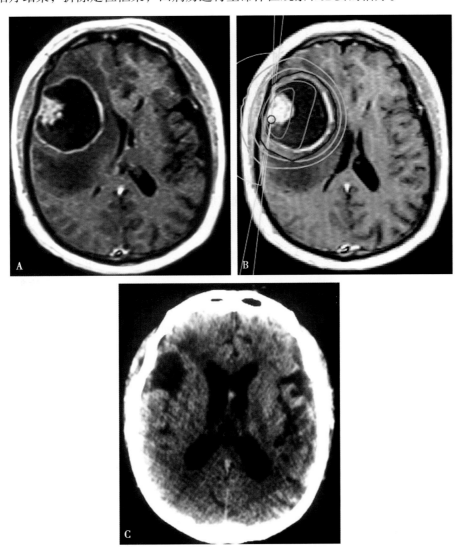

图 17-10　伽玛刀定位（CT/MRI）、治疗计划设计、实施和结果
A. 伽玛刀术前颅内病灶；B. 伽玛刀规划治疗剂量分布图；C. 伽玛刀术后病灶消失

（四）放射剂量选择及有关问题

立体定向放射外科治疗（SRS）单次照射剂量的选择受到多种因素的影响，如靶区体积的大小、邻近重要器官的受照范围、剂量和单次耐受剂量、患者的年龄和一般状况、病变的性质和病理类型、过去的治疗情况以及治疗计划优化后获得的剂量分布程度等。根据国内外大量的统计资料，一般常用的 SRS 单次照射边缘剂量在 10~30Gy 之间，大多为 15~25Gy。目前伽玛刀治疗疾病范围已从头部扩展到全身，不但治疗范围广，适应证也在扩大（表 17-1）。

1. 动静脉畸形（AVM）　AVM 包括 AOVM、CM，适应证如下：

（1）病灶≤30mm。

（2）脑深部或重要功能区不宜手术，包括脑干 AVM。

（3）手术切除残留或栓塞不彻底者。

（4）老年、体弱。

（5）病人拒绝手术或血管内介入治疗。

禁忌证：

（1）巨大型脑内 AVM。

（2）高流量脑内 AVM。

（3）合并有动脉瘤样的脑内 AVM。

放射剂量与 AVM 容积、部位有关，一般边缘剂量 18~23Gy，AVM 的中心剂量可用 35~45Gy，闭塞率在第一年 30%~50%，第二年 70%~85%，第三年>90%；边缘剂量与闭塞率关系：若剂量 12~15Gy 闭塞率 40%，16~20Gy 可达 76%，21~25Gy 达 84%。AVM 自然出血率在 2%~11%，伽玛刀照射后自然出血率 0.6%~3%，各家统计结果不一致。

2. 听神经瘤适应证

（1）病灶≤30mm。

（2）体质差或不能承受全麻和手术的中小型听神经瘤。

（3）手术后残留。

（4）双侧听神经瘤。

（5）患者拒绝手术。

禁忌证：

（1）大型听神经瘤。

（2）颅高压征明显或伴脑积水者。

（3）患者拒绝放疗。

放射剂量：边缘剂量为 8~14Gy，12Gy 是一个安全有效的剂量，中心剂量 19~40Gy。伽玛刀对听神经瘤抑制率在 91%~97% 左右，复发率 6%。但是，伽玛刀对面神经、三叉神经损害率在 30%~35% 左右。听神经瘤术前如有听力，术后 25% 听力立刻丧失，50% 听力逐渐丧失，25% 听力可以保留。边缘剂量低于 13Gy 以下时，听力保存率越高。

3. 脑膜瘤适应证

（1）病灶≤30~35mm。

（2）体质差。

（3）手术后残留或复发。

（4）颅底或深部脑膜瘤。

（5）患者拒绝手术。

放射剂量：边缘剂量在 10~25Gy。术后随访：显效 5%，有效（控制率）85%，无变化 8%，恶化 3%。对高龄及身体差不能耐手术者，谨慎采用伽玛刀治疗，并且注意照射剂量和术后处理。

4. 垂体瘤适应证

（1）垂体微腺瘤或肿瘤与视神经间距≥2mm。

（2）外科手术复发或手术后残留。

（3）年龄大、体弱，合并有其他严重疾病。

（4）病人拒绝手术。

放射剂量：边缘剂量，无分泌型 12~20Gy，平均边缘剂量 14Gy；有分泌型 15~30Gy，平均边缘剂量 21Gy。中心剂量在 30~50Gy。伽玛刀治疗垂体瘤目的：①控制内分泌疾病，改善临床症状；②摧毁肿瘤组织，防止复发。尽可能保留垂体功能。伽玛刀治疗垂体瘤控制率在 85% 左右，对分泌型垂体瘤成功率：柯兴氏病 70%~83%，肢端肥大症 67%，泌乳素瘤 49.5%。

5. 转移瘤适应证

（1）脑深部或脑功能区转移瘤。

（2）数量≤3个，多发性转移性癌灶取决于各病灶的直径和总的靶体积。

（3）直径≤40mm。

（4）不能承受手术的病例及不愿行手术者。

（5）既往因脑转移瘤接受过手术、全脑放疗或化疗后有病灶残留或复发者。

（6）病人情况允许放疗。

禁忌证：

（1）颅高压未得到有效控制的，不能接受伽玛刀治疗。

（2）转移瘤内有活动性或较新鲜的出血者，近期不易接受伽玛刀治疗。

（3）对难以按伽玛刀治疗体位和时间接受治疗的患者，如患者不能平卧、一般状态太差、预计生存时间小于3个月、随时有意外发生等。

放射剂量：边缘剂量在12～25Gy，中心剂量>50Gy。等剂量曲线40%～60%。确定剂量时，还需注意照射剂量越大，应选用口径小的准直器。一般常用的癌灶最大直径与周边剂量关系如下：肿瘤最大直径<20mm，周边剂量20～25Gy；肿瘤最大直径21～30mm，周边剂量16～18Gy；肿瘤最大直径30～40mm，周边剂量12～15Gy。中位生存期>6个月（约在10个月），局部控制率为82%～96%之间，瘤体60%缩小、24%不变、16%增大，4.8%伽玛刀治疗后要手术。立体定向放射治疗后KPS评分普遍增高。脑转移癌属恶性肿瘤的晚期，治疗效果主要与患者的全身情况、重要系统器官的功能状况、原发肿瘤的病理学性质有密切关系。一般认为，患者年龄小于65岁、KPS评分≥70、单发或少发（2～5个）脑转移瘤、肿瘤直径或体积较小、原发肿瘤控制、无颅外转移的患者预后良好。

6. 胶质瘤适应证

（1）瘤体直径≤40mm。

（2）CT或MRI表现为实体，界限较清楚。

（3）肿瘤在重要功能区，难以手术。

（4）体弱，不愿手术者。

由于胶质瘤界限不清，单纯使用伽玛刀治疗比较困难，目前仍以手术为主，配合化疗、伽玛刀综合治疗。由于胶质瘤分化程度不一，剂量选择也不同。Ⅰ～Ⅱ级胶质瘤边缘剂量在12～20Gy；Ⅲ～Ⅳ级为18～30Gy。胶质瘤也可采用分次治疗，一般3次/5d，这样可使胶质瘤中位生存期延长达9～23个月不等。低度恶性胶质瘤伽玛刀治疗后，瘤体消失25%，缩小25%，停止生长28%，增大22%；高度恶性胶质瘤，控制率只有45.5%。

7. 神经系统功能性疾病　根据目前文献报道和笔者的实践体会，伽玛刀可用于治疗帕金森病、恶痛、三叉神经痛、症状性癫痫、精神障碍性疾病，初步的结果令人鼓舞。但SRS治疗时间短，病例数少，需进一步总结。

8. 伽玛刀对于松果体肿瘤，特别是生殖细胞瘤、脑深部淋巴瘤效果相当满意。伽玛刀也可对颅咽管瘤或其他性质肿瘤进行单次或分次放射治疗，效果难定。

（五）术中及术后注意事项

1. 术中注意事项

（1）保证肿瘤位于定位框架内，病灶尽量在框架偏中间处。

（2）CT/MRI薄层扫描，层厚2mm或3mm，从下向上连续扫描，无间距，尽量采用CT/MRI图像融合技术。

（3）治疗计划的确定要层层核实，确保治疗安全、有效。

2. 术后注意事项

（1）X刀、伽玛刀治疗后一般无开颅手术所致的一系列并发症，治疗后副反应较轻，临床不需要特殊的临床护理。如果适应证掌握不当，正常组织受到较大范围照射，或剂量过大、恶性胶质瘤伴有高颅压征或脑干肿瘤等，仍会出现不同的放射性副反应。急性反应可于治疗后数小时、数天、数周内出现，主要为放射性脑水肿而导致的颅压升高症状，一般可预先或及时给予甘露醇加激素等脱水降颅压对症治疗，可以很快缓解或消失。

（2）SRS 治疗也可以于数月后才出现晚期副反应，大多是由晚反应组织的放射损伤而引起的。需定期地随访观察，一般每 3 个月头颅影像复查 1 次。给予活血化瘀药物治疗以改善脑组织的血液循环，减少晚期放射并发症的发生。

（六）评价

20 世纪 80 年代初，随着影像学和计算机技术的不断发展，立体定向放射外科已广泛地应用于颅内小体积、孤立的良、恶性肿瘤的治疗，并取得了显著的疗效。正确掌握其临床适应证，严格采取 SRS 治疗的一系列质量保证和质量控制措施，是取得 SRS 治疗成功的关键。随着临床经验的积累和技术上的改进，这种立体定向放疗技术目前已扩大到颅脑以外其他部位肿瘤的治疗，并开始探索分次治疗（SRT）的经验。SRS 在神经外科已显示出重要的作用，仍需要在临床应用中不断探索，综合评价。目前认为 SRS 既不能取代外科手术，也不能替代常规放疗，在这二者之间起到互补的作用。另外，从放射生物学来看，正常的脑组织特别是脑干、重要颅神经组织，对单次大剂量照射有着更大的放射生物效应，往往 SRS 治疗后靶点周围广泛性脑水肿，也是一种并不少见的并发症，其发生率可能较脑坏死更高。因此，开展 SRS 必须严格掌握其临床适应证。立体定向放射外科绝不是无创的，这需要神经外科、肿瘤放射治疗、影像诊断医师及放射物理师的共同参与，才能保证 SRS 技术成为颅内肿瘤一种安全、有效的治疗手段，才能充分发挥这种治疗技术的优势作用。

表 17-1 常见颅内肿瘤 SRS 周边剂量

肿瘤性质	周边剂量（Gy）
脑膜瘤	12~25
听神经瘤	10~25
垂体瘤：	
无分泌型	12~20
分泌型	15~30
转移瘤	12~30
胶质瘤：	
Ⅰ~Ⅱ级	12~20
Ⅲ~Ⅳ级	18~30

（潘绵顺　李　勇）

二、功能神经外科疾病的放射外科治疗

（一）帕金森病放射外科治疗

1. 概述　随着 CT、MRI 等先进影像学的出现，立体定向放射外科技术的发展，立体定向放射外科—伽玛刀治疗帕金森病（PD）成为一种方法。伽玛刀为一多个 ^{60} 钴源的放射装置，大约 201 个直径约为 1mm、长 20mm 的 ^{60} 钴源，呈半球形排列被安置在一个似头盔的防护罩内，通过立体定向放射外科原理，进行靶点毁损，达到治疗目的。1991 年，Lindquist 等首先报道应用伽玛刀治疗 2 例 PD 病人，经过 1~4 年随访，震颤均有改善，引起世界神经外科医师广泛重视。以后相继有较多学者报道，我国姚家楫、潘力、陈吉相等学者于 1995~1998 年，相继报道了伽玛刀治疗 PD 经验和随访结果。

2. 伽玛刀适应证、禁忌证　同第七章第三节帕金森病立体定向毁损术"二、手术适应证、禁忌证"一节。伽玛刀特别适宜高龄、心肝肺肾等脏器有功能障碍又不愿意接受开颅立体定向手术的患者。

3. 靶点选择 毁损灶仍然选择于丘脑腹外侧核中的 Vim 核（团）或苍白球，Gpi 治疗 PD 与开颅立体定向毁损术无本质区别，只是毁损灶制作方法不同。

4. 治疗步骤

（1）病人入准备室，取坐位，消毒、局麻下安装立体定向仪定位框架。定位框架安装结束，病人去 MRI 室定位扫描，按层厚 2mm 无层距扫描，获得图像后，通过光盘或网络将病人 MRI 图像输入计算机工作站，重建治疗部位的三维立体图像，通过 Gamma-TPS 软件规划伽玛刀剂量及靶点（等中心）位置，确定靶点 X、Y、Z 坐标值。以此点为中心，划出毁损灶在各层面上形态与大小，并且用颜色标记清楚，作为一可见靶点毁损区（图 17-11）。确定病灶中心剂量及周边剂量，制定出一个治疗规划。目前毁损丘脑腹外侧核治疗帕金森病选择的放射中心照射剂量是 100~150Gy，周边剂量约 60Gy，内囊边缘覆盖剂量为 20%。选用的准直仪直径为 4mm。放射后神经核（团）功能丧失需要一段时间才能出现。CT 或 MRI 连续观察发现，术后 2~4 个月，MRI 影像上才出现信号改变，显示水肿而无坏死表现。此时临床症状才有明显好转，震颤可消失，肌张力下降。术后半年左右，MRI 影像上显示水肿达到高峰，此期部分患者可出现神经功能障碍，如轻瘫等；随着水肿消退，这些障碍逐渐减轻，术后一年，CT 及 MRI 影像显示明确的坏死灶，周围无水肿。

（2）放射治疗结束，拆除定位框架，回病房进行生命体征观察和必要的治疗。

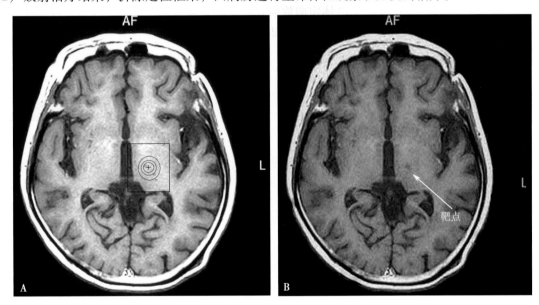

图 17-11 伽玛刀治疗帕金森病
A. 术前 MRI 示意图；B. 术后 MRI 示意图

5. 术中及术后注意事项

（1）术中注意事项：对靶点的定位应该准确核对；照射剂量选择适当；避开对颅内重要结构的损害；术中密切注意患者放射治疗过程中配合和情绪，必要时给予镇静剂。

（2）术后的注意事项：①继续使用抗 PD 药物，以后根据病情决定是否减量或停用；②对照射后反应的处理：早期可以表现为头痛等高颅压症状，系照射后血管源性水肿所致，酌情使用激素或脱水剂；晚期的反应表现为迟发性放射性坏死所导致的神经功能损害，并且为永久性损害，处理比较困难；③目前，临床怀疑有迟发性放射性坏死征象立刻行有关神经影像学检查，如 MRI 平扫+增强、FLIAR 成像、MRS、PWI 等进一步确诊。确诊后除对症治疗外，可选用贝伐珠单抗治疗，要向家属说明并注意药物不良反应。

6. 评价 目前立体定向放射外科治疗帕金森病仍处于探索和经验积累阶段。因此，要严格掌握手术适应证，尽量少使用伽玛刀治疗 PD。如果伽玛刀治疗后产生脑水肿等并发症，适当使用脱水剂，随时间延长症状会消失。

（二）癫痫立体定向放射外科治疗

1. 概述 1959 年，Talairach 报道了利用放射性同位素植入杏仁核-海马区治疗癫痫，这是最早使用放射外科治疗癫痫的尝试。使用伽玛刀或 X 刀对颅内 AVM 合并癫痫的患者进行立体定向放射外科治疗后，不但 AVM 闭塞，而且癫痫的发作也消失了。近来，国内外的许多立体定向放射神经外科中心开展了伽玛刀或 X 刀治疗癫痫。立体定向放射神经外科治疗癫痫的机制是毁损了致痫灶和阻断了癫痫的传播通路，即①致痫灶处神经元对放射线比较敏感，照射后引起神经元的变性、坏死，类似外科手术切除癫痫灶；②致痫灶处神经元传导的阻滞；③致癫痫神经元兴奋性降低；④放射线影响神经元或神经胶质细胞膜离子通道的功能。目前，使用立体定向放射神经外科治疗癫痫分为两大类：第一类为照射颅内的可见病灶引起的癫痫，如 AVM、肿瘤等；另一类为照射颅内的核（团）或传导路径，类似于立体定向毁损手术中的杏仁核、海马、穹隆、扣带回、丘脑等结构。为了提高立体定向放射治疗的疗效，术前应该行脑电图、PET、MRI、MEG 等检查以明确致痫灶的位置。如果不能肯定痫灶或为多源性痫灶，选择上述核（团）作为放射外科毁损灶。

2. 手术适应证、禁忌证

（1）适应证：①药物难治性癫痫，无法用传统手术切除者，致痫灶明确；②致痫灶位于重要功能区；③颅内有小的可见病灶（一般直径<30mm），位置深在，难以直接手术切除，并且脑电图检查提示癫痫波起源于此病灶处；④病人不能耐受开颅手术，家属与患者对立体定向放射神经外科治疗效果与有关事项了解和配合。

（2）禁忌证：①病人一般情况差，如严重的心、肝、肾衰竭，不能耐受放疗者；②癫痫伴有严重的神经功能障碍或智商低于 70 者；③癫痫放电弥散，定位不明确；④颅内有明确的病灶，可以直接手术切除而并发症少者，或者病灶很大（>4cm），无法用立体定向放射外科治疗者。

3. 手术步骤

（1）诊断明确，病人入治疗室，取坐位、消毒、局麻下安装立体定位框架，行 CT/MRI 扫描定位。

（2）将 CT/MRI 图像输送到计算机工作站，计算出靶区焦点 X、Y、Z 坐标值。也可以与 PET/CT、MEG 等图像相融合，选择最佳照射靶点。可见病灶引起癫痫应采用伽玛刀或 X 刀治疗，或根据癫痫发作类型选择基底节核（团）（图 17-12）。

（3）制订立体定向放射治疗的最佳计划，包括照射中心剂量、周边剂量、等剂量分布曲线、容积与照射剂量的关系等。

（4）实施放射治疗。

（5）放射治疗结束，拆除定向仪框架，回病房进行生命体征观察和必要的治疗。

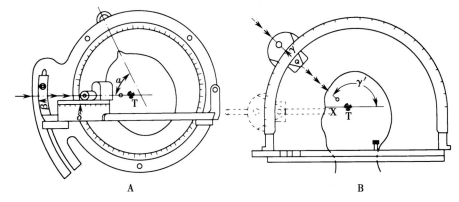

图 17-12 立体定向放射外科治疗颅内癫痫病灶示意图

A. 癫痫最佳照射靶点伽玛射线入颅轨迹（冠状位）；B. 同 A，（矢状位）

4. 放射剂量的选择 对于放射剂量的选择有两种意见，一种主张使用偏低的边缘剂量 10~20Gy 即可以形成有效的毁损灶；另一种主张使用较高的边缘剂量 75~100Gy。高剂量形成的较大的毁损灶，可能会影响周围的结构，造成神经功能损害。目前，国内大多采用偏低的边缘剂量照射，对一些核（团）毁损时边缘剂量控制在 15~25Gy 之间；接近脑干或视神经区域边缘剂量更低，一般在 8~12Gy。

5. 术中、术后注意事项

（1）术中注意事项：对靶点的定位应该准确核对；照射剂量选择适当；避开对颅内重要结构的损害；术中预防癫痫的发作。

（2）术后的注意事项：①手术后继续服用抗癫痫药物，根据癫痫发作的情况和脑电图复查，决定是否减量或停抗癫痫药；②对照射后反应的处理：早期可以表现为头痛等高颅压症状，系照射后血管源性水肿所致，酌情使用激素或脱水剂；晚期的反应表现为迟发性放射性坏死所导致的神经功能损害，并且为永久性损害，处理比较困难；③目前，临床怀疑有迟发性放射性坏死征象的立刻行有关神经影像学检查，如 MRI 平扫+增强、FLIAR 成像、MRS、PWI 等进一步确诊。确诊后除对症治疗，可选用贝伐珠单抗治疗，要向家属说明并注意药物不良反应。

6. 评价　立体定向放射神经外科治疗癫痫具有创伤小、精确度高的优点，国内外在这方面积累了不少经验。1992 年，Bardia-Salorio 报道了 11 例立体定向放射神经外科治疗癫痫，照射剂量为 10~20Gy，结果 4 例癫痫完全消失，3 例明显好转（癫痫发作减少 80% 以上），2 例癫痫发作减少 50% 以上。1997 年 6 月，在法国举行的第 8 届 Leksell 伽玛刀学会会议上，多组报道均认为立体定向放射神经外科治疗癫痫是一种有效、安全和创伤小的方法。国内广州南方医院的漆松涛等人（2002 年）报道了 30 例立体定向放射神经外科治疗癫痫，其中 60% 的病人癫痫发作明显减少。立体定向放射神经外科治疗癫痫，对于靶点的定位缺少手术中的电生理验证，尤其是无法行靶点处的脑电图描记。因此，对于有效靶点的确定有一定误差，而它可以通过术前 PET/CT、fMRI、MEG 等的图像融合技术进行部分纠正。在国外也有个别作者在照射前行立体定向穿刺，使用深部电极对靶点进行电生理验证。

（钱若兵　魏祥品）

（三）精神障碍性疾病放射外科治疗

1. 概述　应用立体定向放射外科（伽玛刀）治疗精神疾病首先是 Leksell 于 1972 年报道。一个世纪以来，立体定向放射外科治疗精神障碍性疾病在文献中报道的精神外科的术式和靶区很多，目前最常用的为毁损术式，主要靶点有扣带回毁损术、尾状核下束毁损术、内囊前肢毁损术、边缘白质毁损术或多靶点联合毁损等，一般都是在立体定向设备的帮助下行双侧多靶点毁损手术。20 世纪后期，精神疾病影像学研究的发展，通过 CT 和 MRI 的检查可以发现脑分裂症患者存在有脑结构学的改变。由此提出，强迫症、抑郁症和精神分裂症等神经精神性疾病可能是一种多因素引发的器质性改变的精神障碍。

精神障碍性疾病外科治疗，必需开颅钻孔，进行双侧多靶点毁损手术。采用伽玛刀治疗避免了外科手术常见的并发症，安全性高，比较容易被家属和病人所接受。由于病人有冲动、攻击等精神症状经常难以在治疗过程中配合，故需要行全身麻醉。近年来，南京脑科医院伽玛刀治疗中心采取伽玛刀治疗难治性精神病 14 例，远期疗效尚待评定。

精神外科发展道路是曲折的，须靠新兴的学科：影像学、脑科学、脑神经生化学及心理学的发展，促进神经病学和精神病学的发展，从而揭开精神疾病的发病机制。只要精神疾病发病机制一天不揭开，就会存在精神外科的争论。

2. 立体定向放射外科治疗适应证、禁忌证　同第十一章第二节精神疾病现代外科技术—立体定向毁损术"二、手术适应证、禁忌证"。

3. 立体定向放射外科治疗术前准备　同第十一章第二节精神疾病现代外科技术—立体定向毁损术"三、术前准备"。

4. 治疗步骤

（1）靶点选择与立体定向毁损术相同。一般根据精神障碍临床诊断来选择靶区，常采用的靶点有扣带回、内囊前肢、杏仁核内侧部等。

（2）麻醉一般选局麻，少数使用静脉麻醉。如果不能配合此手术，病人进入准备室（定位框架安装室），给予静脉麻醉，同时做好全麻插管准备。如果能配合完成此手术，在安装框架、扫描及放射外科治疗过程中给予局麻和肌注镇静剂。

（3）定位框架安装结束，送病人去 MRI 室定位扫描，按层厚 2mm 无层距扫描，获得图像后，通过光盘或网络将病人 MRI 图像输入计算机工作站，重建治疗部位的三维立体图像，按照精神疾病类型选择靶点，通过 Gamma-TPS 软件规划伽玛刀剂量及靶点（等中心）位置，确定靶点 X、Y、Z 坐标值。以此点为中心，划出毁损灶在各层面上形态与大小，并且用颜色标记清楚，作为一可见靶点毁损区（图 17-13）。确定病灶中心剂量及周边剂量，制订出一个治疗规划。

近几年临床经验，毁损的核（团）纤维束放射剂量在 90~120Gy，选用的准直器应根据不同靶点而选择直径为 4mm 或 8mm 准直器。

（4）放射治疗结束，拆除定位框架，回病房进行生命体征观察和必要的治疗。

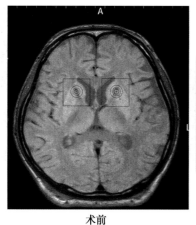
术前
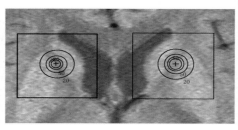
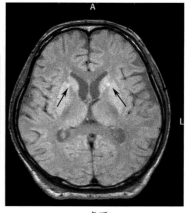
术后

图 17-13　精神障碍性疾病内囊前肢靶点及放疗示意图

5. 术中、术后注意事项

（1）术中注意事项：对靶点的定位应该准确核对；照射剂量选择适当；避开对颅内重要结构的损害；术中密切注意患者放射治疗过程中配合和情绪，必要时给予静脉麻醉完成放疗。

（2）术后的注意事项：①手术后继续服用抗精神性药物，以后根据病情决定是否减量或停抗精神性药；②对照射后反应的处理：早期可以表现为头痛等高颅压症状，系照射后血管源性脑水肿所致，酌情使用激素或脱水剂；晚期的反应表现为迟发性放射性坏死所导致的神经功能损害，并且为永久性损害，处理比较困难；③目前，临床怀疑有迟发性放射性坏死征象时立刻行有关神经影像学检查，如 MRI 平扫/增强、FLIAR 成像、MRS、PWI 等进一步确诊。确诊后除对症治疗外，可选用贝伐珠单珠单抗治疗，要向家属说明并注意药物不良反应。

6. 评价　脑立体定向毁损术治疗精神疾病已 60 余年历史，实践证明，这种方法可使部分情感性精神病、神经症、精神分裂症和癫痫伴精神障碍的患者症状缓解和康复。Mindus 等应用伽玛刀治疗强迫症 15 例，随访 1~7 年，70%以上症状改善和消失。自 2000 年 7 月起 4 年内，南京脑科医院共治疗 24 例精神疾病患者，其中强迫症和精神分裂症各 12 例，强迫症效果较好，精神分裂症疗效欠佳。安徽省立体定向神经外科研究所与安徽省精神卫生中心合作，对 15 例精神分裂症患者进行了 Our-旋转型伽玛刀治疗经长期随访，除少数临床症状改善不满意外，未见明显放射产生的副反应。随着立体定向放射外科技术发展，一些学者应用伽玛刀治疗精神疾病并能获得满意效果。

（魏祥品　汪业汉）

三、三叉神经痛的立体定向放射外科治疗

（一）概述

三叉神经痛（Trigeminal neuralgia，TN）是头面部常见的一种慢性疼痛。国际疼痛研究协会将三叉神经痛定义为在三叉神经分布区突然发生的、阵发性、严重的、短暂的刺痛，疼痛历时数秒至数分钟，

呈周期性，间歇期无症状，对口腔颌面的"扳机点"任何刺激可诱发疼痛，多发生于中老年人，女性多见，以上颌支和下颌支的发作为主，多发生于单侧，亦可双侧同时发病。TN 发作时疼痛剧烈，难以忍受，严重降低病人的生活质量，可导致病人焦虑、抑郁甚至自杀。流行病学研究表明，TN 发病率约 8/10 万，平均发病年龄为 62.7 ± 15.8 岁，且随着人口的不断老龄化，其发病率呈逐渐升高的趋势。

（二）三叉神经痛分型

三叉神经痛分为原发性及继发性二型。

1. 原发性 TN　系指检查无神经系统体征，可有病因或病因尚未阐明；一般具备下述 4 个特征：①有无痛间歇的发作性疼痛；②无明确的神经系统阳性体征；③有扳机点；④疼痛严格限制在三神经支配区域。临床表现多形容为触电样、刀割样或针刺样剧烈跳痛，由一定的痛灶开始，向受累神经的分部区域放射或由一支波及另一支分布范围。发作时患者常以手掌或毛巾紧按患侧面部或用力擦面部以期减轻疼痛，或在疼痛发作时不断作咀嚼动作，严重时常伴有面部肌肉呈反射性抽搐，口角牵向一测，又称"痛性抽搐"，合并面部潮红、流泪、流涎、流涕等自主神经症状。1/3 以上病人在患侧面部某一区域特别敏感，每遭轻微触动即可引起疼痛发作，将这一敏感区域称为"触发点"或称之"扳机点"。原发性三叉神经痛一般为慢性病程，大多渐进性加重，亦有自发的间歇性症状缓解期，自愈者甚少。

2. 继发性 TN　指可发现或查出三叉神经径路或其周围器质性病变，且随病变发展表现出神经系统体征。这时应考虑颅内肿瘤、血管畸形等病变可能；面部带状疱疹后也易发生继发性 TN，应尽早借助于头颅 CT、MRI 或 DSA 等检查，以利早期诊断和治疗。

（三）TN 的发病机制

TN 的发作是一个非常复杂的病理过程，至今没有满意的动物模型，制约了其病因学的研究。随着病理生理及神经影像学的发展，有越来越多的证据表明，中枢神经因素及外周神经因素均可导致 TN 的发作。

1. 中枢神经系统病因　Nguyen 等采用慢性电刺激 7 例 TN 患者大脑中央沟运动皮质，其疼痛缓解率为 40%～100%，且无一例产生癫痫样发作。梁维邦等对 6 例 TN 患者进行 PET/CT 扫描，观察异常代谢部位，结果有 5 例患者的三叉神经脊束核部位明显高代谢。

2. 周围神经病因　各种因素导致的三叉神经根或三叉神经节受压继发的神经脱髓鞘改变可能是诱发 TN 的重要原因。Gardner 等认为桥小脑角区异常位置的血管压迫了三叉神经后根便可致 TN，起压迫作用的血管可见一根或多根，压迫血管与三叉神经根之间表现有单纯接触、粘连、成角或轴性移位（图17-14）。这些血管压迫的部位主要在三叉神经根脑桥入口（root entry zone，REZ）5～10mm 处，位于颅神经近端脑干侧，中枢性少突胶质细胞髓鞘与远端周围性施万细胞髓鞘的移行区，该处存在生理性髓鞘薄弱，仅为少突胶质细胞所缠绕，对搏动性和骑跨性压迫特别敏感，导致了受压部位的神经纤维产生了局限的脱髓鞘变，造成相邻轴突之间神经元接触传导，以致相邻两纤维之间发生"伪触突"而发生"短路"，微小的触觉刺激可以通过短路传入中枢，而中枢的传出冲动亦可经过短路变为传入冲动，如此迷路的传导往返迅速积累，便引起了疼痛发作。这一理论不仅在局部解剖上找到了依据，也在三叉神经根微血管减压术（microvascular decompression，MVD）后的疗效上得到了验证。

（四）TN 的伽玛刀治疗适应证、禁忌证

1. 适应证

（1）诊断明确为原发性三叉神经痛，病程超过 2 年以上。药物治疗无效或出现药物不良反应。

（2）射频热疗无效或复发。MVD 手术后复发者。

（3）其他原因不能接收开颅手术或拒绝手术者。

（4）年龄超过 75 岁以上。

2. 禁忌证

（1）严重心、肝、肺、肾损害状态。

（2）继发三叉神经痛患者。

（3）年龄轻三叉神经痛患者或拒绝接受放射治疗者。

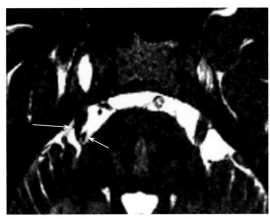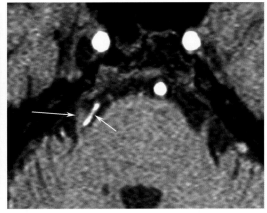

图 17-14　TN 的血管压迫学说
（MRI 3D-CISS 与 3D-TOF 显示的血管与三叉神经关系）

（五）TN 的伽玛刀治疗步骤

三叉神经痛患者首选治疗方案是药物治疗和微血管减压术治疗三叉神经痛。近年来，伽玛刀放射外科因为创伤极小，疗效显著已成为 TN 患者易于接受的重要治疗方法之一。

1. MRI 血管成像技术　如 3D-TOF 和 3D-CISS，可清楚显示面神经、三叉神经脑池段与毗邻血管。

2. 立体定向放射外科治疗三叉神经痛靶点，均选择 REZ 作为放疗治疗靶点。主要原因：①REZ 为靶点比半月节为靶点可获得更佳的放疗效应；②REZ 是三叉神经感觉根的入脑区段，此处照射能使所有的感觉神经纤维获得同步照射；③REZ 恰好穿越颅后窝脑脊液，在此容易获得良好的对比度，REZ 区的立体定位比半月神经节更精确。

3. 病人至准备室，一般取坐位，消毒，局麻，安装定位框架。然后送病人入 MRI 室，行薄层扫描，获取肿瘤影像资料。

4. 病人回准备室，通过光盘或网络将病人 MRI 图像输入计算机工作站，重建治疗部位的三维立体图像，通过 Gamma-TPS 软件规划伽玛刀剂量及靶点（等中心）位置，确定病灶中心剂量及周边剂量，制定出一个治疗规划。

5. 把病人送到立体定向放射外科治疗室，必须经神经外科医师、肿瘤放疗医师及放射物理师共同确定治疗计划，一般选直径 4mm 准直器，1~2 个靶点。中心最大剂量 70~90Gy，脑干周边剂量为 30% 左右，注意脑干安全。将病人置于伽玛刀治疗台上，按计划实施治疗（图 17-15）。

6. 放射治疗结束，拆除定位框架，回病房进行生命体征观察和必要的治疗。

（六）术后并发症及处理

1. 伽玛刀放射外科治疗三叉神经痛最常见的并发症是面部麻木感（8%）、三叉神经功能失调加重或者新出现的三叉神经功能失调（4%）、皮肤感觉异常（2%）；少量报道包括味觉丧失、耳聋等，无须特殊处理。

2. 放射外科治疗三叉神经痛术后数日至数月，疼痛逐渐缓解至消失。术后继续服一段时间卡马西平等镇痛剂。

（七）评价

Kondziolka（美国匹斯堡大学医学院）曾经对灵长类放射性实验，运用 4mm 准直器对三叉神经根部分别给予 80Gy 和 100Gy 的照射，6 个月后超微结构显示出无选择性的轴突变性和轻度水肿，而 100Gy 照射组出现部分神经轴突局灶性坏死。张金伟等选择 5 只恒河猴，1 只为对照，4 只行伽玛刀照射，选择靶点为三叉神经根，一侧为单靶点照射，对侧为双靶点照射，给予剂量分别为 60Gy、70Gy、80Gy 和 100Gy，照射后 6 个月取病理，行光镜、透射电镜及免疫组织化学检查；结果显示，60Gy、70Gy 对三叉神经的组织结构变化影响小；80Gy 可引起三叉神经部分轴突的变性、消失及脱髓鞘，更高的剂量 100Gy 可导致部分神经坏死。在相同剂量照射下，单靶点照射与双靶点照射神经组织结构损伤程度相近，两者

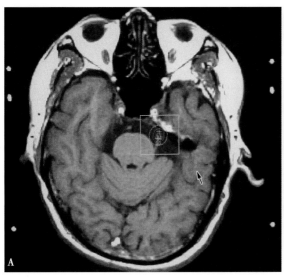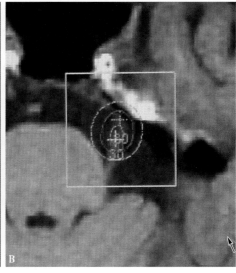

图 17-15　伽玛刀 TPS 系统提示的单靶点照射图
A. TN 伽玛刀放射治疗毁损区；B. 三叉神经局部放大及治疗剂量规划分布图

的照射神经长度-剂量效应关系差异无统计学意义。因此，放射外科治疗三叉神经痛是通过损伤局部足够多的神经轴突群以缓解疼痛，而面部感觉保存率高，表明未受损伤的神经轴突群足以保持大多数患者的三叉神经功能。疼痛缓解和感觉功能保存之间存在剂量相关性，Pollock 曾行 70～80Gy 的处方剂量与超过 90Gy 处方剂量的对照研究，结果表明高剂量组显著提高致残率，而有效率并没有得到显著提高。因而，在临床上常用的放射剂量为中心最大剂量为 70～90Gy，脑干表面的剂量不要超过其中心剂量的 30%。

多中心研究显示，以伽玛刀放射外科治疗的完全缓解率为 74%～90%，接近外科手术结果。Tuleasca 等回顾性分析 497 例仅接受过一次伽玛刀治疗的原发性三叉神经痛患者，中位随访时间 43.75 个月，37.2% 的患者在治疗后 48 小时内疼痛缓解，48 小时～30 天内疼痛缓解的占 42.8%；超过 30 天疼痛缓解的占 20%；相应的三组患者面部感觉减退的发生率分别为 13.7%、19% 和 30.6%。研究者认为伽玛刀起效快，疗效好，安全可靠，疼痛缓解时间越长面部感觉异常的发病率越高。Elaimy 等通过对 108 例患者的随访研究发现，伽玛刀治疗后 71% 的患者能达到较好的缓解效果（BNI I～III 级），中位缓解时间 11.8 个月；复发患者二次伽玛刀后 73% 的患者能达到较好的缓解效果，中位缓解时间 4.9 个月。Park 等对伽玛刀治疗后复发的 119 例患者行再次伽玛刀治疗，中位剂量为 70Gy，中位累积剂量为 145Gy，随访时间 48 个月，1 年疼痛缓解率为 87.8%，3 年为 69.8%，5 年为 44.2%，随访 18 个月后面部感觉异常的发生率为 21%，脑干边缘累积剂量大于 44Gy 的患者更容易出现感觉异常。研究者认为，伽玛刀的二次治疗总有效率同第一疗程，若第一疗程疼痛控制较好或出现相应三叉神经分布区感觉异常的患者，则第二疗程效果亦比较显著。李勇等对曾经接受过微血管减压术、伽玛刀放射外科治疗、射频或封闭治疗后疼痛复发的 TN 患者 59 例，再行伽玛刀放射外科治疗，并与同期未行上述治疗的 28 例患者进行对比分析，结果表明，复发性与初发性 TN 对伽玛刀治疗的反应相似。作者认为，伽玛刀放射外科治疗模式固定、疗效确切、既往治疗方式不影响 GKRS 疗效，也是 TN 复发患者的较好的治疗方式。

（潘绵顺　李 勇）

参 考 文 献

1. 殷蔚伯主编. 肿瘤放射治疗学. 北京：中国协和医科大学出版社，2008，222-245；183-199.

2. 汪业汉，吴承远，主编. 立体定向神经外科手术学. 北京：人民卫生出版社，2005，（4-5）：206-210.

3. 刘宗惠主编. 颅脑伽玛刀治疗学. 北京：人民卫生出版社，2006，3-9，24-62 .

4. Levivier M, Gevaert T, Negretti L. Gamma knife, Cyberknife, TomoTherapy: gadgets or useful tools? Curr Opin Neurol. 2011, 24 (6): 616-625.

5. Chung HT, Kim DG. Modern radiosurgery equipment for treating brain metastases. Prog Neurol Surg, 2012, 25: 236-247.

6. Descovich M, Sneed PK, Barbaro NM, et al. A dosimetric comparison between Gamma knife and Cyberknife treatment plans for trigeminal neuralgia. J Neurosurg, 2010, 113 Suppl: 199-206.

7. Sio TT, Jang S, Lee SW, et al. Comparing Gamma Knife and Cyberknife in patients with brain metastases. J Appl Clin Med Phys, 2014, 15 (1): 4095.

8. Semwal MK, Singh S, Sarin A, et al. Comparative clinical dosimetry with X-knife and gamma knife. Phys Med, 2012, 28 (3): 269-272 .

9. Wowra B, Muacevic A, Tonn JC. Cyberknife radiosurgery for brain metastases. Prog Neurol Surg, 2012, 25: 201-209.

10. Gevaert T, Levivier M, Lacornerie T, et al. Dosimetric comparison of different treatment modalities for stereotactic radiosurgery of arteriovenous malformations and acoustic neuromas. Radiother Oncol, 2013, 106 (2): 192-197.

11. Ma L, Petti P, Wang B, Descovich M, et al. Apparatus dependence of normal brain tissue dose in stereotactic radiosurgery for multiple brain metastases. J Neurosurg, 2011, 114 (6): 1580-1584.

12. Guss ZD, Batra S, Limb CJ, et al. Radiosurgery of glomus jugulare tumors: a meta-analysis. Int J Radiat Oncol Biol Phys, 2011, 15; 81 (4): e497-e502.

13. Tan SS, van PE, Nijdam WM, et al. A microcosting study of microsurgery, LINAC radiosurgery, and gamma knife radiosurgery in meningioma patients. J Neurooncol [Internet], 2011, 101 (2): 237-245.

14. Niranjan A, Kano H, Lunsford LD. Gamma knife radiosurgery for brain vascular malformations. Prog Neurol Surg, 2013, 27: 130-140.

15. Ammirati M, Cobbs CS, Linskey ME, et al. The role of retreatment in the management of recurrent/progressive brain metastases: a systematic review and evidence-based clinical practice guideline. J Neurooncol [Internet], 2010, 96 (1): 85-96.

16. Linskey ME, Andrews DW, Asher AL, et al. The role of stereotactic radiosurgery in the management of patients with newly diagnosed brain metastases: a systematic review and evidence-based clinical practice guideline. J Neurooncol, 2010, 96 (1): 45-68.

17. Descovich M, Sneed PK, Barbaro NM, et al. A dosimetric comparison between Gamma Knife and Cyberknife treatment plans for trigeminal neuralgia. J Neurosurg, 2010, 113 Suppl: 199-219.

18. Sio TT, Jang S, Lee SW, et al. Comparing Gamma knife and Cyberknife in patients with brain metastases. J Appl Clin Med Phys, 2014, 15 (1): 4095.

19. Tsao MN, Rades D, Wirth A, et al. Radiotherapeutic and surgical management for newly diagnosed brain metastasis (es): An American Society for Radiation Oncology evidence-based guideline. Pract Radiat Oncol. 2012, 2 (3): 210-225.

20. Voynov G, Kaufman S, Hong T, et al. Treatment of recurrent malignant gliomas with stereotactic intensity modulated radiation therapy. Am J Clin Oncol, 2002, 25 (6): 606-611.

21. 陈杰. 立体适形调强放射治疗的进展. 福州总医院学报, 2006, 13 (2): 125-129.

22. 孙颖, 卢太祥. 肿瘤放射治疗的临床应用体会. 新医学, 2005, 4 (36): 193-195.

23. Narayana A, Yamada J, Berry S, et al. Intensity-modulated radiotherapy in high-grade gliomas: clinical and dosimetric results. Int J Radiat Oncol Biol Phys, 2006, 64 (3): 892-897.

24. 张淑慧, 杨敬贤, 崔广余, 等. 放疗定位膜制作及体位固定质量控制. 中国医学物理学杂志, 2015, 32 (4): 554-558.

25. 沈君姝, 王朋, 朱锡旭, 等. MRI 与 CT 图像融合在颅内肿瘤的靶区勾画和对治疗计划影响的初步研究. 生物医学工程与临床, 2013, 17 (4): 363-366.

26. 马永忠, 王石进, 苏旭. 放射治疗并发的靶外放射损伤. 中国自然医学杂志, 2007, 9 (3): 267-270.

27. Levin VA, Bidaut L, Hou P, et al. Randomized double-blind placebo-controlled trial of bevacizumab therapy for radiation necrosis of the central nervous system. Int J Radiat Oncol Biol Phys, 2011, 79: 1487-1495.

28. 朱锡旭, 李兵. Cyberknife 立体定向放射治疗学. 南京: 江苏凤凰科学技术出版社, 2014, 9, 520-537.

29. Conti A, Pontoriero A, Ricciardi GK, et al. Integration of functional neuroimaging in Cyberknife radiosurgery: feasibility and dosimetric results. Neurosurg Focus, 2013, 34 (4): 1-8.

30. Lippitz B, Lindquist C, Paddick I, et al. Stereotactic radiosurgery in the treatment of brain metastases: The current evidence.

Cancer Treatment Reviews，2014，40：48-59.

31. Sun A，Bae K，Gore EM，et al. Phase III trial of prophylactic cranial irradiation compared with observation in patients with locally advanced non-small-cell lung cancer：neurocognitive and quality-of-life analysis. J Clin Oncol，2011，29（3）：279-286.

32. Kilby W，Dooley JR，Kuduvalli G，et al. The Cyberknife Robotic Radiosurgery System in 2010. Technol Cancer Res Treat，2010，9（5）：433-552.

33. Chuang CF，Larson DA，Zytkovicz A，et al. Peripheral dose Measurement for Cyberknife radiosurgery with upgraded linac shielding. Med Phys 2008，35（4）：1494-1496.

34. Ho AK，Fu D，Cotrutz C，et al. A study of the accuracy of cyberknife spinal radiosurgery using skeletal structure tracking. Neurosurgery 2007，60（2 Suppl 1）：147-156.

35. Ozyigit G，Cengiz M，Hurmuz P，et al：Robotic Stereotactic Radiosurgery in Nasal Cavity and Paranasal Sinus Tumors. Technology in Cancer Research & Treatment，2014，13（5）：409-413.

36. Soffietti R，Kocher M，Abacioglu UM，et al. A European Organization for Research and Treatment of Cancer phase III trial of adjuvant whole-brain radiotherapy versus observation in patients with one to three brain metastases from solid tumors after surgical resection or radiosurgery：quality-of-life results. J Clin Oncol，2013，31（1）：65-72.

37. Inoue HK，Sato H，Seto K，et al. Five-fraction Cyberknife radiotherapy for large brain metastases in critical areas：impact on the surrounding brain volumes circumscribed with a single dose equivalent of 14 Gy（V14）to avoid radiation necrosis. J Radiat Res，2014，55（2）：334-342.

38. Paganetti H，Niemierko A，Ancukiewicz M，et al. Relative biological effectiveness（RBE）values for proton beam therapy. Int J Radiat Oncol Biol Phys. 2002，53（2）：407-421.

39. Chung CS，Yock TI，Nelson K，et al. Incidence of second malignancies among patients treated with proton versus photon radiation. Int J Radiat Oncol Biol Phys，2013，87（1）：46-52.

40. Jimenez RB，Sethi R，Depauw N，et al. Proton radiation therapy for pediatric medulloblastoma and supratentorial primitive neuroectodermal tumors：outcomes for very young children treated with upfront chemotherapy. Int J Radiat Oncol Biol Phys，2013，87（1）：120-126.

41. Brown AP，Barney CL，Grosshans DR，et al. Proton beam craniospinal irradiation reduces acute toxicity for adults with medulloblastoma. Int J Radiat Oncol Biol Phys，2013，86（2）：277-284.

42. Foote RL，Stafford SL，Petersen IA，et al. The clinical case for proton beam therapy. Radiat Oncol，2012，7：174.

43. Wang Z，Nabhan M，Schild SE，et al. Charged particle radiation therapy for uveal melanoma：a systematic review and meta-analysis. Int J Radiat Oncol Biol Phys，2012，86（1）：18-26.

44. Brenner DJ，Hall EJ. Secondary neutrons in clinical proton radiotherapy：a charged issue. Radiother Oncol，2008，86（2）：165-170.

45. Hoppe BS，Michalski JM，Mendenhall NP，et al. Comparative effect veness study of patient-reported outcomes after proton therapy or intensity-modulated radiotherapy for prostate cancer. Cancer，2014，120（1）：1076-1082.

46. 魏祥品，汪业汉，傅先明，等. 影响立体定向活检的相关因素分析. 功能性和立体定向神 经外科杂志，2001，14（4）：202-205.

47. 殷蔚伯，谷铣之主编. 肿瘤放射治疗学. 第3版. 北京：中国协和医科大学出版社，2002：215-239.

48. Ito K，Shin M，Matsuzaki M，et al. Risk factors for neurological complications after acoustic neuroma radiosurgery：refinement from further experiences. Int J Radiat Oncol Biol Phys，2000，48：75-80.

49. Ho KH，Hall WA，Gerbi BJ，et al. The role of radiosurgery for multiple brain metastases . Neurosurg Focus，2000，9：7-13.

50. Votrubec M，Thong I. Neuropathic pain--a management update. Aust Fam Physician，2013，42（3）：92-97.

51. Spatz AL，Zakrzewska JM，Kay EJ. Decision analysis of medical and surgical treatments for trigeminal neuralgia：how patient evaluations of benefits and risks affect the utility of treatment decisions. Pain，2007，131（3）：302-310.

52. Zakrzewska JM，Linskey ME. Trigeminal neuralgia. BMJ，2014，348：g474.

53. 梁维邦，徐武，倪红斌，等. 应用PET/CT探讨三叉神经痛的发病机制. 江苏医药，2010，36：2036-2037.

54. 张金伟，李宝馨，蒋传路，等. 伽玛刀照射猴三叉神经的病理组织学研究. 中华神经外科杂志，2010，26（9）：851-854.

55. 颜剑豪, 江桂华, 曾少庆, 等. 健康者三叉神经磁共振扩散张量成像研究. 中华神经医学杂志, 2011, 10 (8): 829-833.

56. 秦泗佳, 王福. 原发性三叉神经痛发病机制的研究进展. 中华神经外科杂志, 2012, 28 (12): 1293-1295.

57. 潘绵顺, 王鹏, 李勇, 等. 原发性三叉神经痛伽玛刀放射外科治疗的有效性评估. 中国疼痛医学杂志, 2012, 18 (5): 258-263.

58. 李勇, 潘绵顺, 邱书珺, 等. 复发性三叉神经痛的伽玛刀放射外科治疗分析. 立体定向和功能性神经外科杂志, 2014, 27 (3): 162-164.

59. Kanpolat Y, Savas A, Bekar A, et al. Percutaneous controlled radiofrequency trigeminal rhizotomy for the treatment of idiopathic trigeminal neuralgia: 25-year experience with 1600 patients. Neurosurgery, 2001, 48 (3): 524-534.

60. Pollock BE, Phuong LK, Gorman DA, et al. Stereotactic radiosurgery for idiopathic trigeminal neuralgia. J Neurosurg, 2002, 97: 347-353.

61. Chan MD, Shaw EG, Tatter SB. Radiosurgical management of trigeminal neuralgia. Neurosurg Clin N Am, 2013, 24 (4): 613-621.

62. Tuleasca C, Carron R, Resseguier N, et al. Patterns of pain-free response in 497 cases of classic trigeminal neuralgia treated with Gamma Knife surgery and followed up for least 1 year. J Neurosurg, 2012, 117, Suppl: 181-188.

63. Elaimy AL, Lamm AF, Demakas JJ, et al. Gama knife radiosurgery for typical trigeminal neuralgia: An institutional review of 108 patients. Surg Neurol Int, 2013, 17 (4): 92.

64. Sudahar H, Kurup PG, Murali V, et al. Comparative analysis between 5 mm and 7. 5mm collimators in Cyberknife radiosurgery for trigeminal neuralgia. J Med Phys, 2013, 38 (3): 120-124.

65. Descovich M, Sneed PK, Barbaro NM, et al. A dosimetric comparison between Gamma Knife and Cyberknife treatment plans for trigeminal neuralgia. J Neurosurg, 2010, 113 Suppl: 199-206.

66. Tarricone R, Aguzzi G, Musi F, et al. Cost-effectiveness analysis for trigeminal neuralgia: Cyberknife vs microvascular decompression [J]. Ropsychiatr Dis Treat, 2008, 4 (3): 647-652.

67. Fariselli L, Marras C, De Santis M, et al. Cyberknife radiosurgery as a first treatment idiopathic trigeminal neuralgia. Neurosurgery, 2009, 64 (2 Suppl): A96-101.

68. Xu Z, Schlesinger D, Moldovan K, et al. Impact of target location on the response of trigeminal neuralgia to stereotactic radiosurgery. J Neurosurg, 2014, 120 (3): 716-724.

69. 朱锡旭, 李兵. Cyberknife 立体定向放射治疗学. 江苏凤凰科学技术出版社, 2014, 9: 1-15.

70. Steffey-Stacy EC. Frameless, image-guided stereotactic radiosurgery. Semin Oncol Nurs, 2006, 22 (4): 221-232.

71. Andrews DW, Bednarz G, Evans JJ, et al. A review of 3 current radiosurgery systerms. Surgical Neurology, 2006, 66 (6): 559-564.

72. Antypas C, Pantelis E. Perfoamance evaluation of a Cyberknife G4 image-guided robotic stereotactic radiosurgery system. Phys Med Biol, 2008, 53 (17): 4697-4718.

73. Cheng W, Adler JR. An overview of Cyberknife radiosurgery. Chin J Clin Oncol, 2006, 3 (4): 229-243.

74. Rodallec MH, Feydy A, Larousserie F, et al. Diagnostic imaging of solitary tumors of the spine: what to do and say. Radiographics, 2008, 28 (4): 1019-1041.

75. Coste-Maniere E, Olender D, Kilby W, et al. Robotic whole body stereotactic radiosurgery: clinical advantages of the Cyberknife integrated system. Int J Robotics and Computer Assisted Surg, 2005, 1 (2): 28-39.

76. Bassinet C, Huet C, Derreumaux S, et al. Small field output factors measurements and correction factors determination for several detectors for a Cyberknife and linear accelerators equipped with microMLC and circular cones. Med Phys, 2013, 40 (7): 071725.

77. 巩汉顺, 鞠忠建, 徐寿平, 等. G4 Cyberknife-全新式立体定向放疗设备及其临床应用. 医疗卫生设备, 2013, 34 (4): 127-129.

第十八章

机器人辅助立体定向和功能性神经外科

一、研究背景

机器人具有不知疲倦、准确、稳定性好、对生物化学危险能耐受、可远程控制等优点。机器人在工业上的应用已有几十年的历史，而当代的外科医师工作，在很大程度上与20世纪60年代一模一样，仍然手工操作。最近有一些医疗中心把机器人应用于外科手术中。机器人在神经外科的临床使用主要还局限于立体定向和内镜手术范围内，目前逐步应用到颅内肿瘤、脑出血等疾病的治疗中。

机器人严格准确的定义较困难，按照国际标准化组织（ISO）的定义：机器人是一种自动的、位置可控的、具有可编程能力的多功能机械手，这种机械手具有几个关节，它能够借助于可编程程序和特定装置来执行各种任务。另外，还规定了机器人的三条法则：①机器人不能伤害人；②机器人必须遵守人给它下达的命令，除非命令与第一法则相违背；③机器人必须保护自身的存在，只要这种保护不与第一或第二法则相违背。

机器人的发展依赖于计算机技术的发展，而计算机的发展与立体定向神经外科的进步息息相关。从20世纪80年代中期开始，许多先进国家都十分重视并积极开展机器人辅助医疗外科领域的研究，设立专项基金，积极研究与开发具有高新技术的医疗器械。许多著名的国际学术专业会议都将机器人辅助外科技术单独列为一个专题。

医用外科机器人是近几年在多学科交叉领域中兴起的，成为越来越受关注的前沿课题之一。它通常是指基于CT计算机层面扫描图像或MRI建立的三维医学模型，对医疗外科手术进行规划与虚拟操作，最后实现传感机器人的辅助定位和操作。人们预计，开展这方面的研究不仅在手术精确定位、手术最小损伤、手术提升效率等方面将带来一系列的技术变革，而且将改变常规医疗外科的许多概念。对新一代手术设备的开发和研制，将对医学的教学与研究等方面的发展产生深远的影响。目前，正在不断研究和探索以下三个重要问题：①在实际手术操作之前，让计算机产生三维医学模型，并进行虚拟手术操作和规划，以选择最佳手术方案；②利用机器人技术实现病灶精确定位和手术最小损伤，以辅助神经外科医生完成精细的立体定向手术操作；③利用遥控操作技术，可以避免术者在 X 线下操作或注射同位素进行内放疗时的辐射伤害，同时可以完成异地遥控操作手术。

如今医用外科机器人的研究主要集中在神经外科（neurosurgery）、脊柱外科（spinal surgery）、矫形外科（reconstructive/plastic surgery）、心胸外科及内镜外科（endoscopic surgery）等，其中机器人辅助神经外科立体定向手术是十分重要的研究与发展热点（图 18-1）。

二、国外发展概况

（一）概况

20 世纪 70 年代出现了计算机断层扫描技术（CT），该技术能够获得比 X 线摄片分辨率更高的图像，从而使脑内靶点的立体定向更精确。随着 CT 引导手术、神经

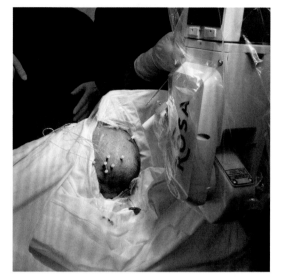

图 18-1 机器人辅助神经外科手术

外科立体定向新设备不断涌现，开启了计算机与机器人辅助医疗外科研究，建立了实验系统，并对一些动物模型进行了大量实验研究，积累了相应的经验。

1985 年，Kwoh 等率先研究了机器人辅助神经外科手术。他们通过对机器人市场的全面调查和分析，选择了一种比较适合神经外科手术的小型机器人 PUMA260。PUMA260 是一种可编程的通用机器人，它以高重复精度（0.05mm）完成复杂的工作，并能保持稳定的轨迹。它的运动功能与人体相类似，其腕、肩、肘、腰部位可以并行或分别旋转。另外，PUMA260 具有较好的安全性，当它的电气或机械失效后，安装在腰、肩、肘等部位的刹车弹簧能够有效地制动，避免机械位置意外移动造成对患者的伤害。在早期试验过程中，PUMA260 与立体定位框架一起使用，主要原因是从安全可靠性的角度考虑；当机器人一旦出现故障时，可以重新安装立体定向仪的弧形弓，由人工继续手术。例如应用 PUMA260 机器人进行脑立体定向活检手术，首先将病人的头部固定在带有 N 字形定位标记的基座环上，进行 CT 扫描确定靶点，计算出靶点在基座环坐标系中的三维坐标值，然后在工程师的协助下，将 PUMA260 机器人与定向仪的基座环连接固定，这样可将探针指向靶点。机器人可以根据医生选择的穿刺方向，始终保持将探针指向靶点。在确定出最佳路径后，医生在颅骨上钻孔并插入探针，在机器人定位控制下，迅速而准确地取到病理标本。

1987 年，Benabid 将一种 6 个自由度旋转关节（6-DOF）的机器人用于颅内定位"置管"手术。机器人与定向仪框架结合，通过定位 X 线、CT、MRI 和 DSA 确定其手术轨迹，这些图像还可与脑定位图谱相融合，进行术前手术计划的制订。同样，根据 Universal Robotic 系统原理研发一种 6-DOF Hexapod 机器人叫做 Evolution 1，可进行脑和脊髓手术；这个系统基于一个平行启动器配置，它可提供较高的准确性和承载能力。准确性是立体定向手术的根本，承载能力使得它可以进行颅骨钻孔、椎弓根固定术。另外一种是 6-DOF Cyberknife 机器人，现已用于临床无框架立体定向放射外科治疗领域，准确性可与当代有框架系统相一致。美国宇航局的喷气推动实验室，开发了一种外科操作器叫做机器人辅助显微外科系统（Robot assisted microsurgery system，RAMS）。6-DOF RAMS 机器人可进行各种类型的显微外科手术，现已完成包括眼科、微血管吻合的可行性研究。

还有 Robot-Sim，最近也被开发出来并用于神经外科。Neu-Robot 它可以和内镜相结合使用。Jhons Hopkins 大学的 Taylor 等人报道了一种"稳定手臂"系统（steady hand system），可以用于加强显微外科手术。加拿大 MD 机器人公司已经在策划和制造一种设备，叫做神经外科机器人（NeuroArm）。

近年来，法国、日本、瑞士、英国、美国等也都开展了计算机与机器人辅助脑立体定向手术的研

究。ROSA 立体定向机器人已经在欧洲广泛应用于临床手术，主要辅助治疗癫痫、帕金森病等功能神经外科疾病。

（二）国外机器人立体定向手术辅助系统（ROSA）简介

机器人立体定向手术辅助系统（robotized stereotactic assistant，ROSA）又称立体定向多功能神经外科机器人，为 Medtech 公司研发，核心技术是采用了六个自由度的机械臂传感技术、软件控制技术、无标记点的自动注册功能。它将手术计划系统、专利的导航功能及机器人辅助器械定位和操作系统（可提供触觉反馈可视化功能）整合于一体，在功能神经外科手术（如 SEEG、深部电极植入术）中多功能展现尤为突出，克服了传统的框架式立体定向仪和导航系统应用的局限性。

1. ROSA 机器人的技术特点　ROSA 是立体定向发展和计算机技术密切结合的产物，主要技术特点如下：①ROSA 机器人辅助系统中的图像三维融合软件不仅能准确设定靶点，还可得出手术最优方案。该系统进行人脑虚拟三维空间重建，自动定位每根电极置入所需的颅骨钻孔部位及方向，设定出靶点并模拟手术路径，根据置入路径长度选用合适的深部电极，从而精确地得出深部电极置入方案；②ROSA 机器人立体定向辅助系统不使用立体定向头架，不受框架自身误差和安装框架误差的影响，精准度高。

由于 ROSA 机器人辅助系统不使用头架，适用于所有颅型的患者；对于恐惧和不配合手术的患者，减少了安装立体定向头架程序，减轻了患者紧张和恐惧心理；对于手术操作者而言，无框架设计让术者的术野和操作空间扩大，避免了框架对电极置入操作的限制，尤其适合脑内多个病灶的患者。

2. ROSA 机器人的操作流程（以 DBS 电极植入为例）　制定手术计划→数据导入→安装 ROSA→定位注册→器械引导和操作→电极植入（图 18-2、视频 7）。

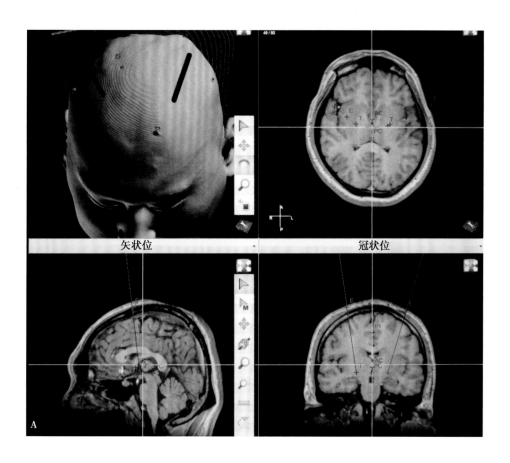

矢状位　　　　　　　冠状位

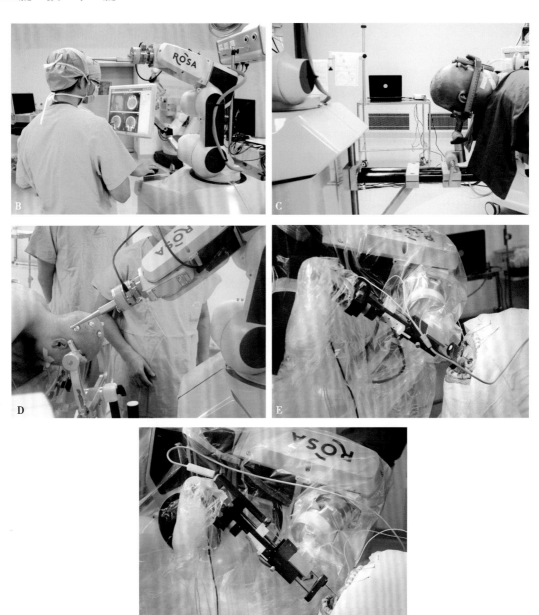

图 18-2　ROSA 机器人的操作流程
A. 手术计划；B. 数据导入；C. 安装 ROSA；D. 定位注册；E. 器械引导和操作；F. 电极植入

3. ROSA 机器人的临床适用范围　①功能神经外科范围内：使用在 SEEG 手术、DBS 电极植入、大脑皮层刺激术、脑内病灶射频毁损术等；②脑内病灶组织活检手术；③在内镜下对错构瘤、脑囊肿、颅咽管瘤、垂体瘤的切除术等；④对颅内肿瘤切除、致痫灶的切除术，可达到精准开颅手术等。

三、国内发展概况

我国北京、上海、哈尔滨等地相继开展了医用机器人的研究，并取得明显临床成果。海军总医院与北京航空航天大学机器人研究所联合开发应用的计算机辅助外科机器人 CASR 系统（computer assisted surgery robot）已常规应用于脑立体定向手术，并且在临床上实现了无框架及远程遥控操作立体定向手术。到目前已经完成六代产品研发。

第一代通用机器人（1997 年），选择 PUMA260 为基础。PUMA260 是一种可编程的通用机器人，并能保持稳定的运动轨迹；主要由操作机、控制器、示教盒、监视器、键盘和驱动器组成。它的运动与人体相似，6 个关节可以完成腕、肩、肘、腰部位并行或分别旋转操

视频7　ROSA
机器人引导下
SEEG 电极植
入术

作。6 个关节分别配有永磁电机和伺服驱动系统。每个关节上具有极坐标系统，能进行较大范围角位移动。

第二代被动机器人（1999 年），从临床实用性和安全性考虑，采用被动式机器臂系统，又称为无框架立体定向手术仪。利用影像引导装置、三维定位软件和智能机械臂完成测量靶点坐标，规划穿刺轨迹和平台导航操作等功能。手术时取代了传统的立体定向仪框架。

第三代主动机器人（2001 年），将被动性操作机械臂变为主动性，可在医院局域网内执行术者发出的指令，主动沿预定轨迹运动将穿刺针指向靶点。

第四代远程机器人（2003 年），主要加强了遥控操作功能。采用旁立拉杆式底座，利用通讯光缆远程传递信息，实时遥控操作脑立体定向手术。

第五代自动识别机器人（2006 年），增加了立体视觉识别定位系统，使得远程网络传输的遥控操作手术更加安全。该系统借助互联网，完成了远程遥控操作立体定向手术。

第六代智能机器人（2014 年），汇集了前五代机器人的主要功能，加强了自动化程度，使得图像引导融合处理快捷，主动选择标志点可靠，手术精度更加准确。该系统主要功能与国外同类产品 ROSA 相似，但还具有远程遥控操作功能。

今后的研究方向：①进一步提高定位精度；②进一步利用遥控操作技术；③设计机器人接口可以更换更多的手术工具（如内镜或记录电极等）；④实现计算机在整个手术过程中轨迹的实时显示等。目前，虽然可给计算机输入必要的仿真数据，让机器人自己进行轨迹选择，但是耗费时间较多，并且机器人的运动有可能妨碍或损害周边医疗设备或病人。随着高新技术的发展，计算机与机器人辅助脑立体定向技术将会更加完善。

目前，我国很多科研机构团队人员希望通过不懈努力推出新一代神经外科机器人，在未来手术中适用于更多领域，如北京柏维康科技有限公司 2015 年推出的 Remebot 神经外科机器人（图 18-3）。

第二节　医用机器人辅助无框架立体定向术

一、医用机器人概述

医用机器人就是程序化与环境互动计算机系统的伸延。医用机器人系统是一个庞大复杂的系统，它包括如下结构。

1. 机器人的机械部分　它的底座可安装于地板、手术床或手术室天花板上。它必须牢固地安装，以便提供一个稳定的参照系统作为注册时使用。自由活动关节的运动可以是平行的（进行相邻两个关节的移动），或者是旋转的（关节之间旋转移动而非平面移动）。每个关节都有一个自由度（DOF）。一般近端三个关节为主要关节，限制操作器的工作范围（envelope）。工作范围显示一个机器人可以达到的三维空间，却不能定位空间某一个目标；远端三个关节能定位空间中的目标，通过水平、旋转和左右倾斜的运动功能完成定位工作。

2. 机器人的启动器　通过机器人内部"本体感受器"的指引，运动操作器的关节，产生定位作用。启动器具有三种类型：液压启动器、气动启动器、电动启动器。一般常用直流电动启动器，避免了传统的皮带或电缆的摩擦力。电动发动机可以用直接驱动或用齿轮驱动，齿轮转动可增加扭矩和降低速度，使之处于一个合适的水平。

3. 感应器　机械操作的灵巧需要一个外部感受器去整合外部环境，感受器能使操作在工作空间中发生灵巧和适应的改变；感受器可以是视觉的，也可以是非视觉的，前者可以移动，安装于操作臂上或固定于工作范围（envelope）内。光缆也可插入机器人的手指或手腕上，产生一个"眼-手"模式。非视觉感受器用于评估力量、触觉、目标接近和操作器的三维空间。

4. 终端效应器（机器人灵巧手） 具有力量、触摸或光感受器，能完成多种工作，并使得工作能连续进行。

5. 机器人控制系统 接受操作者的输入信息，控制机器人操作环境。通过一个控制面板或操作界面，运用离线编程计算机语言软件可以快速整合感受器数据；通过软件程序、自然语言程序，允许机器人自主功能的发挥。同时，保留人类干预的方式存在。

6. 感觉学（haptics） 是一门有关触觉和运动学的科学，能够触摸、感觉和操作达到目标，提供一个沉浸于环境之中的感觉，对医学应用机器人来说非常重要。

二、医用机器人技术原理

目前，各国有很多型号机器人在医学临床上应用。以我国开展 CASR-HBI 型机器人为例，它是利用识别病人头部标志物（Marker）的方法，替代立体定位框架。首先进行 CT/MRI 扫描，三维重建病人的影像学资料，创建虚拟手术空间。通过注册识别标志物，实现虚拟手术空间与机器人现实操作空间的简易映射，这样术者就可以在虚拟手术空间规划手术路径及穿刺靶点，机器人则按照术者的规划，在现实操作空间进行定位，并提供手术操作平台，完成多种类型的微侵袭性定位脑手术。

三、医用机器人手术适应证及禁忌证

1. 适应证 原则上讲，凡是应用立体定向手术诊治的病人，均适合采用机器人辅助无框架定位系统实施手术。包括：①脑深部血肿排空术；②脑脓肿引流术；③颅内异物（包括颅内弹片）摘除术；④脑深部病变活检术；⑤脑内病变药物灌注；⑥脑内核（团）毁损术；⑦神经细胞移植术；⑧脑内癫痫病灶检测等。

2. 禁忌证 由于机器人辅助无框架定位脑手术较传统立体定向手术创伤小，禁忌证相对较少。包括：①后颅窝、脑干病变，富含血管的病变；②有严重出血倾向者；③严重心、肝、肾、肺疾病，重度高血压患者；④不愿接受此方法的患者和家属。

四、术前准备

1. 术前要进行头颅 CT、MRI 等一系列检查，然后进行多模态影像融合技术。

2. 术前一般性检查 常规血化验检查、凝血功能、心电图、胸部 X 线片/CT 等，排除严重心肺疾病障碍。

3. 进行充分沟通，向患者及家属讲明手术目的、并发症、预后，取得病人和家属的理解与合作。

五、体位与麻醉

采用平卧位。根据患者疾病不同与配合程度，局部麻醉，必要时全身麻醉。

六、手术步骤

1. 手术者要熟悉机器人辅助神经外科具体操作步骤。

2. 通过头部标志物实现无框架手术靶区定位，首先在病人头部贴附 4~6 个以上标志物（部分疾病采用机器人辅助神经外科手术，需用金属颅骨固定标志物），进行 CT/MRI 扫描，代替立体定位框架。

3. 三维重建虚拟手术定位空间 将 CT/MRI 图像通过多重输入方法（扫描仪、光盘、网络）输入主控计算机，进行三维模型重建，获得虚拟手术定位空间。术者在虚拟手术空间内标记手术区域，确定手术靶点，规划手术路径。

4. 机器人施行手术时，患者的头部常采用塑型枕、胶带或手术头架等方式固定病人头位，形成一个稳定的现实手术操作空间，保证手术空间与机械臂的相对位置不变。

5. 当机器人的位置与患者头部相对固定后，以被动机械臂的工作尖端分别点触病人头上的标志物（主动型机器人可自动识别）即配准，实现虚拟手术定位空间与实现手术操作空间的对应。用 Z-Touch

激光定位红外注册仪扫描病人头部，避免皮肤过度移动，计算机将扫描获得眶颅影像和原头颅三维重建图自动融合，迅速准确完成注册。也可用 Softouch 接触式定位注册。

6. 完成两个空间的相互对应后（注册），机器人的操作路径即显示在虚拟手术定位空间内。当机器人的操作路径与手术规划路径相吻合时，即锁定机械臂。机械臂的末端作为手术操作平台，可导入各种相应的手术器械，如穿刺针、活检器、内镜、引流管或肿瘤切除器械等，进行准确导航和各种手术操作。

7. 手术结束时，逐步停止机器人操作过程，人工缝合头皮，手术结束（图 18-3）。

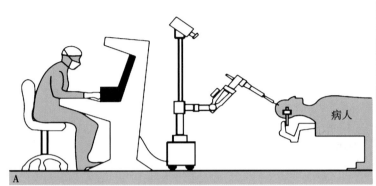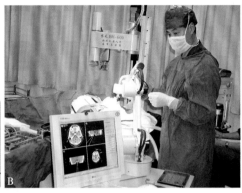

图 18-3　机器人辅助无框架立体定向神经外科手术示意图
A. 机器人手术操作全过程示意图；B. 机器人辅助手术实例

七、术中及术后注意事项

1. 机器人辅助无框架立体定向神经外科手术涉及面广，手术者应该系统地了解机器人基本组成、微电子技术、图像处理、虚拟现实技术、微创手术等知识。

2. 本方法基于 CT、MRI 多模态图像融合技术，通过建立三维坐标，对脑立体定向手术进行规划与虚拟操作，最后实现多传感器智能机械臂的辅助定向与导航。术中要熟练掌握其方法。

3. 整个手术过程必须要注意无菌操作。

4. 手术医师要观察多个手术显示器，注意机器人在操作过程中步骤是否正确，是否可能伤害患者，必要时实行人工干预。

5. 如果术中发生出血，立刻停止机器人操作，给予必要的人工止血或开颅手术。

6. 术后注意病人生命体征变化，应用抗生素及其他处理（同一般开颅术）。

八、评价

医疗用机器人系统由辅助规划导航系统和辅助操作系统组成。医生在外科手术前后期间必须完成的工作：①在手术开始之前，医生浏览病人手术部位的三维重构图像，对该部位及邻近区域的解剖结构有一个明确的认识，然后进行手术规划、确定病灶轮廓和手术路径等；②手术规划完成后，医生在三维图像空间进行手术的仿真操作，以确定最佳的手术方案；③手术过程中，医生要观察手术器械在人体组织中位置和器械周围的组织信息，确保手术的安全进行。

传统的手术方法由于手术部位不能预见，手术过程也不能预演，手术的成功与否依赖于外科医生的解剖学知识和手术经验，手术风险和创伤都比较大。在手术规划导航系统上进行手术方案选择时，医生可以将专家以往的经验融于其中，使手术方案的可行性得到进一步的提高。辅助手术操作是在手术规划导航下完成后，再将手术方案的技术参数从手术规划导航系统传送给机器人控制器，变换到机器人操作空间，最后由机器人按预先确定的手术方案完成指定的辅助手术操作。

我国研制的 CRAS 型机器人虽然经过多次改进且应用于临床，但仍属发展阶段，需要继续向精确化、程序化和智能化方向发展。国外近期研制的 Neuro Arm 机器人与 MRI 匹配，具有 2 个手臂，可用于显微手术和立体定向手术，若增加一些工具，还可用于矫形外科、眼科、耳鼻喉科等。Da Vinci 机器人可以进行胆囊切除术、冠状动脉旁路移植术、二尖瓣修补术等。RAMA 机器人可以完成动物小鼠血管吻合术。目前神经外科机器人多为单臂，缺少高级反馈系统。随着机器人辅助神经外科手术研究不断发展，手术可靠性越来越强，创伤性越来越小，应用范围越来越广。

当前，机器人辅助外科手术的研究目标并非外科手术的自动化或试图替代外科医师，而是充分利用机器人高技术开发出一种外科辅助装置或一种有效的工具，以帮助外科医生进行精确定位或完成部分手术操作，从而提高外科手术的医疗水平。另外，通过这方面的临床试验，人们发现并非在所有场合下都需要主动式（active）机器人辅助操作系统。事实上，有很多场合，被动式（Passive）机器人辅助操作系统由于简单、安全、易于操作，医生往往乐意接受，将它可作为一种空间定位或测量设备，或作为一种手术操作的引导装置，还可作为一种连接的辅助设备，用于二维图像某点在三维图像中的识别。

机器人辅助立体定向手术的研究及应用前景十分广阔，随着这项技术的不断发展，越来越多的脑深部禁区手术将被打破，越来越多的脑内疾患将得到有效的治疗。

【附】 ROSA 机器人的临床应用

1. 概述　随着现代科技的发展，机器人技术得到飞跃的发展，并迅速涵盖工业、农业、医疗、科学、战争、日常生活等各个领域。其中医用机器人是当中发展最快的领域之一，备受各国医生和科技人员的重视。目前神经外科临床应用的是 ROSA 机器人系统。

2. 手术适应证、禁忌证

（1）适应证：①功能神经外科方面—脑深部电刺激术（DBS）、立体定向脑电图深部电极手术（SEEG）、大脑皮层电刺激术、射频（激光）毁损术、脑组织活检手术、血肿排空术、脓肿穿刺引流术、神经干细胞植入术等；②辅助内窥镜手术及经鼻蝶内镜手术，如错构瘤、脑囊肿、颅咽管瘤、垂体瘤的切除术等；③开颅手术导航进行脑肿瘤切除术、癫痫致痫区的切除术等。

（2）禁忌证：同本章第二节机器人辅助无框架立体定向术中"禁忌证"。

3. 术前准备

（1）使用机器人辅助完成手术，所用手术器械进行高压消毒，确保 ROSA 无菌套包装完整无破损。同时做好术前一般性检查：常规血化验检查、凝血功能、心电图、胸部 X 线片/CT 等，排除严重心肺疾病障碍。

（2）术前一日或数日进行头颅 MRI 一系列影像检查，做好手术计划系统，根据治疗的目的不同进行计划，如是植入性治疗包括 DBS 植入治疗和 S-EEG 植入治疗，必须严格计算每一根电极的靶点、路径及入颅点，电极植入的路径上要避开血管。

（3）术前充分洗头，必要时可以进行头部理发，备皮。进行充分沟通，向患者及家属讲明手术目的、并发症、预后，取得病人和家属的理解与合作。

4. 体位与麻醉

（1）平卧位，患者与手术床和头架上牢固连接，机器人摆放位置和病人之间处于最佳的关系并固定牢，获取最好的手术路径。

（2）全身麻醉。如果局部麻醉，先用少量局部麻醉阻滞后安装头架，待安装头架摆好体位后，再根据手术入路再次进行局部阻滞麻醉。

5. 手术步骤

（1）手术日行薄层的 CT 扫描，扫描是必须将所有的颅骨标志物扫描进去，包括下方的鼻尖部和顶部的头皮。

（2）将 CT 数据与术前计划的磁共振数据融合。

（3）患者进手术室，行气管内麻醉，安装头架并与机器人连接。

（4）将患者计划数据导入机器人工作站，通过机器人在病人头面部进行注册并配准。

（5）再消毒、铺巾。启动机器人指令操作机械臂，按指令移动到手术路径上进行手术操作（见图

18-2）。

（6）手术完成，依次卸下连接杆，退出机器程序，机器恢复至初始状态。

6. 术中、术后注意事项 同本章第二节机器人辅助无框架立体定向术中"术中、术后注意事项"。ROSA 机器人与其他医用机器人一样，它不能替代神经外科医生的操作。在手术室启动机器人前检查将电源连接，避免意外。同时注意病人的头部与机器人之间的距离大小，保证头架与机器人之间的连接牢固稳定。手术中注意无菌套的正确安装，不能缠绕制动机械臂。在使用光距离传感器时不能将激光束对着患者、使用者或旁边人的眼睛。手术后必须按步骤退出机器系统，回复机器臂的初始位置。

7. 评价 ROSA 机器人定位精准度高、可重复性精准度高，机械臂可以自由摆动，定位范围大，手术入路不受限制，且无需调整坐标和角度，减少了多次操作引起的失误和误差，提高了效率。ROSA 机器人在 S-EEG 电极植入方面，微创、快速、方便。由于其稳定性好、精度高的特点，ROSA 机器人在 DBS 电极植入、脑室镜和经鼻蝶内镜手术方面具有非常大的优势。目前，我国已经有三家医院包括北京 301 医院、北京三博脑科医院和广东三九脑科医院在临床上应用 ROSA 机器人。

（田增民 毛之奇 凌至培 汪业汉）

参 考 文 献

1. Fankhauser H, Glauser D, Flury P, et al. Robot for CT-Guided stereotactic Neurosurgery. Stereotact Funct Neurosurg, 1994, 63：93-98.

2. 王田苗，田增民. 立体定向脑外科机器人集成系统研究. 世界医疗器械，1997，3（9）：30-35.

3. 田增民，赵全军，杜吉祥，等. 机器人辅助无框架脑立体定向手术. 中国微侵袭神经外科杂志，2002，5（3）：129-130.

4. 尹丰，田增民，王田苗，等. 第五代立体定向机器人系统的临床应用研究. 中国微侵袭神经外科杂志，2008，13（8）：355-357.

5. Zimmermann M, Krishnan R, Raabe A, et al. Robot-assisted navigated neurosurgery. Neurosurgery, 2002, 51（6）：1446-1451.

6. Louw DF, Fielding T, Gregoris D, et al. Surgical Robotics：a review neurosurgical prototype development. Neurosurgery, 2004, 54（3）：525-537.

7. Mcbeth PB, Louw D F, Rizun P R, et a1. Robotics in neurosurgery. Am J Surg, 2004, 188（Suppl 4A）：68-75.

8. Tian ZM, Lu WS, Zhao QJ, et al. Application of a robotic telemanipulation system in stereotactic surgery. Stereotact Funct Neurosurg, 2008, 86（1）：54-61.

9. Dammers R, Haitsma IK, Schouten JW, et al. Safety and efficacy of frameless and frame-based intracranial biopsy techniques. Acta Neurochir（Wien），2008，150（1）：23-29.

10. Lefranc M, Capel C, Pruvot-Occean AS, et al. Frameless robotic stereotactic biopsies：a consecutive series of 100 cases. J Neurosurg, 2015, 122（2）：342-352.

11. Wu Z, Zhao Q, Tian Z, et al. Efficacy and safety of a new robot-assisted stereotactic system for radiofrequency thermocoagulation in patients with temporal lobe epilepsy. Exp Ther Med, 2014, 7（6）：1728-1732.

12. Lefranc M, Capel C, Pruvot AS, et al. The impact of the reference imaging modality, registration method and intraoperative flat-panel computed tomography on the accuracy of the ROSA（R）stereotactic robot. Stereotact Funct Neurosurg, 2014, 92（4）：242-250.

13. Serletis D, Bulacio J, Bingaman W, et al. The stereotactic approach for mapping epileptic networks：a prospective study of 200 patients. J Neurosurg, 2014, 121（5）：1239-1246.

14. Cardinale F, Cossu M, Castana L, et al. Stereo-electroencephalography：surgical methodology, safety, and stereotactic application accuracy in 500 procedures. Neurosurgery, 2013, 72（3）：353-366.

15. Widmann G, Schullian P, Ortler M, et al. Frameless stereotactic targeting devices：technical features, targeting errors and clinical results. Int J Med Robot, 2012, 8（1）：1-16.

16. Lefranc M, Le Gars D. Robotic implantation of deep brain stimulation leads, assisted by intra-operative, flat-panel CT. Acta

Neurochir（Wien），2012，154（11）：2069-2074.

17. 郭强，朱丹，陈俊喜，等. 机器人立体定向辅助系统在癫痫外科深部电极植入中的应用价值. 立体定向和功能性神经外科杂志，2013，26（5）：257-260.

18. 毛之奇，余新光，凌至培，等. ROSA 机器人辅助下脑深部电极植入术研究. 中国现代神经疾病杂志，2015，15（9）：712-715.

第十九章

神经功能缺失：人工重建技术

第一节　慢性意识障碍（植物状态）神经调控技术应用

一、概述

植物状态是指心跳、呼吸及睡眠—觉醒周期等生理周期存在，但对自我或外界无明确意识反应的一种状态，在某种意义上讲仅是无思想的躯体而已。慢性意识障碍（disorders of consciousness，DOC）又分为持续性植物状态（persistent vegetative state，PVS）和微意识状态（minimally conscious state，MCS）两个层次。从致病因素分为外伤和非外伤两大类，外伤是导致 DOC 的首位病因，非外伤包括缺氧性脑病和卒中。DOC 患者存活时间一般为 2~5 年，非外伤性的死亡率高于外伤性患者；PVS 死亡率高于 MCS，MCS 预后明显好于 PVS，有部分患者会长期停滞于此状态。MCS 具有间断性明显的意识行为，如痛觉定位、视物追踪或凝视目标等，由于有较好的意识恢复潜能，目前认为 MCS 应该给予更积极地促醒治疗。

DOC 发病机制目前尚不十分清楚，一般认为完整的上行网状激活系统—丘脑—皮层和皮层—皮层环路是意识存在的必要条件。在该网络中，由中央丘脑、纹状体及苍白球内侧部组成的中央环路（mesocircuit mode）起到至关重要的作用，重度脑损伤后中央环路调制异常，将导致严重而持续的意识障碍。

近年来，在药物、神经康复治疗等领域中都进行了有益的临床研究和尝试，其中以脑深部电刺激（DBS）和脊髓电刺激（spinal cord stimulation，SCS）为代表的神经调控技术的进步最引人注目。意识障碍的神经调控治疗研究已近 50 年历史，1968—2010 年，有 6 个临床研究机构对 55 例行 DBS 手术治疗观察；1988 年以来，又有 10 个临床研究单位对 308 例患者 SCS 植入进行观察，临床研究显示此方式对意识及行为学具有明显改善作用，成为治疗慢性昏迷患者最有希望的有效手段。

【附】 持续性植物状态（ PVS ） 和微意识状态（ MCS ） 诊断标准

1. 持续性植物状态（PVS）诊断标准　①觉醒/自发或刺激睁眼；②无知觉的征象表现有自主呼吸、保留脑干反射、无/有目的的行为、无言语和理解言语能力、保留（部分或全部）下丘脑和脑干自主神经功能、保留睡眠—觉醒周期；③伴随症状有对疼痛刺激有痛苦表情、声音定位；④少见伴随症状有凝视、对威胁有反应、可有错乱单音节词；⑤病程>1 月以上的持续植物状态。

2. 微意识状态（MCS）诊断标准　①觉醒/自发睁眼；②存在波动性的或可重复的意识行为，如对语言指令有反应、对外界变化有哭/笑表情、对物品的定位和使用、有持续的凝视及视物追踪；③言语有目的性，但无法有效交流。

二、手术适应证及禁忌证

根据对 DOC 疾病的认识、预后以及现阶段神经调控技术的治疗认识，目前认为微意识状态患者是神经调控的适合人群，而昏迷程度较深的植物状态患者尚无法从该疗法中获益。

（一）适应证

1. 临床基本标准　①符合微意识状态诊断标准；②突发意识障碍；③患病时间>3 个月；④年龄：18~65 岁；⑤入组前 1 个月内意识无持续改善或恶化者；⑥无严重并发症及手术禁忌证者；⑦监护人知情并签署知情同意书者。

2. 微意识状态的临床评定应符合昏迷恢复量表（修订版）（coma recovery scale-revision，CRS-R）评分标准。在听觉定位、盯视或视物追踪及痛觉定位中至少符合其中 1 项，且阳性重复率大约 50%。

3. 临床评定疑似 MCS，未达到临床标准，在功能性 fMRI、电生理检查中具有较明确的意识活动特征也可作为治疗对象。

（二）禁忌证

1. 神经退行性疾病、颅内感染及恶性脑肿瘤术后昏迷。

2. 全身其他疾病导致或并发昏迷，预期生存期不足 2 年。

3. 外伤后患病时间<3 个月。

4. 入组前 1 个月内意识持续改善或恶化者。

5. 伴发不适合手术的各类严重疾病。

6. 未获监护人知情同意书者。

【附】 MCS 术后疗效评定

优秀：出现稳定、持续的遵嘱活动。有效：临床评定及检查较术前提高，但仍未达到遵嘱活动。无效：无改变。

三、术前准备

1. 临床神经系统检查及评定。

2. 昏迷恢复量表（修订版）（coma recovery scale-revision，CRS-R）评分。

3. 神经影像学检查　CT、磁共振成像（功能性 fMRI、弥散张量成像 DTI）、PET/CT 等。

4. 神经电生理检查　动态脑电图、诱发电位（听觉诱发电位、体感诱发电位等）。

5. 一般体格检查状况与评估。

【附】 昏迷恢复量表（ CRS-R， 修订版 ）

昏迷恢复分值	月	月	月	月	月	月
听觉						
4-对指令有稳定的反应						
3-可重复执行指令						
2-声源定位						
1-对声音有眨眼反应（惊吓反应）						
0-无						
视觉						
5-识别物体						
4-物体定位：移向物体						
3-眼球追踪性移动						
2-视觉对象定位（>2秒）						
1-对威胁有眨眼反应（惊吓反应）						
0-无						
运动						
6-会使用对象						
5-自主性运动反应						
4-能摆弄物体						
3-对伤害性刺激定位						
2-回撤屈曲						
1-异常姿势（屈曲/伸展）						
0-无						
言语反应						
3-表达可理解						
2-发声/发声动作						
1-反射性发声运动						
0-无						
交流						
2-功能性（准确的）						
1-非功能性（意向性的）						
0-无						
唤醒度						
3-能注意						
2-睁眼						
1-刺激下睁眼						
0-无						
测试者						

四、体位与麻醉

脑深部电刺激（DBS）手术体位仰卧位，上身略抬高。脊髓电刺激俯卧位或侧卧位。国外采用俯卧位，首先在颈部手术植入刺激电极，延长导线经背、腰部然后将IPG置入与一侧的腹外侧部。手术时尽量使用手术头架，以保持颈部前屈位，增加术区暴露，DBS和脊髓电刺激术均在全身麻醉实施。

五、手术步骤

（一）脑深部电刺激（DBS）方法

同第七章第四节帕金森病的脑深部电刺激治疗中"五、手术步骤"一节。

1. 在术前一日或数日先行 MRI 扫描，做好手术计划。手术日病人再安装定向仪框架，送病人入 CT 室扫描，将数据导入计划系统与预计划的数据影像融合，得到治疗的计划靶点坐标的 X、Y、Z 坐标值。

2. 病人再入手术室，取仰卧位头抬高，按照手术预计划确定的入颅点，将"Medtronic"3387 或清华品驰 L302 型刺激电极植入至确定的靶点位置中央中核-束旁核复合体（CM-pf），应用 StimLock 锁住电极，拔出电极导芯，临时放置切口头皮下，缝合头皮切口（图 19-1A、B）。

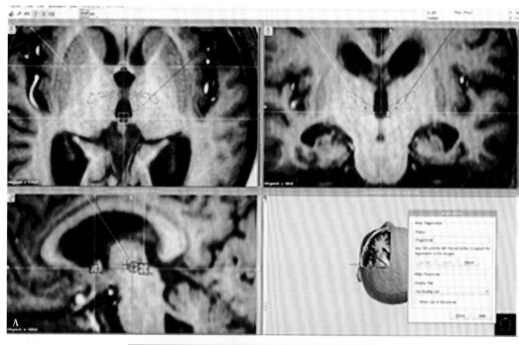

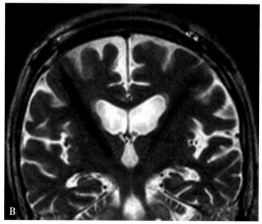

图 19-1　植物状态患者 DBS 治疗示意图

A. 手术计划系统的 CM-pf 靶点及入路规划；B. DBS 电极植入后影像学表现

3. 靶点及手术规划　DBS 核团选择的大多数是中央中核-束旁核复合体（CM-pf）。解剖坐标为 X = 7~9mm，AC-PC 线中点后 Y = −8mm，Z = 0~3mm。中央中核（CM）：X = 9mm，Y = −8mm，Z = 3mm；束旁核：X = 5mm，Y = −10mm，Z = 1mm。输入解剖靶点数据，确认靶点位置及入路。手术计划系统规划入颅点及穿刺针道，避免针道进入侧脑室。立体定向手术计划系统叠加 AtlasSpace 脑核团电子图谱将提高手术的精度。CM-pf 是少用的靶点，靶区核团单细胞放电特征类似于其他的丘脑细胞放电，进入靶区后细胞放电明显减弱（需要临床积累经验）。

4. 连接导线及脉冲发生器，脉冲发生器（电池）植入左或右锁骨下处，植物状态刺激参数：频率 25~50Hz、电压 1~6V、脉宽 90~120 微秒。

很多植物状态患者在 DBS 手术前均接受过脑室-腹腔分流手术，分流管已占用一侧胸部皮下空间，故最好选用"一拖二"型脉冲发生器（美敦力 7428 或清华品驰 G102）。IPG 置于分流管的另一侧，并尽量远离分流管。脉冲发生器放置于锁骨下、腋前线与胸骨中线的中央部，避免因长期卧床 IPG 向外侧移位。

5. 缝合各部位切口，包扎，手术结束。回病房密切观察病人生命体征变化。

（二）脊髓电刺激

手术前准备基本同上，不需要术前 CT、MRI 扫描。病人入手术室，全麻后俯卧位或侧卧位。常规消毒、铺巾固定。在 C 形臂机或透视下定位 C_5 椎体，颈后正中以 C_5 体表投影为中心点，直切口 5~7cm。沿中线切开，暴露并咬除 C_5 棘突及椎板，宽度 1.0~1.5cm，显露硬膜。用硬膜外腔扩张器，沿中线将 $C_{2~4}$ 硬膜外空间予以充分松解，扩张器带有深度标志，深入椎管内达到标记刻度后，放入模拟的硅胶电极模型，确认外科电极上所有触点均可置入椎管内后，将刺激电极上送至 $C_{2~4}$ 水平硬膜外正中部。连接临时刺激器测试，参数频率 5~100Hz，脉宽 100~240 微秒，电压 1~6V，测试后套入 2 或 3 点固定牢，将电极椎管外段固定于 C_6 棘突及椎旁肌肉，以防止牵拉导致电极脱出。连接导线及脉冲发生器，脉冲发生器（电池）植入左或右腋下处的胸前脉冲发生器囊袋内（图 19-2）。

手术结束，缝合各切口，包扎完回病房密切观察病人生命体征变化。

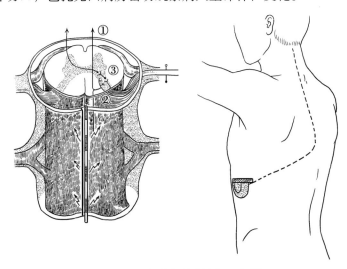

图 19-2　脊髓电刺激植入示意图

①脊髓电刺激；②脊髓传导束（感觉系统）；③上行性网状结构激活系统传导束

六、术中及术后注意事项

同第七章第四节帕金森病的脑深部电刺激治疗中"六、术中、术后注意事项"一节。

1. 植物状态病人进行神经调控治疗中需要更多的患者看护人参与。当刺激参数初步设定后，嘱咐陪护人员注意观察患者对刺激的反应，并做详细记录，以供医生进一步程控参考。并根据病情变化，在医生指导下调整或切换"程控"。

2. 程控相关问题 植物状态中微意识状态患者刺激参数具有相当大的个体差异，推荐在 IPG 预设不同的刺激组，以减少患者来院的程控次数，2~3 个月若无明显提高，可调整程序组。DBS 程序组可设置在频率 25~100 Hz，脉宽 100~200 微秒，电压 1.0~4.0 V 范围内；脊髓电刺激（SCS）程序组在频率 5~100Hz，脉宽 100~240 微秒，电压 1.0~5.0V 范围内。单极刺激，也可设计不同的触点组合。循环刺激模式：开/关，15 分钟/15 分钟；日间刺激，夜间关闭，以对应正常的清醒—睡眠周期。

七、手术主要并发症及其处理

1. DBS 植入手术主要并发症及其处理同第七章第四节帕金森病的脑深部电刺激治疗中"七、手术主要并发症及其处理"。

2. SCS 有时会错误的打开 C_4 或 C_6 椎板，使植入的电极位置改变；或未沿中线方向上送电极，使电极偏向一侧。电极偏离中线明显时，较低的刺激强度就会导致一侧出现强烈的不适感，对程控刺激强度及触点的选择产生不利影响。因此，置入刺激电极时应该严格中线送达到目标点。必要时术中 X 线/CT 复查。

3. 微意识状态患者普遍存在营养不良，切口及皮肤破损发生的风险较高。包括 DBS 头部、耳后及锁骨上导线处皮肤破溃，以及胸部 IPG 切口裂开感染。因此，在患者搬动时反复摩擦植入处易出现破溃，若对陪护者进行教育，破溃现象多可避免。

4. SCS 电极若偏离中线，刺激时极易导致一侧肢体的抽动及病人不适感。此时调低刺激参数，甚至放弃该刺激触点。

5. 由于微意识状态患者行 DBS 治疗的病例数较少，目前尚未见相关的并发症报告。

八、评价

1986 年，McLardy 首先应用脑深部电刺激（DBS）对 1 名 19 岁脑外伤后 8 个月的植物状态患者实施治疗，刺激能产生行为反应提高和 EEG 去同步活动。20 世纪 80 年代，一项欧美的多中心研究对病程超过 3 个月的 25 名植物状态患者实施 DBS 治疗，13 例出现显著的意识水平改善，提示神经电刺激能够明显改善病人的意识状态。DBS 靶点经过短暂的摸索后，逐渐集中在以中央中核-束旁核复合体（CM-pf）为靶点的中央丘脑区。DBS 可能的促醒机制为：通过在意识的关键整合中枢中央丘脑的持续低频刺激，激活和增强意识相关的脑网络活动，增强醒觉和认知功能，直至恢复意识。20 世纪 80 年代初，Komai 首次报道脊髓电刺激术治疗 PVS。此后，Kanno 和 Momose 等证实 SCS 刺激后脑局部葡萄糖代谢率及脑血流均明显增加，发现 130 例 PVS 中 56 例（占 43%）意识恢复。2012 年，Yamamoto 对 10 例 MCS 患者施行 SCS 手术，7 例意识明显提高。目前认为 SCS 有效率在 20%~40%，而对于脑外伤后的 PVS 促醒率和有效率更高。可能的促醒机制为脊髓电刺激在颈髓 $C_{2~4}$ 水平硬膜外放置刺激电极，电刺激经上行性网状结构激活系统传至大脑皮层，增强意识冲动的活动、增加脑电活动、增强脑血流（cerebral blood flow，CBF）及兴奋性递质释放。

一般认为，高频率刺激会产生抑制作用，低频率刺激导致脑的激活效应，100Hz 是高频的最低限。促醒治疗 DBS 常用的程控参数为 8~250Hz，120~200 微秒，1.0~7.0V；SCS 常用的程控参数为 25~200Hz，2~15V，0.3~1.0ms。SCS 在促醒生理机制上与 DBS 并不完全相同，在刺激频率上差异幅度大。我们的观察发现 50~70Hz 的中低频刺激效果较好。DOC 促醒治疗采用低于 100Hz 的低频刺激，是多数研究者普遍遵循的原则。Yamamoto 早期 DBS 研究使用频率 50Hz，后续研究参数调整为 25Hz，似有选择更低频率刺激的趋势，而在 SCS 治疗时与众不同地使用 5Hz 的刺激频率，也有治疗效果，认为该频率对肢体的运动功能的恢复有益。但值得注意的是，Schiff 认为意识的恢复可能需要 100Hz 甚至更高的频率。由于报道的病例数普遍较少，结果仍需进一步地观察和研究。

尽管神经调控治疗正成为意识障碍治疗的主要研究热点及方向之一，但研究受疾病认识水平所限，在患者选择、治疗靶区确定、程控参数设定及疗效科学验证上存在很多不确定因素。因此，现阶段需要总结经验，谨慎地、科学地、详细地记录临床疗效及不良反应，探索性地临床试验治疗。其他的治疗方式包括硬膜外皮层刺激、巴氯芬泵植入及迷走神经刺激等，多有个案报道。

（何江弘 夏小雨 杨 艺）

第二节 听力损害：神经调控技术应用

一、人工耳蜗植入术（cochlear implantation, CI）

（一）概述

人工耳蜗的发展历史可以追溯到 1800 年，意大利 Volta 发现电刺激正常耳可以产生听觉。当时，Volta 用 50V 电压的电流刺激自己耳道内可听到一种类似煮粥的声音。1964 年，Dogle 通过鼓岬开窗术将电极植入一先天耳聋患者，病人能辨别语言的节律，还能区别男女声。1957 年，法国 Djourno 和 Eyries 首次用电刺激听神经治疗全聋患者。1969 年，美国 House 和 Urban 一起组织了一个耳蜗植入小组，并于 1973 年在耳科学会议上报道了 3 例接受耳蜗电极植入的病例。1984 年 11 月 26 日，美国正式认可 House 耳研所设计的 3M/House 感应式单导电子耳蜗医用产品，并批准生产。1977 年，全世界首例多通道人工耳蜗在奥地利维也纳成功植入。1991 年，高频刺激速率编码策略 CIS 问世，人工耳蜗从此进入多通道高分辨率时代。至 2015 年初，全世界有超过 36 万聋人使用了人工耳蜗，其中半数以上是儿童。

多道人工耳蜗植入在我国开始于 1995 年，这项技术发展已经成熟。随着人工耳蜗植入工作的开展，病例数量的增加，适应证范围的扩大，一些特殊适应证的耳聋病例的疗效和安全性也得到了证实。例如：术前完全没有残余听力患者的人工耳蜗植入；内耳畸形和耳蜗骨化病例的人工耳蜗植入；慢性中耳炎患者的人工耳蜗植入；低龄耳聋患者的人工耳蜗植入；高龄耳聋患者的人工耳蜗植入。

如何提高耳聋或全聋患者的听觉一直是耳科学研究的问题。正常耳蜗功能十分复杂，耳蜗主要起"换能器"的作用，外界声音引起鼓膜和听骨的机械振动，在耳蜗的外淋巴中产生液体波，引起基底膜位移，使毛细胞的纤毛产生切向运动，从而产生交流电位并复制出刺激频率，然后引起第八脑神经动作电位，通过一系列突触向中枢传递，最终到达皮层。

助听器的发展帮助部分耳聋患者恢复听觉，对于重度耳聋或全聋患者来说，人工耳蜗植入是帮助此类患者恢复听觉的有效治疗方法。人工耳蜗是一种特殊的声-电转换电子装置，工作原理将环境中的机械声信号转换为电信号，电信号传入患者耳蜗，刺激患耳螺旋神经节而使患者产生某种程度的听觉。人工耳蜗的部件有四部分组成：①拾音器（microphone）：感受环境声波，并将声波转换为电信号后输送给言语处理器；②言语处理器（speech processor）：将拾音器送来的电信号进行处理，转换为电信号刺激耳蜗残存听神经，引起听觉反应；③传递-接收/刺激器（transmitter receiver/stimulator）：将言语处理器送来的信号经颞部头皮传输至耳内电极；④电极（electrodes）：传导电信号刺激耳蜗螺旋神经节。现今，新型人工耳蜗如 MED-EL 的 SONATA、CONCERTO 都采用最新高清精细结构 FSP 编码和平行刺激编码技术，使得人工耳蜗的效果得到了进一步提升，也更大满足了声调语言如汉语四声学习交流的需要，同时提供 250 个以上的音调识别，满足绝大多数使用者音乐欣赏和噪音下言语识别率的能力提高。理想的人工耳蜗装置的标准是：①耐受性好；②副作用小，不引起组织损伤和排斥反应；③价格便宜；④不影响美观，便于携带。

（二）手术适应证及禁忌证

1. 适应证

（1）语前聋患者植入标准：①双耳重度或极重度感音神经性耳聋；②最佳年龄应为 12 个月~5 岁；③佩戴合适的助听器经过听力康复训练 3~6 个月后听觉言语能力无明显改善；④无手术禁忌证；⑤家庭和（或）植入者本人有正确的认识和适当的期望值；⑥有听觉言语康复教育的条件。

（2）语后聋患者的选择标准：①各年龄段的语后聋患者；②双耳重度或极重度感音神经性耳聋；

③助听器无效或效果很差，开放短句识别率≤30%；④无手术禁忌证；⑤有良好的心理素质和主观能动性，对人工耳蜗有正确的认识和适当的期望值；⑥有家庭的支持。

2. 禁忌证

（1）绝对禁忌证：包括内耳严重畸形病例，如 Michel 畸形、耳蜗未发育等；听神经缺如、听神经占位性病变；严重精神疾患和严重智力发育障碍；无法配合语言训练者中耳乳突急、慢性炎症尚未清除者。

（2）相对禁忌证：全身一般状况较差；不能控制的癫痫；无康复训练条件者。分泌性中耳炎和胶耳并非手术禁忌证。慢性中耳炎伴有鼓膜穿孔者，如果炎症得到控制，可选择一期或分期手术。一期手术是指根治中耳乳突病灶、鼓膜修补或乳突腔颞肌填塞和封闭外耳道的同时行人工耳蜗植入术；分期手术指先行病灶清除，修复鼓膜穿孔或封闭外耳道 3~6 个月后行人工耳蜗植入术。

（三）术前准备

为保证人工耳蜗植入手术顺利进行及术后听觉言语康复获得良好的效果，人工耳蜗植入患者应于术前行全面而系统的多项检查。主要包括常规检查、听力学检查、影像学检查、精神学方面检查等。

1. 常规检查 ①耳科病史：包括耳聋发病史、家族遗传史、耳毒性药物使用史等；②耳科常规检查：外耳及外耳道有无畸形、对中耳情况进行评估，要求咽鼓管功能正常、鼓膜完整、无中耳及乳突的急慢性炎症或分泌性中耳炎；③全身状况检查：包括术前常规的血化验、心、脑、肺等脏器功能检查。

2. 听力学检查 对患者听觉功能做出全面评价，确定听力下降的程度及听力下降的性质和部位，为进一步治疗提供依据。包括纯音测听、言语测听、听性脑干反应、耳声发射、听觉多频稳态诱发电位等。

3. 影像学检查 中耳薄层 CT 扫描以了解中耳乳突气化情况、中耳及乳突有无病变、耳蜗发育有无畸形及骨化、前庭半规管发育状况、内听道有无狭窄等。头颅磁共振成像和内耳水成像可帮助了解耳蜗内外淋巴纤维化阻塞程度、耳蜗骨化或纤维化程度、内听道内听神经及前庭神经有无缺如等。有助于选择相应的人工耳蜗装置及电极类型。

4. 精神状态评估 患者应精神及心理健康，保持积极心态，有接收人工耳蜗植入的要求，患者及家人能坚持完成术后言语康复训练。

（四）手术体位及麻醉

仰卧位垫肩，手术侧耳向上。全身麻醉。

（五）手术步骤—以面隐窝入路为例

手术进路分为面隐窝进路、外耳道上进路、外耳道后壁进路等术式。目前多采用面隐窝进路，又称后鼓室进路即做耳后切口，经过乳突腔及面隐窝打开蜗窗。

1. 病人入手术室，采用上述体位和麻醉，消毒、铺巾后，切口选择耳后 C 形切口，距乳突尖上方 5mm，距耳后沟 5mm，皮肤-皮下组织层向前后分离，沿着乳突轮廓做蒂位于上缘的颞肌筋膜-耳后骨膜瓣，暴露骨性外耳道和乳突。此时可看到乳突区、外耳道后上嵴、后上三角及骨性外耳道等标志。C 形切口是为了保证颞浅动脉和耳后动脉的血液供应，在颞筋膜及骨膜表面分离皮瓣，注意保护附着乳突的颈肌，避免损伤枕动脉和枕神经（图 19-3、图 19-4）。

2. 按照人工耳蜗植入体模板，磨出与植入体形状、大小相同的电极尾和电极通道骨槽。骨床距耳后沟至少 1cm，中心不应太高或太低。上方的颞骨鳞部骨板边缘较薄，操作时太高易暴露脑膜；下方的乳突区表面有弧度，太低不易将装置放平。用 2mm 切割钻头磨出一个与接收装置大小相同的盘形骨槽，深为 2~4mm，遇到脑膜时应在骨槽底与脑膜间留有一层薄骨板，乳突导静脉出血时可用骨蜡控制。骨床造好后，使用切割钻开放部分乳突腔，充分暴露外半规管轮廓和砧骨窝，保持骨性外耳道后壁的完整。

3. 开放面隐窝 切削钻头和金刚钻头磨薄外耳道后壁，开放面隐窝，清楚地看到砧镫关节、镫骨肌腱和鼓岬，圆窗龛。

4. 开放圆窗 使用直径 1mm 的金刚钻磨掉圆窗龛前下方骨质可暴露圆窗膜，暴露出圆窗膜。生理盐水冲洗手术腔，清除骨屑和积血，使手术腔清洁。手术腔以肾上腺素明胶海绵压迫彻底止血。

5. 将人工耳蜗植入床内，固定植入体，电极导线置入通向乳突腔的通道内。

6. 植入电极 以钩针切开圆窗膜，避免损伤其深部的骨螺旋板，掀开圆窗膜前下缘进入鼓阶（鼓阶入口的前下方有一钩状骨嵴称为窗嵴，植入电极时如不去除窗嵴，可导致电极走向蜗轴而损伤基底膜或电极打弯；应磨去窗嵴，同时冲洗并吸出骨屑，此时可见到耳蜗底回）。术者一手持内线圈，一手用特制小叉将电极尖端缓缓插入主鼓阶，单导电极植入深度为 8~10mm，多导电极为 22~25mm，可达言语频率区，该部位对元音识别很有帮助。通常在植入 8~10mm 时无任何阻力，继续深入阻力会增加，此时应边旋转电极边前进，并缓缓推进至电极标志处；遇阻力很大时不可贸然用力，以免损伤基底膜或电极。电极植入后取小块筋膜或脂肪封闭圆窗口，固定电极。将电极导线塞到乳突腔边缘的骨槽内，上面轻压明胶海绵（图 19-5）。

7. 间断缝合颞筋膜，使其覆盖并固定接收装置，保留颞筋膜可防止感染和皮肤排斥反应。如果皮肤和皮下组织厚度超过 6mm 时，必须将颞筋膜切除，以保证外部信号良好输入，皮肤彻底止血后再缝合。因为电流可通过电极损伤耳蜗，电极植入后禁止使用单极电凝器，使用双极电凝器需距离接收器4cm 以上。手术结束，并加压包扎。

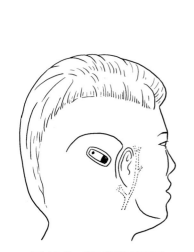

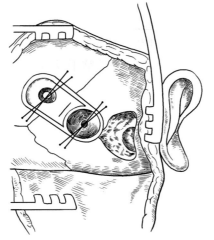

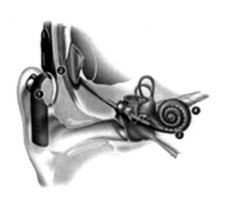

| 图 19-3 切口设计示意图 | 图 19-4 电极床制作示意图 | 图 19-5 人工耳蜗植入示意图 |

（六）手术注意事项及并发症及处理

1. 术区感染 极少见。埋于皮下的传递-接收/刺激器隆起过高导致皮下及皮肤张力过大、植入部件的排斥反应等，可引起术区切口不断渗液，出现手术区皮肤感染、坏死、植入体裸露等。植入体排斥反应多发生于术后 1 个月左右。

2. 面瘫 随着术前影像学检查的完善，目前能够做到对面神经走行准确判断，加之术者技巧及手术器械的不断提高，面瘫发生罕见。对于术中发生的面神经鞘膜损伤，可同期行面神经减压术。

3. 脑脊液漏 极少见。

4. 眩晕 多在术后一周内发生，常见前庭导水管扩大患者或耳前庭外周感觉器官在人工耳蜗植入术中进一步受损所致。其平衡功能随时间延长逐渐恢复。

5. 头皮血肿 多见于术后早期，小血肿可行局部加压包扎，广泛血肿可予以穿刺抽出后加压包扎。

（七）评价

对于重度耳聋或全聋，人工耳蜗植入目前是协助此类患者恢复听觉的有效治疗方法。但是，耳蜗、听神经、脑干听神经核严重受损的病人仍不能达到自由交谈的程度，人们正在寻找耳蜗听神经核电极植入术或皮层电极植入术。美国 Wilson 等研究机构的连续间隔采样（continuous interleaved sampling，CIS）语音处理方案已被世界多数耳蜗植入公司广泛应用，并且在此基础上又做出新的改进，如美国 AB 公司推出 S 系列处理方案、澳大利亚 Nucleus 公司推出 C124M 型 24 通道装置的 ACE 方案、奥地利 MED-EL

公司推出的快速 CIS 方案等。近年来，人工耳蜗领域着力研究和开发声音的精细结构（fine structure）主要体现在时域和频域两个方面。在时域方面，涉及声学信号的分析和电刺激信号的释放两个过程。在频域方面，电流定向技术（current steering）或者成为"虚拟通道（virtual channel）"，突破了物理电极数目的限制，为人工耳蜗系统提供了更多的通道，丰富了频域信息。

现今，新型人工耳蜗如 MED-EL 的 SONATA、CONCERTO 都采用最新高清精细结构 FSP 编码和平行刺激编码技术，使得人工耳蜗的效果得到了进一步提升，更加满足了声调语言如汉语四声学习交流的需要，同时提供 250 个以上的音调识别，满足绝大多数使用者音乐欣赏和噪音下言语识别率的提高。手术需要在功能性神经外科技术帮助下来完成，以求最大程度恢复全聋病人的听力。

二、听力损害的听觉脑干植入术（auditory brainstem implant, ABI）

（一）概述

随着耳外科技术的发展，生物医学工程领域的进步，人工听觉技术的研发取得了巨大成果。由于耳蜗毛细胞及螺旋神经节细胞的病变所致的双耳极重度感音神经性耳聋，可通过植入人工耳蜗装置模拟正常耳蜗功能，使患者听到声音。如果耳聋患者的病变位于耳蜗螺旋神经节与脑干蜗神经核之间的神经通路（完全中断或缺失），只能选择另外一种神经刺激器—听觉脑干植入装置（auditory brainstem implant, ABI），此技术为这类耳聋患者的听觉康复治疗带来福音。1979 年，House 为一例神经纤维瘤患者植入单个球形电极，发现可以产生有用听觉；1994 年，多导听觉脑干植入问世并开始在临床试验；2000 年，美国食品医药管理局正式批准多导电极听觉脑干植入物用于成人及患有 II 型神经纤维瘤病的青少年。目前临床应用广泛的是澳大利亚 Cochlear 公司的 Nucleus24 和 Nucleus22 以及奥地利 Med-EL 公司的 C40+ ABI 装置。

听觉脑干植入的工作原理与人工耳蜗基本相似，耳蜗核的生理学原理不同于耳蜗的线性分频特性，是由多种特性的神经元类型组成的分频亚组织。例如，某类亚组织具备执行区域分配特性，由于分频亚组织的出现，电极被设计成平板式样放置在耳蜗核表面，用于刺激不同特性的神经元类型。听觉脑干植入装置包括体内和体外两个部分：体外装置包括电声转换器、便携式语言处理器和连接导线，用于将声音转变为电信号，并将该信号传给内部接收器；体内部分包括接收（刺激）器、电极导线和电极阵，放置于脑干的耳蜗核处。最初的听觉脑干植入装置为单导声音处理器，1992 年制造出 8 个电极的极阵，目前澳大利亚 Cochlear 公司的 Nucleus24 听觉脑干植入装置为 21 个电极极阵。

蜗神经核由蜗背侧核和蜗腹侧核组成，分别位于小脑下角的背外侧和腹外侧。听觉脑干植入装置主要刺激蜗神经核，蜗神经核接收蜗神经初级听觉纤维，并发出同侧和（或）对侧投射纤维，继而向听觉中枢投射。听觉脑干植入电极置于蜗神经核表面，通常选择第四脑室外侧隐窝处。

（二）手术适应证及禁忌证

1. 适应证 ①确诊为 II 型神经纤维瘤患者（NF2），需要切除一侧听神经瘤，患者年龄 15 岁以上，具有语言潜能，对手术预期有合理的期望值；②少数双侧内听道或脑桥小脑角区其他肿瘤；③单侧听神经瘤且对侧因外伤或其他疾病导致的双耳听力丧失患者；④用于 2~4 岁耳蜗和（或）耳蜗神经畸形患者；⑤耳蜗植入手术失败患者；⑥用于脑膜炎后听力丧失且影像资料显示耳蜗骨化患者或蜗神经缺失的患儿。

2. 禁忌证 关于听觉脑干植入目前尚无统一标准。①严重精神疾患和严重智力发育障碍；②无法配合语言训练者中耳乳突急、慢性炎症尚未清除者；③全身一般状况较差；④不能控制的癫痫；⑤无康复训练条件者。

（三）术前准备

同本章本节"一、人工耳蜗植入术"术前准备。

（四）体位与麻醉

仰卧位，头转向对侧。全身麻醉。

（五）手术步骤—以迷路入路为例

听觉脑干植入可以采用经迷路入路（translabyrinthine approach，TL）、乙状窦后入路（retrosigmoid approach，RS）、乙状窦后-内耳道入路（retrosigmoid- transmeatal approach，RS-TM）。目前手术医生多采用 TL 或 RS-TM 入路。

1. 乳突-迷路入路

（1）病人入手术室，Mayfield 头架固定。消毒、铺巾固定后，自耳后皱壁后方 3cm 处作弧形切口，上端弧形向前，绕到耳轮上方，其下颞肌一并切开，下达乳突尖，向上识别颅中凹底骨板，向后识别乙状窦。

（2）显微镜下将乳突气房全部磨除，深达水平半规管平面。用骨蜡将鼓窦入口封闭，继续向上磨除中颅凹底骨质，向后磨除乙状窦表面骨质，再切除两者结合部骨质，留一层菲薄骨质盖在颅中凹底硬脑膜表面、乙状窦壁表面和乙状窦-硬脑膜角表面。

（3）先打开水平半规管，然后沿后半规管向下向前到达总角，再沿上半规管向前向上到达壶腹，磨薄但不打开面神经管骨质，辨认并切开后颅凹硬膜与内听道后壁硬膜的纵行切口相交。

（4）入颅后按常规显露肿瘤，先行囊内切除肿瘤，如肿瘤已切除，则直接寻找听神经入颅处的残端和面神经及舌咽神经，轻轻分开并向后牵拉脉络丛组织，找到 Luschka 孔，便可见到四脑室侧隐窝底和蜗核背面。

（5）在电生理方法引导下进行植入 ABI 装置。人工耳蜗植入装置（CI）电声转换器将声信号转变为一种模拟电信号，然后通过言语处理器的调制经送话器送至接收刺激器（图 19-6）。

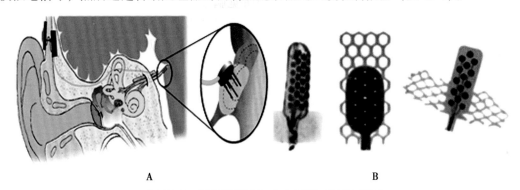

A　　　　　　　　　　　　　　　　　　　　　　　　**B**

图 19-6　听觉脑干植入术（ABI）装置示意图

A. ABI 装置体内外植入示意图；B. 声音处理器不同类型电极阵列

（6）听觉脑干植入装置安装完毕，启动 ABI 作为刺激源，记录电诱发听觉脑干反应（electrically-evokedauditory brainstem responses，EABR），根据记录到的波形最后确定电极位置正确否。

（7）冲洗伤口无渗血，按层缝合，包扎，手术结束。

2. 乙状窦后-内耳道入路　手术步骤基本同上，病人取 45°～90°，向健侧卧位，自耳郭附着部向后作长 4～5cm 切口，在发际线内向下转弯，延长至乳突后方 2cm 处止，切口呈反 7 形，深至骨面。将皮肤软组织同时分离翻向前方，暴露颞骨鳞部、乳突骨皮质、枕骨前部及顶骨下部范围的骨面，向下方结扎枕动脉。暴露乳突尖及后方的枕骨骨面，用骨蜡封闭乳突导血管口（乳突孔），颅骨开窗定位以颞线延长线为上界，顶切迹至乳突尖的连线为前界，做一 4cm×3cm（上下×前后）的骨窗，此窗跨过沿枕顶骨的边界，而后切开硬脑膜，枕大池放液后向内后方牵拉小脑进入桥小脑角区，辨认第四脑室侧隐窝及 Luschka 孔周围标志，进行植入 ABI 装置（手术步骤同本节，乳突-迷路入路，直至手术结束）。

（六）手术并发症及相关处理

1. 脑脊液漏　常见于手术早期发生。为了防止脑脊液漏的发生，术中应仔细缝合硬脑膜，同期封闭咽鼓管骨部及乳突气房腔。若术后发生轻微的脑脊液漏，多行降颅压及卧床休息和乳突区敷料包扎控制。对于保守治疗无效患者，应行二期手术探查寻找漏口及行脑脊液漏修补术。

2. 确认为脑脊液漏患者，应立即行抗生素治疗，腰大池闭式引流术，预防脑膜炎发生，观察一周未停止行二次手术脑脊液漏修补术。

3. 手术致颅神经损伤（Ⅴ、Ⅶ、Ⅷ神经） 对症处理。颅神经损伤以预防为主，应熟悉解剖结构、提高手术技巧和手术仔细操作。

4. 电极装置放置不稳定等发生电极移位 幼儿多见于脑干进一步生长发育电极发生位移，术后 CT 可进一步佐证电极有无发生位移。若发生只有重新安置。

5. 术后无听觉反应和（或）非听觉性感觉反应 无听觉反应多由于电极植入位置不准确或术后电极移位所致。非听觉性感觉反应多见于眩晕感及腿、小腿咽喉区麻木感，考虑多由于电极位置有关。一般通过变换参考电极、调整脉冲刺激和关闭相关电极来消除或减少非听觉性感觉反应。

（七）评价

助听器和人工耳蜗装置可以让很多感音神经性耳聋患者重返有声世界，对于听神经病变或耳蜗骨化或未发育患者来讲，以上两种装置尚不能发挥较好的听力辅助作用。从 20 世纪 70 年代，科学家致力于研究一种新型植入装置来解决这一问题。听觉脑干植入工作原理是避开耳蜗及听神经，将声音刺激直接传送到脑干听觉中枢，与传统人工耳蜗手术不同，对于听觉脑干植入而言是脑部手术，必须考虑手术风险，手术医生必须精确地确定装置的电极位置、头部的发育、麻醉技术以及行为认知程度问题。听觉脑干植入通常需要神经外科和耳科医生协作完成，手术过程比普通手术过程复杂，对于听神经瘤患者而言，肿瘤的大小及位置是决定是否继续进行手术的前提。电极的放置也是手术难点及风险大，电极放置位置不正确可造成面部或颅神经损伤。

自从听觉脑干植入技术问世以来，针对植入的手术风险及术后效果的争论不断。近来，Vittorio Colletti 对听觉脑干植入儿童患者进行了术后听觉语言康复效果随访，观察术后效果不一。据统计表明，House Clinic 已经完成了 1000 多例听觉脑干植入手术，总体来说，术后言语及听力效果不如人工耳蜗术后效果，约 25% 的患者的开放式言语分辨率得以提高。但是，对于无法植入人工耳蜗的听力障碍来说，听觉脑干植入是目前唯一听觉解决方案。因此，听觉脑干植入技术继续研究还是可行的。通过实验反馈观察术后效果，以便于更好地提升使用者的舒适度和控制手术风险。基于目前的研究，听觉脑干植入适用于人工耳蜗植入禁忌的儿童和成人，植入效果因人而异，并不是所有植入后患者都会获得听觉康复。

目前，世界上开展 ABI 手术的医疗机构数量有限，关于 ABI 患儿情况的前瞻性数据较为缺乏。为填补这一空白，对当前 ABI 应用的适应证和并发症进行系统回顾。来自哈佛医学院耳鼻喉头颈外科的 Kimberley S 等人在 PubMed、Embase 和 Cochrane 进行数据搜索并统计分析，于 2015 年 11 月发表在 *Otolaryngology Head Neck Surgery*，共有 21 篇文章纳入此项研究，涉及 162 名儿童。多数患儿诊断为耳蜗神经发育不全（63.6%，103/162），出现脑脊液漏者占 8.5%；听力测定结果逐步改善。5 年后，将近 50% 患者达到听觉行为评分标准（CAP）>4，即患儿不用读唇语便可理解常见词汇，合并非听觉障碍的患儿则未表现出明显的听力改善。

另外，接受 ABI 的患儿可从以下几方面受益：首先，ABI 可绕过微小或缺失的耳蜗或耳蜗神经，对耳蜗神经核和上行听觉通路发出有效刺激；其次，ABI 可向多数使用者提供声音探测，以辅助其非语音交流；ABI 可为某些患者提供听力提示以助于其口语能力提升。但是，与耳蜗植入相比，ABI 并未被患儿广泛接受，一方面 ABI 使用者临床后果多种多样；另一方面 ABI 存在潜在的并发症可能。因为手术需要开颅，且要涉及颅神经和脑干等重要部位的操作，与神经纤维瘤病（NF₂）患者相比，ABI 手术对于非肿瘤患儿相对安全。行 ABI 手术者其并发症发生率要高于行耳蜗植入术或乙状窦后入路开颅术。总体来说，听觉脑干植入的患儿听力状况有所改善，在这项技术被广泛接受前，还需要标准化的听力测试和一定量的临床病例，以明确影响治疗效果的各种因素，保证疗效和安全。

三、听力损害的振动声桥术

（一）概述

振动声桥（vibrant soundbridge，VSB）是一种中耳植入装置，相对于其他助听设备，适用范围更加广泛。主要适用于中度到重度的感应神经性聋、传导性聋和混合性聋的成人和儿童患者。振动声桥与助听器不同，助听器只是简单地放大声音，而振动声桥是把声音转化为机械振动；振动声桥也不同于人工耳蜗，人工耳蜗发送电信号刺激神经纤维，而振动声桥是产生机械振动并传送到中耳结构（如听骨链）或直接传送到内耳。

通过振动声桥所听到的语言和其他声音信号清晰并具有良好的声音质量。在复杂的听力环境中，如存在较大的背景噪音时，都能无障碍地进行交流，还可以听见更轻微更高频率的声音，如儿童的说话声、小提琴的演奏声。与此同时，振动声桥植入后患者外耳道完全开放，由此消除了由耳道封闭带来的阻塞感和其他不适感，佩戴时也很舒适美观。

振动声桥包括一个体外部分和一个植入部分。体外部分叫做音频处理器（audio processor），佩戴在头发下面，通过磁体保持位置。体外部分包括麦克风、电池和电子装置，电子装置把声音转换为信号，信号再被传递到声桥的植入部分。声桥的植入部分由内部线圈、磁体、导体连线和浮动式传感器（floating mass transducer，FMT）组成。来自音频处理器的信号穿过皮肤传递至内部线圈，线圈将信号通过导线传至 FMT，与中耳砧骨连接的 FMT 把信号转化为振动直接驱动砧骨并放大其自然运动。声桥产生的是振动而不是声音，由于与中耳内的砧骨连接，声桥可以机械地与声音（声学振动）同样的方式引起听骨振动，弥补内耳感官的损失，这些声学振动被声桥放大。

斯坦福大学的 Geoffrey Ball 是振动声桥的发明者，作为一名双侧感音神经性耳聋的患者，Geoffrey Ball 不满足于助听器的疗效，因而研发并双侧植入了振动声桥，以满足自身对高质量听觉的要求。Geoffrey Ball 于 1994 年在美国硅谷成立 SYMPHONIX 公司，生产并向美国医疗市场提供振动声桥。意大利耳科医生 Colletti 首先将 FMT 植入乳突内圆窗龛，目前有 46 个国家的 367 家临床中心被用于临床植入，德国和意大利在振动声桥植入技术领域居于领先地位。2010 年，振动声桥通过了中国食品药品监督管理局审查，已在国内临床使用。

振动声桥由听觉处理器 Amade 和植入体听骨链振动重建假体（vibrating ossicular reconstruction prosthesis，VORP）两部分组成。Amade 是听觉处理器，包括麦克风、电池、外部磁体、处理芯片和发射线圈，其作用是把声音信号编码为电磁信号，跨过皮肤发送到 VORP。VORP 是植入体，包括接收线圈、内部磁体、调制解调器、信号导线和漂浮质量传感器（FMT），其作用是根据接收到的电磁信号，驱动 FMT 产生特定频率和振幅的振动，这些振动传入内耳，最终被感知为特定音调和响度的声音。漂浮质量传感器 FMT，是振动声桥有别于其他中耳植入系统的技术特点之一。FMT 由一个电磁驱动体和附属的钛夹组成。电磁驱动体外部缠绕纯金线圈，内部有一个永磁体，线圈通电后形成磁场，磁场驱动永磁体产生振动—这就是 FMT 产生机械振动的原理。植入体 VORP 会控制线圈内电流的方向和强度，以产生特定频率和振幅的机械振动。FMT 通过手术固定在听骨链砧骨长脚、镫骨头，也可与 Piston、TORP 或 PORP 联用；或植入圆窗龛，其所产生的振动；或者通过听骨链、通过圆窗膜，直接传入内耳。颞骨标本研究表明，对于 1000 赫兹的振动，在听骨链或圆窗膜上 $1\mu m$ 的位移即可形成约为 120 分贝的听觉响度，FMT 优势即在于此，通过微小的振动即可形成足够响度的听觉。

（二）手术适应证及禁忌证

1. 适应证 ①对助听器效果不满意（啸叫、耳堵闷感、高频增益效果不佳或声音失真）；②因下列医疗原因无法佩戴助听器的患者：外耳道炎、湿疹、外耳道狭窄、鼓膜受损导致的中耳腔与外界连通受限或双侧外耳道闭锁的患者；③中耳病变导致的传导性及混合性耳聋患者，多次鼓室-听骨链成形失败的患者；④感音神经性耳聋患者，进一步检查后可进行振动声桥植入；传导性和混合性耳聋患者，进一步检查后可植入振动声桥；⑤言语识别率在 50% 以上，近 2 年来听力波动≤15 dB；⑥植入的部位皮肤无异常；⑦大脑发育及功能正常，全身情况能耐受手术；⑧患者及家属对手术预期有合理的期望值；⑨无耳蜗后病变。

2. 禁忌证 ①耳蜗后耳聋或中枢性耳聋；②中耳感染处于活动期、伴有反复发作中耳感染的鼓膜穿孔；③有非合理的手术期望值；④全身情况不能耐受手术等。

（三）术前准备

同本章本节"一、人工耳蜗植入术"术前准备。

术前应对患者的影像学、听力学和心理学等方面资料进行严格评估，让患者在知晓振动声桥术能帮助其改善听力的同时，还要知晓其他可供选择的听力辅助设备，如传统助听器和骨锚式助听器等，说明各自工作原理和适应证范围。

（四）手术体位、麻醉

仰卧位垫肩，术耳朝上。全身麻醉。

（五）手术步骤—以镫骨振动成形术为例

VSB 的植入手术入路与人工耳蜗的传统植入方法相似。VSB 与人工耳蜗植入不同之处在于行耳蜗开窗术。VORP 在术中，通常植入于耳后上方的颞骨骨床内。VORP 的信号导线及 FMT，可通过面隐窝径路、外耳道径路或联合径路，进入鼓室。VORP 末端的 FMT 可固定于砧骨长脚，称为砧骨振动成形术（incus-vibroplasty）；固定于镫骨头，称为镫骨振动成形术（stapes-vibroplasty）；植入在圆窗龛，称为圆窗振动成形术（round window-vibroplasty）。

1. 病人入手术室，采用上述体位和麻醉，消毒、铺巾后，切口选择 C 形切口，距乳突尖上方 5mm，距耳后沟 5mm，皮肤-皮下组织层向前后分离，沿着乳突轮廓做蒂位于上缘的颞肌筋膜-耳后骨膜瓣，暴露骨性外耳道和乳突。此时可看到乳突区、外耳道后上嵴、后上三角及骨性外耳道等标志。C 形切口是为了保证颞浅动脉和耳后动脉的血液供应，在颞筋膜及骨膜表面分离皮瓣，注意保护附着乳突的颈肌，避免损伤枕动脉和枕神经。

2. 开放部分乳突腔　自筛区使用切割钻开放部分乳突腔，充分暴露外半规管轮廓和砧骨窝。

3. 开放面隐窝　结合使用切削钻头和金刚钻头，开放面隐窝，磨除部分闭锁板，显露鼓室腔，探查镫骨完整且活动好。

4. 按照振动声桥植入体模板，磨出与植入体形状、大小相同的骨槽及电极尾和电极通道骨槽。将振动声桥磁铁、接收线圈及调制解调器植入颞骨表面的植入床，信号导线放置于乳突腔中，以可吸收线骨槽固定。

5. 植入电磁传感器　将电磁传感器（FMT）的钛夹固定于镫骨头，FMT 与镫骨长轴平行，乳突腔轻压明胶海绵（图 19-7）。

6. 分层缝合切口，并加压包扎，手术结束。

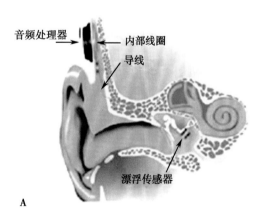
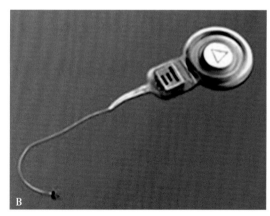

图 19-7　振动声桥术（VSB）的植入示意图
A. 振动声桥装置体内外植入示意图；B. 听骨链振动重建假体（VORP）

（六）手术并发症及相关处理

1. VSB 的植入手术后主要有面神经和听骨链的损伤，多见于中耳及内耳畸形患者，面神经走形移位致手术损伤面神经。手术中使用电生理监测仪可有效避免损伤面神经。术中听骨链的损伤可致听力损失加重，注意手术技巧训练。

2. 术中为了手术进路的空间扩大，往往离断鼓索神经，从而造成永久性味觉改变。手术者在扩大手术空间时应适可而止。

3. 头皮血肿　多由于皮瓣止血不彻底，应局部加压包扎，必要时行穿刺治疗。

4. 植入后头痛及植入后持续耳鸣　较少见。

（七）评价

自 VSB 应用于临床后，许多研究机构对 VSB 进行了广泛的研究，目前已经为中、重度感音神经性聋患者带来了福音。大量研究表明，VSB 植入后三个月的听觉效果与患者佩带传统助听器的效果进行比较，得出以下结论：使用 VSB 的患者各个频率听力都有了令人满意的提高；在 2~6 kHz，听阈可达到 10dB HL，无论临床测试还是患者主观感受都明显优于传统助听器。尽管部分患者比佩带传统助听器的听力测试结果略有下降，但他们普遍认为与传统助听器相比，佩带 VSB 后噪声环境下言语识别率、语言的保真度、听觉舒适度、高频听力增益均优于传统助听器。

对于感音神经性耳聋患者，固定于听骨链上的 FMT 所产生的振动沿听骨链传入内耳，此时振动声桥起到增强气导的作用。对于传导性或混合性耳聋患者，FMT 位于圆窗龛，通过筋膜（如颞肌筋膜）与圆窗膜耦合（coupling）直接向内耳提供机械振动，此时振动声桥的工作模式是气导还是骨导？Andreas. Arnold 等在颞骨标本上，对比研究了骨锚式助听器（bone anchored hearing aids）和植入圆窗龛的 FMT 的频率响应特性，发现 FMT 的振动模式，符合气导模式的特性。这一结果提示，振动声桥并不是一个微型的骨锚式助听器，在植入后，振动声桥重建了气导而不是骨导。

关于耳畸形患者振动声桥的植入时机，可以和耳郭再造术联合进行。耳郭再造采用两期法：一期将自体肋软骨雕刻的耳郭软骨支架包埋于畸形耳郭之皮下；二期同时进行 VSB 植入，术后患者既可获得耳郭美容效果，又可获得很好的听力改善。双侧耳畸形的患儿可以首先植入 VSB 以解决患者的听力障碍，使其早日融入正常听力的孩子中，待年龄大些再行耳郭再造术。要注意在选择 VSB 手术切口时务必要考虑到耳郭再造手术对于皮瓣的要求，要综合考虑，精心设计。对于已经行耳郭再造术的患者，VSB 植入的时机比较灵活，耳郭再造术后 3 个月以上，耳郭肿胀消退即可。

（孙家强　侯晓燕　孙敬武）

第三节　视觉损害：人工视觉重建术

一、概述

人工视觉一直存在于大量的科学幻想作品中。18 世纪，富兰克林（Benjamin Franklin）在电子学实验研究中发现，对大脑某些部位的电刺激可产生一定程度的视觉感觉，数百年来，人们一直不间断地探索，使人工视觉逐步从幻想走向现实。

大脑半球的枕叶是视觉皮层或称皮层 17 区，它负责接受和处理来自视网膜的信息，从而产生视觉。通过在枕叶安放电极或者用光束刺激眼睛，可以在视觉区记录到电信号。研究人员已发现视觉是通过电信号传导到视皮层的，直接电刺激视皮层可以产生视感觉。因此，用人工方法刺激视皮质是可行的。

人工视觉假体是一种通过刺激视觉神经系统而使失明患者获得视觉的人工器官，其原理是将视觉假体植入视路的不同部位，从而直接刺激功能尚存的视细胞视网膜内层，或绕开眼球直接刺激大脑，通过信号模拟传导在大脑皮层产生视觉图像，达到从功能上取代光感受器的目的。按照视觉假体的植入及刺激部位不同，人工视觉假体可分为视皮质假体、视神经假体和视网膜假体。

1929 年，德国医生 Foerster 观察到电刺激视中枢皮层可产生光感，这一实验结果引发了人们的思考，能否通过电极串对视皮层的刺激为盲人带来光明？20 世纪 60~70 年代，人们在此领域进行了广泛的研究。Brindley 等人的工作被认为是现代视觉假体研究的开端，他们为一名盲人植入一个含有 80 个电极的芯片，安放于视觉中枢皮层，结果表明给予电流刺激后患者会诱发光感，虽然诱发的信号会相互干扰，这一方法受到了持续的关注。

1996 年，Schmidt 等报告微电极串的芯片植入到病人视皮层下直到正常视放射进入皮层的水平（靠近枕极），这种微电极所需的刺激电流较低；还有一台具有光电转换功能的计算机，安置于额部皮下，通过导线把计算机与芯片相连。由于这种芯片的电极数较少（38 个），刺激后只能诱发简单的图形觉，这种方法有待进一步完善。

Richard 发明了一种叫 Utah 的电极串，这种电极串是以硅为原材料，利用半导体工业平面影印石板技术而制成的集成电路，含有百个微电极，每个微电极长约 1.5mm。这些微电极依附在一只很薄的底座上（厚约 0.2mm），电极之间相隔 0.4mm，电极头是金属铂，为电-离子导体。芯片的底座安置在视皮层表面，并尽量减少其厚度，插入皮层下的电极制作成既纤细又尖挺，目的是在插入过程中符合外科钝性切割原理，电极的头部为圆锥形而非平面形，电极插入后"停泊"在视皮层组织内。设计构思是为了使电极与周围组织间有一个相对稳定的界面。Richard 推测，625 个这种微电极组成的芯片移植于盲人的视皮层内可使之恢复功能视力。2000 年，Dobelle 首次报道了人体视皮层电子眼移植的成功，结果表明患者可识别眼前人的轮廓，视力达到眼前指数。

20 世纪 80 年代，Humayun 和 Rizzo 带领各自的团队开始研究一种新的方法，即将电极植入眼内视网膜前，刺激视网膜神经节细胞，结果表明能够为视网膜色素变性患者带来一定的视觉。由于手术较为简便，目前有多家公司从事视网膜假体的研究。

人们根据人工视觉的原理，通过光-电刺激视觉传导通路上不同部位的神经元或神经组织，诱导其发生反应产生视觉。目前电子眼已有多种形式，如视皮层电子眼、视神经电子眼、视网膜前电子眼、视网膜下电子眼等。

人工视觉是一个涉及多个学科的研究领域，所涉及的领域包括电子学、医学、神经科学、计算机技术以及工程学等，人工视觉的发展依靠以上学科的综合发展。视觉形成的复杂性远远超过其他器官，目前虽然在实验中已获得了多种人工视觉模型，但还不完善，尽管如此，它们预示着人工视觉光明的未来。

二、术前准备

1. 术前一般性检查　常规血化验检查、凝血象、心电图、胸部 X 线片/CT 等，排除严重心肺疾病障碍。

2. 术前要进行眼有关视力、视野、眼底一系列检查。同时要行眼底摄影、血管成像、OCT 等检查。若行视皮层电子眼装置术，还要时行头颅 MRI 检查，特别是 fMRI、DTI 成像。

3. 进行充分沟通，向患者及家属讲明手术目的、并发症、预后，取得病人和家属的理解与合作。

三、临床应用

（一）视网膜下假体

1. 手术适应证　视网膜色素变性、老年性黄斑变性、遗传性黄斑变性等外层视网膜退行性疾病，主要用于替代受损的光感受器。

2. 手术步骤—透巩膜入路　在准备好植入芯片基础上，病人入手术室，平卧位，植入眼常规消毒、铺巾、局麻，在睫状环后平行角膜缘切开巩膜、脉络膜达视网膜外层神经上皮下，长为 0.5～1.0mm，把 $20\mu m \times 20\mu m$ 或 $40\mu m \times 40\mu m$ 硅晶体矩阵放在一个特制的移植载体上，将芯片植入到视网膜色素上皮层至视网膜外丛状层之间，植入部位位于眼球上半部分，用缝合线（10-0 线）缝合植入口。

3. 植入芯片接受光照后产生电流，通过钛镍合金微电极刺激视网膜双极细胞和水平细胞，再经过视网膜内层的信息处理，最终传导至枕叶皮层及其他皮层中枢，产生光的感觉（图 19-8）。

（二）视网膜上假体

1. 手术适应证　除"视网膜下电子眼"适应证外，还适应于视网膜内层受损的疾病，直接刺激视网膜神经节细胞。

2. 手术步骤　植入方法以进入临床实验的 Argus II 型视网膜假体为例，病人平卧，植入眼常规消毒、铺巾、局麻，行晶体超声乳化摘除术，电缆接头固定于人工晶体上，行常规睫状体平坦部玻璃体切割术切除玻璃体，用视网膜钉穿过电极阵列固定于巩膜，把硅芯片固定在视网膜内界膜上，电极头用氰基丙烯酸盐黏合剂与视网膜粘连，铂芯片靠弯曲聚酰亚胺薄膜的张力的作用与视网膜的界膜紧紧相贴。

体外部分：是一台带有摄像功能及数据处理软件计算机或特制数码照相机，安放在患者眼镜架上，把图像信号转变成电信号，再通过计算机将电信号经过导线与植入视网膜前铂芯片连接起来。这样电信号到达芯片上电极，刺激神经节细胞的轴突和胞体，产生冲动至视皮层中枢产生光的感觉（图 19-9）。

（三）视神经电子眼

1. 手术适应证　基本同"视网膜下电子眼"，患者视网膜神经节细胞存在功能即可。

2. 手术步骤　视神经电子眼由两部分组成，体外部分是一个摄像机及数码处理器，安放在病人眼镜架上（同视网膜前电子眼手术步骤），将光变成电信号；体内部分同一般前颅窝开颅术，暴露鞍区视交叉，然后将卡环式及穿透式微电极袖套植入，圈套在视交叉前一侧视神经上，距离球体 1cm 处，避开视网膜中央动脉，神经刺激器和导线经颅骨骨孔浅行于皮下。

3. 体外和体内通过一导线（此导线直径只有数十到数百 μm 之间）连接。体外部分变成电信号冲动，经视神经传至视皮层产生感觉。虽然视神经是较易施行神经外科手术的部位，但目前为止研究进展缓慢，尚未有临床试验报道（图 19-10）。

（四）视皮层电子眼

1. 手术适应证　适用于视网膜无功能和视神经疾病包括眼球缺如的患者。

2. 手术步骤　平卧位头偏一侧，在全麻下行枕叶开颅术，暴露一侧枕叶皮层，可通过功能性磁共振与相关其他影像图融合技术、神经外科导航技术，确定枕叶 17 区，将电极串芯片植入枕叶 17 区，电极插入后"停泊"在视皮层组织内，使电极与组织间相对稳定，随呼吸运动，血液流动及颅骨的错位、皮层移动、电极也随之移动。电极头是金属铂，为电离子导体，芯片的底座安置在视皮层表面，底座尽量减少厚度，一般 ≤0.2mm，电极的头部成圆锥形。此种电极一般含有 ≥100 个微电极串，Normann 推测最好为 625 个电极串，可恢复功能性视力。

3. 电极串芯片植入结束，冲洗皮层，缝合硬膜，体外端电极通过头皮下埋藏。

以后体外端连接与视网膜下电子眼（摄像机、数据处理软件计算机等）体外端类似，二者通过导线相连（图 19-11）。

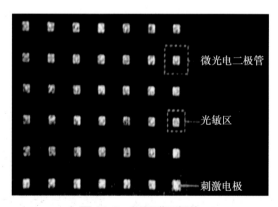

图 19-8　视网膜下假体

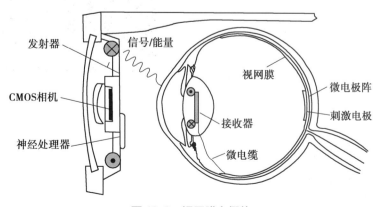

图 19-9　视网膜上假体

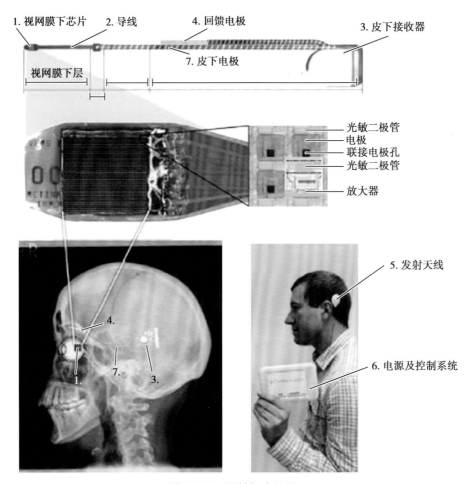

图 19-10　视神经电子眼

四、评价

通过生物学家、生物工程学家及医学家共同努力，几十年来，人工视觉研究已取得可喜的成绩，目前已进入临床试验的包括视网膜上假体、视网膜下假体和视皮质假体，但其临床应用仍存在一定问题。目前人们尚未完全弄清楚视觉系统信息即视觉形成的具体方式如何编码的，那么实现患者获得功能性视觉仍然任重而道远。

目前视网膜假体存在问题有：①视网膜假体产热可能会对视网膜造成损伤；②视网膜上假体需具备更加复杂的信号处理能力；③神经节细胞如何编码目前尚不清楚，也无法获得；图形刺激是否能够诱发出可分辨的图形视觉目前尚无定论；④视网膜假体的生物相容性仍需提高，以减少视网膜损伤，提高寿命。

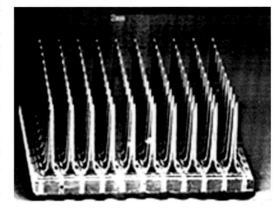

图 19-11　视皮层电子眼电极

视皮层电子眼存在问题有：①视皮层功能复杂，人们还不清楚结构-功能间的对应关系，刺激信号如何转化为视觉需长期研究；②由于假体需植入脑中，其生物相容性要求更高；③手术较复杂，引起并发症和感染。

人工视觉的发展为盲人带来了希望，目前的研究也显现患者能够具备一定的视功能，如移动和明暗等，这距离真正的视觉形成仍然相当遥远。虽然人们对视觉形成进行大量研究，提出了视觉计算机制论、人工神经网络理论、认知理论、RBC 理论、视觉拓扑理论等等，还有很多问题需要解决，如视网膜内层如何编码电信号？物体形状、方位及运动信息产生位于枕叶皮层还是大脑其他部位？人工视觉假体植入如何保持长期稳定性和相容性？视网膜神经元、视皮层神经元长期电刺激功能是否稳定，长期电刺激盲人能看到什么？等等。人工视觉是一个包括生物学、工程学、信息学、计算机科学、微电子学、材料学、神经科学、医学甚至心理学在内的多学科综合的产物，只有通过这些学科专家的不断协调攻关，研究日趋完善，才能最终造福于患者。

（顾永昊　郑　志　傅先明）

第四节　膀胱功能障碍：神经调控技术

一、人工膀胱重建术（SARS+SDAF）

（一）概述

正常的膀胱功能依靠完整的中枢和外周神经电通路。发生脊髓损害后，产生神经源性膀胱（neurogenic bladder，NB），导致神经传导通路遭到破坏可引起逼尿肌收缩无力、逼尿肌反射亢进、逼尿肌-尿道括约肌协同失调（detrusor-sphincter-dyssynergia，DESD），逼尿肌反射亢进会损害膀胱的贮存能力，而DESD 可导致排尿阻力增加。大多数的截瘫患者患有反射性的尿失禁及反复发生尿路感染，严重降低患者的生活质量，还可以引起膀胱输尿管反流而导致肾功能的损害。因此，治疗脊髓损害导致的神经源性下尿路障碍，首要目标是降低膀胱内压力，保护肾功能。

一般保守治疗往往以失败而告终。抗胆碱治疗或 A 型肉毒毒素（BTX-A）尿道括约肌注射术，联合间歇性自我清洁导尿术可改善和稳定膀胱的储尿能力。但是，间歇性导尿会增加尿路感染的风险，抗胆碱治疗副作用大临床应用较少，BTX-A 尿道括约肌注射术耐受性较好，也只有70%的患者有效，还需要反复注射。男性病人可选用尿道外括约肌切断术来降低尿道阻力，改善膀胱排空能力，纠正膀胱内病理性高压状态，术后仍需要使用外用集尿器，即使尿道外括约肌切开术很成功，并很好地配合间歇性自我清洁导尿术，男性患者仍然存在尿失禁、尿路感染和自主神经的异常反射，最终可引起肾衰竭而导致死亡。因此，重建脊髓损伤后病人的膀胱功能，对提高截瘫病人的生活质量、降低其死亡率具有十分重要的意义。在目前众多的膀胱功能重建方法中，以 Brindley 在 1976 年创造使用并发展的骶神经前根电刺激器（sacral anterior root stimulator，SARS）疗效最好。1998 年，Brindley 刺激器获得美国 FDA 认证。1999 年 5 月，上海长征医院为 1 例 $T_{7~8}$ 骨折脱位并完全性截瘫的女性病人施行了国内首例骶神经前根电刺激器植入术，术后获得电刺激下可控制性排尿，彻底根治了尿失禁。2000 年，Brindley 刺激器应用超过 2000 例。2005 年 10 月 26 日，北京大学第三医院功能重建康复科为一位 28 岁男性、无骨折脱位颈脊髓完全损伤（$C_7 \sim T_1$）患者，成功施行了国内第二例骶神经前根电刺激器植入术，同时切除脊髓圆锥背侧去传入。Brindley 刺激器分体内植入部及体外控制部两个部分（图 19-12）。植入部电极安放于 $S_{2~4}$ 前根（硬膜内）或 $S_{2~4}$ 神经根（硬膜外），接收器置于侧胸或腹部皮下，病人易于掌控处，通过导线与电极相连。体外控制部发出刺激信号通过电磁感应传递到皮下接收器刺激神经根，从而使病人能自主控制排尿、排便等。电刺激排尿是给膀胱收缩制造一个人工控制中枢，从而获得电极脉冲控制下的排尿。通过电流刺激骶神经，使副交感传出神经兴奋，引起逼尿肌和尿道括约肌的收缩。尿道括约肌和逼尿肌的电刺激阈值分别为 0.5V 和 2.5~3.0V，尿道括约肌（横纹肌）的收缩速度和强度远大于逼尿肌（平滑肌），且在刺激间期逼尿肌仍收缩，而括约肌松弛。骶神经前根刺激（SARS）技术正是利用尿道括约肌和逼尿肌的收缩特性不同，使膀胱在相邻两次刺激之间有效排尿，这种间断的排尿方式称为刺激后排尿（poststimulus voiding）。为了减少反射性尿失禁的发生，SARS 需同时配合完全性骶神经后根切除术（sacral deafferentation，SDAF）使用，即在硬膜内或硬膜外将 $S_{2~4}$ 后根切断，若存在 S_5 和尾神经根也切断。完全性骶神经后根切除术有如下好处：①解除由膀胱传入神经引起的神经源性逼尿肌过度活动、逼尿肌-尿道外括约肌协同失调和自主神经反射失调；②提高膀胱的顺应性和贮尿能力，防止尿液从膀胱输尿管反流到肾脏，保护上尿路（肾脏）；③降低或根除由膀胱/肠道的神经反射所引起的血压升高的危险。Brindley 技术包括 Brindley 骶神经前根刺激器+骶神经后根切断术（SARS+SDAF）。

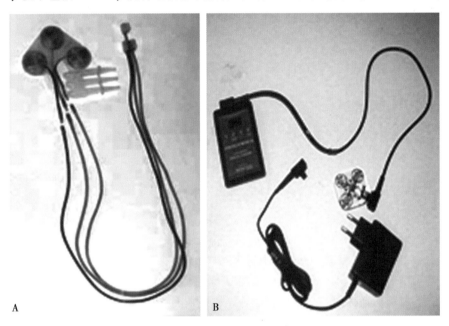

图 19-12　Brindley 刺激器示意图
A. 体内部分；B. 体外控制部分

（二）手术适应证及禁忌证

1. 适应证

（1）骶髓以上完全性脊髓损伤患者合并逼尿肌-尿道括约肌协同失调（DESD）、反射性尿失禁、残余尿增多、反复或慢性尿路感染、膀胱输尿管反流的病人。

（2）无反射性阴茎勃起的男性病人更为适合（病人手具有握持功能）。手术时间选择：男性受伤后 9 个月，女性可以稍提前，因为女性缺乏合适的体外集尿装置，而且 S_{2-4} 神经后根切断后对性功能影响小。

（3）不完全性脊髓损伤应等到脊髓损伤稳定以后 2 年，再作决定。由于骶神经后根切断，相应支配区感觉将丧失。对于骶部节段痛的病人，使用 Brindley 刺激器常可使疼痛消失或存有可忍受的轻微疼痛。

2. 禁忌证

（1）有严重下尿路梗阻伴膀胱过度活动症者。膀胱出口梗阻的病因解除后，症状仍持续存在再考虑手术治疗。

（2）膀胱壁严重纤维化者。

（3）有明显的外周神经损伤者。

（4）已安置或即将安置心脏起搏器者。

（5）患者骶部压疮，一般情况差，不能耐受手术者。

（三）术前准备

1. 术前一般性检查　常规血化验检查、凝血象、心电图、胸部 X 线片/CT 等，排除严重心肺疾病障碍。

2. 脊柱行 CT/MRI 检查。

3. 术前尽可能地减少感染的风险，患者需要具有良好的皮肤条件，无骶部压疮，需要术前 3 天开始全身消毒，术前消除尿路感染。病人支配膀胱的传出神经功能必须存在，术前可通过检查踝反射、球海绵体反射、肛门反射及勃起反射来确认。如果有 3 个以上反射存在而膀胱逼尿肌收缩期压力增加 35cm 水柱（女性）/50cm 水柱（男性）以上，则说明传出神经功能存在，否则手术失败可能性大。

4. 进行充分沟通，向患者及家属讲明手术目的、并发症、预后，取得病人和家属的理解与合作。

（四）体位和麻醉

俯卧位，应避免腹部受压，骶尾部处于最高位。一般在局麻下进行，必要时可以采用全麻。

（五）手术步骤

1. 病人放置在俯卧位，骶尾部术野常规消毒、铺巾，局麻后并暴露肛门及骶部 $L_4 \sim S_2$ 正中切口，切开皮肤、皮下组织，在棘突两侧锐性分离肌肉及筋膜，暴露骶骨椎板，切除棘突椎板暴露硬脊膜，打开硬脊膜，在蛛网膜连接处用神经剥离子钝性游离脂肪组织，暴露骶神经根。

2. 通过神经电生理仪监测，使用 10V 和 30Hz 电刺激骶神经根，同时术中监测尿流动力学和动脉血压的变化，区分骶神经的前根和后根。电刺激 S_2 会使肛门括约肌收缩，整个足部跖屈反射，小腿腓肠肌收缩，大腿或臀的旋转运动；电刺激 S_3 会产生会阴部风箱样运动，蹬趾屈曲跖屈反射，偶尔伴有其他足趾屈曲，使膀胱内压力明显升高；电刺激 S_4 会产生会阴部风箱样运动，同样会使膀胱内压力升高，无下肢反射运动。四肢截瘫的患者刺激骶神经后根会使血压升高，需要术中控制血压。根据骶神经的大小、位置和对电刺激的运动反应及术中尿路造影识别脊神经前根和后根，将 $S_{2\sim4}$ 后根切断，若存在 S_5 和尾神经根也给予切断。骶神经后根切除术在显微镜外科技术下完成。

3. SDAF 术结束后，将植入物（SARS）放入椎管内，电极的下段放在 S_4（S_5）神经根处，电极的中段放在 S_3 神经根处，S_2 神经根处的两侧放置电极的上段，缝合硬脊膜。

4. 此后，将患者改为侧卧位，"皮下接收器"放置于左腹部皮下，具体视患者手的操作习惯而定，并与电极线的一端相连，"体外调节器"发出刺激信号传递到皮下接收器刺激神经根，使病人能自主控制排尿。术毕，包扎，返回病房观察。

（六）术中及术后注意事项

1. 术中不可过分牵拉、压迫、扭转骶神经。

2. 术中要根据骶神经根的粗细、位置和对电刺激的运动反应，仔细分辨和确认对应的骶神经根。

3. 术中止血应彻底。硬脊膜外出血以电凝、骨蜡、明胶海绵压迫等方法止血。硬脊膜内及脊髓表面可以棉片压迫或双极电凝止血，不可用单极电凝处理脊髓表面血管。手术后，硬脊膜下应反复冲洗，防止血液存留，确认无出血及血液积存后缝合硬脊膜。切口各层严密缝合。

4. 术后平卧位为主，术后 7 天内通过尿流动力学评估，确定手术效果并调整体外调节器的程序设置。

5. 术后应长期进行尿流动力学随访。

（七）手术主要并发症及术后处理

1. 早期并发症　①术后发生脑脊液漏较少，漏液少者换药加压包扎，观察数日，若脑脊液漏多者，重新缝合；②术中应注意无菌操作，术后抗生素应用，一旦术后切口感染、裂开，需要及时取出植入物，等待患者恢复后可尝试再次行 SARS 手术；③术后硬脊膜外血肿发生罕见，如出现脊髓脊神经压迫现象，应 CT 检查，确定血肿，清除血肿，彻底止血；④完全切断骶神经后根易导致男性患者残存的勃起和射精功能损害，术前做好心理和医患沟通。

2. 晚期并发症　①体外调节器故障而导致 SARS 失败，可通过检查及时修正；②其他原因导致的 SARS 失败：通过既往排尿情况和尿流动力学来分析，需行经直肠电刺激（TES）同步膀胱测压，以明确有无神经源性或肌源性损伤。如果 TES 刺激膀胱功能及躯体运动神经功能正常，说明植入装置失败，重新再植入。TES 刺激膀胱无反应，则考虑患者有无如膀胱过度充盈所导致的肌源性膀胱损害，这种征象患者需进行间歇性自我清洁导尿术。如果植入装置中电缆损害（体内部分电缆）是无法修复的，可行硬膜外重新放置植入装置。

（八）评价

脊髓损伤后膀胱功能障碍引起的尿失禁及后期发生的慢性肾衰竭，不仅严重影响截瘫患者的生活质量，而且是导致死亡的第一位原因。因此，重建脊髓损伤后病人的膀胱功能，对于提高截瘫病人的生活质量，降低其死亡率，具有十分重要的意义。

在目前众多的膀胱功能重建方法中，以 SARS+SADF 手术效果最好，被认为是重建截瘫后的尿便功能较理想的方法之一。优点有排尿的自控程度改善，常可获得完全性控制；膀胱的容量和顺应性明显增加；上尿道扩张减轻或消失，肾功能改善；去除了高压性输尿管反流；残余尿量减少；自发性的逼尿肌-括约肌协同失调明显减轻；尿路感染减少；去除了自主性反射异常激发的排尿，增加了膀胱的贮尿能力。患者术后生活质量明显提高，且长期安全有效。

不完全性骶神经后根切除也称选择性骶神经后根切除，仅切除支配尿道括约肌的神经纤维，同时采用硬膜外电极。1978 年，Brindley 实施了第一例 SDAF+SARS 术即 Brindley 刺激器植入术，此术式包括完全切断 S_2、S_3 及 S_4 神经后根，同时在 $S_2 \sim S_4$ 骶神经前根植入 Brindley 电极，控制脊髓损害患者的排尿功能。到 2002 年有 464 名截瘫患者进行了 SDAF+SARS 术，术后平均随访 8.6 年（18 个月至 18 年），对 440 例数据分析说明，完全性传入神经阻滞成功率为 95.2%。这些患者中 420 名患者使用了 SARS 辅助排尿（频率 4.7 次/天），其中 364 名患者（83%）可自控，且术后患者的尿路感染发生率明显减少，肾功能稳定，取得了良好的疗效。由于该术式创伤较大，有可能产生导致男性患者残存的男性阴茎勃起和射精功能损害，因此，临床应用受到一定限制。

二、骶神经调控术治疗尿便失禁

（一）概述

骶神经调控术（sacral neuromodulation，SNM）是利用介入技术将一种低频电流脉冲作用于特定的骶神经（S_3 或 S_4），影响神经细胞本身的电生理特性，人为方法激活兴奋性或抑制性神经通路，调节异常的骶神经反射弧，进而影响和调节膀胱、尿道/肛门括约肌和盆底等骶神经支配靶器官的功能区域，调节平衡膀胱的储尿和排尿功能，改善症状，从而达到治疗效果（图 19-13、图 19-14）。

SNM 治疗排尿功能障碍这一概念的形成，源于心脏起搏器的应用和成功。1981 年，美国加州大学旧金山分校 Tanagho 和 Schmidt 在成功的动物实验基础上，首先在美国发起该项治疗的临床研究。1985—1992 年，在欧美开展该治疗的多中心临床试验。1994 年，美敦力公司生产的 Interstim® 骶神经电刺激装置获得欧洲 CE 认证，并应用于临床治疗盆底神经功能失调（包括急迫性尿失禁、尿急尿频、尿潴留、便失禁和便秘）。1997 年 9 月，美国 FDA 批准了 SNM 用于治疗急迫性尿失禁；1999 年 4 月，又批准用于治疗尿频-尿急综合征和尿潴留。2011 年 3 月，FDA 获准 Interstim® 用于大便失禁。经皮骶神经电刺激治疗是针对急迫性尿失禁，尿急、尿频综合征和非梗阻性尿潴留等排尿功能障碍、大便失禁等盆底功能障碍的一种成熟外科疗法。

为获得 FDA 批准，Van Kerrebroeck 等分析了骶神经电刺激治疗患者 5 年随访结果。163 例患者中，152 例置入刺激器，这 152 例患者 5 年后，68% 急迫性尿失禁患者、56% 尿频尿急患者、71% 尿潴留患者治疗结果是成功的。在过去的十几年中，经过学者们不断地努力和尝试，SNM 经历了多次的技术革新，如自固定倒刺电极技术、术中 X 线透视技术以及小型刺激器的应用。其中，2002 年经皮穿刺自固定倒刺电极后，术后电极移位的比例明显减少；2006 年开始 Interstim® Ⅱ 刺激器的体积和质量都比原 Interstim® Ⅰ 刺激器减少 50% 以上，且可以直接与电极连接，无需使用延伸导线，使永久植入更简单、更微创。

2002 年，SNM 装置获中国 CFDA 批准，并在国内尝试性开展；2004 年，中华医学会泌尿外科学分会将骶神经电刺激列入膀胱过度活动症诊断治疗指南；2014 年发表了骶神经调节术临床应用"中国专家共识"。截止至 2015 年，全球已有超过 18 万名患者植入 Interstim® 设备接受治疗。

（二）手术适应证及禁忌证

1. 手术适应证　SMN 可应用于各种难治性下尿路功能障碍以及排便障碍。①难治性急迫性尿失禁、顽固性尿频-尿急综合征，也称难治性膀胱过度活动症（OAB）；②特发性尿潴留；③排便障碍：如大便失禁、慢性便秘。难治性是指药物等保守治疗无效或无法耐受治疗的不良反应，而特发性是指非梗阻性、非神经源性，目前病因尚未明确。

2. 禁忌证　①手术部位有压疮、感染等原因无法进行手术操作或有凝血功能障碍无法接受外科手术患者；②骶尾部脊髓神经完全损伤，会阴部感觉、运动功能完全丧失；③患者有严重的精神症状或者认知功能下降，无法进行术中测试；④对测试刺激未表现出恰当应答或不能操作神经刺激器的患者；⑤解剖性低顺应性膀胱、尿路感染、泌尿系恶性肿瘤和严重的退行性神经系统疾病（如老年痴呆、多发性硬化症等）的患者不能接受骶神经电刺激治疗。

（三）术前评估及术前准备

1. 患者接受 SNM 治疗前必须经过严格的术前评估。

（1）进行完整病史询问和体格检查，包括外生殖器、肛门直肠以及神经系统检查，记录 5~7 天排尿日记。

（2）接受尿流动力学检查及神经电生理测定以明确诊断，初步判断是否能接受骶神经调控治疗的合适人选。

（3）对于大便失禁的患者，还需要直肠指检、直肠镜检查、直肠内超声检查、肛肠动力学检查、MRI 和排便造影，以便除外相关直肠脱垂。对保守治疗失败的，应进一步整体评估患者的肛门括约肌复合体，进行充分神经功能评估。

（4）治疗前化验检查：行尿液分析、尿液细菌培养、泌尿系超声检查、尿道膀胱镜和膀胱冲洗液细胞学检查。

（5）必须考虑患者的一般健康状况和预期寿命。

2. 术前准备

（1）完成术前评估后，患者不需要特殊准备。为了取得更好的术中影像效果，建议口服缓泻药物，术前灌肠。

（2）进行充分沟通，向患者及家属讲明手术目的、并发症、预后，取得病人和家属的理解与合作。

（四）体位与麻醉

俯卧位，下腹部垫高，使骶尾部处于最高位。局部麻醉。

（五）手术步骤

SNM 手术分为骶神经电刺激体外体验性治疗和骶神经刺激器永久植入两个阶段。具体操作流程如下：

1. S$_3$ 骶孔定位　病人摆好体位后，在 X 线透视下采用十字定位法确认 S$_3$ 骶孔位置。前后位透视下，以穿刺针确定并标记骶骨中线，确定骶髂关节，做双侧骶髂关节下端连线，此连线与 S$_3$ 弓状缘相对应，连线与中线交点旁开 2cm 即为左右两侧 S$_3$ 骶神经孔的位置；此标记点上方 2cm 为穿刺进针点，做好标记。侧位透视下 S$_3$ 骶神经孔位于髂骨与骶骨的交界处，在 X 线侧位下进行穿刺（图 19-15、图 19-16）。

2. 骶神经电刺激体外体验性治疗　骶尾部术野常规消毒、铺巾，并暴露肛门区及足部。患者俯卧位在透过 X 线的手术床上，小腿垫高，膝关节屈曲，保证足趾悬空，测试侧的小腿贴好测试导线的负极片，以便术中测试。在穿刺点局部浸润麻醉，用 20G 穿刺针进行穿刺，进针角度在矢状位与皮肤呈 60°指向尾端，X 线透视下穿刺针与骶骨表面垂直。一旦穿刺针进入 S$_3$ 骶神经孔，连接临时刺激器，观察测试患者的运动应答和感觉应答，以确认穿刺位置为 S$_3$ 骶神经（图 19-17、图 19-18）。

确定穿刺针位置正确后，拔除针芯，插入"深度指示针"后拔除穿刺针，将扩张器连同导入套管沿深度指示针置入 S$_3$ 骶神经孔，X 线侧位透视确定导入器尖端标志位于骶骨厚度的中线偏下处，拔除扩张器及"深度指示针"，保留导入套管。将倒刺自固定电极置入导入器套中，使 4 个触点的第 2、3 触点横跨于骶骨前缘的内侧和外侧。用临时体外刺激器测试各触点的运动应答和感觉应答，获得应答的触点数目越多，阈值越低，电极位置越好。确认位置无误，拔除导入器套，使倒刺释放固定电极。在电极同侧臀部皮肤外上方拟植入刺激器处切开 3cm 长切口，用隧道器将倒刺电极尾端引出，并与连接经皮连接导线相连，经皮下隧道器将后者引到对侧臀部皮肤外，再次测试各触点的运动应答和感觉应答，正确触点反应良好。摄片并保留电极最终位置的 X 线片存档，缝合手术切口，手术结束。

病人回到病房后连接体外临时刺激器，常规使用抗生素预防感染并接受 7~14 天的体验治疗，测试时间最长不超过 30 天，通过记录排尿/排便日记来观察排尿/排便的改善情况。如病人症状缓解（基于术前排尿/排便日记情况有至少 50% 症状改善），则进入二期手术。若效果不明显者，须重新评估再试一次或停止骶神经刺激术。

3. 骶神经电刺激体外体验性治疗 1~2 周后有效，才能进行骶神经刺激器永久置入。患者再次入手术室，取俯卧位，术野常规消毒、铺巾。在电极植入同侧的臀部外上方原切口处局麻，延长原切口达 5cm，找到电极与经皮延伸导线的接头并用扳手打开将两者分离，在切口处将原埋入皮下导线撤除，在皮下游离出适合刺激器大小的间隙，深度不超过 3cm，将刺激电极和骶神经刺激器相连，放置在皮囊袋内，用程控仪进行阻抗测试，确保连接正常，缝合切口，手术结束。

（六）术中及术后注意事项

1. 术中注意事项

（1）刺激电极植入后，一定要进行术中测试患者的运动应答和感觉应答。刺激 S_2、S_3、S_4 均有特定表现，表示植入位置正确，手术成功（S_2 骶神经的运动反射包括肛门括约肌的表浅收缩、整个足部的跖屈反射、小腿腓肠肌收缩、大腿以及臀部的旋转运动；感觉应答有阴茎根部或阴道的收缩感。S_3 骶神经的运动应答为会阴部风箱样运动以及大足趾的跖屈反射，偶伴其他足趾跖屈反射；感觉应答会有直肠牵拉感，向前延伸至阴囊或阴唇。S_4 骶神经运动应答仅有会阴部风箱样运动无下肢运动反射，感觉应答仅有直肠牵拉感）。

（2）术中出现穿刺部位与神经反射不相符合的情况，例如 X 线透视显示穿刺针位于 S_4 骶孔，患者出现良好的 S_3 神经反射，在这种情况下，应选择 S_4 骶孔作为电极的植入部位，不必强求穿刺 S_3 骶孔。

2. 术后注意事项

（1）术后程控的原则：以最小的刺激参数获得最大程度的临床症状改善。每次程控开始要检测植入系统的阻抗，确保刺激通路的完整性。通常采用脉宽 210 微秒，频率 10~16 Hz/s，连续低频电刺激，触点选择并参照体外刺激体验治疗阶段的有效模式，在电刺激有效的前提下，尽量选择低电压刺激，以便延长电池寿命。

（2）术后使用抗生素预防感染。

（3）刺激器植入后，患者仅能接受场强不高于 1.5T 的磁共振成像（MRI）扫描，需要定期接受其他部位 MRI 检查的患者，需权衡利弊。

（4）术后随访管理：在 SNM 术后应在门诊定期随访，术后 2 周、3 个月、6 个月各随访 1 次，之后每 6 个月随访 1 次。随访内容包括植入部位的切口状况、体格检查、排尿/排便日记、程控刺激参数检测和调整、SNM 的系统电阻和剩余电量、刺激系统电阻检查，并对刺激器频率、电压、脉宽、正负极等进行调节，优化治疗效果。同时，要关注患者的精神心理状态，必要时行心理评估和干预。

（七）手术主要并发症及术后处理

1. 术后常见并发症 植入部位疼痛；电刺激可能导致肠道功能紊乱变化，女性可能会有月经周期改变；短暂轻度的电击感以及电极移位、设备故障等硬件相关的不良反应。

2. 体验治疗期间若出现感染且经积极行抗感染治疗无效者，需拔除整个电极。如果在整套系统植入后发生严重感染或者排斥反应，则需要取出全套植入系统。

3. 部分电极移位可以通过变换电极正负极组合及调整电压、脉宽等参数加以补救。刺激器装置意外关闭或者出现机械故障，需要重新激活装置或者更换刺激器。

（八）评价

脊髓损伤后引起的难治性慢性下尿路功能障碍患者，初始治疗一般采用非手术治疗，包括膀胱再训练、盆底肌训练和生物反馈等方法，其中大多数患者还需同时配合药物治疗（抗胆碱能制剂）。经过上述非手术治疗后，仍然有 20%~40% 患者治疗无效或者对疗效不满意。对于这些患者还可以用传统外科手术，如膀胱横断术、经膀胱盆丛注射石炭酸或者膀胱扩大术，甚至尿流改道术等。若具有明显并发症和风险，且疗效不佳，可以先采用 SNM 疗法。同样，对于脊髓损伤后的便失禁患者，如果传统的保守治疗，如改变饮食习惯、药物治疗以及生物反馈、盆底肌会阴的运动疗法治疗和康复疗法等无效，可在人工肛门括约肌手术前，可以先尝试 SNM 疗法。SNM 为经皮穿刺技术，操作简便，可靠性强，安全性好，医生经过培训后就可以完全掌握。

SNM 是针对急迫性尿失禁、尿急尿频综合征和非梗阻性尿潴留以及大便失禁等盆底功能神经障碍疾病的一种成熟外科疗法，可以有效改善顽固性慢性下尿路障碍患者以及排便障碍，显著降低药物副作用，使患者能进行日常生活，提高生活质量。SNM 并发症和治疗风险都非常小，符合目前的临床治疗需求。

Leong 等报道，骶神经电刺激尽管有 90% 的患者治疗效果满意，仍有 56% 的患者产生不良反应发生，尤其是刺激器部位的疼痛发生率为 3.3%～19.8%。对日常生活也会产生影响，如通过飞机场安全检查的金属探测器时必须向检查者说明，不能接受 MRI 检查。除上述外尚未发现威胁生命或不可逆转的不良事件。与植入物硬件相关的常见并发症包括电极移位为 2.2%～8.6%，感染率为 2.2%～14.3%。骶神经电刺激手术需要再次手术的风险为 6.25%～39.50%。在临床上进行骶神经电刺激术仍需慎重。

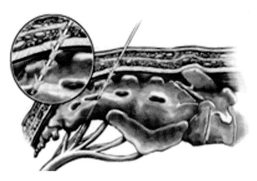

图 19-13　骶神经调节系统

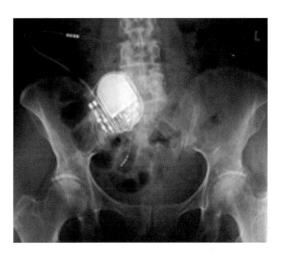

图 19-14　SNM 的自固定倒刺电极

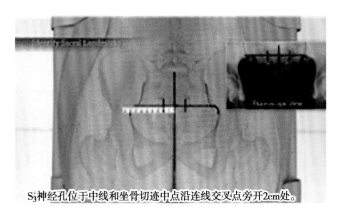

S₃神经孔位于中线和坐骨切迹中点沿连线交叉点旁开2cm处。

图 19-15　S₃ 骶神经孔定位

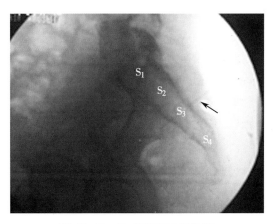

图 19-16　S₃ 骶神经孔侧位图

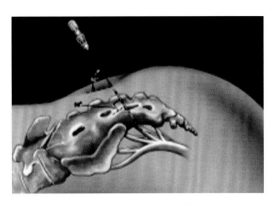

图 19-17 S₃骶神经孔穿刺进针角度

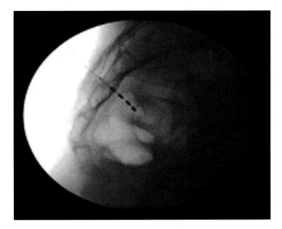

图 19-18 S₃骶神经孔电极植入位置

（肖 峻 李殿友）

第五节 运动功能损害：脑机接口技术在功能神经外科中的临床应用

一、概述

脑机接口（brain-computer interface，BCI）也称"大脑端口"（direct neural interface）、"脑机融合感知"（brain-machine interface，BMI）。脑机接口是在人的大脑和外部设备（如计算机或其他电子设备）之间建立的一种新型的通讯和控制技术。它是人机接口的一种方式，不依赖于脑、外周神经、肌肉这一正常输出通路，通过采集和分析脑电信号即可实现意愿的表达和设备的操控。在脑机接口定义中，"脑"一词意指有机生命形式的脑或神经系统，而并非仅仅是"mind"。"机"一词意指任何处理或计算的设备，其形式可以从简单电路到硅芯片。

在面向运动功能的脑机接口方面，主要是发展 BCI"算法"重建运动皮层神经元对运动的控制。该研究可以回溯到 20 世纪 70 年代，Schmidt、Fetz 和 Baker 领导的小组证实了猴子可以在闭环的操作性条件作用（closed-loopoperant conditioning）后，快速学会自由地控制初级运动皮层中单个神经元的放电频率。20 世纪 80 年代，约翰斯·霍普金斯大学的 Apostolos Georgopuolos 找到了猕猴的上肢运动的方向和运动皮层中单个神经元放电模式的关系，他同时也发现，一组分散的神经元也能够编码肢体运动。20 世纪 90 年代中期以来，面向运动的脑机接口经历了迅速的发展，若干研究小组已经能够使用神经集群记录技术实时捕捉运动皮层中的复杂神经信号，并用来控制外部设备。他们是 Richard Andersen、John Donoghue、Phillip Kennedy、Miguel Nicolelis 和 Andrew Schwartz 等人的研究小组。

脑机接口有两种方式：嵌入式与非嵌入式。嵌入式需要在人脑中植入设备，这种方式让很多人感到担忧，作为脑机接口的专家 Jose Carmena 对这种担忧表示理解，他同时认为这种技术为人类带来的好处是非常宝贵的。脑机接口技术仍面临两个技术难题，第一个难题是如何把 BCI 装置植入到大脑，并且保证这个装置能够在患者几十年的生命周期中正常运作；第二个难题是通过什么样的方式从病人大脑中获得信息，并对信息进行有效解码。目前，人类脑机接口脑信号的获取方式分为：①侵入式脑机接口：主要用于重建特殊感觉（如视觉）以及瘫痪病人的运动功能。此类脑机接口通常直接植入到大脑的灰质，因而所获取的神经信号的质量比较高。其缺点是容易引发免疫反应和脑组织损伤（瘢痕），进而导致信号质量的衰退甚至消失；②部分侵入式脑机接口：一般植入到颅腔内，但位于灰质外，其空间分辨率不如侵入式脑机接口。非侵入式优点是引发免疫反应和损伤脑组织的概率较小。例如，皮层脑电图（ECOG）的技术基础和脑电图的相似，但是其电极直接植入到大脑皮层上硬脑膜下的区域；③非侵入式脑机接口：它和侵入式脑机接口一样，非侵入式的"神经成像术"作为脑机之间的接口。用这种方法记录到的信号被用来加强肌肉植入物的功能，完成恢复部分运动能力。这种非侵入式的装置方便佩戴于人体。尽管有颅骨对信号的衰减作用和对神经元发出的电磁波的分散和模糊效应，这种信号波仍可被检测到，关键是记录到信号的分辨率并不高，很难确定发出信号的脑区或者相关的单个神经元的放电；④细胞培养物的脑机接口：此接口是通过动物（或人）体外的培养皿中的神经组织和人造装置之间的通信联络机制，这方面研究的目的是建造具有解决问题能力的神经元网络，进而促成生物式计算机。研究者有时在半导体芯片上培养神经组织，并且从这些神经细胞记录信号或对其进行刺激，这类称为"神经电子学"（neuro-electronics）或"神经芯片"（neurochips），1997年，加州理工 Jerome Pine 和 Michael Maher 的团队最先宣称研制成功神经芯片。

21世纪以来，神经科学、计算机科学、工程学和医学等多学科的深度交叉和快速发展，推动了一系列脑机接口（BCI、BMI）技术的革命性发展，使我们对各类神经系统疾病重新进行评估和治疗，重建已损伤的神经功能（图19-19）。基于脑机接口技术开发的各类新技术和新设备，对神经外科学的发展产生了重要的影响。脑机接口是在大脑与外部环境之间建立的神经信息交流与控制通道，实现中枢神经系统与体内或体外装置之间的直接交流互通，其中直接电激励和神经活动的记录是实现脑机接口的两个基本工具，在各种脑机接口的实现中具有重要作用。已有相关研究展示了直接电激励的输入型脑机接口，如脑深部电刺激、反应性电刺激等临床应用中起了重大作用。而用于记录神经活动的输出型神经接口则在神经解码、智能假肢控制等运动功能修复领域中展示出了极好的应用前景。有人预见，未来脑机接口技术发展到一定程度后，不但能修复残疾人的受损神经功能，也能增强正常人的功能。

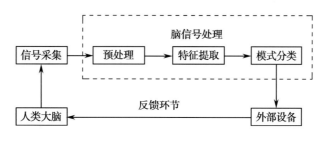

图 19-19　BCI 系统结构示意图

二、手术适应证—在医学方面的应用

1. ALS 病（肌萎缩侧索硬化症）。
2. 脑梗死（卒中）遗留的肢体瘫痪。
3. 脊髓损伤平面以下的神经控制系统瘫痪及肢体神经损伤。
4. 意识障碍唤醒。
5. 神经调控领域　运动障碍性疾病、癫痫、阿尔茨海默病等。

借助于脑机接口技术，肢体瘫痪或者残缺者往往可以通过电子机械设备（如机械手臂、轮椅等）替代缺失的肢体，实现运动功能的重建。

由于此技术刚刚起步、不成熟，属于临床试验阶段，有关手术禁忌证不清楚。凡年龄大、体质差、合并有其他系统严重疾病者，家属及患者对此项技术不理解和不配合者，均属禁忌证。

三、国内外脑机接口研究进展

1999年，Chapin 等人用人工神经网络算法将大鼠运动皮层神经集群电信号转换为水泵控制指令，首次实现了大脑对外部设备的直接控制。该研究表明，植入式脑机接口在脑神经信息加工处理、机制探索、神经功能修复与疾病治疗等方面具有重大的科学研究和应用价值。此后的十多年来，啮齿类（大鼠）和非人灵长类动物（猕猴）的植入式脑机接口技术同步快速发展，并取得重大突破，初步实现了运动皮层神经集群信号对外部设备（如计算机、假肢等）的直接控制。最近，美国布朗大学的Donoghue 研究小组先后在多名高位瘫痪患者身上开展脑机接口临床试验，通过基于运动皮层神经放电的BCI 系统，患者几乎无需训练就可以控制光标移动，甚至可以控制机械手臂，目前该系统已经获得了FDA 的认证（图 19-20）。

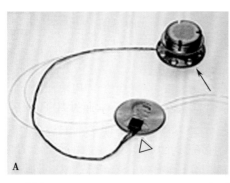
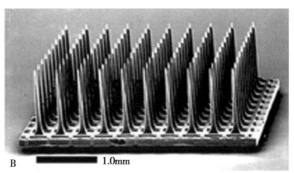
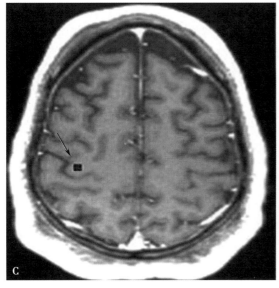
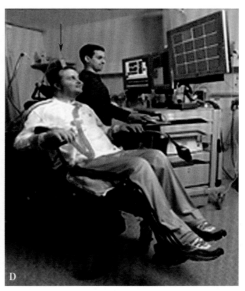

图 19-20　BCI 系统示意图

A. 传感器；B. 100 通道皮层阵列电极；C. MRI 扫描显示电极植入位置；D. 被试者正在参与 BMI 系统实验

　　脑机接口领域一直被人们关注，意大利比萨圣·安娜高等研究大学是神经机器人（neural robotics）方面的著名研究机构，该校 Carrozza 教授报告了智能手（smart hand）的设计与实验评估研究。他们研究并设计了一种用于康复的机械手，可以进行日常生活的抓握、数数和指点，集成了 40 个感受本体和外界的传感器，用于实现自动控制和特定传入神经的感觉反馈，能够执行控制循环并能双向与外界环境的交互信息。smart hand 已成为当前世界上最精细的灵巧手之一。

　　我国中科院深圳先进技术研究院的李光林研究员报告了上臂截肢者对多功能神经假肢的生物控制研究进展。采用目标肌肉神经分布重建（TMR）的外科手术，可以把残余的手臂神经转移到可以选择的肌肉位置，在进行了神经移植术之后，这些目标肌肉在皮肤表面产生的肌电信号可以被检测到用来控制假手。为了评估经过 TMR 手术后的上肢截肢病人的表现，他们使用了模式识别的方法对 EMG 信号进行解码和假手动作的控制。

　　西北大学的 Miller 教授则提供了另一种神经控制方法，用脑机接口驱动功能电刺激器（FES）进行辅助抓取。功能电刺激可以刺激支配肌肉活动的神经，使瘫痪的肌肉重新产生动作。目前控制这类抓握动作使用的都是事先制定好的刺激模式，使得手部功能限制在少数几个事先制定好的模式上。他开发的系统使用猴子运动皮层中记录到的神经信号作为控制信号，为自主控制多个肌肉完成更多任务提供了可能。

纽约州立大学的徐韶华博士报告了适用于神经假体和神经机器人的大脑微刺激方面的研究成果。

在脑机接口（BCI、BMI）方面的最新进展表明，通过直接将大脑活动转化成运动命令进而驱动人工器件，对于实现基本的运动功能是可行的。但是，尽管体感反馈对于最佳BCI控制是必需的，它尚未被完全地引用到BCI中来。他们的工作致力于在大鼠和猴子身上实现将电刺激替代中枢体感通路上的体感反馈，也研究了在行为辨别任务中大鼠利用大脑微刺激作为提示的能力。大鼠机器人的研制，是在特定脑区中将电极微刺激替代条件反射式的提示与奖赏，大鼠能够有效地使用大脑微刺激这一概念实现在现实区域中的导航任务。他们的研究提供了实现体感假体的可行性，这需要由心理物理学的研究进一步加以证实。

近年来，我国脑机接口技术已取得一系列受人瞩目的重要成果。清华大学通过基于稳态视觉诱发电位构造的脑机接口系统，通过受试者关注屏幕上以不同频率闪烁的数字而诱发脑电信号，实现移动电话拨号，控制开关的关与开，甚至控制多自由度机械手完成倒水动作，并采用类似方法开发了一套结合脑机接口技术的上肢康复训练系统，应用于人体康复研究。西安交通大学开发出一种可穿戴式的智能脑控假肢，并用该系统完成了假肢手四种动作（手臂自由状态、手臂移动、手抓取、手张开）的驱动。重庆邮电大学基于受试者各种脑电模式产生的控制信号进行选择，实现对智能轮椅进行控制。天津大学利用基于脑机接口的功能性电刺激技术开发出的人工神经康复机器人系统"神工一号"，通过解析受试者的运动意图，模拟神经冲动的电刺激引起肌肉产生主动收缩，带动骨骼和关节产生自主动作。浙江大学近年来致力于植入式脑机接口的研究，实现了复杂环境下的大鼠导航、小动物双向的脑机接口系统和猕猴控制机器手臂进行精密动作等。近期，浙江大学附属第二医院神经外科采集受试者的皮质脑电信号，率先在国内利用植入式脑机接口实现人类"意念"控制机械手完成多种手势运动。

四、目前脑机接口现状

目前BCI系统没有固定模式，正式研究BCI的时间至今不足20年，目前绝大部分BCI研究处于实验室研究阶段，尚无大规模商业应用。

（一）脑电信号的特征采集、处理及信号分类方法

1. 按照信号获取的方式不同　可分为有创伤系统和无创伤系统。有创伤系统需要将电极放置于大脑内部，采集大脑内部的电信号，此法更精确，但有一定创伤风险。目前绝大多数BCI系统为无创伤系统，无需动手术，只需在受试者头部戴上电极帽以记录EEG信号，没有创伤风险。

2. 按照信号控制的方式不同　可分为同步系统和异步系统。同步系统要求受试者必须在特定的时间产生特定的思维意识，这样便于信号分析，目前大多数BCI系统属于同步系统，一般用于初始阶段；异步BCI系统则不限定受试者何时产生特定的思维意识，系统自动判定并完成相应的控制，受试者可以随心所欲通过思维来完成对外界的控制。真正实用的BCI系统是异步系统。

3. 根据信号处理的实时性　可分为在线系统和离线系统。在线BCI系统中，信号采样、处理、分析和控制都是实时实现的，同时给受试者反馈，大多数BCI系统是在线系统；离线BCI系统实时记录EEG数据，离线分析这些数据，一般来说离线BCI系统只用来评估测试和抽取特征量。

4. 根据BCI所采用的脑电信号（EEG）的不同　可分为7种方案：①视觉诱发电位（VEP）；②眼动产生的alpha波；③自主控制皮层慢电位的波幅；④事件相关电位P300（ERP）；⑤自发mu节律和beta波；⑥由想象肢体运动产生的事件相关去同步（event-related desynchronization，ERD）/事件相关同步（event-related synchronization，ERS）；⑦不同思维作业所产生脑电模式差别。人类的大脑皮层被分成若干个功能区，每个功能区与特定的信息加工过程有着密切的联系。

5. 根据脑信号的获取方式　分为侵入式和非侵入式非侵入式：①基于表面脑电的脑机接口（electro- encephalogram-BCI，EEG-BCI）；②基于脑磁图的脑机接口（magnetoencephalography-BCI，MEG-BCI）；③基于近红外光谱的脑机接口（near infrared spectrosco-PY-BCI，NIRS-BCI）；④基于功能性磁共振的脑机接口（functional magnetic resonance imaging-BCI，fMRI-BCI）。侵入式：①基于皮质脑电的脑机接口（electro corticographic-BCI，ECOG-BCI）；②皮质内脑机接口：皮质内 BCI 可记录单神经元单位放电或局部场电位，植入技术包括 96-微电极阵、玻璃椎管内微电极、立体定向深部电极等。

6. 脑电信号的特征提取及信号分类方法　脑电信号处理算法分为时域法、频域法和时-频域分析方法。常用的特征提取方法有傅立叶变换、自回归模型、小波变换、主成分分析方法、独立成分分析方法等。新近发展的平稳子空间分析（SSA）的方法也被用来分析脑电信号的非平稳变化。处理后的具有特征信号的脑电信号是可以采用处理器分类识别的，其后要实现机器的自动识别和快速响应，亦需建立在一系列数学算法的基础上，主要包括神经网络、支持向量机、决策树、线性判别分析和贝叶斯方法等。目前的 BCI 系统大多是在线的、同步的和无创伤系统。

（二）BrainGate 系统

BrainGate 是一个比较早期的脑机接口项目，该项目主要解决的关键问题是通过重建上肢和手的运动实现对外部的设备（机器或肢体）的控制。

1. BrainGate 系统的构成　BrainGate 系统是一个 100 个通道的 Utah 电极（4 mm×4mm）植入到大脑初级运动皮层区控制手的部位，电极通过电缆穿连接到头骨的基座上（约 1 欧元大小），然后用一整套的放大器和记录设备记录到 96 通道的神经信号，包括场电位信号和 spike 信号，利用信号处理器对以上神经信号进行解码，转换为控制命令。当被试者想象运动鼠标或者运动手臂，解码出来的控制命令就可以用来操作电脑或者玩视频游戏等。

2. 初步的临床实验　BrainGate 项目初期纳入了 5 位被试者接受了电极植入，并开展了相关的实验。这 5 个人均为重症瘫痪患者，无法控制四肢的活动，其中 2 个是由于中枢脊椎损伤，1 个是脑干卒中，另外 2 个是肌萎缩侧索硬化症（ALS）。所有的被试者使用了同样的微电极阵列，它由 100 个微电极组成，大小为 4mm×4mm。对于所有的被试者，微电极阵列被植入到初级运动皮层的手臂和手的功能区，这些区域可以通过 MRI 进行事先定位。

在项目研究中，最重要的是信号的稳定性，在所有的被试者中，用于传输运动皮层的神经元信号的神经通路已经中断多年，令人吃惊的是，皮层记录仍记录到了神经元的活动，而且神经元的活动与手的活动密切相关。当实验员让其中一个被试者想象手的张开和闭合时，由于神经元处于静息状态时不发放神经元信号；片刻后，当被试者想象手张开的时候，神经元又处于活动状态。这个结果充分说明了初级运动皮层的神经元仍然处于活动状态，而且跟神经通路正常的时候一样，被试者仅仅想象一下手的运动就足够引起神经元的活动。实验结果显示，我们仍然可以利用神经元的活动来获取被试运动意愿，并重建与外部世界的通讯。另一位被试者，因为高位截瘫，他只能用他的大脑活动，主要是从神经元的动作电位获得的信息来控制屏幕上的光标。经过几次训练之后，他就可以用神经信号控制用光标画一个圆。此外，他还能用神经信号控制假肢手的张合。从这些早期的工作中可以发现，神经外科的手术过程非常简单，手臂的信号在瘫痪多年后仍然存在，无需学习，仅通过校正滤波器（filter）就可以直接获得关于运动的意愿信息，无特别的注意力要求，可以实现连续的控制，脑机接口可以实现对各种外部设备的控制。

3. 植入 BrainGate 系统要求　安全性；方便获得；便携式；能使上肢或手具有功能；自然控制，不需要太多的注意；具有长时间的稳定性，要超过 10 年才算稳定；符合美学要求，越小越好，最好是不可见的。

五、植入式脑机接口研究中的有关问题

（一）植入式脑机接口在功能神经外科临床应用中涉及的问题

1. 需要从哪里获得脑电信号，运动区还是其他区域？

2. 需要什么类型的传感器，颅内传感器还是其他类型的传感器。颅内传感器是否安全、长期和可靠？

3. 是否可以从 Spikes 和 LFP 的解码结果中得到足够多的信息？是否可以从解码结果直接复制手臂的实际运动？

4. 我们需要什么样的脑电信号？Spikes 或者 LFP 或者多种类型的信号？

5. 什么样病情类型的应用？什么样的有用装置？对装置采用什么样的评价标准？可以评价装置的可用性、可靠性？不需要脑外科手术就可以实现吗？

（二）如何获取的皮层——脑区的信号

关于获取信号的区域，研究者通常选取运动皮层区域，实际上还有其他大量的可供选择的区域，无论是在猴子还是人，有些是直接相关的，有些是部分相关的。如主运动皮层（primary motor cortex）区域，人类从 1870 年以来就知道的和手臂运动相关的大脑皮层区域，经过一百多年的发展，我们已经熟悉大量的关于运动的生理医学数据和具体的定位。

（三）植入式电极阵列——传感器

对于获得大脑活动信号，可以有多种选择方式和途径，而电极的选择很大程度上取决于你想获得什么类型的信号，如果需要获得 spike 信号，就需要穿透大脑皮层区域，需要用到植入式电极，当然也可以有其他的选择。这里的图片显示（图 19-21）可从大脑中获得的两类最为主要的信号，局部场电位（LFP），它是一种慢波主要由突触电流；另外一种信号锋电位（Spike），它是神经元的输出电信号。这两种信号其实是同一个信号经过了不同的滤波器；这两种神经电信号的来源，都可以被用来检查和分析。

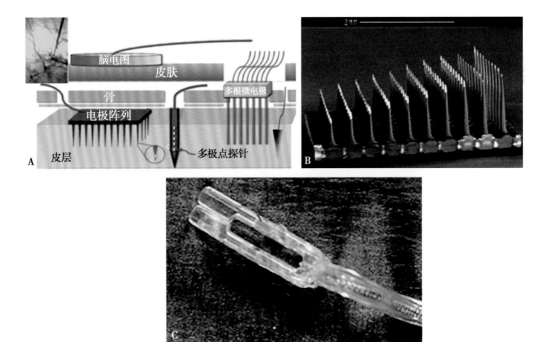

图 19-21　不同形状电极阵列—传感器

A. 各类神经信号传感器；B. 犹他斜电极；C. 卡夫电极

20 世纪 60 年代，Donoghue 团队选用了 100 通道的 Utah 微电极阵列，研究者发现当金属电极的顶端被制作成尖端，它的记录效果非常好，至今我们仍未了解其中的原理。现在的电极跟以前的电极不一

样，既不是金属的也不是铂金的，而是用硅通过蚀刻等一系列特殊的工艺制作成的。Normman 先后为这个微电极阵列设计了多个型号，并进行了制造，这个电极取得了相当大的成功。

应用各类记录信号的传感器，需要考虑众多相关的因素，特别是植入式传感器，安全是一个非常重要的问题：①手术在植入过程中由于血管穿破往往会导致出血，进而可能引起进一步的感染，植入后引起的神经元的损伤和死亡，最后导致了电极阵列无法记录到信号。发生的时间也不同，有的在 3 个月，有的 6 个月，甚至是 1 年之后；②电极周围的免疫反应：电极周围的胶质细胞生长是一个非常主要的生物反应；传感器系列中选用的材料受到生物体的排斥反应，也可能导致电极无法工作，因此要选择生物相容性非常好的材料。还有的电极周围包裹层如果破裂，就会导致生物组织中的液体渗透进来，从而破坏电极和包裹物之间的连接，进一步的破坏电极外部的保护涂层。若有两个材料，它们之间的接口往往较容易损伤而无法工作；③机械方面的问题：由于大脑运动和组织反应引起"植入装置"的牵拉可能导致连接脱落。

（四）神经信号

神经信号除了神经元的活动产生以外，场电位（LFP）也可以作为一种可选的神经信号，用于神经解码。对于运动准备和运动执行，局部场电位信号（LFP）表现出不同的特性。

六、临床应用手术步骤

1. 脑机接口是一门交叉学科，涉及神经科学、计算机科学、数学、临床医学和各类工程技术，甚至要全球范围内开展全方位合作。目前在功能神经外科中临床应用仍是一项探索和初级阶段。

2. 首先给病人做好充分心理准备，要求密切配合，作好长期培训，熟习和掌握 BCI 系统中的有关步骤。

3. 功能神经外科应用 BCI/BMI 系统 目前采用的大多是在线的、同步的和非侵入方法。今介绍是侵入方法。

4. 目前 BCI 系统没有固定模式，绝大部分 BCI 研究处于实验室研究阶段。而手术也在采用不同 BCI 团队研制的系统，实验性应用个别患者。我国目前根据清华大学稳态视觉诱发电位（SSVEP）的特征和提取方法，设计了具有高传输速率的基于稳态视觉诱发电位的脑机接口系统，可用于残疾人的动作控制或环境设备控制等领域。浙江大学附属第二医院颅内应用"植入电极意念控制机械手"，应用在运动功能重建。

5. 脑机接口的系统工作流程可以分为信号采集、特征提取、模式识别即翻译算法及控制命令输出四个步骤（图 19-22），并制成个体化软件。

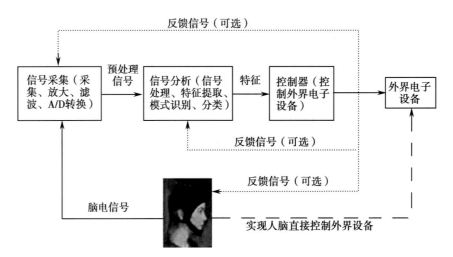

图 19-22 脑机接口系统结构框示意图

6. 手术步骤

（1）术前，已将患者通过有关 CT/MRI 等影像设备扫描、多模态融合技术，确定获得大脑活动信号脑区。

（2）手术日病人入手术室，平卧位，全身麻醉。消毒、铺巾，然后在有框架或无框架导航系统指引下，在确定脑区开颅（同一般开颅术）。将植入 Utah 微电极阵列—传感器植入在患者特定预选脑区。进行有限的脑电信号采集、特征提取、模式识别即翻译算法、控制命令输出（软件）。

（3）手术结束，止血，局部冲洗，缝合硬膜，放回骨瓣，缝合各层，包扎，病人回入病房，按一般开颅术后处理。

（4）"控制器"植入人体特定区域，进行控制命令输出，实现人机交互界面，残疾者通过人脑直接控制外界设备，协助残疾人的动作控制或环境设备控制等。传感器、控制器之间导线通过皮下隧道连接。

（5）若为残手，术前按电子机械手程序进行手术（图 19-23）。

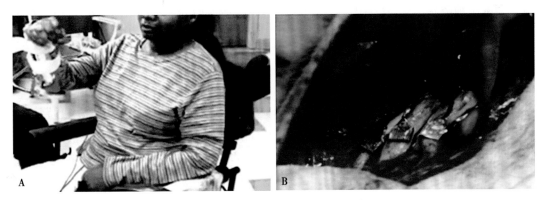

图 19-23　脑机接口技术（侵入法）

A. 病人利用 FES 控制手部动作；B. 手部电极埋设位置

七、存在的问题

BCI 是一门交叉学科，涉及计算机科学、神经科学、心理认知科学、生物医学工程、数学、信号处理、临床医学、自动控制等多个领域。作为新兴的研究领域，仍有大量的问题尚待解决，目前主要存在以下问题：

1. 脑电信号转运速度太慢　从整体性能上看，大多数信息传输率在 20 比特/分钟以下，对于一些实际应用更慢。

2. 稳定性不高　BCI/BMI 系统稳定性随研究方法、受试者和控制系统不同变化较大，缺乏自适应能力。

3. 目前 BCI 尚无统一的基础理论框架，兼容性较差，缺乏统一标准。

4. 目前的 BCI 系统大多都是在特定的实验室环境下设计，真正在日常生活环境下的应用极少；BCI 装置的制作费用一般都很昂贵；这些都使得 BCI 系统的实际应用受到限制，实用性不强。

5. 采样信号缺乏具体意义，很难把脑电信号类型与心理意识活动直接联系起来。

6. 没有统一信号处理方法　信号处理方法是目前 BCI 研究的重点，由于百家争鸣也造成目前研究方法的多样性，特征提取方法和分类方法没有统一的标准，没有任何一种信号处理方法能够为所有 BCI 研究者所采纳。

7. 反馈的必需性　要不要反馈？如何反馈？目前仍有争议。一方面，反馈提高了系统的准确性和稳定性；另一方面，反馈也给整个系统带来额外的负荷，可能会降低信息传输率，也给受试者带来操作上的困难。

8. 训练的必要性　目前对要不要训练及采取何种训练尚有不同观点，有些 BCI 系统还需要较长时间的训练过程，需要受试者掌握改变自身脑电变化的技巧，需要耗费大量的时间和精力，容易产生疲惫和反感。

9. 难以持续性工作　目前大多数 BCI 系统都只是在特定范围内工作，系统的连续工作能力受到了限制，受试者难以在实验中实时"观察"自己所有的意识。

10. 个体差异造成很大影响　由于每个人的思维方式、行为习惯等都不完全一样，需要针对每一类人设计不同的实验参数和训练方法。即使是同一个人，由于他（她）的注意力、身体状况、心理状况、情绪态度、操作适用性、目的性等的改变，也可能会改变实验参数，造成已设计好的 BCI 装置可能无法继续使用。

八、应用前景

由于 BCI 系统可以不依赖于外部肌肉和神经就可以实现人机交流互通。因此有着极为广阔的应用前景。目前，BCI 的应用主要集中于医学领域、人工智能的实现以及提供新型的娱乐方式。

1. 在医学方面的应用　BCI 可以帮助肢体障碍患者提高他们的生活质量：①实现简单的通信：通过 BCI 能够使用电脑浏览网页、拨打电话和模拟阅读；②通过 BCI 可以控制轮椅、开门、开灯等，控制周围环境；③通过 BCI 控制康复机器人的方法，辅助伤残人士进行运动功能重建和生活自理、运动康复；④BCI 技术可以为将来治疗技术的发展起到推动作用，如利用深层大脑激励来治疗帕金森病等疾病。

2. 在医学以外的其他方面的应用　①特殊环境作业：如宇航员可以应用 BCI 监控远距离的仪器设备；②控制机器人在危险或不适宜人工操作的环境中工作，BCI 可以为电子游戏提供附加控制；③在艺术领域中，可使用 BCI 来进行创新；在生物身份识别方面，可实现一种交互式、主动型的人体身份验证系统；④在军事领域等。BCI 的用途绝不仅仅限于在医学领域中应用，在其他诸多领域都可以得到广泛地应用。

九、评价

根据脑机接口研究的进展，已取得以下成效：①记录区域：初级运动皮层的手臂区域对于解码上肢运动是一个好的脑区。但是其他脑区也是可选的；②记录传感器：对于传感器的稳定性和安全性，目前的临床证据还较为有限，相信植入式传感器是非常有前途的，因为已经有一个超过五年的临床案例。同时，其他一些实验室已经有报道表明，在动物实验上（猴子）可记录的时间更长；③神经解码：目前仍在研究人的神经信号与上肢三维活动时的关系，而二维控制方面的研究结果，已经令人非常鼓舞；④神经信号：动物实验和临床试验表明，可以从 spike 中提取到大量与运动相关的信息；另一方面也探索了 LFP 信号，不同的 LFP 的不同频带中也同样包含了多种运动信息；⑤在临床应用方面，目前的一些仪器和系统虽然不能提供给所有的患者，也不能说这些仪器对患者的日常生活都有用。但是相信它们将来肯定能对患者的生活带来很重要的影响。

脑机接口是一门交叉学科，涉及神经科学、计算机科学、数学、临床医学和各类工程技术，要求相关学科的研究人员共同协作，探索并解决其中的关键和基础问题，甚至要全球范围内开展全方位合作，共创共享人类知识资源。当前的脑机接口系统主要用于运动功能的重建，一旦相关技术成熟之后，在可预见的未来，该领域的研究将会扩展到日常生活的各个方面，甚至可以增强和扩展正常人的生理功能。目前，脑机接口技术仍处于起步阶段，各项技术环节都有待改进之处，仍需要各学科研究人员的交叉合作，继续推动脑机接口技术的发展，促进其在临床上的普及应用。

展望 BCI 未来，我们需要从不同层次、不同力度对脑信号进行分析、建模、挖掘和利用，针对不同需求构建应用系统，解决并突破神经信号处理、认知计算与控制、环境智能、大脑可塑性、脑机互适应、生物智能与机器智能的融合等技术难题，有望在脑机接口、认知计算、神经教育等方面研发应用产品，更好地造福人类社会。未来我们还需在以下几个方面进行重点研究：

1. 在康复医学领域 开发若干可用于残障人群和康复的感觉、运动功能辅助装置和系统，重点针对人口老龄化带来的运动功能障碍问题，研发适合国情的多反馈闭环交互式复杂运动功能康复的辅助运动、康复机械设备和功能性电刺激设备，最终实现神经信息技术的快速和跨越式发展。

2. 在人工智能领域 开发与构建类人的机器人系统或其他人工认知系统，该系统可以处理与解释多种的感知信息（图像、语音等），并在动态实际环境中具备灵活的决策能力，自主完成任务目标。一方面需要研究设计认知计算机，通过对脑结构、动力学、功能和行为的逆向工程设计出具备人类思维能力的智能机器。更重要的是要研究如何将人工智能系统与生物智能系统融合，使二者互为适应、协同工作，实现人脑的认知能力和机器的计算能力的完美结合。

3. 在其他领域 也要大力发展 BCI 系统，如军事、安全与搜救方面；休闲娱乐领域。

（朱君明）

参 考 文 献

1. Della PGM, Fukaya C, La Rocca G, et al. Neuromodulation of vegetative state through spinal cord stimulation：where are we now and where are we going. Stereotact Funct Neurosurg, 2013, 91 (5)：275-287.

2. Georgiopoulos M, Katsakiori P, KefalopoulouZ, et al. Vegetative State and Minimally Conscious State：A Review of the Therapeutic Interventions. Stereotact Funct Neurosurg, 2010, 88 (4)：199-207.

3. Giacino J, Fins JJ, Machado A, et al. Central thalamic deep brain stimulation to promote recovery from chronic posttraumatic minimally conscious state：challenges and opportunities . Neuromodulation, 2012, 15 (4)：339-349.

4. Giacino JT, Ashwal S, Childs N, et al. The minimally conscious state Definition and diagnostic criteria. Neurology, 2002, 58 (3)：349-353.

5. Guerra A, Costantini EM, Maatta S, et al. Disorders of consciousness and electrophysiological treatment strategies：a review of the literature and new perspectives. Curr Pharm Des, 2014, 20 (26)：4248-4267.

6. Hirschberg R, Giacino JT. The vegetative and minimally conscious states：diagnosis, prognosis and treatment . NeurolClin, 2011, 29 (4)：773-786.

7. Kanno T, Morita I, Yamaguchi S, et al. Dorsal column stimulation in persistent vegetative state. Neuromodulation, 2009, 12 (1)：33-38.

8. Lemaire JJ, Sontheimer A, Nezzar H, et al. Electrical modulation of neuronal networks in brain-injured patients with disorders of consciousness：a systematic review. Ann Fr Anesth Reanim, 2014, 33 (2)：88-97.

9. McClenathan BM, Thakor NV, Hoesch RE. Pathophysiology of acute coma and disorders of consciousness：considerations for diagnosis and management. Semin Neurol, 2013, 33 (2)：91-109.

10. Schiff ND. Moving toward a generalizable application of central thalamic deep brain stimulation for support of forebrain arousal regulation in the severely injured brain. Ann N Y Acad Sci, 2012, 1265 (8)：56-68.

11. Schiff ND, Giacino JT, Kalmar K, et al. Behavioural improvements with thalamic stimulation after severe traumatic brain injury. Nature, 2007, 448 (7153)：600-603.

12. Vanhaudenhuyse A, Noirhomme Q, Tshibanda LJ, et al. Default network connectivity reflects the level of consciousness in non-communicative brain-damaged patient. Brain, 2010, 133 (Pt 1)：161-171.

13. Yamamoto T, Katayama Y, Obuchi T, et al. Deep brain stimulation and spinal cord stimulation for vegetative state and minimally conscious state. World Neurosurg, 2013, 80 (3-4)：S30. e1-9.

14. Yamamoto T, Katayama Y, Obuchi T, et al. Spinal cord stimulation for treatment of patients in the minimally conscious state. Neurol Med Chir (Tokyo), 2012, 52 (7)：475-481.

15. 何江弘, 杨艺, 焦辉, 等. 持续性植物状态的神经调控治疗. 中华神经医学杂志, 2013, 12 (12)：1197-1200.

16. 何江弘, 徐如祥主译. 昏迷和意识障碍. 武汉：湖北科学技术出版社, 2015, 161-170.

17. 韩德民. 听觉干预的新选择—植入式骨导助听装置 Baha：中国医学文摘（耳鼻咽喉科学）, 2012, 59.

18. 韩德民主编. 人工耳蜗. 北京：人民卫生出版社, 2003, 18-25.

19. 王亮, 张道行, 董明敏. 听觉脑干植入的临床应用. 中国医学文摘耳鼻咽喉科学, 2004, 19, 145-148.

20. 赵守琴. 振动声桥植入. 听力学及言语疾病杂志, 2011, 394-395.

21. 王直中，曹克利译. 人工耳蜗植入原理与实践. 北京：人民卫生出版社，2003，23-84.

22. 郗昕. 人工耳蜗相关的中文言语测听材料十年发展巡礼. 中华耳科学杂志，2013，11（3）：413-417.

23. 中华医学会耳鼻咽喉科学分会，中华医学会耳鼻咽喉科杂志编辑委员会. 人工耳蜗植入工作指南（2003 年）. 中华耳鼻咽喉科杂志，2004，39（2）：66-68.

24. 吴皓. 多道听觉脑干植入的临床应用. 中华耳鼻咽喉科杂志，2000，35（2）：123-125.

25. 蔡超，李永新，席焕久. 乙状窦后入路听觉脑干植入手术的解剖学研究. 中华医学杂志，2009，89（20）：1395-1398.

26. 蒋雯，张华. 听觉脑干植入效果及新进展. 听力学及言语疾病杂志，2015，23（4）：435-437.

27. 郭翠翠，夏寅. 听觉脑干植入的进展. 临床耳鼻咽喉科头颈外科杂志，2009，23（13）：620-623.

28. Gaylor JM, Raman G, Chung M, et al. Cochlear implantation in adults: A systematic review and meta-analysis. JAMA Otolaryngol Head Neck Surg, 2013, 139（3）：265-272.

29. Yuan YY, Song YS, Chai CM, et al. Intraoperative CT—guided cochlear implantation in congenital ear deformity. Acta Otolaryngol, 2012, 132（9）：951-958.

30. Xi X, Ching TY, Ji F, et al. Development of a corpus of Mandarin sentences in babble with homogeneity optimized via psychometric evaluation. Int J Audiol, 2012, 5l（5）：399-404.

31. Mick P, Amoodi H, Shipp D, et al. Hearing preservation with full insertion of the FLEXsoft electrode. Otol Neurotol, 2014, 35（1）：40-44.

32. Rachovitsas D, Psillas G, chatzigiannakidou V, et al. Speech perception and production in children with inner ear malformations after cochlear implantation. Int J Pediatr Otorhinolaryngol, 2012, 76（9）：1370-1374.

33. Kong WJ, Cheng HM, Ma H, et al. Evaluation of the implanted cochlear implant electrode by CT scanning with three dimensiona reconstruction. Acta Otolaryngol, 2012, 132（2）：116-122.

34. Mick P, Amoodi H, Shipp D, et al. Hearing preservation with full insertion of the FLEXsoft electrode. Otol Neurotol, 2014, 35（1）：40-44.

35. Rachovitsas D, Psillas G, chatzigi-annakidou V, et al. Speech perception and production in children with inner ear malformations after cochlear implantation. Int J Pediatr Otorhinolaryngol, 2012, 76（9）：1370-1374.

36. Puram SV, Barber SR, Kozin ED, et al. Outcomes following Pediatric Auditory Brainstem Implant Surgery: Early Experiences in a North American Center. Otolaryngol Head Neck Surg, 2016, 155（1）：133-138.

37. Colletti G, Mandalà M, Colletti L, et al. Nervus Intermedius Guides Auditory Brainstem Implant Surgery in Children with Cochlear Nerve Deficiency. Otolaryngol Head Neck Surg, 2016, 154（2）：335-342.

38. Bayazit Y, Kosaner J, Celenk F, et al. Auditory brainstem implant in postlingual postmeningitic patients. Laryngoscope, 2016, 126（8）：1889-1892.

39. Neij KS, Remenschneider AK, Kozin ED, et al. Direct parasagittal magnetic resonance imaging of the internal auditory canal to determine cochlear or auditory brainstem implant candidacy in children. Laryngoscope, 2015, 125（10）：2382-2385.

40. Kandogan T, Dalgic A, Indian J. Reliability of Auditory Steady-State Response（ASSR）: Comparing Thresholds of Auditory Steady-State Response（ASSR）with Auditory Brainstem Response（ABR）in Children with Severe Hearing Loss. Otolaryngol Head Neck Surg, 2013, 65（Suppl 3）：604-607.

41. Otto SR, Shannon RV, Wilkinson EP, et al. Audiologic outcomes with the penetrating electrode auditory brainstem implant. Otol Neurotol, 2008, 29（8）：1147-1154.

42. Frenzeih, hankeF, BeitrameM, et al. Application of the Vibrant Sound Bridge to unilateral osseous atresia cases. Laryngoscope, 2009, 119：67-74.

43. Mosnier I, Sterkers O, Bouccara D, et al. Benefit of the Vibrant Sound bridge device in patientsimpianted for 5 to 8 years. Ear hear, 2008, 29：28l-284.

44. Verhaegen VJ, Mulder JJ, Noten JF, et al. Intraoperative auditory steady state response measruenlaents during vibrant Sound bridge middle e&r implantation in patients with mixed hearing loss: preliminary results, Otolo&Neurotolo, 2010, 361-365.

45. Tsang WS, Yu JK, Wong TK, et al. Vibrant Sound bridge system: application of the stapes coupling technique. J Laryngol, 2013, 127（1）：58-62.

46. Karkas A, Chahine K, Schmerber S. The benefit of the reverse transfer function in the fitting process of the Vibrant Soundbridge middle ear implant. Acta Otolaryngol, 2012, 132（2）：173-178.

47. Bal GR. The vibrant sound bridge: design and development. Adv Otorhinolaryngol, 2010, 69：1-13.

48. Pok SM, Schlögel M, Böheim K. Clinical experience with the active middle ear implant Vibrant Sound bridge in sensorineural hearing loss. Adv Otorhinolaryngol, 2010, 69：51-55.

49. Truy E, Philibert, Vesson JF, et al. Vibrant soundbridgeversus conventional hearing and in sensorineural high-frequency hearing loss：a prospective study. Otol Neurotol, 2008, 29（5）684-687.

50. Boeheim K, Pok SM, Schloegel M, et al. Active middle ear implant compared with open-fit hearing aid in sloping high frequency sensorineural hearing loss. Otol Neurotol, 2010, 31（3）：424-429.

51. Zernotti ME, Arauz SL, Di Gregorio MF, et al. Vibrant Sound bridge in congenital osseous atresia：multicenter study of12 patients with osseous atresia. Acta Otolaryngol, 2013, 133（6）：569-573.

52. Skarzynski H, 0lszewski L, Skarzynski PH, et al. Direct round window stimulation with the Med. El Vibrant Sound bridge：5 years of experience using a technique without interposed fascia. EurArch Otorhinolaryngol, 2014, 271（3）：477-482.

53. Atas A, Tutar H, Gunduz B, et al. Vibrant sound bridge application to middle ear windows versus conventional hearing aids：a comparative study based on international outcome inventory for hearing aids. EurArch Otorhinolaryngol, 2014, 271（1）：35-40.

54. Laurie ES, Wilkinson EP, Margaret W. Cover story：new trial opens door to auditory brainstem implant research in children. The Hearing Journal, 2013, 66：4-7.

55. Nakatomi H, Miyawaki S, KIN T, et al. Hearing Restoration with Auditory Brainstem Implant. Neurologia medico-chirurgica Advance, 2016, 26：1-8.

56. Brindley GS, Lewin WS. The sensations produced by electrical stimulation of the visual cortex. J Physiol, 1968, 196（2）：479-493.

57. Mark S, Humayun MD, Eugene J, et al. Visual perception elicited by electrical stimulation of retina in blind humans. Arch Ophthalmol, 1996, 114：40-46.

58. Majji AB, Humayun MS, Weiland JD, et al. Long-term histological and electrophysiological results of an inactive epiretinal electrode array implantation in dogs. Invest Ophthalmol Vis Sci, 1999, 40（9）：2073-2081.

59. Dobelle WH. Artificial vision for the blind by connecting a television camera to the visual cortex. ASAIO J, 2000, 46（1）：3-9.

60. Chow AY, Pardue MT, Chow VY, et al. Implantation of silicon chip microphotodiode arrays into the cat subretinal space. IEEE Trans Neural Syst Rehabil Eng, 2001, 9（1）：86-95.

61. Hesse L, Schanze T, Wilms M, et al. Implantation of retina stimulation electrodes and recording of electrical stimulation responses in the visual cortex of the cat. Graefes Arch Clin Exp Ophthalmol, 2000, 238（10）：840-845.

62. Javaheri M, Hahn DS, Lakhanpal RR, et al. Retinal prostheses for the blind. Ann Acad Med Singapore, 2006, 35（3）：137-144.

63. Maynard EM. Visual prostheses. Annu Rev Biomed Eng, 2001, 3：145-168.

64. MarilynnL. Artificial-vision research come in to focus. Lancet, 2000, 355：1080-1085.

65. Richard A, Maynard EM, Rousche PJ, et al. A neural interface for a cortical vision prosthesis. Vision Research, 1999, 39：2577-2587.

66. Schmidt EM, Bak MJ, Hambrecht FT, et al. Feasibility of a visual prosthesis for the blind based on intracortical microstimulation of the visual cortex. Brain, 1996, 119：507-522.

67. Troy JB, Lee BB. Steady discharges of macaque retinal ganglion cells. Visual Neuroscience, 1994, 11：111-118.

68. Zrenner E, Stett A, Weiss S, et al . Can subretinal microphotodiodes successfully replace degenerated photoreceptors? Vission Research, 1999, 39：2555-2567.

69. Da Cruz L, Dorn JD, Humayun MS, et al. Five-Year Safety and Performance Results from the Argus Ⅱ Retinal Prosthesis System Clinical Trial. Ophthalmology, 2016, 123（10）：2248-2254.

70. 李文生. 人工视觉假体治疗视网膜变性疾病的转化研究现状、挑战与展望. 中华眼科杂志, 2015, 33（2）：97-101.

71. Brindley GS, Polkey CE, Rushton DN, et al. Sacral anterior root stimulators for bladder control in paraplegia：The first 50 cases. J Neurol Neurosurg Psychiatry, 1986, 49（10）：1104-1114.

72. Craggs MD. Pelvic somato-visceral reflexes after spinal cord injury：Measures of functional loss and partial preservation. Prog Brain Res, 2006, 152（11）：205-219.

73. Kutzenberger J. Surgical therapy of neurogenic detrusor overactivity（hyperreflexia）in paraplegic patients by sacral deafferenta-

tion and implant driven micturition by sacral anterior root stimulation：Methods，indications，results，complications，and future prospects. Acta Neurochir，2007，97（Suppl 18）：333-339.

74. Vignes JR，Bauchet L，Ohanna F. Dorsal rhizotomy combined with anterior sacral root stimulation for neurogenic bladder. Acta Neurochir，2007，97（Suppl Pt1）：323-331.

75. 赵雪燕，石萍，郭智霖，等. 神经电刺激在改善膀胱功能障碍上的应用. 中国生物医学工程学报，2011，30（3）：452-471.

76. Krasmik D，Krebs J，van Ophoven A，et al. Urodynamic results，clinical efficacy，and complication rates of sacral intradural deafferentation and sacral anterior root stimulation in patients with neurogenic lower urinary tract dysfunction resulting from complete spinal cord injury. Neurourol Urodyn，2014，33（8）：1202-1206.

77. Stöhrer M，Blok B，Castro-Diaz D，et al. EAU guidelines on neurogenic lower urinary tract dysfunction. Eur Urol，2009，56（1）：81-88.

78. Martens FM，Heesakkers JP. Clinical results of a brindley procedure：Sacral anterior root stimulation in combination with a rhizotomy of the dorsal roots. Adv Urol，2011，2011：708-709.

79. Chancellor MB，Chartier-Kastler EJ. Principles of sacral nerve stimulation（SNS）for the treatment of bladder and urethral sphincter dysfunctions. Neuromodulation，2000，3：16-26.

80. Cappellano F，Bertapelle P，Spinelli M，et al. Quality of life assessment in patients who undergo sacral neuromodulation implantation for urge incontinence：an additional tool for evaluating outcome. J Urol，2001，166：2277-2280.

81. Elhilali MM，Khaled SM，Kashiwabara T，et al. Sacral neuromodulation：long-term experience of one center. Urology，2005，65（6）：1114-1117.

82. Van Voskuilen AC，Oerlemans DJ，Weil EH，et al. Long term results of neuromodulation by sacral nerve stimulation for lower urinary tract symptoms：a retrospective single center study. Eur Urol，2006，49（2）：366-372.

83. 陈国庆，宋勇，丁留成，等. 骶神经调节术临床应用中国专家共识. 中华泌尿外科杂志，2014，35（1）：1-5.

84. Foster RT，Anoia EJ，Webster GD，et al. In patients undergoing neuromodulation for intractable urge incontinence a reduction in 24hr pad weight after the initial test stimulation best predicts long-term patient satisfaction. Neurourol Urodyn，2007，26：213-217.

85. Leong RK，Marcelissen TA，Nieman FH，et al. Satisfication and patient experience with sacral nerve neuromodulation：results of a single center sample survey. J Urol，2011，185：588-592.

86. Thomas GP，Dudding TC，Rahbour G，et al. Sacral nerve stimulation for constipation. Br J Surg，2013，100：174-181.

87. Wexner SD，Coller JA，Devroede G，et al. Sacral nerve stimulation for fecal incontinence：results of a 120-patient prospective multicenter study. Ann Surg，2010，251：441-449.

88. Carmel ME，Vasavada SP，Goldman HB. Troubleshooting sacral neuromodulation issues. CurrUrol Rep，2012，13：363-369.

89. Van Kerrebroeck PE，Voskuilen AC，Heesakkers JP，et al. Results of sacral neuromodulation therapy for urinary voiding dysfunction：outcomes of a prospective，worldwide clinical study. J Urol，2007，178：2029-2034.

90. Lee B，Liu CY，Apuzzo ML. A primer on brain-machine interfaces，concepts，and technology：a key element in the future of functional neurorestoration. World Neurosurg，2013，79（3-4）：457-471.

91. Joseph NM，Wolpaw JR. Clinical Applications of Brain-Computer Interfaces：Current State and Future Prospects. IEEE Rev Biomed Eng，2009，2：187-199.

92. Daly JJ，Wolpaw JR. Brain-computer interfaces in neurological rehabilitation. Lancet Neurology，2008，7（11）：1032-1043.

93. Nicolas-Alonso LF，Gomez-Gil J. Brain computer interfaces，a review. Sensors（Basel），2012，12（2）：1211-1279.

94. Lebedev MA，Nicolelis MA. Brain-machine interfaces：past，present and future. Trends Nearosci，2006，29（9）：536-546.

95. Nicolas-Alonso LF，Gomez-Gil J. Brain computer interfaces. A review. Sensors（Basel），2012，12（2）：1211-1279.

96. Kjaer TW，Serensen HB. A brain-computer interface to support functional recovery. Front Neurol Neurosci，2013，32：95-100.

97. Rao RP，Stucco A，Bryan M，et a1. A direct brain-to-brain interface in humans. PLoS One，2014，9（11）：e111332.

98. 郑筱祥. 神经信息工程研究前沿. 杭州：浙江大学出版社，2012：35-60.

99. 王开亮，孟凡刚. 脑机接口技术在神经外科中的应用进展. 中华神经外科杂志，2016，32（2）：213-216.

100. 杨红宇，徐鹏，陈彦. 异步脑机接口技术现状及发展趋势. 中国生物医学工程学报，2011，30（5）：774-780.

101. 高诺，鲁守银，张运楚，等. 脑机接口技术的研究现状及发展趋势. 机器人技术与应用，2008，（4）：16-19.

102. 马忠伟，高上凯. P300 的脑-机接口：视觉刺激强度对性能的影响. 清华大学学报（自然科学版），2008，48（3）：28-36.

103. 李鹏海，丁皓，万柏坤. 脑-机接口在移动外设控制中的应用研究进展. 生物医学工程学杂志，2011，28（3）：613-617.

104. 张俊伟，刘建平. 脑机接口技术的研究进展. 国际生物医学工程杂志，2013，36（4）：250-253.

第二十章

神经修复外科

神经修复术（neurorestorative procedure）是神经修复学综合治疗的重要组成部分，也是神经系统功能恢复的主要治疗手段。在原有神经解剖和功能基础上，促进被破坏或受损害神经再生修补和重塑，重建神经解剖投射通路和环路，调控和改善神经信号转导，实现神经功能修复。神经修复术主要包括：①自体或异体组织和（或）细胞移植术；②显微镜下神经对接缝合术；③神经电刺激器植入术；④组织工程相关生物材料植入术；⑤药物局部微量缓释器（泵）植入术等。"神经修复术"包括神经结构修复和神经功能恢复两个方面的内容，强调解剖结构修复的同时，更强调功能恢复。临床的实践证明"神经修复"比"神经再生"有更广泛的内涵和更深远的临床实践意义。按照治疗对象分为中枢神经修复术和周围神经修复术。

（一）中枢神经修复术

中枢神经系统（CNS）损伤后的治疗和功能恢复重建仍是当今最大难题。虽然在 1981 年 David 等学者研究发现，CNS 轴突可以再生，但是，CNS 微环境不利于轴突再生，只有进行有效的外界干预来激发残留的神经元或进行干细胞移植、基因诱导或表达不同的神经营养因子等方法，才能诱导神经轴突再生，恢复神经冲动，达到神经功能恢复。中枢神经系统损伤修复的关键是促进中枢神经再生，中枢神经再生并不一定意味着修复和重新获得了受到损伤的神经功能。由于人神经元数量巨大达千亿个，中枢神经系统传出神经元与传入神经元约数百万个，中间神经元约一百亿个，神经元之间的相互作用几乎是无限的，局部环路在高级神经功能中起重要作用。从神经结构损伤后的完全性复原，理论上和实践中都是不现实的，实现神经修复与再生只能部分或有限的修复。由于神经元的突起互相通连组成神经网络，而人类中枢神经系统（脑和脊髓）只要 10%～15% 神经结构完整，就可保持近 85%～90%

功能，这就是神经修复技术有限修复神经元却能较大提高患者生存质量的基本原理。

目前中枢神经修复术有多种措施，包括：神经修复技术采用细胞移植术；神经电刺激或神经调控技术；组织工程相关生物材料植入术（神经轴突生长的导向结构，可根据修复组织情况任意塑性、可形成具有生命力的活体组织）；药物或化学泵等各种干预策略治疗手段。在原有神经解剖和功能基础上，促进被破坏或受损害神经再生修复和重塑、重建神经解剖投射通路和环路、调控和改善神经信号传导、最终实现神经功能修复。

目前移植细胞种类有神经干/祖细胞、施万细胞、脐带间充质干细胞、自体骨髓间充质干细胞、嗅鞘细胞、自体鼻黏膜嗅干细胞等。移植细胞途径：脑、脊髓内手术靶点区细胞注入（CT/MRI 引导下）；鞘内注射（颈椎穿刺、胸椎穿刺、腰椎穿刺、小脑延髓池穿刺，穿刺注射到损伤部位附近）；静脉或动脉血管内输入途径。治疗范围是脊髓损伤、截瘫（高位截瘫）、马尾神经损伤、脑卒中（脑出血、梗死）后遗症；脊髓灰质炎后遗症；肌萎缩侧索硬化；小儿脑瘫以及脊髓炎、植物人、舞蹈病、肌病（肌营养不良）等神经系统疾病。

（二）周围神经修复术（repair of peripheral nerve lesion）

根据外伤史、治疗史及运动障碍、感觉障碍、自主神经功能障碍及 Tinel 征多可做出诊断周围神经损伤；通过电生理检查有助于确定神经有无损伤及损伤的程度，也有助于观察神经再生情况；利用 MRI 检查有助于了解臂丛神经是否为根性损伤。在治疗上，若周围损伤神经为裂伤可行神经缝合术；神经近端毁损无法缝合可作神经转位缝合术；有神经缺损不能直接缝合，应作神经移植术；神经远端毁损无法缝合可作神经植入术；非一期手术者发现神经结构连续性存在，但有神经内外纤维化，可作神经松解后功能重建；对一些肯定不能恢复的神经损伤，可行肌腱移位或关节固定术来改善功能。而目前周围神经严重缺损的修复是一难题，自体神经移植效果好，但其来源受限，并发症多；异体神经束移植存在着排斥反应问题，故很多学者多致力于非神经组织材料桥接，如各种类型的人工合成桥接体，骨骼肌为桥接体仍在研究中。

关于基因治疗周围神经损伤，目前仍处于实验室阶段，有些病毒载体还携带野生病毒，对人类安全可能构成威胁，临床实际应用还有许多问题有待解决。

目前，从"科学论文预印本网站"（arXiv）获悉液态金属导线修复破损神经实验，液态金属（GaInSn 合金）发挥类似电连接作用，使离断的神经通过呈液态的 GaInSn 合金达到"接近于未离断的神经"状态。这是科学家未来致力于非神经组织材料桥接新方法。

第二节　神经组织移植、干细胞移植、基因治疗临床应用前景

一、神经组织移植临床应用前景—治疗帕金森病（PD）

（一）概述

近几年关于 PD 的细胞移植治疗，主要细胞来源种类繁多，其中，胎儿中脑腹侧组织细胞、核移植和诱导干细胞、胶质细胞源性生长因子（GDNF）基因工程细胞移植治疗 PD 的研究进展，代表了目前细胞移植治疗 PD 的研究现状和方向。

20 世纪 80 年代初期，瑞典科学家首次开始了利用流产胎儿的中脑组织移植治疗 PD 的临床试验。20 世纪 90 年代末期，美国国家健康研究院资助了 2 个双盲对照临床试验，利用流产胎儿的脑组织移植替代治疗 PD，尽管能提高 PD 患者的近期运动评分，并没有出现明显的整体治疗效果，还引起了部分患者的运动失调，结果不令人满意。最近的研究报道了移植胎儿中脑组织（FVMT）的 PD 患者死后脑的尸检结果，显示脑内移植存活的多巴胺神经元产生了 PD 类似的病理改变，包括出现 PD 疾病的病理

标志-Lewy 小体、多巴胺转运体（DAT）的减少以及过多的来自于移植细胞的 5-羟色胺神经元等，提示 PD 病人脑内的病理改变一直存在并持续进展，新的移植细胞并没有改变 PD 脑内的病理环境，这对细胞移植治疗 PD 提出了疑问。同时，另一研究得出了相反结论，报道称 PD 病人脑内移植的多巴胺神经元并没有发现上述病理改变。尽管并不是所有移植 FVMT 的 PD 病人都出现上述病理变化，但结果已经很清楚，FVMT 移植治疗 PD 并不能取得预期的效果。注：（摘自首都医科大学宣武医院细胞治疗中心任振华，关云谦，张愚。"细胞移植在帕金森病治疗中的研究和应用进展"一文，在此表示感谢。）

（二）神经组织移植有关问题

神经组织移植的供体组织包括自体肾上腺髓质、胚胎中脑组织、颈交感神经节等。20 世纪 80 年代，人们对单纯肾上腺髓质细胞移植的动物实验和临床研究表明效果并不满意，根本原因是移植细胞存活率低，不可能完全替代宿主提供多巴胺。由于颈上交感神经节可能含有多巴胺能神经元，切去颈上交感神经节产生了一些副作用，使临床应用受到限制。胚胎中脑组织的组织抗原性小，与脑组织的相容性好，移植到脑内能较长期的存活，还能与宿主神经元发生突触联系，近期效果尚可，但中长期疗效仍不能令人满意；并且此方法取材仍存在争论，还需要道德伦理委员会认可。因此，上述几种移植方案虽然进行了临床探索，但已废弃。

二、神经干细胞临床应用前景—治疗帕金森病（PD）

（一）概述

帕金森病（PD）的基本病理改变是黑质-纹状体多巴胺系统进行性变性，使得纹状体的多巴胺含量显著减少，从而出现震颤、僵直、运动障碍等一系列临床症状。目前该病的主要治疗手段是药物和立体定向神经外科手术，两者均属对症性治疗，不能阻止或延缓病理过程和病情发展。PD 的神经组织移植开始于 20 世纪 70 年代，被认为是治疗 PD 比较有效的方法，但是受到供体来源、伦理道德、免疫排斥和移植物长期存活等问题的影响，临床应用受到限制。从 PD 的发病机制来说，神经组织细胞移植补偿缺少的多巴胺能神经元是治疗 PD 的根本措施，尤其基因转移技术和神经组织移植技术的发展、基因工程化细胞的完善以及神经干细胞分离、纯化的成功，将给神经组织移植治疗帕金森病赋予新的内容。

神经组织的移植已有一百多年的历史，1890 年，美国生理学家 Thompson 开展了世界上第 1 例神经组织异种移植，将成年猫大脑皮层组织移植到成年狗大脑皮层内。1903 年，Elizobeld Dunn 选用未成熟的神经组织作为移植物，使移植神经组织得以成活。1905 年，Saltykow 等进行自体脑移植实验，将兔脑大脑皮层移植至自身皮层的另一部位。1924 年，Faldino 采用动物胚胎中脑组织移植到动物的眼球前房。1969 年，Wenzel 进行了小脑皮层组织的移植。1974 年，Das 发现未成熟神经组织移植后分化为宿主体内所在部位相同的成熟神经组织，这为神经组织的研究打下了基础。1976 年，Cund 等发现移植组织与宿主脑组织间形成正常突触。1979 年，Perlow 等首先报道了将胎鼠中脑腹侧多巴胺能神经元组织移植到帕金森病大鼠模型尾状核内，能使大鼠的异常旋转减少，激发了人们对脑组织移植治疗神经退行性变疾病的兴趣。1980 年，Oblinger 等发现移植物与宿主脑组织间有纤维联系。1982 年，Backlund 进行了自体肾上腺髓质脑内移植治疗 2 例帕金森病，术后 6 个月症状改善，它标志着神经组织移植进入了临床实验研究阶段，开创了脑移植治疗帕金森病临床研究的先例。

目前认为干细胞移植是治疗 PD 和其他神经退行性疾病的首选。干细胞自身具有增殖和分化潜能，能够体外大量扩增并分化成移植所需的功能细胞；干细胞能保证细胞来源的相对稳定性。常用于移植替代治疗的干细胞种类有胚胎干细胞（ESCs）、神经干细胞（NSCs）、骨髓间充质干细胞（BMSCs）等。近来的核移植胚胎干细胞（nuclear transferred embryonic stem cell，ntESCs）和诱导多潜能干细胞（iPS cells）为治疗 PD 提供了两种新的干细胞移植来源，解决了细胞移植引起的免疫排斥反应，并能更好地适应移植受体的脑内环境，更易发育分化成为有功能的受体细胞。

ntESCs 是利用核移植技术，转移受体细胞核取代同种属 ESCs 的细胞核，形成在遗传学上与受体细胞一致的胚胎干细胞。然后体外分化这种来源于自体细胞核的 ntESCs，再进行移植治疗，这种方法被称之为治疗克隆（therapeutic clone），克服了异体移植引起的免疫排斥反应。iPScells 与 ntESCs 相似，体细胞体外重编程的 iPS 也具有全能性，利用 iPS 分化成神经前体细胞，再移植到胎鼠脑内，能分化成各种类型神经细胞，包括谷氨酸能、氨基丁酸能和儿茶酚胺能神经元。将这些来自于 iPS 分化后的神经前体细胞移植到 PD 模型鼠脑内，能改善小鼠的行为学评分，表明自体来源的 iPS 具有自体移植治疗潜能。ntESCs 或 iPS 作为自体移植治疗的细胞来源，目的是避免移植免疫排斥反应。

神经退行性疾病的发生并不是简单的细胞问题，PD 治疗也不应该是简单的多巴胺细胞替代。当前 PD 的研究重点多集中在干细胞替代治疗或寻找可用于移植的干细胞，胎儿中脑组织移植治疗 PD 的效果并不理想，iPS 被看成是干细胞移植治疗 PD 的希望。但是，干细胞移植的安全性，如致瘤性、免疫排斥反应以及其分化的非多巴胺神经元引起的不良反应等是 iPS 进入临床实验的障碍，也是尚待解决的问题。另一方面，PD 病人脑内一直存在并持续进展的病理环境，无论何种移植细胞，都不能阻止 PD 的进展。因此，进一步研究 PD 病理机制，阻止 PD 的致病因素以及改善 PD 脑内的病理环境尤为重要。

近 30 年来，随着人们对脑功能和脑内疾病认识的提高，对脑组织移植治疗帕金森病的实验研究和临床研究进行了较广泛的工作，对移植物的选择、移植组织的成活以及临床治疗效应等都进行了探索。

（二）神经组织移植术（干细胞临床研究）管理办法

2015 年 8 月，国家卫生计生委（原卫生部）发文对组织移植术（干细胞临床研究）应用于临床提出明确指示：①从事干细胞临床研究的医疗机构必须具备三等甲级医院、药物临床试验机构资质和干细胞临床研究相关条件，医疗机构不得向受试者收取干细胞临床研究相关费用，不得发布或变相发布干细胞临床研究广告；②医疗机构是干细胞制剂和临床研究的责任主体，应当组建学术和伦理委员会，对干细胞临床研究项目进行立项检查和过程监督，并对干细胞制剂制备和临床研究全过程进行质量管理和风险管控，确保质量安全。干细胞临床研究实行备案管理制度，加强事中事后监管，建立信息公开制度，接收社会监督；③临床研究应遵循科学、规范、公开、符合伦理原则。临床研究人员必须尽告知义务，由受试者签署知情同意书。对风险较高的项目，研究机构应当采取有效措施进行重点监管，并通过购买第三方保险，对于发生与研究相关损害进行补偿。干细胞临床研究结束后，应当对受试者进行长期随访监测，评价干细胞临床研究的长期安全性和有效性。

（三）手术适应证及禁忌证

1. 适应证 在确诊为 PD 患者前提下，还应遵循如下的标准：
（1）年龄在 55~75 岁，无痴呆及精神障碍等并发症。
（2）临床表现为震颤、僵直、震颤-僵直混合型，病情为Ⅲ、Ⅳ级病人。
（3）开始用抗帕金森病药有效，后来疗效下降，有严重副作用。
（4）头颅 CT 无明显脑萎缩。
（5）躯体无严重其他脏器损害；要求双肾功能正常（仅对自体肾上腺髓质移植者）。
（6）左旋多巴试验改善率在 30% 以上。
（7）自愿接受移植手术并签署治疗方案知情同意书，同时应得到医院伦理委员会批准。

2. 禁忌证 ①患有继发性帕金森综合征或帕金森叠加综合征；②患者心、肺、肝、肾等重要脏器功能不全；③合并有肺炎或严重全身感染；④过敏体质；⑤伴有其他脑部器质性病变（如脑卒中、脑肿瘤等）；⑥血清 HIV、乙肝、梅毒或肿瘤指标阳性；⑦凝血功能障碍，如患有血友病等；⑧期望值过高或不切实际要求者。

（三）体位与麻醉

平卧位或半卧位。局麻下进行。如果移植物选择自体肾上腺髓质或病人不合作、有恐慌心理者宜选择全身麻醉。

（四）干细胞移植种类和神经干细胞的选择

目前用于移植治疗 PD 的神经干细胞种类很多，临床上进行Ⅰ~Ⅱ期试验常用的干细胞如下：
1. 胚胎干细胞。
2. 间充质干细胞 ①骨髓间充质干细胞（MSCs）；②脐血间充质干细胞。
3. 自体骨髓干细胞（autologous bone marrow stem cell）。

4. 两种新的细胞 ①核移植胚胎干细胞（nuclear transferred embryonic stem cell，ntESCs）；②诱导多潜能干细胞（iPS cells）。

（五）术前准备

本文以骨髓间充质干细胞（MSCs）或脐血间充质干细胞移植治疗 PD 为例。

1. 骨髓间充质干细胞（BMSCs）术前准备

（1）术前常规检验血常规、肝肾功能、肿瘤标志物，行腹部主要脏器彩超、胸片检查。

（2）术前给予粒细胞集落因子进行动员，剂量为 150μg，1 次/d 皮下注射，共 2 天。同时口服阿司匹林，当白细胞升至（20~30）×10^9/L 时开始采集骨髓。

（3）骨髓血采集与细胞分离：在无菌局麻下，通过髂后上棘骨穿多点抽取自体骨髓血 200 ml（枸橼酸钠抗凝），然后在实验室将骨髓血经过去除红细胞、离心、提取、清洗、过滤等步骤，获得干细胞悬液，采用流式细胞仪检测法，进行记数。一般悬液中干细胞数可达到总数为（4.0×10^8~1.5×10^9）/ml。MSCs 悬液备用量为 10~20ml。

2. 脐带间充质干细胞（umbilical cord mesenchymal stem cells）术前准备

（1）术前常规检验血常规、肝肾功能、肿瘤标志物，行腹部主要脏器彩超、胸片检查。

（2）在产妇知情同意情况下，通过医院伦理委员会批准，获取足月妊娠的产妇的脐带，无菌收集脐带，浸没于含 1%双抗（青链霉素）的 PBS 中，玻璃容器密封送回实验室。

（3）超净台上剪取约 2cm 长的脐带，剖开动静脉，用 PBS 液洗净血污。

（4）将脐带剪碎成肉糜状，转移到离心管中，加入 4ml 的消化液（每升 PBS 含 0.25%胰酶，200~400U 胶原酶Ⅱ），混匀，37℃中消化 4 小时，每隔 10 分钟振摇 1 次。

（5）吸取消化上清液，转移到 25cm² 细胞培养瓶中，加入 DMEM/F12 培养基（含体积分数为 10%~15%胎牛血清），37℃、体积分数 5%CO_2 培养箱中培养。

（6）约 3 天后能在显微镜下观察到贴壁细胞，半量换液后继续培养，3 天后换液，此时细胞已能稳定生长；此后每 3 天换液 1 次，至细胞生长铺满瓶底（约 10 天），用 0.25%胰蛋白酶消化传代。

（7）用流式细胞仪检测细胞表面标志物 CD29、CD34、CD45、CD44、CD90、CD105 的表达率，其中 CD29、CD44、CD90、CD105 的阳性率应在 95%以上，CD34、CD45 表达阴性。制成细胞数为（1.0~10.0）×10^8/ml。制成干细胞悬液备用量在 10~20ml。

3. 自体骨髓干细胞（Autologous bone marrow stem cell）术前准备

（1）术前常规检验血常规、肝肾功能、肿瘤标志物，行腹部主要脏器彩超、胸片检查。

（2）注射粒细胞集落因子，剂量为 150μg，1 次/d 皮下注射，同时口服阿司匹林，白细胞升至（20~30）×10^9/L 时开始采集骨髓更好。

（3）第 3 天在局麻下取自身骨髓液约 120ml。

（4）分离获取骨髓干细胞，去除红细胞，密度梯度离心法结合贴壁法获取单个核细胞。

（5）骨髓间质干细胞鉴定及计数：骨髓基质细胞 CD71 免疫荧光阳性染色，制成 5ml 细胞悬液备用，细胞数为（4.0×10^8~1.5×10^9）/ml。每例患者均进行细菌、真菌、支原体和内毒素检测。患者应用自体骨髓干细胞进行鞘内注射移植治疗，1 次/周，共治疗 2 次。

（六）手术步骤

神经干细胞移植途径有许多种，主要有静脉、动脉、脑实质、鞘内等。

1. 静脉注射移植术：方便，对患者无明显损伤，但易出现静脉栓塞可能，已淘汰。

2. 脑实质内神经干细胞移植术—脑立体定向法：手术日患者送到治疗室，取坐位，通过消毒、局麻，安装头颅定位框架，去 CT/MRI 室扫描确定颅内靶区，求出 X、Y、Z 坐标值。再回手术室，在头颅皮肤消毒、铺巾、头皮切开、钻孔。通过导向装置将准备的神经干细胞送至脑组织局部。此为侵入性手术，不易被患者接受，疗效尚不肯定（手术步骤详见第七章第三节帕金森病立体定向毁损术一节）（图 20-1）。

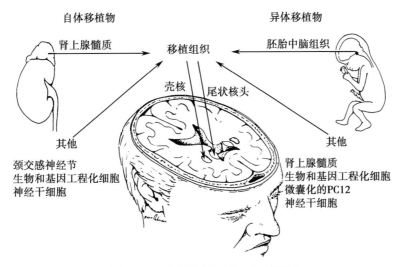

图 20-1　脑实质内神经干细胞移植术

（3）鞘内注射移植术：通过腰穿将干细胞移植到脑脊液内，也较安全便捷，疗效尚不肯定。方法：自体骨髓干细胞液备好后，患者取侧卧位、局部消毒、铺巾、局麻。腰 3~4 椎间隙用 9 号腰椎穿刺针行穿刺术，待脑脊液缓慢流出 3ml 后，以 0.5 ml/min 速度注入脐带间充质干细胞或 BMSCs 细胞悬液。细胞悬液 BMSCs 浓度为（4~9）×10^8/ml，约 5ml。注射完毕后伤口采用消毒纱布覆盖并用胶布固定，患者去枕平卧位数小时（图 20-2）。

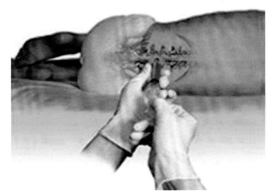

图 20-2　鞘内注射神经干细胞移植术

（4）动脉注射移植术：应用人脐带间充质干细胞进行颈动脉穿刺移植治疗。在进行穿刺时，采用平卧位，将枕头垫于颈下（高 8~10cm），头向后仰，头略偏向于穿刺部位的对侧，术者站于患者的右侧进行操作。根据解剖位置（上平甲状软骨上缘，下至甲状软骨下缘 1cm 处）寻找正确的注射部位，进行常规的皮肤消毒、铺巾后，用左手食指或食指、中指固定其搏动颈动脉，进针时要注意进针方向，稍垂直角度刺入颈动脉，有回血针稍向血管内进针 1~2cm。缓慢注入（在 10 分钟内）脐带间充质干细胞注射液 20ml（干细胞数 4×10^7），1 次/周，1 次为 1 个疗程，视疗效共治疗 1 个或 2 个疗程。术后常规给予扩张血管、抗自由基、营养神经、稳定细胞膜等药物治疗。

（5）介入移植术：穿刺部位消毒、铺巾、局麻，在数字减影血管造影（DSA）下采用 Seldinger 技术行右侧股动脉穿刺插管，将导管超选入小脑上动脉及大脑后动脉后，注入造影剂，观察血管情况，将干细胞悬液 10ml 于 0.5 小时内缓慢注入小脑上动脉及大脑后动脉，肝素生理盐水冲管，拔管，股动脉无菌加压包扎后回病房。此方法对病人损伤小，干细胞不通过静脉途径，直接在病灶周围发挥作用，能使有限的干细胞发挥最大的疗效且几乎无栓塞的危险，疗效尚肯定。

（七）主要并发症及术后处理

1. 本章节神经干细胞移植途径主要是静脉、动脉、鞘内、脑实质内靶区植入等方法，产生并发症和不良反应极少，移植后患者的生命体征均平稳，移植后患者均有不同程度的乏力症状，出现移植后低热，对症处理后均完全缓解，未出现移植物抗宿主病。

2. 动脉注射移植术或介入移植术　在穿刺时，以快准为原则，防治出现多次穿刺给颈部造成不必要的损伤而产生局部血肿。穿刺后应对穿刺点进行 5~10 分钟的按压，按压位置一定要保持正确，以免出现气管和颈动脉窦受压出现不良反应。

（八）评价

不论采用何种方法进行移植治疗，术前术后均应进行诊断、治疗和疗效的评价。目前，国外许多神经移植和神经外科中心建立了PD的临床评价体系，客观判定对PD的治疗作用。其主要评价指标包括：①PD的病情评分（UPDRS评分、Webster评分、Schwaber和England评分以及Hoehn和Yahr病情分级），尤其是PD"开"和"关"期运动功能的评分；②PD病人"开"期的维持时间和有无运动徐缓；③神经电生理功能测定；④SPECT和PET显像扫描检测；⑤左旋多巴实验的反应率；⑥认知功能的神经心理学测定；⑦脑脊液相关的神经递质及其代谢产物的测定；⑧CT和MRI扫描等。神经组织移植治疗帕金森病的临床研究已经证实纹状体内移植的多巴胺能神经元能够成活，并能改善临床症状。

神经组织移植治疗帕金森病，成功的关键取决于移植多巴胺能神经元细胞存活的数量，尤其与TH⁺细胞数目密切相关。只有患者的多巴胺神经功能恢复，临床症状才能改善。通过提高成活率和降低排斥反应，使宿主脑内多巴胺水平和神经营养因子水平的提高，成为神经组织移植治疗帕金森病研究的热点和趋势。

脐带间充质干细胞治疗帕金森病，是一种新型且有效的治疗方法，具有广阔的前景，为帕金森的治疗提供了新的希望。但为了得到长期的临床疗效和安全性的研究结果，还应进行大样本和长期的观察。

自体BMSCs移植取自自体骨髓，无免疫反应及伦理道德等问题，只要在骨髓穿刺及干细胞提取时注意无菌操作，可将感染降到最低或达到无感染。自体BMSCs治疗PD安全可靠，但移植途径及移植数量如何选择目前尚无定论，远期疗效如何仍需继续观察。

尽管MSCs越来越受到人们重视，但将其广泛用于临床PD患者的治疗仍有许多问题亟待解决。①MSCs虽取材方便、来源广、免疫原性弱等方面优于神经干细胞，但是目前掌握的研究资料不多，尚无充分的证据表明是更理想的种子细胞；且移植的MSCs存活时间较短，未来的策略旨在通过针对凋亡通路提高体内MSCs存活能力及持续分泌神经营养因子水平；②MSCs能透过血脑屏障并倾向性迁移至损伤部位，是细胞靶向治疗PD的最佳载体。有关MSCs的基因修饰治疗仍在研究中，应选择合适的移植方法并保证MSCs良好的迁移能力；③选择合适的移植方案以保证临床收益最大，需要考虑的因素包括移植细胞的保存方式、移植数量、靶点选择、免疫抑制剂的应用及其疗效等，这些均有待于进一步研究。

此外，精确的生物安全性和有效性的研究是焦点。在利用基因方法改造的MSCs时要考虑存在的生物安全问题，携带神经营养因子或其他因子的基因载体随机整合有插入整合的风险。非病毒载体及目标基因传递的快速发展能解决这个安全问题。另一方面，治疗时间窗对于神经退行性病变的患者是非常重要的，在今后研究中需要确定。移植MSCs或经基因修饰的MSCs对PD治疗有较大帮助，但其作用机制仍需更深入研究。

三、基因治疗临床应用前景—治疗帕金森病（PD）

（一）概述

目前临床上治疗帕金森病（PD）主要是药物治疗、脑深部电刺激、康复训练等对症处理，尚不能有效地控制疾病的发展。基因治疗技术将目的基因导入相关脑内靶区影响特异性蛋白质表达，有可能延缓多巴胺能神经元的丢失或纠正神经递质失衡。近期，有多项临床研究采用立体定向手术导入靶基因，通过保护多巴胺能神经元、提高多巴胺递质、拮抗抑制性神经递质等方法治疗PD。随着分子克隆和基因重组技术的发展，帕金森病实验动物模型的建立，将使导入目的基因治疗帕金森病成为可能。

基因治疗分为两类：①体外基因治疗（ex vivo genetherapy）：将目的基因导入患者受体细胞，体外培养，将重组受体细胞输回患者体内；②体内基因治疗（in vivo genetherapy）：将目的基因通过载体直接送入体内受体细胞。体外基因治疗是治疗帕金森病的重要手段，可以在体外对基因的靶细胞进行筛选、鉴定和扩增，具有较高的转移效率和可控性。迄今为止，对于帕金森病的基因治疗，所有的临床试验都是体外基因治疗。

基因治疗的核心技术是如何将目的基因导入特定组织细胞中并使其表达。现阶段应用于临床试验的主要为腺相关病毒（adeno-associated virus，AAV）和慢病毒（Lenti virus）载体。AAV 是一种辅助依赖型的细小病毒，由 4.7kb 的单链 DNA 和包裹的二十面蛋白衣壳组成，在递送基因时不影响正常基因的功能，可长期稳定表达外源基因，AAV 有 AAV-1～12 多种亚型。慢病毒为一类逆转录病毒的总称，由慢病毒改建而来的载体系统以其高效而稳定的基因转移效率及低免疫原性成为近年来研究者们的常用选择。

PD 的基因治疗主要通过三条途径：①转染多巴胺合成途径中多种相关基因，以增加 PD 患者脑部的多巴胺含量；②转染有神经保护作用的神经营养因子基因；③转染基因表达的调节基因，防止因转基因产物过量合成而可能导致的副作用。

目前向 PD 患者脑内输注携带目的基因的载体均通过立体定向技术实现，病毒载体将目的基因整合入靶细胞基因组，并调节其稳定表达。注射靶区主要为与帕金森病病理改变密切相关的部位，不同研究依据携带基因的不同而选择不同的注射部位，主要有纹状体输注 Lenti-AADC-TH-GCH1、壳核输注 AAV2-NTN、AAV-AADC 和丘脑底核输注 AAV2-GAD。这些临床研究均未出现与基因治疗药物相关的不良事件，其并发症主要与手术操作相关，改进手术方法及增强术后护理有可能减少相关并发症的发生。

由于中枢神经元分化程度很高，慢病毒载体在基因治疗 PD 方面显示了重大的潜能。目前在慢病毒载体的设计、生产以及在中枢神经系统中的转导效率方面已经有了很大的进展。随着在 PD 分子病理学等方面知识的积累越来越丰富，我们有理由相信基因治疗 PD 具有广阔而深远的前景。

必须明确，基因治疗仍存在一定的风险：①理论上基因驱动子可以控制基因的表达，仍然存在过多的靶向蛋白导致与疾病本身相反的作用；②体内基因治疗是一种插入性的诱导方法，即基因信息植入宿主的基因组中，这种方式增加肿瘤的发生率，使用病毒载体可相对减轻这种风险，但风险依然存在；③基因治疗可导致自身免疫反应和炎性反应。尽管通过一定的病毒载体和在治疗期间监视免疫反应可降低该风险，但曾有报道应用腺病毒载体基因治疗鸟氨酸转氨甲酰酶缺陷发生致命性免疫反应。

多项临床前期试验及小规模的 I 期和 II 期临床研究显示，基因治疗对缓解 PD 症状、改善 PD 运动功能有较好的疗效，未出现与目的基因、病毒载体相关的并发症，很可能成为今后 PD 治疗的新方法，特别以慢病毒介导的 AADC、GCH1、TH 联合基因治疗方案，展现出较好的转化前景。在此基础上，选择合适的病毒载体携带不同基因精确地植入相关脑区，并探索植入基因长期表达的调控策略，从而使目的基因能以生理方式稳定表达，提高基因治疗的效果，阻止 PD 的病理进展。不同目的基因治疗策略之间优缺点的比较尚有待进一步研究。

（二）帕金森病（PD）基因治疗的选择

PD 基因治疗的载体有病毒载体（腺病毒载体、逆转录病毒载体、单纯疱疹病毒载体、腺病毒相关病毒载体）和非病毒载体（如脂质体、阳离子聚合物等）。基因转染时，应选择合适的靶细胞。理想的靶细胞应是：①易获得、易培养；②与宿主细胞又较好的相容性，植入后能长期存活；③可使目的基因长期稳定表达；④无致瘤性。PD 基因治疗选择的目的基因主要包括：①神经营养因子基因治疗；②酶替代基因治疗；③GAD 基因治疗。

1. 神经营养因子基因治疗　神经营养因子（neurotrophic factor，NTF neurturin，NTN）及胶质源性神经营养因子（glial cell line-derived neurotrophic factor，GDNF）均对多巴胺神经元有营养保护作用，以 GDNF 和 NTN 研究最多，均进入临床研究阶段。

2. 酶替代基因治疗　酪氨酸羟化酶（Tyrosine hydroxylase，TH）在黑质纹状体将 L-酪氨酸转变成左旋多巴，随之经芳香族氨基酸脱羧酶（aromatic L-amino acid ecarboxylase，AADC）转变多巴胺；GTP-环化水解酶-1（GTP cyclohydro-lase-1，GCH1）是合成 TH 辅助因子—四氢生物蝶呤的限速酶。临床上常应用 AAV-AADC 基因治疗、AAV-GCH1-TH 基因治疗、转导 Lenti-AADC- TH—GCHl 三基因联合治疗。

AAV-AADC 基因治疗是通过立体定向注射技术向帕金森病患者纹状体内注入携带目标基因的腺病毒。通过特定脑组织表达 AADC 可促进局部左旋多巴向多巴胺转化，以改善 PD 患者运动症状，其转化量也可通过外源左旋多巴给药量进行控制。

Lenti-AADC—TH—GCHl 三基因治疗是通过立体定向技术向纹状体内注入慢病毒编码共同参与多巴胺合成的多种蛋白（TH、AADC、GCHl），可提高细胞外多巴胺含量并改善运动功能，这一研究有待临床上的进一步验证。

3. 谷氨酸脱羧酶（GAD）基因治疗　　AAV-GAD 基因治疗中 GAD 作为 1-氨基丁酸相关限速酶，其高表达可促进 GABA 的生成及其向丘脑核团的转运，以此改善帕金森病运动症状。AAV-GAD 基因治疗的临床试验研究表明该方法相对安全，但还需进行更多的研究来证实其结果与疗效。

立体定向结合靶基因导入技术正处于积极的研究中，对于帕金森病分子生物学机制及神经营养因子的研究进展为新型生物药物研发奠定了基础，有望从病因上治疗帕金森病。

（三）非病毒载体的基因转移

由于病毒载体介导的基因治疗存在潜在的危险，人们致力于研究非病毒载体介导的基因治疗。新的非病毒载体介导的基因治疗已用于亚临床试验中。为了提高转染基因物质的有效率，使用一种叫基因枪和电穿孔的方法。基因枪的方法是首先向涂有 DNA 的金属微粒中注入基因物质，这种含 DNA 的金属微粒可以进入细胞核，使基因直接进入组织和细胞。电穿孔是使用一种提高细胞导磁性的方法，应用可控的电场使基因物质到达脑内特定区域。经鼻部直接注射基因物质（报道少），因鼻部更接近中枢神经系统，使基因物质可以穿过血脑屏障进入脑内。还有研究者将基因信息通过聚乙二醇脂质体转换，静脉注射入血管内，借助具有受体特异性的单克隆抗体的聚乙醇的条端结合血脑屏障受体，使其通过血脑屏障。这样的静脉注射植入方式对帕金森病患者可能更具有实际的临床意义。因聚乙二醇免疫体可能降解，使用聚乙二醇免疫体长期治疗时需反复注射。

（四）帕金森病基因治疗的基因转移方法

1. 体内直接转基因法　　体内直接转基因法是指通过基因转移载体将治疗基因（目的基因）直接导入脑内纹状体区，通过与周围细胞的黏附、胞吞、渗透进入细胞内并与细胞内的染色体整合或独自表达发挥治疗作用。该方法简便、直接，但易受到体内核酸酶的降解，转染效率低，靶向性差，基因表达低。

2. 体外细胞介导转基因法　　体外细胞介导转基因法是将目的基因转染至靶细胞后进行脑内纹状体区移植。该方法将基因转移技术和脑内移植技术结合，在体外可对转基因的靶细胞进行筛选、鉴定、扩增，然后移植至靶位点，效率较高，可控性好。

3. PD 的多基因联合治疗　　根据目前已知的 PD 病理和生化改变，充分利用不同基因的联合协同效应、互补效应、多环节干扰，PD 的基因治疗可取得较好的效果。在选择 PD 基因治疗的目的基因时，把生物活性物质的基因与多巴胺合成有关的酶基因联合应用，如 PD 基因和 GDNF 基因联合转染，从不同角度纠正 PD 病理缺陷，将可能有较好的治疗效果。

（五）手术适应证及禁忌证

同本章本节"二、神经干细胞临床应用前景—治疗帕金森病（PD）"。

（六）术前准备

1. 同本章本节"二、神经干细胞临床应用前景—治疗帕金森病（PD）"。

2. 做好病毒基因载体（腺病毒载体、逆转录病毒载体、单纯疱疹病毒载体、腺病毒相关病毒载体）或非病毒基因载体（如脂质体、阳离子聚合物等）的准备。

（七）手术步骤

1. 病人先仰卧位，在头部消毒、铺巾、局麻后，安装好定向仪框架，进行 CT 或 MRI 扫描，找出脑内移植靶区框架 X、Y、Z 坐标值。再回到手术室，头部消毒、铺巾、局麻后切开皮肤，钻孔，切开硬膜，等待移植物。

2. 将特制移植物（病毒基因载体/非病毒基因载体）通过立体定向仪导向器将移植导管架植入到脑内尾状核头部、壳等核（团）（图20-3）。此脑组织移植可单侧或双侧。植入结束后，拔出导管，缝合头皮，拆除定向仪，手术结束。

（八）评价

帕金森病基因治疗进入临床试验阶段尚未成熟，对这样一种全新的治疗方法来说，临床验证的经验是十分必要的。由于帕金森病黑质退行变的真正原因和发病机制目前仍不清楚，一般认为是遗传易感性与环境因素共同作用的结果。帕金森病的致病基因分离至今仍未成功，目前进行 PD 基因治疗只能是根据发病机制中的某些外围因素确定目的基因，主要是一些与多巴胺合成有关的酶基因如 TH、AADC、GCH1 等，不可能进行真正意义上的基因治疗，其治疗效果必然会受到一定影响。另外，神经营养因子基因如 GDNF、NTF 的基因治疗，也并非真正意义上的病因性的基因治疗。

目前，以慢病毒介导的 AADC、GCH1、TH 联合基因治疗方案展现出较好的转化前景。尽管在临床试验 I 期有很多 PD 基因治疗成功的例子，然而，还缺乏清晰明了的临床功效，能达到临床 II 期试验的还几乎没有。由于缺乏合适的 PD 动物模型，不能确切地了解其病因学，基因治疗的真实临床效果以及潜在的安全性也不能充分地预见；仍然缺乏明确的细胞特异性启动子使目的基因在特定组织细胞中表达。Wettergren 等选择与 PD 相关的几个候选启动子，将启动子分别插入到慢病毒载体目的基因上游，结果发现所有候选启动子都具有 90% 以上的神经元特异性，进一步推进了 PD 基因治疗的有效实施。此外，发展新的、有效的非侵入性的图像技术来跟踪转基因的表达以及病毒载体的扩散，对基因治疗将会有非常大的促进作用。而且，PD 这种年龄相关的神经退行性疾病需要特殊的、可行的、精确的生物标记来进行疾病早期诊断以及跟踪疾病的进展，目前这些研究都在进行之中。

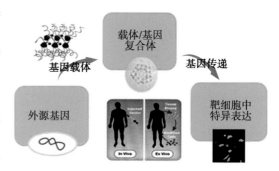

图 20-3 基因治疗示意图

总之，随着转基因技术的日趋成熟、PD 病理生理机制的进一步明确及对基因表达调控机制更深入的阐明，可以深信，基因治疗将是 PD 治疗的一种有效的途径。

（牛朝诗 汪业汉）

第三节 神经调控技术在我国临床神经外科的应用

一、神经调控技术概述

神经调控技术（Neuromodulation）是利用植入性或非植入性技术，依靠电或化学手段来改善人类生命质量的生物医学工程科学技术。

公元前 46 年就有学者用自然界"电鱼"放电来治疗头痛。1777 年，Cavallo 报告用电来治疗癫痫、瘫痪、舞蹈病、耳聋、失明等。1872 年，Duchenne 发表了"局部电刺激治疗-病理生理及其应用"（De l Electrisation localize et de son application a la pathologie et a la therapentique）。

真正在人脑上应用电刺激是在 1947 年 Spiegel 和 Wycis 第一个人类立体定向手术数年后，人们尝试用电刺激治疗帕金森病（PD）、癫痫、精神障碍等。1965 年，Melrack 和 Wall 应用神经调控进行疼痛治疗。以后，脊髓电刺激（SCS）、皮层电刺激（MCS）、外周神经电刺激（PNS）、脑深部电刺激（DBS）相继应用临床。脑深部电刺激（DBS）是近 30 年来兴起的、用来治疗中枢神经系统疾病的一种神经调控技术，通过立体定向精确定位，将刺激电极植入到脑内特定的核（团），运用体外程控的方法，给予核（团）的一定刺激参数，从而改变核（团）兴奋性，患者相应地出现临床症状和体征改善。1987 年，法国 Benabid 等学者首次应用 DBS 治疗帕金森病患者，开始应用 CT 导向法，以后用 MRI 导向，目前又用 ROSA 神经外科机器人协助电极颅内植入，达到安全、快捷、定位准确。1997 年，美国 FDA 批准 DBS 应用于特发性震颤。相隔 5 年，2002 年 FDA 批准用于帕金森病；2003 年批准用于原发性肌张力障碍；2009 年批准用于强迫性精神障碍。由此看来 DBS 器植入颅内治疗功能性疾病越来越成熟。到 2016 年底统计，世界已超过 16 万人进行了 DBS 治疗。1989 年，在法国成立了"世界神经调控"学会，出版了"神经调控"杂志。

我国于 1998 年 8 月和 1998 年 12 月先后在安徽省立医院和北京天坛医院进行了 DBS 治疗帕金森病。2005 年 5 月 21—22 日，中华医学会神经外科分会、功能神经外科学组在南京军区福州总医院协助下，召开第一届全国脑深部刺激（DBS）学术研讨会。2008 年 8 月 12—13 日在上海，由世界神经调控学会、中国医师协会神经外科分会召开中国神经调控大会。2010 年 10 月，中国医师协会神经调控专业委员会正式成立，栾国明教授任主任委员。

据不完全统计，2005 年 5 月前我国就有 500 例患者接受 DBS 治疗；2007 年约 1100 例；2011 年 9 月达 3200 例；2015 年底就有了万例帕金森病患者及其他运动障碍性疾病、药物成瘾、强迫性精神障碍性等疾病患者接受了 DBS 治疗。此时，我国已有百余所医院可开展立体定向技术，进行 DBS 植入治疗。

目前，我国自主研发国产 DBS 植入材料正一步一步走来，2004 年清华大学开始研发 DBS 装置，2006 年动物实验。2009 年进行临床验证时，王忠诚院士亲临现场指导，天坛医院张建国教授为患者施行手术并顺利成功。2012 年，双通道可充电 DBS 系统临床验证；2013 年，国产 DBS 系统通过 SFDA 批准单通道 DBS 临床应用；2014 年，SFDA 又批准了双通道可充电 DBS 系统可应用于临床，确立了我国 DBS 系统在世界上已跨进了世界先进行列的地位。此时，清华大学与天坛医院成立了"神经调控技术国家工程实验室"。

另外，我国景昱医疗有限公司、瑞神安医疗有限公司也在进行 DBS、VNS 系统开发研究，均已通过了动物实验，下一步将进入临床验证阶段。包括：①MRI 相兼容神经刺激器研发；②远程程控技术；③闭环反馈式神经刺激（responsive neurostimulation，RNS）的研究与发展；④新的刺激模式的研发（变频、多极点同时刺激）。期待这些研究使神经调控技术不断地完善和创新，为我国医疗事业做出更大的贡献。

二、神经调控技术临床应用范围

神经调控技术包括植入性和非植入性技术。目前应用还是植入性技术为主。

1. 脑深部电刺激（deep brain stimulation，DBS）　主要治疗帕金森病等运动障碍性疾病、精神障碍（强迫症、抑郁症、抽动秽语综合征）、顽固性疼痛、药物难治性癫痫、药物成瘾、植物人促醒、肥胖症等。

2. 皮层电刺激（motor cortex stimulation，MCS）　主要治疗抑郁症、顽固性疼痛（幻肢痛、丘脑痛、三叉神经痛）、难治性癫痫、耳鸣症、脑卒中（恢复期）。

3. 周围神经电刺激（peripheral neure stimulation，PNS）　主要治疗顽固性神经源性疼痛、慢性头痛、迷走神经刺激治疗癫痫、抑郁症、肥胖症、性功能障碍等。

4. 脊髓电刺激（spiral cord stimulation，CSC）　主要治疗顽固性神经性疼痛、心绞痛、重建胃肠道功能、泌尿系统功能、性功能障碍等。

5. 微泵植入技术（drug delivery systems，DDS）　主要治疗疼痛，如 PD、AD 产生的肌痛、顽固性痉挛引起的疼痛等。

非植入性技术是经皮神经刺激（transcutaneous never stimulation，TNS）和经颅磁刺激（transcranial magnetic stimulation，TMS），用来缓解疼痛和减轻组织炎性反应。

在我国，神经调控技术的应用除了已经涉及运动障碍性疾病（PD、原发震颤、肌张力障碍）外，还应用于顽固性疼痛、精神障碍、抽动秽语综合征、癫痫、药物成瘾、植物人促醒等方面，以及目前与世界同步的阿尔茨海默症的神经调控治疗等。至 2015 年 12 月底，全国已经有 100 多家医院开展了神经调控治疗技术，有了万例患者接受神经调控技术治疗（包括使用国产清华品驰和美国美敦力产品）。

三、神经调控技术在帕金森病及其他运动障碍疾病的临床应用

帕金森病是一种黑质-纹状体病变导致多巴胺减少引起的以肢体震颤、僵直和运动缓慢为主要特征的神经系统退行性疾病。法国的 Benabid 于 1987 年最先应用脑深部电刺激技术（DBS）来治疗 PD 疾病，选用的靶点是丘脑腹侧中间核，使病人获得了比较正常的生活，提高了病人的生活质量。DBS 的突出优点是疗效是长期的和可调节的，破坏脑组织是极轻微、可逆的，双侧手术是安全的。2012 年，中国发表了帕金森病 DBS 专家共识。

1. 帕金森病 DBS 治疗适应证　①诊断为原发性帕金森病或遗传性和各种基因型帕金森病；②服用左旋多巴类药物曾有良好疗效；③药物疗效已逐渐下降或出现副作用而不能耐受药物治疗，疾病已经影响正常的工作、学习和生活；④病程在 4 年以上；如确诊为原发性帕金森病，以震颤为主，经规范药物治疗震颤改善不理想，经过评估后，可放宽至病程 3 年以上；⑤年龄在 75 岁以下，老年患者身体状况良好者可以放宽至 80 岁左右，以严重震颤为主的老年患者，可适当放宽年龄限制；⑥病情的严重程度：关期 Hoehn-Yahr2.5~4 期。

2. 帕金森病 DBS 治疗禁忌证　①病情严重的晚期帕金森病患者；②有严重的痴呆和精神症状的帕金森病患者；③有严重的心、肺疾病和严重高血压者；④有严重出血倾向者；⑤不能配合术后程控者和不能接受植入物者；⑥年龄超过 75 岁，一般状态较差，不能耐受手术者。

目前常用 DBS 靶点是丘脑腹中间核（Vim）、苍白球内侧核（Gpi）和丘脑底核（STN）。Vim 核是目前被认为治疗 PD 病人震颤最好的靶点。Gpi 的 DBS 文献报道较少。STN 电刺激对震颤和僵直效果最好，对运动缓慢和异动症效果其次，对步态、姿势和平衡障碍效果较差，对吞咽、语言等症状无明显效果。靶点刺激参数：频率 130~160Hz，脉宽 90~120 微秒，电压 1.5~4V。

四、神经调控技术治疗神经病理性疼痛

由周围和（或）中枢神经系统原发和（或）继发性损害、功能障碍引起的疼痛，称为神经病理性疼痛（neuropathic pain）。外周神经受到损伤后，造成神经纤维的病理学改变，轴突损伤区及后根神经节（DRG）内神经元细胞膜上离子通道的开放和密度特性发生改变，使外周传入纤维表现出兴奋性和传导性的改变，传导痛刺激的 A-β 纤维和 C 纤维，特别是 C 纤维的兴奋阈值高，损伤性刺激能使其兴奋，从而产生病理性疼痛。研究表明，脊髓以上的丘脑、大脑皮质躯体感觉区及中脑灰质的神经元参与痛觉过敏，而神经损伤后，下行易化调制系统功能的改变可能参与脊髓敏化的维持。因此，脑内结构的受损及功能的失常，常常构成了顽固性神经病理性疼痛的中枢病因。顽固性神经病理性疼痛治疗较为困难，神经调控手术是目前一种主要的治疗方法，包括脊髓电刺激（SCS）、运动皮层刺激（MCS）和脑深部电刺激（DBS）。

1. 脊髓电刺激（SCS）　是将电极植入椎管内，以电脉冲刺激脊髓神经治疗疼痛的一种神经调控方法。其外科手术方法：先在 X 线引导下，局麻后经皮穿刺将测试电极植入至相应节段的脊髓硬膜外，外接体外刺激器进行"体验性"治疗 3~5 天，观察其疼痛控制的效果，如果患者疼痛减轻>50%，判断其治疗有效，可以进行永久性植入。在全麻下植入连接导线及脉冲发生器或打开相应节段的椎板更换外科电极放置于硬膜外并固定，植入连接导线和脉冲发生器并连接。适应证：①背部手术后疼痛综合征（FBSS）；②复杂区域疼痛综合征（CRPS）；③幻肢痛和残肢痛；④周围缺血性疼痛；⑤慢性顽固性心绞痛；⑥带状疱疹后神经痛等。刺激参数：30~50Hz，脉宽 100~500 微秒，电压 2~8V。疼痛缓解率在 50%左右。

2. 运动皮质刺激（MCS）　将电极放在中央前回运动皮层的表面，应用功能磁共振（fMRI）确定

上肢、下肢和面部的运动皮层位置，术中应用神经电生理监测（术中体感的诱发电位 N20/P20 及皮层电刺激诱发出对侧运动反应），结合功能性神经导航技术，将植入电极放置在相应区域的运动皮层的硬膜外，通过脉冲发生器，给予适当的脉宽、频率和电压发放电刺激脉冲，以达到治疗疼痛的目的。适合于药物难治性的传入性神经阻滞及神经病理性疼痛，包括卒中、外伤或多发性硬化所致的中枢性疼痛、常规方法治疗无效的三叉神经病理性疼痛（痛性麻木和疱疹后疼痛）、臂丛撕脱脊髓损伤性疼痛以及幻肢痛、残肢痛等。对于药物难治性疼痛，MCS 的有效率在 40%~70%。

3. 脑深部电刺激（DBS）　因为各研究中患者的选择标准、手术技术和疗效评价标准都不相同，各临床研究报道的 DBS 疗效差异较大。Boccard 等报道，85 名神经病理性疼痛的患者在脑室周灰质（n=33）、丘脑腹后核（n=15）及两者同时（n=37）植入深部电极，经过长时间随访，其中幻肢痛症状缓解 89%，卒中后疼痛的缓解为 70%。Bittar 等报道，DBS 刺激 PVG/PAG（周围灰质/导水管周围灰质）、IC（内囊）和 ST（感觉丘脑）后能明显缓解疼痛，刺激 PVG/PAG 有效率为 79%，刺激 ST 为 58%，同时刺激三者为 87%（$P<0.05$）。在体验刺激效果良好的病人中，超过 80% 的难治性下背部疼痛（背部手术后疼痛综合征）病例和 58% 的卒中后疼痛患者在应用 DBS 治疗后获得持久性的疼痛缓解。总之，25%~35% 的患者可获得长期的疼痛缓解，也有报道此方法有效率高达 80%。

五、神经调控技术在癫痫治疗上的应用

顽固性癫痫的治疗方包括外科癫痫灶切除手术和电刺激手术治疗。电刺激手术包括脑深部电刺激术（DBS）和迷走神经电刺激术。1985 年，Cooper 和 Upton 开始使用丘脑电刺激术治疗顽固性癫痫。随后 Velasco 和 Sussman 也开始了这项工作，并取得了一定的疗效。其原理是应用微电流脉冲刺激相应神经核（团）或组织，进而调整神经细胞电活动的传导，达到控制癫痫发作之目的。它是一种具有可逆性、可控性、低风险微创的癫痫治疗方法。DBS 治疗癫痫常用的靶点包括丘脑前核、丘脑中央中核、小脑、丘脑底核和海马。目前常用的靶点是丘脑前核和海马的 DBS 治疗。

1. 丘脑前核电刺激术（ANT-DBS）　丘脑前核是边缘系统和 Papez 环路的一部分，Papez 环路由海马通过穹隆、乳头体、经丘脑前核向扣带回皮质及额叶皮层投射，再回到海马，丘脑前核在 Papez 环中起关键的节点作用。丘脑前核电刺激可以阻断神经元异常放电的同步性，或是通过高频刺激减少病理性神经元邻近神经元参与的共振作用，达到控制癫痫发作的目的。ANT-DBS 的适应证：①药物难治性癫痫：发作频率较高，应用多种抗癫痫药物无明显的效果；②头皮脑电图检查结果显示为全部性或双侧性放电、多灶性放电或部分性发作继发全部性发作者；③MRI 影像学检查未见明显的异常、不适合切除者。ANT-DBS 的禁忌证：①年老体弱不能耐受麻醉和手术者，或者有严重的心、肺、肝、肾功能障碍者；②智力低下（智商<70）或有精神异常者；③颅内有占位性病变或有局部脑发育不全者；④严重的脑萎缩、脑室扩大或有脑穿通畸形者；⑤头皮或锁骨下皮肤有破溃或感染者。

2. 海马电刺激术（Hip-DBS）　颞叶内侧型癫痫患者在施行切除性手术治疗后会出现严重的记忆等神经心理的损害，双侧海马病变的患者施行双侧海马切除会造成遗忘症。因此，双侧独立起源的颞叶癫痫或优势半球的颞叶癫痫应用海马电刺激治疗是首选的治疗方法。

3. 迷走神经刺激治疗癫痫（VNS）　此方法于 1998 年应用于人类治疗药物难治性癫痫，可降低发作频率，改善生活质量，总体疗效 50%~80%。迷走神经刺激适应证：①药物难治性癫痫，频繁发作；②无哮喘、心肺疾病；③CT、MRI 提示颅内无占位性病变；④年龄 12~65 岁，智商>80。迷走神经刺激禁忌证：①心律不齐；②有进行性神经系统疾病；③有消化道溃疡、活动性肺结核、糖尿病；④左侧颈、胸部不宜手术者。刺激参数：频率 30~50Hz，脉宽 130~500 微秒，电流 1~3mA，间断刺激 30~60 秒，间隔 60 分钟。至目前为止，我国已经有约 700 例患者接受此治疗。

六、精神障碍神经调控治疗

1. 强迫症（OCD）　指反复出现强迫性思维，从而产生强烈的紧张、焦虑和不适感，并由此产生不可控制的强迫性行为和情感反应。OCD 手术适应证：①诊断明确 OCD（符合 DSM-Ⅳ 诊断标准）；

②难治 OCD（药物和心理治疗无效）；③必须是慢性 OCD，病程 10 年以上；④排除神经科、精神科其他疾病，如有自杀、滥用药、人格改变等；⑤家属同意、伦理委员会批准。OCD 靶点：伏隔核（NAcc）和内囊前肢。一般刺激参数为频 160Hz，脉宽 150 微秒，电压 6~7V。

2. 抑郁症（MDD）　有认知、情感、躯体和自主神经多系统症状和功能紊乱一种精神障碍的常见病。TRD 手术适应证：①诊断明确 TRD（符合 MDD 断标准）；②难治 TRD（药物和心理治疗无效）；③年龄 20~70 岁；④排除神经科、精神科其他疾病，病程>1 年以上者；⑤家属同意、伦理委员会批准。TRD 靶点：伏隔核（NAcc）、扣带前回（AC）。

3. 抽动秽语综合征（Gilles de la Tourette syndrome，TS）　是一组以间断的、重复的和刻板的抽动和发声为特征的疾病。TS 手术适应证：①诊断明确（符合 DSM-Ⅳ-TR 诊断标准）；②抽动症状影响生活学习工作；③心理行为和药物治疗无效；④年龄在 16 岁以上，病程>3 年。如果症状特别严重或疾病严重导致患儿不能上学等，手术年龄可以放宽至 10 岁左右。TS 手术禁忌证：合并有严重心、肝、肾疾病，凝血障碍；有自杀妄想者；MRI 示有脑结构改变者。TS 手术主要靶点是 Gpi 和 STN。有效率在 80% 左右，长期效果在进一步观察中。

七、植物状态的患者应用神经调控治疗

植物状态（persistent vegetative state，PVS）是一种完全不能感知自身和周围环境的临床状态，病人有睡眠觉醒周期，保留了部分脑干和下丘脑自主功能。DBS 治疗是一种探索性的，目的是加速苏醒过程，改善预后。PVS 手术适应证：①PVS 确诊即病程在 3 个月以上；②各种促醒治疗失败；③一般情况良好、可耐受麻醉和手术；④MRI 检查一侧大脑半球相对完好，脑干无明显损害，fMRI、PET 等提示脑干代谢正常；⑤脑干听觉诱发电（ABR）Ⅴ波正常，SEP 检查 N20 潜伏期延长，EEG 处于轻微去同步化。上述条件符合才可考虑 DBS，否则为禁忌证。治疗靶区：CM-Pf 复合体及中脑网状结构；$C_{1~2}$ 的脊髓电刺激治疗。植物状态刺激参数：25~50Hz、5~6V、100~240 微秒。

八、阿尔茨海默病（AD）试用神经调控技术治疗

AD 进行神经调控治疗是目前进行的探索性的 DBS 研究。国际上已经进行 40 多例，经过较长时间的临床随访，初步的结果是积极的。中国人民解放军总医院神经外科已经进行 5 例穹隆电刺激治疗，患者的执行力等较术前有改善，长期的结果正在随访中。

九、药物局部微量缓释器（程控泵）植入术（DDS）

通过将药物缓释系统植入椎管内或脑内来治疗帕金森病、阿尔茨海默病、顽固性痉挛症、癌痛等疾病，是一种辅助治疗手段。例如巴氯芬泵植入手术是通过药泵将小剂量巴氯芬缓慢持续注入脊髓蛛网膜下腔，可持久而有效地治疗严重痉挛状态。GDNF（glial-derived neurotrophic factor）局部治疗是目前微量泵脑内缓释给药的代表。这些临床尝试治疗之前，需要与病人及家属进行充分沟通，向患者及家属讲明手术目的、并发症、预后，取得病人和家属的理解与合作。

注：上述疾病若需神经调控技术外科手术干预，具体的手术前准备、操作细节、术后并发症及处理等详见本书各章节。

（毛之奇　凌至培）

参 考 文 献

1. 汪业汉，吴承远，主编. 立体定向神经外科手术学. 北京：人民卫生出版社，2005：344-346.

2. 任振华，关云谦，张愚. 细胞移植在帕金森病治疗中的研究和应用进展. 中华老年学杂志，2011，31（2）：726-727.

3. 陈佳琦，陈慧敏. 间充质干细胞移植治疗帕金森病的作用机制研究进展. 生物学杂志，2015，32（1）：82-85.

4. 林剑霞，潘瑶，李妍. 帕金森病的研究进展. 吉林医药学院学报，2015，36（2）：144-149.

5. 李雨濠，于会艳，秦斌. 帕金森病的治疗现状及未来. 中国神经免疫学和神经病学杂志，2015，22（3）：215-218.

6. 王晶，梁维邦. 干细胞移植治疗帕金森病的研究进展. 东南大学学报（医学版），2013，32（6）：781-785.

7. 蔡琼，靳令经. 帕金森病基因治疗研究进展. 中国神经精神疾病杂志，2015，41（11）：701-704.

8. 梁星光，黄玉洁，伍亚红，等. 干细胞移植在治疗神经退行性疾病方面的临床应用. 中华移植杂志（电子版），2015，9（4）：188-192.

9. 牛朝诗. 立体定向技术和神经调控技术与功能神经外科的现状. 中华神经医学杂志，2012，11（6）：541-544.

10. Sakas DE，Simpson BA，Krames ES，主编. 栾国明，王保国，主译. 神经调控手术学（上册）. 北京：海洋出版社，2010：3-25.

11. 凌至培，汪业汉，牛朝诗，等. 丘脑底核高频刺激治疗帕金森病. 立体定向和功能性神经外科杂志，2001，14：125-128.

12. 凌至培，汪业汉，牛朝诗，等. 丘脑底核与电刺激术效果关系的研究. 中华神经外科杂志，2002，18：8-11.

13. 张建国，王忠诚，张小英. 丘脑底核电刺激治疗帕金森病. 中华神经外科杂志，2002，18：4-7.

14. 张宇清，李勇杰，李建宇，等. 脑深部电刺激治疗运动障碍疾病276例病例分析. 中华神经外科杂志，2009，25：604-607.

15. 胡小吾，周晓平，姜秀峰，等. 双侧丘脑底核脑深部电刺激术治疗帕金森病（附33例报道）. 中国微侵袭神经外科杂志，2005，10：64-66.

16. 张凯，张建国，马羽，等. 丘脑底核电刺激治疗继发性肌张力障碍. 中华神经外科杂志，2006，26：711-713.

17. 刘玉玺，李正中，鲍民生. 迷走神经刺激术治疗五例顽固性癫痫及其随访研究. 中华神经科杂志，1997，30（2）：106-109.

18. 凌至培，栾国明，田宏，等. 迷走神经刺激治疗难治性癫痫（附11例报告）. 立体定向和功能性神经外科杂志，2007，20：72-76.

19. 孟凡刚，张建国，马延山，等. 迷走神经刺激术治疗顽固性癫痫初步探讨. 中华神经外科杂志，2010，26：497-499.

20. 史有才，修彬华，王艳梅，等. 脊髓电刺激治疗火器性脊髓损伤后顽固性神经痛1例报道并文献复习. 立体定向和功能性神经外科杂志，2010，23：306-308.

21. 朱寿鸿，张鉴文，黄新. 术中电刺激伏隔核的临床观察（附41例临床分析）. 立体定向和功能性神经外科杂志，2011，24：120-121.

22. 陈永新，孙伯民，占世坤，等. 立体定向下核团毁损及脑深部刺激术治疗难治性强迫症. 中国微侵袭神经外科杂志，2008，13：58-60.

23. Sakas DE，Simpson BA，Krames ES 主编. 栾国明，王保国主译. 神经调控手术学（下册）. 北京：海洋出版社，2010：473-521.

24. 张建国. 神经调控技术的发展现状及未来. 中国现代神经疾病杂志，2015，15（10）：765-767.

25. Hariz GM，Nakajima T，Limousim P，et al. Gender distribution of patients with Parkinson's disease treated with subthalamic deep brain stimulation：a review of the 2000-2009 Literature. Parkinsonism and Related Disorders，2001，17（3）：146-149.

26. Kim JP，Chang WS，Park YS，et al. Bilateral Globus pallidus internus deep brain stimulation for DYT1+Generalized dystonia with previously received bilateral thalamotomy and unilateral pallidotomy. Stereotactic and functional neurosurgery，2011，89（4）：205-209.

27. Ming Ge，Kai Zhang，Yu Ma，et al. Bilateral subthalamic nucleus stimulation in the treatment of neurodegeneration with brain iron accumulation type1. Stereotactic and functional neurosurgery，2011，89（3）：162-166.

28. Nazzaro JM，Pahwa R，Lyons KE. The impact of bilateral subthalamic stimulation on non-motor symptoms of Parkinson's disease. Parkinsonism and Related disorders，2011，17（8）：606-609.

29. Stenart Colin D. M，Eljamal S. Prediction of implantable pulse generator longevity in deep brain stimulation：limitations and possible solutions in clinical practice. Stereotactic and functional neurosurgery，2011，89（5）：299-304.

30. Visochi M，Della pepa GM，Esposito G，et al. Spinal cord stimulation and cerebral hemodynamics：updated mechanism and therapeutic implications. Stereotactic and functional neurosurgery，2011，89（5）：263-274.

31. Williams AE，Arzoda GM，Strutt AM，et al. Cognitive outcome and reliable change indices two years following bilateral subthalamic nucleus deep brain stimulation. Parkinsonism and Related disorder，2011，17（5）：321-327.

32. Kopell BH，Greenbergb BD. Anatomy and physiology of the basal ganglia：Implications for DBS in psychiatry. Neuroscience and Biobehavioral Reviews，2008，32：408-422.

33. Jensen MP，Hakimian S，Sherlin LH，et al. New Insights into Neuromodulatory Approaches for the Treatment of Pain. The Journal of Pain，2008，9（3）：193-199.

34. Ostrem JL，Starr PA. Treatment of Dystonia with Deep Brain StimulationVol. The Journal of the American Society for Experimental NeuroTherapeutics，2008，5：320-330.

Stereotactic and Functional Neurosurgery

立体定向和功能神经外科手术学

4

第四篇　发展篇

第二十一章

立体定向和功能性神经外科前景与未来

一、计算机和多模态影像融合技术的前景与未来

（一）多模态影像融合技术概况

自从 1895 年伦琴发现 X 射线以来，医学影像学技术不断进步，当前医学影像是临床决策过程中正确的诊断疾病和制定合理治疗计划不可缺少的一部分，并贯穿在整个临床工作中。医学影像可以分为人体形态信息的解剖图像（如 X 线、CT、MRI、DSA、MRA、CTA 等）和人体代谢信息的功能图像（如 PET、SPECT、fMRI、EEG、MEG 等）两个部分。对于相同的脏器，不同的医学图像设备将会提供更为全面的相关而又不同的信息。例如，CT 和 MRI 以较高的空间分辨率提供了脏器的解剖结构信息，PET 和 SPECT 提供了脏器的新陈代谢功能信息，这些信息是相互补充的，有时又相互矛盾。20 世纪 90 年代，伴随仪器仪表工程和计算机技术的进步，医学成像设备有了飞速的发展，出现了计算机整合（融合）技术。该技术借助于计算机对位和配准不同来源的医学影像，将相同脏器的多种信息科学准确地融合在一起，起到信息互补的作用，特别是在神经外科领域。

神经系统因其自身的特殊性，大脑解剖结构及功能仍存在大量未知领域，几乎所有医学成像技术均与之相关，新的成像技术及理念层出不穷，其中以多模态影像融合技术为基础的功能神经导航及术中磁共振成像（iMRI）技术已经成为神经外科的重要工具，贯穿于整个神经外科临床工作。

所谓影像融合（image fusion）是指影像信息的融合，即利用计算机技术将各种影像学检查所获得的影像信息进行数字化综合处理，多元数据协同应用，进行空间配准后，不同模态影像取长补短，融合成一种全新的信息影像，在同一幅影像上表达来自多种成像源的信息，以获得研究对象的一致性描述；同时融合各种检查方法的优势，达到计算机辅助诊断之目的。融合影像有多种直观显示方法，常用方法有断层显示法和三维显示法。融合影像的显示以某个影像为基准，该影像以灰度色阶显示；另一个影像叠加在基准影像上，用彩色色阶显示。①断层显示法：对于某些影像

融合，以横断面、冠状位和矢状位断层影像同步显示在显示屏上，便于医师进行临床诊断或手术互动；②三维显示法：将融合的三维影像的形式显示各个显示屏上，使医师更加直观地观察病灶的解剖位置，制定和实施外科手术计划，在功能神经导航辅助下达到精准手术目的。影像融合不是简单的叠加，而是产生的是新的蕴含更多有价值信息的影像，即达到"1+1>2"甚至是远大于 2 的效果。正是有了影像融合技术的发展进步作为基础，才使今日功能神经外科导航成为可能，术中磁共振成像、术中 B 超以及术中 CT 等术中成像技术得以发展。

（二）多模态影像融合技术在神经外科的发展与未来

1. 目前医学影像有人体形态信息的解剖图像和人体代谢信息的功能图像两个部分，通过现有的多种医学影像学计算机软件能够实现影像融合的技术，常用软件有 SPM、DTI studio、3Dslicer，iplan 等，这些技术越来越广泛应用于临床，实现"精准神经外科"（Precise and accurate neurosurgery）。

（1）血氧水平依赖的功能磁共振成像（BOLD-fMRI）：具有无创伤、足够的空间分辨力和一定的时间分辨力等优点。同时，它也存在一定的局限性，因为通常所运用的功能成像是利用脑皮质被激活后局部血液循环中氧含量的变化而成像，并不是被激活皮质本身的信号。所以，任何原因导致局部血氧含量的增加均有可能被误认为是激活区。fMRI 主要反映脑皮质情况，而对脑白质的相关情况则不能显示。

（2）弥散张量成像技术：人体组织中水分子存在两种扩散运动方式，即各向异性扩散（anisotropic diffusion）和各向同性扩散（isotropic diffusion）。纯水中的水分子扩散运动是随机的，各个方向的扩散能力相同，运动轨迹为球体，这样的扩散运动称为各向同性扩散，如脑脊液中水分子的扩散运动即接近各向同性扩散。脑白质中水分子的扩散运动受到神经纤维髓鞘阻碍，水分子倾向于沿扩散阻力较小的方向运动，沿纤维束方向的扩散速度至少是垂直方向的两倍，其运动轨迹为椭球体，这种现象即为各向异性扩散。通过影响水分子各向异性扩散运动的因素分辨神经纤维结构、神经胶质细胞密度、细胞磷脂化程度、纤维走行方向等，为临床提供帮助，认识疾病。

（3）扩散张量纤维束成像（DTT）：是在彩色编码扩散张量成像的基础上，根据神经解剖学特点，循各体素的有效张量方向连续追踪的一种成像方法，能够直观地显示白质纤维束的三维形态、空间结构和延展方位。扩散张量纤维束成像是目前唯一能在活体显示白质纤维束完整性和方向性的无创手段。扩散张量纤维束成像对于研究正常人和病理状态下脑白质的完整性和方向性具有很大优越性。

（4）脑代谢成像 PET/CT、MRI：在人们证实肿瘤的恶性程度与肿瘤组织对葡萄糖的利用程度密切相关以后，PET 在肿瘤诊断中的临床价值被广泛认可。目前已有应用 PET 资料来确定立体定向活检和立体定向放射治疗的靶点的研究，证实其具有极高的敏感性和特异性。在不同代谢区域采集标本进行研究，对揭示胶质瘤生物学特性的研究具有重要临床意义。磁共振波谱成像（MRS）是一种利用磁共振现象和化学位移作用，对一系列特定原子核及其化合物进行分析的方法。MRS 为鉴别诊断颅内病变提供了一种新的无创性方法，它可对活体器官的代谢产物进行定量分析，在分子水平反映组织代谢的情况。与 PET 相比，MRS 无放射性药物的潜在损害，费用较低，图像分辨力较高，但对于胶质瘤诊断的敏感性和特异性与 PET 相比仍有差异。研究发现，同一患者 PET 及 MRS 结果不完全吻合，病理结果证实 PET 诊断结果优于 MRS，MRS 技术仍需进一步改进。

虽然多模态影像融合技术迅速发展，但离临床要求还远远不够，随着研究的进展、影像学检查技术的进步，功能性多模态影像融合技术中的许多问题一定会得到改善。

2. 影像融合与功能神经导航　经过 20 余年的发展，神经导航系统在各个方面均得到了进一步的改进和完善，影像学资料越来越精细、准确，神经导航技术也从最早的单纯解剖导航发展成为功能神经导航。通过影像融合技术，将脑功能影像资料与 CT、MRI 解剖成像等融合在一起并进行三维重建，可以直观地定位病变与功能皮质、白质传导束及血管之间的空间关系，在术前帮助手术医师制定虚拟手术计划。

脑胶质瘤呈浸润性生长、无明显边界，尤其是中低级别肿瘤，术中常难以肉眼区分其与正常脑组织的边界，常规手术全切除率低。而神经导航技术则可利用影像学资料，提前标定胶质瘤边界，便于术中实施等体积切除。

3. 影像融合与术中 iMRI 影像结合　Lunsford 等首先使用了术中 CT 指导手术，但 CT 扫描同时存在许多不足，如软组织显像质量差、放射线影响、仅能行横断面扫描等，限制了术中 CT 技术的发展。MRI 无放射损伤，软组织显像良好，可提供矢状位、冠状位、横断面影像，但术中磁共振成像又受手术器械的限制。脑组织并非刚性结构，在手术过程中由于脑脊液丢失、重力作用、病变切除等因素的作用，可能发生正常脑组织移位。传统神经导航技术的影像学资料来源于术前 CT 或 MRI，仅能反映未手术时的颅内解剖情况，在手术实际操作中由于脑组织及病变组织移位，加上导航本身的误差使得导航的精确度大打折扣。在手术不同阶段脑组织移位情况不同，术前很难判断，运用数学方法预测脑组织移位的价值也十分有限。术中磁共振成像系统应用术中扫描更新影像，术中影像质量与术前几无差异，通过图像融合技术重新注册导航系统，能够很好地解决脑组织移位问题，从而提高神经导航系统的精准程度。

总之，多模态影像融合技术已在医疗活动中成为重要的辅助工具，能够帮助神经外科医师提高诊断水平，改进手术技术，提高手术精确度，避免损伤脑功能区和重要解剖结构，减少手术并发症，指导术后治疗，从而改善患者生存质量。

虽然多模态影像融合技术的迅速发展使临床手术有了突飞猛进，但离临床要求还远远不够。多元神经外科融合技术研究、分子影像学研究是我们未来的发展方向。只有确定肿瘤生物活性界限，确定肿瘤与脑内核（团）、传导束关系，才能实时神经功能保护。随着影像学检查技术的进步，功能性多模态影像融合技术中的许多问题一定会得到改善。

二、机器人辅助神经外科手术前景与未来

（一）概述

机器人手术系统是集多项现代高科技手段于一体的综合体，机器人的发展依赖于计算机技术的发展，而计算机的发展与立体定向神经外科的进步息息相关。从 20 世纪 80 年代中期开始，许多先进国家都十分重视开展机器人辅助医疗外科领域的研究。1985 年，Kwoh 等率先研究了机器人辅助神经外科手术，通过对机器人市场的全面调查和分析，他们选择了一种比较适合神经外科手术的小型机器人 PUMA-260。

机器人手术系统与传统手术相比，具有灵活、精确、微创及安全等优点，术中出血少及手术创伤小、患者恢复快。虽然说机器人手术比人手术有一些优点，但是，在没有人参与的情况下用自动化的机器人对人体进行手术还有很长的一段路要走。之所以将机器人引入医疗，是因为在微创手术中，它可以实现对外科仪器前所未有的精准控制。到目前为止，这些机器人已经用来定位内镜、进行胆囊手术以及胃灼热和胃食管反流的治疗。特别是近几年，达芬奇机器人手术系统在泌尿科某些疾病应用较为广泛。1994 年，美国食品和药物管理局（FDA）批准 Computer Motion 公司生产的 AESOP 机器人手术系统可以用于手术室协助手术。2000 年，FDA 又批准了由 Intuitive Surgical 公司开发的达芬奇机器人手术系统。达芬奇手术系统使外科医生可以到达肉眼看不到的外科手术点，这样他们就可以比传统的外科手术更精确地进行工作。2008 年，我国国家科技部批准"863 课题"的 CASR 神经外科机器人手术系统应用于临床实践。

目前在美国，用机器人设备辅助手术每年超过 350 万例。我国近几年应用达芬奇机器人手术系统也相对较多；应用计算机辅助外科机器人 CASR 系统只有个别医院；应用 ROSA 机器人手术系统只有解放军总医院、北京三博脑科医院、广州三九脑科医院，主要应用于癫痫 S-EEG 定位、帕金森病脑深部电刺激电极植入手术。

目前临床应用的机器人手术系统有：①达芬奇机器人手术系统；②ZEUS 机器人手术系统；③AESOP 机器人手术系统；④ROSA 机器人手术系统；⑤我国 CASR 机器人神经外科手术系统。

（二）机器人辅助神经外科手术未来趋势

现在的一台手术，一般有 2~3 名外科医生，一名麻醉师和 2~3 名护士，即使是最简单的手术也需要这么多人。大多数情况下，一台外科手术需要将近十来个人在手术室。手术机器人是自动化的，可以

最大限度地减少操作人员。当前，应用任何一种机器人手术系统，医生必须与病人同在一室，以便机器人手术系统可以根据医生手的移动快速做出反应。

展望一下未来的外科手术：目前外科手术，有的手术长达几个小时，外科医师在如此长的手术过程中会很疲惫，结果可能手会颤动，即使最稳定的人手也比不上手术机器人的手臂，因为计算机机器人可忽略此颤动，使机械臂保持稳定。未来外科手术可能只需要一名外科医生、一名麻醉师以及 1~2 名护士，在宽敞的手术室中，医生坐在手术室内或手术室外的计算机控制台前，使用手术机器人来完成以前需要很多人才能完成的手术。不久的将来，手术医师将使用计算机控制台开创远程手术的概念，就是让医师从离病人很远的地方来进行精密的手术。目前，远程手术的主要障碍就是医师手的移动和机器人手臂做出的反应之间的时间延迟。

机器人辅助外科手术具有以下优点：①机器人的机器手臂非常灵活，而且有无法比拟的稳定性及精确度，能够完成各类高难度的精细手术；②机器人手术拥有三维影像技术，可以向术者提供高清晰度的三维影像，突破了人眼的极限，并且能够将手术部位放大，使手术的效果更加精准；③机器人手术治疗疾病创伤非常小，大大减少了患者的失血量及术后疼痛，住院时间也明显缩短，有利于术后的康复。这些都是临床医师终日盼望的手术技术。

机器人必须遵守三条法则：①机器人不能伤害人；②机器人必须遵守人给它下达的命令，除非命令与第一法则相违背；③机器人必须保护自身的存在，只要这种保护不与第一或第二法则相违背。机器人手术系统也不例外。同时，要保证一个神经外科手术顺利成功，需要立体定向手术系统、多模态影像融合系统、神经外科导航系统与微侵袭技术完美地结合在一起，保证手术安全性，减轻病人并发症及痛苦。因此，完全开展无人的辅助机器人手术路途还很遥远，还要不断研究和探索以下三个重要问题：①在实际手术操作之前，让计算机产生三维医学模型，并进行虚拟手术操作和规划，以选择最佳手术方案；②利用机器人技术实现病灶精确定位和手术最小损伤，以辅助神经外科医生完成精细的立体定向手术操作；③利用遥控操作技术，可以避免术者在 X 线下操作或注射同位素进行内放疗时的辐射伤害，同时可以完成异地遥控操作手术。

今后的研究方向：①进一步提高定位精度；②进一步利用遥控操作技术；③设计机器人接口可以更换更多的手术工具（如内镜或记录电极等）；④实现计算机在整个手术过程中轨迹的实时显示等。目前，虽然可给计算机输入必要的仿真数据，让机器人自己进行轨迹选择，但是，耗费时间较多，并且机器人的运动有可能会妨碍或损害周边医疗设备或病人。随着计算机能力和人工智能的发展，有关医疗、物理、电子、软件、光学和机械方面的工程师通力合作，在本世纪将会设计出一种机器人，它可以找出人体中的异常，独立进行分析并校正这些异常而不需要任何人指导。

三、神经调控技术临床应用前景与未来

（一）概述

我们的先辈们一直关注"神经调控技术临床应用"。早在公元前 46 年就有学者用自然界"电鱼"放电来治疗头痛。20 世纪 60 年代，脑深部组织电极埋藏刺激系统研制成功，脑深部刺激（deep brain stimulation，DBS）可治疗顽固性疼痛。1987 年，Benabid 等成功用 DBS 刺激丘脑腹外侧核治疗帕金森病（PD）震颤，获得持久疗效。1989 年，在法国成立了"世界神经调控"学会，出版了"神经调控"杂志。2007 年，世界神经调控学会（INS）重新规范了"神经调控技术"定义，将科技、医疗和生物工程技术相结合，通过植入性或非植入性技术，用电或化学作用方式，对中枢神经系统、周围神经系统和自主神经系统邻近或远隔部位神经元或神经信号转导发挥兴奋、抑制或调节作用，从而达到改善患者生活质量、提高神经功能之目的。这一定义目前仍在不断发展和完善中，将来用于临床的超声和光动力技术也应属于这一范畴。此外，药物微量泵植入技术（DDS）、人工耳蜗等神经假体技术和骶神经电刺激术均应属于神经调控技术范畴。

2010 年 10 月，我国中国医师协会神经调控专业委员会正式成立。2004 年，我国由清华大学自主研发的 DBS 植入材料经过数年努力顺利成功。2013 年，国产 DBS 系统通过 SFDA 批准单通道 DBS 临床应

用；2014 年，SPDA 又批准了双通道可充电 DBS 系统可应用于临床；2016 年，我国 DBS 系统获得欧洲 ER 批准和临床应用，确立了我国 DBS 系统跨进世界先进行列地位。此时，清华大学与天坛医院成立了"神经调控技术国家工程实验室"，天坛医院跃居全球最大 DBS 治疗中心。

近年来，神经调控技术广泛应用于神经外科、疼痛科、消化科、心血管内科、精神科、眼科和泌尿外科等，治疗的疾病有神经系统损伤、运动障碍、慢性疼痛、痉挛状态、癫痫、胃肠道和膀胱功能障碍、周围血管病、心肌缺血、视觉和听觉障碍以及心因性疾病［如抑郁症、强迫症、抽动秽语综合征（Ts）］等。迄今为止，全球超过 16 万例患者接受脑深部电刺激术。我国从 1998 年临床应用开始至 2015 年底，已有 1 万患者接受 DBS 植入治疗。

目前，应用最普遍的神经调控技术为脑深部电刺激术（DBS）、脊髓电刺激术（SCS）和迷走神经刺激术（VNS）。与过去的神经核团毁损术相比，脑深部电刺激术具有手术风险低、微创性、可调控性、可逆性、并发症轻微等优势。神经调控技术已应用于当前的某些难治性疑难疾病。例如：

（1）脑深部电刺激术治疗帕金森病：已得到公认。早期 PD 刺激靶点是苍白球和丘脑腹中间核（Vim），随着研究的深入，丘脑底核（STN）电刺激术亦能明显缓解帕金森病患者震颤、肌强直和运动迟缓症状。最新研究的可调式刺激电极能够提高手术疗效和延长不良反应相关刺激治疗时间窗，即最大程度改善症状和减轻不良反应。近年研究又证实脚桥核（PPN）电刺激术对起步困难、转身困难、吞咽困难等中线症状有改善作用。此后，脑深部电刺激术推广用于治疗多种肌张力障碍如扭转痉挛、痉挛性斜颈（CD）、Meige 综合征以及精神疾病（如抽动秽语综合征、强迫症）等。目前，脑深部电刺激术已经替代神经核（团）毁损术成为外科治疗帕金森病等运动障碍性疾病的首选方法。

（2）迷走神经刺激术（左侧颈部迷走神经主干）：通过长期、间断刺激迷走神经已证实达到一定治疗目的。因为迷走神经有广泛投射，可以通过孤束核投射至丘脑、杏仁核和前脑，并经脊髓网状结构投射至大脑皮质。通过迷走神经刺激术可以调节大脑皮质兴奋性，从而控制癫痫发作。对于难治性癫痫患者，迷走神经刺激术是一种有效的辅助治疗措施，无抗癫痫药物所致的肝肾功能损害和认知功能障碍等不良反应。一项发表于 Neurology 的多中心前瞻性临床研究共随访 5 年，结果显示，超过 68% 的癫痫患者发作频率减少≥50%，刺激靶点主要为丘脑前核（ATN），此外还包括丘脑中央中核（CM）和海马等。

（3）脊髓电刺激术：将条状电极或针状穿刺电极置于相应节段椎管硬膜外间隙后部，紧邻脊髓后柱，再连接植入髂部皮下的脉冲发生器，通过电刺激脊髓后柱传导束和脊髓后角感觉神经元以达到治疗目的。有文献报道，脊髓电刺激术治疗疼痛的缓解率约为 50%。

脊髓电刺激术临床适应证为：①继发于颈腰椎手术后的神经病理性疼痛；②复杂区域疼痛综合征（CRPS）；③继发于周围神经损伤后的神经病理性疼痛；④外伤或放射线致臂丛神经损伤后疼痛；⑤幻肢痛；⑥脊柱手术后的轴性痛；⑦肋间神经痛：如心胸外科手术后或带状疱疹后遗神经痛（PHN）；⑧脊髓损伤（临床上后索功能保留）后疼痛；⑨脊髓损伤（临床上后索功能缺失）后疼痛；⑩非脊髓损伤致中枢性疼痛；⑪会阴或肛门、直肠疼痛；⑫脊髓横断后疼痛；⑬非缺血性损伤后疼痛；⑭神经根性撕脱伤后疼痛。其中，第①~④项为Ⅰ类适应证，效果较好；第⑤~⑧项为Ⅱ类适应证，效果欠佳；第⑨~⑪项为Ⅲ类适应证，效果较差；第⑫~⑭项为Ⅳ类适应证，效果最差。

（二）神经调控技术的未来

神经调控技术临床应用已 30 余年，得到了认可，但还存在诸多问题。

首先，神经调控技术治疗疾病机制至今仍不清楚，大多数是推测结论。因此，神经调控技术作用"机制"仍需要经过相当长时间探讨与争论。

其次，脑深部电刺激术不能阻断原发疾病的病理变化，原发疾病的临床症状、体征会继续恶化。目前治疗的有关疾病中，有的有疗效，但时间有限；有的无效。脑深部电刺激往往给病人带来偏倚的干扰，神经调控技术不仅给"神经"一个信号，还要起到刺激神经、填补神经递质空隙、保护神经、诱导缺失神经生长功能作用等，它通过调节大脑皮质神经元兴奋和抑制来治疗疾病，长期刺激神经元和脑功能区有无损伤等有待进一步研究。

另外，美国和欧盟均于 2013 年公布脑科学研究计划，提出发展创新性神经科学技术的新举措。希望认清大脑神经元之间的联系和工作方式，建立数字模拟的大脑，在医疗方面目的之一是建立疾病的计算机模型，协助医师开发诊断脑疾病的技术，理解疾病发生机制，寻找新的治疗方法。中国脑科学研究计划也在紧锣密鼓地制定中。植入式神经电刺激术能够通过植入电极采集、记录脑电活动，再经无线方式（brain radio 技术）将这些数据传输至计算机，为科学家提供第一手大脑工作信息。因此，植入式神经电刺激术不仅是治疗手段，也是科研重要手段，未来有望成为认清大脑神经元之间的联系和工作方式、解决问题的方法之一。

当前，我们对神经调控技术的发展要求：①尽快制定神经调控技术"指南"，引入新的适应证和禁忌证；②对影像成像技术和功能成像进一步了解，以便植入靶点更精确；③进一步对临床治疗效果长期随访，对刺激装置要求更加高质量；④利用现有条件，使神经调控技术与神经可塑性、神经修复等整合，进一步探讨神经调控技术的"机制"。

四、脑网络与功能神经外科未来

（一）概述

脑是人体最复杂的器官，如果想知道大脑是如何工作的？大脑为什么对内、外界各种信息处理有条不紊？就必须有一个脑结构与功能图谱。长期以来，人们对脑结构、脑功能进行了大量的研究。文艺复兴时期，比利时著名解剖学家维萨里（Andreas Vesalina，1514—1564 年）开始对大脑结构进行详细的描述。此后，随着技术的不断进步和研究的不断深入，大量的神经解剖描述、图片和影像陆续出现，各式各样的脑图谱层出不穷，人类脑图谱已经从二维脑图谱（纸质版）发展到现在的数字化三维、四维脑图谱；由标本断面切片数据发展到活体影像学数据构建的图谱；由个体脑解剖结构信息的单一图谱到群体解剖结构及功能信息的多模态脑图谱。在不同的时期，出现了各种类型脑图谱，主要是 Brodmann 脑图谱、Talairach 立体脑图谱、Juelich 细胞构筑脑图谱等。脑图谱的出现和不断完善，对脑科学基础及临床研究具有重要的意义。20 世纪 70 年代，英国巴赞提出了一个设想：各种信息储存在脑子节点上（神经元），相互联系，精细加工，再传输出去，当时称思考中心导图，即现在的复杂脑网络。

什么是网络？网络是从同类问题中抽象出来的、是由节点和连线构成的图，是用来表达某种相同类型的实际问题中抽象出来的模型，包含：①网络模型是通过一系列数学运算所模拟出来的图表；②图表是一种网络抽象表达方式；③网络图表必须要有两个要素："节点和连线"。其实网络一词有多种意义，分析的方法叫做点集拓扑学。通常将网络区分为：①社会网络（人际网络、政治网络、合作网络、传媒网络、互联网、E-mail 网络等）；②技术网络（交通网络、电力网络、管道系统、通讯系统等）；③生物网络（脑网络、食物链网络、新陈代谢网络、蛋白质相互作用网络等）。人们在地球上，无处不在使用网络，同时又在网络监控下生活。

在此，首先要了解功能神经外科的脑解剖网络。人类大脑的解剖结构在特定解剖层面上，以神经元、神经核团、皮质脑区为节点，突触、传导束、神经通路为连线，这就是脑解剖网络（Brain anatomical network）。网络的基本结构是节点和连线，脑解剖网络以三个节点层次来建立模型，即微观尺度（神经元）、中尺度［神经核（团）集群］、大尺度（脑区域）。若从神经元层面上分析，脑网络以神经元为节点，突触为连线；从皮质下神经核（团）层面上是以神经核（团）为节点，传导束为连线；从皮质脑区层面上是以皮质脑区为节点，神经通路为连线。这些"节点"都可以统称为神经单位（neuronal units），而连线则可以统称为神经联系（neuronal connectivity）。如果从灰质和白质区别的角度来看大脑的复杂结构，那么灰质所含的脑区结构是构建网络节点的基础，而白质则由于其含有大量联系纤维而成为构建节点之间连线的基础。

目前，已被临床广泛应用的脑图谱存在一些明显的不足之处，如许多脑图谱的分区是依照大体解剖标志来划分的，很难与脑功能分区相对应。此外，由于人脑分区数量多、功能复杂、个体之间变异大，脑区之间的边界及其复杂的连接关系难以确定，再加上过去影像设备获取的图像分辨率低及层厚较厚等因素，脑区分区标准尚未统一，对于复杂脑功能区功能亚区的边界划分也不明确。近年来，随着超薄切片技术、染色技术以及显微技术的进步，细胞构筑的脑解剖结构研究得到了进一步的发展，特别是随着活体影像采集设备和软件的创新、计算机图像和图形技术的发展，使得人们能够在获取大样本数据的基础上，对人脑进行结构和功能区划分，为完善和发展更为细致的脑图谱提供了技术基础。脑网络组图谱（Brainnetome Atlas）就是在这样的背景下发展起来的。

建立脑网络组图谱的思想起源于脑科学和脑疾病研究的迫切需求，现有的脑图谱与临床要求存在着明显差距的问题。例如，有些脑图谱未考虑个体变异；原有细胞构筑学构建的脑图谱仍然是对尸体标本的研究，许多脑区的划分依据大体解剖标志，许多功能复杂脑区的功能亚区的边界不明确；而且以上脑图谱基本上是来源于西方人的数据，不具备东方人的特征等等。近年来，随着高场强（3.0T，4.2T，7.0T）磁共振成像在活体上的应用和磁共振序列扫描的变化与创新，特别是弥散张量成像技术的发展，为脑网络组图谱的绘制提供了技术基础。中国科学院自动化研究所脑网络组研究中心团队联合国内外其他团队，提出了构建新一代脑图谱的理论和方法体系。在此基础上，提出了针对不同脑区的亚区划分方案，实现了全脑尺度的脑区的亚区精细划分并明确其连接图谱。脑网络组图谱是比现有脑图谱既具有更精细的脑区划分、又具有不同亚区解剖与功能连接模式的全新活体人类脑图谱，相比较不同于传统解剖学方法构建的脑图谱，如 Juelich 细胞构筑脑图谱（仍然是基于尸体标本的研究，仅包含局部分区信息）。我国首版脑网络组图谱于 2016 年 7 月发布，它包含了共 252 个大脑皮层脑区与皮层下核团结构，而且描绘了不同脑区的亚区解剖与功能连接模式，并对每个亚区进行了细致地功能描述。脑网络组图谱的构建将引领人类脑图谱的未来发展从标本走向活体，从粗糙走向精细，从单一的解剖结构描述到集成结构、功能和连接模式等多种知识的综合描述，为实现脑科学和脑疾病研究的源头创新提供基础。

脑网络组图（Brainnetome）核心内容是以脑网络为基本单元的组学，它包括脑网络的节点和连接两个基本要素。研究内容包括各种成像技术及电生理技术，在宏观、介观及微观尺度上建立人脑和动物脑的脑区、神经元群或神经元之间的连接图（脑网络）；研究脑网络拓扑结构、脑网络的动力学属性、脑功能及功能异常的脑网络表征、脑网络的遗传基础，并对脑网络进行建模、仿真；研究实现这些目标所要的超级计算平台。

脑网络组的研究目标是从脑网络的连接模式及其演变规律，阐明脑的工作机制及脑疾病的发生和发展机制，为研究人脑内部复杂的信息处理过程与高效的组织模式提供有效的途径，为理解脑的信息处理过程及脑的高级功能开辟新途径，为实现类脑计算的智能技术奠定基础。脑网络组与国际上流行的连接组（connectome）有本质的区别，连接组只关注脑网络的连接，而脑网络组不仅强调脑网络的连接的重要性，而且强调脑网络节点的重要性。脑网络组是迄今最复杂的组学，在微观尺度上脑网络节点就是神经细胞，在介观尺度上脑网络节点就是具有某种共同特性的神经核（团）细胞群，在宏观尺度上脑网络节点就是不同的脑区。无论在什么尺度上，脑网络节点的确定都面临巨大挑战。美国脑计划的第一项研究内容就是确定神经元的类型，为研究神经元网络和环路及确定微观和介观尺度的脑网络节点奠定基础，而脑网络组图谱将为确定宏观尺度上的脑网络节点提供新途径。

脑网络组图谱将成为脑科学和脑疾病研究的新领域，未来围绕脑网络组图谱将会涌现出许多新的研究方向。例如，脑网络组图谱中每个亚区的功能确定需要认知科学、心理学和脑影像学等学科的联合研究，将会成为这些学科的共同科学前沿；利用脑网络组图谱研究不同的脑疾病，绘制神经、精神疾病的脑网络组图谱的异常模式，以便发现脑疾病早期诊断和疗效评价的生物标志；利用脑网络组图谱进行神经外科手术导航、病灶定位和脑功能保护；脑网络组图谱为类脑智能系统设计提供新的科学依据，已经引起该领域的高度重视；此外，脑网络组图谱的研究也会引发新技术和新设备的研发。总之，脑网络组图谱将会成为脑科学和脑疾病研究的新手段，将成为解剖学、神经科学、认知科学、神经心理学、神经病学、精神病和信息科学等学科的共同科学前沿，为脑科学和脑疾病及类脑计算的智能技术研究带来革命性变化。

（二）功能神经外科脑网络的未来

从目前脑网络开发形式的分析，脑网络将会成为脑疾病研究的新手段，为功能神经外科疾病诊断、治疗计划和方法带来巨大变化。

大脑是一个最复杂、最完善的动态信息处理系统，这个事实为人所共识。大脑的自行组织、协同需要 10^{14} 个神经元的精密协作和巧妙配合。他们是怎样形成的？如此的精巧结构是什么？神经解剖网络如何来影响大脑运转和功能？目前，我们只了解复杂脑网络被分为三个层次：①基于神经解剖学的结构性网络（structural network）；②由于神经元核（团）集群的非线性动力学行为，呈现统计学依赖性模式所产生的功能性网络（functional network）；③比功能性网络更强调节点之间相互因果作用的效率性网络（effective network）。其实，大脑本质上是一个动力学系统，其中任意两个区域之间的通讯，都与建立于动力学理论基础之上的复杂功能性网络密切相关。大脑可以被看作一个不断组织和重塑其功能连接的动态网络。

那么，人类大脑的解剖结构怎样变成神经解剖网络呢？目前建立大脑网络方法有以下：①神经解剖学数据；②扩散张量纤维束成像（DTI）；③EEG、脑磁图（MEG）；④功能磁共振成像（fMRI）；⑤磁共振波谱成像（MRS）；⑥SPECT、正电子发射断层扫描技术（PET）等。这些成像技术，结合运用图论（Graph Theory，数学一分支）理论和原则、拓扑学分析，形成神经解剖网络，为我们继续探讨脑功能和疾病作依据。如何使临床检查（脑电波、影像图等）变成网络？具体步骤如下：①数据相关分析；②标准脑模板 ALL；③相关矩阵；④阈值相关矩阵；⑤脑功能网络。

目前，有许多证据都支持神经系统能够进行快速、实时的信息整合，这种信息整合可跨越相互分离的感觉通道和脑区，并且这种整合不需要更高级中枢的控制。这种"空间上远距离的神经生理事件之间的时间相关性"（temporal correlations between spatially remote neuro-physiological events），就是功能连通性（functional connectivity）。在时间相关的脑区之间划上连线，形成功能的连线，这就是脑功能网络。这种功能网络可能是大脑复杂解剖网络结构内部动态的相互作用所导致的功能结果。如果说以往临床上功能定位是要将某个任务/功能/行为定位到解剖结构上的沟、回的话，那么，现在基于大脑解剖网络和大脑功能网络的研究，希望在网络模块（modules）中寻找对应的定位关系，即在解剖上密切联系的一系列脑区共同负责—功能网络定位。

上述只是我们对脑网络一个初步认识，对疾病诊断和治疗更是一个推论而已。过去对疾病的诊治方法依靠解剖相嵌理论；而现在的疾病诊治方法依靠精确影像功能诊断和协助治疗；未来的疾病诊治方法可能依靠脑网络解剖定位，依靠脑网络探讨疾病发生机制、提供合理治疗计划与方法。这样就需要多个领域、多学科团结协作，探索网络在功能神经外科脑网络应用，为未来疾病诊断方式构建脑网络解剖定位。通过脑网络机制研究，建立一整套网络"组学"系统，如药物生物链网络、疾病基因组学网络、颅脑损伤转归组学网络、癫痫网络、帕金森病脑功能网络等等，为人类疾病预测、控制疾病的发生发展提供有力的依据。

五、神经修复外科——21 世纪神经外科研究重点

（一）神经修复外科概述

国际神经修复学会（international association of neural restoration，IANR）于 2007 年成立，首次提出了"神经修复学"这一新概念。从此，我们开始了从多方位、多角度、多层次探讨"神经修复学"这一新理念、新领域。

在人们生存与成长过程中，神经系统的退行性改变和损伤后的再生修复与功能重建一直是神经科学研究者亟待探索解决的重大课题，面临的是最难以逾越的严峻挑战。由于中枢神经组织在结构上的脆弱性和功能上的复杂性，其损伤后往往意味着巨大的、不可逆的破坏，严重影响患者生命安全与生活质量。神经科学飞速进步，神经再生修复领域研究不断创新并取得突破性成果，随着细胞移植技术、基因技术、干细胞技术、组织工程技术、显微外科技术的发展完善和人类对于神经科学的基础和临床研究的不断深入，很多传统观念认为无法治疗或无有效方法治疗的神经疾病和损害已发生根本性改变。大量研究充分证明，中枢神经病变在一定程度上进行结构修复和功能重建在动物实验中是可行的，在临床上也是可能的，并逐步形成"神经修复学"这一崭新研究领域和知识体系。

"神经修复学"的定义是采用组织或细胞移植、生物工程、生物、物理以及药物或化学等各种干预

策略，在原有神经解剖和功能基础上，促进被破坏或受损害神经再生修复，重建神经解剖投射通路和环路，改善神经信号转导，最终达到神经功能恢复和（或）重建的目的。研究治疗范围包括神经系统外伤性损伤、退行性变性损害、缺血缺氧性损害、脱髓鞘性损害、脑血管疾病后遗症、运动障碍性疾病、中毒性和物理因素损害、遗传性和先天性或发育性神经系统损害以及其他神经系统退变和损害。

"神经修复学"的发展经历了漫长时间，早在 1850 年，Waller 首次描述神经断裂后轴浆流动阻断，远侧轴突失去营养，2~3 天断成颗粒，然后逐步由吞噬细胞清除；神经内管有纵向排列的细胞突形成。1871 年，Hueter 介绍神经外膜缝合桥接诱导修复周围神经损伤。1890 年，Thompson 首先用猫的大脑皮层组织移植到成年狗的大脑皮层尝试。1921 年，Shirai 首次证实脑为免疫学特赦区域。1951 年，Levi—Montalcini 等发现神经生长因子。20 世纪 60 年代，脑深部组织电极埋藏刺激系统研制成功，脑深部刺激（DBS）可治疗顽固性疼痛。1979 年，Perlow 等将胚胎脑细胞移植首次成功应用于 PD 模型大鼠的治疗，发现可纠正模型动物的异常旋转行为；终于在 1987 年，Backlund 等直接将自体肾上腺髓质移植至脑内治疗重度 PD，开创了脑内移植临床应用的先河。1987 年，Benabid 等成功用 DBS 刺激丘脑腹外侧核治疗 PD 震颤，获得了持久疗效，并提出"神经调控"的概念。应用神经调控技术对运动障碍病、癫痫等神经疾病、精神疾病、顽固性疼痛等疾病进行电刺激治疗，取得令人满意的功效。1992 年，Viterbo 等重新介绍并倡导用端侧缝合周围神经损伤修复，被当时誉为重要进展。

在神经干细胞方面，1992 年，Reynolds 等从成年鼠海马中分离出神经干细胞，从而打破了认为神经细胞不能再生的传统理论。1998 年，Thomson 等报道获得人胚胎干细胞系。2000 年，Woodbury 等首次证实 BMSCs 可在体外向神经元方向诱导分化。2005 年，Kondziolka 等报道神经细胞移植治疗皮层下运动区卒中患者二期随机临床试验结果，证实安全可行。2007 年，黄红云等报道将嗅鞘细胞移植用于脑性瘫痪、脑卒中后遗症、多发性硬化、颅脑损伤后遗症等中枢神经系统难治性疾病探索性治疗，取得初步疗效。2007 年，Yoon 等用自体骨髓细胞加粒-巨噬细胞集落因子进行 I／II 期开放非随机临床试验。我国政府多年来通过"863、973"等计划，对中枢及周围神经系统的损伤实行干细胞替代治疗、转基因治疗、新的生物材料研究治疗，先后投入巨资从事基础和临床前期研究，使我国在神经修复基础研究和临床应用领域保持快速发展的势头。

（二）神经修复外科展望

神经外科经过一个世纪的发展已取得了巨大成就。过去，功能神经外科所采用的方法大都是破坏性的方法，通过削减对偶功能的一方以求病态下的功能平衡，但不能重建或恢复已经损坏的功能。神经外科的先辈们早就认识到单纯依靠手术无法解决神经功能恢复的问题，以中枢神经系统的细胞移植、基因工程和脑深部刺激为代表的修复性手术技术扭转了传统的破坏性治疗方向，奠定了功能恢复或神经修复外科的雏形。神经外科从现代生物学进步中不断引入新的技术，以实现恢复功能之目的，可以说修复神经外科是现代生物学技术与神经科学和神经外科结合的新兴学科，是 21 世纪神经外科的主要发展方向。

神经修复外科的形成与发展，离不开科学基础以及社会历史背景，当前应从以下几个方面开展工作。

1. 建立多种神经系统疾病动物模型，获得更接近于人类疾病的动物模型，为神经系统疾病和神经功能恢复的生物学治疗奠定实验基础。

2. 利用医学工程学和生物工程学的成果为我们提供直接的手段，用来干预人类神经系统疾病的过程和转归，甚至替代业已丧失功能的器官、组织或细胞。例如，应用水凝胶作为支架，接种各种细胞以替代神经组织和细胞缺损；在多肽生物膜支架上不仅可以生长，并且可以建立突触联系，分泌神经递质；应用各种神经营养因子和表达这些因子的基因工程以及携带各种具有促进神经再生因子的细胞工程，为修复神经外科增添了新的治疗手段。

3. 借助现代神经生物学手段，恢复与重建脑、脊髓损伤功能是奋斗的目标。目前我们只初步了解严重的脑、脊髓创伤后机体病理、生理变化的某些规律，如脑损伤后神经元急性肿胀、坏死，细胞产生崩解，结构消失，后期因组织液化、坏死灶及胶质瘢痕构成，致使永久性神经功能缺损。创伤致使脂质过氧化损伤、细胞钙超载，引起组织细胞"瀑布式"级联损伤作用：一方面钙超载可以激活凋亡蛋白酶激活因子-1（Apaf-1），下降凋亡抑制因子 Bcl-2 的活性，进而引发神经细胞凋亡；过氧化损伤及钙超载还可通过多条细胞信号通路，使细胞代谢紊乱生成 β 淀粉样蛋白（amyloid β-protein，Aβ），Aβ 沉积会激活小胶质细胞，释放更多的 TNFα、INFγ 等炎症介质，这些炎性介质的产生，又会加快 Aβ 的构成。炎症介质也可通过蛋白激酶 C（PKC）和丝裂原活化蛋白激酶（MAPK）信号通路激活，诱发细胞凋亡。同时，中枢神经系统内星形胶质细胞、小胶质细胞和少突胶质细胞前体细胞会聚在受损处，构成胶质瘢痕，并产生多种按捺轴突生长的物质，包含自由基、一氧化氮、花生四烯酸衍生物和蛋白聚糖等，致使一系列胶质细胞的分子发生病理变化，阻碍中枢神经再生与修复。另外，创伤后微血管床可能产生断裂出血、挫伤及血管壁肿胀，进而引发微循环障碍，若不能及时代偿，将导致神经组织血管源性脑水肿或者细胞毒性脑水肿的产生，这些现象多是神经细胞"瀑布式"级联损伤反映的诱因或者促发因素。脊髓损伤（SCI）后，同样紧接着是继发损伤凋亡的信号级联反应，缺血和炎性细胞浸润，促炎性细胞因子的释放，细胞坏死（碎片）物质（ATP、DNA、谷氨酸和自由基）产生，构建了损伤处含有较多硫酸软骨素蛋白聚糖家族，致损伤后胶质瘢痕形成，严重影响神经再生过程。这些是当前应对和未来恢复脑、脊髓损伤功能治疗的关键点。脑和脊髓损伤（SCI）神经再生或修复，其治疗概念为神经保护和神经再生。神经保护治疗的目的是减少直接损伤后的继发性损伤；对神经再生治疗的目的是增强内源性再生过程和改变损伤处的内在环境。所以，我们应总结以往治疗经验和研究，解决神经再生的障碍，包括胶质瘢痕、结构框架的损失和免疫排斥，继续进行的临床试验，将实验疗法转化为患者显著神经功能获益的组合方法，通过外在神经生物学手段的干预，恢复或重建受损的神经功能。

4. 脑和脊髓损害后保护药物的研究　创伤致神经组织的机械性损伤（原发性损伤）或缺血缺氧性侵害（继发性损伤），机体自身伤后可诱导多种内源性神经营养因子（NTF）的表述增加，如 NGF、脑源性神经养分因子（BDNF）、胶质细胞源性神经养分因子（GDNF）等都可对神经元起到维护和滋养的作用。这些内源性神经维护因子短暂的微量增加，不足以有效施展神经再生与修复的作用，往往需要给予外源的神经营养因子［如神经生长因子（NGF），硫酸软骨素酶 ABC］，增进对中枢神经系统损伤神经的再生修复。其他脑和脊髓损害后的保护药物如钙通道阻滞剂（尼莫地平、尼卡地同等）、受体激动剂（普瑞巴林）、抗氧化剂（依达拉奉、谷胱甘肽、维生素 E、维生素 C）。另外，临床上常用的脑和脊髓损害后保护方法还有静脉注射甲基强的松龙，神经保护干预药物如利鲁唑（Riluzole）、米诺环素、成纤维细胞生长因子、镁和低温治疗等。但是，很多在动物模型上证明有效的药物，在严格的大量临床双盲对照研究中均未见显著疗效，迫使人们反思和寻求新的研究方向。由于神经系统功能和疾病生物学过程的复杂性，在神经营养药物方面，需要研究出生物半衰期更长、容易透过 BBB、在脑内能保持很高的有效浓度、药效时间长以及与特异的受体结合率高的新产品，这是我们对未来科学研究的希望。

5. 细胞替代治疗　中枢神经系统损伤细胞的移植修复，在试验研究方面已获得了很大进展，但在临床转化利用方面才刚刚起步。临床要求可供移植的细胞来源宽广与充足、抗原性弱、能在宿主体内长期存活并可建立突触联系并重建宿主功能。由于缺乏合适的、合乎上述要求的细胞来源以及伦理学的限制，细胞替代治疗曾经徘徊了很长一段时期，直至干细胞的发现为细胞替代治疗和修复神经外科提供了发展基础和前景。干细胞具有自我更新和增殖及多潜能的分化能力，而且可以迁徙，可作为替代或修复损毁神经功能的细胞。例如，脑损伤的间充质干细胞（MSCs）移植临床转化研究已在很多国家展开，美国已经批准了 40 余项临床实验，近期美国多家机构已经顺利研发拥有神经修复作用的干细胞专利产品，并进行了缺血性脑卒中、阿尔兹海默症的临床转化实验。但是，MSCs 的利用也存在一些问题，如干细胞扩增能力有限，缺少 MSCs 在脑内长时间存活的直接证据和神经修复的科学评价体系，也没有双盲实验的循证医学证据等。近期，我国卫生计生委颁布了有关干细胞移植实验基地评审标准，设立"干细胞临床转化实验研究"专项，以解决临床利用的安全性、有效性及构建疗效评价标准，以规范地推动干细胞移植在临床的利用。但是，在细胞移植修复方面，需要挑选能长时间维持增殖分化能力的干细胞系，并建立干细胞库。同时，通过携带目的基因的干细胞与负载神经营养因子的生物支架材料相结合，提高干细胞移植医治的针对性和功能修复能力；也可利用干细胞生物 3D 打印技术，构建含有神经元、神经胶质细胞、血管内皮祖细胞及多种神经营养因子的"神经组织"，实现神经组织重构，以获得神经再生与修复的重大突破。然而，中枢神经损伤干细胞治疗，由于受创伤后的异质性、干细胞移植细胞的固有特性、宿主环境影响等，决定了移植细胞的命运。所以，创伤后神经修复和再生仍是一个深远的奋斗目标，还有许多问题尚待进一步探讨。

脑和脊髓损伤后神经功能损害的病理生理机制极其繁杂，干预神经再生与修复的影响因素多种多样，因而神经再生与修复还面临许多难题。依赖单一的医治技术，很难取得优良的效果，往往需要采用综合的干预措施，更要有立异的思维与策略。

修复神经外科拓宽了神经外科治疗领域，并成为再生医学的重要组成部分。神经修复学是需要多学科合作的巨大工程，面对广阔的发展前景，任重而道远。神经外科工作者比以往任何时候都需要吸取现代科技发展的营养来武装自己，不断求索。回顾过去，我们对先辈的不懈探求无限敬仰；展望未来，我们更充满希望。随着生物学技术的发展，本世纪将是神经外科与现代生物学技术结合的时代，神经外科将向着前所未有的深度和广度进军，通过神经修复恢复和重建神经功能的长期梦想将会变成现实。

六、立体定向放射外科治疗进展与未来

（一）概述

放射外科治疗已经历 100 余年，从初级放射外科治疗（即表浅肿瘤放射治疗）转变为二维平面放射治疗，到 20 世纪 70 年代开始现代放射外科治疗，并一步一步成熟，广泛应用于临床，如立体定向放射治疗中伽玛刀、X 刀、射波刀（Cyberknife）；三维适形放射治疗；调强适形放射治疗（静态调强放疗、旋转调强放疗、断层调强放疗）；目前又开展了影像引导放射外科治疗（iGRT）和粒子治疗等。

立体定向放射外科的概念（stereotactic radiosurgery），在 1951 年由瑞典神经外科专家 Lars Leksell 教授首先提出，由他倡导的第一台伽玛刀原型（第一代）于 1967 年在 Studsvik 核电站建成，使用 179 个钴源，因疗效肯定而快速发展起来。伽玛刀当时只用于治疗脑动静脉畸形（AVM）和颅内肿瘤，其后逐步延伸到功能神经外科领域，如顽固性疼痛、精神疾病和运动障碍性等疾病。现在，立体定向放射外科被定义为一种放射技术理念，通过聚焦的外部射线以及立体定位技术来治疗颅内病变，达到所需的临床疗效：血管闭塞、肿瘤生长控制。目前，将立体定向放射外科外科分为三大类，分别基于 Co60 系列（Cobalt60Technology）、加速器系列（Linear Accelerator Technology）和质子放疗系统。在临床实施过程中，它必须具备两个基本条件：①病变的精确立体定位；②病变边缘区吸收的放射剂量快速降低。伽马刀的临床应用在多数国家由神经外科医师与物理师共同主导。1993 年，Leksell Gamma Knife（伽玛刀）引进我国，首台安装在山东万杰医院，不久在上海华山医院和解放军 150 医院安装了第 2、3 台，目前分布全国各地约 20 余台。2006 年，Elekta 公司又推出 Leksell Gamma Knife perfusion，使手术治疗区域扩大，用 192 个钴源。

1996 年，中国深圳奥沃国际科技发展有限公司开发出了我国自主研制、也是世界上第一台旋转式伽玛刀—OUR-XGD 型伽玛刀问世，获得了中国 MDA 认证，1997 年获得美国 FDA 批准，进入美国市场。1997 年，深圳奥沃公司又研制出了体部伽玛刀，在山东省肿瘤医院投入临床使用。1999 年，中国玛西普（深圳）医学技术发展有限公司生产出 MASEP-SRRS 型头部伽玛刀投入临床应用。2003 年，陕西海基泰医用机器有限公司研发出被称为"月亮神"伽玛刀，酷似月牙形状，只有 12 个钴源，6 个准直器（6mm×6mm、8mm×8mm、14mm×14mm、14mm×20mm、14mm×40mm、4mm×60mm）。2004 年，上海伽玛星科技发展有限公司研制出 GMX-1 陀螺旋转式伽玛刀放射治疗系统（俗称陀螺刀），钴源 1 个，放射野直径有 φ20、φ40、φ50、φ60、φ80mm。目前，随着病例增多、经验与教训的积累，颅脑很多疾病可直接采用立体定向放射外科治疗或术后补充治疗，如 AVM、垂体瘤、三叉神经痛、听神经瘤、脑转移、脑膜瘤以及胶质瘤等其他脑内恶性肿瘤。

（二）立体定向放射外科治疗未来

1. 立体定向放射外科实现平台—从有框头架到影像直接引导放疗

（1）Co60 系列技术：包括瑞典的 Leksell 伽玛刀系列和中国产的 OUR、MASEP 等系列。目前使用的伽玛刀通过金属头架固定头部，聚焦等中心照射，于单次短时间或多次较长时间给予靶区致死剂量治

疗，达到抑制或杀死靶区细胞的作用。Leksell 系列照射时的准直器为静态模式，中国伽玛刀照射时准直器为旋转动态。今后，伽玛刀放射治疗过程中要采用影像导航技术，实时影像引导及同步呼吸追踪，否则将被临床淘汰。

（2）加速器系列技术：包括 Novalis TxTM、射波刀。

射波刀（Cyberknife）在病灶定位与传统的立体定向放射外科技术有显著不同，采用身体骨性结构作为参考点，而非有创性定位框架固定。射波刀采用了影像介导技术是重要更新，在治疗过程中采用影像导航技术，实时影像引导及同步呼吸追踪，治疗中利用身体骨架结构作为靶区定向和射束修正的依据，确保治疗的准确性与重复性。射波刀其最大优势是无需有创伤性的定位框架，摆脱了颅骨框架的限制，可以进行分次大剂量照射，对头体部病灶均可治疗。

加速器系列技术中的另一个代表是 X 刀，由计算机驱动的多叶式准直器的临床应用，使传统放疗非常灵活、快速。多叶准直器多角度自动调整准直器的大小和形状能用计算机控制，完成自动化高度适形的调强放疗（IMRT），在操作计算机化的治疗计划系统时，可使肿瘤和敏感器官的放射剂量分布更趋合理，并可通过观察等剂量曲线图和肿瘤及危及器官的剂量体积直方图加以判断。

（3）质子放疗技术：不久将会广泛应用于临床，原因是常规射线放射治疗的发展似乎已经进入一个瓶颈阶段，在此前提下，质子和重离子束的出现为放射治疗进一步的发展提供了一个广阔的空间。质子射线的物理学特点和技术发展与光子射线相比，质子束在经过组织时只产生很低的入射剂量，然后其在很短的距离内（0.5~1.0）则释放出其大部分剂量，即所谓的"Bragg 峰"，而在 Bragg 峰之后的组织则几乎"0"剂量。鉴于这种物理学特性的优势，质子放疗可以更好地保护靶区后的正常组织，通过多峰叠加产生的扩展 Bragg 峰（Spread-Out Bragg Peak，SOBP）可完整覆盖靶区。这种状态下，SOBP 的入射剂量会有所增高，出射剂量仍可以保持很低。

作为目前最为先进的肿瘤治疗技术，质子治疗系统的适应证比较广泛，尤其对于神经分布密集部位的癌变，质子治疗有着明显优势；对于脑部良恶性肿瘤、脊髓肿瘤、脑血管疾病、头颈部肿瘤、眼部病变、胸腹部肿瘤、儿科肿瘤以及其他疾病等均有较好疗效。质子和重离子具有四个方面的优势：①提高肿瘤照射水平；②提高局部控制率；③减少并发症；④能加强放疗的效果。但是，质子刀仍有以下不足：①图像引导系统缺乏；②剂量分布优化不足（散射分面）；③治疗效果是否一定优于图像引导的调强放疗有待验证；④质子治疗仅是物理学优势，并没有生物学上优势。因此，质子刀仍需进一步改进，进一步发展图像引导的放疗技术，进行更精确放疗；对靶区随器官移动的控制仍需加强，实时影像追踪；对不同分期的、不同部位肿瘤，找到最佳照射分布剂量、总剂量，照射需要更精准化。

2. 立体定向放射外科中分割照射模式的参与　早期的立体定向放射外科指的是单次大剂量照射，其目的是将小的病灶消除，对这种小体积的病灶分割照射的放射治疗生物学优势无太大意义，且对于有正常组织演变的动静脉畸形（AVM）和良性肿瘤也未觉察出分割照射治疗的益处。立体定向放射外科经典的定义即是指对于确定的靶区一次性给予单次大剂量的放疗。目前立体定向放射外科中又开展分割照射技术，用来更好地控制肿瘤，减少放射性坏死，在常规放射治疗中，此分割治疗的效果非常明显。综合文献报道可看出，立体定向分割照射对于体积较大的肿瘤和靠近脑干等关键部位的肿瘤是必要的。2006 年，美国放射肿瘤学会和美国神经外科学会联合定义了立体定向放射外科，指出其不仅包括传统单次剂量照射的立体定向放射外科（SRS），还包括 2~5 次的低分次剂量分割照射模式的分次立体定向放射治疗（FSRT）。

FSRT 采用 SRS 的治疗方式及分次治疗的生物学优点，结果得到较好的治疗比。SRS 的最大特点是精确的靶区位置和剂量适形。SRS 和 FSRT 依赖于肿瘤和正常脑组织之间对不同分次的敏感性。在传统的放射生物 LQ（linear quadratic models）线性二次模型中，正常脑组织是典型的晚期反应组织，α/β 比为 2 Gy，而肿瘤的 α/β 比是 10 Gy。晚期反应组织比早期反应组织有较大的修复能力，分次剂量对晚期反应组织的影响比早期反应组织大，分割照射降低分次剂量较单次大剂量照射对正常脑组织的保护更为有利。在放疗分次过程中，相应的亚致死损伤可更有效地修复。因此，在需要提升剂量破坏肿瘤时，

FSRT 可更好地保护正常脑组织。在颅内肿瘤放射外科中，也主张用 2~5 次高剂量分割治疗较大肿瘤（容积 40~50mm³），而不主张单次大剂量治疗，这对保护重要结构的脑功能至关重要。例如分次治疗使听神经瘤患者听力保留率提高，大体积的 AVM 采用分次放疗也可以降低其放疗毒副反应。

试验表明，在单次高剂量的放射外科中，其放射反应主要决定于支持的内皮细胞，对良性和恶性肿瘤进行放射外科治疗时的病理学研究也显示存在血管反应。另外，学者们对于利用 LQ 模型将常规低剂量分次放疗的经验，延伸至单次高剂量放射外科的做法似乎尚有疑问。利用单次放射治疗外科治疗动静脉畸形（AVM）时的剂量反应关系曲线计算得出，对大脑实质和颅神经的放射损伤的 α/β 值为 -60 ~-30，而不是通过常规的分次放射治疗的数据中推断出来的 2~3。由于数据有限，致使剂量-反应曲线的斜率不足，使得分次立体定向放射治疗和放射外科治疗间的剂量效应关系难以比较。

在分割照射时为评估不同治疗方案的疗效，必须对方案的剂量和分次方法采用统一的标准衡量。根据 LQ 公式得到某一方案的生物等效剂量（BED）或用与之相似概念的等值相同剂量（EUD），二者均可测定出标准的治疗方案的疗效。比较不同治疗方案的疗效，最常用 EUD。研究不同的 FSRT 方案，通常用常规放疗每次 2 Gy 连续放疗 EUD 2 Gy 作为对照的标准值。然而，传统的 LQ 模型是通过较低分割剂量来推导射线对组织的放射生物效应的，经验上在 1~5 Gy 的剂量范围内相对可靠，但对于分割剂量 8~30 Gy 而言，LQ 模型是否能准确评价受照射组织的生物效应仍存在争议。有学者认为，LQ 模型高估了大剂量照射时对肿瘤的杀伤效应，LQ 模型充分考虑了分次照射之间肿瘤细胞的再氧合效应，而单次或 2~5 次大剂量照射，缺少细胞再氧合过程，而细胞对电离辐射的效应高度依赖于氧效应。但也有学者认为，LQ 模型低估了大剂量照射时的生物效应。因为，LQ 模型不能反应出高剂量射线的以下作用：①微血管内皮凋亡，Garcia 等发现高剂量射线（>10Gy）对肿瘤组织的杀伤作用主要依赖于内皮细胞对凋亡的敏感程度；②血管损伤引起的二次杀伤，Park 等提出 10 Gy 以上剂量的射线会引起肿瘤组织血管的损伤，造成对肿瘤的间接杀伤；③放射引起的肿瘤免疫效应，Lee 等观察到高剂量辐射作用于局部肿瘤可引起全身性的免疫抗肿瘤效应，从而将放疗的作用从局部扩大到全身范围。大分割剂量治疗过程中存在远隔免疫效应，不仅抑制照射区域的肿瘤，同时对远处转移的肿瘤也有抑制效应。除了 LQ 模型，目前有学者提出了其他的修正模型来预测大剂量照射下组织的放射生物效应，如 USC 模型、LQL 模型、QLQ 模型等。

综上所述，随着放射外科理念日渐完善，伽玛刀、CyberKnife 等放射治疗技术的发展，立体定向放射外科治疗颅内良性病变和恶性肿瘤以及颅内转移灶的疗效肯定，得到临床广泛应用。而对于低分次大剂量分割照射模式的立体定向放射外科尚需放射生物学、临床剂量学等方面进一步深入的研究，以制订更合理的分割次数和照射剂量。

3. 个体化放射治疗是未来放射治疗发展的方向 随着影像学技术、计算机技术的不断进步，现代放疗已经发展成为集立体定位技术、计算机技术、放疗设备及技术等一系列高精尖技术为一体的结晶。目前，随着放射治疗技术的不断普及，越来越多的患者接受放射治疗，而且开展的病种也较为广泛。在治疗过程中，靶区位置的精确性是最重要的，其次才是治疗剂量的多少。虽然立体定向放射治疗有着种种优势，但其远期并发症也不容忽视，正常脑组织受到的放射损伤必然带来或多或少、或轻或重的晚期并发症，给病人带来痛苦和经济的负担。

以大量统计学数据为基础，放疗模式的转化从经验放疗模式开始，经历了希望和失望的反复轮回，至今取得了显著根本的变化。循证医学已成为当今放疗之本，个体化放疗是最理想的模式。根据大量个体的临床、影像、病理和分子基因水平的参数进行治疗的"量体裁衣"，这也是未来"放疗"发展的方向。所谓"个体化放疗"指在循证医学的综合治疗模式下，以患者个体生物学特性为指导，在熟悉患者个体肿瘤解剖靶区的基础上，考虑患者个体肿瘤内部代谢、乏氧、增殖、凋亡、基因突变及不同亚靶区放射敏感性等生物学特性，应用适形调强放疗（IMRT）技术，给予不同生物学特性的靶区或亚靶区不同剂量及分割模式的放射治疗。

目前，解剖影像在形态上提供了高清晰图像，分子影像提供了功能影像的信息，检测个体肿瘤内部代谢、乏氧、增殖、凋亡、基因突变等生物学特性的分子示踪剂也得以开发并得到越来越广泛的应用。

此外，影像技术与实验室诊断技术的密切结合，精确放疗软件和施照设备的快速研发和应用，也为个体化放疗提供了良好的平台。

关于个体化放疗的分类：①按患者群体分类：个体化放疗可分为患者群体间的个体化放疗和患者个体间的个体化放疗。群体间的个体化放疗是指对于不同群体或个体，根据其生物学特性不同而采用不同的放疗剂量或模式；而个体间的个体化放疗是指患者在放疗过程中，根据个体生物学特性，如体重和肿瘤本身变化（如肿瘤缩小，肿瘤内乏氧、增殖、代谢）等随时间变化，及时调整放疗靶区，修正剂量或模式；②按图像引导方式分类：分为解剖影像引导的个体化放疗和生物影像引导的个体化放疗。其中解剖影像引导的个体化放疗又被称为物理个体化放疗，考虑患者肿瘤靶区因呼吸和生理运动（如肺运动、食管本身蠕动）造成的变化，同时考虑患者在放疗过程中由于体重变化、肿瘤缩小而导致的靶区变化。解剖影像引导的物理个体化放疗以解剖影像引导的群体间个体化放疗经历了从二维放疗（2D-RT）、三维适形放疗（3D-CRT）到 IMRT 的发展，在这一过程中靶区的照射剂量和适形指数增加，同时正常组织及危及器官的剂量减小。而个体间放疗采用的影像引导放疗（IGRT）（包括 4D-CT 和 CBCT 技术等），在分次治疗间减少了摆位误差及肿瘤和周围正常组织解剖结构的影响，最大限度地减少了器官运动对靶区精度剂量学的影响。

生物个体化放疗又被称为功能影像引导的个体化放疗，其根据靶区由于肿瘤代谢、乏氧、增殖等导致的不匀质性，应用 iMRT 技术，给予不同生物学特性的靶区或亚靶区不同的剂量雕刻［目前剂量雕刻主要使用的功能影像示踪剂包括显示肿瘤负荷情况的 ^{18}F-FDG、显示肿瘤增殖情况的 ^{18}F-FLT 以及显示肿瘤乏氧情况的 ^{18}F-氟红硝基咪唑（FETNIM）、^{18}F-氟米索硝唑（FMISO）等］，并根据患者个体生物学特性进行疗效的监测和预测。功能影像引导的生物个体化放疗，以分子影像和分子病理是肿瘤生物个体化治疗的基石，其主要目的在于生物靶区勾画及生物剂量施照。对于不均质的靶区，解剖影像引导的放疗剂量照射是均匀的；而当采用功能影像引导放疗时，对于不同生物学特征的亚靶区，我们可以采用不同的剂量梯度，达到剂量雕刻的目的。临床上，功能影像引导的生物个体化放疗可体现在功能影像指导精确靶区勾画、生物学靶区（BTV）及功能影像引导的剂量雕刻、监测和预测治疗反应等方面。

分子影像引导下的个体化放疗是今后放疗发展的方向，其要求个体化的靶区勾画与个体化剂量施照，可达到最大限度地提高疗效并减少损伤。个体化放疗可以甄别出对放疗有效的患者亚群及明确个体化放疗的最佳剂量，并勾画出不同生物学行为的亚靶区。

目前个体化放疗还面临个体化靶区精确勾画、个体化剂量放射治疗等许多问题，尚缺乏系列动态变化研究，其发展需要多学科、多技术和多影像结合。这需要在解剖、病理和分子的循证引导下进行，还需要大量的工作，有更长的路要走。相信随着技术的不断完善和经验的积累，立体定向放射外科治疗在神经外科领域将发挥越来越重要的作用。

（汪业汉　凌至培　毛之奇　王　鹏）

参 考 文 献

1. 李坤成，刘江涛. 神经影像学十年进展. 中国现代神经疾病杂志，2010，10：123-126.

2. 柳澄. 脑神经相关疾病的磁共振成像研究进展. 中国现代神经疾病杂志，2011，11：266-269.

3. 李坤成. 磁共振成像技术进展及其在中枢神经系统的应用. 中国现代神经疾病杂志，2011，11：259-261.

4. 赵岩，孙健，杨学军. 多模态影像融合技术在神经外科的应用及进展. 中国现代神经疾病杂志，2012，12（6）：645-650.

5. 鲍得俊，牛朝诗，程伟，等. 多模态 MRI 技术结合神经导航术中超声在枕叶视觉功能区胶质瘤手术中的应用. 中华解剖与临床杂志，2015，20（4）：310-315.

6. 李杰飞，张玉琪，何乐，等. 多模态影像融合技术在脑肿瘤手术中的应用. 中华神经外科杂志，2016，32（5）：458-462.

7. 余龙洋，李亚楠，韩国胜，等. 神经导航多模态融合技术在窦镰旁脑膜瘤手术中的初步应用. 中国临床神经外科杂志，

2015，20（2）：75-77.

8. 张翔圣，张鑫，张庆荣，等. MRI 与 3D—DSA 融合技术在脑动静脉畸形手术的应用研究. 中华神经外科疾病研究杂志，2016，15（4）：334-337.

9. Albayrak B, Samdani AF, Black PM. Intra-operative magnetic Resonance imaging in neurosurgery. Acta Neurochir（Wien），2004，146：543-556.

10. Fuji M, Wakabayashi T. Image-guided neurosurgery usingintra- operative MRI. Brain Nerve, 2009, 61：823-834.

11. Narayana A, Chang J, Thakur S, et al. Use of MR spectroscopy and Functional imaging in the treatment planning of gliomas. Br JRadiol, 2007, 80：347-354.

12. Kuhnt D, Bauer MH, Nimsky C. Brain shift compensation and neurosurgical image fusion using intraoperative MRI：current statusand future challenges. Crit Rev Biomed Eng, 2012, 40：175-185.

13. Kim SG, Ogawa S. Biophysical and physiological origins of blood oxygenation level-dependent fMRI signals. J Cereb Blood FlowMetab, 2012, 32：1188-1206.

14. Fernández-Miranda JC, Rhoton AL, Alvarez-Linera J, et al. Three- dimensional microsurgical and tractographic anatomy ofthe white matter of the human brain. Neurosurgery, 2008, 62（Suppl3）：989-1026.

15. Tripathi M, Sharma R, Varshney R, et al. Comparison of F-18 FDG and ^{11}C- methionine PET/CT for the evaluation of recur-rentprimary brain tumors. Clin Nucl Med, 2012, 37：158-163.

16. Shah T, Jayasundar R, Singh VP, et al. In vivo MRS study of Intraventricular tumors. J Magn Reson Imaging, 2011, 34：1053-1059.

17. Vitali P, Perri CD, Vaudano AE, et al. Integration of multimodal neuroimaging methods：a rationale for clinical applications of Simultaneous EEG-fMRI. Functional Neurology, 2015, 30（1）：9-20.

18. Yu Wang, Zi-yuan Liu, Wan-chen Dou. Application of Preoperative CT/MRI Image Fusion in Target Positioning for Deep Brain Stimulation. Chin Med Sci J, 2016, 31（3）：161-167.

19. Thomas NWD, Sinclair J. Image-Guided Neurosurgery：History and Current Clinical Applications . Journal of Medical Imaging and Radiation Sciences, 2015, 46：331-342.

20. Mert A, Kiesel B, Wöhrer A, et al. protocol for navigation-guided surgery of suspected low-grade gliomas. Neurosurg Focus, 2015, 38（1）：1-12.

21. Dolati P, Eichberg D, Golby A. Multimodal Navigation in Endoscopic Transsphenoidal Resection of Pituitary Tumors Using Im-age-Based Vascular and Cranial Nerve Segmentation：A Prospective Validation Study. World Neurosurgery, 2016, 95：406-413.

22. Doulgeris JJ, Gonzalez-Blohm SA, Filis AK, et al. Robotics in Neurosurgery：Evolution, Current Challenges, and Compro-mises. Cancer Control, 2015, 22（3）：352-359.

23. Grimm F, Naros G, Gutenberg A, et al. Blurring the boundaries between frame-based and frameless stereotaxy：feasibility study for brain biopsies performed with the use of a head-mounted robot. J Neurosurg, 2015, 123：737-742.

24. Miura1 S, Kobayashi1 Y, Kawamura K, Brain activation in parietal area during manipulation with a surgical robot simulator. Int J CARS, 2015, 10：783-790.

25. von Langsdorff D, Paquis P, Fontaine D. In vivo measurement of the frame-based application accuracy of the Neuromate neuro-surgical robot. J Neurosurg, 2015, 122：191-194.

26. Kajita Y, Nakatsubo D, Kataoka H, et al. Installation of a Neuromate Robot for Stereotactic Surgery：Efforts to Conform to Japanese Specifications and an Approach for Clinical Use-Technical Notes. Neurologia medico-chirurgica, 2015, 55（12）：907-914.

27. Takahisa K, Ichiro O, Sang-Eun S et al. Tendon-Driven Continuum Robot for Endoscopic Surgery：Preclinical Development and Validation of a Tension Propagation Model. IEEE/ASME transactions on mechatronics：a joint publication of the IEEE In-dustrial Electronics Society and the ASME Dynamic Systems and Control Division, 2015, 20（5）：2252-2263.

28. Xu wuyi, Lu Wangsheng, Liu Da, et al. Preliminary clinical application of vascular interventional robot. Chinese journal of surgery, 2014, 52（8）：593-596.

29. Comparetti MO, Vaccarella A, Daygiler I, et al. Accurate multi-robot targeting for keyhole neurosurgery based on external sen-sor monitoring. Proceedings of the Institution of Mechanical Engineers. Part H, Journal of engineering in medicine, 2012, 226（5）：347-359.

30. Widmann G, Sehullian P. Ortler M, et al. Frameless stereotactic targeting devices：technical features，targeting errors and clinical results. The international journal of medical robotics + computer assisted surgery：MRCAS, 2012, 8（1）：1-16.

31. Awang MS, Abdullah MZ. Robotic neurosurgery：a preliminary study using an active vision-guided robotic arm for bone drilling and endoscopic manoeuvres. The Malaysian journal of medical sciences, 2011, 18（2）：53-57.

32. Lu Wang-sheng, Xu Wu-yi, Zhang Jing, et al. Application study of medical robots in vascular intervention. The international journal of medical robotics + computer assisted surgery（MRCAS）, 2011, 7（3）：361-366.

33. Stuer C, Ringel F, Stoffel M, et al. Robotic technology in spine surgery：current applications and future developments. Acta neurochirurgica. 2011（Supplement）, 109：241-245.

34. Wang Manning, Song Zhijian, et al. Guidelines for the placement of fiducial points in image-guided neurosurgery. The international journal of medical robotics + computer assisted surgery（MRCAS）, 2010, 6（2）：142-149.

35. 王忠诚, 张建国. 帕金森病的外科治疗现状和未来. 中华神经外科杂志, 2002, 18：1-3.

36. 张建国. 功能神经外科发展十年. 中国现代神经疾病杂志. 2010, 10：117-122.

37. 凌至培, 崔志强. 神经病理性疼痛外科治疗. 中国现代神经疾病杂志, 2013, 13：838-844.

38. 董彦鹏, 孙莉. 癌痛治疗现状与进展. 协和医学杂志, 2011, 2：367-369.

39. 秦伯益. 戒毒现状纵横谈. 中国药物依赖性杂志, 1999, 8：81-85.

40. 牛朝诗. 立体定向技术和神经调控技术与功能神经外科的现状. 中华神经医学杂志, 2012, 11（6）：541-544.

41. 张建国. 神经调控技术的发展现状及未来. 中国现代神经疾病杂志, 2015, 15（10）：765-767.

42. 凌至培, 崔志强. 如何正确开展脑深部电刺激术的临床应用. 中国现代神经疾病杂志, 2015, 15（9）：689-691.

43. 郝红伟, 袁媛, 李路明. 神经调控装置国产化研究进展. 中国现代神经疾病杂志, 2015, 15（9）：703-706.

44. Benabid AL, Pollak P, Louveau A, et al. Combined（thalamotomy and stimulation）stereotactic surgery of the VIM thalamic nucleus for bilateral Parkinson disease. ApplNeurophysiol, 1987, 50（1-6）：344-346.

45. Krames ES, Peckham PH, Rezai AR. Neuromodulation（2volume set）. 2nd ed. New York：Academic Press. 2009：6-8.

46. Sakas DE, Panourias 1G, Simpson BA, et al. An introduction to operative neuromodulation and functionalneuroprosthetics. the new frontiers of clinical neuroscience andbiotechnology. Acta Neurochir, 2007（Suppl）, 97（Pt1）：3-10.

47. Coykendall DS, Gaudier MW, Blouin RR, et al. Vagusnerve stimulation for the management of seizures in children：an 8-year experience. J Pediatr Surg, 2010, 45：1479-1483.

48. Morris GL, Gloss D, Buchhaher J, et al. Evidence-based guideline update：vagus nerve stimulation for the treatment of epilepsy. Report of the guideline development subcommittee of the American Academy of Neurology. Epilepsy Curr, 2013, 13：297-303.

49. Salanova V, Witt T, Worth R, et al. Efficacyand safety of thalamic stimulation for drug resistantpartial epilepsy. Neurology, 2015, 84：1017-1025.

50. Kumar K, Taylor RS, Jacques L, et al. Spinal cord stimulation versus conventional medical management for neuropathic pain：a multicenter randomized controlled trial in patients with failedback surgery syndrome. Pain, 2007, 132（1/2）：179-188.

51. Pereira JL, Downes A, Gorgulho A, et al. Alzheimer's disease：the role for neurosurgery. SurgNeurol Int, 2014, 5（Suppl 8）：385-390.

52. Mathon B, Bedos, Ulvin L, et al. Evolution of ideas and techniques, and future prospects in epilepsy surgery. RevNeurol（Paris）, 2015, 171：141-156.

53. Sharifi MS. Treatment of neurological and psychiatric disorders with deep brain stimulation；raising hopes and future challenges. Basic Clin Neurosci, 2013, 4：266-270.

54. Taghva AS, Malone DA, Rezai AR. Deep brain stimulation for treatment-resistant depression. World Neurosurg, 2013, 80（3/4）：E17-24.

55. Kopell BH, Greenberg BD. Anatomy and physiology of the basal ganglia；Implications for DBS in psychiatry. Neuroscience and Biobehavioral Reviews, 2008, 32：408-422.

56. Jensen MP, Hakimian S, Sherlin LH, et al. New Insights into Neuromodulatory Approaches for the Treatment of Pain. The Journal of Pain, 2008, 9（3）：193-199.

57. Ostrem JL, Starr PA. Treatment of Dystonia with Deep Brain Stimulation. The Journal of the American Society for Experimental NeuroTherapeutics, 2008, 5：320-330.

58. Rousseaux MW, Zoghbi HY. Deep brain stimulation for Parkinson disease：the 2014 Lasker. DeBakey Clinical Medical Re-

search Award. JAMA Neurol, 2015, 72：259-260.

59. Hamani C, Richter E, Schwalb JM, et al. Bilateralsubthalamic nucleus stimulation for Parkinson'S disease：asystematic review of the clinical literature. Neurosurgery, 2005, 56：1313-1321.

60. Weher ML, Schupbach M, Czernecki V, et al. Optimal target localization for subthalami stimulation in patients with Parkinson disease. Neurology, 2014, 82：1352-1361.

61. Contarino MF, Bour LJ, Verhagen R, et al. Directional steering：a novel approach to deep brain stimulation. Neurology, 2014, 83：1163-1169.

62. Klein JC, Barbe MT, Seifried C, et a1. The tremor networktargeted by Successful VIM deep brain stimulation in humans. Neurology, 2012, 78：787-795.

63. Bin Wang, Yuanyuan Fan, Min Lu, et al. Brain anatomical networks in world class gymnasts：A DTI tractography study. NeuroImage, 2013, 65：476-487.

64. Yu Sun, Yu Chen, Renick Lee, et al. Disruption of brain anatomical networks in schizophrenia：Alongitudinal, diffusion tensor imaging based study. Schizophrenia Research, 2016, 171：149-157.

65. Iturria-Medina Y, Sotero RC, Erick J, et al. Studying the human brain anatomical network via diffusion-weighted MRI and GraphTheory. NeuroImage, 2008, 40：1064-1076.

66. Tianzi Jiang. Brainnetome：A new-ome to understand the brain and its disorders. NeuroImage, 2013, 80：263-272.

67. Fukushima M, Yamashita O, Knösche TR, et al. MEG source reconstruction based on identification of directed sourceinteractions on whole-brain anatomical networks. NeuroImage, 2015, 105：408-427.

68. Lingzhong Fan, Hai Li, Junjie Zhou. the Human Brainnetome Atlas：A New Brain Atlas Based on Connectional Architecture. Cerebral Cortex, 2016, 26：3508-3526.

69. 江宁, 江澄川, 唐镇生, 等. 人体胎脑移植治疗震颤麻痹的尝试. 上海医科大学学报, 1987, 14（1）：77-79.

70. 孟凡刚, 连培文, 李建远, 等. 胚胎干细胞向神经细胞分化及其在神经科学领域中的应用现状及前景. 国外医学：神经病学神经外科学分册, 2004, 31（2）：190-193.

71. 吴承远, 鲍修风, 张成, 等. 小脑移植治疗小脑萎缩的初步研究. 山东大学学报：医学版, 1988, 26（2）：1-6.

72. 中华器官移植杂志编辑委员会器官移植登记处. 1994 年底前全国脑组织移植的统计. 中华器官移植杂志, 1995, 16（3）：141.

73. 刘恩重. 修复神经外科—21 世纪神经外科的前沿. 现代神经疾病杂志, 2002, 2（2）：72-73.

74. 孙天胜, 王献章. 脊髓损伤修复的现状与展望. 国外医学：骨科学分册, 2003, 24（2）：67-71.

75. 冯世庆. 雪旺细胞移植治疗脊髓损伤研究进展. 中国现代神经疾病杂志, 2004, 4（5）：276-279.

76. 黄红云. 嗅鞘细胞移植. 北京：科学出版社, 2007：247-331.

77. 惠国桢, 单立冬. 干细胞的研究进展与应用. 中华神经外科疾病研究杂志, 2005, 4（3）：282-283.

78. 吴承远, 刘玉光. 神经细胞及转基因细胞脑内移植的基础与临床研究. 中华医学杂志, 2002, 82（7）：440-444.

79. 黄红云, 王洪美, 顾征, 等. 嗅鞘细胞移植治疗运动神经元病/肌萎缩侧索硬化的初步报告. 中国临床康复, 2004, 8（13）：2440-2441.

80. 杨波, 万鼎铭, 曹勇, 等. 脐血间质干细胞移植对肌萎缩侧索硬化患者神经系统功能的影响. 郑州大学学报：医学版, 2006, 41（2）：239-241.

81. 梁豪文, 杨佳勇, 杨万章, 等. 脐血源神经干细胞移植治疗肌萎缩侧索硬化症. 中西医结合心脑血管病杂志, 2007, 5（6）：493-495.

82. 朱辉, 封亚平, 游思维, 等. 人胚胎雪旺细胞脊髓内移植治疗晚期脊髓损伤. 中华神经外科疾病研究杂志, 2007, 6（3）：240-243.

83. 黄红云, 陈琳. 神经修复学—21 世纪新学科、新理念、新领域. 中国修复重建外科杂志, 2008, 22（4）：439-444.

84. Ohye C, Shirataki T, Sato S. Gamma knife thalamotomy for movement Disorders：evaluation of the thalamic lesion and clinical results. J Neurosurg. 2005, 102（suppl）：234-240.

85. Branco F, Cardenas DD, Svircev JN. Spinal cord injury a comprehend-five review. Phys Med Rehabfl CIin N Am, 2007, 18（4）：651-679.

86. Salter KL, Teasell RW, Foley NC, et al. Outcome assessment in randomized controlled trials of stroke rehabilitation. Am J Phys Med Rehabil, 2007, 86（12）：1007-1012.

87. Schapira AH. Treatment options in the modern management of Parkinson disease. Arch Neurol, 2007, 64（8）：1083-1088.

88. Tschape IA, Hartmann T. Therapeutic perspectives in Alzheimer's disease. Recent Patents CNS Drug Discov, 2006, 1（1）：119-127.

89. Rossignol S, Schwab M, Schwartz M, et al. Spinal cord injury：Time tomove? J Neurosci, 2007, 27（44）：11782-l1792.

90. Bartley I, Carroll IE. Stem cell therapy for cerebral palsy. Expert OpinBiol Ther, 2003, 3（4）：541-549.

91. Raisman G. Repair of spinal cord injury by transplantation of olfactory unsheathing cells. C R Biol, 2007, 330（6-7）：557-560.

92. Karussis D, Kassis I. Use of stem cells for the treatment of multiple sclerosis. Expert Rev Neurother, 2007, 7（9）：1189-1201.

93. Feron F, Perry C, Cochrane J, et al. Autologous olfactory unsheathing cell transplantation in human spinal cord injury. Brain, 2005, 128（Pt12）：2951-2960.

94. Neuhuber B, Timothy Himes B, Shumsky IS, et al. Axon growth and Recovery of function supported by human bone marrow stromal cells in the injured spinal cord exhibit donor variations. Brain Res, 2005, 1035（1）：73-85.

95. Mazzini L, Mareschi k, Ferrero I, et al. Autologous mesenchymal stem cells：Clinical applications in amyotrophic lateral sclerosis. Neurol Res, 2006, 28（5）：523-526.

96. Yoon SH, Shim YS, Park YH, et al. Complete spinal cord injury treatment using autologous bone marrow cell transplantation and bonemarrow stimulation with granulocyte macrophage-colony stimulating factor. Stem Cells, 2007, 25（8）：2066-2073.

97. Lindvall O. Developing Dopaminergic Cell Therapy for Parkinson's disease—Give Up or Move Forward? Movement Disorders, 2013, 28（3）：268-272.

98. Quigg M. Harden Minimally invasive techniques for epilepsy surgery：stereotactic radiosurgery and other technologies. J Neurosurg（Suppl 2）, 2014, 121：232-240.

99. Shen-Yang Lim, Hodaie M, Fallis M, et al. Gamma Knife Thalamotomy for Disabling Tremor. ArchNeurol, 2010, 67（5）：584-588.

100. Ohye C, Higuchi Y, Shirataki T, et al. Gamma Knife Thalamotomy for Parkinson Disease and Essential Tremor：A Prospective Multicenter Study. Neurosurgery, 2012, 70（3）：526-534.

101. Young RF, Li F, Vermilion S, et al. Gamma Knife thalamotomy for treatment of essential tremor：long-term results. J Neurosurg, 2010, 112：1311-1317.

102. Kooshkabadi A, Dade Lunsford L, Tonetti D, et al. Gamma Knife thalamotomy for tremor in the magnetic resonance imaging era. J Neurosurg, 2013, 118：713-718.

103. Elaimy AL, Demakas JJ, Arthurs BJ. Gamma knife radiosurgery for essential tremor：ACase report and review of the literature. World Journal of Surgical Oncology, 2010, 8（20）：1-7.

104. Nakazawa H, Mori Y, Hagiwara M, et al. Useful base plate to support the head duringLeksell skull frame placement in Gamma knife perfusion radiosurgery. Nagoya J. Med, 2014, 76：27-33.

105. Shuryak I, Carlson DJ, Brown, et al. High-dose and fractionation effects in stereotactic radiation therapy：Analysis of tumor control data from 2965 patients. Radiotherapy and Oncology, 2015, 115：327-334.

106. Fogh S, Lijun Ma, Gupta N, et al. High-precision volume-staged Gamma Knife surgery and equivalent hypofractionation dose schedules for treating large arteriovenous malformations. Neurosurg（Suppl）, 2012, 117：115-119.

107. Potter B, Meerleer G, Neve W, et al. Hypofractioned frameless stereotactic intensity-modulated radiotherapy with whole brain radiotherapy for the treatment of 1 – 3 brain metastases. Neurol Sci, 2013, 34：647-653.

108. Minniti G, Agolli L. Teresa Falco Hypofractionated stereotactic radiotherapy in combination with bevacizumab or fotemustine for patients with progressive malignant gliomas. J Neurooncol, 2015, 122：559-566.

109. Kaula D, Budacha V, Mischb M, et al. Meningioma of the skull base：Long-term outcome after image-guided stereotactic radiotherapy. Radiotherapie, 2014, 18：730-735.

110. Pinkham MB, Whitfield GA, Brada M, et al. New Developments in Intracranial Stereotactic Radiotherapy for Metastases. Clinical Oncology, 2015, 27：316-323.

111. Iwata H, Tatewaki K, Inoue M, et al. Single and hypofractionated stereotactic radiotherapy with CyberKnife for craniopharyngioma. J Neurooncol, 2012, 106：571-577.

112. Fossati P, Vavassori A, Deantonioc L, et al. Review of photon and proton radiotherapy for skull base tumors reports of practical. Oncology and radiotherapy, 2016,（1）：1-20.

113. Badakhshi1 H, Graf1 R, Prasad V, et al. The impact of 18 F-FET PET-CT on target definition in image-guided stereotactic radiotherapy in Patients with skull base lesions. Cancer Imaging, 2014, 14: 25-31.

114. Kawano H, Hirano H, Yonezawa H, et al. Improvement in treatment results of glioblastoma over the last three decades and beneficial factors. Br J Neurosurg, 2014, 14: 1-7.